中国心律学
2014

主　编　郭继鸿　胡大一
主　审　蒋文平　方祖祥
副主编　马长生　杨延宗　吴书林
　　　　方　全　浦介麟　张　钲

U0340675

人民卫生出版社

图书在版编目（CIP）数据

中国心律学 . 2014 / 郭继鸿，胡大一主编 . —北京：人民卫生出版社，2014

ISBN 978-7-117-19412-9

Ⅰ.①中… Ⅱ.①郭…②胡… Ⅲ.①心律失常 – 诊疗 Ⅳ.①R541.7

中国版本图书馆 CIP 数据核字（2014）第 144950 号

| 人卫社官网 | www.pmph.com | 出版物查询，在线购书 |
| 人卫医学网 | www.ipmph.com | 医学考试辅导，医学数据库服务，医学教育资源，大众健康资讯 |

中国心律学 2014

主　　编：郭继鸿　　胡大一

出版发行：人民卫生出版社（中继线 010-59780011）

地　　址：北京市朝阳区潘家园南里 19 号

邮　　编：100021

E - mail：pmph @ pmph.com

购书热线：010-59787592　　010-59787584　　010-65264830

印　　刷：北京盛通印刷股份有限公司

经　　销：新华书店

开　　本：787×1092　1/16　　印张：49

字　　数：1254 千字

版　　次：2014 年 11 月第 1 版　2014 年 11 月第 1 版第 1 次印刷

标准书号：ISBN 978-7-117-19412-9/R·19413

定　　价：199.00 元

打击盗版举报电话：010-59787491　　E-mail：WQ @ pmph.com
（凡属印装质量问题请与本社市场营销中心联系退换）

作者（以姓氏汉语拼音为序）

姓　名	作者单位	姓　名	作者单位
白　融	首都医科大学附属北京安贞医院	高　英	北京大学航天中心医院
鲍慧慧	南昌大学第二附属医院	高传玉	河南省人民医院
蔡　琳	成都市第三人民医院	高宇平	山西大医院
曹克将	南京医科大学第一附属医院	葛均波	复旦大学附属中山医院
常　栋	大连医科大学附属第一医院	葛英辉	河南省人民医院
陈　傲	上海交通大学医学院附属仁济医院	郭　飞	汕头大学医学院第一附院医院
陈　丽	首都医科大学附属北京安贞医院	郭　帅	哈尔滨医科大学附属第一医院
陈　琪	解放军总医院	郭继鸿	北京大学人民医院
陈大江	南京医科大学第一附属医院	郭雪原	首都医科大学附属北京安贞医院
陈灏珠	复旦大学附属中山医院	韩　玲	首都医科大学附属北京安贞医院
陈俊峰	大连医科大学附属第一医院	韩　硕	中国医科大学附属第四医院
陈康玉	安徽省立医院	韩钟霖	南京医科大学第一附属医院
陈颖敏	上海交通大学医学院附属仁济医院	何　榕	北京大学第三医院
程　呈	北京大学人民医院	何国祥	第三军医大学附属西南医院
程晓曙	南昌大学第二附属医院	何金山	北京大学人民医院
褚现明	青岛大学医学院附属医院	洪　江	上海市第一人民医院
邓文宁	首都医科大学附属北京安贞医院	洪炳哲	大连医科大学附属第一医院
丁世芳	武汉大学人民医院	侯小峰	南京医科大学第一附属医院
丁燕生	北京大学第一医院	胡大一	北京大学人民医院
董　蕾	北京市第六医院	黄　兵	武汉大学人民医院
董建增	首都医科大学附属北京安贞医院	黄达阳	哈尔滨医科大学附属第一医院
杜　鑫	天津医科大学总医院	黄思慧	北京大学第一医院
段江波	北京大学人民医院	黄永麟	哈尔滨医科大学附属第一医院
方　全	北京协和医院	黄元铸	南京医科大学第一附属医院
方丕华	阜外心血管病医院	黄织春	内蒙古医学院附属第一医院
冯　亮	中日友好医院	江　洪	武汉大学人民医院
傅国胜	浙江大学医学院附属邵逸夫医院	蒋　彬	苏州大学附属第一医院
傅义程	解放军总医院	蒋晨阳	浙江大学医学院附属邵逸夫医院
高　静	浙江大学医学院附属邵逸夫医院	蒋文平	苏州大学附属第一医院

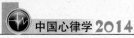

金元哲	中国医科大学附属第四医院	卢永昕	华中科技大学同济医学院附属协和医院
景永明	山西省运城同德医院		
孔祥明	青海大学附属医院	鲁 端	浙江大学医学院附属邵逸夫医院
李 红	北京大学人民医院	鲁志兵	武汉大学人民医院
李 敏	上海交通大学医学院附属仁济医院	马长生	首都医科大学附属北京安贞医院
李 腾	广东省人民医院心血管病研究所	聂俊刚	首都医科大学附属北京安贞医院
李 晓	北京大学人民医院	宁 曼	首都医科大学附属北京安贞医院
李 央	解放军总医院	浦介麟	阜外心血管病医院
李 阳	中国医科大学第一医院	齐 欣	北京医院
李广平	天津医科大学第二医院	曲秀芬	哈尔滨医科大学附属第一医院
李劲宏	阜外心血管病医院	任 璐	北京大学第一医院
李树岩	吉林大学第一医院	阮燕菲	首都医科大学附属北京安贞医院
李学斌	北京大学人民医院	沙来买提·沙力	复旦大学附属中山医院
李学文	山西大医院	单兆亮	解放军总医院
李毅刚	上海交通大学医学院附属新华医院	佘 飞	北京大学第三医院
梁 卓	解放军总医院	石 亮	首都医科大学附属北京朝阳医院
梁延春	沈阳军区总医院	史力斌	北京大学第一医院
林 荣	福建医科大学附属泉州第一医院	宋 磊	上海交通大学医学院附属仁济医院
林 运	首都医科大学附属安贞医院	宋建平	苏州大学附属第一医院
林玉壁	暨南大学附属第一医院	宿燕岗	复旦大学附属中山医院
林治湖	大连医科大学附属第一医院	孙雅逊	浙江大学医学院附属邵逸夫医院
刘 峰	上海交通大学医学院苏州九龙医院	孙玉杰	北京大学人民医院
刘 刚	北京大学人民医院	谭学瑞	汕头大学医学院第一附属医院
刘 刚	河北医科大学第一医院	汤宝鹏	新疆医科大学第一附属医院
刘 俊	阜外心血管病医院	唐光能	遵义医学院
刘 念	首都医科大学附属北京安贞医院	田 力	河北医科大学第一医院
刘 彤	天津医科大学第二医院	田 芸	成都市第三人民医院
刘 雯	北京大学人民医院	田轶伦	汕头大学医学院第一附属医院
刘金秋	大连医科大学附属第一医院	万 征	天津医科大学总医院
刘娜娜	阜外心血管病医院	汪道武	南京医科大学第一附属医院
刘仁光	辽宁医学院附属第一医院	王 斌	北京大学航天中心医院
刘少稳	上海市第一人民医院	王 华	北京医院
刘书旺	北京大学第三医院	王 君	上海交通大学医学院附属新华医院
刘文玲	北京大学人民医院	王 骏	复旦大学附属华山医院静安分院
刘颖娴	北京协和医院	王 乐	河北医科大学第一医院
刘元生	北京大学人民医院	王 龙	北京大学人民医院
刘增长	重庆医科大学附属第二医院	王 楠	大连医科大学附属第一医院
刘志泉	安徽省立医院	王 垚	南京医科大学第一附属医院
刘周英	阜外心血管病医院	王炳银	上海交通大学医学院苏州九龙医院
柳 茵	青海大学附属医院	王冬梅	中国人民解放军白求恩国际和平医院

王红宇　山西医科大学第二医院
王惠琴　中日友好医院
王立群　北京大学人民医院
王鸣和　复旦大学附属华山医院静安分院
王松云　武汉大学人民医院
王禹川　北京大学第一医院
王云龙　首都医科大学附属北京安贞医院
王泽峰　首都医科大学附属北京友谊医院
王志鹏　北京沙河中医院
王忠振　大连医科大学附属第一医院
王祖禄　沈阳军区总医院
吴　兵　福建医科大学附属泉州第一医院
吴　林　北京大学第一医院
吴寸草　北京大学人民医院
吴书林　广东省人民医院心血管病研究所
吴晓燕　首都医科大学附属北京安贞医院
吴永全　北京友谊医院
夏云龙　大连医科大学附属第一医院
向晋涛　武汉大学人民医院
相晓军　山西大医院
熊　英　西安交通大学医学院第一附属医院
徐明菊　遵义医学院
许　原　北京大学人民医院
禤婉玲　汕头大学医学院第一附属医院
严　激　安徽省立医院
严干新　Lankenau Institute for Medical Research, U.S.A
杨　靖　北京大学人民医院
杨　琳　西安交通大学医学院第一附属医院
杨　洋　吉林大学第一医院
杨德彦　北京协和医院
杨杰孚　北京医院
杨巧梅　北京大学第一医院
杨新春　首都医科大学附属北京朝阳医院

杨延宗　大连医科大学附属第一医院
易　忠　北京大学航天中心医院
于　波　中国医科大学第一医院
于海波　沈阳军区总医院
于诗鹏　University of Toledo, U.S.A
昃　峰　北京大学人民医院
张　帆　北京大学人民医院
张　峰　南京医科大学第一附属医院
张　萍　清华大学长庚医院
张　阳　重庆医科大学附属第二医院
张　媛　北京大学第三医院
张博涵　大连医科大学附属第一医院
张海澄　北京大学人民医院
张疆华　新疆医科大学第一附属医院
张丽丽　北京大学航天中心医院
张梅静　北京大学航天中心医院
张树龙　大连医科大学附属第一医院
张夏琳　北京康复医院
张逸群　复旦大学附属中山医院
张志军　山西大医院
赵笑春　北京大学人民医院
赵运涛　北京大学航天中心医院
赵志强　天津医科大学第二医院
郑明奇　河北医科大学第一医院
周　淳　大连医科大学附属第一医院
周　菁　北京大学第一医院
周　赟　复旦大学附属华山医院静安分院
周胜华　中南大学附属湘雅二医院
周贤惠　新疆医科大学第一附属医院
周益锋　中日友好医院
邹建刚　南京医科大学第一附属医院
朱　超　解放军总医院
Antzelevitch　Masonic Medical Research Laboratory, U.S.A

前　言

与历年不同,本应春天完成的中国心律学书稿,今年却拖至入夏的六月天,这使我对六月别生新感。尽管此时已骄阳高挂,酷夏峥嵘已露,但我却情有独钟地喜爱上今年的六月天,这是跨越春种夏长而兼有两季大美的时节。在这艳阳高照的六月天,大地与万物都彰显着无限生命力,辛勤挥洒的汗水顷刻就化为秋实之露。

如果把《中国心律学 2014》这部专著比喻为春天播种,那确实逼真贴切。就是在甲午早春的三月,编写组就开始策划觅题,张榜求文。那百多个文题还在春寒料峭之时就播撒在肥沃的黑土地上了。历经几月,在各个撰稿人勤劳汗水的浇灌下,春苗破土,入夏疯长。多少夜以继日,精益求精的阅文绘图,一丝不苟的编审通读……。天道酬勤,开镰丰收了,一本敦厚扎实、内容前沿的专著如期面世了。在你万般辛劳之后,手捧这沉甸甸的巨著时,“云在青天书在手”的那股豪迈意境顿时从脚下升起。

事必躬亲,这是我作为主编的律己之约,故每临此刻,都要强制性“闭关”数月而专志撰稿。严实的窗户将世间的喧哗与浮躁关之于外,就像远离了滚滚红尘。暂时告别了名利场,拜金的世俗也丢在脑后。此时孤独的你,却能找到一片清幽之地,与明月清风为伴,追逐那怡静的梦幻,找回那片心灵的净土。你可在幽静中观赏水中游鱼在吹笛,聆听林中鸟儿的对歌;还可在通幽曲径行诗低吟,行到水穷处,坐看云起时;还可坐听岁月那点滴往事落在生活的琴弦上,轻弹出悠远醉人的曲律。看似孤独了,但在孤独之境,更易深思长考,意识更专注,思考更深远,思维更活跃。此时的你会深深感到,表面的孤独其实是一种大美,是一种享受。你失去的是世俗的自我,而得到的是笔下生花,行文如流。那篇篇佳作,如甘美的泉水,沁人心脾。

摆在案头那即将面世的《中国心律学 2014》,文逾百万,插图近千,分明又是一本让人爱不释手的上乘佳作。这套读者深爱的心律学系列丛书,准确而言是一套中国心律学的年鉴。其每卷都要把当年基础理论的新突破、新建树,把该年出现的诊疗技术新亮点、新仪器、新方法一一展现。除此,心律学的各亚专业,包括无创心电学、心脏起搏器、ICD、CRT、射频消融术、抗心律失常药物、猝死预防等方面的新进展、新概念也都囊括其中。而该年度国内外心律学相关的专家共识及指南解析也是全书必不可缺的内容。因此,称其为中国心律学年鉴绝不为过。

当你把先后出版的七个卷本均一手在握时,每位读者在心律学领域九成以上的疑问与求索都能得到满意的解答。

2014 卷本中,全书字图之比稍有变化,即插图比例略有升高。插图比例的增大更益于读者对内容的深刻理解,更能节省阅读所需时间。

2014 卷本著者的队伍明显扩大,更多的学者与业内人士欣然加盟,这里包括外资企业的技术人员,旅居欧美的知名学者,甚至国际著名学者 Antzelevitch、严干新等也都撰文送稿,他们都想借此平台能与国内专业人士建立良好的学术联系，宣传学术主张、前沿观点及科研最新成果。

2014卷本编写组的水平也在提高，他们的任务繁多：初期选题、招贤求文、取舍稿件，统一格式、全书通读，清样校对等。但凭借高度的责任心，凭借日夜兼程的勤劳，最终使本书的品味再高一等。

2014年，是中国农历的又一个甲午年。一提甲午自然让人想起两个甲子前的中日海战，虽然这不足近代史上中国蒙受的最后一次国耻，但至今仍让人感到国威丧尽的窒息。不消两个时辰，大清帝国赫然有名的北洋水师就已全军覆没，而败后丧权辱国的马关条约第三次谈判后，日方暗杀的子弹射入清政府首席代表李鸿章的面颊。还能让人想到，甲午海战完败后的五年，李鸿章再次忍辱负重，签署了再辱中华的辛丑条约，而积劳成疾的这位顾命大臣却惨死在贤良寺居所的榻前。在那败落凄凉的贤良寺正厅，只留下他"含谟吐忠"四个令人心酸落泪的大字。蒙屈受辱的历史常让人仰天长叹，低头痛泣，常能点燃我们心中那难以平复的火种，让每位中华匹夫的心中升起一股不可推卸的强国使命感，并尽杯水车薪之力，再铸我中华雄魂。

尽管两甲子已过，但是，甲午耻，犹未雪，国人恨，何时灭！国殇，何时不再来！

与上卷本一样，前言结尾既有签字，又有印章。但本卷前言最后的印章系大师崔自默赐制，自默先生是范曾先生的得意高足，曾获国学大师文沙怀"五百年一奇才"的少有评价。看过自默先生书画艺术集的人才能体会到文老点评的妙哉，你才会感到高处不胜寒，你才会在崔先生的博大精深之下感到学识的苍白，功力的菲薄。"催人自新"的感觉也油然而生。本卷也欲借自默先生的神功，"企沾仙气"。

前言收笔在际，今年与各位读者共勉的是文艺复兴时期艺坛三杰中拉斐尔的一句话："**征程上的成功者，是用脚步丈量着最初的理想，是用汗水浇灌着新的希望**"。

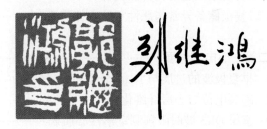

二〇一四年八月十五日

目　录

第一篇

心律失常的基础研究

1. 心房的基因表达与变异

与心室肌细胞不同,心房肌细胞除了收缩射血功能以外,亦可以分泌神经激素信号分子,并可作为外源性神经激素信号的靶点。随着人类基因组计划的完成,基因芯片、全基因组关联研究以及测序技术的进步极大地推动了对心房基因表达的研究进程,同时研究的范围也得到了很大拓展,不仅涉及生理及病理状态下基因表达水平的改变,而且包含基因变异与心律失常的关联研究。对人类心房所特有的基因表达谱及基因变异的研究,可以帮助更好地理解心房的工作机制,并为心律失常提供潜在的治疗靶点。本文将对近年来本领域的研究进展进行总结介绍。

一 正常人类心房表达谱

多年来,人们致力于心房所特有的基因表达模式的研究,以期进一步了解心房在生理及病理状态下如何行使其功能。出于伦理等方面的需要,在进行正常人类心房组织的基因表达水平研究时,心房组织多来源于心衰晚期需要心脏移植的患者,而非真正意义上处于生理状态下的心房组织。虽然心衰患者主要累及心室,但是心房在心衰过程中由于血液流变学的变化,可能也会发生功能以及结构水平的重塑,这些均会影响基因的表达水平,不过鉴于目前的研究都是集中在基因表达水平的差异比较上,这样的组织来源对结果的影响不会太大。

早期的表达谱研究主要集中于探索心房与心室表达基因的差异。早在 2002 年,美国德克萨斯州大学的学者们就比较了小鼠心房和心室基因表达的差异,并报道了心房组织中高表达的一些基因[肌球蛋白轻链 1A、肌球蛋白轻链 2A、肌脂蛋白(*SLN*)、结缔组织生长因子、凝溶胶蛋白等]。随后,Peter 等运用 Affymetrix(HG-U133A)高密度寡核苷酸探针所制成的芯片对 6个心脏移植患者(心衰患者,NYHA 心功能Ⅳ级)的左房及左室的两万多个转录本进行了差异表达检测,在成功检测到 7115 个转录本后,研究者发现心房组织中有 40 个基因的表达水平明显高于心室组织,这些基因包括 *SLN*、FK506 结合蛋白 11、心肌肌球蛋白重链 6 以及钾通道亚家族[TWIK-1(*KCNK1*)、TASK-1(*KCNK3*)、Kv1.5(*KCNA5*)、SK2(*KCNN2*)]。2005 年,Andreas 等人则采用 Affymetrix(U133A+B)芯片对 17 位患者的右心耳与若干例遗体捐赠者的左室组织进行了全基因组检测,此次研究不仅在芯片技术水平上有所进步,即探针数量达到了四万多个,在此基础上还对所检测到的基因进行了功能注释。共成功检测到 11 740 个探针,其中心房组织中特异性高表达的探针数量达到了 3300 个。对这些差异基因进行功能分类以后发现,心房组织中线粒体转录本的表达水平明显低于心室组织;在心房组织中高表达的基因数量较多并参与多种细胞过程,比如细胞间联系、对外刺激反应、胆固醇及蛋白糖苷类代谢,其分子功能涉及受体活性和受体信号蛋白活性。该研究不仅验证了以前报道过的心房与心室的差异基因 *NPPA* 和 *NPPB*、*ADM*、*TBX5*、*KCNA5*、*AGTR1*,*MYL3* 和 *MYL4*,*KCNK1* 和 *KCNK3*、*KCNJ3*、*SLN*、*PLN* 等,而且首次发现 ErbB 受体——*ERBB2/3/4* 在心房中处于高表达状态。这些结果也说明心房的重要功能之一就是参与细胞间联系及信号传导,这些基因的高表达使心房可以及时对血液流变学的变化以及神经内分泌刺激作出反应。

近两年,随着对心房表达谱认识的不断深入以及表观遗传学研究的热潮,基因表达的研究内容也得到了进一步的丰富,除 mRNA 表达水平的差异以外,人们逐渐开始研究心房 miRNA 的表达水平。2012 年,Hsu 等对左右心耳的 miRNA 和 mRNA 的表达水平同时进行了系统研究,发现 miR-143 为左右房中表达水平最高的 miRNAs。左右房的 miRNAs 表达确实存在差异,共发现 32 个 miRNAs 在左右房中的表达水平存在差异(表 1-1-1)。其中 18 个 miRNAs 在左房的表达水平高于右房;另外 14 个 miRNAs 则在右房中高表达。此外,对 mRNA 表达水平的研究发现左右房共有 746 个差异基因,其中 305 个基因在左房中高表达,441 个基因在右房中高表达。将这些差异基因根据 P 值排序后,排名在前 20 的基因见表 1-1-2,这些基因中 PITX2 在左房高表达,经过对 19 个心房组织的 PITX2 表达水平进行 RT-PCR 验证后,验证结果亦显示 PITX2 在左房中高表达。与之相对应的是受 PITX2 抑制的 BMP10 在右房中高表达,这些都说明这次检测结果的可靠性。此次的研究还发现两个心肌特异的转录本 MYL2 和 HCN4 分别在左房和右房中高表达。研究者在分析了差异 mRNA 模体的基础上,发现 165 个心房基因的 3'UTR 区有 miR-133a 的结合位点,miR-133a 与之结合以后会导致其表达水平降低,对其表达起到负调控作用。研究结果表明,这些基因在右房的表达水平均高于左房,与此相对应的是 miR-133a 在左房的表达水平高于右房,这也解释了其目标 mRNA 在左房低表达的机制。这一研究富有创新性,将 mRNA 与 miRNA 的表达水平同时进行研究,在分析差异基因的同时,又解释了部分基因差异表达的机制,这一方法在以后的研究中也被诸多借鉴。

表 1-1-1　左右房差异表达的 miRNAs

miRNA 编码[a]	心房浓度[b]	差异的绝对倍数	优势表达	P 值[c]	FDR[c]
hsa-miR-10b	6.05E-04	3.94	Left	2.13E-11	5.91E-09
hsa-miR-100	1.38E-02	3.23	Left	3.50E-11	7.28E-09
hsa-miR-135b	8.58E-06	4.99	Right	5.79E-07	4.02E-05
hsa-miR-487a	1.38E-05	2.25	Left	8.77E-06	3.65E-04
hsa-miR-4448	1.34E-05	2.28	Left	3.59E-05	1.30E-03
hsa-miR-585	1.39E-05	2.27	Right	4.68E-05	1.56E-03
hsa-miR-1275	1.58E-05	2.09	Right	7.83E-05	2.28E-03
hsa-miR-483-5p	2.43E-05	2.20	Right	8.08E-05	2.28E-03
hsa-miR-4284	2.18E-05	2.45	Left	9.24E-05	2.39E-03
hsa-miR-9	1.43E-04	1.92	Left	9.48E-05	2.39E-03
hsa-miR-1973	1.89E-05	2.48	Right	1.05E-04	2.49E-03
hsa-miR-125b-1*	2.31E-05	1.90	Left	2.45E-04	4.75E-03
hsa-miR-4497	3.63E-05	2.00	Right	2.88E-04	5.33E-03
hsa-miR-425	9.38E-04	1.76	Right	6.25E-04	1.00E-02
hsa-miR-125b	6.58E-03	1.78	Left	6.27E-04	1.00E-02
hsa-miR-92b	8.89E-05	1.87	Right	8.18E-04	1.24E-02
hsa-miR-150	1.25E-04	1.72	Right	1.16E-03	1.64E-02
hsa-miR-708	5.80E-05	1.77	Left	1.18E-03	1.64E-02
hsa-miR-495	1.51E-05	1.76	Left	1.64E-03	2.10E-02
hsa-miR-3123	3.73E-05	2.04	Left	1.76E-03	2.22E-02

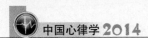

续表

miRNA 编码[a]	心房浓度[b]	差异的绝对倍数	优势表达	P 值[c]	FDR[c]
hsa-miR-24-1*	1.19E-04	1.78	Left	1.95E-03	2.39E-02
hsa-miR-202*	9.28E-06	1.86	Left	1.98E-03	2.39E-02
hsa-miR-155	1.03E-04	1.72	Right	2.20E-03	2.48E-02
hsa-miR-376c	6.82E-05	1.67	Right	4.10E-03	4.17E-02
hsa-miR-4792	2.89E-04	1.84	Left	4.75E-03	4.71E-02
hsa-miR-766	1.01E-05	1.67	Left	5.05E-03	4.95E-02
hsa-miR-675*	1.94E-05	1.64	Right	7.15E-03	6.70E-02
hsa-miR-378f	1.06E-04	1.85	Left	7.61E-03	6.92E-02

表 1-1-2　前 20 个左右房的差异表达基因（根据 P 值排序）

基因标识	心房浓度*	差异的绝对倍数	优势表达	P 值[†]	FDR[†]
HAMP	6.42E-05	121.18	Right	1.55E-111	2.77E-107
BMP10	5.51E-04	282.13	Right	1.39E-096	1.24E-092
PITX2	9.19E-06	116.33	Left	8.72E-072	5.20E-068
C2orf14	4.32E-06	126.97	Right	1.15E-048	5.13E-045
C19orf33	4.83E-06	20.81	Left	2.70E-039	9.66E-036
LOC100144602	1.60E-06	106.15	Left	1.32E-033	3.95E-030
MYL2	2.08E-04	10.35	Left	5.11E-033	1.31E-029
BDKRB1	3.61E-06	41.17	Left	1.10E-031	2.46E-028
SALL1	2.57E-06	28.67	Right	6.53E-031	1.30E-027
DNASE1L3	4.95E-06	12.47	Right	8.28E-031	1.48E-027
KRT7	7.34E-06	14.19	Left	1.53E-030	2.48E-027
FAM84A	4.89E-06	17.27	Right	5.67E-030	8.46E-027
IRX3	1.07E-05	8.39	Right	3.75E-029	5.16E-026
THBS4	5.75E-05	9.54	Left	2.55E-027	3.27E-024
ANKRD30BL	2.26E-06	>1000	Left	1.97E-026	2.17E-023
SYT4	7.43E-06	27.11	Left	2.05E-026	2.17E-023
ALOX15	1.85E-05	15.03	Left	2.06E-026	2.17E-023
CLDN18	8.92E-06	12.62	Left	5.19E-026	5.16E-023
RBP4	1.50E-05	6.52	Left	1.10E-024	1.03E-021
HCN4	1.99E-05	7.53	Right	1.28E-024	1.14E-021

* 在左、右心房标测的 miRNA 平均比值

† 基于 EdgeR 成对分析所得 P 值和 FDRs

　　2014 年初，Heart Rhythm 又发表了一篇研究心房基因表达谱的文章，该研究将 53 个左房与 52 个右房的表达谱进行比较后发现，109 个转录本所对应的 106 个基因在左右房组织中的表达水平存在差异。左房中表达量最高的基因为 AKR1B1，右房中表达量最高的基因为 SMAD6。研究者将这一结果与 2012 年的研究结果进行对比后发现，2012 年所发现的前 20

个基因中有 9 个在这次研究结果中再次得到证实（表 1-1-3），如先前报道的差异基因 *HAMP*、*BMP10*、*PITX2*、*MYL2*、*HCN4* 等在这次的研究中再次得到证实。同时两次研究结果所筛选的差异基因也存在一定的差异，如先前报道的差异基因 *SALL1*、*KRT7* 在这次的研究中并未得到进一步证实，其原因可能在于样本量的差异，2012 年的研究其组织来源较少，仅 4 个心脏组织，而这次的研究样本多达 53 个。将差异基因进行富集分析后发现排名前三的生物过程分别为对生物过程的负向调控、解剖结构发育以及单个器官的发育过程。

表 1-1-3　差异基因与 2012 年 Hsu 等报道的前 20 个差异基因的对比结果

基因编码	Hsu, et al.[1]		Current Study		一致性 *
	P 值	心房过表达	P 值	心房过表达	
HAMP	1.6×10^{-111}	Right	4.0×10^{-17}	Right	√
BMP10	1.4×10^{-96}	Right	4.3×10^{-12}	Right	√
PITX2	8.7×10^{-72}	Left	1.7×10^{-11}	Left	√
C2orf14	1.2×10^{-48}	Right			
C19orf33	2.7×10^{-39}	Left			
LOC100144602	1.3×10^{-33}	Left			
MYL2	5.1×10^{-33}	Left	2.8×10^{-3}	Left	√
BDKRB1	1.1×10^{-31}	Left			
SALL1	6.5×10^{-31}	Right	2.3×10^{-1}	Right	×
DNASE1L3	8.3×10^{-31}	Right	1.5×10^{-10}	Right	√
KRT7	1.5×10^{-30}	Left	1.3×10^{-1}	Left	×
FAM84A	5.7×10^{-30}	Right			
IRX3	3.8×10^{-29}	Right			
THBS4	2.6×10^{-27}	Left	9.4×10^{-12}	Left	√
ANKRD30BL	2.0×10^{-26}	Left			
SYT4	2.1×10^{-26}	Left			
ALOX15	2.1×10^{-26}	Left			
CLDN18	5.2×10^{-26}	Left	5.1×10^{-5}	Left	√
RBP4	1.1×10^{-24}	Left	6.6×10^{-3}	Left	√
HCN4	1.3×10^{-24}	Right	2.4×10^{-2}	Right	√

* 显示一致性：√- 在本次研究中该基因也得到证实（$P \leqslant 0.05$）；×- 在本次研究中该基因未得到证实（$P > 0.05$）

二　病理状态下心房表达谱的改变

（一）房颤时心房表达谱的改变

房颤是临床上常见的持续性心律失常，临床上多数的抗心律失常药物均为离子通道阻滞剂，但是大规模的临床试验并未发现这些药物可以降低患者的死亡率，另一方面，其致心律失常的作用也极大地限制了它们在非结构性心脏疾病患者中的应用。通过研究房颤患者基因表达水平的改变，可以帮助了解房颤发生的分子机制，为临床发现新的药物靶点奠定基础。房颤的病理生理机制涉及心脏电重构、收缩功能及结构重塑，这些进行性的改变与心脏的基因表达密切相关。有鉴于此,很多研究均试图运用候选基因的办法来研究编码离子通道以及钙稳态相关蛋白,以解释电重塑的过程。

近年来,有几项研究均从整体角度阐述了房颤时重塑的分子学基础。Kim 等对 26 位非持续性房颤患者及 26 位非房颤对照进行基因表达水平的研究,共检测分析了 1152 个基因,发现房颤患者有 30 个基因表达水平上调,25 个基因表达水平下调。对基因功能分析后发现氧化应激相关的基因与房颤的发生密切相关,即与氧自由基产生有关的 5 个基因(加单氧酶 1、单胺氧化酶 B、泛素特异性蛋白酶 8、酪氨酸相关蛋白 1 及酪氨酸 3- 加单氧酶)表达水平升高,而抗氧化的两个基因(谷胱甘肽过氧化物酶和血红素氧化酶 2)表达水平降低。由此可见,氧自由基产生与抗氧化能力的平衡失调导致的细胞损伤与房颤的发生密切相关。但是由于对照组的病理状态未知,所以这项研究的结果有待进一步验证。后期的研究表明房颤的发生确实与氧化还原平衡失调有关,有报道称 NADPH 氧化酶活性升高与术后房颤的发生密切相关。2005 年,Peter 等通过比较 8 位窦性心律与 5 位慢性房颤患者(房颤时间长于 6 个月)右房的基因表达水平,发现 *TWIK-1* 表达水平降低与慢性房颤的发生密切相关。

随后,Ohki-Kaneda 等对 7 个慢性房颤患者和 10 个配对对照的 12 000 个基因进行检测分析后发现了众多差异表达基因,并最终确定了 11 个差异基因与房颤相关,这些基因有 *SGCE*、*HLF*、*RPS9*、*RPS11* 等。Barth 随后对 10 位慢性房颤患者和 20 个未配对对照进行了表达谱分析,此次共分析了 45 000 个基因,通过对比后发现房颤患者中有 1434 个基因与对照组相比有显著性差异。这些研究给了我们很多的提示,但是由于前期所检测的差异基因较少,后期病例与对照未做好配对,所以研究本身有一定的局限性。随后,Guillaume 将房颤病例与窦性心律对照(心脏瓣膜疾病)做了严格的配对后,采用 50mer 的长片段寡聚核苷酸探针对 4000 个与心功能相关的基因进行检测分析后,发现 169 个基因与房颤有关,对这些基因进行功能注释后发现,这些差异基因与基因 - 蛋白表达、肌节及细胞骨架的功能、免疫应答、肌肉收缩、纤维化、凝血等功能有关。这次研究还发现了多个新的房颤相关基因:GATA 结合蛋白 4(*GATA4*)、活化 T 细胞的核因子(*NFATC1*)、a2 巨球蛋白(*A2M*)、内皮蛋白 C 受体(*EPCR*)等。

(二)房颤相关的基因变异

近年来的研究表明,房颤的发生还与基因变异有关。近十年来,随着测序技术的进步以及全基因组关联研究的开展,房颤相关的单核苷酸多态性位点也在不断被发现。目前已发现的与房颤相关的 SNPs 位点如下:

ACE 基因的 3 个位点 M235T、G-6A 和 G-217A;在染色体 4q25 *PITX2* 附近的 2 个多态性位点;*ZFHX3* 基因上的 rs2106261 位点;*SCN5A* 基因上的 H558R 位点;*KCNN3* 基因上的 rs13376333 位点;*Cx40* 基因的 -44(G → A)位点等。此外,钾通道基因、*GJA5* 以及 *KCNQ1* 基因的某些突变位点均与房颤的发生有关。

(三)表达数量性状座位探讨基因表达谱与单核苷酸多态性之间的联系

2014 年初,Lin 等在 *Heart Rhythm* 上发表了一篇文章,这篇文章首次将心房的 mRNA 表达水平与 SNPs 位点同时进行研究,并利用表达数量性状座位(eQTL)对转录组与基因变异之间的关系进行研究。研究者将已知的 9 个与房颤相关的染色体位点附近(500kb)的 SNPs 位点与心房转录本进行关联分析后,发现位于 *SYNPO2L* 基因 3'UTR 区的 rs3740293 位点与 *MYOZ1* 关系最为密切。这一结果也通过定量 PCR 得到了进一步的验证。这一研究将转录组学的研究与基因变异联系起来,为全方面了解心房基因的表达水平及基因变异的关系提供了新的思路。

总之,随着技术的进步,人们对心房基因表达和变异的认识也在不断的深入。从组织来源来看,最初的组织主要来源于心衰晚期的患者;近几年对心耳以及遗体捐赠者的心房组织的表达谱分析帮助我们更好地了解了生理状态下的心房基因表达情况。从研究思路上看,最初研究者只是集中于分析心房和心室组织的差异表达基因;近年来,左右房差异表达的 mRNA、心房的 miRNA 表达水平等都逐渐被大家所了解。从实验设计上看,从最初只能检测几千个转录本的芯片到现在商业化的高通量表达谱芯片,研究对象的范围无形中被扩大了很多。尤其值得注意的是,现在的研究越来越关注 mRNA 表达水平差异的机制,新的技术和思路均试图从某个角度去解释这种差异产生的分子学基础,以帮助我们更好地理解心房在生理及病理状态下的工作机制。相信在不久的将来这一领域的研究成果会为心律失常的治疗提供新的靶点。

(刘周英 浦介麟)

参 考 文 献

[1] Ellinghaus P, Scheubel RJ, Dobrev D, et al. Comparing the global mRNA expression profile of human atrial and ventricular myocardium with high-density oligonucleotide arrays. Journal of Thoracic and Cardiovascular Surgery, 2005, 129:1383-1390.

[2] Barth AS, Merk S, Arnoldi E, et al. Functional profiling of human atrial and ventricular gene expression. Pflugers Archiv. European Journal of Physiology, 2005, 450:201-208.

[3] Hsu J, Hanna P, Van Wagoner DR, et al. Whole genome expression differences in human left and right atria ascertained by RNA sequencing. Circ Cardiovasc Genet, 2012, 5:327-335.

[4] Lin H, Dolmatova EV, Morley MP, et al. Gene expression and genetic variation in human atria. Heart Rhythm, 2014, 11:266-271.

[5] Huang CX, Liu Y, Xia WF, et al. Oxidative stress:a possible pathogenesis of atrial fibrillation. Medical Hypotheses, 2009, 72:466-467.

[6] Barth AS, Merk S, , Arnoldi E, et al. Reprogramming of the human atrial transcriptome in permanent atrial fibrillation:expression of a ventricular-like genomic signature. Circulation Research, 2005, 96:1022-1029.

[7] Lamirault G, Gaborit N, Le Meur N, et al. Gene expression profile associated with chronic atrial fibrillation and underlying valvular heart disease in man. Journal of Molecular and Cellular Cardiology, 2006, 40:173-184.

[8] Gudbjartsson DF, Arnar DO, Helgadottir A, et al. Variants conferring risk of atrial fibrillation on chromosome 4q25. Nature, 2007, 448:353-357.

[9] Benjamin EJ, Rice KM, Arking DE, et al. Variants in ZFHX3 are associated with atrial fibrillation in individuals of European ancestry. Nature Genetics, 2009, 41:879-881.

[10] Chen LY, Ballew JD, Herron KJ, , et al. A common polymorphism in SCN5A is associated with lone atrial fibrillation. Clinical Pharmacology and Therapeutics, 2007, 81:35-41.

[11] Ellinor PT, Lunetta KL, Glazer NL, et al. Common variants in KCNN3 are associated with lone atrial fibrillation. Nature Genetics, 2010, 42:240-244.

[12] Firouzi M, Ramanna H, Kok B, et al. Association of human connexin40 gene polymorphisms with atrial vulnerability as a risk factor for idiopathic atrial fibrillation. Circulation Research, 2004, 95:e29-33.

[13] Gollob MH, Jones DL, Krahn AD, et al. Somatic mutations in the connexin 40 gene (GJA5) in atrial fibrillation. New England Journal of Medicine, 2006, 354:2677-88.

 # 2. 低龄房颤者常伴基因突变

房颤作为最常见的心律失常,在一般人群中的发病率约为 1%~2%。随着人口老龄化,预计到 2050 年发病率将超过目前的 2 倍。大部分房颤伴有已知的心血管风险因素,然而,仍有

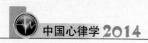
10%~20% 的患者不伴相关风险因素,归为"孤立性房颤"的范畴。尽管房颤的发病机制尚不完全清楚,但普遍认为多种机制及触发因素相互作用的多样性是房颤发生的基础,其中大量研究证实了基因遗传因素在房颤发病机制中的重要作用。与一般类型的房颤相比,低龄房颤排除了更多伴随因素,基因遗传影响作用更大。此外,有研究指出,低龄孤立房颤患者中 P 波形态已经发生显著改变,暗示了电生理特性的改变是房颤的病因而不是结果。本文对低龄房颤(本文中除特殊说明,一般指研究人群发病年龄 <40 岁)及其相关基因突变、单核苷酸多态性(SNPs)的最新进展作一简要阐述。

一 房颤的遗传倾向性

2004 年 Framingham 研究发现,父母中至少一名存在房颤,其后代发生房颤的风险增加。此后,相关研究证实了家族性房颤的遗传倾向性,如丹麦的双胞胎研究显示,与异卵双胞胎相比,同卵双胞胎的房颤发生风险增加,预测房颤基因的遗传度为62%。房颤的遗传模式可分为两种:①符合孟德尔单基因遗传模式的家族性房颤,遗传因素起主要作用,表型单一,在同一个家系中有多个成员患病,临床中较少见;②散发性房颤,遗传因素与非遗传因素共同起作用,表型具有复杂性,多种易感基因参与,在临床中较常见。连锁分析法是研究家族性房颤致病基因的主要方法,而散发性房颤采用候选基因关联研究与全基因组关联研究(GWAS)。GWAS 利用人类基因组大量存在的 SNPs 寻找与复杂疾病相关的遗传因素。SNP 指在染色体 DNA 序列中某个位点上单个核苷酸的变异性,如果一个群体中同一位点存在两种以上等位基因并且最低基因频率≥1%,即认为具有 SNP。基因突变程度可根据最小等位基因频率(MAF)划分,MAF 介于 5%~50% 之间称为常见突变,<1% 称为罕见突变。目前,已经发现了至少 25 个房颤相关致病基因(表 1-2-1),以及 GWAS 显示的 9 个房颤相关易感基因 SNPs(表 1-2-2)。

表 1-2-1 已发现的房颤致病基因

基因	基因型	表型	功能
KCNQ1	S140G	家族性 AF	$I_{Ks}\uparrow$
	V141M	SQTS+AF	
	Q147R	AF+QT 间期延长	心房 Kv7.1↑
	IAP54-56	家族性 AF	未知
	R231C	AF+LQT1	$I_{Ks}\uparrow$
KCNH2	N588K	AF+SQTS	$I_{Kr}\uparrow$
KCNE2	R27C	家族性 AF	$I_{Kr}\uparrow$
KCNE3	R53H	家族性 AF	未知
	V17M	低龄孤立 AF	$I_{Kr}\uparrow$
KCNE5	L65F	AF+ 缺血性心脏病 + 轻度高血压	$I_{Ks}\uparrow$
KCNJ2	G277A	AF	$I_{Kr}\uparrow$
	G514A	SQTS+AF	
	E299V	PAF+SQTS	
KCNA5	T527M/A576V/E610K	家族性 AF	$I_{Kur}\downarrow$
	E375X	35 岁患孤立 AF	

续表

基因	基因型	表型	功能
	71-81 del	34 岁患孤立 AF	
SCN5A	*M1875T*	家族性 AF	$I_{Na}\uparrow$
	D1275N	AF+ 扩张型心肌病	$I_{Na}\downarrow$
	N1986K	家族性 AF	$I_{Na}\downarrow$
	T220I/R1897W/T1304M/F1596I/R1626H/	低龄孤立房颤	一过性峰电流减少和持续性电流增加
	D1819N/R340Q/V1951M		
SCN5A	*A572D/E428K/H445D/N470K/V1951M/L461V*	家族性 AF	未知
SCN1B	*R85H/D153N*	PAF 和中度肺动脉狭窄 / 孤立 PAF	$I_{Na}\downarrow$
SCN2B	*R28Q/R28W*	PAF 和高血压	$I_{Na}\downarrow$
SCN3B	*R6K/L10P/M161T*	低龄孤立 AF	$I_{Na}\downarrow$
	A130V	孤立 AF	显性负性突变
SCN4B	*V162G I166L*	家族性 AF	未知
RYR2	*S4153R*	AF+CPVT	功能增强
	p.Asn57-Gly91	AF+CPVT	调控钙离子浓度功能缺陷
ABCC9	*T1547I*	起源于 Marshall 静脉的肾上腺素能刺激诱发的 AF	ATP 诱导的 K^+ 电流抑制作用保持不变
NKX2.5	*F145S*	低龄孤立 PAF	未知
		AF	功能减弱
NPPA	*A117V/S64R*	家族性 AF	未知
	S64R	家族性 AF	激动增快,I_{Ks} 增加
	c.456-457delAA	家族性 AF	动作电位和有效不应期缩短
TBX5	*G125R*	非典型 HOS 和 AF	增强 NPPA 和 Cx40 启动子的 DNA 结合和激活
NUP155	*R391H*	AF	抑制 Hsp70 信使 RNA 输出和 Hsp70 蛋白核内转运
GJA1	*c.932delC*	孤立 AF	缝隙连接的显性负性突变
GJA5	*P88S/M163V/G38D/A96S*	特发性 AF	缝隙连接的显性负性突变
	I75F	孤立 AF	缝隙连接耦合电导显著下降
	K107R/L223M/Q236H/I257L	孤立 AF	未知
JPH2	*E169K*	PAF+HCM	RyR2 稳定性受损
PITX2c	*S37W/Y280X*	家族性 AF	未知
	T97A	孤立 AF	功能减弱
JATA4	*S70T S160T*	家族性 AF	转录显著减少
JATA5	*G184V K218T A266P*	伴或不伴 VSD/ASD 的家族性 AF	未知

续表

基因	基因型	表型	功能
JATA6	*Y235S*	伴或不伴 VSD/ASD 的家族性 AF	转录显著减少
	Q206P；Y265X	伴或不伴 VSD/ASD 的家族性 AF	未知

注：AF，房颤；PAF，阵发性房颤；↑，功能增强；↓，功能减弱；LQTS，长 QT 综合征；SQTS，短 QT 综合征；CPVT，儿茶酚胺敏感性多形性室速；HOS，Holt-Oram 综合征；ASD，房间隔缺损；VSD，室间隔缺损

表 1-2-2　已发现的房颤相关基因 SNPs

SNP	染色体位点	邻近基因	SNP 位置
rs13376333	1q21	*KCNN3*	内含子
rs3903239	1q24	*PRRX1*	上游 46kb
rs2200733	4q25	*PITX2*	上游 150kb
rs3807989	7q31	*CAV1/CAV2*	内含子
rs10821415	9q22	*C9orf3*	内含子
rs10824026	10q22	*SYNPO2L*	上游 5kb
rs1152591	14q23	*SYNE2*	内含子
rs7164883	15q24	*HCN4*	内含子
rs2106261	16q22	*ZFHX3*	内含子

二　低龄房颤与相关基因突变

随着新的房颤相关易感基因及致病基因不断发现，基因突变在低龄房颤中的研究也不断涌出。如上所述，低龄房颤的遗传倾向性更大，Oyen 等指出，随着患孤立房颤亲属的人数增多和年龄降低，低龄患者发生孤立房颤的风险增加。近年来一系列研究发现了可能与低龄房颤相关的基因突变或多态性，包括钾通道、钠通道、HCN 通道及非离子通道等相关基因突变（表 1-2-3）。

表 1-2-3　低龄房颤相关基因突变

基因	基因产物	基因突变
KCNE1	$I_{Ks}\beta$ 亚基	*G25V G60D*
KCNH2	$I_{Kr}\alpha$ 亚基	*rs2968863*
KCND3	Kv4.3	*A545P*
KCNN3	SK3	*rs1131820*
KCNJ5	K_{ACh}	*rs6590357/rs7118824*
SCN5A	$I_{Na}\alpha$ 亚基	*T220I/R340Q/T1304M/F1596I/R1626H D1819N/R1897W/V1951M/S216 I/F2004L*
SCN3B	$I_{Na}\beta$ 亚基	*R6K/L10P/M161T*
HCN4	HCN4	*p.Pro257Ser*
GJA5	Cx40	*rs10465885*
PITX2	PITX2	*rs2200733*
CAV1	CAV1	*rs3807989*
SOX5	SOX	*rs11047543*
LMNA	核纤层蛋白 A/C	*K117fs*

1. 钾通道相关基因突变　　*KCNE1* 编码缓慢激活延迟整流性钾电流（I_{Ks}）的具有调控功能的 β 亚基。一些研究已经显示 I_{Ks} 的 α 亚基 Kv7.1 与房颤相关。Olesen 等研究指出 *KCNE1* 与低龄房颤相关。研究中发现了 2 个突变，分别是 *G25V* 和 *G60D*。*G25V* 位于通道蛋白氨基末端。有关 *KCNE1* 氨基末端的作用所知甚少。*G60D* 位于 *KCNE1* 跨膜片段区域，与 57~59 残基（门控密码子）邻近，该密码子在 Kv7.1 通道调控中起关键作用。分析显示两种突变都导致钾电流增加。

有研究已经显示了长 QT 综合征（LQTS）、短 QT 综合征（SQTS）与房颤相关。Andreasen 等对此进行了进一步的证实，研究 8 个影响 QTc 间期的 SNPs 是否与低龄房颤（发病年龄 <50 岁）相关。研究结果显示，rs2968863（7q36.1）突变的患者低龄孤立房颤风险增加。已知该位点 SNPs 可使 QTc 间期缩短 1.4 毫秒。该变异与 *LQT2* 基因 *KCNH2* 邻近，*KCNH2* 编码钾通道 Kv11.1。*KCNH2* 测序显示，rs2968863 与 *KCNH2* 的非同义突变 *K897T* 相关性较高。*K897T* 携带者可以表现为 QTc 延长或缩短。对具有短 QTc 的年轻患者，*K897T* 可能通过缩短 QTc 增加房颤风险，而对老年非孤立房颤患者，可能具有保护作用。QTc 间期与房颤之间是非线性关系，短 QTc 和长 QTc 都可能增加房颤风险。

KCND3 编码瞬时外向钾电流（I_{to}）的核心亚基 Kv4.3。有研究指出，Kv4.3 与 Brugada 综合征相关。Olesen 等研究发现 *KCND3* 基因新的非同义突变 *A545P* 在低龄房颤中发生率增加。电生理分析显示，该突变导致峰电流密度增加，失活速度减慢。这种功能获得的 Kv4.3 突变与低龄房颤的关联性进一步证实了钾电流增加在房颤易感性中的作用。

KCNN3 编码小电导钙激活型钾通道（SK3）。GWAS 显示 *KCNN3* 内含子中的一个 SNP 与孤立房颤相关。Olesen 等对低龄房颤与 *KCNN3* 基因突变的相关性进行研究。应用候选基因筛选，他们并没有发现 *KCNN3* 编码区突变，却发现 *KCNN3* 基因外显子同义 SNP（rs1131820）与低龄孤立房颤风险相关。没有发现 *KCNN3* 编码区突变，不能除外其他原因。此外，需要指出的是，同义突变，又称为沉默突变，并不像之前想的完全没有作用。*KCNN3*（rs1131820）与低龄房颤的关联性仍需进一步证实。另外，Jabbari 等发现 *KCNJ5* 基因的 2 个 SNPs，rs6590357 和 rs7118824，与低龄孤立房颤相关。*KCNJ5* 基因编码乙酰胆碱激活钾通道（K_{ACh}）。

2. 钠通道相关基因突变　　*SCN5A* 编码钠通道的 α 亚基。Olesen 等对 192 例低龄孤立房颤患者 *SCN5A* 测序，发现 8 个非同义突变（*T220I*、*R340Q*、*T1304M*、*F1596I*、*R1626H*、*D1819N*、*R1897W*、*V1951M*）和 2 个罕见突变（*S216L*、*F2004L*）。在 11 名基因型阳性先证者中，6 名有 *LQT3* 相关的突变。孤立房颤中 *LQT3* 相关突变的发生率比预想的高很多。因此，推测 LQT3 和低龄孤立房颤可能具有共同的发病机制。孤立性房颤患者携带 *LQT3* 相关变异者，致命性心律失常风险增加。关于 *SCN5A* 突变导致的钠通道电流的电生理特性的改变，不同研究报道的差异很大。Olesen 等应用膜片钳记录 HEK293 细胞突变通道和野生型通道电流，结果显示，峰电流增加或者减少都可以增加房颤风险。此后，Olesen 等又发现了该人群中 *SCN3B* 基因的 3 个非同义突变（*R6K*、*L10P*、*M161T*），电生理分析显示钠电流减少。

3. HCN 通道　　近日，GWAS 发现了新的房颤易感位点 *HCN4*。Macri 等在 527 例低龄房颤患者（发病年龄 <66 岁）中，发现了 7 个新的 *HCN4* 突变位点（图 1-2-1），是对照组的 2 倍多。其中一个突变 p.Pro257Ser（位于第一个跨膜区的氨基端）导致 HCN4 蛋白向细胞膜转运缺陷，其他 6 个没有导致功能缺陷。表明 p.Pro257Ser 携带者中 *HCN4* 单倍剂量不足可能是低龄房颤的发生机制。

4. 非离子通道相关基因突变　　*GJA5* 编码缝隙连接蛋白 Cx40（connexin40）。Cx40 仅在心

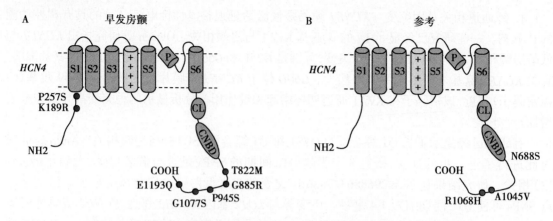

图 1-2-1　低龄房颤组和对照组中 *HCN4* 突变位点（分别用红点和蓝点表示）

房和传导系统中表达，与 Cx43 共同组成心房肌细胞的电耦联。一些研究提出，Cx40 表达下降，通过减慢心房传导，增加房颤发生的风险。近年来大量研究表明 *GJA5* 基因与房颤具有相关性。*GJA5* 由 2 个拼接转录因子 A 和 B 组成，A、B 编码相同的亚基，但是含有不同的第一外显子，即外显子 1A 和 1B，启动子序列分别是 A 和 B。Wirka 等最近发现，位于启动子 B 的一个调控性 TATA 盒中的 SNP rs10465885 与低龄孤立房颤（发病年龄 <60 岁）相关，与 Cx40 的 mRNA 水平显著相关，等位基因不平衡检测发现，等位基因 G 较 A 关联性更强。另外 2 个病例对照研究进一步表现了这种关联性趋势。其中一个队列显示相对危险度（odds ratio，OR）是 1.25（低龄房颤组年龄 ≤66 岁），另一个 OR 是 1.09（低龄房颤组年龄 ≤66 岁）。但由于样本小，两个研究不具有显著性差异。进一步 meta 分析显示，OR 为 1.16，结果具有显著性差异。然而，当纳入所有年龄组的研究对象时，meta 分析并没有发现该位点与孤立房颤的关联性，暗示了老年房颤患者共存的其他疾病可能削弱了遗传因素的影响。此外，他们还发现位于启动子 A 的 SNP 与低龄孤立房颤没有显著相关性。

　　根据上述研究中年龄因素导致的关联性差异，Christophersen 等入选了更为年轻的孤立房颤患者，发病年龄 <50 岁。结果却显示他们并没有发现 rs10465885 G 等位基因与低龄孤立房颤的关联性，相比之下，等位基因 A 罕见突变发生率明显增高。rs10465885 等位基因 G 与 Cx40 mRNA 表达水平下降相关。推测 rs10465885 等位基因 A 携带者可能使 Cx40 表达增加，连接蛋白 Cx40 和 Cx43 表达失衡，影响缝隙连接整体功能，导致传导速度下降，心房颤易感性增加，房颤风险提高。但是需要指出的是，其并不能排除这种关联的巧合性。总之，*GJA5* 基因突变在房颤，特别是低龄房颤发生发展中具有重要作用。

　　随着 GWAS 确定的房颤相关 SNPs 逐渐增多，Olesen 等对 8 个房颤相关 SNPs 在低龄孤立房颤的关联性进行了分析。研究发现 3 个相关位点，分别是 4q25（rs2200733）、7p31（rs3807989）、12p12（rs11047543）。3 个位点与低龄房颤风险相关，且独立于传统风险因素。

　　rs2200733 距离最近的 *PITX2* 基因 150kb，该基因编码转录因子 PITX2。PITX2c 是人类心脏表达的主要亚基。杂合子敲除（PITX2c$^{+/-}$）小鼠显示，心脏结构功能没有变化，而钙离子连接蛋白、缝隙连接、紧密连接和离子通道表达发生改变。进一步显示，由于心房动作电位和有效不应期缩短，Pitx2c$^{+/-}$ 缺失小鼠心脏程序刺激时容易引发房颤。与其一致的是，研究显示持续房颤患者中 *PITX2c* 表达显著减少，证明了 *PITX2* 功能缺失与房颤的相关性。Franco 等指出，*PITX2* 影响连接蛋白 Cx40 的表达。此外，I_{Na} 和 I_{K1} 表达异常，动作电位幅度下降，静息膜电位除极,容易引发房颤。还有报道显示 *PITX2c* 与心肌袖发育相关。rs3807989 与编码 caveolin 的 *CAV1* 基因位置邻近,在心房细胞中表达。*CAV1* 敲除小鼠易患扩张型心肌病和肺动脉高压。rs11047543 与编码转录因子的 *SOX5* 基因邻近。*SOX5* 通过转录过程在细胞命运调控中起重要作用,但没有直接心脏作用。研究显示 *SOX5* 敲除小鼠死于心衰,表明 *SOX5* 可能与房颤相关。

　　LMNA 位于染色体 1q21,编码核纤层蛋白 A 和 C。核纤层蛋白突变至少可以导致 16 种疾病,称为核纤层病,在心脏上常表现为进展性房室传导阻滞(AVB)、扩张型心肌病(DCM)、心脏性猝死(SCD),以及少见的房性心律失常。潜在机制尚不清楚。Pan 等对一个大型家族 *LMNA* 突变进行了研究,该家族表现为低龄房颤、进展性 AVB,并出现 DCM 和 SCD。基因分析发现新的基因突变 K117fs。研究指出,*LMNA* 突变可能是低龄房颤和进展性传导系统疾病的潜在病因。并提出,有些低龄房颤患者可能需要密切观察有无 DCM 进展,并基因筛查有无遗传性心律失常。

　　5. 罕见突变和常见突变　以上研究证实了基因突变在低龄房颤中仍然常见。Olesen 等最新指出,与常见突变相比,罕见突变在低龄孤立房颤中的发生率更高。与其他研究不同的是,该研究第一次从宏观角度为罕见突变在房颤易感基因中的作用提供了定量性的证据,而不是单纯着眼于某一个突变与房颤是否有关。研究中,罕见突变在孤立房颤中的 OR 为 1.89,高于之前任何一个 GWAS 关联的常见突变的 OR 值,并且 96% 的突变表现出离子通道功能异常。在房颤易感基因中,罕见突变和常见 SNP 可以并存,两者相互作用,导致房颤的发生。

三　房颤与基因治疗

　　目前房颤的治疗包括药物治疗、电转复和射频消融。据报道,一种治疗手段后房颤的复发率仍可能达到 40%~50%,多种治疗手段后为 10%~20%。一些研究发现,SNP 与药物、电转复、射频消融后房颤复发有关。进一步证实了基因遗传因素在房颤发生发展中的重要作用。研究房颤的基因基础有助于房颤的早期风险识别,从而进行风险分层和优化治疗策略。有关房颤基因突变与临床预后的相关性信息非常少。Everett 等新近研究暗示了基因风险评估在房颤预后方面的作用。一些动物实验研究已经显示,针对某种导致功能改变的基因缺陷,通过导入基因,诱导基因表达,从而延缓房颤发生,为房颤基因治疗的可行性、有效性提供了依据。如 Bikou 等通过转基因诱导 Cx43 蛋白表达增加,延缓了实验组房颤发生的时间。基因治疗在房颤节律控制和心率控制上都显示了可喜的疗效。另一方面,临床工作中,针对存在功能获得或缺失的基因突变房颤患者,应谨慎应用抗心律失常药物,防止抗心律失常药物作用于缺陷基因靶点而疗效欠佳甚至加重病情。然而,基因风险评估和基因治疗最终应用于临床,统一标准的灵敏的基因检测技术是其必要条件。而已知房颤致病基因中又没有一个可以涵盖≥5% 的房颤。因此,目前我国专家共识并不推荐对房颤患者进行基因检测,对于存在明显家族史、不伴明确基础心脏疾病的低龄房颤患者,可以根据具体情况采集全血,为其后的 DNA 分析做准备,然而是否能从基因检测中获益仍需大规模研究来证实。总之,房颤基因治疗仍有很长的路要走,有许多突出的问题需要解决。

　　系列研究进一步证实了,离子通道以及非离子通道相关基因突变、罕见突变及常见突变与低龄房颤仍具有相关性。这为低龄房颤这一特定人群的房颤基因研究提供了有力证据。但目前多数相关研究局限于白种人群,有关亚洲人群的研究较少。同时,由于房颤病理生理机制的复杂性和多样性,尚需大量基础与临床研究来进一步明确其相关机制,并转化应用于临床实践,从而为不伴传统风险因素的低龄房颤患者的临床治疗策略提供理论依据。

(刘刚　王乐)

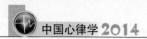

参 考 文 献

[1] Olesen MS, Andreasen L, Jabbari J, et al. Very early-onset lone atrial fibrillation patients have a high prevalence of rare variants in genes previously associated with atrial fibrillation. Heart Rhythm, 2014, 11: 246-251.

[2] Olesen MS, Nielsen MW, Haunsø S, et al. Atrial fibrillation: the role of common and rare genetic variants. Eur J Hum Genet, 2014, 22: 297-306.

[3] Hong K, Xiong Q. Genetic basis of atrial fibrillation. Curr Opin Cardiol, 2014, [Epub ahead of print].

[4] Oyen N, Ranthe MF, Carstensen L, et al. Familial aggregation of lone atrial fi-brillation in young persons. J Am Coll Cardiol, 2012, 60: 917-921.

[5] Olesen MS, Bentzen BH, Nielsen JB, et al. Mutations in the potassium channel subunit KCNE1 are associated with early-onset familial atrial fibrillation. BMC Med Genet, 2012, 13: 24.

[6] Andreasen L, Nielsen JB, Christophersen IE, et al. Genetic modifier of the QTc interval associated with early-onset atrial fibrillation. Can J Cardiol, 2013, 29: 1234-1240.

[7] Olesen MS, Refsgaard L, Holst AG, et al. A novel KCND3 gain-of-function mutation associated with early-onset of persistent lone atrial fibrillation. Cardiovasc Res, 2013, 98: 488-495.

[8] Olesen MS, Jabbari J, Holst AG, et al. Screening of KCNN3 in patients with early-onset lone atrial fibrillation. Europace, 2011, 13: 963-967.

[9] Jabbari J, Olesen MS, Holst AG, et al. Common polymorphisms in KCNJ5 [corrected] are associated with early-onset lone atrial fibrillation in Caucasians. Cardiology, 2011, 118: 116-120.

[10] Olesen MS, Yuan L, Liang B, et al. High prevalence of long qt syndrome associated SCN5A variants in patients with early-onset lone atrial fibrillation. Circ Cardiovasc Genet, 2012, 5: 450-459.

[11] Olesen MS, Jespersen T, Nielsen JB, et al. Mutations in sodium channel β-subunit SCN3B are associated with early-onset lone atrial fibrillation. Cardiovasc Res, 2011, 89: 786-793.

[12] Macri V, Mahida SN, Zhang ML, et al. A Novel Trafficking-defective HCN4 Mutation is Associated with Early-Onset Atrial Fibrillation. Heart Rhythm, 2014, [Epub ahead of print].

[13] Wirka RC, Gore S, Van Wagoner DR, et al. A common connexin-40 gene promoter variant affects connexin-40 expression in human atria and is associated with atrial fibrillation. Circ Arrhythm Electrophysiol, 2011, 4: 87-93.

[14] Christophersen IE, Holmegard HN, Jabbari J, et al. Rare variants in GJA5 are associated with early-onset lone atrial fibrillation. Can J Cardiol, 2013, 29: 111-116.

[15] Olesen MS, Holst AG, Jabbari J, et al. Genetic loci on chromosomes 4q25, 7p31, and 12p12 are associated with onset of lone atrial fibrillation before the age of 40 years. Can J Cardiol, 2012, 28: 191-195.

3. 房颤的转基因治疗

　　心房颤动（房颤）是临床上最常见的心律失常，是导致脑卒中和心衰的重要原因，严重影响患者的生活质量。随着年龄的增长，房颤的发病率逐渐增高，40岁以下房颤患者发病率仅为0.5%，大于85岁患者房颤发病率升高至6%~12%，房颤相关住院率由1966年的0.35%提高至2006年的1%，大大增加了医疗保健支出。据估计在未来的20~30年中房颤患者人数将会是现在的2~3倍，因此积极预防及治疗房颤极为重要。

　　目前房颤治疗方法主要为：抗心律失常药物或导管消融术治疗房颤以维持窦性心律；药物或房室结消融并起搏器植入术以控制心室率。药物治疗房颤1年复发率约50%，抗心律失常药物具有低亲和力和低特异性，并可致全身副作用和诱发致命性室性心律失常的可能。导管射频消融术治疗房颤发展至今，对持续性房颤一次治疗的成功率仅为40%~70%。一项最新研究表明，房颤1次射频消融术后1年复发率约为66%，6年复发率可达77%；多次房颤射频消融术 6 年复发率达 61%,射频消融费用高昂,且射频消融术后可能出现严重,甚至致死性并发症;一项多中心研究表明,有 4.5% 的患者出现心房 - 食管瘘、脑卒中等严重并发症。对于房颤难以控制的心室率,房室结射频消融术阻断房室结后行永久起搏治疗,也可能因起搏器综合征、囊袋感染等并发症严重影响患者的生活质量,甚至增加死亡风险,并会给患者带来巨大的经济负担。总之,无论是药物治疗或是非药物治疗,均未能达到满意效果。所以寻求房颤新的治疗策略也势在必行。

心房重构(结构重构和电重构)是房颤发生与维持的重要机制。心房重构造成心房有效不应期缩短及局部心房传导速度减慢,从而形成电折返环,维持房颤持续发生。随着基因学及基因转染技术的不断发展,从基因水平上阻断房颤发生与维持的重构机制,从而达到治愈房颤的目的可成为现实。另外,在控制心室率方面,对于长期慢性持续性房颤患者,通过基因治疗的方法改变房室结内的电活动,延缓房室结传导速度,从而控制房颤时的心室率。本文主要针对近年来房颤基因治疗,包括载体选择、转染方法及治疗效果进行综述。

一　基因转染载体的选择

基因载体选择的基本前提是:靶基因能有效转染心肌并在心肌内高效并持续性表达,同时还应具备系统毒性低、致免疫性弱和易于制造等特点。

1. 质粒 DNA　质粒 DNA 有致免疫性低、低系统毒性、稳定性高、易于制造和高器官选择性等优点,但其因质粒种类少、基因转染方式费用高及有效表达率低等限制了其应用。

2. 腺病毒　腺病毒(Ad)是一种无包膜的线状双链 DNA 病毒,其具有以下优点:①人类是 Ad 的自然宿主,故其系统毒性小,致病性低,不易被补体所灭活,可直接在体内应用;②其复制不依赖于宿主细胞的分裂,既可以感染分裂期细胞,又可以感染非分裂期细胞;③由于其感染细胞时 DNA 不整合到宿主染色体上,不存在激活致癌基因或插入突变等危险;④腺病毒可制造出高滴度病毒溶液提高转染效率;⑤腺病毒可携带外援基因量大(可达 28~34kb);⑥基因表达至高峰时间短(7 天),能短期观察目的基因表达效果。其主要不足点:基因表达持续时间短(仅 3~4 周),重复给予时机体可能产生免疫应答,影响基因表达和治疗效果。

3. 腺相关病毒　腺相关病毒(AAV)是单链 DNA 病毒,是一种缺陷型病毒,只有与腺病毒、单纯疱疹病毒等共感染时才能进行有效复制。其优点:①AAV 无致病性,并且在受染体上不会引发免疫反应;②宿主范围广,既可以感染分裂期细胞,又可以感染非分裂期细胞;③AAV 载体可将外源基因整合至宿主基因,并且能长期稳定高效表达;④易于分离纯化。AAV 也有一些缺陷,如外源基因容量小及基因表达起效慢等。

4. 慢病毒　慢病毒(lentivirus)载体是以 HIV-1(人类免疫缺陷 I 型病毒)为基础发展起来的基因治疗载体,是逆转录病毒的一种亚种。具有逆转录病毒的基本结构和特性,转入的外源基因可与宿主细胞基因组完全整合,建立细胞系长期持续表达外源基因,对细胞感染率高,不产生病毒相关免疫蛋白等优点;区别一般的逆转录病毒载体,它对分裂细胞和非分裂细胞均具有感染能力。其主要不利因素为插入基因在与宿主细胞整合过程中发生突变或产生野生型病毒,影响目的基因表达或损害患者健康。

二　基因转染方法

心房大小、形态及心房肌厚度限制了直接注射法的应用,因心房缺乏特异性脉管系统限制了冠状动脉灌注法的应用。心包内注入病毒转染仅能存在于心外膜层并且基因在整个心脏心外膜表达而无区域特异性。近十余年来,随着转染方法的不断改善,房颤基因治疗有了进一步发展。目前常用的基因转染方法有:①心房直接涂染法;②心房肌注射 + 心肌电穿孔复合法;③房室结动脉直接灌注法。

1. 心房直接涂染法　心房直接涂染法是目前应用最广泛的心房基因转染方法。2005年,Kikuchi等将含有腺病毒的溶液涂抹于猪心房表面,每次30秒,每侧心房涂染2次,总时间为60秒,其后将心房暴露10分钟以便病毒充分吸收。21天后测量相关指标。该实验中腺病毒载体溶液为20%泊洛沙姆(poloxamer),一种在4℃时能充分转化为液体,而在体温时能充分转化为凝胶状状态的物质,可使含病毒溶液充分、有效接触心房肌细胞;糜蛋白酶能增加心房目的基因转染的透壁性,同时还证明透壁性心房基因转染所需最佳糜蛋白酶浓度为0.5%;该法对心肌细胞仅有轻微炎症反应;此外,心室、肺、肝、脾、肾、骨骼肌及性腺中均未见腺病毒相关基因表达,同时实验中未发生自发性心律失常。此后Amit和Garashi等均采用类似方法将靶基因成功转染至心房肌细胞并具有透壁性,且实验中均无自发性心律失常。综上所述,心房直接涂染法不但可形成透壁性心房基因转染并有效表达靶基因,同时还具有安全性、有效性及特异性等优点。

2. 心房肌注射 + 心肌电穿孔复合法　电穿孔是通过短暂的高强度电脉冲波作用于细胞或组织,这种高强度的电刺激造成细胞膜的不稳定,从而形成细胞膜表面纳米大小的微孔,瞬时提高细胞膜的通透性,在这种高通透性状态下,细胞膜允许DNA、酶、抗体等大分子物质进入细胞内。1998年,Harrison等人首次证明应用电穿孔能将质粒DNA携带的靶基因成功转染至鸡胚胎心脏中。2011年,Bikou等首先对猪心房行电穿孔处理,随后将含表达 *Cx43* 基因的腺病毒(Ad-Cx43)溶液直接注射至心房肌中,Western-blot法及免疫组织化学法均证明在心房肌细胞中过表达Cx43蛋白。此后Aistrup、Soucek及Trappe等均采用类似方法将含靶基因的腺病毒成功转染至心房并有效表达。综上所述,心房肌注射 + 心肌电穿孔复合法具有有效性及特异性。

3. 房室结动脉直接灌注法　相较于心房缺乏特异性脉管系统,房室结(AVN)存在房室结动脉。2000年,Donahue等选取右冠优势型并仅有1支房室结动脉,将导管放置于AV结动脉开口,将包含5μg的血管内皮生长因子165(VEGF$_{165}$,可增加微血管通透性)及含200μg硝酸甘油的10ml生理盐水在3分钟内缓慢注射,将包含7.5×10^{9}pfu腺病毒载体(含靶基因)及含20μg硝酸甘油的1ml生理盐水缓慢注射,注射时间超过30秒,2ml生理盐水缓慢注射,注射时间超过30秒,7天后测量相关指标。该实验结果显示基因转染区域主要在房室结区及其相邻的少量室间隔区域,房室结区基因转染率为(45±6)%;房室结心肌细胞仅有轻微炎症反应;此外肝、肾、卵巢中仅有少量靶基因表达(表达率<1%),肺及骨骼肌中未见腺病毒相关基因表达。此后,Bauer及Lugenbiel等人均采用类似方法将靶基因成功转染至房室结细胞。综上所述,房室结动脉直接灌注法不但可特异性将靶基因转染于房室结心肌细胞并有效表达靶基因,同时还具有安全性、有效性的优点。

三　治疗策略

1. 改善心房重构　心房重构是房颤发生与维持的重要机制。心房重构造成心房有效不应期缩短及局部心房传导速度减慢,从而形成电折返环维持房颤持续发生,故房颤治疗的关键在于阻断其发生与维持的重构机制。

(1) 直接改善离子通道:临床研究表明,房颤患者心房动作电位时程(APD)较窦性心律者的 APD 明显缩短。房颤患者心房有效不应期（AERP）缩短，离散度增加而频率变异性丧失。抗心律失常的药物可通过延长 APD 或 AERP，使房颤转复为窦性心律。因此，通过心房转基因治疗延长 APD/AERP，从而防治房颤的发生及发展。

最早 Kikuchi 等运用基因涂染法将含有 *HERG-G628S* 基因的腺病毒载体（Ad-HERG-G628S）成功转染至正常猪的心房并有效过表达 *HERG-G628S* 基因。该实验证明，*HERG-G628S* 基因过表达能有效阻断 HERG 通道，抑制 I_{Kr} 电流，延长 APD90 及 AERP，且实验过程中无自发的心律失常，同时不影响心房的收缩功能。

此后 Amit 及 Kikuchi 等在猪急性房颤模型上运用基因涂染法，将含有过表达 *KCNH2-G628S* 基因的腺病毒载体（Ad-KCNH2-G628S）成功转染至心房，过表达大肠埃希菌 β 半乳糖苷酶基因腺病毒载体（Ad-β-gal）为对照组。过表达 *KCNH2-G628S* 基因可抑制心房中 I_{Kr} 的 α 亚基，进而抑制 I_{Kr} 电流。Ad-KCNH2-G628S 组动物转变为持续性房颤的时间较 Ad-β-gal 组明显延迟。该实验中 APD90 延长程度与 *Ad-KCNH2-G628S* 基因表达水平相关，随着基因表达程度降低，APD90 延长程度减弱，对房颤发展的阻碍作用减弱（图 1-3-1）。该实验证明，延长 AERP 可阻断折返环的形成，从而中断房颤的维持机制。实验过程中心室电活动无改变，无室性心律失常发生。

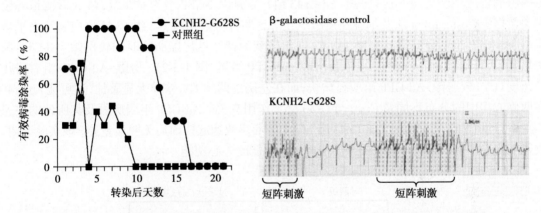

图 1-3-1　随着基因表达程度降低，MAPD90 延长程度减弱，对房颤发展阻碍作用减弱

近期 Soucek 等在猪急性房颤模型上运用心房直接注法 + 心外膜电穿孔复合法将含有过表达 *CERG-G627S* 基因的腺病毒载体（Ad-CERG-G627S）成功转染至心房，过表达绿色荧光蛋白基因腺病毒载体（Ad-GFP）为对照组。过表达 *CERG-G627S* 基因可抑制 ERG/I_{Kr} 电流。Ad-CERG-G627S 组发展为持续性房颤所需时间延长，甚至阻碍房颤的形成。起搏 14 天后，Ad-CERG-G627S 组的 AERP 及 MAP 显著延长。该实验还证明 Ad-CERG-G627S 组较 Ad-GFP 组左室射血分数明显改善。该实验证明延长 AERP 及 MAP 阻断折返环形成，从而延迟或阻碍持续性房颤的发展，并且改善心房电重构可延缓房颤的形成，还可改善心功能，同时不存在药物治疗中的致心律失常作用。

（2）抗交感神经：在心房中，迷走神经释放乙酰胆碱（ACh）刺激 2 型毒蕈碱胆碱能受体（M_2Rs），激活三聚体的 $G\alpha_{i/o}\beta\gamma$ 蛋白，将 $G\alpha_{i/o}$ 亚基从 $G\beta\gamma$ 分离。$G\beta\gamma$ 激活 I_{KACh} 导致心房 APD 显著缩短，为折返环的形成创造条件。

Aistrup 等证明，通过阻断这一路径，可延长有效不应期（ERP），从而中断房颤维持机制。在犬急性房颤模型上，运用直接注射法 + 电穿孔复合法成功将含有靶基因的 DNA 成功转染至犬的左房后壁,分组为:过表达 $G\alpha_{i2}$ 蛋白的 $G\alpha_{i2}ctp$ 治疗组、过表达 $G\alpha_{i2}$ 蛋白和(或)$G\alpha_o$ 蛋白的 $G\alpha_{i2}ctp+G\alpha_octp$ 复合治疗组、过表达 $G\alpha_R$ 蛋白的 $G\alpha_Rctp$ 阴性对照组。Western-blot 法证明 $G\alpha_x$ 蛋白在左房后壁中显著表达。免疫组化法进一步证明左房后壁的心肌细胞及神经丛中均有 $G\alpha_x$ 蛋白表达。相较于 $G\alpha_Rctp$ 组的房颤的诱导率及诱导房颤的持续时间,$G\alpha_{i2}ctp$ 组明显减少,$G\alpha_{i2}ctp+G\alpha_octp$ 组是三组中最低的。刺激迷走神经兴奋能诱导心房 ERP 缩短,相较于 $G\alpha_Rctp$ 组,$G\alpha_{i2}ctp$ 组能明显减弱这一作用,而 $G\alpha_{i2}ctp+G\alpha_octp$ 组几乎完全阻断这一作用。卡巴胆碱(CCh)是一种非选择性 M 受体阻断剂,可缩短心房 ERP;$G\alpha_{i2}ctp$ 组能减弱低浓度 CCh(3μmol 及 10μmol)对心房 ERP 的作用,对高浓度 CCh(30μmol)无明显作用;无论是低剂量还是高剂量的 CCh 均不能引起 $G\alpha_{i2}ctp+G\alpha_octp$ 组的 ERP 缩短。表明过表达 $G\alpha_{i2}ctp$ 减弱迷走神经兴奋诱导房颤,$G\alpha_{i2}ctp+G\alpha_octp$ 联合表达可进一步减弱迷走神经兴奋诱导房颤这一作用。

(3) 细胞连接蛋白:连接蛋白 43(Cx43)和连接蛋白 40(Cx40)是构成心房细胞缝隙连接的主要亚基,其表达水平和定位分布异常在实验性房颤动物模型和人类房颤患者中早已明确。实验证明,细胞连接蛋白 Cx40 的缺失会减慢心房传导速度,增加房颤的稳定性。无论是在房颤动物模型还是房颤患者均发现 Cx43 的表达减少与电传导速度减慢相关。

2011 年,Bikou 等在猪急性房颤模型上运用直接注射 + 电穿孔复合法,将过表达 *Cx43* 基因的腺病毒成功转染至心房(房颤 -Ad-Cx43 组),房颤 -Ad-GFP 组为对照组,14 天后测量各组相关数据。Western-blot 法及细胞免疫组织化学证明:房颤 -Ad-Cx43 组 Cx43 蛋白表达水平较房颤 -Ad-GFP 组明显升高。房颤 -Ad-Cx43 组转变为持续性房颤所需时间较房颤 -Ad-GFP 组明显延长,且房颤 -Ad-Cx43 组心率较房颤 -Ad-GFP 组慢(图 1-3-2)。房颤 -Ad-Cx43 组右房传导速度(CV)较房颤 -Ad-GFP 组明显增快;而在左房中两组 CV 差异无显著性,这可能与 Cx40 在两侧心房中的分布不同及 Cx40 与 Cx43 交叉作用有关。Ad-GFP 组因房颤及其所致的快速心室率导致 LVEF 明显降低;Ad-Cx43 组 LEVF 于心房快速起搏前后无明显差异。该实验证明,改善细胞连接蛋白重构可以有效预防房颤形成并能改善心功能。

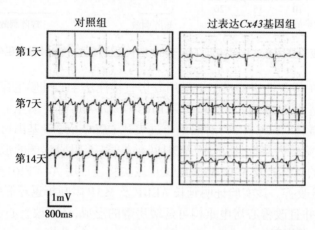

图 1-3-2 房颤 -Ad-Cx43 组转变为持续性房颤所需时间较房颤 -
Ad-GFP 组明显延长,且房颤 -Ad-Cx43 组心率较房颤 -Ad-GFP 组慢

2012 年,Igarashi 等在猪急性房颤模型上运用基因涂染法将含有靶基因的腺病毒成功转染至心房,具体分组为:房颤 -Ad-Cx40 组、房颤 -Ad-Cx43 组、房颤 - 空白对照组、SR-Ad-Cx40 组、SR-Ad-Cx43 组、SR- 空白对照组。Western-blot 法证明:房颤 -Ad-Cx40 组的 Cx40 表达水平和房

颤 -Ad-Cx43 组的 Cx43 表达水平较房颤 - 空白对照组明显增加。房颤 -Ad-Cx40 组和房颤 -Ad-Cx43 组转变成为持续性房颤的时间较房颤 - 空白对照组明显延长（图 1-3-3），且房颤 -Ad-Cx40 组和房颤 -Ad-Cx43 组的横向及纵向传导速度较对房颤 - 空白对照组明显增加，但两者组间及与 SR 的各组间均无明显差异。表明正常条件下心房 Cx 蛋白过表达不能影响心房传导速度，暗示缝隙连接蛋白并非影响心房传导速度最关键的因素，但 Cx 蛋白过表达的确可以在房颤状态下改善 CV 并延迟阵发性房颤向持续性房颤转变所需时间。

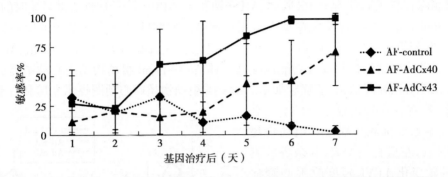

图 1-3-3　房颤 -Ad-Cx40 组和房颤 -Ad-Cx43 组转变成为持续性房颤的时间较房颤 - 空白对照组明显延长

（4）延缓细胞凋亡：心房纤维化是房颤发生与维持的重要机制。房颤会增加心肌细胞的凋亡，凋亡的心肌细胞逐渐被纤维化组织所取代，从而造成心房传导速度减慢，心房传导速度的改变为房颤的维持创造条件，这是一个恶性循环的过程。

无论在房颤患者，还是在犬类房颤模型中均发现半胱天冬酶 -3（caspase-3）表达增加。Trappe 等在猪急性房颤模型上用直接直射 + 电穿孔复合法，将含有表达编码半胱天冬酶 -3 沉默核糖核酸的腺病毒（Ad-siRNA-Cas3）成功转染至心房；Ad-GFP 为对照组。Western-blot 法及细胞免疫组织化学法证明，右心耳中半胱天冬酶 -3 的表达明显降低；TUNEL 法证实右心耳细胞凋亡较对照组明显减少，证明 *siRNA-Cas3* 基因在心房中成功表达。Ad-siRNA-Cas3 组相较于 Ad-GFP 组，房颤的发展所需时间延长（图 1-3-4）。Ad-GFP 对照组中纵向传导速度较横向传导速度明显减慢。Ad-GFP 组右房组织纵向传导速度相较于 Ad-siRNA-Cas3 组明显减少，右房横向传导速度两组间无明显差异。Ad-siRNA-Cas3 组纵向传导速度与横向传导速度无明显差异。表明 caspase-3 的降低可减少细胞凋亡，从而延缓心房传导速度的减慢程度，延迟或阻碍持续性房颤的发展。该法在改善心房传导功能的同时并不存在药物治疗中延长 AERP 的副作用。

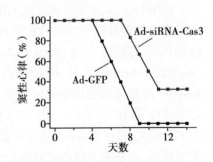

图 1-3-4　Ad-siRNA-Cas3 组相较于 Ad-GFP 组，房颤的发展所需时间延长（横坐标表示转染后时间，纵坐标表示窦性心律所占比率）

2. 调整房室结传导功能　在房室结区，β 肾上腺素受体与刺激性 G 蛋白（G_s）耦联，刺激 β 受体激活 G_s 释放 G_s 亚基，继而刺激腺苷酸环化酶，这一进程诱导一系列细胞内反应，造成 AV 细胞传导速度加快及有效不应期缩短。G_s 的相关效应可被抑制 G 蛋白（G_i）抵消。G_i 可与 M_2Rs 结合，激活 G_i 释放 G_i 亚基结合并抑制腺苷酸环化酶。在房室结区过表达 G_i 或抑制 G_s 表达可减慢 AVN 的传导功能。

最早 Lugenbiel 等运用房室结动脉灌注法将含编码 G_{i2} 基因的腺病毒（Ad-Gi）转染至房室结；Ad-β-gal 为对照组。第 7 天测量各组数据，X 凝胶染色及 Western-blot 法均证明靶基因在 AVN 有效表达，Ad-Gi 组的 G_{i2} 的含量是 Ad-β-gal 组的 5 倍。Ad-Gi 组基因转染 7 天后较基因转染前的 PR 间期、AH 间期和房室结有效不应期（AVNERP）均明显延长。导管诱发房颤并测量心室率，Ad-Gi 组基因转染 7 天后较基因转染前心室率下降 20%。在肾上腺素作用下，Ad-Gi 组基因转染 7 天后较转染前心室率下降 16%；Ad-β-gal 组转染前后心室率无改变。过表达 G_i 可抑制腺苷酸环化酶，延长 PR 间期、AH 间期和 AVNERP，降低房性心动过速时的心室率。

此后 Bauer 等在猪慢性房颤模型上运用房室结动脉灌注法将含靶基因的腺病毒载体转染至房室结，分组为：过表达 cGi 基因的 Ad-cGi 组，过表达 wGi 基因的 Ad-wGi 组，Ad-β-gal 为对照组。对动物模型的症状及心功能情况进行评估，Ad-β-gal 组动物超声心动图提示心脏各腔室增大，LEVF 明显降低，心衰症状加重。Ad-cGi 组动物超声心动图提示左房和右室直径无明显变化，左室直径较前缩小，LEVF 近乎正常，无明显心衰症状。Ad-wiG 组动物超声心动图提示左房直径增大，其余各腔室直径无明显变化，LEVF 轻度改善心衰症状介于上述两组之间。在麻醉状态下再次测量各组的心室率变化情况，Ad-cGi 组心室率减少 16%±3%；Ad-wiG 组心室率减少 12%±5%；Ad-β-gal 组心室率减少 5%±5%；而在非麻醉状态下，Ad-cGi 组心室率减少 15%~25%，Ad-wiG 组及 Ad-β-gal 组无明显改变（图 1-3-5），考虑这可能与房颤及慢性心衰造成高肾上腺素状态有关。

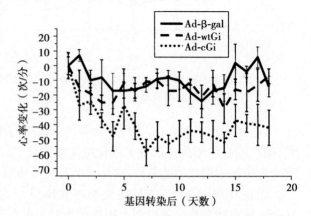

图 1-3-5 非麻醉状态下，Ad-cGi 组心室率减少 15%~25%，Ad-wiG 组及 Ad-β-gal 组无明显改变（横坐标表示转染后时间，纵坐标表示基础心率改变情况）

近年 Lugenbiel 等在猪房颤 /CHF 模型，运用房室结动脉灌注法将含靶基因的腺病毒载体转染至房室结，分组为 Ad-siRNA-Gαs 组、Ad-β-gal 组和 Ad-GFP 组。证明 Ad-GFP 组靶基因在房室结区有效表达，且心室率下降程度与 Ad-siRNA-Gαs 基因表达水平相关，随着基因表达程度降低，对 Gαs 作用减弱，心室率下降程度减弱（图 1-3-6）。20 天时 Ad-siRNA-Gαs 相较于 Ad-β-gal 组，AH 间期延长 37 毫秒，HV 间期延长 28 毫秒。超声心动图证明 Ad-siRNA-Gαs 组较对照组可明显减轻房颤对 LVEF 的损害程度。麻醉状态下异丙肾上腺素对 Ad-siRNA-Gαs 组心率无明显改变，而 Ad-β-gal 组在药物作用下心室率明显加快。运用 Western-blot 法对 L 型钙通道的单位（α1C、α1D 及 α2）、钠-钙交换通道蛋白（NCX）、

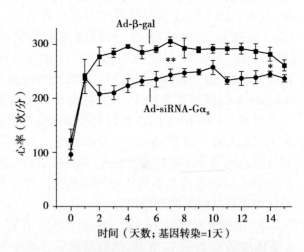

图 1-3-6 心室率下降程度与 Ad-siRNA-Gαs 基因表达水平相关，随着基因表达程度降低，对 Gαs 作用减弱，心室率下降程度减弱（横坐标表示转染后时间，纵坐标表示心室率）

兰尼碱受体、信号转导通路相关蛋白（β1 受体、PKA、磷酸化 PKA、腺苷酸环化酶 Ⅰ 及腺苷酸环化酶Ⅵ）进行检测，仅观察到 α2 在 Ad-siRNA-Gαs 组中较对照组中减少 30.2%，其余标志物两组间无显著差异。这些证实 Gαs 蛋白表达减少为房颤心室率减少的最本质因素。通过 Ad-siRNA-Gαs 抑制房室结中 Gαs 蛋白，从而阻断交感兴奋，抑制腺苷酸环化酶，延长不应期时间，减慢 AV 传导，最终减慢心室率。

四　基因治疗存在的问题

1. 选用的载体绝大部分为腺病毒载体，虽腺病毒达峰值时间短，但其靶基因表达效率在 7 天后逐渐减弱，21 天时几乎无靶基因表达，不能长期持续性治疗房颤。

2. 部分将质粒 DNA 转染于心房，但其所需成本高，靶基因有效表达时间也较短，不能长期治疗房颤。

3. 目前房颤基因治疗措施仅能延缓房颤发展或通过控制心室率改善症状，均不能完全阻断房颤形成。

4. 直接作用心房基因转染需行开胸手术，转染过程复杂，手术过程中造成心包及心外膜炎症反应；作用于 AVN 需有高选择性的房室结动脉，同时 AVN 基因转染效率低，这些限制其应用。

今后房颤基因治疗研究中，有必要开发可长期表达靶基因的载体及操作简便微创的靶向治疗技术，同时将改善心房电重构及结构重构联合应用可能更加有效的预防及治疗房颤。

（张阳　刘增长）

参 考 文 献

[1] Ball, J., et al. Atrial fibrillation：Profile and burden of an evolving epidemic in the 21st century. Int J Cardiol, 2013, 167：1807-1824.

[2] Sorgente, A., et al. Six year follow-up after catheter ablation of atrial fibrillation：a palliation more than a true cure. Am J Cardiol, 2012, 109：1179-1186.

[3] Cappato, R., et al. Updated worldwide survey on the methods, efficacy, and safety of catheter ablation for human atrial fibrillation. Circ Arrhythm Electrophysiol, 2010, 3：32-38.

[4] Dobrev D, S. Nattel. New antiarrhythmic drugs for treatment of atrial fibrillation. Lancet, 2010, 375：1212-1223.

[5] Warnock J. N., C. Daigre M. Al-Rubeai. Introduction to viral vectors. Methods Mol Biol, 2011, 737：1-25.

[6] Wasala N. B., J. H. Shin, D. Duan. The evolution of heart gene delivery vectors. J Gene Med, 2011, 13：557-565.

[7] Igarashi T., et al. Connexin gene transfer preserves conduction velocity and prevents atrial fibrillation. Circulation, 2012, 125：216-225.

[8] Amit G., et al. Selective molecular potassium channel blockade prevents atrial fibrillation. Circulation, 2010, 121：2263-2270.

[9] Bikou O., et al. Connexin 43 gene therapy prevents persistent atrial fibrillation in a porcine model. Cardiovasc Res, 2011, 92：218-225.

[10] Trappe K., et al. Suppression of persistent atrial fibrillation by genetic knockdown of caspase 3：a pre-clinical pilot study. Eur Heart J, 2013, 34：147-157.

[11] Soucek R., et al. Genetic suppression of atrial fibrillation using a dominant-negative ether-a-go-go-related gene mutant. Heart Rhythm, 2012, 9：265-272.

[12] Lugenbiel P., et al. Genetic suppression of Galphas protein provides rate control in atrial fibrillation. Basic Res Cardiol, 2012, 107：265.

[13] Soucek R., et al. Genetic suppression of atrial fibrillation using a dominant-negative ether-a-go-go-related gene mutant. Heart Rhythm, 2012, 9：265-272.

[14] Aistrup G. L., et al. Targeted nonviral gene-based inhibition of Galpha(i/o) - mediated vagal signaling in the posterior left atrium decreases vagal-induced atrial fibrillation. Heart Rhythm, 2011, 8：1722-1729.

[15] Rudolph V., et al. Myeloperoxidase acts as a profibrotic mediator of atrial fibrillation. Nat Med, 2010, 16：470-474.

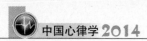
[16] Zhao J.,et al. Effects of spironolactone on atrial structural remodelling in a canine model of atrial fibrillation produced by prolonged atrial pacing. Br J Pharmacol,2010,159:1584-1594.

4. T 型钙通道

钙离子通过钙通道产生的钙电流在细胞膜内外及细胞器和胞质之间流动以满足机体多种生理功能的需要。钙通道广泛分布于机体的脑、心、平滑肌及内分泌细胞等组织中,其在基因表达、肌肉收缩和激素释放等生命活动中起十分重要的作用。根据钙离子进出细胞膜及细胞器的方向不同,可将钙通道分为钙进入通道和钙释放通道。其中,钙进入通道主要包括电压依赖性钙通道(voltage-dependent calcium channel,VDCC)和配体门控钙通道(ligand-dependent calcium channel,LDCC)。钙释放通道主要包括兰尼碱受体(ryanodine,RyR)和 1,4,5- 三磷酸肌醇受体。电压依赖性钙通道由 Fatt 等于 1953 年首次发现,1975 年 Hagiwara 等在研究中按照电生理特性将其分为高电压依赖型及低电压依赖型。高电压依赖型钙通道包括 L 型、N 型、P/Q 型及 R 型,低电压依赖型钙通道仅包括 T 型。20 世纪 80 年代,在心肌细胞中第一次记录到 L 型钙通道(I_{Ca-L})和 T 型钙通道(I_{Ca-T})。随着研究的进展,钙通道的作用得到进一步认识,特别对 T 型钙通道在心血管系统中的作用备受关注。本文主要就心脏电压门控性钙通道的种类、结构及功能的研究进展进行综述。

一 L 型钙通道的分布和病理生理特点

1. L 型钙通道的分布、分子结构及电生理特点 L 型钙通道(LTCC)由 α_1、$\alpha_2\beta$、γ 和 δ 4 个亚基组成,分子量约为 400kDa。在心肌组织中,LTCC 主要由 α_1、$\alpha_2\beta$ 和 δ 亚基组成,而 γ 亚基不表达。迄今已发现至少 10 种不同的钙通道 α_1 亚基基因,其中编码 LTCC α_1 亚基的基因有 4 种,α_1S、α_1C、α_1D 和 α_1F,$Ca_v1.1$(对应的 α_1 亚基为 α_1S,来源于骨骼肌)、$Ca_v1.2$(对应的 α_1 亚基为 α_1C,来源于心肌)、$Ca_v1.3$(对应的 α_1 亚基为 α_1D,来源于神经内分泌系统)、$Ca_v1.4$(对应的 α_1 亚基为 α_1F,来源于视网膜),早期认为只有 $Ca_v1.2$(α_1C)亚基在心肌高表达,心肌细胞通过 LTCC 的慢性钙内流构成心室肌细胞动作电位平台期的基础。1997 年 Takimoto 等首次在大鼠、小鼠和人心肌组织中鉴定到 $Ca_v1.3$(α_1D)钙通道 RNA 的存在。随后,Mangoni 和 Zhang 等研究证实 α_1D 参与构成窦房结及心房 LTCC,并在窦房结舒张期去极化过程中及心房冲动传导过程中发挥重要作用。LTCC 也称为二氢吡啶受体,是存在于大多数可兴奋细胞膜上的蛋白质,如骨骼肌、心、脑、内分泌细胞、神经元及其他组织,通过 LTCC 的钙离子内流触发肌质网储存的钙离子通过肌质网钙释放通道(RyR)释放,称为"钙触发钙释放",这一过程在心脏的兴奋 - 收缩耦联过程中起着关键性作用,主要在快速去极化时引起动作电位(action potential,AP)的传播,参与心肌动作电位平台期的形成和维持,在心脏起搏细胞参与 AP 4 相自动去极化。

2. L 型钙通道的病理特点 小鼠心室肌 I_{Ca-L} 密度在出生后阶段增加,不伴随电压依赖性激活、失活特性的改变。Fowler 等对高血压大鼠的研究表明,肥厚心肌 I_{Ca-L} 密度无明显变化。但黄至斌等对自发性高血压大鼠肥厚心肌 I_{Ca-L} 的研究显示,轻度心肌肥厚时(10 周龄),心肌

I_{Ca-L} 密度明显增高;而重度心肌肥厚时(34 周龄),I_{Ca-L} 密度反而明显小于对照组。在心功能代偿期,心肌细胞肥大和 I_{Ca-L} 幅值均相应增大与升高,因而 I_{Ca-L} 密度变化不明显;而在心功能失代偿期,心肌细胞体积增大远大于 I_{Ca-L} 幅值增高,因此 I_{Ca-L} 密度明显减低。I_{Ca-L} 是工作心肌 AP 平台期的主要内向电流,因而决定 AP 平台期的长短,而在心脏起搏细胞,参与 AP 4 相自动去极化。当 I_{Ca-L} 降低时,AP 平台期缩短及早后除极导致不应期缩短,诱发心律失常。因而,I_{Ca-L} 结构及电重构改变与慢性心衰、心律失常的发生密切相关;心肌轻至中度肥大时,I_{Ca-L} 增加;肥大进一步加重至心衰末期时,I_{Ca-L} 降低并伴有失活减慢,导致 AP 延长,引发心律失常。除此,还有研究显示心衰时心肌的 I_{Ca-L} 降低,α_1C 亚基 mRNA 及蛋白表达水平下降,提示心肌细胞离子通道基因及蛋白变化可能是其电流改变的分子基础。

二、T 型钙通道的分布及病理生理特点

1. T 型钙通道的分布、分子结构及电生理特点　T 型钙通道(TTCC)以低电压激活为特点,属于瞬时类型离子通道。TTCC 由于其振幅小和瞬时性的特点,最初被认为在心肌细胞电活动中发挥着很小作用。I_{Ca-T} 仅有 α_1 亚基被证实,心脏中 TTCC 主要表达类型为 $Ca_v3.1(\alpha_1G)$、$Ca_v3.2(\alpha_1H)$,也有报道称 $Ca_v3.3(\alpha_1I)$ 在浦肯野纤维中有少量表达。电生理检查表明,经重组表达的 $Ca_v3.1$ 和 $Ca_v3.2$ 通道电流与心肌本身 I_{Ca-T} 类似,虽然 $Ca_v3.1$ 和 $Ca_v3.2$ 有类似的激活和失活的特性,但是它们从失活状态中的恢复仍有区别,而且被镍阻断的敏感性也不同,$Ca_v3.2$ 电流可在相对低浓度的镍中被阻断($IC_{50}=13\mu mol/L$),$Ca_v3.1$ 电流对镍的浓度较不敏感($IC_{50}=216\mu mol/L$)。与 I_{Ca-L} 相比,I_{Ca-T} 在较负的细胞膜电位时开放,该钙电位与窦房结的起搏电位相重叠,在生理状态下,I_{Ca-T} 激活的阈值是 $-70\sim-60mV$,并在 $-30\sim-10mV$ 时 I_{Ca-T} 被完全激活,激活时间约为 10 毫秒,去极化过程中电压每下降 10mV,约需要 $1\sim2$ 毫秒。细胞膜的去极化过程也导致 I_{Ca-T} 失活,失活阈值接近于 $-90mV$,$-60mV$ 时通道失活一半,当膜电位 $>-40mV$ 时通道完全失活。与 I_{Ca-L} 相比,I_{Ca-T} 以非 Ca^{2+} 依赖的方式失活。激活和稳态失活在阈值 $-60\sim-30mV$ 之间相交错,因此提供了一个持续的内向电流。I_{Ca-T} 在窦房结细胞中参与舒张期缓慢自动去极化,使窦房结细胞具有自律性。

2. T 型钙通道表达的动态变化　TTCC 主要存在于人类心脏的传导系统、窦房结及心房肌细胞,然而,在胚胎期和新生期的小鼠心室肌细胞也表达 TTCC,但是随着出生后逐渐成熟,TTCC 逐渐消失。TTCC 的电流密度和表达水平在胚胎时期就发生变化,且在早期胚胎心脏中主要提供其电学活动。新生鼠出生后第 1 天和第 5 天时其 I_{Ca-T} 的密度很快下调,分别减少 35% 和 65%。Cribbs 等报道在小鼠胚胎心脏发育中期 $Ca_v3.1(\alpha_1G)$ 主要承担 I_{Ca-T} 的功能,但 Niwa 发现在妊娠 9.5 天的胚胎小鼠心室肌中 $Ca_v3.2$ mRNA 是主要表达亚型,随着胚胎的发育,$Ca_v3.2$ mRNA 表达逐渐减少,而 $Ca_v3.1$ mRNA 表达逐渐增加。通常,小鼠在妊娠 20 天左右出生,在妊娠 18 天的胚胎小鼠心室肌中 $Ca_v3.2$ mRNA 表达仍占有一定优势。而在心脏发育成熟阶段,$Ca_v3.1$ mRNA 表达明显,$Ca_v3.2$ mRNA 表达可以忽略不计。电生理实验表明,在妊娠 9.5~18 天的胚胎小鼠心室肌中 TTCC 功能没有显著差异,其对镍均非常敏感,该研究结果表明,在小鼠胚胎期心室肌中 I_{Ca-T} 以 $Ca_v3.2$ 电流为主。在大鼠胚胎心脏发育中期至围生期这一阶段 $Ca_v3.1$ 和 $Ca_v3.2$ 均具有 TTCC 功能作用。但在大鼠心房肌细胞,13 周龄时 I_{Ca-T} 密度减少到 5 周龄的 1/3,而在大鼠心室肌细胞中,大鼠出生 8 天时 I_{Ca-T} 仍可以被记录到,3 周龄时,尽管 $Ca_v3.1$ 和 $Ca_v3.2$ 表达仍存在,但 I_{Ca-T} 很难被再记录到,令人惊讶的是,在大鼠妊娠不足 18 天胚胎和新生 1 天心室肌细胞中,$Ca_v3.1$ 和 $Ca_v3.2$ 亚基的转录水平明显与 $Ca_v3.1$ 和 $Ca_v3.2$ 相关的 I_{Ca-T} 功能水

平不匹配。然而,围生期 $Ca_v3.1$ mRNA 和 $Ca_v3.2$ mRNA 表达数量与 $Ca_v3.1$ 相关的 I_{Ca-T} 密度相一致,由此可见,$Ca_v3.1$ 和 $Ca_v3.2$ 受转录和转录后机制的调控。人与鼠胚胎心室肌细胞的 I_{Ca-T} 明显表达,表明在胚胎发育过程中 I_{Ca-T} 有特殊功能,其在心脏的自律性和细胞分化方面具有重要作用,但其机制有待进一步研究。

I_{Ca-T} 可允许窗电流存在,窗电流是持续输入信号发生的基础,有一电压范围使该通道失活不完全,但又同时有激活,引起 Ca^{2+} 持续内流而不能被阻止。这种恒定的输入信号可以增加反应性、促进窦房结细胞的缓慢舒张期除极及自律性、增强其他信号、促进细胞生长和增殖。

3. T 型钙通道的病理特点   目前认为,I_{Ca-T} 在调控心肌自律性及促进起搏细胞的去极化过程中发挥重要作用。除此,I_{Ca-T} 在许多病理过程中也发挥重要作用,已经发现,当心脏处于病理应激状态下时(如主动脉结扎的动物、心肌梗死、长期接触内皮素 -1、血管紧张素 II 或醛固酮)会诱发心肌肥厚和心衰,此时心脏的 I_{Ca-T} 又重新表达。

(1) T 型钙通道在致心律失常中的作用:I_{Ca-T} 与自律性有关,已有研究表明,I_{Ca-T} 与自律细胞的动作电位上升肢相关,因而可能参与心房颤动时的致心律失常作用。Stanley Nattel 研究显示,I_{Ca-T} 阻滞剂米贝拉地尔在预防犬房性心动过速时的电生理重构及心房颤动的连缀现象方面具有明显作用,但 I_{Ca-L} 阻滞剂地尔硫草无任何效果。此外,Samir Fareh 等的研究结果也表明,I_{Ca-T} 阻滞剂和 I_{Ca-L} 阻滞剂对犬快速心房起搏 7 天引起的心房电生理重构有明显不同的影响,其中前者可抑制心房有效不应期的改变,而后者没有明显作用。有证据表明,在持续性快速心率情况下,I_{Ca-T} 可能在介导细胞外 Ca^{2+} 进入细胞内的作用中十分重要,而且在调控 DNA 转录方面也有重要作用。在病理情况下,心室壁肥厚、心内膜下增殖及血管壁肥厚时出现 I_{Ca-T} 的表达。此时,Ca^{2+} 经 TTCC 进入细胞,可能有致室性心律失常的作用。

电重构、结构重构和 Ca^{2+} 处理蛋白重构都与房颤的连缀和进展有关。最新证据提示,肌质网自发性 Ca^{2+} 释放事件在长期持续性房颤中起很重要的作用,但其在阵发性房颤中的发生及机制还不清楚。阵发性房颤时动作电位时限、I_{Ca-L} 及 Na^+/Ca^{2+} 交换电流没有改变,提示不存在房颤诱发的电重构。相反,阵发性房颤时肌质网 Ca^{2+} 外漏和迟后除极的发生率增加。除此,阵发性房颤时 Ca^{2+} 瞬时幅度和肌质网 Ca^{2+} 负载(咖啡因诱发的 Ca^{2+} 瞬时幅度,整合了 Na^+/Ca^{2+} 交换电流)较大。而且 Ca^{2+} 瞬时减少较快,但咖啡因诱发的 Ca^{2+} 瞬时幅度没有减少,提示肌质网 Ca^{2+} 泵功能增强,这与肌质网 Ca^{2+} 泵抑制蛋白受磷蛋白的磷酸化(失活)相一致。不过,兰尼碱受体微不足道的磷酸化没有改变其功能,而兰尼碱受体表达和单通道开放概率增加。最新一项人类心房肌细胞的计算机模型提示,兰尼碱受体失调和肌质网 Ca^{2+} 泵活性增强促进肌质网 Ca^{2+} 外漏和肌质网 Ca^{2+} 释放事件增加,而引起迟后除极 / 触发活动导致阵发性房颤。除此,I_{Ca-T} 参与肺静脉起搏激动和触发活动,这在肺静脉起源的心律失常发生中十分重要。

(2) T 型钙通道在心肌重塑中的作用:I_{Ca-T} 在正常发育成熟的心肌细胞无表达,而仅在某些病理生理情况下又重新表达,如在心肌梗死后、心肌肥厚时。最新研究报道,TTCC 的表达与细胞增殖相关,其机制可能是 Ca^{2+} 经过 TTCC 进入细胞后参与调节细胞生长和增殖过程。Leanne 等报道,高血压和心室肥厚的动物模型发现有 I_{Ca-T} 的异常表达。有证据表明,成年期肥厚心室肌出现的 I_{Ca-T} 的表达与其调节细胞生长和增殖过程相符。晚近,Kent Hermsmeyer 等研究结果显示,心衰时心肌细胞的 I_{Ca-T} 表达上调,并且用 I_{Ca-T} 阻滞剂能够抑制心肌重构,从而改善心脏功能。此外,Arnold M 等报道,血管紧张素 II 与其受体 AT2R 结合后对细胞生长有抑制作用,其机制可能是减少 I_{Ca-T}。Morishima M 和 Ferron L 等报道血管紧张素 II 影响大鼠心肌肥厚的发生，I_{Ca-T} 和 $Ca_v3.1$ mRNA 也伴随增加，血管紧张素Ⅱ通过活化有丝分裂激活蛋白激酶依赖通路调控 $Ca_v3.1$ 转录。此外，Isumi T 等的研究发现，在合并盐敏感高血压大鼠的左室肥大阶段（11 周），组织中的血管紧张素Ⅱ增加，ET-1 无变化，I_{Ca-T} 和 α_1G mRNA 的表达均未增加；而在心衰阶段（16~18 周），组织中的血管紧张素Ⅱ进一步增加，ET-1 增加，大多数的心室肌细胞可以监测到 I_{Ca-T} 中 α_1G mRNA 表达水平也明显增加。另外，还有研究表明，正常成年大鼠的心室肌细胞暴露于 ET-1 中培养 48 小时可以诱导 I_{Ca-T}，而暴露于血管紧张素Ⅱ时则不会。该实验表明，在大鼠心衰模型中心室肌细胞 I_{Ca-T} 的再表达与 ET-1 激活有关。Nakayama H 等研究发现，α_1G 过表达小鼠虽然有大量的钙内流，但是心脏并没有病理性改变，这些小鼠甚至对压力负荷、肾上腺素、运动诱导的心肌肥厚有部分抵抗作用；相反，在 α_1G 基因敲除的小鼠，上述因素诱导的心肌肥厚反应被扩大化并且在重新导入 α_1G 基因后心肌肥厚有所改善，进一步研究证实 α_1G（$Ca_v3.1$）通过与内皮型一氧化氮合成酶（NOS3）相互作用，增加 cGMP 依赖的蛋白激酶Ⅰ的活性，从而发挥抗心肌肥厚作用。

（3）T 型钙通道在血管疾病中的作用：血管疾病的显著特征是，血管平滑肌细胞的增殖和迁移、基质形成及其他生物学改变，此外还有循环中血细胞的黏附，如血小板和单核细胞。在从人血管分离培养的血管平滑肌中，I_{Ca-T} 阻滞剂也有明显的抗增殖作用。

研究发现，某些血管的血管平滑肌存在 I_{Ca-T}，包括冠状血管、肾血管和脑血管，还有可能存在于小血管分支的微循环血管，提示 I_{Ca-T} 阻滞剂能够使冠状动脉和周围动脉扩张，降低动脉血压及增加心肌血供。在大鼠的血管平滑肌细胞，细胞内 Ca^{2+} 浓度增加需要协同胰岛素样生长因子（insulin-like growth factor-1，IGF-1）依赖的细胞周期（从 G_1 期至 S 期）进程，I_{Ca-T} 在 G_1 期和 S 期大量表达，但 G_0 期不表达。这就提示 I_{Ca-T} 在调节细胞周期进程和细胞增殖方面起着重要的作用。在分离培养的冠状动脉血管平滑肌细胞中，I_{Ca-T} 阻滞剂具有明显的抗增殖作用，能够阻止大鼠血管损伤后的新生内膜形成，抑制自发性高血压大鼠的主动脉内膜下的增殖。除此，David J 也报道，细胞培养和动物实验研究表明 I_{Ca-T} 阻滞剂有抗血管平滑肌增殖的作用，还能逆转高血压大鼠的主动脉内膜下的增殖改变，提示 I_{Ca-T} 与细胞生长和增殖有关。

（4）T 型钙拮抗剂：具有 T 型钙通道阻滞作用的阻滞剂包括、氨氯地平、尼莫地平、伊拉地平、维拉帕米及 Bay K 8644。除此，多肽毒素如河豚毒素和 kurtoxin 及抗癫痫药、抗精神病药和麻醉药等具有阻滞剂作用。另外，胺碘酮的短期作用是其直接结合到 α_1H 通道，减小 Ca^{2+} 电流，而胺碘酮的远期作用是调节 α_1H 表达。胺碘酮对 I_{Ca-T} 的药理作用在临床上用于 I_{Ca-T} 相关的心律失常。阿米洛利也是高度选择性 α_1H 阻滞剂。此外，两种内源性物质（花生四烯酸和内源性大麻素花生四烯酸乙醇胺）也可以抑制 I_{Ca-T}。这种调节可能具有十分重要的病理生理意义。即使微摩尔浓度以下的花生四烯酸乙醇胺也可抑制 TTCC 的所有 3 个亚型通道。而微摩尔浓度的花生四烯酸只可抑制 Cav3.1 和 Cav3.2 通道。

综上所述，I_{Ca-L} 广泛存在于心肌细胞，在心脏的兴奋 - 收缩耦联过程中起着关键性的作用，参与心肌细胞动作电位的形成和维持，而在病理情况下，心脏 I_{Ca-L} 结构及分布的变化与心肌肥厚、心衰关系密切。I_{Ca-T} 在胚胎心肌细胞中广泛表达，但是随着心脏的发育，表达明显减少，在成年心脏中，心室肌细胞 I_{Ca-T} 几乎检测不到，但在心脏传导系统有广泛的表达，表明 I_{Ca-T} 在心肌细胞的发育、自律性和兴奋性中发挥重要作用。此外，血管平滑肌存在 I_{Ca-T}，具有维持冠状动脉和周围血管壁张力、调节血管增生及重构的功能。在心肌肥大、心衰和心肌梗死等病理情况下，I_{Ca-T} 可重新在心房和心室肌细胞表达，并参与异常电活动和兴奋 - 收缩耦联反应，提示 I_{Ca-T} 可以作为治疗心血管疾病的靶点，将会引导一些心血管疾病新治疗药物的发展，在改善离子通道功能而抗心衰及心律失常的发生提供可能。

（刘元生　李红）

参 考 文 献

[1] Fowler MR, Orchard CH, Harrison SM., et al. Cellular distribution of calcium current is unaltered during compensated hypertrophy in the spontaneously hypertensive rat. Pflugers Arch, 2007, 453:463-469.

[2] 黄至斌, 伍卫, 王景峰, 等. 自发性高血压大鼠肥厚心肌 L 型钙通道电流变化与左心肌肥厚的关系. 中国心脏起搏与心电生理杂志, 2007, 21:350-353.

[3] Hill JA. Electrical remodeling in cardiac hypertrophy. Trends Cardiovasc Med, 2003, 13:316-322.

[4] 唐惠芳. 辛伐他汀对舒张功能不全大鼠心房肌细胞 L 型钙通道电流及蛋白表达的影响. 中国动脉硬化杂志, 2008, 16: 273-277.

[5] Perez-Reyes E. Molecular physiology of low-voltage-activated T-type calcium channels. Physiol Rev, 2003, 83:117-161.

[6] Vassort G, Talavera K, Alvarez JL, et al. Role of T-type Ca^{2+} channels in the heart. Cell Calcium, 2006, 40:205-220.

[7] Talavera K, B. Nilius. Biophysics and structure-function relationship of T-type Ca^{2+} channels. Cell Calcium, 2006, 40:97-114.

[8] Ono K, T. Iijima. Pathophysiological significance of T-type Ca^{2+} channels: properties and functional roles of T-type Ca^{2+} channels in cardiac pace making. J Pharmacol Sci, 2005, 99:197-204.

[9] Cribbs LL, Martin BL, Schroder EA, et al. Identification of the T-type calcium channel (Ca(v)3.1d) in developing mouse heart. Circ Res, 2001, 88:403-407.

[10] Niwa N, Yasui K, Opthof T, et al. Cav3.2 subunit underlies the functional T-type Ca^{2+} channel in murine hearts during the embryonic period. Am J Physiol Heart Circ Physiol, 2004, 286:2257-2263.

[11] Voigt N, Heijman J, Wang Q, et al. Cellular and molecular mechanisms of atrial arrhythmogenesis in patients with paroxysmal atrial fibrillation. Circulation, 2014, 129:145-156.

[12] Chen YC, Chen SA, Chen YJ, , et al. T-type calcium current in electrical activity of cardiomyocytes isolated from rabbit pulmonary vein. J Cardiovasc Electrophysiol, 2004, 15:567-571.

[13] Izumi T, Kihara Y, Sarai N, et al. Reinduction of T-type calcium channels by endothelin-1 in failing hearts in vivo and in adult rat ventricular myocytes in vitro. Circulation, 2003, 108:2530-2535.

[14] Nakayama H, Bodi I, Correll RN, et al. alpha1G-dependent T-type Ca^{2+} current antagonizes cardiac hypertrophy through a NOS3-dependent mechanism in mice. J Clin Invest, 2009, 119:3787-3796.

[15] Tzeng BH, Chen YH, Huang CH, et al. The Cav3.1 T-type calcium channel is required for neointimal formation in response to vascular injury in mice. Cardiovasc Res, 2012, 96:533-542.

[16] Yamashita N, Kaku T, Uchino T, et al. Short- and long-term amiodarone treatments regulate Cav3.2 low-voltage-activated T-type Ca^{2+} channel through distinct mechanisms. Mol Pharmacol, 2006, 69:1684-1691.

5. 心脏 SCN10A 通道

在骨骼肌、心肌、神经细胞等可兴奋细胞中，电压门控钠通道在细胞兴奋性调控上发挥着重要作用，参与动作电位的激发。经典的心脏电生理学认为，心肌细胞动作电位是由 *SCN5A* 编码的钠通道 Nav1.5 电流所诱发，并形成心电图上的 QRS 波群，亦参与心肌细胞之间的电兴奋传导。目前的研究发现，*SCN5A* 的突变与多种心律失常的发生有关，例如 LQT 综合征第 3 型、Brugada 综合征、传导系统疾病、心房颤动、心房阻滞、扩张型心肌病、病态窦房结综合征以及婴儿猝死综合征等。这些疾病的 Nav1.5 电流大多不同程度地表现出峰值电流下降、电流激活或失活动力学异常、窗口电流增大及晚钠电流增大等特点。

根据钠通道对于河豚毒素（TTX）的敏感性不同，大致将电压门控钠通道分为 TTX 敏感

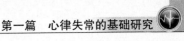

型和 TTX 不敏感型。心脏 *SCN5A* 编码的 Nav1.5 通道对于 TTX 相对不敏感,需要较高浓度的 TTX 才可抑制。然而最近有研究发现,在较高浓度 TTX 的作用下,*SCN5A* 编码的晚钠电流中 仅部分对 TTX 敏感,另一部分对于 TTX 不敏感,这提示晚钠电流可能存在两种成分,其中一种 成分可能是曾经在神经系统中发现的由 *SCN10A* 基因编码的 Nav1.8 钠电流,现在发现它也存 在于人类心脏,可能与包括 Brugada 综合征在内的多种心律失常的发生有关。因此,有必要重 新认识电压门控钠通道在心律失常中的角色。

一 Nav1.8 的结构与功能

(一) 基因编码

迄今为止,人类的钠通道已发现 9 种,分别是 Nav1.1~Nav1.9,其中 TTX 敏感性通道有 Nav1.1、Nav1.2、Nav1.3、Nav1.6 和 Nav1.7,TTX 抵抗性通道有 Nav1.5、Nav1.8 和 Nav1.9。在背根 神经节(DRG)细胞上存在 3 种动力学和药理学不同的钠通道,其中的一种表现为电导较小,激 活和失活均较慢,且对于 TTX 不敏感。1996 年,Veronika 等报道了小鼠该基因的序列及结构, 该基因包含 27 个外显子,位于 9 号染色体,和大鼠相关基因有 95.3% 的同源性。而 *SCN10A* 位于人类染色体 3p22-24 区域,编码 Nav1.8 的 α 亚基,与 *SCN5A* 相邻,且其 Nav1.8 相关基因 与人类相比,同源性达 93%。

(二) 分子结构

钠通道主要是由构成孔道的 α 亚基和辅助单位 β 亚基构成,其中 α 亚基是维持通道功 能所必需的。Nav1.8 通道和其他电压门控钠通道一样,其核心单位的 α 亚基分子量较大,约 为 260kDa,含有 4 组同源结构域,每个结构域都由 6 个跨膜的 α 螺旋构成(S1~S6)。其中各 个结构域的 S5-S6 区域与离子的选择性有关,S5 与 S6 之间的 P 环和 S6 可能与药物敏感性有 关。此外,目前发现钠通道含有 β1~β4 共 4 个亚基,其中 β1 亚基维持 Nav1.5 功能,β3 的突变 则与 LQT 有关。和 Nav1.5 通道一样,Nav1.8 通道也有 β 亚单位,但是在常规的 CHO 和 HEK 细胞系中表达时,Nav1.8 电流很小或是相互矛盾,研究发现在非神经源性细胞中,即使表达有 β 亚基,Nav1.8 仍不能发挥主要功能,这就提示某些神经因子参与 Nav1.8 功能的调控。人类 Nav1.8 主要有 β1 和 β3 亚基,虽然它们的存在对于 Nav1.8 电流影响较小,但在神经组织相关 研究中却有着不同的结论。

(三) Nav1.8 的一般功能

神经源性钠通道包括 Nav1.3、Nav1.7、Nav1.8、Nav1.9。在神经组织中,Nav1.8 主要表达在 DRG 等痛觉感知神经元和脑神经感觉神经元,而且 Nav1.8 也与温度,尤其是与冷刺激相关性 疼痛有关。动物实验表明,在各类炎症、病理以及癌症等疼痛模型中,发现 Nav1.8 的表达上升; 相反,在 Nav1.8 基因敲除的小鼠中,其痛觉阈值升高,这些证据都提示 Nav1.8 与痛觉的产生密 切相关。传统意义上认为,心脏钠通道主要是 *SCN5A* 编码的 Nav1.5,但最近的一些全基因组 关联研究发现 *SCN10A* 与 PR 间期、QRS 间期,甚至心房颤动的发生有关,这提示 Nav1.8 可能 也参与心脏电生理的调控。

二 SCN10A 在心脏中的作用

(一) SCN10A 在心脏中的分布

Nav1.8 属于神经源性钠通道,主要表达在 DRG 等痛觉感知神经元。以往在不同的细胞系 中表达时,如 HEK293 或 CHO 细胞系,Nav1.8 电流的测量结果存在争议。但是,在 ND7/23 细

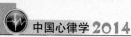

胞可以记录到较大且稳定的电流。而 ND7/23 细胞系来源于神经母瘤细胞,这提示 ND7/23 细胞中可能存在某种神经相关的调控因子与 SCN10A/Nav1.8 的功能相关。

由于 Nav1.5 为心脏主要的钠通道,参与心肌细胞动作电位激发和电兴奋的传导,而 Nav1.8 主要分布于神经,在心脏表达很少,这可能是 Nav1.8 在心脏中的作用一直未被关注的原因。最近有研究发现与正常小鼠相比,在 SCN10A$^{-/-}$ 小鼠的 PR 间期和 QRS 间期较长,且使用 RT-PCR 技术发现心脏中存在 SCN10A 转录,因此提示心脏中表达 Nav1.8 通道。

Facer 等在人类心房组织中发现 Nav1.8 主要分布于心脏神经纤维和心肌纤维中;在心室中,Nav1.8 在神经纤维的分布与心房类似,而且在心肌细胞闰盘和缝隙连接中也有发现。Boogaard 等运用原位免疫杂交技术发现 SCN10A 和 SCN5A 的分布存在着相似性(图 1-5-1),且 Yang 等认为在分离的心肌传导组织细胞中,Nav1.8 的表达量较高(图 1-5-2)。而且发现传导组织中的心肌细胞的动作电位时程最长,这可能就是晚钠电流起的作用。Pallante 等也发现,SCN10A 的 mRNA 转录在传导系统中分布更为集中,与链接蛋白 40(Cx40)分布有关。这些结论都强烈提示 Nav1.8 在心脏中的分布存在一定的组织特异性,结合 Nav1.8 电流失活较慢的特性,因此有研究者认为可能是晚钠电流的另一个组成成分。

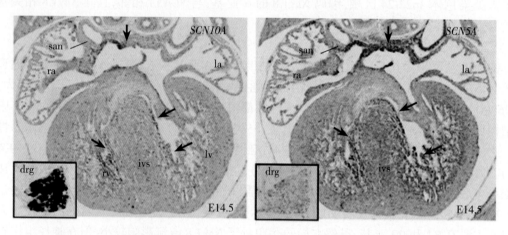

图 1-5-1 原位免疫杂交技术显示 14.5 天胚鼠心脏 SCN10A 和 SCN5A 的分布

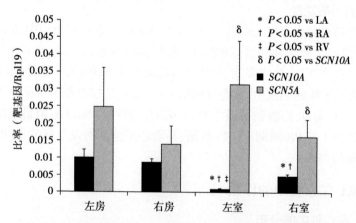

图 1-5-2 小鼠心脏左房(LA)、右房(RA)与左室(LV)、右室(RV)的 SCN5A 和 SCN10A 转录水平的差异比较

内皮源性一氧化氮合酶（eNOS）衍生的一氧化氮在舒张血管、血小板聚集、血管生成以及血管平滑肌细胞的增殖等方面起着重要的作用，此外它兼有第二信使和神经递质的功能，最近一个有意思的研究发现 Nav1.8 的分布与血管标志物 eNOS 有一定的关系，因此 Nav1.8 的分布是否还与心肌组织血管分布有关，以及是否有相关神经因子参与调控，还需进一步研究。

（二）心脏 *SCN10A* 的调控

心脏传导的异常及心脏骤停与关键的转录因子和增强子有关，这一点早已被人们所熟知。如 TBX3 表达于窦房结和房室传导系统中，TBX5 表达于心房和所有传导组织中，而且它还与 Cx40、Cx43 的分布有关，两者皆参与了心脏包括 Nav1.5 在内的相关离子通道活性的调控。Boogaard 等发现 TBX3 对 Nav1.8 通道功能至关重要，同时还研究了小鼠转录因子 TBX3、NKX2-5 和 GATA4 和增强子 p300 之间的关系，发现 *SCN10A* 作用与增强子 TBX3 有关，在 TBX3 表达活跃的心肌细胞中，*SCN5A* 和 *SCN10A* 有明显的下调。而且 *SCN10A* 存在单核苷酸多态性（SNP），它干扰了增强子 TBX3 和 TBX5 的功能，这可能是传导系统异常的原因之一。另外，Possum（*SCN10A* 的等位基因）突变的小鼠心电图表现虽然与正常小鼠类似，P 波时限、PR 间期和 QRS 间期也与正常小鼠类似，但是在运动中则发现其心率比正常小鼠小 50%，且 RR 间期不规律。

Shao 等研究了结合在 loops 区域的 Pdzd2 蛋白，Pdzd2 是一种 Nav1.8 的通道伴侣分子，是 Nav1.8 发挥作用不可缺少的因素之一。研究中使用了 siRNA 下调 Pdzd2 蛋白，发现 Pdzd2 蛋白下调的小鼠与正常小鼠相比没有明显差异。这可能是因为 Nav1.8 的另一个调控因子 p11 上调所致，它是膜联蛋白的轻链（Nav1.8 的一种新的调控因子），直接与 Nav1.8 的 N 端结合，并上调 Nav1.8 向细胞膜位移，使其掩盖了 Pdzd2 下调的影响。也有可能是 Pdzd2 蛋白只是发挥 Nav1.8 蛋白的膜锚固作用，而非蛋白转运功能。

（三）Nav1.8 的通道特性

早期的研究，如 Sangameswaran 及 Rabert 等在蟾蜍卵母细胞上分别研究了大鼠和人类的 Nav1.8 电流的特性，结果提示它的激活峰值电压较 Nav1.5 正向右移。Yang 等利用 ND7/23 细胞系研究 Nav1.8 在心脏的功能，特别是 Nav1.5 和 Nav1.8 的通道特性差异（图 1-5-3），发现在 ND7/23 细胞导入 *SCN5A* 后，Nav1.5 细胞的激活时间为（1.36±0.04）毫秒，失活时间常数为

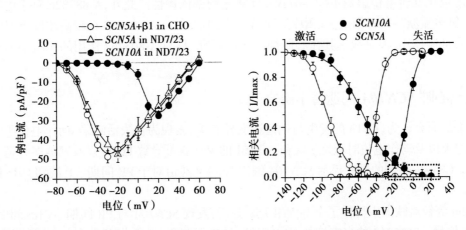

图 1-5-3　Nav1.5（*SCN5A*）与 Nav1.8（*SCN10A*）通道电流电压曲线与激活失活门控动力学的差异

(1.3 ± 0.1) 毫秒和 (2.9 ± 0.2) 毫秒,峰值电压在 -30mV 左右;而 Nav1.8 激活时间为 (5.6 ± 0.3) 毫秒,失活时间常数为 (3.2 ± 0.2) 毫秒和 (18.2 ± 0.9) 毫秒,峰值电压为 $+20\text{mV}$ 左右。这些结果提示若 Nav1.8 在心脏中表达,其电流特性会导致 Nav1.5 钠电流失活后仍存在尚未完全失活的钠电流,结合 Nav1.8 在心脏中表达量可能较低的特点,因此他们认为这可能是晚钠电流的另一个组成成分之一。而且当 Nav1.8 发生突变后,其门控特性如果发生变化,晚钠电流可能会进一步增大。

此外,Nav1.8 在心脏存在一定的组织特异性,且有激活、失活均较慢的特点,因此可能导致不同细胞动作电位的差异,影响了心肌电传导性。Yang 等的数据提示:Nav1.8 的通道门控特性可能由 *SCN10A* 的非同义编码区 SNP 调控(V1073A)。目前认为 V1073A 突变可以导致野生型通道门控特性的改变,但是这些研究是在神经系统相关的细胞系中完成的,在心肌细胞中还需进一步验证。

(四) Nav1.8 的药理学特性

A-803467 是 Nav1.8 的特异性阻断剂,为呋喃类似物,Jarvis 等发现 A-803467 以浓度依赖性的方式抑制 Nav1.8 电流,而与钳制电压无关,甚至在钳制电压为 -100mV 的条件下,这提示 A-803467 可以阻断静息状态下的 Nav1.8 通道。同时还发现,A-803467 的抑制作用是可逆的。Browne 等研究了 Nav1.8 的核心区域,发现位点 I138A、F1710A 和 Y1717A 的突变会导致丁卡因或 A-803467 对静息和失活状态下通道的亲和性下降。出乎意料的是,L1410A 位点的突变会使两种药物在极低的浓度即可完全抑制静息状态下的通道。但是丁卡因对于正常状态的 Nav1.8 没有作用,仅对于 L1410A 和 F1710A 突变的通道起作用,提示 A-803467 和丁卡因结合于 Nav1.8 的共同区域。另一项研究结果也发现 Nav1.8 和其他类型钠通道一样,药物敏感性区域位于第 1、3、4 结构域的 S6 上。最新的研究发现 A-803467 对于心房颤动可能有治疗作用。

Nav1.8 的阻断剂还有 A-887826,该药物为吡啶类药物,结构与 A-803467 完全不同。研究发现 100nmol/L 的 A-887826 在静息电位下对于动作电位的激发影响不大,但是在 -40mV 的钳制条件下,它可以有效抑制动作电位的激发,但是当复极至 -40mV 时,它的抑制作用又几乎消失。另外 A-803467 与 A-887826 对于 Nav1.8 的阻断是没有频率依赖性的,然而传统的钠通道阻滞剂,如利多卡因、美西律、阿米替林具有频率依赖性。A-803467 与 A-887826 在通道失活状态下对超极化反转电位影响不大(-7mV),且缺乏频率依赖性。此外,A-887826 对于电压门控钾通道、钙电流激活的钾通道、L 型钙通道的作用不大。而 A-803467 在较高浓度下对于 L 型钙通道有抑制作用,但是缺乏其在心肌细胞上的研究,且与 A-803467 作用的比较还需进一步研究。

三 心脏 *SCN10A* 的遗传学研究

过去的研究认为,LQT3 的发生与钠通道变异有关,表现为快失活缺陷、动作电位平台期晚钠电流增大以及动作电位时程延长。而 *SCN5A* 的突变就可导致 LQT3 以及其他多种遗传性心律失常。Chambers 等的研究提示 *SCN10A* 编码 Nav1.8 通道对于 PR 间期、P 波和 QRS 间期均有影响。

Holm 等针对欧洲人群做了全基因组关联分析,发现 *SCN10A* 与 PR 间期、QRS 间期有关。TBX5 的信号 rs3825214 的多态性与 QRS 间期、PR 间期和 QT 间期延长有关。TBX 编码的转录因子在心脏发育中发挥重要作用,它的异常可导致心脏发育的畸形和传导阻滞。它主要表达在小鼠窦房结和心室传导束,这提示 TBX5 的分布与 *SCN10A* 有一定的关联,且 *SCN10A* 多态性与 PR 间期和 QRS 间期有关。其中关联最大的是 rs6795970 与 V1073A 位点的突变有关。有研究发现,心脏钠通道 *SCN5A* 和 *SCN10A* 之间基因相似度达 70.4%。此外,TBX5 与心房颤动和房室传导阻滞有关。另外在 2334 名欧美患者中使用全基因组分析,发现了 *SCN10A* 相关的 4 个单核苷酸多态性(rs6800541、rs6795970、rs6798015、rs74303477)与 PR 间期有关。另外还有三个关于房室传导阻滞的 GWAS 的研究(PR 间期),均发现与 *SCN10A* 的单基因多态性有关。其中 Pfeufer 等的大型研究发现,与 PR 间期关联最为密切的位点在 3P22.2,在该位点相关的两个基因是 *SCN10A*(rs6800541)和 *SCN5A*(rs11708996)。*SCN10A* 的两个非同义替换 rs6795970 和 rs12632942 与 PR 间期之间可能存在强烈的关联。Chambers 等亦发现 *SCN10A* 的多态性与 PR 间期和 QRS 间期相关。在 Scn10a$^{-/-}$ 小鼠中,PR 间期短于正常小鼠。且 rs6795970 与心脏传导阻滞和心室颤动有一定的联系。而且 *SCN10A* 多态性的 rs6795970、rs6599257 和 rs6800541 与 PR 间期关系较大。其中 rs6795970 与 P 波时程、QRS 间期也有关系,但是与 QTc 和心率的关系不大。Sotoodehnia 等的 meta 分析发现,QRS 间期差异性相关的位点可能分布在染色体 3p22 区域,可能存在 6 个相关信号,其中的 2 个相关位点接近于 *SCN10A* 位点。

　　最近 *SCN10A* 与 Brugada 综合征的关系受到学者们的关注,一项对 312 名患者的研究发现,*SCN10A* 非编码区突变(rs10428132)与 Brugada 综合征以及房颤的发病有关。最新的观点认为 *SCN10A* 的功能性位点 rs6801957 突变会影响 *SCN5A* 的转录与表达,原因是该位点与 *SCN5A* 的转录启动子有关。在人类,rs6801957 突变可导致心脏传导缓慢,Nav1.5 表达下降,这可能是 *SCN10A* 突变致心律失常的机制之一。此外,*SCN5A* 的突变与肥厚型心肌病有关,这一点目前已被证实,而最近的研究发现肥厚型心肌病也存在 *SCN10A* 表达异常。

四　心脏 *SCN10A* 研究展望

　　Nav1.8 主要表达于痛觉相关的神经组织,之前的研究提示其功能的发挥可能与某些神经相关调控因子有关。众所周知,神经因子与心脏功能及结构的改变密切相关,通常情况下,Nav1.8 的表达量较低,而在病理情况下,相关神经因子表达的变化会影响 Nav1.8 的表达,因此,推测心脏重构过程中神经纤维或血管的再生与 Nav1.8 的表达和分布可能存在着一定的联系。同时,晚钠电流的增大是导致心律失常的重要原因之一,结合 Nav1.8 的通道特性,由此推测在其他导致心脏电重构和离子通道异常的疾病中,如心衰、LQT 以及各种类型心肌病导致的心律失常,Nav1.8 均可能参与其中。

　　总之,当使用了 A-803467 后,野生型小鼠的 PR 间期和 QRS 间期都有所延长,最新的研究还发现 A-803467 具有治疗心房颤动的效果。并且在分离的心肌传导组织细胞中,Nav1.8 的表达量大大增加。另外,传导组织中的心肌细胞的动作电位时程最长,这可能就是晚钠电流起的作用。以及发现 Nav1.8 通道可能是晚钠电流的结构基础,而且 Nav1.8 的抑制可以减少早复极综合征的发生。抗心律失常药物的致心律失常作用是制约其应用的主要原因之一,其中的机制就是这类药物的选择性问题,而 Nav1.8 在心脏中表达量较低,如果心脏其他离子通道对于 Nav1.8 特异性阻断剂的敏感性较低,那么它可能成为一个潜在的抗心律失常药物作用靶点。但是,由于 Nav1.8 最早在神经细胞中发现,因此目前大多数实验均在神经细胞中完成,而对于心肌细胞的影响,还需要更多的研究。

(汪道武　韩钟霖)

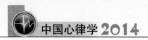

参 考 文 献

[1] London B. Whither art thou,SCN10A,and what art thou doing? . Circulation research,2012,111:268.

[2] Wilde AA,Brugada R. Phenotypical manifestations of mutations in the genes encoding subunits of the cardiac sodium channel. Circulation research,2011,108:884.

[3] Yang T,Atack TC,Stroud DM,et al. Blocking SCN10A channels in heart reduces late sodium current and is antiarrhythmic. Circulation research,2012,111:322.

[4] Holm H,Gudbjartsson DF,Arnar DO,et al. Several common variants modulate heart rate,PR interval and QRS duration. Nature genetics,2010,42:117.

[5] Denny JC,Ritchie MD,Crawford DC,et al. Identification of genomic predictors of atrioventricular conduction:using electronic medical records as a tool for genome science. Circulation,2010,122:2016.

[6] Chambers JC,Zhao J,Terracciano CM,et al. Genetic variation in SCN10A influences cardiac conduction. Nature genetics,2010, 42:149.

[7] van den Boogaard M,Wong LY,Tessadori F,et al. Genetic variation in T-box binding element functionally affects SCN5A/ SCN10A enhancer. The Journal of clinical investigation,2012,122:2519.

[8] Pfeufer A,van Noord C,Marciante KD,et al. Genome-wide association study of PR interval. Nature genetics,2010,42:153.

[9] Facer P,Punjabi PP,Abrari A,et al. Localisation of SCN10A gene product Na(v)1. 8 and novel pain-related ion channels in human heart. International heart journal,2011,52:146.

[10] Pallante BA,Giovannone S,Fang-Yu L,et al. Contactin-2 expression in the cardiac Purkinje fiber network. Circulation Arrhythmia and electrophysiology,2010,3:186.

[11] Yang T,Atack TC,Abraham RL,et al. Abstract 16237,striking electrophysiologic differences between cardiac sodium channel isoforms SCN10A and SCN5A. Circulation research,2011,111:1088.

[12] Sotoodehnia N,Isaacs A,de Bakker PI,et al. Common variants in 22 loci are associated with QRS duration and cardiac ventricular conduction. Nature genetics,2010,42:1068.

[13] Andreasen L,Nielsen JB,Darkner S,et al. Brugada syndrome risk loci seem protective against atrial fibrillation. European journal of human genetics:EJHG,2014,[Epub ahead of print].

[14] Qi B,Wei Y,Chen S,et al. Nav1. 8 channels in ganglionated plexi modulate atrial fibrillation inducibility. Cardiovascular research,2014,[Epub ahead of print].

[15] van den Boogaard M,Smemo S,Burnicka-Turek O,et al. A common genetic variant within SCN10A modulates cardiac SCN5A expression. The Journal of clinical investigation,2014,[Epub ahead of print].

[16] Bezzina CR,Barc J,Mizusawa Y,et al. Common variants at SCN5A-SCN10A and HEY2 are associated with Brugada syndrome, a rare disease with high risk of sudden cardiac death. Nature genetics,2013,45:1044.

6. 心脏 K$_{ATP}$ 通道

ATP 敏感性钾通道(ATP-sensitive potassium channel,K$_{ATP}$)于 1983 年由 Noma 首先发现,广泛分布和存在于多种组织,包括肌肉、胰腺 β 细胞和脑。其活动由腺嘌呤核苷酸调控,特征是由 ATP 的下降和 ADP 的上升激活,胞内 ATP 浓度升高则显著抑制通道活性。在心肌缺血、折返性心律失常和心衰情况下,K$_{ATP}$ 通道具有重要的心脏保护作用。对于指导临床药物治疗、靶点的选择上也有重要的指导价值。在心律失常研究中,小鼠很受欢迎,分子遗传学方法(即转基因模型)可以精确和快速阐明特殊问题。但小鼠和人类之间存在重要的电生理差异,这可能深刻地影响心律失常行为和对抗心律失常药物反应。因此不宜将小鼠的数据扩展至大动物,更不应直接应用于临床。

一　K_{ATP} 在心肌中的分布及生理功能

分子生物学研究表明，K_{ATP} 通道是由两个亚基构成的复合体，即内向整流钾通道（inwardly-rectifying potassium channel，Kir）和 ATP 结合蛋白磺酰脲类受体（sulfonylurea receptor，SUR）。每个心血管 K_{ATP} 通道是由 4 个 Kir6 亚基和 4 个 SUR 亚基组成的功能八聚体。Kir6 亚基生成通道孔而 SUR 亚单位则起调节作用。K_{ATP} 的代谢控制阀位于内腔的细胞质末端。ATP 结合到 Kir6 亚基，提供了关闭通道的能量动力。Mg-ATP 结合到 SUR 亚基核苷酸结合区 NBD1-NBD2。ATP 水解导致构象成激活状态。通过 ADP 解离，激活的状态得以持续，并可以由 ADP 重新绑定来维持。Kir 亚基有 Kir6.1 和 Kir6.2 型，形成离子通道的孔道，而 SUR 则有 SUR1 和 SUR2（或 SUR2A、SUR2B）。当 SUR 与 Mg-ADP 结合或给予通道开放剂（如吡那地尔及二氮嗪）可使通道开放，而磺脲类（如格列本脲和甲苯磺丁脲）则抑制该通道。K_{ATP} 的功能取决于 SUR 和 Kir 亚基的分子连接方式，不同的 Kir 亚基和 SUR 亚基相互结合，形成了不同组织 K_{ATP} 分子结构，决定了不同组织 K_{ATP} 的功能特征。研究证明细胞膜、线粒体膜和核膜上均分布有 K_{ATP}，分别称为 sarc K_{ATP}、mito K_{ATP} 和 nuclear K_{ATP}，其作用和功能非常广泛（图 1-6-1、图 1-6-2）。人的 K_{ATP} 基因结构，*ABCC8*（SUR1）和 *KCNJ11*（Kir6.2 的）紧邻染色体 11p，而 *ABCC9*（SUR2）和

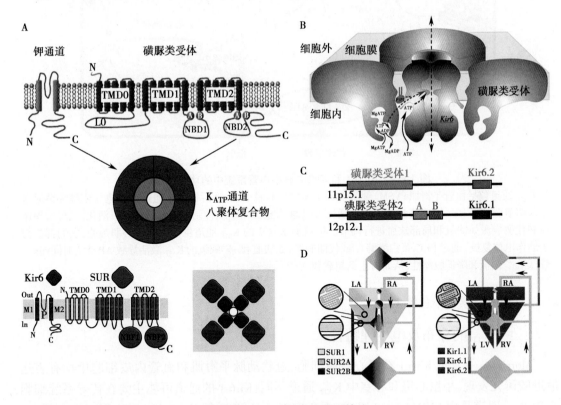

图 1-6-1　K_{ATP} 通道的分子基础

A. K_{ATP} 通道是由 Kir6x（6.1 或 6.2）和 SUR 亚基组成。Kir6x 亚基的四聚体结构形成通道的孔，包括两个跨膜结构域（M1 和 M2）包括细胞内的 N- 和 C- 末端和成孔 H5 区域与 K^+ 的选择性序列。B. SUR 有 17 个跨膜区，分成 3 个领域，TMD0~2。TMD0 和 L0 相互作用并调节 Kir6 的门。TMD1-2 和 C- 端含有 NBD1 和 NBD2 与沃克 A 和 B 的图案，其中 ATP 结合和水解发生。SUR 也是 K_{CO}（K_{ATP} 通道开放剂）如吡那地尔和二氮嗪和磺酰脲类药物，如格列本脲和甲苯磺丁脲的药理学靶标。C. 成熟的 K_{ATP} 通道是 Kir6x 和 Kir6x 亚基不均一的八聚体结构。D. 心血管系统中的 K_{ATP} 通道亚基的分布

A Kir 6.1：血管平滑肌细胞功能

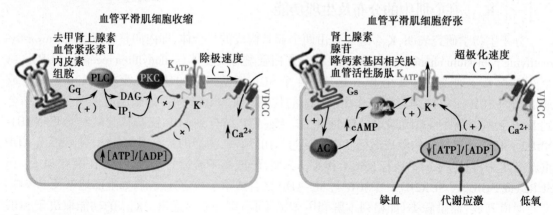

B Kir 6.2：心肌细胞功能

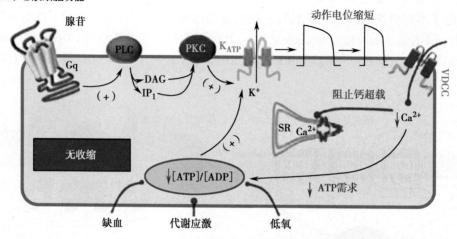

图 1-6-2　Kir 6.1 和 Kir6.2 在心血管系统中的功能性作用

A. K_{ATP} 通道包括血管平滑肌（VSM）细胞 Kir6.1 通过控制膜电位，随后钙离子通过 L 型电压依赖性钙通道流入调节血管张力。在 VSM K_{ATP} 通道的活性可以通过蛋白激酶 C（抑制）和蛋白激酶 A（活化）信号传导途径和代谢应激如缺氧和局部缺血进行调节。B. 载有 Kir6.2 的 K_{ATP} 通道主要存在于心肌细胞，它们都参与了动作电位复极。通过 PKC（蛋白激酶 C）或代谢刺激，如缺血和（或）缺氧的 K_{ATP} 激活导致 AP 持续时间缩短，降低 Ca^{2+} 内流和降低收缩性，从而防止钙超载和 ATP 的保存

KCNJ8（Kir6.1）紧邻染色体 12。

二　K_{ATP} 的分布及电生理特性

Morrissey 等发现 Kir6.1 在鼠心室肌细胞、冠状动脉平滑肌和血管内皮细胞中均有表达。最近的研究发现，小鼠心房和心室中 K_{ATP} 通道不同：Kir6.1 的通道可能主要在传导系统细胞，心房 K_{ATP} 通道是由 SUR1/Kir6.2 组成，而心室 K_{ATP} 通道包含 SUR2A/Kir6.2。Kir6.2 主要在心室肌和内皮细胞中表达，而平滑肌细胞中没有表达。SUR1 在心室肌细胞表面强表达（但是在冠状动脉系统中无表达），而 SUR2 主要在心肌和冠状动脉血管（主要是小血管）表达。K_{ATP} 的主要特性包括以下几点。

1. 与细胞膜内、外 K^+ 浓度密切相关　K_{ATP} 通道对 K^+ 有高度选择性通透作用，而对 Na^+ 的通透性极低。当心肌细胞膜电位为 0mV，膜内、外 K^+ 浓度差为 140mmol/L 时，K_{ATP} 单通道电导

为 80S。在血管平滑肌细胞膜内 K^+ 浓度为 120mmol/L，膜外为 60mmol/L 时，K_{ATP} 单通道电导为 130S，高于心肌细胞。

2. K_{ATP} 通道的活性受细胞内 ATP 浓度的调节。与电压依赖型钾通道不同，K_{ATP} 通道不受细胞膜电压的调节。

3. K_{ATP} 通道受 G 蛋白的调节。激活细胞内的 G 蛋白，可以拮抗 ATP 对通道的抑制作用，使 K_{ATP} 通道开放。

目前观察到的与心律失常有关的 K_{ATP} 主要生理功能包括以下几方面：

1. 对缺血心肌的保护作用　在正常心脏组织中，由于细胞内 ATP 浓度高，K_{ATP} 通道处于抑制／关闭状态，不参与动作电位的形成和兴奋收缩耦联。但在心肌缺血的情况下（$[ATP]_i$ 较低时）K_{ATP} 开放，使 K^+ 外流，动作电位时程缩短，动作电位平台期缩短，复极加速。而电压依赖型钙通道活性下降，Ca^{2+} 内流减少，抑制心肌收缩，从而保护心肌。也就是说，外向钾电流增多，使动作电位时程缩短，因此降低 Ca^{2+} 内流以及细胞内 Ca^{2+} 浓度，储存 ATP。通道通过控制胞质中 Ca^{2+} 内流缩短动作电位。在低氧条件下，K_{ATP} 通道被激活，使动作电位时程缩短和细胞外钾离子蓄积，减少钙离子内流，对心肌有一定的保护作用。但过度的钾离子外流对心肌则有损害，甚至诱发心律失常。K_{ATP} 持续开放，动作电位时程缩短，可导致折返性心律失常，可能加速心肌细胞死亡，显示 K_{ATP} 在心肌缺血和心律失常方面的双重性。

2. 对抗心律失常的作用　虽然心律失常的分子和细胞基础已经被广泛地研究了几十年中，但研制、发展安全有效的抗心律失常药物和治疗仍然不尽如人意。如心肌缺血在恶性心律失常的发生、发展中起重要作用，K_{ATP} 通道被认为是抗心律不齐治疗的靶标。细胞内 ATP 抑制 K_{ATP} 通道而 ADP 激活 K_{ATP} 通道。因此，当心肌缺血时，ATP 水平降低及 ADP 水平升高，K_{ATP} 通道被激活，促进钾外流，缩短动作电位间期／不应期，造成复极不均一，从而产生折返性心律失常的基质。阻断该通道的药物可以降低对非缺血心肌的影响，从而具有降低心律失常事件的倾向。

细胞内 Ca^{2+} 超载及 K^+ 外流减少均可触发激动。很多研究表明，运动或儿茶酚胺增高性室性心动过速与细胞内 Ca^{2+} 超载有关。小剂量钾通道开放剂拮抗早期后除极（EAD）及触发激动的形成。此外，ATP 耗竭本身也可以抑制 Ca^{2+} 的振荡释放、抑制肌质网上的钙泵摄取 Ca^{2+}，使 K_{ATP} 开放，终止／抑制 EAD、DAD（延迟后除极）致触发性心律失常。心肌 K_{ATP} 通过调整膜激动性以适应儿茶酚胺压力下细胞能量需求，对心肌电稳定有较大作用。肾上腺素使普通小鼠动作电位缩短，产生平滑的去极化曲线，没有早期后除极。而在 K_{ATP} 缺乏的心肌中，肾上腺素刺激产生早期后除极，从而触发激动和室性心律失常。K_{ATP} 开放在触发激动的形成机制中间接抑制因 L 型钙电流增大所致动作电位时程的延长作用，对心室肌细胞具有保护作用。这为用 K_{ATP} 激动剂治疗特发性室性心动过速提供了理论依据。K_{ATP} 通道激动剂抑制早期后除极和折返激动，而通道阻滞剂则相反。

研究显示，即使是温和的 K_{ATP} 通道开放亦会引起显著的动作电位（AP）缩短。由于对细胞内 ADP 活性较敏感，心脏 SUR1 表达提示 K_{ATP} 通道可能参于正常生理条件下心肌兴奋。最近的研究发现，在剧烈运动和高度紧张期间心肌 K_{ATP} 通道可能打开。另一方面，由于 K_{ATP} 通道打开所致 AP 缩短，通过降低对缺血或其他高应力的反应，降低收缩力和能量消耗而起到心脏保护作用。此外，K_{ATP} 通道开放使 AP 缩短，细胞外钾蓄积，跨膜复极离散度改变，尤其是如果局部区域的心脏反应有差异，可能易诱发心律失常。因为 K_{ATP} 激活取决于通道结构组成，不同 K_{ATP} 通道亚基的表达可能会导致心脏不同反应效果。如心脏不同部位对缺血或其他压力的反应不同。Antzelevitch 等 2012 年提供证据表明，早复极模式（J 波综合征）可能与心室颤动的风险增加有关。

最近,美国俄亥俄州立大学的研究者们使用动态电流钳、全细胞和离体细胞膜片钳技术研究犬心室和心房肌细胞对代谢抑制,及对选择性 K_{ATP} 激动剂吡那地尔(Kir6.2/SUR2A)和二氮嗪(Kir6.2/SUR1)的反应。他们报告说,与鼠不同,代谢抑制或吡那地尔治疗均引起类似的犬心房和心室肌细胞 K_{ATP} 钾电流增加。此外,虽然二氮嗪诱导的电流被检出,但对 K_{ATP} 钾电流影响不大(图 1-6-3~ 图 1-6-7)。作者认为,在较大的哺乳动物心脏,无论是心房还是心室,主导 K_{ATP} 亚型的都是 Kir6.2/SUR2A。人的心脏也观察到类似的情况。Haissaguerre 等(2009)在特发性室颤伴显著早复极患者中发现罕见的变异体 KCNJ8(Kir6.1),提出了 K_{ATP} 通道与早复极综合征有明显关联。在进一步的独立研究中,Barajas 等在 5 位患者中发现同样的丝氨酸错义突变为亮氨酸(S422L)。这两项研究均显示当 Kir6.1-S422L 与异质性 SUR2A 共表达时电流密度增加。通道功能增加的突变是由于 Kir6.1-S422L 通道 ATP 敏感性降低所致。

在心律失常研究中,小鼠模型很受欢迎,因为应用分子遗传学方法(即转基因模型)可以精确和快速阐明特殊问题,而目前在大动物尚不能。然而,小鼠心脏不是人类心脏的缩影。小鼠和人类之间[和(或)其他物种之间]存有重要的电生理差异,这可能深刻地影响心律失常行为和对抗心律失常药物的反应。事实上,小鼠的基础心率较人类和狗高 10 倍,细胞内钙调节有重要区别(以及由此产生的膜钙电流),以及影响复极钾电流。必须强调,不宜将小鼠的数据扩

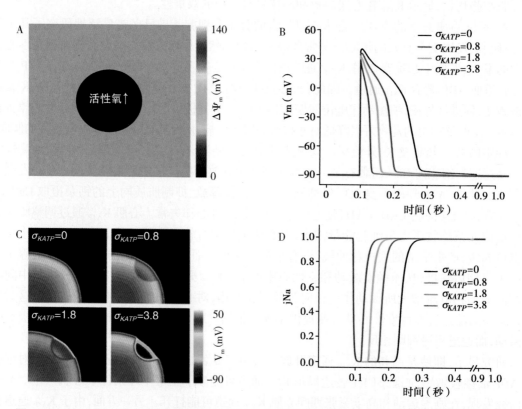

图 1-6-3 在一个二维的组织模型中,活性氧(ROS)诱导的局部线粒体去极化对代谢仓形成和电波传播的影响

A. 当电子传递链自发产生的 ROS 增加时,局部线粒体膜电位(线粒体膜电位)的去极化在中央区域发生;B. 在模型上改变 K_{ATP} 通道的密度($0/\mu m^2$、$0.8/\mu m^2$、$1.8/\mu m^2$ 和 $3.8/\mu m^2$)对代谢仓中央动作电位影响的水槽的中心的处理(代谢仓外的动作电位不受影响);C. 在 S1 刺激 90 毫秒后,电波通过代谢仓传播(1Hz 的刺激应用在左下角);D. 不同的 K_{ATP} 通道密度时钠通道的可用性

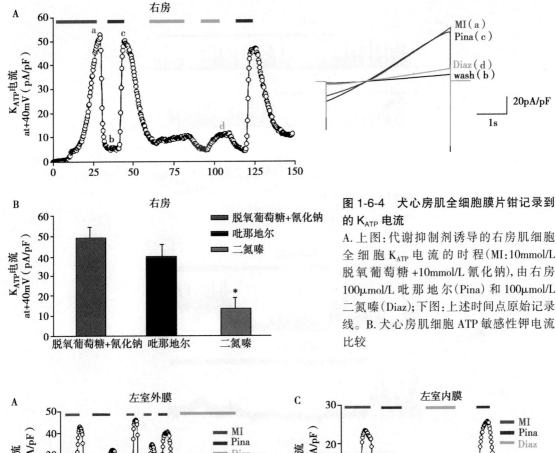

图 1-6-4 犬心房肌全细胞膜片钳记录到的 K_{ATP} 电流
A. 上图：代谢抑制剂诱导的右房肌细胞全细胞 K_{ATP} 电流的时程（MI：10mmol/L 脱氧葡萄糖 +10mmol/L 氰化钠），由右房 100μmol/L 吡那地尔（Pina）和 100μmol/L 二氮嗪（Diaz）；下图：上述时间点原始记录线。B. 犬心房肌细胞 ATP 敏感性钾电流比较

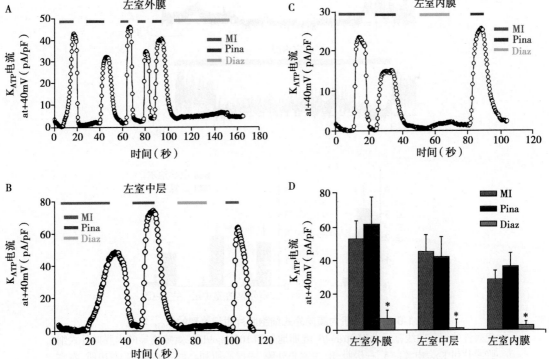

图 1-6-5 犬心室肌全细胞膜片钳记录到的 K_{ATP} 电流
代谢抑制剂 [MI：10mmol/L 脱氧葡萄糖 +2mmol/L 氰化钠；100μmol/L 吡那地尔（Pina）和 100μmol/L 二氮嗪（Diaz）]
左室心外膜心肌（A）、左室中层心肌（B）、左室心内膜心肌（C）全细胞 K_{ATP} 电流的时程图

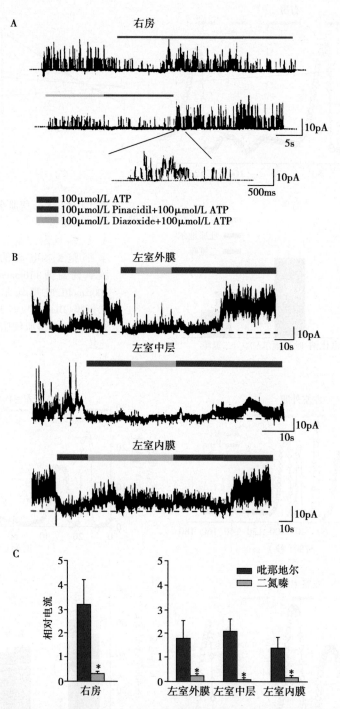

图 1-6-6 犬心肌内膜向外式细胞膜片钳记录到的 K_{ATP} 电流

代表性的记录曲线显示由 100μmol/L 吡那地尔和 100μmol/L 二氮嗪诱导的内膜向外式细胞膜片钳 K_{ATP} 电流。A. 右房肌；B. 左室心外膜、中层心肌和心内膜心肌；C. 右房肌、左室外膜、左室中层和内膜对吡那地尔（蓝色）和二氮嗪敏感的 K_{ATP} 相对电流柱状图比较

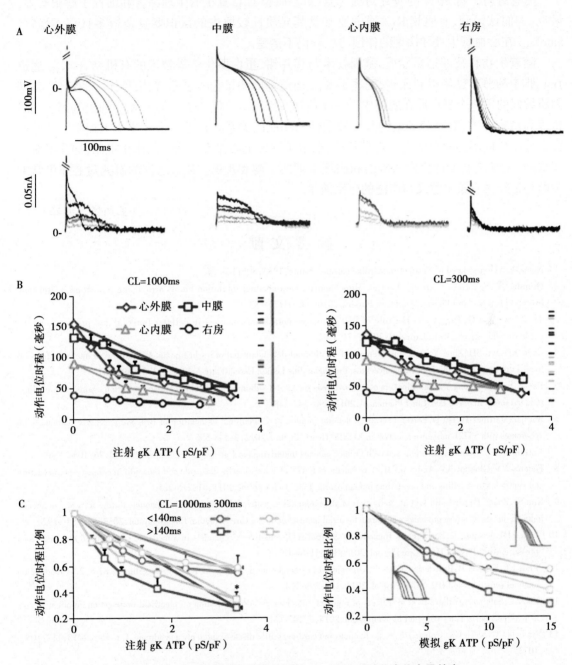

图 1-6-7 动态电流钳和计算模拟的 K_{ATP} 电流对动作电位电导效应

A. 心外膜（Epi）、中层心肌（Mid）、心内膜（Endo）、右房（RA）的动作电位（AP）。电流的阴影对应 AP 的阴影。增加模拟 K_{ATP} 电流（$K_{ATP-INJ}$）使动作电位时程（APD）显著缩短。B. APD 作为电导的函数，归一化到电容，在一个周期长度为 1000 毫秒（CL）和 300 毫秒。外延和中间细胞（具有更长的 AP）是 $K_{ATP-INJ}$，即减弱为 AP 的变短响应率增加的影响更为敏感。C. 细胞具有较长的 APD 及更大的缩短率（*$P<0.05$）。D. 犬心室模型的模拟 APs（APDs 伴随 K_{ATP} 增加）

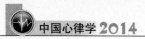

展至大动物,更不应直接应用于临床。

尽管进行了近30年的研究,我们仍然对心肌膜 K_{ATP} 真正的生理因素和活性了解很有限。最近,人们认识到,心肌膜 K_{ATP} 通道亚基及其异质性较原先的认识要复杂得多且很不稳定。mitoK$_{ATP}$ 在心血管生理和病理的作用与机制仍不清楚。

随着生物科技的迅猛发展,基因技术与膜片钳、蛋白质化学等技术的有机结合,K_{ATP} 通道在心肌中的分布已经得到证实,阐述了 K_{ATP} 通道基因的核苷酸顺序、在染色体上的定位,其基因所编码的每一个蛋白质在通道中的具体位置及作用。已经初步了解了 K_{ATP} 通道基因表达的特点和调控方式,对其分子结构及其异质性与功能的关系正在进行进一步深入探索。这些研究从分子角度阐述通道的电生理学特性,揭示了许多抗心律失常药物的作用机制,加深了对一些疾病,尤其是遗传性疾病的病因和病理生理的了解和理解。K_{ATP} 通道的研究对心律失常的诊断与治疗具有重要意义与广泛的应用前景。

(王炳银　刘峰)

参 考 文 献

[1] Noma A. ATP-regulated K$^+$ channels in cardiac muscle. Nature,1983,305:147-148.

[2] Quindry JC,Schreiber L,Hosick P,et al. Mitochondrial katp channel inhibition blunts arrhythmia protection in ischemic exercised hearts. Am J Physiol Heart Circ Physiol,2010,299:H175-183.

[3] Tinker A,Aziz Q,Thomas A. The role of ATP-sensitive potassium channels in cellular function and protection in the cardiovascular system. Br J Pharmacol,2014,171:12-23.

[4] Chen XQ,Wu SH,Zhou Y,et al. Involvement of K$^+$ channel-dependant pathways in lipoxin A4-induced protective effects on hypoxia/reoxygenation injury of cardiomyocytes. Prostaglandins Leukot Essent Fatty Acids,2013,88:391-397.

[5] Bao Y,Sun X,Yerong Y,et al. Blockers of sulfonylureas receptor 1 subunits may lead to cardiac protection against isoprenaline-induced injury in obese rats. Eur J Pharmacol,2012,690:142-148.

[6] Barajas-Martinez H,Hu D,Ferrer T,et al. Molecular genetic and functional association of Brugada and early repolarization syndromes with S422L missense mutation in KCNJ8. Heart Rhythm,2012,9:548-555.

[7] Antzelevitch C. Genetic,molecular and cellular mechanisms underlying the J wave syndromes. Circ J,2012,76:1054-1065.

[8] Fedorov VV,Glukhov AV,Ambrosi CM,et al. Effects of KATP channel openers diazoxide and pinacidil in coronary-perfused atria and ventricles from failing and non-failing human hearts. J Mol Cell Cardiol,2011,51:215-225.

[9] Kim SJ,Zhang H,Khaliulin I,et al. Activation of glibenclamide-sensitive ATP-sensitive K$^+$ channels during beta-adrenergically induced metabolic stress produces a substrate for atrial tachyarrhythmia. Circ Arrhythm Electrophysiol,2012,5:1184-1192.

[10] Lader JM,Vasquez C,Bao L,et al. Remodeling of atrial ATP-sensitive K$^+$ channels in a model of salt-induced elevated blood pressure. Am J Physiol Heart Circ Physiol,2011,301:H964-H974.

[11] Pratt EB,Tewson P,Bruederle CE,et al. N-terminal transmembrane domain of SUR1 controls gating of Kir6. 2 by modulating channel sensitivity to PIP2. J Gen Physiol,2011,137:299-314.

[12] Zhou L,Solhjoo S,Millare B,et al. Effects of regional mitochondrial depolarization on electrical propagation:implications for arrhythmogenesis. Circ Arrhythm Electrophysiol,2014,7:143-151.

[13] Nichols CG,Singh GK,Grange DK. K$_{ATP}$ channels and cardiovascular disease:suddenly a syndrome. Circ Res,2013,112:1059-1072.

7. 钙离子/钙调素依赖性蛋白激酶Ⅱ

钙离子/钙调素依赖性蛋白激酶Ⅱ(Ca^{2+}/Calmodulin-dependent protein kinase Ⅱ,CaMKⅡ)的

多重作用使其在心血管事件中的地位举足轻重。特别是其在分子信号通路中作用于下游多个靶点,促进血管疾病、心衰、心肌肥厚和心律失常的发生、发展。深入了解 CaMKII 的结构与作用机制有助于制订心血管疾病新的治疗策略。

一 CaMKII的分子结构及亚型

1. CaMKII的分子结构 CaMKII是一种丝氨酸/苏氨酸激酶,其催化磷酸化的核心是 RXXS/T,R 是精氨酸,X 代表任何一种氨基酸,S 是色氨酸,T 是苏氨酸。CaMKII是由一对六聚物环组成的全酶复合物,共 12 个单体,每个单体由 3 部分组成,即氨基端的催化区,中间的调控区和 C 端的链接区(图 1-7-1)。催化区包含 ATP 结合袋,这种微环境仅需很低的能量就可以水解 ATP 变成 ADP,同时将一个磷酸根转至靶蛋白的丝氨酸/苏氨酸上,使靶蛋白磷酸化。链接区(褐色球)将 CaMKII单体链接成六聚体全酶,这对于保证整个 CaMKII的生理功能是必需的。调控区对于 CaMKII的活化方式以及在心血管疾病中的作用举足轻重。

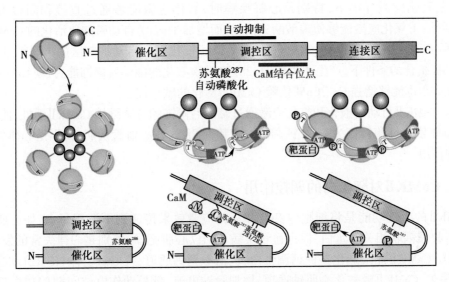

图 1-7-1 CaMKII的分子结构和激活机制

2. 亚型及分布 CaMKII广泛存在于肌肉、神经和免疫组织中,目前共有 4 种亚型,即 α、β、γ 和 δ,它们在不同的组织中分布不同,且在 Ca^{2+}/CaM 结合的敏感性和激活动力学上也存在细微差别。α、β 亚型主要在神经组织中表达,δ 亚型主要在心肌表达。在成人心脏中存在两种 CaMKIIδ 剪接变异体,即 CaMKIIδ$_B$ 和 CaMKIIδ$_C$。其中 CaMKIIδ$_B$ 包含一个有 11 个氨基酸的核定位序列,这个核定位序列非常容易使 CaMKII进入细胞核内,所以 CaMKIIδ$_B$ 主要位于细胞核内,对基因转录活性有重要的作用,如心肌肥厚相关的基因;而 CaMKIIδ$_C$ 亚型则没有这个核定位序列,主要在细胞质内,主要参与调控膜兴奋性和细胞内 Ca^{2+} 的稳态。

二 CaMKII的激活机制

静息条件下,如低氧化应激或低细胞内 Ca^{2+},CaMKII是失活的,因为催化区被调控区自动抑制不能发生催化作用。CaMKII活化主要有两种方式:

1. Ca^{2+}/CaM 依赖性 CaMKII激活 这是经典的激活方式,当细胞内 Ca^{2+} 浓度升高及 Ca^{2+}/

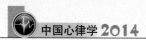

CaM 形成复合物结合到 CaMKⅡ调控区的羧基端(红色),使调控区对催化区的自动抑制作用解除,从而激活 CaMKⅡ,催化靶蛋白磷酸化。随着 Ca^{2+}/CaM 解离,CaMKⅡ失活。

2. 另一种是非 Ca^{2+}/CaM 依赖性 CaMKⅡ激活 在氧化应激,包括神经内分泌激素(ISO、NE、AngⅡ或 ET1)条件下,即使 Ca^{2+}/CaM 解离,通过调控区 Thr287 自身磷酸化和蛋氨酸(Met281/282)氧化,CaMKⅡ也能维持活性。其作用机制:

(1) Ca^{2+}/CaM 持续结合于 CaMKⅡ,使 CaMKⅡ调控区内 Thr287 位点自身磷酸化。Thr287 自身磷酸化提高了 CaMKⅡ的活性,主要通过下述两个过程:①Thr287 自身磷酸化增加了 Ca^{2+}/CaM 对 CaMKⅡ的亲和力大约 1000 倍,此所谓"CaM 捕获效应";②即使 Ca^{2+}/CaM 解离后,CaMKⅡ的 Thr287 磷酸化形式仍然留有酶学活性,因为 Thr287 磷酸化阻断了调控区和催化区的再联系以及调控区对催化区的自动抑制。Thr287 自动磷酸化程度决定于 Ca^{2+}/CaM 的刺激频率和细胞内钙火花的期间,Ca^{2+}/CaM 的刺激频率越高(心动过速时)和细胞内钙火花的期间越长(心衰的致心律失常电重构或 LQT 综合征),Thr287 自动磷酸化程度就越高。此所谓"CaMKⅡ记忆功能"。

(2) 在氧化应激环境下,特别是心脏疾病时,氧化应激能够通过直接和间接方式增强 CaMKⅡ活性:①氧化应激能够使磷酸酶失活,从而增加 Thr287 自动磷酸化活化的 CaMKⅡ的数量;②心脏 CaMKⅡδ 亚型的 Met281/282 氧化阻断了催化区和自动抑制区的再联系,即使在没有 Ca^{2+}/CaM 结合的条件下,产生了类似 Thr287 自动磷酸化的翻译后修饰能力,使 CaMKⅡ激活。同时氧化应激也能够增强 Ca^{2+}/CaM 依赖 CaMKⅡ活化的敏感性。

所以,CaMKⅡ自动磷酸化和氧化应激通过翻译后修饰的方式维持 CaMKⅡ活性,使 CaMKⅡ从 Ca^{2+}/CaM 依赖性酶转换为 Ca^{2+}/ 钙调素非依赖性酶,这在心血管疾病,特别是心律失常中起着重要的作用。

三 CaMKⅡ对靶蛋白的调控作用

CaMKⅡ的生理功能是将细胞内 Ca^{2+} 和氧化应激效果传递到下游靶蛋白,如心肌离子通道和兴奋收缩耦联相关的蛋白,促进血管疾病、心衰、心肌肥厚,特别是心律失常的发生、发展(图 1-7-2)。CaMKⅡ能磷酸化多种钙调蛋白,包括 L 型钙通道、兰尼碱受体(RyR2)和受磷蛋白(PLN)。另外,CaMKⅡ磷酸化心肌钠通道,增加晚钠电流,延长动作电位间期(APD),产生早后除极(EAD)。

1. CaMKⅡ对离子通道蛋白的调控作用

(1) 钙通道:心室肌细胞 T 管胞膜凹陷处富含持续激活的 L 型钙通道,其紧邻肌质网(SR)的兰尼碱 Ca^{2+} 释放通道,从而极易激活兰尼碱表面的受体(RyR)使 SR 中大量 Ca^{2+} 释放入胞质,产生兴奋收缩耦联。

CaMKⅡ能够催化磷酸化 L 型钙通道的 α 亚基 Ser1512 和 Ser1570 位点,以及 β2a 亚基的 Thr498 位点,进入具有高开放比率和延长开放时间的 2 型活化,增加峰钙电流且失活减慢。这种 CaMKⅡ的易化作用不仅通过 L 型 Ca^{2+} 通道增加大量 Ca^{2+} 内流和触发 SR 钙释放,并且能通过正反馈环进一步提高 CaMKⅡ的活性。众所周知,动作电位平台期阻抗极高,而 L 型钙通道电流作为平台期很重要的组成部分,即使钙电流轻微增大,也极易发生 EAD,所以 CaMKⅡ增加 L 型钙通道电流被认为容易产生 EAD 和 SR 钙渗漏,钠钙交换电流(I_{NCX})和延迟后除极(DAD)使动作电位延长,特别是 QT 间期延长,产生致死性心律失常(LQT 综合征和 TdP)。CaMKⅡ对 L 型钙通道的致心律失常作用与 β 亚基 Thr498 磷酸化增强相关,因为消除 Thr498 位点抑制通

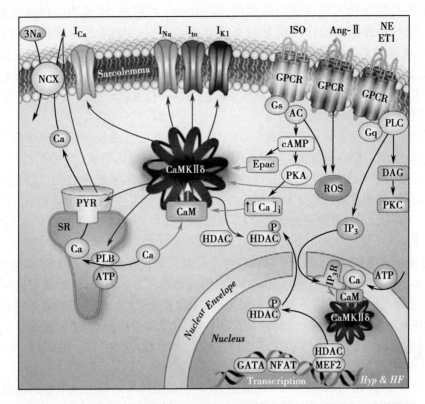

图 1-7-2　CaMKⅡ在心肌细胞内信号通路中的调控途径。CaMKⅡ在上游激活因子作用下,对下游离子通道蛋白和非离子通道靶蛋白以及核内靶蛋白的调控作用

道的 2 型活化显著降低了 EAD 的发生率。同时,Thr498 位点磷酸化引起细胞内钙超载,产生细胞死亡,这种重构作用与窦房结功能障碍和电折返相关(图 1-7-3)。

(2) 钠通道:Nav1.5 作为心肌中主要的钠通道,其电流(I_{Na})内向流动是心房肌和心室肌细胞膜兴奋的基础。I_{Na} 由较大的峰钠电流(形成动作电位的上升肢)和较小的晚钠电流(动作电位的平台期)组成。现已明确 Nav 1.5 是 CaMKⅡ的重要作用靶点,因为 Nav 1.5 与 Cav1.2 的 α 亚基有结构相同的 4 个区域,特别是在 Ⅰ 和Ⅱ区域的细胞内连接含有 CaMKⅡ的磷酸化位点 Thr571,暗示了 CaMKⅡ同样能够磷酸化 Nav1.5 的 α 亚基。其作用机制为:①CaMKⅡ在快频率刺激时减少峰钠通道的利用度,使 QRS 间期延长;②CaMKⅡ增加晚钠通道电流,延长动作电位平台期,以及增加细胞内钠负载,从而减低钠钙交换体的效率,造成细胞内钙超载,引起后除极。晚钠电流增加是心衰和 LQT 综合征发生心律失常的机制。心衰时细胞内钠离子浓度升高,促使 ROS 生成增多,也可以潜在激活 CaMKⅡ的活性。研究显示,CaMKⅡ激活和 ROS 能增强峰钠电流和晚钠电流,而使用 CaMKⅡ抑制剂 KN-93 或晚钠通道阻断剂雷诺嗪均能减少 EAD,抑制心律失常的发生。峰钠电流减少可能产生类似于 Brugada 综合征的心电图改变,而晚钠电流增强反映了氧化应激、心衰、LQT3 时的 I_{Na} 变化,暗示了 CaMKⅡ对 Nav1.5 有常见的致心律失常作用。总之,CaMKⅡ能够磷酸化 Nav1.5,而 ROS 增强 I_{Na} 的作用至少一部分是由于对 CaMKⅡ的激活。同时蛋氨酸的氧化能够改变 Nav1.5 的门控模式,暗示了氧化应激对 I_{Na} 的影响也可能是 CaMKⅡ非依赖模式激活。

(3) 钾通道:CaMKⅡ对心肌钾电流作用比较复杂,因为心肌细胞膜有多种钾通道。CaMKⅡ

影响钾电流的机制包括对通道蛋白磷酸化、对 SR Ca^{2+} 的影响、转录调控和减少通道蛋白向胞膜位移。ROS 对钾电流的作用机制在某些方面可能与 CaMKⅡ的作用机制相重叠。抑制 CaMKⅡ可以增强缺血预适应，降低由缺血再灌注引起的细胞死亡，其中机制至少部分是由于胞膜 K_{ATP} 表达增加，而没有改变 K_{ATP} 的门控属性。H_2O_2 刺激引起的心室肌 I_{KATP} 增加能被 CaMKⅡ抑制剂 KN-93 逆转，暗示 CaMKⅡ氧化能够调控 I_{KATP}。但由于氧化过程十分复杂，CaMKⅡ可能仅参与其部分过程。

钾电流是心肌复极重要的决定成分。CaMKⅡ对动作电位复极的影响至少部分上是由于其对钾电流的作用。在心肌细胞，抑制 CaMKⅡ可显著增加峰钙电流，但是常表现为动作电位缩短，主要还是由于 CaMKⅡ使快速复极的钾电流（$I_{to,f}$）和内向整流钾电流（I_{K1}）增加。这表明 CaMKⅡ影响复极与细胞内钙稳态紧密相连，因为上述 $I_{to,f}$ 和 I_{K1} 的上调能随 PLN 的抑制而回复至基线水平。而且 CaMKⅡ介导的 $I_{to,f}$ 和 I_{K1} 增加并不是由于转录增加或者钾通道蛋白表达量的增加引起的。

另一方面，CaMKⅡδ 的过表达可以使动作电位复极延长和 I_{to}，I_f、Kv4.2 和 KCHIP2 下调，伴随着 I_{to} 和 Kv1.4 的表达增加。所以，CaMKⅡ对钾通道是多方面调控，包括通道位移、门控属性的改变和转录水平的调控。但是 ROS 如何通过 CaMKⅡ途径对钾通道调控尚不清楚。

2. CaMKⅡ对非离子通道蛋白的调控作用　CaMKⅡ对于维持细胞内钙稳态十分重要，特别是通过对肌质网兰尼碱受体（RyR）和肌质网 Ca^{2+}ATP 酶（SERCA2a）的调控，使肌质网 Ca^{2+} 释放和重吸收，完成兴奋收缩耦联（ECC）。

（1）兰尼碱受体：作为肌质网 Ca^{2+} 释放通道，兰尼碱受体与 T 管上的 L 型钙通道相距很近，这样十分有利于通过 L 型钙通道流入细胞内，引起 Ca^{2+} 诱发的肌质网内大量 Ca^{2+} 释放。这一过程主要是通过 Ca^{2+} 激发 CaMKⅡ活化，从而使 RyR 磷酸化完成。研究显示，CaMKⅡ至少能直接磷酸化 RyR Ser2814 位点，在舒张期和 ECC 时激活 RyR 门控通道，释放 Ca^{2+}。所以，在心脏疾病状态下，CaMKⅡ的表达和活性增加，增强了 RyR 磷酸化，引起舒张期钙渗漏。由之而来的 NCX 内向除极电流增加诱发延迟后除极（DAD），多见于儿茶酚胺多形性室速（CPVT）。基因修饰动物模型也证实了 CaMKⅡ介导的 RyR 改变是心衰和心律失常发生的中间介质。CaMKⅡ和 H_2O_2 都可以增加 RyR2 通道开放率，导致钙渗漏增加。

（2）SERCA2a 和 PLN：舒张期胞质内大量 Ca^{2+} 主要通过 SERCA2a 被重摄取进肌质网，这一过程可被受磷蛋白（PLN）抑制。曾有报道显示，SERCA2a 是 CaMKⅡ的靶点，但是之后的研究并不这么认为。目前普遍的认识是 CaMKⅡ磷酸化受磷蛋白（PLN）Thr17 位点，磷酸化后的 PLN 对 SERCA2a 的抑制作用减弱，相应的 SERCA2a 活性增强，Ca^{2+} 摄取增加。

（3）三磷酸肌醇受体（IP_3R）：与 RyR 类似，IP_3R 是细胞内另一种 Ca^{2+} 释放通道，常被 G 蛋白耦联的受体和磷脂酶 C 激活，使三磷酸肌醇（IP3）释放增加，产生类似于 RyR 效应，触发肌质网中 Ca^{2+} 的释放。在成年心室肌主要是 2 型 IP_3R，常位于核膜内，为核内 CaMKⅡ活化提供 Ca^{2+}，磷酸化组蛋白去乙酰化酶（HDAC），从而解除对转录因子肌细胞增强因子（MEF2）的抑制。CaMKⅡ磷酸化 2 型 IP_3R，抑制通道开放，产生负反馈调节，这可能是 CaMKⅡ的抗心律失常方面比较特殊的作用。

3. CaMKⅡ对转录相关的调控作用　CaMKⅡ活化可以激活 Ca^{2+} 调控的转录因子。在静息状态下，HDAC，特别是 HDAC4/5 抑制 MEF2 激活。CaMKⅡ活化使 HDAC4/5 磷酸化，HDAC 对 MEF2 抑制作用消除，使 MEF2 活化，蛋白转录增加，这与成体心脏病理性肥大相关。近来研究显示 CaMKⅡ活化对钙调神经磷酸酶（CaN）的转录调控，也显示其与心肌肥大密切相关。

四 CaMKⅡ在心血管疾病中的作用

如上所述,各种上游激活因子通过不同途径激活 CaMKⅡ,进一步激活相关信号通路,作用于多种下游靶蛋白,促进离子通道电重构、心肌肥厚凋亡等结构重构,诱发心衰和心律失常(图 1-7-3)。

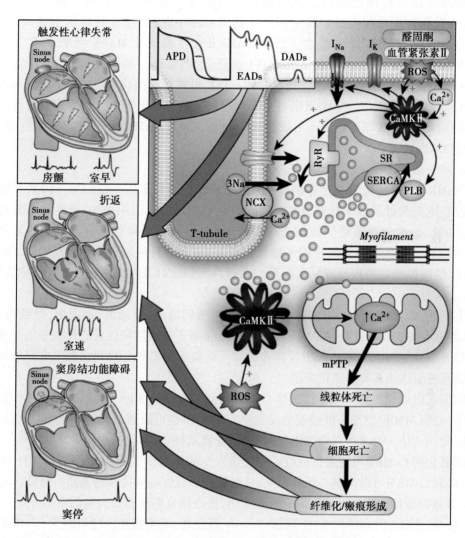

图 1-7-3 CaMKⅡ的致心律失常的细胞内信号机制

1. 心肌肥厚 神经内分泌激素 NE、PE 或 ET-1 激活 Gq/PLC/IP3 信号通路,CaMKⅡ活化引起心肌肥厚和相关基因表达增加,导致心肌肥厚。药物抑制 CaMKⅡ可以阻止心肌肥厚发生,而 CaMKⅡ表达增加能诱导这些胎儿型基因表达。CaMKⅡδB 明显增加心肌肥厚和 ANF 表达。CaMKⅡδB 转基因小鼠显示进展性的心肌肥厚;而 CaMKⅡδC 转基因小鼠由于肥厚和扩张型心肌病出现心衰。两种亚型都可以通过增加 MEF2 转录启动肥厚基因表达。ISO 也可以通过活化 CaMKⅡ途径而不是 PKA 途径诱导胎儿型基因再表达。另一方面,核内 CaMKⅡδ 激活 CaN,使 T 细胞核核因子(NFAT)去磷酸化后转为入核,与细胞核内转录因子相互作用,活化多种心肌细胞肥大相关基因。

简而言之,CaMKⅡ对心肌特异转录因子表达的调控主要表现在诱导胎儿基因的再表达,使心肌细胞肥大。

2. 心衰　心肌细胞凋亡是心衰发生的病理生理机制之一。心肌凋亡的触发因素包括神经激素、机械应激、SR 钙超载;抑制 CaMKⅡ可显著使心肌凋亡减少。

CaMKⅡ通过线粒体通路激活细胞凋亡。CaMKⅡ诱导细胞凋亡的下游机制并不很明确,但是与促凋亡蛋白酶有关。除了作用于转录后水平,CaMKⅡ在转录水平也调控凋亡通路。CaMKⅡ激活 MAPKs 促进凋亡。例如,CaMKⅡ直接磷酸化 MAPK 激酶 TAK1 和 ASK1,激活 JNK 和 p38MAPK。JNK 激活 c-jun/AP-1 通路,上调促凋亡基因表达。在 ER 应激下游,CaMKⅡγ 磷酸化 JNK,从而诱导 Fas 死亡受体。JNK 可直接磷酸化 p53,诱导凋亡。p38MAPK 参与 p53 介导的细胞死亡。CaMKⅡ也可直接调控 p53 表达。此外 CaMKⅡδ 可以激活 AP-1 转录因子家族,调控 AP-1 基因转录而不依赖 JNK 通路。因此,CaMKⅡ可以直接或通过 JNK 通路调控促凋亡基因转录。

3. 心律失常

(1) CaMKⅡ在心律失常发生中的作用机制:多数心律失常并不是由单一因素导致,而是由多种致心律失常触发因子导致,包括老化、氧化应激、缺血、组织损伤、炎症和系统性疾病。有效安全的抗心律失常策略应该能处理信号通路、心肌肥厚和离子通道之间的复杂关系。CaMKⅡ可以将上游的促心律失常因子如氧化应激,与下游通路如离子通道高反应、细胞内钙稳态失衡、组织损伤和瘢痕形成联系起来。因此,抑制 CaMKⅡ为成功有效地抗心律失常带来了希望。

如上所述,CaMKⅡ可作用于多种离子通道,包括钙通道、钾通道、钠通道,导致电生理重构,诱发各种心律失常。此外,CaMKⅡ还可以通过非离子通道途径促进心律失常的发生,包括钙离子稳态、心肌凋亡、细胞外基质改建和炎症。钙离子稳态和心肌凋亡在上文已有所阐述。以下主要阐述细胞外基质改建和炎症。

醛固酮可以氧化激活 CaMKⅡ,诱导心肌基质金属蛋白(MMP9)合成。心肌梗死和高醛固酮血症中,心肌 MMP9 增加心脏破裂的发生率。CaMKⅡ也可以通过促进心肌凋亡加速心肌纤维化。因此,心肌 CaMKⅡ可以修饰细胞间基质,导致结构重构,促进心律失常的发生。心肌梗死区周围氧化的 CaMKⅡ可能是折返性心律失常发生的机制。鉴于 CaMKⅡ对细胞外基质的不利作用,抑制 CaMKⅡ可以抑制心肌纤维化,从而防止形成促心律失常的基质。另外,CaMKⅡ通过 NF-κB 通路激活局部炎症反应诱导肌膜损伤,是连接炎症和心律失常的重要分子。

(2) CaMKⅡ相关的心律失常:①房颤:Tessier 等发现,人类慢性房颤组织中 CaMKⅡ表达增加。他们认为,CaMKⅡ增加房颤组织细胞内 I_{to},缩短不应期和动作电位时间,并影响 I_{to} 的活性恢复。两种机制都导致心房兴奋性离散,功能性折返环形成,导致心律失常的发生。动物模型和人类房颤组织中 CaMKⅡ活动增强,导致 RyR Ser2814 过度磷酸化,舒张期 SR Ca^{2+} 渗漏增加,容易引发房颤。②窦房结功能不全(SND):由于起搏细胞死亡和代偿性的纤维化,内源性窦房结功能不全(SND)常不可逆。典型的内源性 SND 较多发生在氧化应激和循环血管紧张素Ⅱ增加的情况下,如老年患者出现的高血压、器质性心脏病和心衰。在经血管紧张素Ⅱ慢性处理诱导的 SND 鼠模型中,窦房结区域因广泛纤维化和细胞死亡导致细胞丢失,出现窦性停搏,变时性不全。血管紧张素Ⅱ通过 NADPH 氧化酶信号通路诱导 ROS 产生,进而激活 CaMKⅡ。抑制 CaMKⅡ可以预防高危患者发生 SND。③器质性心脏病中的室性快速性心律失常:CaMKⅡ过表达触发后除极,引起组织重构,导致折返,增加致命性心律失常的风险。抑制 CaMKⅡ可有效预防和减少心律失常。④遗传性快速性心律失常:CaMKⅡ参与许多遗传性心律失常的发生,包括 Brugada 综合征、长 QT 综合征(LQTS),尤其是 LQTS3 和 Timothy 综合征,以及 CPVT。Timothy 综合征是一种罕见的 LQTS,原因是 Cav1.2 突变,导致通道无法正常失活,I_{Ca} 增加,动作电位时间和 QT 间期延长、致命性心律失常和多系统功能缺陷。动作电位和 QT 病理性延长是心衰、药物和罕见遗传性长 QT 心律失常中电重构的突出表现。CaMKⅡ在动作电位平台期作用于 Cav1.2,增加通道开放,导致钙电流增加,引起早后除极。抑制 CaMKⅡ可以使动作电位时间恢复正常,消除后除极。

(3) CaMKⅡ与抗心律失常治疗:CAST 试验中抗心律失常药物出现的致心律失常作用,促使人们寻找更为有效安全的抗心律失常治疗策略,由此促进了抗心律失常器械治疗的发展。尽管 ICD 并不影响器质性心脏病的病理生理进程,然而双心室起搏的心脏再同步化治疗却可以逆转衰竭心脏的结构重构,其可能机制是抑制 CaMKⅡ活化。

CaMKⅡ是心律失常信号分子通路中的重要环节。动物实验模型显示,抑制 CaMKⅡ可以抑制心律失常的发生。然而仍需 CaMKⅡ抑制药物在临床应用以明确实验中观察到的益处是否可以提高患者的生存率。

五　CaMKⅡ在心血管疾病中的临床意义

综上所述,CaMKⅡ具有多种生理学功能,参与多种基础疾病病理生理过程,涉及心肌肥厚、凋亡、心衰、炎症、氧化还原、细胞内钙稳态、促心律失常电重构,在心血管系统疾病中具有广泛作用。充分认识并明确 CaMKⅡ的生理病理作用有助于更好地理解心血管疾病的发生机制,从而开发新的抑制 CaMKⅡ的药物,制订新的治疗策略,并应用于临床实践,为心肌病、心衰和心律失常患者的带来新的治疗福音。

(郑明奇　田立)

参 考 文 献

[1] Andersona ME, Brownb JH, Bersc DM. CaMKⅡ in myocardial hypertrophy and heart failure. J Mol Cell Cardiol, 2011, 51:468-473.

[2] Erickson JR, He BJ, Grumbach IM, et al. CaMKⅡ in the Cardiovascular System:Sensing Redox States. Physiol Rev, 2011, 91:889-915.

[3] Rokita AG, Anderson ME. New Therapeutic Targets in Cardiology:Arrhythmias and CaMKⅡ. Circulation, 2012, 126:2125-2139.

[4] van Oort RJ, McCauley MD, Dixit SS, et al. Ryanodine receptor phosphorylation by calcium/calmodulin-dependent protein kinase Ⅱ promotes life-threatening ventricular arrhythmias in mice with heart failure. Circulation, 2010, 122:2669-2679.

[5] Belevych AE, Terentyev D, Terentyeva R, et al. Shortened Ca^{2+} signaling refractoriness underlies cellular arrhythmogenesis in a postinfarction model of sudden cardiac death. Circ Res, 2012, 110:569-577.

[6] Voigt N, Li N, Wang Q, et al. Enhanced sarcoplasmic reticulum Ca^{2+} leak and increased Na^+-Ca^{2+} exchanger function underlie delayed afterdepolarizations in patients with chronic atrial fibrillation. Circulation, 2012, 125:2059-2070.

[7] Singh MV, Swaminathan PD, Luczak ED, et al. MyD88 mediated inflammatory signaling leads to CaMKⅡ oxidation, cardiac hypertrophy and death after myocardial infarction. J Mol Cell Cardiol, 2012, 52:1135-1144.

[8] Swaminathan PD, Purohit A, Soni S, et al. Oxidized CaMKⅡ causes cardiac sinus node dysfunction in mice. J Clin Invest, 2011, 121:3277-3288.

[9] Tsuji Y, Hojo M, Voigt N, et al. Ca^{2+}-related signaling and protein phosphorylation abnormalities play central roles in a new experimental model of electrical storm. Circulation, 2011, 123:2192-2203.

[10] Ashpole NM, Herren AW, Ginsburg KS, et al. Ca^{2+}/calmodulin-dependent protein kinase Ⅱ (CaMKⅡ) regulates cardiac sodium channel Nav1.5 gating by multiple phosphorylation sites. J Biol Chem, 2012, 287:19856-19869.

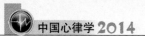

8. 心脏 TRPM4 通道

一 瞬时受体电位通道

瞬时受体电位通道(transient receptor potential channel,TRP)最早是在果蝇突变体的视觉系统中发现的,视觉系统对持续的光刺激可产生瞬时而非持续的峰电位。20世纪80年代末,研究人员从果蝇中克隆出原始型 TRP 蛋白,认识到它是多种分子组成的大家族,这些分子可能形成多种特性还不完全清楚的离子电流。TRP 通道家族成员有 50 种以上,根据氨基酸序列的同源性分成 7 个亚族:TRPC(canonical)、TRPV(vanilloid)、TRPM(melastatin)、TRPP(polycystin)、TRPML(mucolipin)、TRPA(ankyrin)和 TRPN(NO-mechano-potential)。在果蝇中发现的 TRP 通道家族成员有 13 个,哺乳动物中有 28 个。TRP 家族的共同特点是它们都有 6 个跨膜结构域(S1~S6),S5 与 S6 片段之间构成离子通道,这一结构符合许多阳离子通道(如电压依赖性离子通道)的特征,在跨膜亚单位 S5 和 S6 之间形成的 P 环决定其对各种阳离子的选择性。

由于 TRP 的 S4 跨膜区域中仅有少量带正电荷的氨基酸,难以形成电压依赖性离子通道感受器,目前认为绝大多数的 TRP 通道是非选择性阳离子通道,主要介导 Ca^{2+}、Na^+ 和 K^+,而不是过去认为的电压依赖性通道。TRPM4 和 TRPM5 传导 Na^+ 和 K^+ 能力差别不大,但对二价阳离子(Ca^{2+})不能通透,除 TRPM4 和 TRPM5 外,大多数 TRP 通道对 Ca^{2+} 通透。

二 TRPM4 通道

(一)概述

人类基因 *TRPM4* 是 *TRP* 基因家族中的 M4 亚型。TRPM4 通道由 1214 个氨基酸构成,由人类第 19 号染色体上的基因编码,分子结构类似于一个电压依赖的钾通道,其核心由 4 个 α 亚基组成,包含 6 个跨膜(TM1~TM6)结构域,S5 与 S6 片段之间构成离子通过的孔道——P 环。TM5、TM6 和 P 环共同构成具有选择过滤性的中央传导通路,TRPM4 选择性地通过单电荷阳离子,通透性大小顺序是 $Na^+ > K^+ \geqslant Cs^+ > Li^+$,但对 Ca^{2+} 不通透。在人类和小鼠,*TRPM4* 基因编码转录成两种类型:TRPM4a 和 TRPM4b。分子生物学研究证明许多组织中存在 TRPM4。在小鼠,TRPM4a 和 TRPM4b 主要表达于大脑、心脏、主动脉、小肠和结肠;在人类,TRPM4a 和 TRPM4b 主要表达于心脏、肾和内皮细胞。在多种造血细胞系中也可观察到 TRPM4,包括 T、B 淋巴细胞系和单核细胞。目前发现,只有小鼠 TRPM4a 和人类 TRPM4b 长片段介导离子电流,而短片段的作用还不明确。TRPM4 在多种组织中的广泛表达与许多病理生理学过程有关,包括 T 细胞的调节、胰岛素的分泌、脑动脉中的机械转导以及儿茶酚胺介导的血压调节。

TRPM4 对 Ca^{2+} 的敏感性、脱敏和电压依赖性与其 NH_2 和 COOH 末端含有的多个位点有关,包括多个 PKC 磷酸化位点,2 个 ATP 结合体转运子样模序,5 个钙调蛋白结合位点,4 个 Walker B 位点(可能为 ATP 结合位点),1 个 PIP2 结合位点和 1 个螺旋结构域。其中,C 末端钙调蛋白结合位点可显著降低 TRPM4 的 Ca^{2+} 敏感性,同时使 TRPM4 通道的电压依赖性兴奋性偏移到非常正的电位,而 N 末端钙调蛋白结合位点对 TRPM4 的 Ca^{2+} 敏感性无作用。PIP2 可调节钙通道的敏感性,从而调控通道的活性。PIP2 通过增加 Ca^{2+} 敏感性使 TRPM4 通道的电压依赖性兴奋性偏移到非常负的电位,从而加强 TRPM4 的活性。通过全细胞和内外膜片钳方法研究,证明 N 末端突变和 Walker B 模体突变可导致 TRPM4 更快更完全的失活。当细胞内游离 ATP 达到 10nmol/L 时,TRPM4 活性被抑制,其他类型腺嘌呤核苷酸也有抑制作用。细胞内 Ca^{2+} 浓度在 0.4~9.80nmol/L 时,TRPM4 激活,该激活过程通过 ATP、钙-钙调蛋白和 PKC 调节。不同的温度可调节 TRPM4 的电压敏感性,温度增高引起电流增大。

　　TRPM4 通道可介导 Ca^{2+} 激活非选择性阳离子通道(NSCCa,Ca^{2+}-activated non-selective cation channels)。随着 TRPM4 分子结构的发现以及药物化合物的出现,对 NSCCa 电流生理作用的认识有了极大的提高。研究表明,TRPM4 可调节体内多种生理过程。细胞对 TRPM4 激活或失活的反应取决于细胞类型和膜离子转运体的表达幅度。膜电位为负值时,TRPM4 通道使 Na^+ 进入细胞,导致细胞膜去极化。膜电位为正值时,TRPM4 通道可能使 K^+ 进入细胞,导致膜复极化。由于细胞内 Ca^{2+} 参与多个生理过程,且 Ca^{2+} 内流与许多因素有关。因此认为,TRPM4 通过改变细胞膜电位参与感受细胞内 Ca^{2+},影响 Ca^{2+} 及其他离子的驱动力。研究表明,TRPM4 可影响非电压依赖性钙通道(NVDCC)和电压依赖性钙通道(VGCC)。TRPM4 在 Ca^{2+} 驱动力中的电位作用对 T 细胞和 HL1 小鼠心肌细胞内 Ca^{2+} 波动频率有重要的影响,抑制这些细胞中的 TRPM4 通道能避免 Ca^{2+} 浓度波动,使细胞内 Ca^{2+} 浓度具有时相性。TRPM4 可以将细胞内钙离子浓度的变化转变为电压幅度的变化,从而调节包括钙等离子进入细胞内的驱动力。通过调节钙离子,TRPM4 可进一步调控淋巴细胞分泌细胞因子和胰岛 β 细胞分泌胰岛素。TRPM4 还可增强神经兴奋性,促进控制呼吸的 pre-Bötzinger 复合体节律的形成。此外,遗传性 *TRPM4* 突变可引起心脏传导功能的异常,引起进行性传导系统疾病,在某些病理情况下,细胞内 Ca^{2+} 浓度升高时内向电流的增大可诱发快速性心律失常。

　　NSCCa 电流也有可能成为药物作用的靶点,药理研究中使用最普遍的阻滞剂是氟芬那酸,它可以抑制 TRPM4 和 TRPM5;精胺也可抑制这两种通道;磺酰脲类药物格列本脲可抑制 TRPM4。但是这些化合物均缺乏选择性,因为其也可同时抑制其他离子通道。近来新发现了两种可调节 TRPM4 的物质,免疫抑制剂吡唑衍生物 BTP2 可活化 TRPM4,9-菲酚衍生物可抑制 TRPM4,对 TRPM5 无作用。TRPM5 与 TRPM4 大约有 50% 的氨基酸序列具有同源性,因此具有相同的生理特性,如单通道传导性、离子选择性和对电压、钙、PIP2 及温度的敏感性,但是 TRPM5 不能被细胞内 ATP 抑制,它主要表达于味觉感受器细胞和消化系统。

(二) 心脏中的 TRPM4

　　1. 概述　TRPM4 在心血管系统中大量表达,如心脏传导组织、心房肌及静脉平滑肌细胞,参与调节心脏节律,包括心脏传导功能、起搏和动作电位的复极过程。这些作用使 TRPM4 通道可能成为治疗心脏疾病的新型靶向。

　　在一名先天性心功能异常的患者证实了 *TRPM4* 突变,该患者染色体第 7 位点的谷氨酰胺被赖氨酸替代,引起心脏束支传导阻滞进行性加重。这是首次发现人类 *TRPM4* 突变与其通道引起的病理状态相关。通过异源表达 TRPM4 发现 *TRPM4* 突变并不能改变离子通道的生理学特性,但是可以改变突变蛋白的泛素化,从而导致细胞膜蛋白表达增高以及电流的增加。然而,通道功能的增强和心脏传导阻滞之间的联系仍不明确。通过降低膜电位,TRPM4 可能改变电压依赖性钠通道的开放,引起心脏传导组织功能异常。

　　TRPM4 电流存在于窦房结细胞和心房肌细胞,而在心室肌细胞中表达较低。当心室肌肥大时,TRPM4 在心室中表达增高。在自发性高血压(SHR)大鼠造成的心室肥大及室性心律失

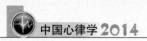

常的心室肌细胞中存在 TRPM4 的过度表达。TRPM4 通道可能引起心肌 Ca^{2+} 激活瞬时内向电流 I_{ti}，I_{ti} 最早在小鼠心肌细胞发现，在肥大的心室中可形成延迟后除极及心律失常。

TRPM4 基因的显性遗传突变与心脏传导紊乱——进行性家族性心脏传导阻滞 I 型、孤立性心脏传导疾病导致的传导阻滞、右束支阻滞、心动过速和 Brugada 综合征等相关。文献报道目前已发现 10 种 *TRPM4* 的基因突变体与心脏传导疾病相关，表明该通道是人类心脏传导疾病的重要易感基因。*TRPM4* 基因突变体相关的表型与编码电压门控钠通道 Nav1.5 的 *SCN5A* 突变体相似，表明这两种心脏通道可能存在相互影响，参与心脏细胞兴奋性的形成和冲动的传播。

2. TRPM4 在窦房结中的作用　小鼠的窦房结细胞中同样有 TRPM4 表达。研究者发现在小鼠窦房结起搏细胞中存在非选择性阳离子通道单电流。通过研究该单通道电流的生物学特性，如传导性和离子选择性，以及对于 TRPM4 弱抑制剂氟芬那酸的敏感性，结果发现 TRPM4 通道介导了这种电流的形成。然而，宏观的 NSCCa 电流还未在窦房结和其他结细胞中检测到。上述发现表明 TRPM4 可能参与了起搏细胞的自律性活动，在心脏节律的产生和调节中发挥了关键作用，TRPM4 可能成为控制心脏节律的又一新的治疗靶点。

3. TRPM4 在心室肌细胞中的作用　多个研究发现心室肌细胞中存在罕见而小量的类似 TRPM4 的电流，尽管在这些细胞中几乎没有发现 TRPM4 mRNA 的表达。Guinamard 等发现，相比正常血压的 WKY 大鼠，SHR 大鼠心脏 TRPM4 的 mRNA 水平有显著升高，表明 TRPM4 介导的电流可能参与肥大心肌细胞的致心律失常电重构。这个发现可能解释 SHR 大鼠心肌细胞中延迟后除极频率增高的现象。尽管 TRPM4 通道在伴有心肌肥大的心律失常的发生中发挥重要作用，但 TRPM4 在心室肌细胞中的具体作用还不完全明确。

4. TRPM4 电流和 I_{ti} 电流在心室肌细胞中的作用　心律失常可能由触发活动或传导异常诱发。触发性心律失常是指提前出现的自动去极化引起的动作电位所触发的心律失常事件。与传导改变相关的心律失常主要源自冲动传导的延迟或阻断，或源自单向传导阻滞。一项研究发现 Ca^{2+} 可激活非选择性阳离子通道，有很强的电压依赖性，介导心室肌细胞的瞬时内向电流 I_{ti}，而且心肌肥厚导致的 Ca^{2+} 超载中也出现 I_{ti} 电流。I_{ti} 形成的分子机制尚存在争议，但是多个研究均表明该电流是由 Ca^{2+} 诱发的，而且与延迟后除极的形成有关。这些特性支持 I_{ti} 由 *TRPM4* 介导或调控的假说。

5. TRPM4 在心脏传导系统中的作用　研究发现，TRPM4 染色阳性见于心房肌细胞和浦肯野纤维，而很少见于希氏束和心室肌细胞，该发现与 *TRPM4* 突变的患者心脏传导减慢的结论一致，也与 *TRPM4* 基因敲除小鼠的表型一致。在心肌细胞兴奋性中，TRPM4 通道可能主要介导 Na^+ 内向电流。通过对人心脏组织中 *TRPM4* 的 mRNA 的表达的评估，发现 TRPM4 在浦肯野纤维中大量表达，而在左室中表达很少。表达量多少的相对顺序是浦肯野纤维≥室间隔、右室 > 右房、左室。有趣的是，TRPM4 在小鼠与人组织中的表达不同，在小鼠大量表达于心房。对牛的冻存心脏组织进行免疫组化染色检测 TRPM4 的表达，发现浦肯野纤维高表达，而心房和心室组织中表达相对低。TRPM4 在人类浦肯野纤维的高表达，以及 ICCD 和 PFHBI 表型，表明 TRPM4 在人类心脏传导系统发挥重要作用。但是 TRPM4 导致传导阻滞的潜在分子机制还不明确。携带 *PFHBI* 和 *ICCD* 突变的 TRPM4 通道表现出显性的功能获得表型。显然，这与生物特性的变化无关，而是与 TRPM4 电流密度增加有关。研究表明与 *ICCD* 和 *PFHBI* 突变相关的 TRPM4 电流增加导致膜传导阻滞增加，使动作电位不能下传至浦肯野纤维。该假说与患者心电图宽 QRS 波形的发生一致，而且可以解释所观察到的右束支阻滞、双束支阻滞以及心室内传导阻滞。TRPM4 通道的 Ca^{2+} 活性 EC_{50} 值约 1μmol/L。近来的研究证明,TRPM4 通道更可能由心脏动作电位后时相细胞内 Ca^{2+} 升高而激活,从而抑制动作电位复极化。另外,功能获得和功能缺失突变可能通过减少 Nav1.5 通道导致传导减慢。然而,另一种可能性是 TRPM4 通道通过与超常传导相似的机制影响传导速度。超常传导是观测到的细胞外液 K^+ 浓度决定膜电压的最佳值。K^+ 浓度升高或降低均会降低心脏传导速度。因此认为,TRPM4 的功能获得和功能缺失突变可能导致细胞外液 K^+ 浓度升高或降低,继而影响心脏传导速度。另一项研究发现,HL1 小鼠心肌细胞中 TRPM4 的活性影响细胞内 Ca^{2+} 浓度的变化,但是对于心脏传导的重要性还需进一步研究。

6. *TRPM4* 基因敲除小鼠的研究 对转基因小鼠的研究表明,与野生型相比 *TRPM4*$^{-/-}$ 小鼠的血压升高。基因敲除型与野生型小鼠在血管收缩力、肾排 Na^+ 和 K^+、血清 Na^+ 和 K^+ 浓度、血细胞比容或血浆容量等各项指标中无明显差异。另外,在肾素 - 血管紧张素 - 醛固酮系统的调节或血管肌源性反应方面也未观测到不同。动脉血压部分由神经激素控制,通过测量 TRPM4 蛋白在神经系统中的表达,可以研究神经源性机制在高血压发展中的作用。乙酰胆碱刺激后,*TRMP4*$^{-/-}$ 小鼠嗜铬细胞的胞吐事件数量增加,表明这种高血压的发生是由神经内分泌失调引起的。关于 *TRPM4*$^{-/-}$ 小鼠的心脏电生理研究发现,相比 *TRPM4*$^{+/+}$ 小鼠,KO 小鼠的 PR 和 QRS 间期延长,而且心脏传导系统的希氏束上方和下方传导时间均降低。*TRPM4*$^{-/-}$ 小鼠表现出更频繁的房室传导阻滞,表明 TRPM4 在心脏传导系统中起着重要作用。

对 *TRPM4*$^{-/-}$ 基因型小鼠的研究证明 TRPM4 在小鼠心脏兴奋性的调节中发挥重要作用。*TRPM4*$^{-/-}$ 小鼠表现出包括 PR 和 QRS 间期延长的心律失常,房室传导阻滞的发生也比野生型对照组更频繁。*TRPM4* 基因敲除小鼠与 TRPM4 的抑制剂 9-phenanthrol 都促进了 TRPM4 在心肌细胞中的功能研究。与同窝对照组小鼠相比,*TRPM4*$^{-/-}$ 小鼠分离的心房肌细胞的动作电位时程缩短了 20%。而且,9-phenanthrol 降低野生型对照组的心房动作电位时程,而不降低 *TRPM4*$^{-/-}$ 小鼠的动作电位时程,表明 TRPM4 在心房中具有调节动作电位时程的作用。因此,在病理情况下,TRPM4 的激活可能延长动作电位时程,从而导致早后除极的发生,成为房颤的潜在触发点。另一方面,对于窦房结的起搏活性,TRPM4 与超极化的激活核苷酸敏感(HCN)通道以及 Na^+/Ca^{2+} 交换体(NCX)发挥重要的协同作用。

9-phenanthrol 的应用显著降低了自发性搏动的小鼠和大鼠右房的心率。该抑制剂的作用是频率依赖性的,在心率慢时作用更明显。*TRPM4*$^{-/-}$ 小鼠心房对 9-phenanthrol 不敏感。9-phenanthrol 使舒张期去极化斜率降低,表明 TRPM4 在预防心动过缓中起重要作用。临床观察到人群中 *TRPM4* 基因突变与心动过缓有关,也证明了这一点。在鼠类缺血再灌注诱导早后除极的心脏模型中发现,TRPM4 参与早后除极的发生。给予 9-phenanthrol 可以消除小鼠右室早后除极,且呈剂量依赖性。Vennekens 等采用膜片钳、膜电位测量、显微镜荧光测定、收缩试验和活体内压力 - 容量曲线分析方法研究了 *TRPM4*$^{-/-}$ 小鼠的表型。这些试验的结果都显示小鼠活体内心脏 TRPM4 通道活性与 β 肾上腺素变力反应的调节有关。由于人类和啮齿类的心脏生理方面存在显著差异,所以,人类心肌细胞中 TRPM4 通道活性是否也与 β 肾上腺素变力反应的调节有关,还有待进一步研究。

综上所述,心脏 TRPM4 通道在心脏节律的调节中起重要作用,而且可能是开发治疗心律失常合并心肌肥厚或急性心衰的新型药物的靶点。目前对其主要的分子和细胞机制有待进一步明确。不清楚的是:TRPM4 在心脏传导系统中的具体作用是什么? 尤其是在健康人群和患者的心房和窦房结细胞中的作用。为何 *ICCD* 基因突变对 TRPM4 电流密度有显著的功能获得性作用？激活 TRPM4 通道的 Ca^{2+} 的来源是什么？TRPM4 通道是细胞外 Ca^{2+} 依赖的还是肌质网释放的 Ca^{2+} 激活的？这些问题有待进一步研究证明。

（吴林　任璐）

参 考 文 献

[1] Guinamard R, Demion M, Launay P. Physiological roles of the TRPM4 channel extracted from background currents. Physiology (Bethesda)2010,25:155-164.

[2] Burt R, Graves BM, Gao M, et al. 9-Phenanthrol and flufenamic acid inhibit calcium oscillations in HL-1 mouse cardiomyocytes. Cell Calcium,2013,54:193-201.

[3] Simard JM, Woo SK, Gerzanich V. Transient receptor potential melastatin 4 and cell death. Pflugers Arch Eur J Physiol,2012, 464:573-582.

[4] Kruse M, Schulze-Bahr E, Corfield V, et al. Impaired endocytosis of the ion channel TRPM4 is associated with human progressive familial heart block type I. J Clin Invest,2009,119:2737-2744.

[5] Liu H, Zein El L, Kruse M, et al. Gain-of-function mutations in TRPM4 cause autosomal dominant isolated cardiac conduction disease. Circ Cardiovasc Genet,2010,3:374-385.

[6] Simard C, Salle L, Rouet R, et al. Transient receptor potential melastatin 4 inhibitor 9-phenanthrol abolishes arrhythmias induced by hypoxia and re-oxygenation in mouse ventricle. Br J Pharmacol,2012,165:2354-2364.

[7] Stallmeyer B, Zumhagen S, Denjoy I, et al. Mutational spectrum in the Ca^{2+}- activated cation channel gene TRPM4 in patients with cardiac conductance disturbances. Hum Mutat,2012,33:109-117.

[8] Woo SK, Kwon MS, Ivanov A, et al . The sulfonylurea receptor 1(Sur1)-transient receptor potential melastatin 4(Trpm4)channel. J Biol Chem,2013,288:3655-3667.

[9] Liu H, Chatel S, Simard C, et al. Molecular genetics and functional anomalies in a series of 248 Brugada cases with 11 mutations in the TRPM4 channel. PLoS ONE,2013,8:e54131.

[10] Abriel H, Syam N, Sottas V, et al. TRPM4 channels in the cardiovascular system:physiology,pathophysiology,and pharmacology. Biochem Pharmacol,2012,84:873-881.

[11] Simard C, Hof T, Keddache Z, et al. The TRPM4 non-selective cation channel contributes to the mammalian atrial action potential. J Mol Cell Cardiol,2013,59:11-19.

[12] Guinamard R, Demion M, Magaud C, et al. Functional expression of the TRPM4 cationic current in ventricular cardiomyocytes from spontaneously hypertensive rats. Hypertension,2006,48:587-594.

[13] Launay P, Fleig A, Perraud AL, et al. TRPM4 is a Ca^{2+}-activated nonselective cation channel mediating cell membrane depolarization. Cell,2002,109:397-407.

[14] Schattling B, Steinbach K, Thies E, et al. TRPM4 cation channel mediates axonal and neuronal degeneration in experimental autoimmune encephalomyelitis and multiple sclerosis. Nat Med,2012,18:1805-1811.

9. 离子流的相互作用

随着细胞电生理研究的不断深入,认识到离子流作为心脏电活动的基本单元在心脏特性和功能及心律失常的发生方面起着至关重要的作用。但其作用方式并不清楚,基于既往的研究成果,推测心肌细胞离子流存在相互作用,且此相互作用在维持正常心电活动和心律失常的发生等方面发挥重要作用。

一　离子流相互作用及其类型

研究显示,各离子流间相互作用类型可分为通道分子间直接相互作用和间接相互作用或功能性相互作用。

1. 不同离子通道分子的直接相互作用　离子通道由多种亚基组成,其中 α 亚基是组成离子通道的核心,它的改变直接影响到离子流的变化。Biliczki 等报道,将 I_{Ks} 通道 α 亚基(KCNQ1)和 I_{Kr} 通道 α 亚基(HERG)共转染后,KCNQ1 可直接上调 HERG 蛋白在膜上的表达,同时增加离子流密度。且当 KCNQ1 存在时,HERG 灭活加速,其灭活性质更接近天然的 I_{Kr}。Ehrlich 也有类似的发现。另有研究发现,不仅不同通道的 α 亚基间存在相互作用,一个通道的 β 亚基可能对其他通道也有调控效应,更甚者可能同时对多种通道起共同调节作用。如 HERG 受到 I_{Ks} 的 β 亚基(KCNE1)的直接调控。可能的解释是 HERG 的 C 末端与蛋白伴侣的相互作用对于其通道蛋白的定位和功能至关重要,而 KCNQ1、KCNE1 可能作为蛋白伴侣而发挥作用。I_{Kr} 的辅助亚基 MiRP1 同样对起搏电流(I_f)的亚基 HCN 功能有影响。I_{to} 的辅助亚基 KChIP2 也可以调控 $I_{Ca,L}$ 电流。

2. 不同离子流的间接相互作用或功能性相互作用　除了直接作用外,离子流之间更多的是间接或功能性相互作用。包括:通过改变膜电位影响其他离子流。复极过程是内、外向离子流相互作用和相互平衡精细调节的结果。当 I_{Kr} 被抑制时,引起心肌细胞有更多的时间使 I_{Ks} 激活。事实上,任何一种外向电流的减少或内向电流的增加都可使动作电位平台期延长,从而引起其他外向电流的增加。I_{to} 贡献在 1 相复极,对 APD 影响有限。但必须强调的是 I_{to} 可以改变平台期电位,间接改变其他通道电流。另外,Kv4.3 有一个缓慢的失活过程,可影响平台期 $I_{Ca,L}$ 和 I_{Na} 的窗口电流。Deschenes 等发现钠电流与 I_{to} 存在功能性联系。

通过改变细胞内、外离子浓度影响其他离子流。钾离子外流减少导致 $[K^+]_o$ 降低,可导致 I_{K1} 降低,而增加 4 期自动除极过程中 Na^+ 或 Ca^{2+} 内流,使除极化加快。同时,$[K^+]_o$ 降低又会促进 I_{Kr} 通道降解增加。$I_{Ca,L}$ 及肌质网钙释放通道功能改变,将引起 $[Ca^{2+}]_i$ 变化,而后者则可以影响 I_{Na}。非选择性离子流、交换体电流、泵电流及离子敏感通道电流等,本身就受到多种离子流的影响和调控,离子流之间往往通过离子的改变相互联系。如抑制 Na^+-K^+ 泵,使细胞内 Na^+ 增加,则促进 Na^+-Ca^{2+} 交换激活,使 Ca^{2+} 内流增多,进而导致 $I_{Cl/Ca}$、$I_{K/Ca}$ 和钙释放通道电流的增加。

通过改变内源性物质影响其他离子流。Luo 等报道,长时间抑制 I_{Kr} 后,可通过降低 miR-133 对 I_{Ks} 转录后抑制效应,引起 I_{Ks} 蛋白表达上调。$[Ca^{2+}]_i$ 可经钙离子/钙调蛋白依赖性蛋白激酶 II(CaMK II)参与 I_{to}、$I_{Na,L}$、I_{Ks}、$I_{K/Ca}$ 和 I_{K1} 表达或功能的调控(图 1-9-1)。

二　离子流相互作用的研究

1. 心肌复极储备　实际上,很多学者已经关注离子流之间的相互作用。最著名的是 Roden 提出的心脏复极储备观念。它认为复极是复杂的。当一个成分(如 I_{Kr})损失时,通常不会引起复极异常,因为系统中其他成分将补充(如 I_{Ks}),直到 I_{Kr} 阻断显著增加。随后,许多学者均证明了复极储备的存在,并且深入研究了离子流相互作用的形式。如当 I_{Ks} 发生丧失型突变时,I_{Kr} 的阻滞可明显加重心律失常的危险。I_{Ks} 在正常心脏复极中作用很小,而当药物诱导 I_{Kr} 阻滞、低血钾、基因异常或心动过缓时引起 APD 增加,可能引起 I_{Ks} 的激活,启动负反馈机制限制 APD 的进一步延长。Biliczki 等发现,在与 *KCNQ1-WT* 共转染时,尽管 HERG 总蛋白合成和糖基化不变,但其在膜上的表达增加,电流增大。与迁移缺陷的突变 *KCNQ1-T587M* 共转染后,HERG 在膜上的表达没有增加,电流也与单转染时接近。复极储备概念的提出对理解心律失常的发生开辟了一个新思路。不仅证实了离子流之间相互作用的存在,也对揭示 LQTS 等心律

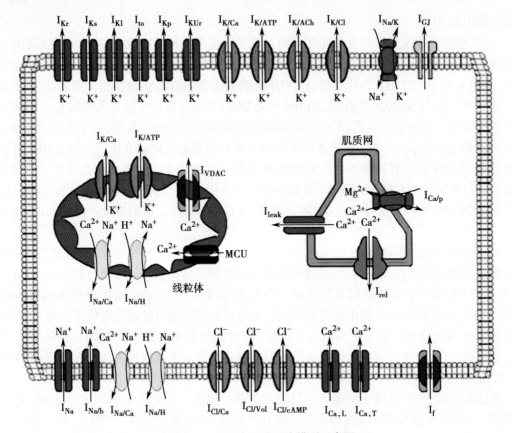

图 1-9-1　心室离子流细胞模型示意图

失常的发生机制起到重要作用。

　　然而该概念存在两个不足:①它强调不能过度延长 APD,以免诱发 LQTS。却忽视了 APD 过度缩短同样诱发心律失常的可能。②目前认为抗心律失常的药物应以多通道阻滞为好,但依照复极储备的概念,应用阻滞多个钾通道的药物显然更易导致 APD 的过度延长,其致心律失常风险远高于选择性钾通道阻滞剂。而"离子流相互作用"认为,将 APD 维持在一个正常范围内,过度增加或减少均可导致心律失常,这也与经典的心律失常概念相吻合。另一方面,该假说强调药物或治疗手段使心肌电活动恢复至正常范围内,而不是单纯强调 APD 的延长或缩短,不存在对离子流作用的数量问题,究竟作用于一个还是多个离子流应视具体情况而定。

　　2. 计算机模拟研究　离子流是由许多单个通道组成的,一些通道行为呈现出像大分子复合物特征的复合通道(co-channels)。这样记录的离子流是各单个通道的叠加效应,通道开放频率增加主要是由于通道之间存在协同作用的结果。有学者认为,细胞膜上离子通道呈一维列阵分布,离子流的单个通道间或离子通道与细胞外电场存在相互协同作用,可以利用数学和统计力学方法对离子通道的集体行为和相互作用进行精确计算,以发现一个通道开放或者关闭对相邻通道的影响程度。1991 年,Luo 小组利用 LRd 模型模拟得到动作电位、钙离子浓度及各种离子流随时间的变化曲线,观察各离子流改变的综合效应及对动作电位的贡献。他们发现由于 I_{Ks} 的累积效应,导致 $I_{Na/Ca}$ 通道激活和电流增加,继发性引起 Na^+ 累积,使细胞产生明显的 APD 频率依赖性。之后 Rudy 小组又用 LRd 动力学模型就离子流相互作用对 AP 适应性、恢复性及复极储备和心电图(图1-9-1)的影响等从不同角度进行了诸多研究。Yifrach等模拟发现增大心肌细胞快速复极化电流时,可使其他外向钾电流先减小后增大并出现震荡,同时使 I_{Na} 降低,去极化速度减慢。Zhou等则建立了部分离子通道蛋白之间相互作用的网络模型。这些模拟的研究成果不仅为离子流相互作用提供了理论支持,也为系统研究离子流相互作用提供了有力的方法和手段。

3. 离子流相互作用与心脏正常电活动　心脏电活动是复杂而有序的,即存在不同部位的多样性,又显示整体心脏的协同性,作为心脏电活动基本单元的离子流在其中起着关键作用,它们包括:参与4相自动除极的 I_f、$I_{Ca,T}$、I_{K1}、I_{NCX}、$I_{K,ACh}$、I_{pump} 等;参与0相除极的 $I_{Ca,L}$、I_{Na};参与复极的 I_{Kr}、I_{Ks}、I_{Kur}、I_{to}、I_{K1}、$I_{Ca,L}$、$I_{Na,L}$、$I_{Ca,T}$、I_{NCX} 等和维持静息电位的 I_{NCX}、I_{K1} 和 I_{pump}。此外还有缝隙连接通道电流、肌质网钙释放电流、线粒体阴离子通道电流、$mitoI_{KATP}$、$mitoI_{K,Ca}$ 等,心室离子流细胞模型示意图见图1-9-1。生理状况下,如内向电流 $I_{Ca,L}$、I_{Na} 增加,可以使APD增加,导致外向电流 I_{Kr}、I_{Ks} 等增加,从而防止APD的过度延长。当一个外向电流减少时,其他外向电流增加来减缓APD延长,使之维持在正常范围内,这从另一个侧面反映了离子流通过相互作用维持心脏正常的电活动。模拟实验发现,正常心肌细胞在受到外界刺激时导致细胞各离子浓度改变,适当刺激一定时间后,其动作电位基本呈周期状态变化,提示正常心脏在受到刺激下短时间内可自我调节,并恢复正常状态。可见,当外界因素引起每种离子流的改变,其他离子流将代偿性地进行调节和补充,以维持心脏正常电活动。

4. 离子流相互作用与心律失常　众所周知,APD延长为产生早后除极、迟后除极和LQTS等创造了条件,而APD缩短则是折返的基础。AP的除极和细胞间连接的改变又为复极离散度的增加、细胞间传导异常提供了可能。

动作电位在复极过程中或完全复极后再次出现除极,前者为早后除极(EADs),后者为迟后除极(DADs)。后除极达到阈电位可激起一个或一串提前出现的动作电位,引起触发性心律失常。由于 I_{Kr}、I_{Ks}、I_{Kur} 和 I_{to} 降低及 $I_{Ca,L}$、$I_{Na,L}$ 的增加或两者同时存在,使得2相或3相复极延长,导致EAD的发生。AP的平台期,由于膜电阻高,电流总的都比较小,此时 $I_{Na,L}$ 对APD作用显著。$I_{Na,L}$ 增加可驱使 Na^+ 进入,使 I_{NCX} 的反向模式激活,Ca^{2+} 进入增加,促进肌质网 Ca^{2+} 释放,引起钙超载,最终引起EADs,还直接诱发LQT3。心脏舒张期,由于钙渗漏和自发性钙释放增加,$[Ca^{2+}]_i$ 升高,使 I_{NCX} 和 $I_{Cl,Ca}$ 激活,产生 I_{ti} 电流,引起DADs。I_{K1} 通道主要维持静息电位,该电流对 $[Ca^{2+}]_i$ 非常敏感,当 $[Ca^{2+}]_i$ 减少时降低 I_{K1},导致工作心肌或肺静脉肌袖自动去极化增加,诱发异位节律和阵发性房颤。

正常心肌细胞存在跨室壁和(或)区域间复极不均一性。病变心肌由于电重构导致复极离散度增大,诱发折返。如心衰时心肌细胞APD的延长,主要是由于 I_{to}、I_{Kr} 和 I_{K1} 的减弱,且 I_{to} 的减弱主要发生于心内膜,使得原本在外膜和中层细胞高表达的 I_{to} 与之差距更大,导致离散度增加,进而引起心律失常。缝隙连接蛋白可减少这种不均一性,降低折返的发生。但病理情况下,缝隙连接蛋白功能降低,扩大了心肌复极离散度。当一些细胞APD延长时,另一些细胞可能缩短,即发生不一致的交替,容易诱发心律失常。

5. 离子流相互作用与药物疗效或心脏毒性评价　由于 I_{Kr} 阻断可以导致致命的尖端扭转型室速(TdP),故检测药物对 I_{Kr} 的作用已成为新药心脏毒性的"检测标准"。但实际中发现,仅阻断 I_{Kr} 并不能诱发复极延迟或TdP。因为心脏复极不仅仅依赖 I_{Kr},还依赖其他电流,仅单纯的 I_{Kr} 异常并一定导致心律失常。若同时抑制延长APD的电流,才可能使TdP的事件显著增加。故仅以 I_{Kr} 作为心脏毒性的"检测标准"不够全面。

现有抗心律失常药物虽可控制症状,但疗效不佳,甚至诱发新的心律失常,也不能降低死亡率。因此,寻找针对离子流相互作用的药物可能更符合客观实际。如胺碘酮等作用于多种离子流,使 APD 延长,但跨室壁复极离散度(TDR)却不增加,甚至降低。Scirica 等发现抗心绞痛药物雷诺嗪同时阻滞 $I_{Na,L}$ 和 I_{Kr},长期应用并不延长 QT 间期。维拉帕米是 $I_{Ca,L}$ 阻断剂,对 HERG 和 Kir6.2 电流均有较强的抑制作用,也很少诱发 TdP,体现了药物对离子流的综合效应。离子流相互作用理论强调对药效的评价由原来离子流数量转向对离子流相互作用的综合指标,即以综合指标转归作为药物疗效的评判标准,这样更符合客观实际。药物延长病变心肌的 APD,对消除折返有效,但能促使 TdP。缩短 APD 的药物利于防止 TdP,却促使形成折返。因此,抗心律失常药应该具有双向性 APD 调控特征,才能有效地纠正心脏电活动的偏离。复合型Ⅲ类药胺碘酮、阿齐利特及 CPU-86017 可能正是具有这种双相调控 APD 特性,才较少诱发心律失常。

综上所述,心脏电活动可能由心肌细胞上众多离子流共同完成,各离子流之间以相互作用的模式维持整个心脏正常的电活动。当某种因素使离子流及其相互作用异常时,可导致心脏电活动发生偏离,机体将通过代偿性调节使之恢复并维持正常。当偏离超过一个临界范围后,则诱发心律失常。这说明离子流是心脏电活动的基础,但各离子流不是孤立的,也非若干个离子流简单叠加或平衡,而是存在复杂的、动态的相互影响和相互作用。这种相互作用是心脏电活动的基本模式,它决定着心脏电生理的整合性和协调性。同时,离子流及其相互作用受到诸多因素的影响而发生改变时,机体内环境、内源性物质及神经内分泌系统将进行代偿性调节,使之维持在一个正常范围内。但变化超出此范围,机体将处于失代偿状态,则导致心律失常的发生。由此推测,心律失常的治疗策略应为综合纠正离子流及其相互作用的异常改变,使心脏电活动恢复并维持在正常范围内,才能有效地减少心律失常的发生。

离子流相互作用对于揭示心肌正常电活动以及心律失常的细胞学机制有着重要的意义。但离子流相互作用是一个生理协调系统,要揭示这样复杂的系统,需要多重高质量的互补途径才能实现。由于此概念刚刚提出,还有诸多方面需要进一步研究证实和不断完善,包括:①离子流相互作用的类型和机制的明确;②寻找和确定反映离子流综合作用的心脏电生理指标及其正常值范围;③需要一个更有效的、尽可能反映人类心脏众多离子流相互作用复杂性的评价系统。

(李央　傅义程)

参 考 文 献

[1] Biliczki P,Girmatsion Z,Brandes RP,et al. Trafficking-deficient long QT syndrome mutation KCNQ1-T587M confers severe clinical phenotype by impairment of KCNH2 membrane localization:evidence for clinically significant IKr-IKs alpha-subunit interaction. Heart Rhythm,2009,6:1792-1801.

[2] Thomsen MB,Sosunov EA,Anyukhovsky EP,et al. Deleting the accessory subunit KChIP2 results in loss of I(to,f)and increased I(K,slow)that maintains normal action potential configuration. Heart Rhythm,2009,6:370-377.

[3] Deschênes I,Armoundas AA,Jones SP,et al. Post-transcriptional gene silencing of KChIP2 and Navbeta1 in neonatal rat cardiac myocytes reveals a functional association between Na and Ito currents. J Mol Cell Cardiol,2008,45:336-346.

[4] Gao YD,Hanley PJ,Rinné S,et al. Calcium-activated K(+)channel(K(Ca)3.1)activity during Ca(2+)store depletion and store-operated Ca(2+)entry in human macrophages. Cell Calcium,2010,48:19-27

[5] Roden DM,Abraham RL. Refining repolarization reserve. Heart Rhythm,2011,8:1756-1757.

[6] Xiao L,Xiao J,Luo X,et al. Feedback remodeling of cardiac potassium current expression:a novel potential mechanism for control of repolarization reserve. Circulation,2008,118:983-992.

[7] Biliczki P,Girmatsion Z,Brandes RP,et al. Trafficking- deficient long QT syndrome mutation KCNQ1T587M confers severe

clinical phenotype by impairent of KCNH2 membrane localization:evidence for clinically significant IKr-IKs alpha-subunit interaction. Heart Rhythm,2009,6:1792-1801.

[8] Erdem R. Collective equilibrium behaviour of ion channel gating in cell membranes:an ising model formulation. J Biol Phys, 2006,32:523-529.

[9] Rudy Y. Noninvasive electrocardiographic imaging of arrhythmogenic substrates in humans. Circ Res,2013,112:863-784.

[10] Zhou R,Hang P,Zhu W,et al. Whole genome network analysis of ion channels and connexins in myocardial infarction. Cell Physiol Biochem,2011,27:299-304.

[11] Wu L,Guo D,Li H,et al. Role of late sodium current in modulating the proarrhythmic and antiarrhythmic effects of quinidine. Heart Rhythm,2008,5:1726-1734.

[12] Nattel S,Maguy A,Le Bouter S,et al. Arrhythmogenic ion-channel remodeling in the heart:heart failure,myocardial infarction, and atrial fibrillation. Physiol Rev,2007,87:425-456.

[13] Alvarez PA,Pahissa J. QT alterations in psychopharmacology:proven candidates and suspects. Curr Drug Saf,2010,5:97-104.

[14] Fujii M,Ohya S,Yamamura H,et al. Development of recombinant cell line co-expressing mutated Nav1. 5,Kir2. 1,and hERG for the safety assay of drug candidates. J Biomol Screen,2012,17:773-784.

[15] Scirica BM,Morrow DA,Hod H,et al. Effect of ranolazine,an antianginal agent with novel electrophysiological properties,on the incidence of arrhythmias in patients with non-ST-segment-elevation acute coronary syndrome:results from the Metabolic Efficiency Coronary Syndrome Thrombolysis in Myocardial Infraction 36(MERLIN-TIMI 36)randomized controlled trial. Circulation,2007,116:1647-1652.

10. 钠钙处理蛋白的氧化还原调控

心律失常和心肌收缩功能障碍都源于细胞内钠钙处理障碍。其经典的调控机制包括许多影响钠钙调控的蛋白信号途径,如应激活化的蛋白激酶(PKA、PKC 和 CaMKⅡ)。当心脏处于疾病状态时,ROS 生成增多,一方面激活丝氨酸 / 苏氨酸激酶,使细胞内钙离子稳态失衡;另一方面通过氧化和激活离子通道和转运蛋白,如电压门控钠通道、Na/K-ATP 酶、钠钙交换蛋白、L 型钙通道、兰尼碱受体及肌质网钙离子 ATP 酶,引起钠钙失衡,促进心律失常发生。本文就心律失常与心肌钠钙蛋白的氧化还原调控机制作一简述。

一　心脏的氧化还原系统

心脏的氧化还原系统是由生成 ROS 的蛋白系统和抗氧化的蛋白系统组成的微妙平衡。

1. 心脏的 ROS 来源和抗氧化能力　心肌细胞 ROS 的来源包括线粒体、NADPH 氧化酶、黄嘌呤氧化酶和非耦联的一氧化氮合成酶(图 1-10-1)。

生理条件下,线粒体内氧化磷酸化产生的少量超氧化物(O_2^-)可以被超氧化物歧化酶(SOD)失活变成 H_2O_2。O_2^- 由于其高活性只能扩散几个纳米的有限距离,而 H_2O_2 的低活性可以允许其到达细胞膜。H_2O_2 自身可被谷胱甘肽过氧化物酶、过氧化氢酶和硫氧还蛋白(Trx)系统还原成 H_2O。谷胱甘肽过氧化物酶大量存在于线粒体和胞质中,其活性需要谷胱甘肽的存在,而谷胱甘肽是胞质内主要的氧化还原缓冲物质。还原型与氧化型谷胱甘肽的比率通常大于 10,但在病理条件下会显著降低。当超氧化物增加时,随之大量产生的 H_2O_2 使细胞内的抗氧化能力大大削弱,同时也可以产生大量高反应性的 $OH^{..}$ 自由基或者过氧化亚硝酸基(ONOO-)。

除了在线粒体可以大量生成超氧化物,在心肌细胞也富有 NADPH 氧化酶(Nox2 和 Nox4)

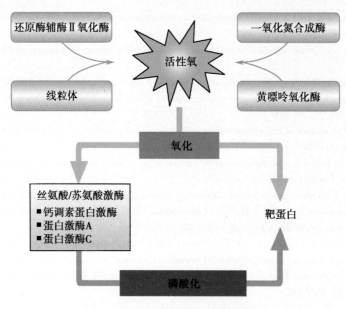

图 1-10-1　心肌细胞 ROS 的来源

表达,产生超氧化物。研究显示,在心脏氧化应激(机械张力、内皮素 -1、血管紧张素Ⅱ)的条件下,Nox 的活性是增加的,且与线粒体内的 ROS 产物密切相关。Nox 依存的 ROS 产生在线粒体内能够以 ROS 诱发的 ROS 释放的正反馈方式大量扩增。虽然目前 Nox4 的作用还不太清楚,但越来越多的证据显示 Nox4 的上调和转运至线粒体内能增加 ROS 的产生,加重心肌功能障碍和心律失常的发生。但也有研究显示基因敲除 Nox 能够加重心脏功能障碍的进展,这可能是 Nox4 在血管形成中有益的作用。

ROS 的第三种来源是黄嘌呤氧化酶,在心功能不全时其活性和表达是增加的。此外,还有一氧化氮合成酶(NOS),在氧化应激下结构变得不稳定,产生 ROS(NOS 的非耦联作用)。这种作用在压力超负荷时影响心脏重构。特别注意的是,内皮性 NOS(eNOS)常和 L 型钙通道共存于细胞膜小凹中,而神经性 NOS(nNOS)则和兰尼碱受体 2(RyR2)共存于肌质网上。这暗示了 NOS 在 ROS 依存性的钙离子处理中扮演着重要的角色。

2. 离子通道蛋白的氧化还原调控　ROS 氧化半胱氨酸的巯基团(SH-),生成二硫基团,从而影响蛋白的三级结构和四级结构,改变通道蛋白的性状和功能。研究已经显示许多钙调节蛋白在生理或病理条件下受到 ROS 依存性的氧化而发生功能变化。

二　钠钙调节蛋白的氧化还原调控

ROS 的蓄积可以引起细胞内钠钙过载。同时,在心肌氧化应激时,细胞内钠过载会极大地增强线粒体 ROS 的产生。这种正反馈环极大地增强了 ROS 所导致的损害。细胞内钠钙的稳态是紧密相关的,改变钠调节蛋白会改变细胞内钠含量,进而改变细胞内钙含量及心肌收缩性。图 1-10-2 简略显示了 ROS 对钠钙调节蛋白的影响。

1. 电压门控钠通道　心肌钠通道由主孔道亚基(Nav1.5)及调节性亚基组成。Nav1.5 包含 1 个蛋氨酸残基,其能被 ROS 所氧化,降低钠通道开放。ROS 也会降低钠通道的利用度,并延长通道从失活状态恢复的时间,引起钠通道失活曲线负性偏移。但 ROS 并没有改变钠通道的激活特性。

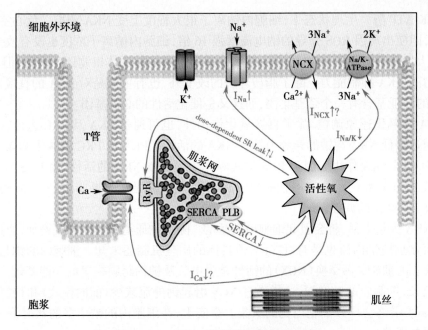

图 1-10-2　ROS 对钠钙调节蛋白的影响

最近一种新型的钠通道电流(晚钠电流)门控模式越来越受到关注,其由 ROS 来激活。峰值钠电流只持续极短时间(大约 10 毫秒),但晚钠电流可以持续数百毫秒。尽管晚钠电流的幅度很小(仅为约峰电流的 1%),由于其持续特性,仍可以使相当的钠离子通过这种方式进入细胞内。这表明在病理状况下,晚钠电流也是细胞内钠离子的重要调控者。研究显示 ROS 可增加细胞内钠离子含量,延长动作电位间期(APD),导致早复极(EADs),这可能与 ROS 增强晚钠电流有关。

除了 ROS 直接氧化 Nav1.5 蛋白外,脂质环境的改变或 ROS 诱导的 PKA、PKC 和 CaMKⅡ激活都可能与 ROS 对心脏钠通道调控相关。Nav1.5α 亚基可被 PKA、PKC 及 CaMKⅡ磷酸化。CaMKⅡ磷酸化位点在丝氨酸 571 和 516 及苏氨酸 594,由于磷酸化增强了钠通道失活状态,致使电压依存性失活曲线负向偏移。虽然许多相关的磷酸化位点还不清楚,但已明确的是 CaMKⅡ能够增大晚钠电流,使细胞内钠蓄积、APD 延长及心律失常发生。其机制可能与上述 ROS 对钠通道调控作用相关。而且,CaMKⅡ基因剔除小鼠中未观察到 ROS 所引发的晚钠电流改变,暗示 CaMKⅡ可能在钠通道氧化还原调控中的重要地位。

PKA 及 PKC 均能够影响心肌钠通道。Nav1.5 的 I-Ⅱ亚基连接环中有两个丝氨酸残基(丝氨酸 526 及 529)均可以被 PKA 磷酸化。PKA 介导的 Nav1.5 磷酸化可以加速通道移动至质膜,进而增强峰值钠电流密度,但并不改变通道的失活动力学。PKC 也能调控钠通道电流。在 PKC 被抑制的前提下,H_2O_2 减慢钠通道失活的作用消失。在异源表达系统(大鼠及人 Nav1.5),PKC 的激活并没有改变钠通道的失活状态,使人置疑 PKC 在钠通道调控中的作用。目前最统一的认识是,PKC 磷酸化心肌钠通道Ⅲ-Ⅳ连接处的丝氨酸 1505,减小峰值钠电流密度。尽管 PKA 和 PKC 都可以或多或少的影响钠通道电流密度,这主要通过改变细胞膜上功能通道的数目,而不是对钠通道门控属性的调控(如激活及失活的过程)。因此,ROS 引起 PKA 及 PKC 的激活并不能解释 ROS 对钠通道门控的调控。更可能的是线粒体产生的 ROS(由细胞质 NADH 衍生)通过 PKC 途径降低峰值钠电流密度。

2. Na/K-ATP 酶　生理状态下,细胞内钠离子很大程度上受 NKA 调控。兔心室细胞暴露于 H_2O_2 后,即使出现因 ROS 介导的钠电流增强 16 倍,细胞内钠离子浓度也没有改变,正是由于 NKA 极大地激活。尽管 ROS 诱导的细胞内钠离子增加的具体机制还不清楚,但 ROS 本身就具有强力的 NKA 抑制能力。除了脂质环境的改变外,也有可能是对 NKA 的直接氧化作用。因为 NKA 的 β 亚基含有一个巯基集团,而这又是催化活性的必需基团。

对 NKA 的氧化还原调控,除了直接氧化作用外,也可通过 PKA 及 PKC 途径。磷酸神经膜(PLM)通过降低 NKA 与钠的亲和力抑制 NKA 的活性。PKA 或 PKC 磷酸化 PLM,使其催化亚基分离而增强 NKA 作用。因为 ROS 的实际作用是抑制 NKA 的活性,而 ROS 激活 PKA 及 PKC 会导致 PLM 磷酸化、解离,并增强 NKA 的功能,这一矛盾的推断暗示 PKA 和 PKC 不太可能卷入 ROS 对 NKA 的调控。

如果 NKA 大量失活,将会引起细胞内钠激增。除了钠通道引起钠内流增加,通过增强钠-质子交换机制加速钠内流也是有可能的,但具体的病理机制还未知。细胞内的钠与细胞内的钙紧密相关。心肌钠-钙交换(NCX)的活性是膜电位及钠钙跨膜梯度的功能基础。伴随动作电位时程延长,细胞内的钠增加,这样通过 NCX 引起钙外流减少(前向模式)和(或)钙内流减少(逆向模式),最终会导致细胞内钙的聚集。事实上,在细胞内的钠增多的状况下,通过 NCX 的钙内流要多得多。

3. 钠-钙交换(NCX)　对心肌 NCX 而言,不同区域的半胱氨酸残基间的二硫键很可能是维持其功能的重要部分。ROS 具有激活 NCX 的作用,但是其激活效果与 ROS 的多少和来源并没有表现出一致性。对于 Ser/Thr 激酶在 NCX 调控中的作用有很多争论。PKA 及 PKC 的催化基团并不能改变心肌 NCX 功能,暗示了 NCX 也许不受激酶的调控。另一方面,有报道表明,NCX 的细胞内环可以被 PKA 及 PKC 磷酸化,继而增加 NCX 的活性,这也许是 ROS 增强 NCX 的部分原因。在细胞内钠增加的条件下,ROS 对 NCX 刺激引起细胞内钙过载。事实上,在心衰中过表达的 NCX 增强了 ROS 介导的细胞损伤。而抑制 NCX 的药物,可以抑制钙内流,从而减少了 ROS 介导的钙过载,消除细胞损伤。

4. 电压门控 L 型钙通道　心脏 L 型钙通道的 α1c 亚基包含 10 个以上的半胱氨酸残基,因此能够被氧化还原调控。有报道表明,在异源表达系统(HEK293)或心肌细胞,巯基氧化剂或 ROS 能够不可逆地减少钙电流(I_{Ca})。但另外一些报道表明,巯基氧化剂或 ROS 能够增强 I_{Ca}。矛盾的原因可能是 CaMKⅡ、PKA、PKC 能够通过磷酸化激活 I_{Ca},而这三种激酶又由 ROS 介导氧化 / 激活。PKA 已经证明可以磷酸化 L 型钙通道 α1c 亚基的一些位点,其中包括丝氨酸 1928。然而钙电流调控的关键磷酸化位点仍然未知,因为对 α1c 亚基及附属的 β 亚基的磷酸化都能增强 I_{Ca}。因此,ROS 能够增大 I_{Ca}(通过丝氨酸激酶激活),也能减小 I_{Ca}(直接氧化作用)。这最终的效果依赖于 ROS 的来源及剂量。另外有报道证明 H_2O_2 所引发的钙过载是因为细胞内钙库释放和通过 NCX 流入所致,并非钙通道激活。ROS 对 α1c 亚基最可能的作用是直接氧化还原调控。

5. 兰尼碱受体　心肌兰尼碱受体(RyR)2 是由 4 个亚基组成。每一亚基都含有 89 个半胱氨酸,其中有 21 个为游离态。巯基氧化物(如 H_2O_2)至少在每个亚基上氧化 7 个巯基后才能激活 RyR 释放钙离子。因为 RyR2 含有多个调控位点,这些位点可以被磷酸化和(或)与 Ca^{2+}、Mg^{a2+}、ATP、CaM 或者调节蛋白(FKBP12.6)相互作用,因此氧化作用可能与这些调节因子有关。事实上,ROS 诱导的 RyR Ca^{2+} 释放增加机制包括 RyR 对胞质 Ca^{2+} 及 ATP 的敏感性改变,RyR 与 triadin(调控 RyR 对细胞内 Ca^{2+} 敏感性)的相互作用,干扰 FKBP12.6 的结合。此外,低浓度

ROS 能够增加舒张期 RyR Ca 释放(钙火花频率),而过高浓度的 ROS 则抑制钙火花频率。因此 ROS 诱导的 RyR 的调控与具体的氧化程度有很大关联。

ROS 除了能直接氧化 RyR 半胱氨酸残基外,也能通过激活丝氨酸 / 苏氨酸激酶来增加 RyR Ca 的释放。众所周知,RyR2 经 CaMKⅡ 及 PKA 磷酸化后增加舒张期 Ca^{2+} 的渗漏。两种激酶都可以通过 ROS 氧化激活。因此,ROS 对 RyR2 的部分作用很有可能是通过氧化 CaMKⅡ 及 PKA 完成的。

舒张期 Ca^{2+} 渗漏增加的一个后果就是减少了 SR Ca^{2+} 容量,尤其是在 ROS 降低肌质网钙离子 ATP 酶(SERCA)功能的情况下。ROS 已经证明可以减少 SR Ca^{2+} 容量。这会导致暂时性 Ca^{2+} 缺乏及降低收缩力。由于前向型 NCX 的快速激活,舒张期 Ca^{2+} 外流是延迟晚复极的主要因素。这种由 ROS 引发的 Ca^{2+} 火花频率的增加与后复极的延迟及心律失常密切相关,尤其是 NCX 已由 ROS 增强的状况下。

6. 肌质网钙离子 ATP 酶 2a 肌质网钙离子 ATP 酶 2a(SERCA2a)及其抑制型调控蛋白 PLN 可以受氧化还原调控修饰。SERCA2a 含有 25 个半胱氨酸残基,其中只有 1~2 个对于酶活性具有关键作用。巯基氧化物或 ROS 可以抑制心肌 SERCA 活性,部分原因可能是直接影响其 ATP 结合位点。此外,CaMKⅡ(苏氨酸 17)及 PKA(丝氨酸 16)可以磷酸化 PLN,使 PLN 解离,激活 SERCA。后者可能与 ROS 依赖的 SERCA 调控没有太大的关系,因为 ROS 只显示出抑制 SERCA 活性的功能,或许这与 PKC 介导的信号通路相关。与 CaMKⅡ 及 PKA 激活 SERCA 不同,有报道表明 PKC 降低 SERCA 的活性。心脏 *PKAα* 基因缺陷的小鼠表现为高收缩力,而携带有过度表达 *PKAα* 基因的小鼠表现为低收缩力。内在的机制可能与 PKAα 介导蛋白激酶抑制剂 -1(PPI-1)磷酸化有关,PPI-1 激活后使 PLN 脱磷酸化。SERCA2a 活性的减少可以导致 SR Ca^{2+} 容量的减少,并使钙火花幅度降低或消失。

三 ROS 相关的心律失常

细胞内钠钙处理蛋白的改变与心电不稳定性密切相关。ROS 延长 APD,引起 EAD 的机制,以前研究认为是 ROS 增大 I_{Ca}。近年研究显示选择性钠通道阻滞剂 TTX 可以逆转 ROS 的这种延长 APD 的作用,主要是 TTX 抑制了 ROS 增强的晚钠电流。最近进一步证实,这种机制与氧化还原激活的 CaMKⅡ 增强晚钠电流有关,从而延长 APD,引起 EAD。ROS 的来源和含量不同,ROS 介导的 I_{Ca} 增加和 I_{to} 电流减少在电不稳定中也起着重要作用。

细胞内钙过载和 ROS 介导的舒张期钙外漏使 NCX 内向电流增加,使钙离子向细胞外转运,产生去极化电位,引起延迟后除极(DAD)。心肌暴露于 ROS 后,能显著增加 EAD 和 DAD,这种作用在 *CaMKⅡ* 基因敲除的小鼠显著减少。CaMKⅡ 缺陷所致的致死性心律失常多为单形性或多形性室速。因此,氧化还原对 CaMKⅡ 的调控在 ROS 介导的心律失常中起着重要作用。

除 ROS 能致使钠钙处理蛋白调控障碍,ROS 对线粒体 ATP 的影响也能增加心律失常的发生。线粒体 ROS 介导 ROS 释放使线粒体去极化;同时抑制 ATP 合成,使胞质 K_{ATP} 通道激活,导致 APD 缩短,延缓传导。在心脏不同区域,线粒体膜除极时间和空间不一致,易产生折返和致死性心律失常(图 1-10-3、图 1-10-4)。

综上所述,ROS 诱导晚钠电流激活和 NKA 活性减低,导致细胞内钠积蓄和动作电位延长。这也促进了 ROS 介导 NCX 的激活,使钙离子进入细胞内。另一方面,ROS 增强了 RyR2 的开放率,同 SERCA 功能障碍(肌质网钙重吸收减低)一同引起舒张期钙渗漏增加。肌质网功能障

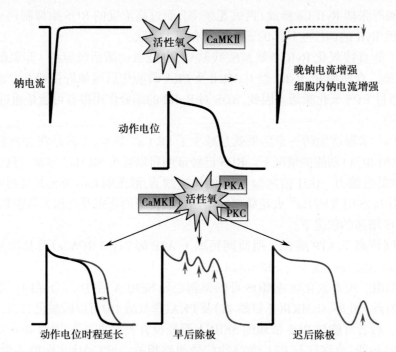

图 1-10-3　心脏不同区域，线粒体膜除极时间和空间不一致，易形成心律失常

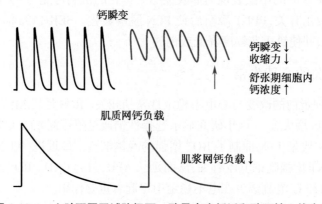

图 1-10-4　心脏不同区域除极不一致易产生折返和致死性心律失常

碍并不能代偿由 NCX 转运至细胞内的钙离子，这样共同显著提高了细胞内钙离子的浓度，减少了 SR 钙火花，致使心肌收缩性减低、心律失常发生和细胞损伤。

（刘刚　郑明奇）

参 考 文 献

［1］Bers DM，Despa S，Bossuyt J. Regulation of Ca^{2+} and Na^+ in normal and failing cardiac myocytes. Ann NY Acad Sci，2006，1080：165-177.

［2］Palace V，Kumar D，Hill MF，et al. Regional differences in non-enzymatic antioxidants in the heart under control and oxidative stress conditions. J Mol Cell Cardiol，1999，31：193-202.

［3］Pacher P，Beckman JS，Liaudet L. Nitric oxide and peroxynitrite in health and disease. Physiol Rev，2007，87：315-424.

［4］Kuroda J，Ago T，Matsushima S，et al. NADPH oxidase 4（Nox4）is a major source of oxidative stress in the failing heart. Proc Natl

Acad Sci USA,2010,107(35):15565-15570.

[5] Zhang M,Brewer AC,Schroder K,et al. NADPH oxidase-4 mediates protection against chronic load-induced stress in mouse hearts by enhancing angiogenesis. Proc Natl Acad Sci USA,2011,107:18121-18126.

[6] Burkard N,Rokita AG,Kaufmann SG,et al. Conditional neuronal nitric oxide synthase overexpression impairs myocardial contractility. Circ Res,2007,100:e32-44.

[7] Koval OM,Guan X,Wu Y,et al. CaV1.2-subunit coordinates CaMKⅡ-triggered cardiomyocyte death and afterdepolarizations. Proc Natl Acad Sci USA,2010,107:4996-5000.

[8] Erickson JR,He BJ,Grumbach IM,et al. CaMKⅡ in the cardiovascular system:Sensing redox states. Physiol Rev,2011,91:889-915.

[9] Ramirez-Correa GA,Cortassa S,Stanley B,et al. Calcium sensitivity,force frequency relationship and cardiac troponin I:Critical role of PKA and PKC phosphorylation sites. J Mol Cell Cardiol,2010,48:943-953.

[10] Chen L,Hahn H,Wu G,et al. Opposing cardioprotective actions and parallel hypertrophic effects of delta PKC and epsilon PKC. Proc Natl Acad Sci USA,2001,98:11114-11119.

[11] Song Y,Shryock J,Wagner S,et al. Blocking late sodium current reduces hydrogen peroxideinduced arrhythmogenic activity and contractile dysfunction. J Pharmacol Exp Ther,2006,318:214-222.

[12] Wagner S,Ruff HM,Weber SL,et al. Reactive oxygen species-activated Ca/calmodulin kinase Ⅱ is required for late INa augmentation leading to cellular Na and Ca overload. Circ Res,2011,108:555-565.

11. 窦房结细胞的钙钟和膜钟

心脏起搏功能的最新观点认为,窦房结细胞是钙钟和膜钟(膜电压钟)相互作用的系统。钙钟和膜钟联合调节窦房结的自律性。由于完整的窦房结是由不同成分组成的结构,其中包括多种不同细胞类型且相互作用,而且窦房结的不同区域这两种钟的功能也不同。钙钟和膜钟对窦房结的起搏功能十分重要。

一 窦房结细胞的钙钟和膜钟的概念

肌质网自发性 Ca^{2+} 释放是窦性心律的产生机制之一。当肌质网中 Ca^{2+} 充满时,产生自发性 Ca^{2+} 释放;反之,当肌质网中 Ca^{2+} 排空时,自发性 Ca^{2+} 释放的概率减少。这种肌质网自发性 Ca^{2+} 释放的节律变化称为钙钟。窦房结细胞的舒张晚期细胞内 Ca^{2+} 浓度升高产生动作电位上升肢,这是钙钟起搏的象征。由于肌质网中 Ca^{2+} 浓度的其中部分释放是由膜电压控制的,所以钙钟和膜钟的激活是相互依赖的。膜钟是指细胞膜上离子通道的开放和关闭取决于膜电位,因而这种细胞膜上离子通道的周期性激活和失活过程称为膜电压钟或膜钟(图1-11-1)。

二 窦房结细胞的钙钟和膜钟的产生机制

正常窦房结节律是由细胞内 Ca^{2+} 周期(钙钟)触发膜钟而影响动作电位的节律。窦房结细胞的钙钟表现为自发性、准时性、节律性肌质网局部 Ca^{2+} 释放,其发生在下一次动作电位触发之前。这些节律性 Ca^{2+} 释放是由兰尼碱受体(ryanodine receptors,RyRs)产生的,可激活 Na^+/Ca^{2+} 交换器(Na^+/Ca^{2+} exchanger,NCX)的内向电流,1个 Ca^{2+} 的排出伴有3个 Na^+ 进入细胞,产生舒张期去极化。这些节律性 Ca^{2+} 释放激活 NCX 内向电流,促使膜钟产生节律性动作电位。RyRs位于肌质网膜上,是起搏细胞的主要 Ca^{2+} 池。超极化激活起搏电流(hyperpolarization-activated pacemaker current, I_f)、L 型钙通道、延迟整流 K^+ 电流和 T 型钙通道参与膜钟形成,其中 I_f 起主

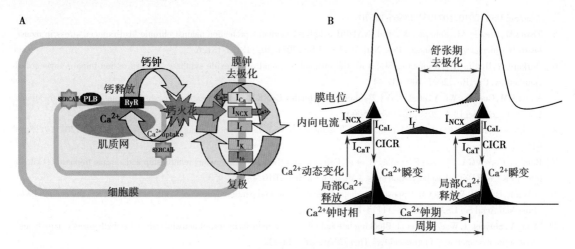

图 1-11-1 窦房结细胞最新起搏观点概略

A. 钙钟引发膜钟来维持窦房结细胞的正常自律性；B. 局部 Ca^{2+} 释放同步的程度(红圈)在 NCX 内向电流适时激活过程中十分重要

要作用。I_f 是 Na^+-K^+ 混合内向电流，由超极化激活，并由自主神经调节。I_f 主要参与 4 相舒张期复极早期，在动作电位结束后被激活，电压阈值 $-100/-110mV$~$-40/-50mV$。当舒张期去极化达到阈值时，L 型钙通道激活并产生动作电位。而肌质网局部 Ca^{2+} 释放参与 4 相舒张期复极晚期，是通过激活 NCX 产生内向电流而形成。

RyRs 紧紧挤压成簇并与 L 型钙通道连接起来形成 Ca^{2+} 释放单元(Ca^{2+} release units，CRUs)。当肌质网外细胞内的 Ca^{2+} 增加时，RyR 就被激活开放而引起 Ca^{2+} 诱导 Ca^{2+} 释放(Ca^{2+}-induced Ca^{2+} release，CICR)。单个 Ca^{2+} 释放单元可以产生小量瞬时局部 Ca^{2+} 增加，称为钙火花，半径约 $1.5\mu m$。而半径约 4~$12\mu m$ 的局部 Ca^{2+} 释放需要相邻的 Ca^{2+} 释放单元通过漫火传播触发数个钙火花参与。钙火花的特征如半径大小和幅度并不是不变的，而是受 β 肾上腺素受体兴奋每个 Ca^{2+} 释放单元的 Ca^{2+} 电流变化所调节。当多个局部 Ca^{2+} 释放同时发生时可触发 NCX 产生内向电流。钙钟观点提示自律性机制与迟后除极机制相同，只有当肌质网中 Ca^{2+} 超载时才会发生，表明正常情况下窦房结存在 Ca^{2+} 超载状态。窦房结细胞的高基础水平蛋白激酶 A(protein kinase A，PKA)活性可能维持 Ca^{2+} 超载状态。

三 窦房结细胞的钙钟和膜钟的临床意义

窦房结细胞的自发放电的两个可能机制是钙钟和膜钟。窦房结细胞的变时功能状态受局部 Ca^{2+} 释放特征共同变化的调控，包括 Ca^{2+} 释放量、节律和时间，这对窦房结细胞的起搏功能十分重要。钙钟功能障碍相关的疾病发生于基因组 RyR2 外显子 -3 缺失的患者。这种基因突变的患者可发生儿茶酚胺敏感性多形性室速、窦房结和房室结功能障碍、房颤及心房静止。膜钟下调可能与快速性房性心律失常有关，可能是快 - 慢综合征(tachy-brady syndrome)的机制。是否钙钟功能障碍也参与快 - 慢综合征的机制还不清楚。除此，心衰时，细胞内 Ca^{2+} 处理异常，使钙钟功能障碍，对交感神经的激动不能正常反应。除了窦房结钙钟功能异常外，由于 I_f 下调也使膜钟受损，窦房结对 β 肾上腺素刺激加快心率的作用减弱。心衰时窦房结细胞的 I_f 下调而右房明显上调，这是心衰时发生窦房结功能障碍和房性心律失常的机制。此外，钙钟功能障碍时心房颤动可发生病态窦房结综合征，而儿茶酚胺敏感性室速可引起窦性心动过缓。另外，胚胎干细胞衍化的未成熟心肌细胞的自发电活动也依赖于细胞内 Ca^{2+} 信号机制,从个体发育观点来看,这种"原始"属性可以看做是成熟心脏窦房结保留的发育步骤。

四 生物起搏器与膜钟、钙钟

随着现代科技的发展,生物起搏器逐渐进入人们的视野,也由于电子起搏器的种种缺点,目前认为理想的起搏器应该是生物起搏器。心脏生物起搏主要包括基因治疗和细胞治疗。从心脏生理功能和人体适应性的角度,生物起搏器也成为将来的发展趋势。下面主要阐述如何通过细胞治疗和基因治疗的方法实现钙钟及膜钟的功能以构建生物起搏器。

在过去 15 年间,在分子水平关于心脏离子通道和干细胞生物学研究的飞速发展,对于构建生物起搏器提供了支持,这样可替代电子起搏器的广泛应用。目前的生物起搏器主要有以基因为基础的和以干细胞为基础的方式。钙钟和膜钟的相互耦合、相互作用,共同构成了起搏细胞自动除极化的基础。其中又涉及超极化激活的环核苷酸门控通道(hyperpolarization-activated cyclic nucleotide-gated channel,HCN)、内向整流 Kir2.1 钾通道及生物起搏器系统中的缝隙连接的作用。

对于生物起搏器,I_f 和 I_{K1} 电流对于细胞膜的稳定性和舒张期去极化的作用十分重要。HCN 和 Kir2.x 钾通道的不同程度的表达和 I_f 和 I_{K1} 的独特的属性产生窦房结和心室肌细胞的动作电位和静息电位。

对于构建生物起搏器,调控 HCN 和 Kir2.1 的基因表达是一个以基因为基础的方法。另一个可选择的尝试,就是以细胞为基础的方法,即应用已经表达想要的对于起搏有用的离子通道的细胞或者可以分化为想要的细胞如干细胞。生物起搏可以通过基因工程、细胞治疗或者两者相结合。组成心脏起搏动作电位的关键分子基础——离子通道和钙激活蛋白,对于生物起搏的基因治疗为首选方法。多能干细胞可作为携带这种基因优秀的载体,以确保植入的细胞转换成一个类似起搏细胞的细胞。

(一) 基因为基础的方法实现钙钟及膜钟的功能以构建生物起搏器

1. β 肾上腺素受体的过度表达　利用基因工程技术转染 β 肾上腺素受体的互补 DNA,下调内向整流电流,使自律性心肌细胞高表达起搏电流,形成生物起搏。β 肾上腺素受体(βAR)通过 G 蛋白耦联的信号传递系统调节心肌细胞的变力性(收缩性)和变时性(收缩速率),刺激 β 肾上腺素受体可以通过 G 蛋白激活 cAMP。腺苷酸环化酶可以刺激 ATP 转化为 cAMP,它可以提高 I_f 活动性。I_f 电流是膜钟假说的重要电流。因此,β 肾上腺素受体的过度表达是间接的通过膜钟的作用来实现生物起搏作用的。

2. I_{K1} 的抑制　成人心室肌细胞具有潜在的起搏活性,但是通常受到内向整流钾电流(I_{K1})抑制,该电流具有强大的稳定静息电位于负值的作用,因而抑制激动。通过 I_{K1} 通道的抑制,它可以导致静息膜电位的增加、动作电位持续时间的延长和 4 期去极化电位的感应。心脏通过 4相自动去极化产生重复规律的自发性电活动,外源性刺激可诱发出动作电位时间延长的电位,达到与起搏细胞最大舒张电位相似,对 β 肾上腺素刺激产生与起搏细胞一致的反应——增加起搏频率。

3. I_f 的强化　"膜钟学说"认为超极化时会激活起搏细胞特有的超极化激活内向电流(funny current,I_f),使膜电位负值减少至阈电位水平,其周期性的变化便形成"膜钟"。转染超极化激活的环核苷酸门控通道 2(hyperpolarization-activated cyclic nucleotide-gated channel 2,HCN2)基因形成超极化激活的阳离子流,引起心肌细胞自动去极化,具有起搏功能。因此,I_f 的强化可以增加膜钟的作用以达到生物起搏的作用。

4. 生物起搏器的通道工程的创建　Kv1.4是一个不在心室肌表达的电压依赖的通道。通过定点诱变的方法转变为一个去极化激活的非选择性阳离子通道。这个研究表明,在人类心脏的心室舒张期去极化过程中诱导出心室起搏活动的,不必须是HCN通道,也可以是时间依赖的内向电流。

(二)细胞为基础的方法实现钙钟及膜钟的功能以构建生物起搏器

1. 天然的心肌细胞移植构建生物起搏器　同种、异种心肌细胞移植能够在宿主心肌组织中成活,与宿主心肌细胞发生电、机械整合;含窦房结细胞的心房肌细胞移植后,在宿主心室发挥起搏功能并主导心室节律。心肌细胞移植可构建心脏生物起搏器。

2. 干细胞衍生的心肌细胞(干细胞移植构建心脏生物起搏器)

(1) 胚胎干细胞移植建立生物起搏器:成人胚胎干细胞来源的心肌生肌细胞能表达一定的激素水平,对儿茶酚胺反应,并受一定的生理功能调节,更符合人体生理;成人胚胎干细胞移植构建心脏生物起搏器能产生稳定搏动心律,是较理想的移植细胞。

(2) 间充质干细胞移植建立生物起搏器:多项研究得出结论,间充质干细胞能够构建技术平台得到心脏起搏点,相关实验发现几乎所有的间充质干细胞均可记录到外向电流,包括钙激活钾电流及氯非铵敏感性外向电流,有的细胞还可记录到L型钙电流,有传导电流的能力。

对于细胞治疗相关的生物起搏器,它们的主要思想就是利用可以通过钙钟、膜钟自发产生细胞膜去极化,产生动作电位,从而产生节律性心脏跳动的过程。

(刘元生　张帆　王志鹏)

参 考 文 献

[1] Maltsev AV, Maltsev VA, Mikheev M, et al. Synchronization of stochastic Ca^{2+} release units creates a rhythmic Ca^{2+} clock in cardiac pacemaker cells. Biophys J, 2011, 100:271-283.

[2] Kurokawa J, Furukawa T. Region- and condition-dependence of the membrane and Ca^{2+} clocks in the sinus node. Circ J, 2012, 76:393-394.

[3] Joung B, Ogawa M, Lin SF, et al. The calcium and voltage clocks in sinoatrial node automaticity. Korean Circ J, 2009, 39:217-222.

[4] Maltsev VA, Lakatta EG. Normal heart rhythm is initiated and regulated by an intracellular calcium clock within pacemaker cells. Heart Lung Circ, 2007, 16(5):335-348.

[5] Gao Z, Chen B, Joiner MA, et al. I$_f$ and SR Ca^{2+} release both contribute to pacemaker activity in canine sinoatrial node cells. J Mol Cell Cardiol, 2010, 49(1):33-40.

[6] Shinohara T, Park HW, Han S, et al. Effects of BAPTA on spontaneous firing rate in sinoatrial node cells from the literature and in the present experimen. Am J Physi Heart and Circ Physi, 2010, 299:H1805-H1811.

[7] Eisner DA, Cerbai E. Beating to time: calcium clocks, voltage clocks, and cardiac pacemaker activity. Am J Physiol Heart and Circ Physiol, 2009, 296:H561-H562.

[8] Richard B. Robinson. Engineering a biological pacemaker in vivo, in vitro and in silico. Drug Discov Today Dis Models, 2009, 6:93-98.

[9] Billman G E. Does the 'coupled clock' make the heart tick? Cardiovascular research, 2012, 96:343-344.

[10] Sankaranarayanan K. Generating a Biological Pacemaker-Tackling Arrhythmias the Stem Cell Way. Recent Patents on Regenerative Medicine, 2013, 3:111-131.

[11] Zhou Y F, Yang X J, Li H X. Hyperpolarization-activated cyclic nucleotide-gated channel gene: The most possible therapeutic applications in the field of cardiac biological pacemakers. Medical hypotheses, 2007, 69:541-544.

[12] Robinson RB, Brink PR, Cohen IS, et al. I(f) and the biological pacemaker. Pharmacol Res, 2006, 53:407-415.

[13] Miake J, Marban E, Nuss HB. Gene therapy: biological pacemaker created by gene transfer. Nature, 2002, 419:132-133.

[14] Joung B, Chen P S, Lin S F. The role of the calcium and the voltage clocks in sinoatrial node dysfunction. Yonsei Med J, 2011, 52:211-219.

[15] Plotnikov A N,Shlapakova I,Szabolcs M J,et al. Xenografted adult human mesenchymal stem cells provide a platform for sustained biological pacemaker function in canine heart. Circulation,2007,116:706-713.

12. 复极储备异常与恶性室性心律失常

恶性室性心律失常指可直接导致患者死亡的室性心律失常,主要表现形式为单形持续性室速、多形性或尖端扭转型室速(torsade de pointes,TdP)和室颤。TdP 的发生与心脏复极异常有关,可见于先天性离子通道病或药物致心律失常作用,也可见于器质性心脏病,如心肌缺血、心肌肥厚或心衰的患者。

预测恶性心律失常的发生极为困难,体表心电图 QT 间期延长多用于预测随后发生的多形性室速,但预测价值低,特别对一些低危的致心律失常因素或延长 QT 间期的药物的致心律失常作用,而且 QT 间期延长也是药物抗心律失常作用的基础,因此 QT 间期的改变具有抗心律失常和致心律失常两面性的特征,作为恶性心律失常预测因子的局限性较大。

心脏复极储备(repolarization reserve)可能作为预测患者心律失常发生易感性的指标,也可解释不同个人 QT 间期延长反应程度差异的可能机制。因为多种机制参与了维持心脏复极各指标的正常,单一复极指标的轻微改变并不会明显改变心脏复极的状态。如单一复极电流轻微的减小并不会引起不良后果,其他复极机制发挥补偿作用以维持 QT 间期的大致正常。但是,当影响复极的其他因素共同存在时,各因素之间可能发生叠加(additive)或协同(synergistic)作用,复极储备的降低将会变得很明显,从而为恶性心律失常的发生创造条件。

一　心脏复极储备

心脏复极储备是指心脏内在的对抗心律失常发生的一种保护机制,是指心肌细胞或心肌组织具有复极的代偿能力,表现在心率增快或有延长复极时间的病理因素存在时,该储备功能将被激活,并在一定的范围内提高心肌的复极速度,保障正常有序,持续时间适合的复极,使整体心脏的复极时间不发生过度延长。近年来的研究表明心脏复极储备降低可用来解释复极异常相关心律失常发生的基础和部分患者恶性心律失常的高发、猝死率高的原因,因此具有重要的临床意义。

心脏复极储备与复极电流的复杂性有关,理论上讲,任何一种外向电流的减少或内向电流的增加均可导致心肌复极储备降低,但单纯一种复极电流(如晚钠电流、I_{Kr} 或 I_{Ks},甚至 I_{Ca})发生异常时可以不发生复极改变(即存在 QT 间期延长的基础,但心电图上 QT 间期无明显延长)。在这种情况下,如同时出现其他一种或多种复极电流的改变,这些改变可能来自于离子通道的亚临床突变,或是心衰、心室肥大等器质性心脏病等,就可能出现明显的 QT 间期改变,甚至发生 TdP。

二　引起心脏复极储备降低的原因与机制

1. 引起复极储备降低的因素　在过去十年里,大量基础和临床研究帮助我们对复极储备的性质有了更为深入的理解,并且明确了可能会发生复极储备降低的生理或病理状况。心脏复极储备是以心肌复极过程中的各种内外向电流为基础的,当这些内外向电流发生异常改变时,会导致心脏复极储备的能力降低,减弱心脏抵抗心律失常发生的能力。所以影响心脏复极各离子电流的因素,均会导致心脏复极储备的异常。这些危险因素主要包括以下几个方面(表1-12-1):①基因因素,如心肌细胞离子通道蛋白基因多型性或突变引起的亚临床或临床型长QT间期综合征,可使QT间期延长导致心脏复极储备降低;②生理状态,如成年女性、老年、竞技性运动或过度锻炼;③心血管疾病,如器质性心脏病引起的慢性心衰、心肌肥厚或心肌缺血时离子通道发生上调或下调;④非心血管疾病引起的其他病理因素,如体温改变、甲状腺功能减退、慢性肾衰竭和交感神经活性增强等;⑤药物或毒物,临床中很多药物可引起复极延长,较为常见的就是Ⅲ类抗心律失常药物,同时一些非心脏用药,如大环内酯类和喹诺酮类抗生素、非甾体抗炎药、抗组胺类药物以及抗抑郁抗精神病药物、抗肿瘤药物等均有报道可引起患者复极延长;某些毒物如ATX-Ⅱ、蜂毒明肽等也可引起心室复极储备降低(表1-12-1)。这些因素通过改变一种或同时改变多种离子通道,特别是增大内向离子电流(如钠和钙电流)和(或)减小外向离子电流(如各种钾电流)起到降低心脏复极储备的作用。

表 1-12-1　影响复极储备的因素及机制

影响复极储备的因素		机制
基因因素		心肌细胞离子通道基因发生突变,引起离子通道电流的改变
生理状态	成年女性	相较于男性,女性的 I_{Kr} 和 I_{Ks} 幅度小, I_{Ca-L} 较大,同时伴有雌激素的影响、增龄引起心脏结构和功能发生退行性改变,同时心肌细胞 I_{Kr} 和 I_{Ks} 通道的数量下调,老年人交感神经的数量也在减少,靶器官对交感神经调节的反应性降低
	老年	
	竞技性运动或过度锻炼	心血管系统发生生理性适应,出现可逆性心肌肥大伴有钾通道基因的表达下调
器质性心脏病	心衰	钾通道,包括 I_{K1}、I_{Ks}、I_{to} 以及 I_{Kr} 的表达下调;晚钠电流增大,钠钙交换电流增加
	急慢性心肌缺血	I_{Kr} 降低, I_{KATP} 通道激活以及晚钠电流增大,同时心肌细胞膜电位下降
其他病理因素	体温改变	体温升高 1~3℃增加内向和外向电流;低体温可延长 APD,造成不同心肌复极不同步
	糖尿病	轻微的 QT 间期延长,QT 间期离散度增加
	慢性肾衰竭	QT 间期离散度、QT 间期变异指数增大,常合并电解质紊乱
	低 K^+	I_{Ks} 和 I_{K1} 增大, I_{Kr} 降低
	甲状腺功能减退	K^+ 电流及起搏电流幅度降低
	交感神经活性增加	I_{Ks}、I_{Ca}、I_{Kr} 及晚钠电流增大; I_f 增大及肌质网 Ca^{2+} 自发性释放
药物或毒物		主要是通过抑制一种或多种外向钾电流而延长复极过程,降低复极储备

2. 复极储备降低所致心律失常的机制　　心脏复极储备降低,可导致QT间期延长,形成折返的基质以及诱发早期后去极(EAD),诱发TdP的产生。这一过程发生的主要机制包括以下两方面:

(1) 复极不同步:在正常情况下,心脏动作电位的传导速度为1~2m/s,心肌细胞的动作电位时程(APD)是200~300毫秒。相邻心肌细胞APD和有效不应期的差别很小,具有很小的复极不同步。当复极过程和不应期以一种不同步的方式延长,也就是原有的跨膜/局部复极不同步,会因细胞/局部不同程度的复极储备损伤而进一步加重,为心律失常的形成提供了折返的基础。

(2)心肌细胞易损期的早搏传播至复极不同步引发的折返路径:在一个正常窦性刺激之后,心肌细胞易损期形成的早搏可以在APD较短的细胞进行传播,当其遇到APD较长的细胞时,其传播被阻滞。因此,期前刺激以减慢的传导速度沿着复杂的传导路线传播至发生早搏的起始部位,或是传播至兴奋性恢复的部位,导致TdP,甚至是室颤的发生。

早搏能触发TdP的发生,而复极不同步为TdP的发生提供了条件,两者共同作用,促进TdP的形成。另外,增加的复极不同步导致更长的易损期以及产生更多的早搏,产生恶性室性心律失常的可能性也就越大。

三　复极储备降低与恶性心律失常和心源性猝死的相关性

自1988年Roden首次提出"心脏复极储备"这一概念后,人们便开始对心脏复极储备降低与室性心律失常之间的关系开展大量的研究,发现复极储备降低与恶性心律失常以及心源性猝死有着密切的相关性。复极储备下降时,心脏对弱致心律失常因子及低危药物的敏感性增高,因此可发生TdP等恶性室性心律失常。影响心脏复极的弱致心律失常因子及低危药物对复极储备下降的心脏具有增大致心律失常的作用(图1-12-1)。某些QTc间期正常的患者可能对影响复极的药物高度敏感,可引起复极过程过度延长,导致心律失常的发生,甚至发生心脏性猝死。如年轻运动员的猝死可能与上述病理状态相关。这些猝死事件主要是由室颤引起的心脏性猝死,幸运的是年轻运动员心脏性猝死的发生率相当低,大约为1~2∶1 000 000,但这类人群的猝死发病率是不参加竞技比赛的同龄人的2~4倍。在药物的致心律失常作用中,可以观察到同样剂量的药物在相同浓度下在正常人不影响或仅轻度延长心脏APD且不发生TdP,而本身存在轻度复极异常(离子通道基因多型性、器质性心脏病或低危药物)的患者却可能引起严重的复极延长及高的TdP发生率,两种情况下对药物的不同反应可能是由于两者复极储备存在的差异造成的。

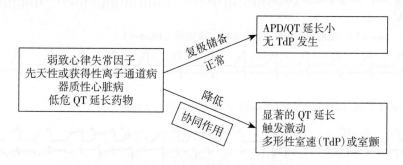

图1-12-1　危险因素对复极储备正常和降低心脏的影响

四　复极相关性心律失常治疗新策略

复极储备降低会加大发生恶性心律失常的风险,而增加复极储备则可将此风险缩小,故而可以保证患者的生命安全。在各类心律失常治疗中,抗心律失常药物的最常见副作用之一就是致心律失常作用。多项循证医学的结果表明,抗心律失常药物在治疗有效的同时,也增加了服药者的死亡率,这与药物的致心律失常作用密切相关,这些原因一直是抗心律失常药物的临床应用中的难点。针对不同患者服用同种药物,有些患者发生 TdP,而其他患者则不会。故而增加复极储备可以提高抗心律失常药物的治疗水平,防止 TdP 的发生。

增加复极储备可降低复极异常引起心律失常的风险,可通过抑制内向钠电流和钙电流来实现。胺碘酮是对增加复极储备有很好作用的一个药物。胺碘酮虽可以因为抑制 I_{Kr} 而显著延长复极,但它同时不仅能抑制 I_{Na},还能抑制 I_{Ca},故而其致心律失常作用较其他Ⅲ类药物小很多。在治疗浓度范围内,雷诺嗪通过抑制晚钠电流,以及部分竞争性抑制 I_{Kr},作用于心肌细胞的结合部位,抵消其抑制 I_{Kr} 导致的复极储备下降,逆转 TdP 的发生(图 1-12-2)。因此在大型临床试验中未发现致心律失常作用,反而具有抗心律失常的效果。具有增大复极储备作用的多离子通道活性药物可能具有更好的抗心律失常作用,而致心律失常作用较低甚至没有,因此可能成为抗心律失常药物发展的新方向。

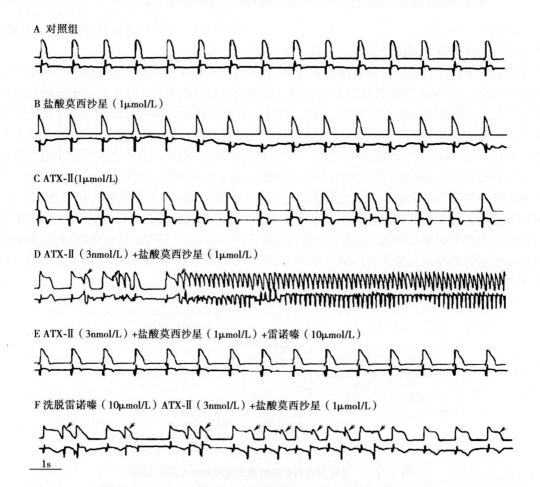

图 1-12-2　低危致心律失常药物莫西沙星在复极储备降低的心脏(经低剂量晚钠电流增强剂 ATX-Ⅱ处理)诱发尖端扭转型室速,晚钠电流抑制剂雷诺嗪具有抗心律失常作用

外向钾电流增加也可增加复极储备。理想的药物是 I_{Ks} 激动剂,I_{Ks} 激动剂在 APD 处于正常值范围内时不会显著缩短复极时间,I_{Ks} 电流增加将可对抗具有致心律失常作用的复极时间延长。苯二氮䓬类衍生物 L-364、373 可能增加 I_{Ks},阿米洛利可通过直接调节 KCNQ1 促进 I_{Ks} 的表达。研究表明可以通过对抑制 I_{Ks} 的 microRNA 进行靶向调节,促进 I_{Ks} 离子通道的表达,

增加 I_{Ks} 电流,从而增加复极储备。

I_{KATP} 激动剂虽也能增加复极储备,但对其他器官 I_{KATP} 的作用可引起低血压和糖代谢改变,而且 I_{KATP} 的过度激活可缩短 APD,促进折返性心律失常的发生。

总之,复极储备异常是一个新概念,可用来解释与复极异常相关的心律失常的发生,以及一些生理、病理和药物影响下心律失常发生的可能性。复极储备异常也可用来解释为何有些病理情况下心律失常易发、同样延长 QT 间期的药物致心律失常危险性存在差异。尽管临床复极储备降低很常见,目前还无定量估价复极储备异常的指标,需要结合从细胞及分子水平到计算机模型量化复极储备的研究。临床上对患者的复极储备状况进行评估,从而估测心律失常发生的可能性,通过药物干预增加心脏的复极储备。对新型抗心律失常药物应注意其对心脏复极储备的影响,这些方面的细致工作对预防心脏性猝死可能有作用,也是需要解决的新课题。

(吴林　黄思慧)

参 考 文 献

[1] Ben-David J,Zipes DP. Torsades de pointes and proarrhythmia. Lancet,1993,341:1578-1582.

[2] Roden D. M. Taking the "idio" out of "idiosyncratic":predicting torsades de pointes. Pacing Clin Electrophysiol,1998,21:1029-1034.

[3] 郭继鸿. 复极储备. 临床心电学杂志,2010,4:299-312.

[4] Kristóf A,Husti Z,Koncz I,et al. Diclofenac prolongs repolarization in ventricular muscle with impaired repolarization reserve. PLoS One,2012,7:e53255.

[5] Roden DM. Drug-induced prolongation of the QT interval. N Engl J Med,2004,350:1013-1022.

[6] Viskin S,Justo D,Halkin A,et al. Long QT syndrome caused by noncardiac drugs. Prog Cardiovasc Dis,2003,45:415-427.

[7] Milberg P,Fleischer D,Stypmann J,,et al. Reduced repolarization reserve due to anthracycline therapy facilitates torsade de pointes induced by I_{Kr} blockers. Basic Res Cardiol,2007,102:42-51.

[8] Guo X,Gao X,Wang Y,,et al. I_{Ks} protects from ventricular arrhythmia during cardiac ischemia and reperfusion in rabbits by preserving the repolarization reserve. PLoS One,2012,7:e31545.

[9] Han W,Chartier D,Li D,et al. Ionic remodeling of cardiac Purkinje cells by congestive heart failure. Circulation,2001,104:2095-2100.

[10] Hofmann F,Fabritz L,Stieber J,et al. Ventricular HCN channels decrease the repolarization reserve in the hypertrophic heart. Cardiovasc Res,2012,95:317-326.

[11] Zhu Y,Ai X,Oster RA,et al. Sex differences in repolarization and slow delayed rectifier potassium current and their regulation by sympathetic stimulation in rabbits. Pflugers Arch,2013,465:805-818.

[12] Varro A,Baczko I. Cardiac ventricular repolarization reserve:a principle for understanding drug-related proarrhythmic risk. Br J Pharmacol,2011,164:14-36.

[13] Preliminary report:effect of encainide and flecainide on mortality in a randomized trial of arrhythmia suppression after myocardial infarction. The Cardiac Arrhythmia Suppression Trial(CAST)Investigators. N Engl J Med,1989,321:406-412.

[14] Wu L,Rajamani S,Li H,et al. Reduction of repolarization reserve unmasks the proarrhythmic role of endogenous late Na^+ current in the heart. Am J Physiol Heart Circ Physiol,2009,297:H1048-H1057.

[15] Roden DM,Abraham RL. Refining repolarization reserve. Heart Rhythm,2011,8:1756-1757.

第二篇

心电学进展

1. 早复极波的进展与 Heng 分型

自 1936 年 Shipley 最早描述心电图早复极波的特征以来,至今已经 80 年。但最近 10 年,对早复极波和早复极综合征的认识发生了颠覆性改变,使其成为心电图和心律失常两个领域中倍受关注的热点。

一 对早复极波认识的演变

1. 对早复极波认识的转变 经典早复极波的特征涉及多个方面,包括幅度≥1mm 的 J 点或 J 波(时限 >20 毫秒),J 点后 ST 段呈弓背向下的抬高,T 波高尖耸立,QRS 波有切迹、时限变窄及顿挫等(图 2-1-1)。此外,这些心电图改变还有明显的慢频率依赖性,当运动或药物使心率增快时早复极波消失。虽然该心电图改变涉及面广,但其核心部分则是 J 点后 ST 段呈弓背向下的抬高,即以 ST 段抬高为中心的心电图改变。

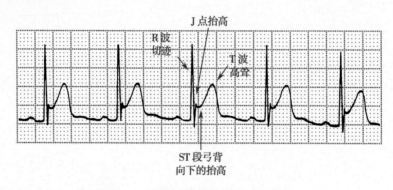

图 2-1-1 经典的早复极波心电图改变

但近几年,对早复极波的认识变迁巨大,简而言之,就是该心电图表现已从以 ST 段改变为核心变化为以 J 波或 J 点改变为核心,多数情况下是以 J 波有无为心电图诊断的主要依据。并根据 J 波特点可做进一步分型。此外,J 波后 ST 段的形态可呈上升形,或水平或下斜形,两者有明显不同的预后意义。

2. 早复极波出现的导联 经典的早复极波均出现在中胸 V_3、V_4 导联,如果仅在下壁导联存在,而 V_3、V_4 导联无改变时,当时规定心电图早复极波的诊断将不能成立。但现代早复极波的概念认为:在标准 12 导联心电图中,在大于或等于两个连续导联:下壁(Ⅱ、Ⅲ、aVF 导联)或前侧壁导联(Ⅰ、aVL、V_4、V_5、V_6 导联)出现相应的心电图改变时为早复极波。可见,该定义的连续导联不包括 V_3、V_4 导联。因此,传统早复极波出现的导联与现代概念全然不同,两者没有重叠,甚至互为相反。

现代观点认为,早复极波可单独出现在左室下壁或前侧壁导联,也可同时出现在这些部位。而有早复极波又伴室颤者,存在早复极波改变的导联较多,平均为(4.3±1.3)个(P=0.01)。

3. 生理与病理性 J 波 现已明确,J 波的形成是动作电位复极 1 相 I_{to} 电流增强的结果。

74

正常生理情况下,心外膜心肌细胞的 I_{to} 电流本身就比心内膜心肌细胞强,故在复极 1 相期,心内膜心肌细胞的电位就高于心外膜,该时的电流方向从内膜流向外膜,而心电图的探查电极均放在体表,相当于放在心外膜处,故该复极波的方向将面向探查电极,记录出直立的 J 波,这是否就是心电图 J 波均为直立波的机制(图 2-1-2)。

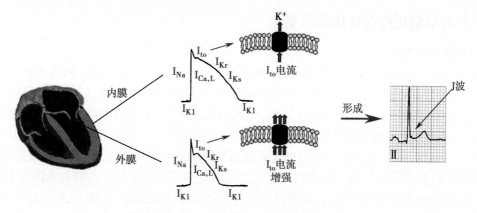

图 2-1-2　生理性 J 波的形成机制

但如上述,生理性 I_{to} 电流的差异小,使 J 波的幅度低(图 2-1-3A)。而病理情况存在时,I_{to} 电流可异常增强,如心肌缺血、存在遗传性基因突变、自主神经不稳定等,都能使心外膜心肌细胞 I_{to} 电流明显增强,形成振幅较高的病理性 J 波(图 2-1-3B)。因此,病理性 J 波不仅分布导联广,而且振幅高。显然,心外膜与心内膜心肌细胞存在这种明显复极差异时,就已形成跨室壁复极差,这是心律失常发生的重要基质。所以,J 波幅度越高,发生恶性室性心律失常的几率就越高。CASPER 注册研究的结果表明,伴有室颤患者早复极波的幅度为 (0.25 ± 0.11) mV,

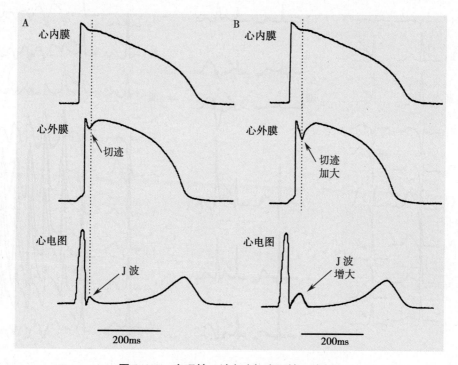

图 2-1-3　生理性 J 波(A)与病理性 J 波(B)

而其他病因引发猝死的早复极波的振幅仅为 (0.13 ± 0.05) mV,两者有统计学差异。

以上说明,对经典早复极波的认识与概念现已发生根本性改变,在很多方面有着根本的不同。尽管两者均称为早复极波,但是否仅名称相同,而本质却是根本不同的两种心电图改变,有待进一步商讨。

二 对早复极综合征认识的变化

(一)定义的演变

毫无疑义,早复极波属于心电图诊断,而早复极综合征属于临床诊断,两者不能混淆。这与 Brugada 波和 Brugada 综合征的情况一样:Brugada 波是指心电图 V_1、V_2 导联存在明显的 J 波,ST 段下斜型抬高及 T 波改变三联征。当心电图存在这些表现,患者又存在室速、室颤等恶性心律失常,甚至发生心源性猝死时,才被诊断为 Brugada 综合征。其属于临床诊断的范畴。

但在传统概念中,常将心电图的早复极波和临床的早复极综合征混为一谈,彼此不分,几乎成为同义语而被广泛应用。出现这种混乱情况的原因可能因早复极波的心电图有 J 波、ST 段、T 波和 QRS 波的多种改变,且患者又可能伴有不明原因的胸痛、心悸、气短等症状,故将这种多种的心电图改变称为早复极综合征。显然,这是一个误区。

现代早复极综合征已被认定是一个独立的临床诊断,其在 2008 年被正式提出。2008 年法国学者 Haissaguerre 在新英格兰杂志发表的文章中指出,有早复极波患者的特发性室颤的发生率明显高于对照组(图 2-1-4)。同年,Antzelevitch 也在新英格兰杂志发表内容相似的文章,结论与 Haissaguerre 相同。这些资料表明,现代概念的早复极波并非完全是一种良性心电图改变,其中有一定比例的患者可发生室速、室颤,甚至猝死。随后,对其发生机制、治疗等方面的问题,

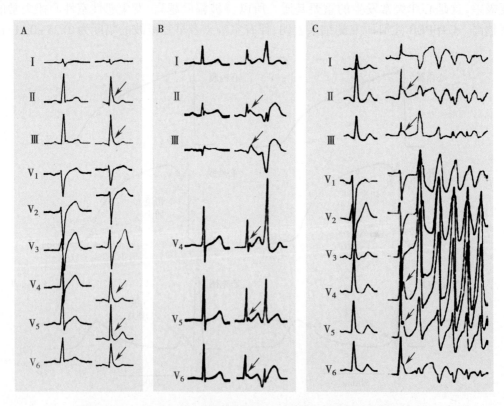

图 2-1-4　Haissaguerre 最早报告的 3 例早复极综合征病例的心电图

Haissaguerre 进行了一系列深入研究,故不少欧洲学者现将早复极综合征又称为 Haissaguerre 综合征。

2013 年发表的遗传性心律失常国际专家共识中,早复极综合征被定义为:当患者存在早复极波的心电图改变,且临床存在恶性室性心律失常(包括不明原因的室颤或多形性室速)或猝死后尸检结果为阴性而既往心电图存在早复极波时,均诊断为早复极综合征。

因此,现代早复极综合征的概念于 2008 年正式被提出,并引起临床的高度重视,使早复极综合征真正成为一个独立的疾病被诊断,其与过去心电图专著中提到的早复极综合征全然不同。

(二)早复极综合征的治疗

心电图早复极波的存在,意味着不同层面的心室肌在复极 1~2 相时存在跨室壁离散度,使患者易发 2 相折返性室速、室颤,甚至电风暴(图 2-1-5)。一组 122 例早复极综合征患者的研究中,27% 的患者室颤发生次数超过 3 次,13% 的患者发生过电风暴,提示患者恶性室性心律失常的发生率高。近年来,对早复极综合征患者的恶性心律失常的治疗也有重要进展。

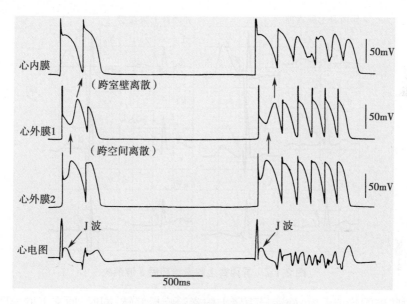

图 2-1-5　早复极综合征患者的 2 相折返

因存在跨室壁及跨空间的复极离散,因而容易发生单次的 2 相折返性室早及 2 相折返性室速、室颤。

1. 急性期治疗　急性期治疗是指患者发作室速、室颤时的治疗。显然,这种情况需要紧急的非药物治疗,包括体外电除颤和已植入的 ICD 治疗。药物治疗的研究表明,在患者室颤和电风暴的终止治疗中,利多卡因、美心律(0/4)及异搏定(0/4)无效,β 受体阻滞剂(2/16)和胺碘酮部分有效(3/10),而异丙肾上腺素治疗最为有效,7 例电风暴给药后全部终止。

异丙肾上腺素是一种外源性儿茶酚胺,是 β 肾上腺素受体很强的激动剂,其能与心肌细胞膜上的 β 受体结合并与 G 蛋白耦联后,能明显促进腺苷酸环化酶(CAMP)的活化,进而出现正性肌力、正性传导、正性频率的多种生物学活性作用。

静滴异丙肾上腺素时,心率将逐渐升高,治疗尖端扭转型室速时需使基础心率达到 90 次/分以上,而治疗早复极综合征与 Brugada 综合征时,治疗的靶心率需提高到 100~120 次/分,可使室颤终止并得到控制(图 2-1-6)。图 2-1-7 为一例 48 岁的男性患者,突发意识丧失而伴室颤

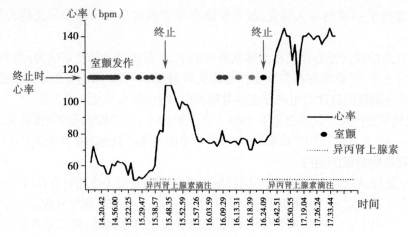

图 2-1-6　应用异丙肾上腺素治疗两次室颤终止

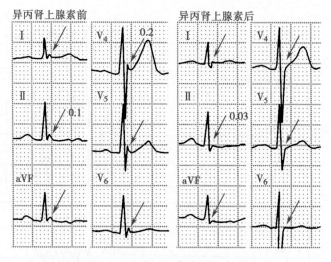

图 2-1-7　异丙肾上腺素给药后 J 波消失

发作,发作时胺碘酮治疗无效,静滴异丙肾上腺素治疗后好转,同时,原来下壁导联存在的 J 波也逐步下降并消失。

异丙肾上腺素治疗早复极综合征的机制与治疗 Brugada 综合征的机制相同,因两者都属于 J 波综合征的范畴,都与 I_{to} 电流增强引起心电图 J 波相关。研究表明,I_{to} 电流有明显的慢频率依赖性,静滴异丙肾上腺素使心率增快后,可使 J 波及早复极波消失而达到治疗目的。此外,异丙肾上腺素治疗有效的另一机制是其增加 Ca^{2+} 内流,这能间接起到降低 J 波幅度,甚至使 J 波消失的作用。目前应用异丙肾上腺素有效治疗早复极综合征的报告不断增加,而最初 2009 年 Haissaguerre 的研究证实,7 例早复极综合征患者的室颤均经异丙肾上腺素治疗奏效,疗效达 100%。

2. 慢性治疗　早复极综合征患者的长期预防室速、室颤再次发作的药物治疗中,唯一长期有效者为口服大剂量的奎尼丁。

临床应用奎尼丁已有 200 年历史,其为一个经典的Ⅰ类钠通道阻滞剂。鉴于对钠通道有中度阻滞作用,而对动作电位时程有比较明显的延长作用,故奎尼丁被划入Ⅰa类钠通道阻滞剂,临床最早用来治疗房颤及其他房性心律失常。

近年来,在早复极综合征患者的长期治疗中发现,大剂量的奎尼丁能明显减少或完全消除患者室颤的发作,起到预防再发作的作用。文献报告每日口服 600~2000mg 的奎尼丁能获临床显效。其治疗有效是因奎尼丁是一个特殊的 I 类药物,除对钠通道有阻滞作用外,其对钾通道,尤其 I_{to} 电流也有明显的阻滞作用,应用后 J 波振幅明显降低,由 J 波引发的室颤易感性也同时被抑制(图 2-1-8)。图 2-1-8 是 1 例早复极综合征伴反复室颤者,口服奎尼丁 600mg/d 后,不仅使下壁导联的早复极波消失,而且随访 1.5 年中室颤未再发生。

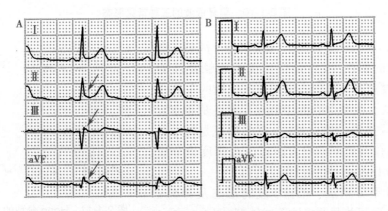

图 2-1-8　患者有下壁早复极波伴室颤反复发作 38 次(A),口服 600mg 奎尼丁后早复极波(B)消失,室颤发作也得到有效控制

患者发作电风暴滴注异丙肾上腺素治疗时,需使心率达到 100~120 次 / 分时,室颤易被终止,同时滴注的异丙肾上腺素还能使 J 波消失。

图 2-1-9 显示,患者长达 7 年的奎尼丁口服治疗一直有效,而且奎尼丁血药浓度与 J 波幅度呈负相关(图 2-1-9)。

三　早复极波的 Heng 分型

实际上,心电图早复极波存在多种类型的情况早已被注意,其三种常见的形态为:切迹(notching)、顿挫(slurring)和 J 点抬高(图 2-1-10)。

Notching 波又称切迹波,是 J 波的一种,其位于 QRS 波末,ST 段之前,与 QRS 波一样属于高频波。其相当于 QRS 波的 R 波在降支的终末部被打断,再形成另一个独立的 J 波(图 2-1-10A)。

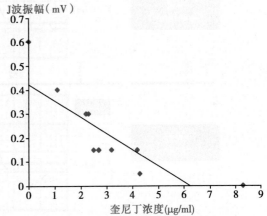

图 2-1-9　J 波振幅与奎尼丁浓度呈负相关

Slurring 波又称顿挫波,是另一种形态的 J 波,也属于高频波。其位于 QRS 波之末及 ST 段之前。顿挫波可看成 QRS 波的 R 波终末部未被打断,只是下降的斜率突然改变,从陡然下降变为缓慢下降(图 2-1-10B)。

J 点抬高是指心室除极的 QRS 波与复极 ST 段的起始之间只有 1 个结合点(J 点),而未形成一个波(图 2-1-10C)。

2011 年,英国学者 Heng 为减少早复极波及早复极综合征研究中存在定义混乱情况,提出将早复极波分为 5 型的意见。

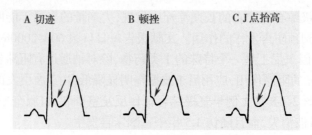

图 2-1-10　早复极波的三种常见形态

1. 分型标准　Heng 分型时先要确定 J 波或 J 点的 x 点和 y 点的幅度。x 点是指切迹波或顿挫波的最高点,其幅度是指 x 点到心电图等电位线的垂直距离,x 点的幅度至少要≥1mm(0.1mV)。y 点是指 J 波结束并向 ST 段过度的结合点。y 点的幅度是指 y 点与心电图等电位线之间的垂直距离,y 点高度也分成≥0.1mV 和 <0.1mV 两种情况(图 2-1-11)。

2. Heng 5 型分型法　根据 J 波的形态及相关 x 点和 y 点的幅度,可将早复极波分成 5 型(图 2-1-12)。

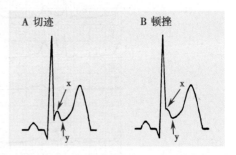

图 2-1-11　Heng 分型的 2 个基本条件

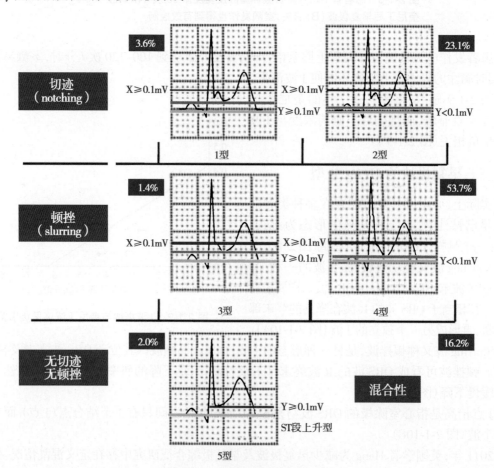

图 2-1-12　早复极波的 Heng 分型

首先将切迹型J波分成1型和2型:x≥0.1mV,y≥0.1mV者为1型;x≥0.1mV,y<0.1mV者为2型;再将顿挫型J波分为3型和4型,当x≥0.1mV,y≥0.1mV时为3型;当x≥0.1mV,y<0.1mV时为4型;5型是指仅有J点抬高的情况,故只有x≥0.1mV。

除上述5型外,部分患者心电图中上述各型早复极波在不同导联混合存在,其又称为混合型。如图2-1-13显示:V_4导联的早复极波为1型,而V_5导联的早复极波为3型,V_6导联的早复极波则为4型。这种混合存在的情况并不少见。

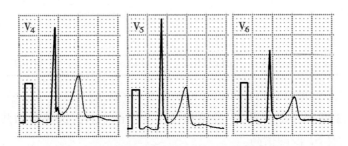

图2-1-13 同一心电图各型早复极波混合存在

3. 切迹波与顿挫波的形成机制 切迹波是QRS波后的一个独立J波,而顿挫波可视为QRS波后持续的一个波。在程度不同的同一病理因素作用下,可能顿挫波先出现,病理因素加重时可演变为切迹波(图2-1-14)。

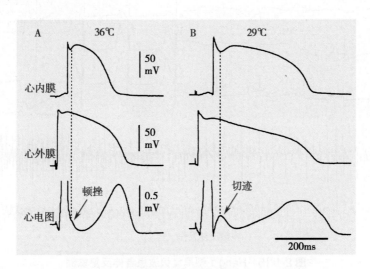

图2-1-14 低温受试犬心电图早复极波的演变
A.低温36℃时出现顿挫波;B.进一步降为29℃时,出现了切迹型J波

4. 早复极波的各型发生率 Heng等研究了1496例成人心电图,其中男性859例,女性637例,平均年龄(37.4±12.6)岁(范围18~82岁)。所有心电图均用相关分析软件进行自动分析,其中438例心电图有早复极波。按Heng分型标准,各型早复极波的分布见表2-1-1。各型发生的比率还标注在图2-1-12中。

表 2-1-1　各型早复极波在心电图各导联的出现情况

分型	Ⅱ、Ⅲ、aVF	Ⅰ、aVL	V₄~V₆	Ⅰ、aVL+ V₄~V₆	Ⅱ、Ⅲ、aVF+ V₄~V₆	合计
1	1	0	12	0	3	16(3.6)
2	49	7	35	2	8	101(23.1)
3	0	0	4	0	2	6(1.4)
4	114	74	19	8	20	235(53.7)
5	1	0	8	0	0	9(2.0)
混合	25	17	23	1	5	71(16.2)
总计(%)	190(43.4)	98(22.4)	101(23.0)	11(2.5)	38(8.7)	438

　　从表 2-1-1 可知,各型早复极波中以 4 型为最多见(53.7%),其次为 2 型(23.1%)和混合型(16.2%)。而 1 型、3 型和 5 型少见,三者总和仅占全组的 7.1%,这三者的共同特点都是 y 点幅度≥0.1mV,即均有 ST 段的抬高。

　　5. Heng 分型法的评价　Heng 分型法使早复极波原来混杂的描述与定义得到统一,可使临床及心电图医师更加注意患者不同形态的早复极波与不同的预后意义,有利于筛选猝死的高危患者(图 2-1-15)。

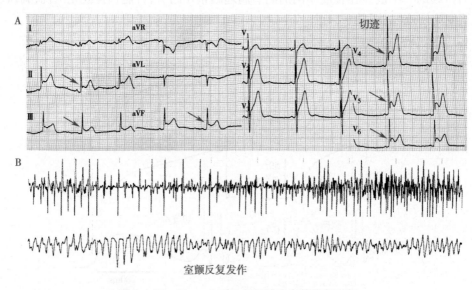

图 2-1-15　Heng 1 型早复极波患者伴反复室颤

患者男性,9 岁,反复晕厥但不伴器质性心脏病,A 图可见早复极波分布导联广泛,属于 Heng 分型的 1 型,且 y 点振幅高达 0.6mV,属于危险分层极高的情况。B 图,因反复室颤植入 ICD,ICD 植入后室颤仍频繁发作

四　早复极波危险分层的新指标

　　心电图有早复极波的人群庞大,其中仅少数人发生室速、室颤、心脏性猝死而诊断为早复极综合征。如何从庞大的有早复极波的人群中筛选出少数易发恶性心律失常的高危人群,一直受到高度关注,随之,对早复极波患者猝死危险分层的新指标不断涌现。

1. ST 段的形态　ST 段的形态对患者预后的判断有重要意义,尽管现代早复极波的概念是以 J 波为核心,其形态、振幅以及出现的导联都与预后明显相关,但 J 波后 ST 段的形态对患者预后的判断同样重要。

Tikkanen 于 2011 年最早提出早复极波 ST 段的形态与预后明显相关,其研究了一组年轻健康运动员(芬兰 62 例,美国 503 例),该组运动员中早复极波的检出率分别为 30%(151/503)和 44%(27/62)。再根据心电图 J 波后 ST 段的形态分成两型:① ST 段呈上升型;② ST 段呈水平或下斜型(图 2-1-16)。结果,85%~96% 的健康运动员的 ST 段呈上升型,属于一般的早复极波改变。全组仅少数运动员的 ST 段呈水平或下斜型,其心律失常的死亡风险相对增大。当 ST 段呈水平或下斜型且 ST 段下降幅度 >0.1mV 时,死亡风险明显增加,而下降幅度 >0.2mV 时,发生心律失常死亡的风险将相对更大(图 2-1-17)。Cappato 在 2010 年报告的另一组运动员猝死患者心电图的情况与其一致(图 2-1-18)。

图 2-1-18 显示:Tikkanen 于 2011 年报告的 ST 段的快速上升型(图 2-1-18A)与水平型的两种形态(图 2-1-18B),Cappato 于 2010 年报告健康运动员早复极波的 ST 段呈上升型(图 2-1-18C)与猝死运动员早复极波伴 ST 段水平型(图 2-1-18D)。

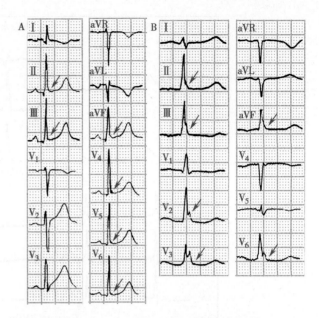

图 2-1-16　J 波后两种形态的 ST 段

A. ST 段上升型;B. ST 段水平或下斜型

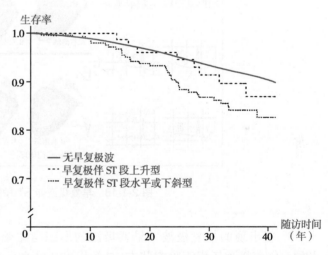

图 2-1-17　有 J 波并伴不同形态的 ST 段者的生存率不同

ST 段呈水平和下斜型者预后差

而图 2-1-18E~G 是 1 例 55 岁有特发性室颤患者的资料,图 2-1-18E 中可见其早复极波伴 ST 段呈水平型(aVF 导联明显),图 2-1-18F 和图 2-1-18G 为无创体表标测图;图 2-1-18F 中除极波从绿区向蓝区平滑传导;图 2-1-18G 中患者出现异常的复极波(从较早的红区到较晚的蓝区)。

Rosso 的研究也证实 ST 段的形态有重要的预后价值,并推测 35~45 岁的中年人群中,特发性室颤的发生率为:无早复极波者为 3.4/10 万,有早复极波者为 11/10 万,而早复极波伴 ST 段呈水平形态者 30.4/10 万。

可以肯定,早复极波伴 ST 段呈水平或下斜型是危险分层的一个重要指标。

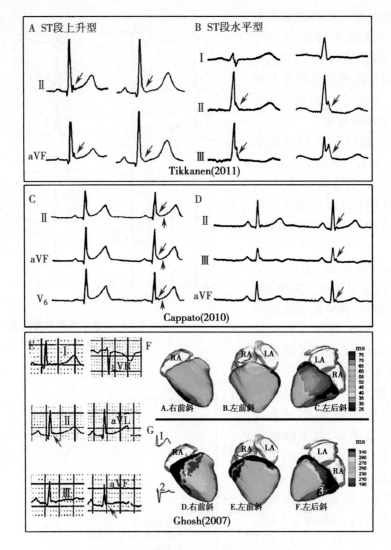

图 2-1-18　早复极波伴 ST 段的不同形态

2. 新出现的早复极波　早复极波的形态与振幅在短时间内如有明显变化时,提示患者的心室复极处于极不稳定状态,是发生猝死的高危指标(图 2-1-19)。同样,短时间内患者新出现早复极波时也说明其复极十分不稳定,易发生恶性室性心律失常或猝死(图 2-1-20~图 2-1-21)。

图 2-1-20 是一位住院患者 1 周内记录的两次心电图:A 图基本正常,B 图新出现了早复极波,且分布的导联广。以 V_6 导联为例,图 A 中 V_6 导联的 QRS 波呈 qRs 形,但在图 B,其 S 波消失变成了向上的 J 波。随后患者发生了多形性室速,并蜕化为室颤死亡(图 2-1-21)。

3. 长 RR 间期后 J 波振幅增大　众所熟知,早复极波有明显的慢频率依赖性,即运动或药物使心率增快后,原有的早复极波能够消失,当心率再次减慢时,该波可再次出现。近年研究证实 I_{to} 电流的强弱也呈慢频率依赖性,心率快时该离子流能自动减弱或消失,心率慢时相反。

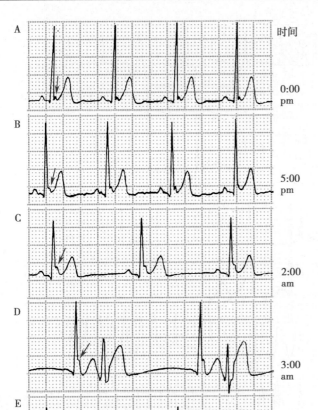

图 2-1-19　J 波形态与振幅在短时间内变化明显,最终患者发生室颤

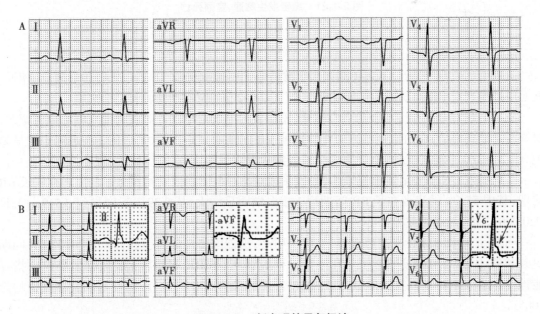

图 2-1-20　新出现的早复极波

A. 入院时心电图无早复极波;B. 几天后心电图新出现了早复极波(箭头指示)

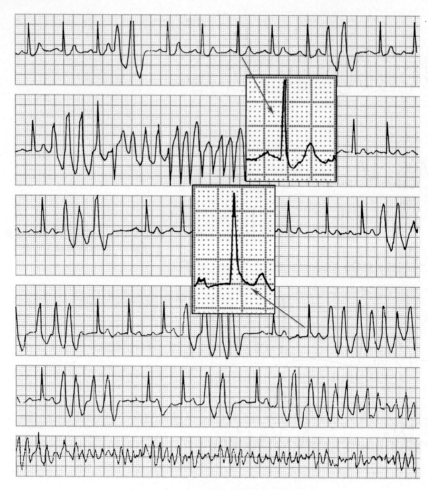

图2-1-21　患者发生室速、室颤死亡

本图与图2-1-20为同一患者,该患者发生了多形性室速并蜕化为室颤死亡

　　近期有人发现并提出,长RR间期后J波振幅无明显变化者(图2-1-22A)预后较佳;相反,在心电图单次长RR间期后J波振幅变高者(图2-1-22B)猝死的危险分层将增加。

　　图2-1-23是1例早复极波患者在室速、室颤发生时的心电图。该图为Ⅱ导联心电图记录,窦律时J波振幅低,而两次室早后的代偿期使RR间期明显延长时,其后的J波振幅也明显增加(图2-1-22B中箭头指示),且在第2个长间期后发生了室速、室颤。

　　一组特发性室颤患者的研究表明,心电图或动态心电图能记录到67.5%的患者存在长RR间期,其中55.6%的患者在长RR间期后J波振幅明显增大(从0.391mV增加到0.549mV),且$P<0.0001$,而有显著性差异。

　　当然,心电图长RR间期可因室早、房早引起,也能因窦房阻滞引起,而房颤时的RR间期更是长短不等,存在着更多的长RR间期。研究证明,长RR间期后J波振幅增高这一指标能预警患者发生特发性室颤的敏感性为55%,特异性为100%,此外,阳性与阴性预测值均为100%。

　　4. 早复极波的Antzelevitch分型法　2010年,Antzelevitch与严干新在 *Heart Rhythm* 杂志发

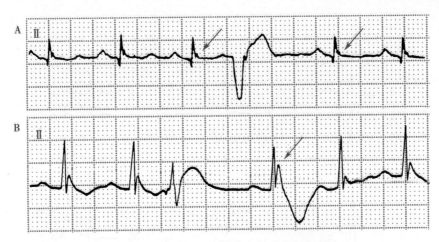

图 2-1-22　长 RR 间期后 J 波振幅的变化
早复极患者,在长 RR 间期后 J 波振幅可能无变化(A),也可能显著增高(B)

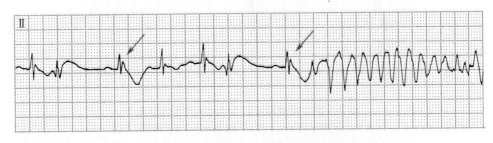

图 2-1-23　长 RR 间期后 J 波振幅略显增高并发生室颤

表文章,根据早复极波出现的导联而将早复极波患者分为 3 型(表 2-1-2),而且 3 型患者各自的危险分层也不一样。

表 2-1-2　Antzelevitch 的早复极波分型与危险分层

	1 型	2 型	3 型
J 波导联	Ⅰ、V_4~V_6 导联	Ⅱ、Ⅲ、aVL 导联	广泛分布
对应部位	前侧壁	下壁	多部位
室颤风险	较低	高于 1 型	极高,可出现电风暴

　　在这 3 型早复极波中,早复极波出现的导联与部位全然不同(图 2-1-24)。

　　图 2-1-25 为 1 例 38 岁男性特发性室颤患者的心电图,其近 5 年共发生 15 次晕厥或前兆晕厥。因住院后各种检查结果均为阴性,而诊断为不明原因的晕厥。进一步检查时发现患者静息 12 导联心电图可见下壁Ⅱ、Ⅲ、aVF 导联存在早复极波(图 2-1-25),该心电图表现在平板运动试验心率加快后消失,其心电图符合 Antzelevitch 分型的 2 型。还要注意,其下壁 J 波后的 ST 段呈下斜型,也属于猝死高风险指标。

　　因患者反复发生晕厥与室颤而植入 ICD 治疗,随访期中仍有室颤发生,而 ICD 能及时有效地终止室颤(图 2-1-26)。

　　5. 早复极波的 Kamakura 分型法　最近,日本学者 Kamakura 根据早复极波是否伴前壁 V_1~V_3 导联相应改变而将早复极波分成 A、B 两型,并有较高的危险分层价值。

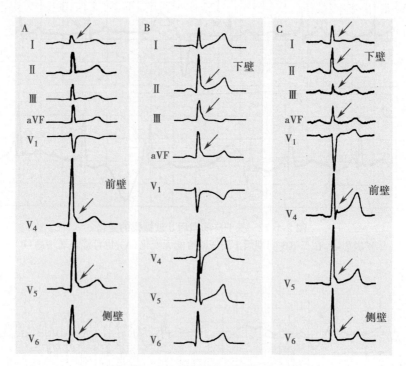

图 2-1-24　早复极波的 Antzelevitch 分型法

A. 1 型（前侧壁型）；B. 2 型（下壁型）；C. 3 型（多部位型）

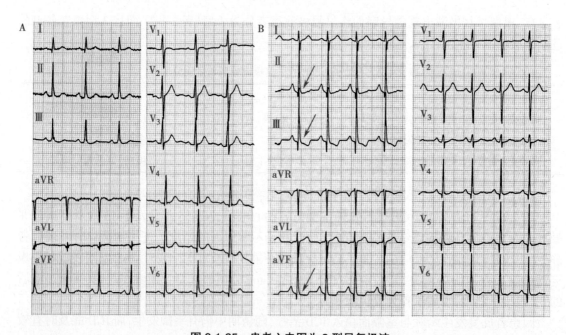

图 2-1-25　患者心电图为 2 型早复极波

A. 静息 12 导联心电图显示下壁导联有早复极波；B. 运动心率加快后早复极波消失，伴 ST 段呈下斜型

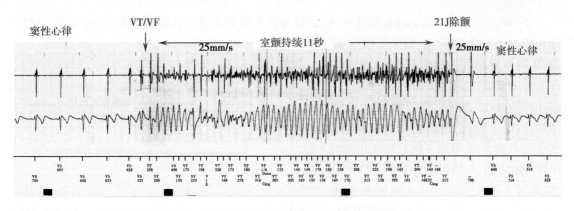

图 2-1-26 反复发生的室颤均被 ICD 及时终止

图中显示在窦律基础上发生室速、室颤,ICD 在有效识别与诊断后发放电除颤(21J)而有效终止室颤,本次室速、室颤共持续 11 秒

(1) 两个亚型的分型标准:①A 型早复极波:心电图除下壁和侧壁导联有早复极波外,胸前 $V_1 \sim V_3$ 导联的 QRS 波末与 ST 段之初有直立或倒置的切迹波,或有向下的顿挫波,振幅 ≥1mm。这些心电图改变可在 $V_1 \sim V_3$ 导联的标准位置出现,也可在上一或上二肋间部位记录时出现(图 2-1-27A)。此外,也能在药物激发试验后记录到上述心电图改变(包括出现 2 型和 3 型 Brugada 波)。但 $V_1 \sim V_3$ 导联无穹隆样改变。②B 型早复极波:$V_1 \sim V_3$ 导联心电图无上述改变(图 2-1-27B)。

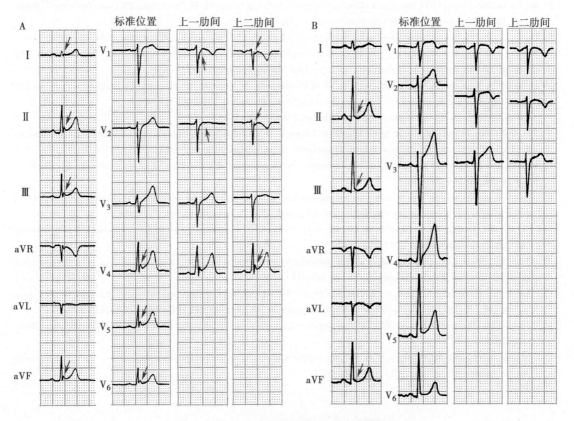

图 2-1-27 A 和 B 型早复极波的心电图特点

(2) 随访结果:在 Kamakura 报告的 31 例特发性室颤而又有早复极波的患者中,应用上述标准评价患者心电图时,A 型早复极组 12 例,B 型早复极组 19 例,其中室颤或猝死发生在睡眠或接近睡眠状态者,A 型组 10 例(10/12,83%),而 B 型组仅 2 例(2/19,11%)。应用钠通道阻滞剂后 J 波幅度有升高者:A 型组 9 例(75%),B 型组 0 例。随访期,A 型组随访(90±57)个月中,7 例室颤复发(58%),5 例再发电风暴(42%),而 B 型组随访(76±46)个月中,2 例再发室颤(11%),无 1 例再发电风暴。故早复极综合征患者经 Kamakura 分型后的 A 型者预后较差(图 2-1-28)。

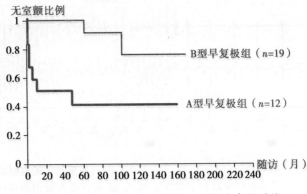

图 2-1-28　Kamakura 分型中 A 型组患者预后差

（郭继鸿）

参 考 文 献

[1] Rosso R,Glikson E,Belhassen B,et al. Distinguishing "benign" from "malignant early repolarization." The value of the ST-segment morphology.Heart Rhythm,2012,9:225-229.

[2] Tikkanen JT,Junttila MJ,Anttonen O,et al. Early repolarization: electrocardiographic phenotypes associated with favorable long-term outcome. Circulation,2011,123:2666-2673.

[3] Macfarlane PW,Lawrie TDV. The normal electrocardiogram and vectorcardiogram. In: Macfarlane PW,van Oosteroom A,Pahlm O,et al. Comprehensive Electrocardiology. New York:Springer,2011,2:483-546.

[4] Uberoi A,Jain NA,Perez M,et al. Early repolarization in an ambulatory clinical population. Circulation,2011,124:2208 -2214.

[5] Watanabe H,Nogami A,Ohkubo K,et al. Electrocardiographic characteristics and SCN5A mutations in idiopathic ventricular fibrillation associated with early repolarization. Circ Arrhythm Electrophysiol,2011,4:874-881.

[6] Murakami M,Nakamura K,Kusano KF,et al. Efficacy of low-dose bepridil for prevention of ventricular fibrillation in patients with Brugada syndrome with and without SCN5A mutation. J Cardiovasc Pharmacol,2010,56:389-395.

[7] Antzelevitch C,Yan GX. J wave syndromes. Heart Rhythm,2010,7: 549-558.

[8] Kawata H,Noda T,Yamada Y,et al. Effect of sodium-channel blockade on early repolarization in inferior/lateral leads in patients with idiopathic ventricular fibrillation and Brugada syndrome. Heart Rhythm,2012,9:77-983.

[9] Roten L,Derval N,Sacher F,et al. Ajimaline attenuates electrocardiogram characteristics of inferolateral early repolarization. Heart Rhythm,2012,9:232-239.

[10] Abe A,Ikeda T,Tsukada T,et al. Circadian variation of late potentials in idiopathic ventricular fibrillation associated with J waves: insights into alternative pathophysiology and risk stratification. Heart Rhythm,2010,7:675-682.

[11] Tikkanen JT,Junttila MJ,Anttonen O,et al. Early repolarization: electrocardiographic phenotypes associated with favorable long-term outcome. Circulation,2011,123:2666-673.

[12] Wilde AA,Postema PG,Di Diego JM,et al. The pathophysiological mechanism underlying Brugada syndrome: depolarization versus repolarization. J Mol Cell Cardiol,2010,49:543-553.

[13] Nademanee K,Veerakul G,Amnueypol M,et al. Clinical characteristics,VF triggers and substrates,and catheter ablation of patients with early repolarization syndrome with frequent recurrent VF episodes(abstr).Circulation,2012,126:A18008.

[14] Panicker GK,Manohar D,Karnad DR,et al. Early repolarization and short QT interval in healthy subjects. Heart Rhythm,2012,9:1265-1271.

[15] Tikkanen JT,Junttila MJ,Anttonen O,et al. Early repolarization: electrocardiographic phenotypes associated with favorable long-term outcome. Circulation,2011,123:2666-2673.

2. 碎裂电位与心房纤维化

心房颤动（房颤）是最常见的心律失常之一。经导管消融治疗房颤已经逐渐成为房颤的重要治疗手段，在相关指南中的地位也不断得到提升。单纯肺静脉隔离对阵发性房颤即可获得较高的成功率，而持续性房颤由于维持机制更为复杂，常需要进行线性消融或碎裂电位（CFAE）消融来改良基质以提高长期窦性心律维持率。

一 CFAE 对房颤消融的影响

2004 年 Nademadee 等提出 CFAE 并指导房颤消融。研究入选 121 例房颤（其中持续性房颤 64 例），主要消融区域在房间隔、肺静脉、左房顶部、冠状窦和二尖瓣环后间隔侧，随访 1 年发现 91% 的患者无心律失常复发。尽管如此，单独进行 CFAE 消融无法在其他中心复制出较高的成功率。Estner 等应用相同的策略对持续性房颤患者进行消融，1 年后仅有 9% 的患者成功维持窦性心律。一项关于 CFAE 消融的系统回顾显示，1 年成功率在 24%~63% 之间。近期发表的大多数研究报道 CFAE 消融的成功率均低于早前的研究结果。

CFAE 消融存在诸多的局限性。CFAE 的判断受术者主观经验影响较大，因此导致了 CFAE 判断的重复性较差，即使目前应用 Carto 和 Ensite 等软件可以对 CFAE 进行较为客观的判断，但是仍有赖于软件对 CFAE 参数的设置和目视下对 CFAE 的定义。CFAE 消融明显增加手术时间，尤其是间隔和后壁的过度消融可能会导致左房或左心耳激动延迟，从而可能增加血栓形成或心功能恶化。此外，CFAE 消融的终点也不够明确，不同区域的 CFAE 消融对成功率的影响尚不清楚，广泛的 CFAE 消融以达到窦性心律的消融终点其危害也显而易见。

二 心房纤维化对房颤消融的影响

近期，《欧洲心脏病学杂志》发表专题文章指出，房颤可能是一种"纤维化性心房心肌病"。心房纤维化不仅影响房颤的进程，对于导管消融的病例选择和预后判断也有重要价值。Marrouche 等证实了影像学新技术磁共振钆延迟增强显像（DE-MRI）在评价心房纤维化程度方面具有独特优势，他们发现房颤患者延迟增强的心肌范围与术中电解剖标测的低电压区一致，对部分患者心房组织行组织染色发现与 DE-MRI 有着良好的相符性（图 2-2-1）。之后他们又根据 DE-MRI 延迟增强面积比例的不同提出 Utah 分级系统，并发现导管消融成功率与 Utah 分级高低显著相关。他们还认为在高度心房纤维化（Utah Ⅳ级）的房颤患者中，心房纤维化程度是术后复发的唯一预测因素。2014 年发表在《美国医学杂志》上的 DECAAF 研究在 15 家中心前瞻性入选了 329 例房颤患者，消融前 30 天所有患者接受 DE-MRI 检查，根据结果将患者分为 1~4 级，术后随访 1.3 年，发现随心房纤维化程度的升高，房颤复发率显著升高（1~4 级复发率分别为 15.3%、35.8%、45.9% 和 69.4%）。心房纤维化的评价对于房颤导管消融的指导价值受到越来越广泛的关注。

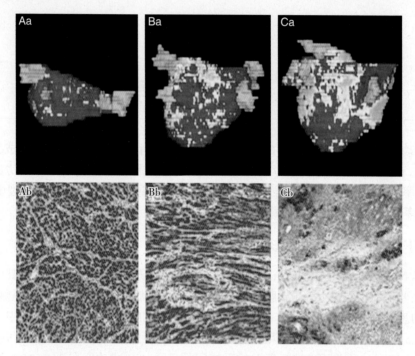

图 2-2-1　DE-MRI 显像与心房组织切片中纤维化程度符合程度良好

三　CFAE 与心房纤维化的联系

心肌纤维化导致的缓慢传导和局部激动延迟是 CFAE 产生的重要机制之一。国内学者通过对犬房颤模型的研究显示,CFAE 区域的心肌组织较无 CFAE 区域间质组织显著增多,提示心房纤维化在 CFAE 的产生机制中发挥了一定作用。另外一项研究在动物心房组织中检测发现细胞间连接蛋白 Cx43 在 CFAE 区域表达水平明显降低而纤维化组织明显升高,同样提示了 CFAE 与心房纤维化的可能联系。计算机模型模拟显示,纤维化越严重,局部电位碎裂程度越高。Park 等对 50 例房颤患者标测发现 CFAE 区域电压明显较低,且周围被较高电压区域环绕。电压标测的结果间接提示了 CFAE 区域可能存在心房纤维化。

然而,另外一些研究则显示了不同的观点。Teh 等对 12 例持续性房颤患者分别在房颤和起搏心律下进行标测,结果发现在房颤心律下 CFAE 分布广泛,而在窦性心律下标测发现这些区域表现出正常心肌的组织电生理特性。Jadidi 等对 18 例房颤患者的标测显示,心房 CFAE 部位的电压高于非 CFAE 部位 (0.53mV *vs* 0.30mV),在窦性心律下标测这些区域电压多为正常,提示 CFAE 区域并非纤维化或瘢痕区。

为进一步探索这一重要的临床问题,来自法国波尔多中心的学者们尝试应用 DE-MRI 和三维指导下的心房高密度标测来明确 CFAE 和心房纤维化的关系。研究入选了 18 例持续性房颤患者(11 例为长程持续性房颤),结果发现心房越大,左房延迟强化的范围越大,持续性 CFAE 的范围越大,房颤间期越短。高密度延迟强化总是出现在左房后壁,而片状延迟强化常出现在左房右后壁、顶部和前间隔。将 CFAE 区域和 DE-MRI 结果进行比较后发现,48%±14% 的 CFAE 见于非延迟强化区,41%±12% 见于斑片状延迟强化区,11%±6% 见于高密度延迟强化区。进一步分析显示,78% 高密度强化区域并没有 CFAE 而呈现出低电压的电激动,而 19% 的 CFAE 发生在高密度延迟强化区域内或在其周围(图 2-2-2)。

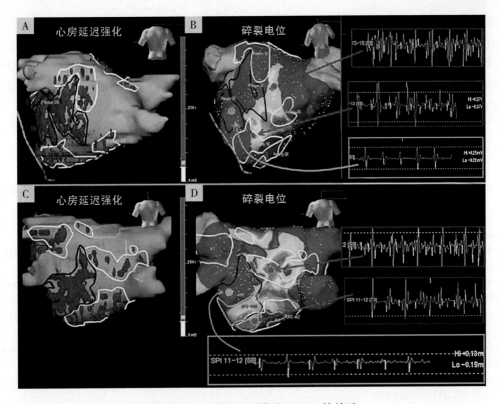

图 2-2-2 心房延迟强化和 CFAE 的关系
A、B 为同一患者,C、D 为同一患者,黑色线圈内表示高密度延迟强化区,白色线圈内表示斑片状延迟强化区

研究无疑为 CFAE 的发生机制和 CFAE 消融的指导提供了重要的启示和依据。90% 的 CFAE 部位并非发生于高密度延迟强化区域,说明大部分 CFAE 的发生部位并非在纤维化部位,这意味着在 CFAE 的消融过程中多在消融健康的心肌组织。这些结果对导管消融术者非常重要,因为 CFAE 作为房颤基质的特异性非常低(仅有 50% 持续性 CFAE 部位对房颤周期存在影响)。考虑到 CFAE 过度消融的危害,将心房纤维化内部或边缘的缓慢传导区作为消融靶点可能会达到理想的消融效果。

四 **何种 CFAE 需要消融?**

Morady 等学者曾指出,多数 CFAE 在房颤的发生和维持中可能是"无辜的旁观者"。由于 CFAE 区域在长时程持续性房颤患者中范围较广(最多可占左房区域的 20% 以上),如何识别关键区域的 CFAE 进行选择性消融以提高消融效率,避免过度消融,是 CFAE 消融的关键。国内外部分学者术中应用抗心律失常药物(如伊布利特)以消除非关键区域 CFAE 的影响,取得了较为满意的消融效果。尽管如此,关键 CFAE 的识别仍然困难。近期发表的一项来自加拿大的多中心随机对照研究探讨了对 CFAE 区域进行选择性消融或全部消融的效果的对比。研究入选了 86 例患者,随机分为两组,发现两种消融策略对术中房颤频率降低及终止率相似(37% *vs.* 28%,*P*=0.42),选择性消融组消融时间和手术时间明显缩短,而复发率却明显升高(50% *vs.* 28%,*P*=0.03)。然而,该研究入选患者例数少,且在肺静脉隔离之前先行 CFAE 消融,这无疑会影响结果的准确性。如何选择合适的 CFAE 消融靶点仍然是将来具有挑战性的重要方向。

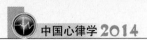
总之,CFAE 消融的未来有赖于对于 CFAE 机制不断深入的认识。房颤时碎裂电位与心房纤维化呈负相关,这一研究结论为进一步揭示 CFAE 的产生机制和指导消融提供了重要依据。然而,DE-MRI 检查设备要求高、技术难度大、检查耗时长,且在 20% 的患者难以获得可靠图像,对于植入性器械患者也无法应用。因此,DE-MRI 指导下的 CFAE 消融可能难以在临床推广应用,探索更为简易的心房纤维化评价方法指导 CFAE 十分必要。

(马长生　聂俊刚　郭雪原)

参 考 文 献

［1］Nademanee K,McKenzie J,Kosar E,et al.A new approach for catheter ablation of atrial fibrillation:mapping of the electrophysiologic substrate.J Am Coll Cardiol,2004,43:2044-2053.

［2］Estner HL,Hessling G,Ndrepepa G,et al.Electrogram-guided substrate ablation with or without pulmonary vein isolation in patients with persistent atrial fibrillation.Europace,2008,10:1281-1287.

［3］Li WJ,Bai YY,Zhang HY,et al.Additional ablation of complex fractionated atrial electrograms after pulmonary vein isolation in patients with atrial fibrillation:a meta-analysis.Circ Arrhythm Electrophysiol,2011,4:143-148.

［4］Kottkamp H.Human atrial fibrillation substrate:towards a specific fibrotic atrial cardiomyopathy.Eur Heart J,2013,34:2731-2738.

［5］Akoum N,Daccarett M,McGann C,et al.Atrial fibrosis helps select the appropriate patient and strategy in catheter ablation of atrial fibrillation:a DE-MRI guided approach.J Cardiovasc Electrophysiol,2011,22:16-22.

［6］Marrouche NF,Wilber D,Hindricks G,et al.Association of atrial tissue fibrosis identified by delayed enhancement MRI and atrial fibrillation catheter ablation:the DECAAF study.JAMA,2014,311:498-506.

［7］You DJ,Chang D,Zhang SL,et al.Substrate of complex fractionated atrial electrograms:evidence by pathologic analysis.Chin Med J(Engl),2012,125:4393-4397.

［8］Liu X,Shi HF,Tan HW,et al.Decreased connexin 43 and increased fibrosis in atrial regions susceptible to complex fractionated atrial electrograms.Cardiology,2009,114:22-29.

［9］Park JH,Pak HN,Kim SK,et al.Electrophysiologic characteristics of complex fractionated atrial electrograms in patients with atrial fibrillation.J Cardiovasc Electrophysiol,2009,20:266-272.

［10］Teh AW,Kistler PM,Lee G,et al.The relationship between complex fractionated electrograms and atrial low-voltage zones during atrial fibrillation and paced rhythm.Europace,2011,13:1709-1716.

［11］Jadidi AS,Duncan E,Miyazaki S,et al.Functional nature of electrogram fractionation demonstrated by left atrial high-density mapping.Circ Arrhythm Electrophysiol,2012,5:32-42.

［12］Singh SM,D'Avila A,Kim SJ,et al.Intraprocedural use of ibutilide to organize and guide ablation of complex fractionated atrial electrograms:preliminary assessment of a modified step-wise approach to ablation of persistent atrial fibrillation. J Cardiovasc Electrophysiol,2010,21:608-616.

［13］Verma A,Sanders P,Champagne J,et al.Selective complex fractionated atrial electrograms targeting for atrial fibrillation study (SELECT AF):a multicenter,randomized trial.Circ Arrhythm Electrophysiol,2014,7:55-62.

3. 室早 QRS 波时限预测室早性心肌病

　　室性早搏性心肌病(PVC-ITCM)最早由 Duffee 等在 1998 年首次报道。随后众多研究证实频发室性早搏可以引起心动过速性心肌病,进而明确提出 PVC-ITCM 的概念。近年临床已观察到 PVC-ITCM 与早搏的心电图表现:早搏频度、持续时间、时限、切迹、起源和位置等因素有关。特别是早搏 QRS 波时限的预测意义已引起新的关注,现结合文献简述如下。

一　PVC-ITCM 的定义及机制

1. 频发室性早搏　频发室性早搏目前尚无统一标准。通常根据室性早搏数目定义频发室性早搏。室性早搏数目大于 1 万次 /24 小时或 10 次 / 分或室早负荷 10% 时便归类为频发室性早搏。

2. PVC-ITCM　PVC-ITCM 尚无明确的诊断标准,仍为排他性回顾性诊断。当频发室性早搏患者左室射血分数低于 50%,经药物控制或射频消融治疗后,左室射血分数恢复正常或回升较基线值 >15%,室性早搏减少 >80%,且排除其他致心血管疾病潜在因素,即可诊断为 PVC-ITCM。

3. PVC-ITCM 的发病机制　PVC-ITCM 具有可逆性,室早可导致患者心脏扩大和心功能不全,控制室早患者心脏扩大和心功能不全可不同程度逆转,甚至完全恢复正常。其发生机制比较复杂,至今尚未完全明确。主要机制包括:①慢性心率增快:长期频发的室性早搏因与其前正常窦性节律间耦联间期缩短,可引起长期平均心律增快;②心室复极时间延长:心室肌钾通道蛋白及其编码基因下调引起心室复极时间延长(QT 间期延长);③心室收缩不同步等。

二　早搏的临床心电图表现与室性早搏性心肌病

1. 室性早搏的数量

(1) 室性早搏负荷:Kanei 等对起源于右室流出道室性早搏患者进行随访,共入选 108 例室性早搏(>10 次 / 小时)患者,并按照室性早搏负荷对患者进行分类,24 例患者室早负荷 >1000 次 /24 小时,55 例 1000~10 000 次 /24 小时,29 例 >10 000 次 /24 小时,结果发现各组患者发生 PVC-ITCM 的比例分别为 4%、12% 和 34%。该研究表明,室早负荷较低时,也可能发生 PVC-ITCM,而室早负荷越大,发生 PVC-ITCM 的可能性越大。Baman 等的研究选择 174 例因室早行射频消融术的患者,结果表明室早负荷 >24% 与 PVC-ITCM 独立相关(曲线下面积 0.89,敏感性 79%,特异性 78%)。室早负荷 <10% 时发生 PVC-ITCM 的可能性很小。多元分析表明,室早负荷与 PVC-ITCM 密切相关(HR 1.12,95%CI 1.08~1.16,$P<0.01$)。

(2) 持续时间和非持续室速:Munoz 等的研究表明,与 LVEF 值正常者比较,LVEF 值降低者的室早负荷更重(29.3%±14.6% *vs.* 16.7%±13.7%,$P=0.004$),非持续性室速发生率更高[13%(76%) *vs.* 21%(40%),$P=0.01$]。除室早负荷外,还有室早的持续时间,非持续性室速、多形性室早和右室起源的室早更容易诱发心肌病。

2. 室性早搏的时限和切迹

(1) 室性早搏时限:Yokokawa 等的研究显示,室性早搏 QRS 波时限与 PVC-ITCM 密切相关。该研究选择 294 例频发室性早搏行射频消融术的患者,与无 PVC-ITCM 的患者比较,有心肌病的患者室性早搏 QRS 波时限显著延长[(164±20) ms *vs.* (149±17) ms,$P<0.001$]。矫正室早负荷,症状持续时间和室早起源后,QRS 波时限增宽和起源于心外膜与 PVC-ITCM 呈独立相关。QRS 波时限 >150 毫秒有助于区分有或无 PVC-ITCM(曲线下面积 0.66,敏感性 80%,特异性 52%)。室早 QRS 波时限 <150 毫秒的患者中,可能导致 PVC-ITCM 的室早负荷显著低于 QRS 波时限 >150 毫秒的患者(22%±13% *vs.* 28%±12%,$P<0.0001$)。

室早时限预测 PVC-ITCM:最新 Lidia 等的一项研究表明,室早 QRS 长时限和室早起源非流出道是室早心肌病的独立预测因素。该研究选择室性早搏发生频率超过 10% 的患者 45 例,左室射血分数正常,排除结构性及遗传性心脏病患者。至少 6 个月后行室早射频消融术,在术前记录心电图,测量室性早搏和窦性心律的 QRS 波时限。术后 45 例患者中,28 例(62%)左室射血分数保持正常,17 例(38%)形成室性早搏心肌病。室性早搏负荷在两组中相似[26.5%(四分位间距 19.3%~39.5%) vs. 26%(四分位间距 16.4%~41%)]。单变量分析中,室性早搏 QRS波时限越长、窦性 QRS 波时限越长、左室起源和非流出道起源与室早心肌病形成风险增加有关。室性早搏心肌病患者中,室性早搏 QRS 波时限显著延长(459ms vs. 142ms,P<0.001),同时窦性 QRS 波时限延长(97ms vs. 89ms,P=0.04)(图 2-3-1)。非流出道位置,室早 QRS 波时限界值 147 毫秒形成室早心肌病敏感性为 89%,特异性为 100%(曲线下面积 0.96,P=0.02),然而流出道患者,最佳界值为 153 毫秒(敏感性为 88%,特异性为 71%,曲线下面积 0.78,P=0.02)。在多元分析中显示室性早搏 QRS 波时限更长和室性早搏起源于非流出道是室早心肌病的独立预测因素。

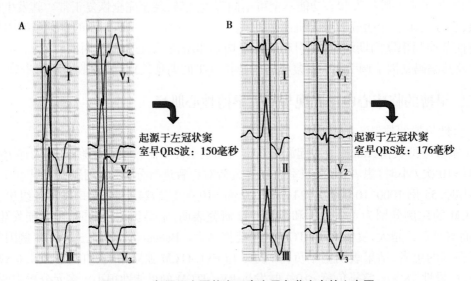

起源于左冠状窦
室早QRS波:150毫秒

起源于左冠状窦
室早QRS波:176毫秒

图 2-3-1　起源于左冠状窦口高室早负荷患者的心电图

A. 射血分数正常组;B. 室早心肌病组(射血分数 40%),随后长时间抑制室早后室早心肌病逆转。在室早心肌病患者中室早时限较宽。LVEF,左室射血分数;VPD,室早除极

同时,室早 QRS 波时限比窦性 QRS 波时限更能反映心肌潜在的异常改变,能更加准确评估细胞与细胞之间的耦联程度,推断重复异常电活动和心肌细微改变背景下心室机械活动所致的重塑。因而,室早 QRS 波时限较宽,可能反映潜在的左室功能障碍,进展为心肌病的可能性增加。

(2)室性早搏 QRS 切迹:Moulton 等选择 100 例有室性早搏的患者,分为两组,一组患者 QRS 波光滑或仅有窄而小的切迹,另一组患者 QRS 波有 >40 毫秒的切迹。室早 QRS 波有 >40 毫秒切迹的患者,QRS 波时限显著延长[(181±6) ms vs. (134±3) ms,P=0.0001)],左室舒张末容积(EDVI)[(78±3) ml/m² vs. (139±11) ml/m²,P=0.0000)]增加,射血分数降低(0.59±0.02 vs. 0.34±0.03,P=0.0000)。

3. 室性早搏起源

(1)起源位置:Yokokawa 等的研究表明,与无 PVC-ITCM 的患者比较,有心肌病的患者心外膜起源的室性早搏 QRS 波时限最宽,右室流出道或分支起源室性早搏 QRS 波时限相对较窄。矫正室早负荷、症状持续时间和室早起源后,QRS 波时限增宽和起源于心外膜室早与 PVC-

ITCM 独立相关。

(2) 多形性室早:多项研究表明多形性室早与心肌病的发生密切相关。

4. 室性早搏联律间期

(1) 室性早搏联律间期和 QT 间期:Sun 等选择 40 例有单形室性早搏的患儿,年龄 3~13 岁。有频发室性早搏(≥10 次/分)、短联律间期(RR'/RR≤0.6)或长 QT 间期(≥400ms)者,左室射血分数和心排血量显著降低。

(2) 插入性室早:Olgun 等的研究选择 51 例频发室早的患者,插入性室早的数量与患者发生 PVC-ITCM 密切相关。21 例 PVC-ITCM 患者中,14 例有插入性室早(67%),30 例无 PVC-ITCM 的患者中,6 例有插入性室早(20%)(P<0.001)。有插入性室早患者的室早负荷较无插入性室早患者重(28%±12% vs. 15%±15%,P=0.002)。室早负荷和插入性室早是 PVC-ITCM 的独立预测因子(OR 1.07,95%CI 1.01~1.13,P=0.02;OR 4.43,95%CI 1.06~18.48,P=0.04)。心室起搏(600ms)时室房逆传阻滞与插入性室早相关,室房逆传周长在有插入性室早的患者较无插入性室早患者长〔(520±110)ms vs. (394 ± 92)ms,P=0.01〕。

5. 临床症状 Yokokawa 等的研究表明,心悸持续时间和患者的无症状与 PVC-ITCM 密切相关。该项研究选择 241 例接受室早射频消融的患者,180 例(75%)有心悸症状,61 例(25%)无心悸症状。有 PVC-ITCM 的患者的室早负荷显著高于射血分数正常患者(28%±12% vs. 15%±13%,P<0.0001);有症状的患者中,有心肌病者心悸症状持续时间显著长于无心肌病者〔(135±118)个月 vs. (35±52)个月,P<0.0001〕。心肌病患者中,无心悸症状患者的比例(36/76,47%)显著高于射血分数正常的患者(25/165,15%,P<0.0001)。症状持续 30~60 个月和症状持续 >60 个月的室早负荷,是预测左室功能受损的独立因素〔OR,95%CI 分别为 4.0(1.1~14.4),20.1(6.3~64.1)〕。

总之,室性早搏心肌病是心律失常性心肌病的重要原因,PVC-ITCM 仍为排他性回顾性诊断。室早心肌病形成机制尚不清楚。尽管室性早搏负荷是必须的,但临床已观察到早搏的时限、形态、起源、位置等心电图表现都可能与 PVC-ITCM 发生有关,特别是早搏的时限和波形。各表现的预测价值尚待进步循证医学研究证实。目前,对上述心电图表现的综合分析可能有助于提高对 PVC-ITCM 的预测。

(陈琪 刘仁光)

参 考 文 献

[1] Lee V,Hemingway H,Harb R,et al. The prognostic significance of premature ventricular complexes in adults without clinically apparent heart disease:a meta-analysis and systematic review.Heart,2012,98:1290-1298.

[2] Kanei Y,Friedman M,Ogawa N,et al. Frequent premature ventricular complexes originating from the right ventricular outflow tract are associated with left ventricular dysfunction.Ann Noninvasive Electrocardiol,2008,13:81-85.

[3] Baman TS,Lange DC,Ilg KJ,et al. Relationship between burden of premature ventricular complexes and left ventricular function. Heart Rhythm,2010,7:865-869.

[4] Olgun H,Yokokawa M,Baman T,et al. The role of interpolation in PVC-induced cardiomyopathy.Heart Rhythm,2011,8:1046-1049.

[5] HasdemirC,Ulucan C,Yavuzgil O,et al. Tachycardia-induced cardiomyopathy in patients with idiopathic ventricular arrhythmias:the incidence,clinical and electrophysiologic characteristics,and the predictors.J Cardiovasc Electrophysiol,2011,22:663-668.

[6] Yokokawa M,Kim HM,Good E,et al. Relation of symptoms and symptom duration to premature ventricular complex-induced cardiomyopathy.Heart Rhythm,2012,9:92-95.

[7] Moulton KP,Medcalf T,Lazzara R. Premature ventricular complex morphology. A marker for left ventricular structure and function.Circulation,1990,81:1245-1251.

[8] Sun Y,Blom NA,Yu Y,et al. The influence of premature ventricular contractions on left ventricular function in asymptomatic children without structural heart disease:an echocardiographic evaluation.Int J Cardiovasc Imaging,2003,19:295-299.

[9] Yokokawa M,Kim HM,Good E,et al. Impact of QRS duration of frequent premature ventricular complexes on the development of cardiomyopathy.Heart Rhythm,2012,9:1460-1464.

[10] Del Carpio Munoz F,Syed FF,Noheria A,et al. Characteristics of premature ventricular complexes as correlates of reduced left ventricular systolic function:study of the burden,duration,coupling interval,morphology and site of origin of PVCs.J Cardiovasc Electrophysiol,2011,22:791-798.

[11] Carballeira Pol L,Deyell MW,Frankel DS,et al. Ventricular premature depolarization QRS duration as a new marker of risk for the development of ventricular premature depolarization-induced cardiomyopathy.Heart Rhythm,2014,11:299-306.

[12] Massare J,Berry JM,Luo X,et al. Diminishedcardiacfibrosisinheart failure is associated with altered ventricular arrhythmia phenotype.J Cardiovasc Electrophysiol,2010,21:1031-1037.

[13] DimasV,AyersC,DanielsJ,et al. Spironolactone therapy is associated with reduced ventricular tachycardiarate inpatients with cardiomyopathy.Pacing Clin Electrophysiol,2011,34:309-314.

[14] Deyell MW,Park K-M,Han Y,et al. Predictors of recovery of left ventricular dysfunction after ablation of frequent ventricular premature depolarizations.Heart Rhythm,2012,9:1465-1472.

[15] Mountantonakis SE,Frankel DS,Gerstenfeld EP,et al. Reversal of outflow tract ventricular premature depolarization-induced cardiomyopathy with ablation:effect of residual arrhythmia burden and preexisting cardiomyopathy on outcome.Heart Rhythm,2011,8:1608-1614.

[16] Hasdemir C,Ulucan C,Yavuzgil O,et al. Tachycardia-induced cardiomyopathy in patients with idiopathic ventricular arrhythmias:the incidence,clinical and electrophysiologic characteristics,and the predictors.J Cardiovasc Electrophysiol,2011,22:663-668.

4. 消融性 Epsilon 波

Epsilon 波是传导延迟巨大的右室晚电位在体表心电图的反映。其出现在 QRS 波群之后,呈低振幅、可持续数十毫秒的小棘波(图 2-4-1)。近年来,不断有小棘波以外的其他形态的 Epsilon 波的报道,如蠕动波、光滑的电位波以及巨大且形态迥异的 Epsilon 波等(图 2-4-2)。对 Epsilon 波形成原因的经典理论是致心律失常性右室发育不良 / 致心律失常性右室心肌病(ARVD/C)中晚期的患者在右室病变区域,残存的心肌细胞镶嵌在纤维化和(或)脂肪样组织当中,导致电激动电位延迟,形成右室晚电位的结果。

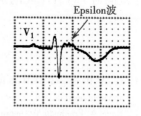

图 2-4-1 经典的 Epsilon 波

2006 年修订的 ARVD 心电图诊断标准中,主要标准有:①记录到 Epsilon 波;②QRS 波时限延长:$(V_1+V_2+V_3)/(V_4+V_5+V_6) \geqslant 1.2$;③右胸导联 S 波升肢时限≥55 毫秒。2010 年以 Marcus FI 为首的

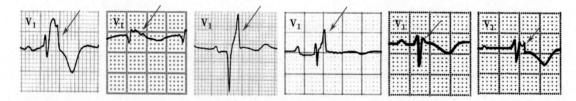

图 2-4-2 形态迥异的 Epsilon 波

图中箭头指示为不同形态的 Epsilon 波

工作组再次修订了 ARVD 的诊断标准,在分类结构、组织学、心电图、心律失常的方法和疾病的遗传特征方面制定了主要和次要标准,并提出了新的量化标准。心电图诊断标准限定为复极或除极/传导异常。对复极异常而言,主要标准为右胸导联(V_1~V_3)T 波倒置(图 2-4-3),或年龄 >14 岁(没有完全性右束支传导阻滞,而 QRS 波时限≥120 毫秒)。除极/传导异常则只有"在右胸导联(V_1~V_3)记录到 Epsilon 波(QRS 波结束至 T 波起点之间可重复的低幅度信号)"的规定。特别应该指出的是,碎裂 QRS 波,且时限≥114 毫秒的标准被增补进次要标准。此外,次要标准中还增加了多项诊断指标,并进行了量化规定。新标准的修改更突出了 Epsilon 波在诊断中的重要价值。然而,以往不同的研究显示,应用标准或增高电压记录 ARVC 患者的心电图,对 Epsilon 波的检出率仅为 30% 左右。如采用减少基线干扰、提高心电图记录电压后,Epsilon 波的检出率可达到 75%。采用 Fontaine 双极胸导联(将右上肢导联电极放在胸骨柄处作为阳极)记录心电图,检出 Epsilon 波的敏感性可提高 2~3 倍。尽管如此,仍有不少 ARVC 患者的心电图无 Epsilon 波,究其原因可能与右室心肌被脂肪浸润及纤维组织所替代的程度较轻,参与延迟除极的心肌数量较少有关。近年来的研究指出,任何心肌病变,一旦产生巨大晚电位,在体表心电图上就有可能出现 Epsilon 波。例如:右室心脏结节病患者,由于右心纤维化广泛形成,心电图常出现粗糙型的 Epsilon 波(图 2-4-4),仅凭心电图难以鉴别。

2013 年,Jane Caldwell 等在 *Heart Rhythm* 发表了题为"射频消融诱发 Epsilon 波"的文章,报告 1 例 23 岁女性患者,临床诊断 ARVC。后因休克植入 ICD。随访发现 ICD 记录到周长为 380~400 毫秒的室速而行射频消融术。心脏磁共振显示右室扩张,右室游离壁有微血管瘤而未被纤维脂肪替代。消融前静息心电图显示 QRS 波群时限 110 毫秒,V_1 导联的 S 波升肢时限 60 毫秒,未发现 Epsilon 波。术中应用 NaviStar 导管和 CARTO 建立的右室电压图显示有大范围的瘢痕和碎裂电位,室速标测发现最早激动点在 QRS 波群前 75 毫秒,位于瘢痕外侧,提示该部位为室速折返的出口,在该处放电并横向延伸消融直到室速终止。之后,在间隔诱发出一种更快的、不能耐受的室速,此处消融后出现了激动延迟和明显的 Epsilon 波。射频消融后心电图(图 2-4-5)显示:严重的心室传导延迟伴 T 波倒置和新出现的 Epsilon 波。随访 12

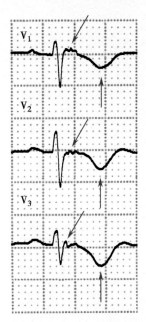

图 2-4-3 ARVC 患者心电图 V_1~V_3 导联 T 波倒置

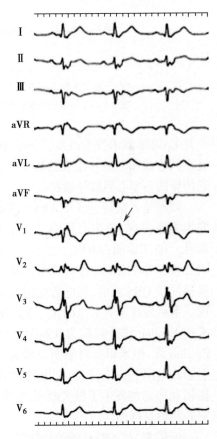

图 2-4-4 酷似 ARVC 心电图表现的结节病心电图

箭头指示为结节病所致的 Epsilon 波

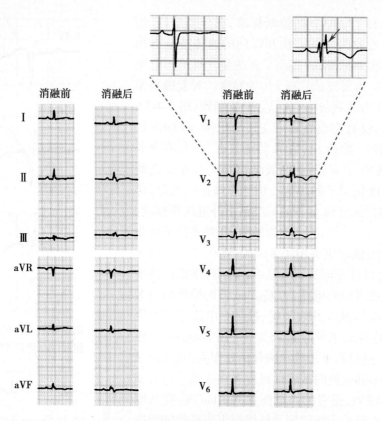

图 2-4-5 射频消融术前后心电图

患者,女,23 岁。临床诊断:ARVC。射频消融术前心电图无 Epsilon 波;射频消融术后 V₁ 导联的 QRS 波群后出现振幅达 0.7mV 的高大 Epsilon 波(箭头指示)

个月 Epsilon 波未发生改变。该病例证实在 ARVC 早期 Epsilon 波可以不断变化,随着疾病进展在初步诊断后数年出现的特点。此外,Epsilon 波的出现也提示射频消融可能会导致参与延迟传导的右室心肌数量增加。

回顾笔者医院近 5 年 ARVC 患者行射频消融术的资料发现,其中 1 例 67 岁男性患者反复发生右室室速,超声心动图检查示右室扩大,前壁变薄,运动减低,心尖部肌小梁粗大,排列紊乱。临床诊断:ARVC。选用 Ensite Array 构建右室解剖图,并进行非接触标测,术中诱发出 2 种图形的室速,先后放电的部位(右室游离壁下部及右室流出道的游离壁偏后部)均明显提前于 QRS 波群,放电后应用原有诱发条件及静滴异丙肾上腺素后反复刺激均不能诱发室速。术后发现体表心电图 V₁、V₂、V₃ 导联的 Epsilon 波均较术前有明显改变,特别是 V₂ 导联,术前 Epsilon 波振幅仅为 0.2mV。术后 Epsilon 波振幅增高达 0.6mV。虽然 V₁ 导联术前存在 Epsilon 波,但术后其时限明显增宽。术后 V₃ 导联降肢出现明显顿挫(图 2-4-6)。射频消融术引起心电图 Epsilon 波的变化虽然不是文献报告中从无到有,但是 V₁~V₃ 导联的 Epsilon 波的振幅和形态均发生了极大改变,发生机制应与文献报告一致,提示射频消融术使延迟除极的右室心肌数量增加。

近年来,对 ARVC 的治疗除了一般药物之外,植入 ICD 和对有室速发作的患者行射频消融术也成为 ARVC 的治疗方法。针对 ARVC 的恶劣预后,Woźniak 等提出 ARVC 猝死的危险因子,除过去发生过心搏骤停、晕厥、猝死家族史;年龄 <35 岁、右室广泛受累、合并左室功能障碍、程

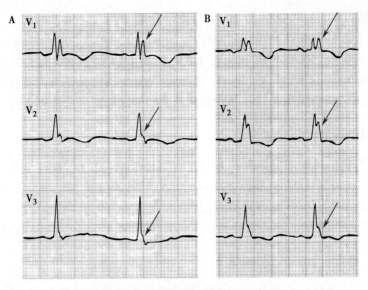

图 2-4-6 射频消融术前后心电图

序刺激诱发性室速、V_1~V_3 导联 QRS 波时限增宽及弥散外,Epsilon 波也列于猝死的危险因子之中。因此,对射频消融术后新出现的 Epsilon 波,是射频消融术引起延迟除极的右室心肌增加的结果,是否可以预示室性心律失常的风险增加尚有待进一步证实。

(许 原)

参考文献

［1］郭继鸿.Epsilon 波.临床心电学杂志,1999,8:52-54.

［2］陈静,俞建华,邬涛,等.致心律失常右心室心肌病心电图特征波新认识—附罕见粗大 Epsilon 波二例.中华心血管病杂志,2011,39:370-371.

［3］Wang J,Yang B,Chen H,et al.Epsilon-Wave Detection by Various ECG Methods.Texas Heart Institute Journal,2010,37:405-411.

［4］鲍慧慧,洪葵,李菊香,等.形态"迥异"的 Epsilon 波 4 例.临床心血管杂志,2013,29:316-317.

［5］张莉.致心律失常性右室心肌病的特征性心电图表现.临床心电学杂志,2014,23:10-14.

［6］Marcus FI,McKenna WJ,Sherrill D,et al.Diagnosis of arrhythmogenic right ventricular cardiomyopathy/dysplasia:proposed modification of the Task Force Criteria.Eur Heart J,2010,31:806-814.

［7］Ladyjanskaia G,Basso C,Hobbeink M,et al.Sarcoid Myocarditis With Ventricular Tachycardia Mimicking ARVD/C.Cardiovasc Electrophysiol,2010,21:94-98.

［8］Dechering DG,Kochhäuser S,Wasmer K,et al.Electrophysiological characteristics of ventricular tachyarrhythmias in cardiac sarcoidosis versus arrhythmogenic right ventricular cardiomyopathy.Heart Rhythm,2012.

［9］Caldwell J,Redfearn D,Chiale PA,et al.Ablation-induced epsilon wave.Heart Rhythm,2013,10:1737-1738.

［10］刘文玲.致心律失常型心肌病危险分层.心血管病学进展,2012,33:292-293.

5. Brugada 波的鉴别诊断 2014

  Brugada 综合征是不伴心脏结构异常的一种家族遗传性疾病,约 50% 为常染色体显性遗传伴各种外显率。现已发现 70 多个相关的突变基因,多数与心脏钠通道相关,约 20% 的病例

存在 *SCN5A* 基因突变,使钠通道失活加速。

Brugada 综合征并不少见,一般人群中的发病率约 0.5‰,而心电图 Brugada 波的检出率却远远高出此值,1 型 Brugada 波的检出率为 1.2‰,2 型与 3 型 Brugada 波的检出率为 5.8‰。面对检出率很高的 Brugada 波,临床和心电图医师首先需要确定其是否为真性 Brugada 波,然后再进行患者的危险分层。20 年来,Brugada 波的诊断与鉴别诊断一直是心电图领域的关注热点。

一　1 型 Brugada 波

Brugada 综合征的诊断依据是患者必须有 1 型 Brugada 波的心电图表现,又加以下一个或多个临床因素则可诊断:①心脏骤停的幸存者;②多形性室速;③非迷走性晕厥;④家族中有 45 岁以下成员的猝死而不伴急性冠脉综合征;⑤亲属中有 1 型 Brugada 波。近年来,能视为 Brugada 综合征诊断依据的心律失常种类正在扩大,使诊断更为宽泛,同时也使 1 型 Brugada 波的诊断更显重要。

(一) 1 型 Brugada 波的基本特征

1 型 Brugada 波又称穹隆型 Brugada 波,其心电图的显著特征被称为三联征:①J 波:幅度常≥2mm;②ST 段:抬高幅度常≥2mm,并伴下斜型 ST 段抬高;③T 波:对称并倒置。具有这些特征的 QRS-ST 图形多在 V_1、V_2 导联出现(60%),部分病例(40%)只在 V_1 或 V_2 一个导联出现,也有病例在 V_1~V_3 导联均存在。

(二) 1 型 Brugada 波的其他特征

1. J 波幅度偶尔 <2mm　QRS 波后的 J 波幅度常≥2mm,但少数病例的 J 波振幅为 1~2mm。

2. J 波的界限不清　与 2 型 Brugada 波不同,1 型 Brugada 波有时与前面 QRS 波无清晰的界限而独立形成 J 波(本文将 Brugada 波中 QRS 波后的"r' 波"称为 J 波,以便与右束支阻滞等情况时 QRS 波的 r' 波相区别)。

3. ST 段下降缓慢　QRS-ST 波最高点后 40 毫秒时的 ST 段下降幅度≤4mm,这是 ST 段下降速率缓慢的结果,其下降幅度远远低于右束支阻滞或运动员心电图中 r' 波的下降幅度。

4. ST 段逐渐下降　J 波的幅度高于 40 毫秒时的 ST 段幅度,更高于 80 毫秒时的 ST 段幅度(图 2-5-1)。这一情况将使 Corrado 指数 >1,该指数是指 J 波的幅度与其 80 毫秒后的 ST 段幅度的比值。

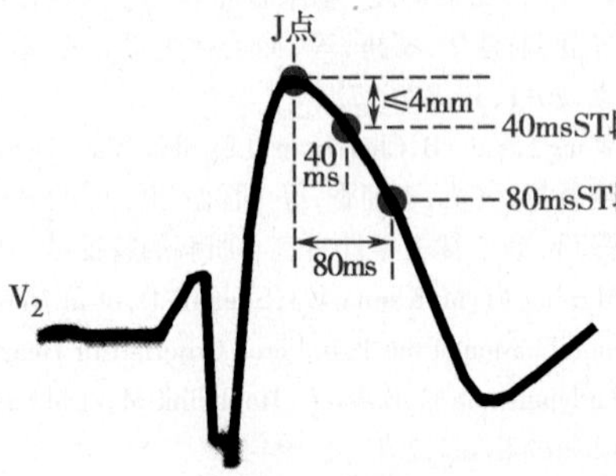

图 2-5-1　1 型 Brugada 波的 ST 段下降缓慢

5. V_1 和 V_2 导联的 QRS 波时限较长　V_1 与 V_2 导联的 QRS 波时限之和 >V_3 与 V_4 导联或 V_5 与 V_6 导联的 QRS 波时限之和,这是 Brugada 综合征患者存在一定程度的右室传导延迟的结果,但不少病例该值不易测量,因为精准确定 QRS 波的结束点有时困难。

(三) 完全性右束支阻滞可掩盖 1 型 Brugada 波

1 型 Brugada 波需要与完全性右束支阻滞进行鉴别,而两者有时能在同一患者同时存在。此时,完全性右束支阻滞能完全能掩盖 1 型 Brugada 波,只有当完全性右束支阻滞暂时消失时,才使 1 型 Brugada 波显露(图 2-5-2)。或应用药物及右室起搏,可使原有的右束支阻滞图形与右室起搏的类左束支阻滞的 QRS 波融合时,右束支阻滞的图形被抵消后,也能使 1 型 Brugada 波显露(图 2-5-3)。

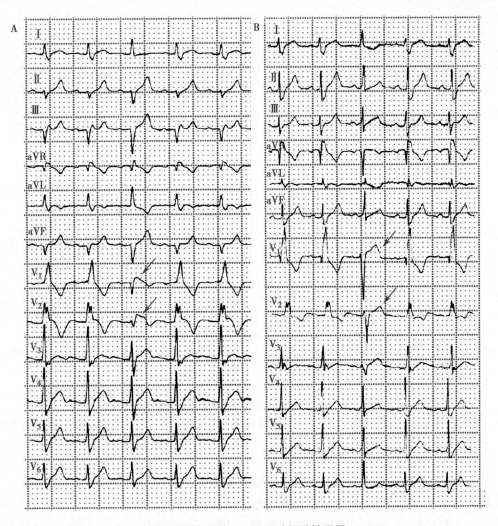

图 2-5-2 1 型 Brugada 波间歇性显露

患者男性,68 岁,因夜间发作室颤植入 ICD,其有完全性右束支阻滞,并掩盖了同时存在的 1 型 Brugada 波及 Brugada 综合征的诊断。A. 心导管检查术中右束支阻滞偶然消失时 1 型 Brugada 波显露(箭头指示);B. 患者进行 Holter 检查时,Brugada 波也偶有显露(箭头指示)

显然,根据 1 型 Brugada 波的上述特征容易被识别与诊断。当患者不伴明显结构性心脏病时,更支持 Brugada 波的诊断。此外,当 J 波幅度 <2mm 但伴有负向 T 波时,也能诊断 1 型 Brugada 波。

二 2 型 Brugada 波

(一) Brugada 波的新分类

1991 年,西班牙 Brugada 兄弟报告了 Brugada 综合征患者伴发的猝死,使这一临床综合征得到确认。随后举行了心电图 Brugada 波与 Brugada 综合征相关问题的多次国际学术研讨会。在 2002 年该专题国际学术研讨会上,正式将 Brugada 波分为 3 型:1 型为穹隆型,2 型和 3 型为马鞍型。只因 2 型 ST 段的抬高明显而称高马鞍型(≥0.1mV),3 型 ST 段的抬高程度较轻而称为低马鞍型(<0.1mV)。随后在 2005 年国际学术专题研讨会上,提出了 Brugada 综合征的诊断流程与危险分层的建议。

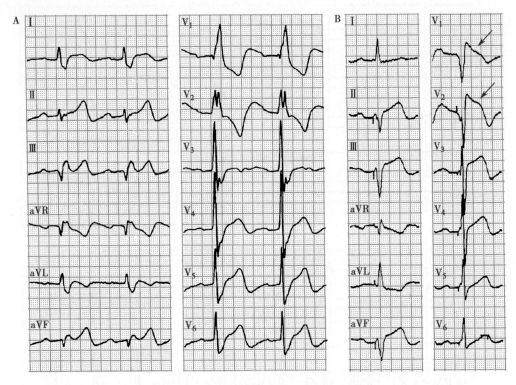

图 2-5-3 右室起搏使 1 型 Brugada 波显露

A. 患者平素心电图存在的完全性右束支阻滞掩盖了 1 型 Brugada 波；B. 右室起搏时，典型的 1 型 Brugada 波显露（箭头指示）

在 2012 年召开的 Brugada 综合征国际学术专题研讨会上，与会专家提出将 2 型和 3 型合并为新 2 型 Brugada 波的意见。因为 2 型和 3 型马鞍型的心电图中，前面的隆起为 J 波，后面的隆起为直立的 T 波，两者之间的凹陷部分为抬高的 ST 段。2 型和 3 型的差别只是人为划定的 ST 段抬高程度不同，实际两型的心电图图形及临床差异很小，将两者合二为一后并不影响对患者预后的评估及危险分层。此外，即使某患者在药物激发试验时发生从原来 3 型变为 2 型时也无实质性意义。因此，Brugada 波当今可分成 2 型，1 型为原来的穹隆型，新 2 型包括原来的 2 型和 3 型，称为马鞍型（图 2-5-4）。

（二）2 型 Brugada 波的心电图特征

新 2 型 Brugada 波的心电图依然为三联征：①J 波：QRS 波后的 J 波振幅≥2mm；②ST 段：随后的 ST 段呈凹面向上的抬高，抬高幅度≥0.5mV；③T 波：T 波在 V₂ 导联直立或低平，

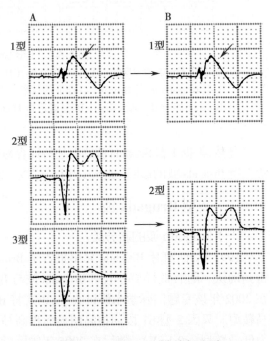

图 2-5-4 Brugada 波的新分型

A. 1 型 Brugada 波；B. 将 2 型和 3 型归为新 2 型

在 V_1 导联低平直立、低平或直立。当心电图诊断存在疑问时(例如 J 波振幅 <2mm),可加做 V_1~V_3 导联的上一肋间或上两肋间(第 2 或第 3 肋间)心电图。

(三) 新 2 型 Brugada 波的其他特征

1. J 波与 QRS 波的融合　新 2 型 Brugada 波的特征是 V_1 和 V_2 导联 QRS 波后有独立存在的直立 J 波(文献称为 r' 波,但不易与其他情况的 r' 波区分),但实际 J 波是 QRS 波除极的终末部分与复极初始波的混合体,两者的分界点有时很难确定。

2. J 波降支与 ST 段融合　J 波降支常与下斜型抬高的 ST 段起始方向和斜率一致,使两者分界点不清晰而融合在一起。心电图分析时,当 J 波降支的斜率出现明显改变时则为两者的分界点,该点标志着 J 波结束,及 ST 段起始。有些病例心电图的 J 波降支无清晰的斜率转变点,使两者的分界点不易确定。

3. J 波三角形高度 ≥3.5mm　应当了解,大多数新 2 型 Brugada 波中,QRS 波之后存在独立的 J 波(图 2-5-5A),并能形成 J 波三角形。J 波三角形的一个边为 QRS 波中 S 波的升支,形成一条上斜形线,而另一边为 J 波的后支,其为一条下斜线,上述两条边之间的夹角称为 β 角(图 2-5-5B)。当以 β 角的两边为三角形上面两条边时,再以心电图基线或水平线为其底边时,则形成 J 波三角形,该三角形的高度在底边为 5mm 时,≥3.5mm 是其特征(图 2-5-5C)。当 J 波三角的底边长 5mm(200 毫秒)时(图 2-5-5D),该三角形的高度(h 线)≥3.5mm 为 2 型 Brugada 波的特点。

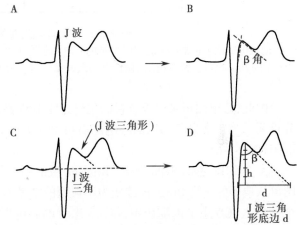

图 2-5-5　2 型 Brugada 波的 J 波三角形
A. 2 型 Brugada 波;B. J 波的上面两条边;C. 以心电图基线为底边时,可形成 J 波三角

4. V_1 或 V_2 导联的 QRS 波时限宽　与 1 型 Brugada 波相似,新 2 型 Brugada 波在 V_1 或 V_2 导联 QRS 波的时限比其他胸导联 QRS 波的时限长,尤其是 QRS_{V_1} 的时限长于 QRS_{V_6} 的时限,并被称为 V_1 与 V_6 导联不匹配现象。

上述新 2 型 Brugada 波的心电图各特点在鉴别诊断时尤显重要,即使对没有经验的临床与心电图医师也能按图索骥,最终得到诊断。

(四) 诊断新 2 型 Brugada 波的其他方法

当新 2 型 Brugada 波的心电图诊断尚存疑问或 1 型 Brugada 波不够典型时,还能应用以下方法作为辅助诊断。

1. 药物激发试验　Brugada 波的药物激发试验是静注一定剂量(如阿义马林:1mg/kg)的 I 类钠通道阻滞药物(如阿义马林、氟卡尼、普鲁卡因胺、吡西卡尼等)后,观察给药后原来 1 型或 2 型 Brugada 波是否变得更典型或 2 型 Brugada 波能否转为 1 型。

2. 提高 V_1、V_2 导联的记录肋间　凡遇可疑病例时,可将原来正常位置(第 4 肋间)的 V_1、V_2 导联的记录部位提高一个肋间或两个肋间再记录心电图,位于较高肋间的 V_1 或 V_2 导联有望记录到更典型、更具诊断价值的心电图,因 Brugada 波的异常电活动多数(80% 以上)局限在右室流出道相对局限的部位,只有当心电图记录电极精确位于该受累区域上方时才能记录到相应的心电图改变(图 2-5-6)。

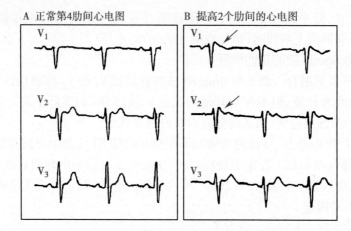

图 2-5-6　1 例非迷走性晕厥患者的心电图

A. 记录电极位于正常第 4 肋间时记录的心电图仅有可疑之处；B. 当记录电极提高到第 2 肋间时则记录到典型的 Brugada 波(箭头指示),随后药物激发试验时变为 1 型 Brugada 波并伴发室颤

　　因此,心电图记录电极放置的位置也十分重要,同时将患者的多份心电图做横向比较也十分重要。当正常导联部位的心电图有可疑之处时,一定要加做提高一个肋间或两个肋间的心电图(图 2-5-6)。

　　3. 2 型 Brugada 波的变异　Brugada 波的另一特征则为变异性强,同一患者的不同次心电图可从典型的 1 型 Brugada 波变为不典型的 2 型 Brugada 波,反之亦然。一组 90 例 Brugada 综合征植入 ICD 患者的随访中,仅 1/3 患者的心电图有 1 型 Brugada 波,而 1/3 患者的心电图完全正常。这种现象并不奇怪,因为 Brugada 综合征患者钠通道功能的障碍受多种因素的影响:如药物、发热、电解质紊乱等,这些因素可使 Brugada 波的图形随时有一定的变化。

　　4. Brugada 波的其他诊断方法　运动试验、晚电位、Holter 检查均有助于 Brugada 波的诊断与鉴别,而有创心脏电生理检查在鉴别诊断中的价值仍存争议。

三　2 型 Brugada 波与几种情况的鉴别

　　就心电图而言,新 2 型 Brugada 波需要与几种常见的心电图相鉴别,包括完全性右束支阻滞、不完全性右束支阻滞、健康运动员、漏斗胸、致心律失常性右室发育不良、早复极波等(图 2-5-7)。

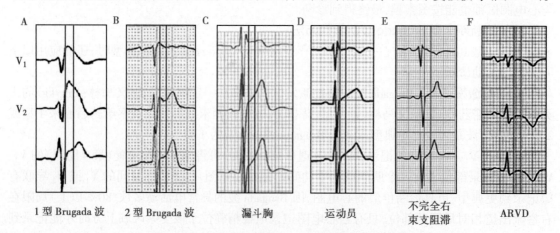

图 2-5-7　需要与 2 型 Brugada 波鉴别的几种情况

（一）两者需要鉴别的原因

1. J波和 r' 波相似　需要与上述情况鉴别的原因十分清楚,因 2 型 Brugada 波的 J 波后可存在 J 波三角形(图 2-5-8A),即前面 QRS 波的 S 波上行支形成三角形的一个边,J 波的下斜线形成另一边,两边之间形成 β 夹角。不完全性右束支阻滞时,因右室流出道及右室心底部心肌除极电活动的延迟与缓慢,因而在 V$_1$、V$_2$ 导联可形成 r' 波,r' 波后存在 r' 波三角形(图 2-5-8B),只是其 β 角小。r' 波位于 QRS 波后,也能在右胸 V$_1$、V$_2$ 导联出现,故容易混淆而需鉴别。

2. 一旦误诊影响很大　当 Brugada 波的诊断一旦成立,进而又被诊断为 Brugada 综合征时,需要给予相应的治疗或生活方式的限制。换言之,当一位职业运动员心电图 V$_1$ 导联的正常 r' 波被误诊为 J 波并诊断为 Brugada 波综合征时,有可能使其在运动场上的活动受限,对其职业生涯产生巨大影响。

3. 识别症状性 J 波　还应注意,Brugada 波可在多种因素或多种情况下出现一过性心电图 J 波样改变:例如急性冠脉综合征时的心肌缺血、心包炎、心肌炎、肺栓塞、代谢障碍、药物、电解质紊乱、外科电刀术等。这种症状性 1 型 Brugada 波在引发原因消除后则可消失。因此,这种一过性 J 波不属于 Brugada 综合征,而称为拟表型(phenocopy)J 波。意指这种 J 波心电图的表现与某一特定基因突变产生的心电图表现可以相似,但本质属于一种环境或条件引起的表现,甚至与记录的心电图机有关(图 2-5-9)。

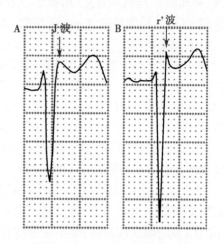

图 2-5-8　J 波与 r' 波后三角形

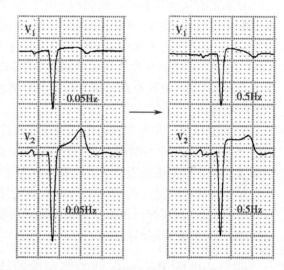

图 2-5-9　因心电图机的原因记录的伪 Brugada 波

图 2-5-9 为 1 例女性高血压患者,当应用 0.05Hz 的通带过滤参数记录心电图时,V$_1$、V$_2$ 导联的心电图正常,当改用 0.5Hz 的高通带过滤参数记录心电图时,V$_1$、V$_2$ 导联心电图中出现伪似的 Brugada 波,其与心电图机内置的非线性过滤器有关。

（二）几种常需鉴别的情况

1. 漏斗胸　漏斗胸患者的心电图有以下特征:①V$_1$ 导联记录电极放在正常位置(第 4 肋间)时 P 波负向;②V$_1$ 导联 QRS 波后可见明显的尖峰样 r',其后 ST 段轻度抬高;③T 波在 V$_1$ 导联呈负向或正、负双向,在 V$_2$ 导联 T 波直立(图 2-5-7C)。

2. 运动员　有时,1 型 Brugada 波的 ST 段呈下斜型抬高,而前面无明显独立的 J 波,使其与运动员心电图容易混淆。运动员 V$_1$~V$_3$ 导联心电图特点:①V$_1$ 导联 QRS 波终末点与同步记录的 V$_5$~V$_6$ 导联 QRS 波同时结束,而 2 型 Brugada 波在 V$_1$ 导联 QRS 波的结束点明显比 V$_6$ 导

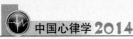

联晚;②运动员 V_1 导联的 r' 波三角形的顶角高尖,不伴或伴轻度 ST 段(<1mm)抬高,而新 2型 Brugada 波的 J 波三角形的顶角呈钝圆形;③T 波:运动员心电图在 V_1 导联有深而倒置的 T波,V_2 导联的 T 波偶尔直立,而新 2 型 Brugada 波的 T 波总为直立;④运动员 V_1、V_2 导联心电图的 ST 段呈上斜型抬高,Corrado 指数 <1,而新 2 型 Brugada 波患者的该指数 >1。

3. 右束支阻滞

(1) 1 型 Brugada 波和右束支阻滞在 V_1、V_2 导联都有 QRS 波终末直立波及倒置的 T 波,使两者鉴别相对困难。鉴别时,右束支阻滞时右胸导联的 ST 段不抬高,且 I 导联与 V_6 导联的QRS 波同步结束。相反,Brugada 波的 QRS 波终末也能增宽(≥120 毫秒),但 1 型 Brugada 波V_1 导联 QRS 波增宽的同时,左胸导联的 QRS 波没有宽钝的终末 S 波,因为 Brugada 波的患者只在右室流出道部位(V_1、V_2 导联)有缓慢传导的终末向量,而远离右室流出道的其他部位,这种异常的心电活动可能记录不到,这使左胸导联的 QRS 波时限≤120 毫秒。

(2) 2 型 Brugada 波与不完全性右束支阻滞的鉴别也相对困难,鉴别的主要依据:①不完全性右束支阻滞时 QRS 波后的 r' 波三角形的顶角高尖,而 2 型 Brugada 波 J 波三角形的顶角宽钝,并且 J 波的幅度相对低;②不完全性右束支阻滞的 V_1、V_2 导联的 QRS 波时限与 V_6 导联相同,而新 2 型 Brugada 波的 V_1、V_2 导联的 QRS 波时限 >V_6 导联的 QRS 波时限。

4. 致心律失常性右室心肌病(AVRC)　从心电图角度观察时,ARVC 患者心电图常存在不典型右束支阻滞,但 V_1 导联的 R 波可有低振幅的碎裂波而出现 R 波的"平台"现象,ST 段有时抬高,但形态与 2 型 Brugada 波不同。有时 ARVC 患者的 Epsilon 波可与 J 波混淆。此外,ARVC 患者心电图的 T 波在更多的胸前导联(V_1~V_3 或 V_1~V_5)倒置,QRS 波的终末可有直立的尖波(Epsilon 波),室性心动过速发作时常呈类左束支阻滞图形。晚电位记录技术对两者的鉴别有时有益。

5. 早复极波　早复极波心电图表现有时让人难以理解,但却经常发生。其特殊的心电图表现至少在相邻两个导联存在,伴有 ST 段≥1mm 的抬高。有早复极波心电图的患者可能发生室颤及猝死。早复极波直立、尖锐,有时称为驼峰波(hump wave),该波位于 ST 段的起始前,并能在多个胸前导联记录到,但往往不在右胸前导联出现。有时在下壁导联记录到 QRS 波向 ST段转折时,仅存在顿挫而不是一个清晰独立的驼峰波,这种心电图表现与 Brugada 波的鉴别常有困难,而且两者可同时存在。

四　心电图 Brugada 波的鉴别诊断技术

(一) Brugada 波的鉴别技术

1. Corrado 指数　Corrado 指数又称 ST_J/ST_{80} 比值,是指 V_1 或 V_2 导联 QRS-ST 图形的最高点(J 点)的幅度与该点 80 毫秒后 ST 段幅度的比值,两者比值 >1 时为阳性,支持 Brugada 波的诊断,两者比值 <1 时为阴性,支持运动员或其他原因引起的心电图r' 波(图 2-5-10)。

显然,Corrado 指数的实质是在判断 J 点或 J 波后的 ST 段呈下斜型还是上斜型改变。1 型 Brugada 波伴下斜型 ST 段抬高时,该指数 >1,而运动员或其他原因引起 r' 波后 ST 段呈上斜型抬高时,使该指数 <1(图 2-5-11)。

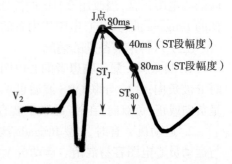

图 2-5-10　Corrado 指数鉴别 Brugada 波

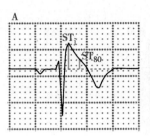 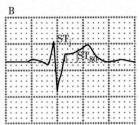 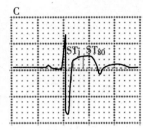

图 2-5-11　不同的 Corrado 指数

A. 有 Brugada 波患者心电图的 J 点幅度（ST_J）与随后 80 毫秒（ST_{80}）幅度的比值为 1.9（>1）；B、C. 两图为运动员心电图；B 图的 Corrado 指数为 0.7，其 ST 段呈弓背向下型抬高，C 图的 Corrado 指数为 0.68，其抬高的 ST 段呈弓背向上型

应当注意，在 V_2 导联测量该指数时，QRS 波终末的 J 点可能与 QRS-ST 的最高点不一致（图 2-5-12）。

图 2-5-12A 为 1 例 Brugada 波患者的基线时心电图，其为 V_1、V_2 导联及第 3 肋间记录的 V_2 导联与 Ⅱ 导联心电图的同步记录。从图 2-5-11A 可以看出，其基础状态时 V_1 导联的 J 点与 Ⅱ 导联心电图的 QRS 波同步结束。但静注阿义马林（ajmaline）后，V_1 导联的 J 点仍和 Ⅱ 导联的 QRS 波同时结束，但与 QRS-ST 的最高点却不一致。这种情况存在时，应用 Corrado 指数方法作出判定仍有价值。

2. β 角宽钝　应用 β 角进行两者的鉴别，系 Chevallier 于 2011 年提出，β 角是指 V_1、V_2 导联心电图中 J 波三角形的顶角或 r' 波三角形的顶角（图 2-5-8）。

（1）定义：β 角是指 J 波或 r' 波三角形的顶角，形成该夹角的两条边分别是 S 波后支

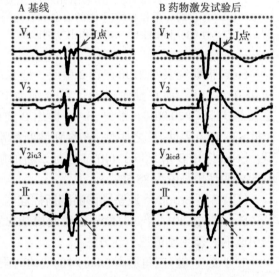

图 2-5-12　J 点与 QRS-ST 的最高点可能不一致

的上斜线与 r' 波或 J 波后支的下斜线，两者交叉形成 β 角。J 波或 r' 波三角形的垂线与 β 角的下斜边形成的夹角称为 α 角（图 2-5-13），一般情况下，β 角 >α 角。

（2）诊断标准：①当 α 角≥50°；②β 角≥58°（60°）提示为 Brugada 波，反之亦然。

（3）应用与评价：Chevallier 报告一组 38 例 2 型或 3 型 Brugada 波与对照组的研究表明：①Brugada 波组的 α 角为 51°±19°，而不完全性右束支阻滞组为 36°±20°，以 α 角≥50° 为阳性诊断指标时，其诊断 Brugada 波的敏感性为 71%，特异性为 79%；②β 角在 Brugada 组为 62°±20°，而不完全性右束支阻滞组为 31°±19°，以 β 角≥58°（60°）为阳性诊断标准时，其诊断 Brugada 波的敏感性为 79%，特异性为 83%。研究还表明，该鉴别方法的重复性强，不同测量者的重复性为 0.99，同时，同一患者不同次测量结果的重复性为 0.98。因此，本鉴别方法简单，能准确鉴别 Brugada 波的 J 波与其他原因引起的 r' 波。

Serra 也进行了 β 角在 J 波与 r' 波鉴别诊断作用的研究，其 β 角的概念与测量方法与前相同，但结果与 Chevallier 有不同。

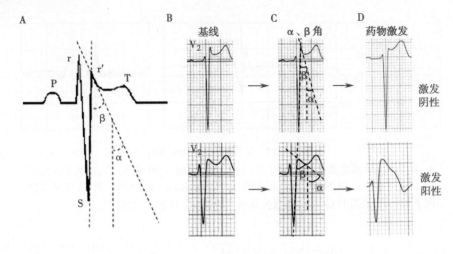

图 2-5-13　β 角和 α 角的应用

A. β 角和 α 角形成的示意图;B. 药物激发试验前两者基线时 V_2 导联心电图;C. 两者
各自的 α 角和 β 角,下图的 α 角和 β 角的角度明显增大;D. 药物激发试验分别为阴
性(上)和阳性(下),进而作出鉴别诊断

Serra 的研究表明,β 角在有 2 型或 3 型 Brugada 波患者的 V_1 和 V_2 导联分别为 57°±20.9°
和 48.2°±21.9°,而在健康运动员组分别为 19.4°±11.2° 和 14.6°±10.4°,β 角值在两组间有
显著性差异($P<0.001$)。最终,Serra 提出 β 角的鉴别诊断的界值可设定为 36.8°(40°),即
β 角 >36.8° 为阳性,反之阴性,该鉴别诊断标准比 Chevallier 提出 >60° 为阳性标准值明显降
低。Serra 应用 β 角≥36.8°(40°)进行诊断的敏感性为 86%,特异性为 94.7%,阳性预测值为
93.5%,阴性预测值为 88.5%。

(二) 2 型 Brugada 波鉴别诊断的新标准

Serra 等在 2014 年 3 月欧洲心脏起搏杂志发表文章,提出 2 型 Brugada 波的 J 波与其他原
因引起的 r' 波鉴别的三个新方法。

1. J 波(r' 波)三角形高 5mm 时的底边时限

(1) 方法:如上所述,J 波(r' 波)三角形的上面两个边分别为 S 波后支的上斜线和 J 波
(r' 波)后支的下斜线,再经 J 波(r' 波)的顶点
向底边做垂线则为该三角形的高。当该垂线
的高度为 5mm 时,测量此时三角形底边的长
度(图 2-5-14)。

(2) 诊断标准:当底边持续时间 >160 毫秒
(d 线 >4mm)时为阳性,提示为 2 型 Brugada
波,<160 毫秒时为其他原因引起的 r' 波。

(3) 结果与评价:应用这一标准,Serra 为
50 例 2 型 Brugada 波与 58 例健康运动员的心

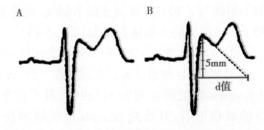

图 2-5-14　J 波三角形高 5mm 时的底边时限(d 值)

电图进行了验证。结果:50 例 2 型 Brugada 波患者在 V_1 及 V_2 导联测定时,其底边持续时间分
别为(310±5.9)毫秒和(256±70)毫秒(图 2-5-15A、B),而 58 例健康运动员的相应值为(72±1.1)
毫秒和(52±1.13)毫秒(图 2-5-15C、D)。最终结果表明,该鉴别诊断标准的敏感性为 85%,特异
性为 95.6%,阳性预测值为 94.4%,阴性预测值为为 87.9%。

2. J 波(r'波)三角形等电位线的底边时限

(1) 方法:如图 2-5-16 所示,当 J 波(r'波)三角形的底边为等电位线时,测量此时的底边时限(毫秒)。

(2) 诊断标准:当底边持续时间 >60 毫秒时为阳性,支持 2 型 Brugada 波的诊断,<60 毫秒时提示为健康运动员 QRS 波的 r'波。

(3) 结果与评价:一项研究中测量了 50 例 2 型 Brugada 波患者的该值,结果 V_1 和 V_2 导联的该值分别为(107±12)毫秒和(120±2.3)毫秒。测量 58 例健康运动员 r'波三角形的底边,该值分别为(40±3)毫秒和(40±0.3)毫秒,两组间有统计学差异($P<0.04$)。该值诊断的敏感性为 94.8%,特异性为 78%,阳性预测值为 93.5%。

3. J 波(r'波)三角形的底高比值

(1) 方法:如图 2-5-17 所示,J 波(r'波)三角以等电位线为底边(d)时,其高度为 h,再测定 d/h 比值。

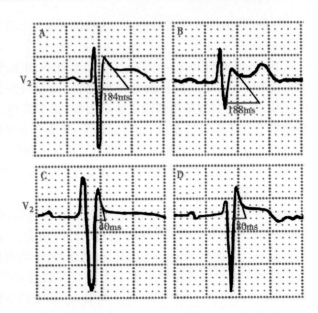

图 2-5-15　J 波(r')波三角形高 5mm 的底边时限

A、B 分别为两位 2 型 Brugada 波患者的测定结果,其值分别为 184 毫秒和 188 毫秒;C、D 分别为运动员或其他原因引起 r'波的底边时限值,C 图中,其伴有 ST-T 抬高,但该值仅为 40 毫秒,结果阴性;D 图的形态与 A 图相似,也有 ST-T 抬高,但底边持续时限仅为 80 毫秒,结果阴性

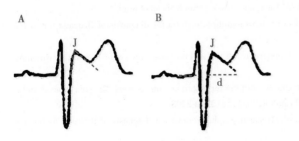

图 2-5-16　J 波三角形以等电位线为底边的时限

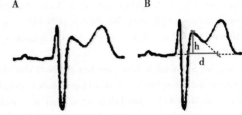

图 2-5-17　J 波(r'波)三角形的底高比值(d/h 比值)

(2) 诊断标准:当底高(d/h)比值 ≥0.8 时为阳性,支持 2 型 Brugada 波的 J 波诊断,<0.8 时为阴性,支持其为健康运动员 QRS 波的 r'波。

(3) 结果与评价:底高(d/h)比值测定结果,50 例 2 型 Brugada 波患者在 V_1 和 V_2 导联的底高比值分别为 1.6±1.3 和 1.3±1.4,而 58 例健康运动员组的该比值分别为 0.35±0.2 和 0.30±0.28,两者之间有显著性差异($P<0.003$)。该标准诊断的敏感性为 82%,特异性为 92.1%,阳性预测值为 90.1%,阴性预测值为 83.3%。

Serra 认为,新近提出的三个标准,对鉴别 2 型 Brugada 波的 J 波和健康运动员等情况的 r'波具有重要作用,这些标准也能用于其他原因引起 r'波的鉴别。三条新标准中,以 J 波(r'波)三角形高 5mm 时底边时间 ≥160 毫秒的指标易用、易学,诊断价值最大。

结束语: Brugada 波与 Brugada 综合征从提出至今已经 20 年,但其方兴未艾,一直是心律失常与心电学领域关注的热点,其基础研究、诊断与治疗方面的快速进展常让人感到日新月异。

Brugada波与Brugada综合征犹如黑匣子,里面装的很多谜团仍然在困扰着众多研究者,其心电图ST段抬高的机制是复极受损(即复极时跨壁的复极离散度产生),还是除极受损(右室心底部、右室流出道除极延迟引起)尚无定论。其又像一个万花筒,心电图与心律失常的多样化让人眼花缭乱,例如目前认为:患者的各种室上速,尤其是房颤可能是其特异性心电图表现。QT间期在右胸导联的延长、室内传导障碍、PR间期延长、aVR导联的J波振幅>3mm、碎裂QRS波、下壁导联存在早复极波等都先后被认为是Brugada综合征可能存在的心电图改变。

还要指出,本文介绍的Brugada波的特征与鉴别方法不仅有利于临床或心电图医师的临床应用,也能用于计算机心电图的自动诊断功能。晚近,一项在日本人群中的研究表明,心电图计算机自动诊断Brugada波的精确性很高,该研究比较了有Brugada波与明显健康而伴右束支阻滞者的心电图计算机鉴别,研究中将一般运动员和有鸡胸者除外时,心电图自动诊断1型Brugada波的敏感性>90%,诊断2型Brugada波的敏感性>85%。

总之,Brugada波与Brugada综合征是一个既神秘,而又活跃的领域,又是能造成患者猝死的一个热点领域,因此,在该领域的不断与时俱进和及时的知识更新十分重要。

（郭继鸿）

参 考 文 献

［1］Yoshiyasu A,Seiji T,Motoaki S,et al.Brugada syndrome behind complete right bundle-branch block.Circulation,2013,128:1048-1054.

［2］Guillem S,Adrian B,Antoni BDL,et al.New electrocardiographic criteria to differentiate the type-2 brugada pattern from electrocardiogram of healty athletes with r'-wave in leads V1/V2.Europace,2014.［Epub ahead of print.］

［3］Bayes de Luna A,Brugada J,Baranchuk A,et al.Current electrocardiograhpic criteria for diagnosis of Brugada pattern:a consensus report.J Electrocardiol,2012,45:433-442.

［4］Antzelevitch C,Brugada P,Borggrefe M,et al.Brugada syndrome:report of the second consensus conference.Heart Rhythm,2005,2:429-440.

［5］Chevallier S,Forclaz A,Tenkorang J,et al.New electrocardiographic criteria for discriminating between Brugada types 2 and 3 patterns and incomplete right bundle branch block.J Am Coll Cardiol,2011,58:2290-2298.

［6］Bayés de Luna A,Brugada J,Baranchuk A,et al. Current electrocardiographic criteria for diagnosis of Brugada pattern:a consensus report. J Electrocardiol. 2012,45:433-442.

［7］Brugada P,Brugada J.Right bundle branch block,persistent ST segment elevation and sudden cardiac death:a distinct clinical and electrocardiographic syndrome:a multicenter report.J Am Coll Cardiol,1992,20:1391-1396

［8］Probst V,Veltmann C,Eckardt L,et al.Long-term prognosis of patients diagnosed with Brugada syndrome:results from the FINGER Brugada Syndrome Registry.Circulation,2010,121:635-643.

［9］Tomita M,Kitazawa H,Sato M,et al.A complete right bundle-branch block masking Brugada syndrome.J Electrocardiol,2012,45:780-782.

［10］Márquez MF,Bisteni A,Medrano G,et al.Dynamic electrocardiographic changes after aborted sudden death in a patient with Brugada syndrome and rate-dependent right bundle branch block.J Electrocardiol,2005,38:256-259.

［11］Rolf S,Haverkamp W,Eckardt L.True right bundle branch block masking the typical ECG in Brugada syndrome.Pacing Clin Electrophysiol,2005,28:258-259.

［12］Kandori A,Shimizu W,Yokokawa M,et al.Identifying patterns of spatial current dispersion that characterise and separate the Brugada syndrome and complete right-bundle branch block.Med Biol Eng Comput,2004,42:236-244.

［13］郭继鸿.Brugada综合征的诊断与治疗.临床心电学杂志,2005,14:215-223.

［14］郭继鸿.获得性Brudada综合征.临床心电学杂志,2013,22:145-155.

［15］刘仁光.Brudada波与Brudaga综合征.临床心电学杂志,2003,12:131-132.

6. lamin A/C 基因突变与传导系统病变

　　lamin A/C 基因（*LMNA*）位于 1 号染色体 q21.1-21.3，基因组序列全长 56.7kb，包含 12 个外显子。转录过程中，在第 10 号外显子发生选择性剪接，产生 2 种不同的 mRNA，分别编码 lamin A 和 lamin C 蛋白。这两种蛋白在骨骼肌、心肌等许多组织的核膜上广泛表达，是组成细胞核纤层的重要成分，在维持核膜正常形态、调节核孔复合体的空间定位、提供染色质的锚固位点中发挥重要作用。*LMNA* 突变可引起 10 多种遗传性疾病，统称为核纤层蛋白病，临床可分为 4 组，即横纹肌疾病、脂营养不良综合征、外周神经病变和早老症。这些疾病的临床表现有明显不同，也有部分交叉。*LMNA* 突变引起的心脏表型包括扩张型心肌病、心脏传导病变、心房颤动和室性心律失常。*LMNA* 突变相关的心脏传导病变大多伴随家族性扩张型心肌病，也可为单纯性家族性心脏传导病变，或是其他系统核纤层蛋白病合并的心脏表现，包括肢带肌营养不良 1B、埃 - 德肌营养不良和家族部分性脂营养不良等。近 20 年来针对 *LMNA* 突变与心脏传导病变有很多研究报道，下文将对这些研究进展作简要概述。

一　*LMNA* 突变与有器质性心脏病的心脏传导病变

　　对 *LMNA* 突变所致扩张型心肌病合并心脏传导病变的认识，始于 1986 年俄亥俄州立大学报道的一个大型常染色体显性遗传性心脏传导病变和心肌病家系。该家系 6 代人长达 20 年自然病史显示，心脏传导病变为最早表现的心脏病变特征，且随年龄进展。患者在 20~30 岁时开始出现无明显临床症状的窦性心动过缓和房性早搏，到 30~40 岁时出现一度房室传导阻滞，40~50 岁时传导阻滞进展为高度，开始出现早期心衰症状，最后发展为终末期心衰。

　　1994 年，Kass 等对该家系进行全基因组连锁分析，推测致病基因很可能位于 1 号染色体上。1999 年，Fatkin 等对 11 个常染色体显性遗传性扩张型心肌病合并心脏传导病变家系进行 *LMNA* 外显子测序，筛查出 *LMNA* 上的 5 种致病性错义突变，其中 4 种突变（Arg60Gly、Leu85Arg、Asn195Lys、Glu203Gly）位于 lamin A/C 蛋白的 α- 螺旋杆状区域，另一种突变（Arg571Ser）位于 lamin C 的羧基末端。在检测出这些致病突变的家系中，无一例患有骨骼肌病变，很多患者在 40 岁前发现心电图上心率或心律异常，之后的数年内心脏传导病变进行性加重，87% 的患者出现窦房结功能障碍或房室传导阻滞，54% 的患者因高度房室传导阻滞或心动过缓或心房颤动伴缓慢心室率而植入起搏器。该研究首次证实，*LMNA* 杆状区域的错义突变可导致家族性心脏传导病变合并扩张型心肌病。此后，在多个不同人种的扩张型心肌病合并心脏传导病变家系中开展了一系列 *LMNA* 致病突变筛查，相继报道了不同类型的 *LMNA* 突变。

　　2000 年从一个法国家系中筛查到一种无义突变（Gln6Stop），该突变引起密码子第 6 位点上的谷氨酰胺改变，导致一条多肽链上大部分氨基酸被分解。该家系中患者平均在 33 岁开始出现伴有明显症状的房室传导阻滞或窦房结功能障碍，其中大部分患者需永久性起搏治疗。接着，Jakobs 等发现了 lamin A/C 蛋白杆状域的 2 个新突变位点，G607A 和 C673T。前一种突变携带者在 40~50 岁时出现进行性心脏传导病变,后一种突变携带者心脏传导病变发病更早 (30~40 岁),且常合并室性心律失常和心源性猝死。2002 年 Arbustini 等报道了 5 种致病突变, 即 *K97E*、*E111X*、*R190W*、*E317K* 以及在 cDNA 第 1713 位点上插入 4 个碱基对,它们均可造成 lamin A 和 lamin C 蛋白共有的氨基酸发生改变。在该研究纳入的家族性和散发性扩张型心肌 病合并房室传导阻滞患者中,突变检出率高达 33%,突变携带者全部为家系成员,其中一半患 有不同程度的房室传导阻滞,发病早于扩张型心肌病。研究者对 2 例患有三度房室传导阻滞 伴严重心衰的突变携带者(K97E、E111X)进行了组织病理检查,发现房室结区纤维化、脂肪浸 润,心肌细胞发生退行性改变。不久,MacLeod 等在一位 45 岁白人女性患者的 *LMNA* 第 5 号 外显子上检测到第 908-909 位点 CT 碱基缺失,这种框移突变被认为可造成 laminA/C 蛋白截短。 该患者有严重窦性心动过缓、一度房室传导阻滞及左室扩大,她是先前报道过的一个大型家 系的成员。2004 年从芬兰扩张型心肌病家系中筛查到 *Ser143Pro* 突变,30 岁以上携带该突变 的家系成员中 80% 患有不同程度的房室传导阻滞。2005 年日本一个家系研究提出了一种新 突变,即 *LMNA* 第 3 号内含子与 4 号外显子连接部位的上游 10 个碱基处的腺嘌呤被鸟嘌呤取 代(IVS3-10A>G),此杂合性突变可导致剪接异常,在该家系中有 2/3 的患者因高度房室传导 阻滞植入起搏器,组织学分析示房室结明显萎缩伴纤维脂肪浸润,起搏细胞数量明显减少。 2009 年 Pan 等对从一个汉族家系中检测到的 K117fs 突变进行了报道。此突变位于 *LMNA* 的 1 号外显子末端,是因第 348-349 位核苷酸杂合性插入一个鸟嘌呤所致的框移突变,引起 α- 螺旋杆域的高度保守区内 9 个氨基酸序列改变及其后提前出现终止密码子,引起 lamin A/ C 蛋白截短。家系成员患一度房室传导阻滞的平均年龄为 46 岁,平均 8 年后房室传导阻滞 进展为三度。该研究还发现,患者外周血淋巴细胞内的 lamin A/C 蛋白和 mRNA 表达水平 较对照均明显降低,核膜染色几乎检测不到。2013 年一项研究对 16 个 *LMNA* 突变所致扩张 型心肌病家系中心脏传导病变与扩张型心肌病发生时间的关系进行了探讨。研究结果显示, *LMNA* 突变携带者中 79% 有心电图异常,首发平均年龄为 41 岁,比心功能障碍的发生平均提 早了 7 年。

二　*LMNA* 突变与无器质性心脏病的心脏传导病变

遗传性心脏传导病变十分罕见,其与 *LMNA* 突变方面的研究报道不多。2011 年,Marsman 等报道了一个家族性进展性心脏传导病变德国家系研究。该家系包含 4 代成员,其中有 10 名 成员患心律失常,包括不同程度的房室传导阻滞、窦性心动过缓、房性心律失常甚至猝死,经心 脏超声检查每个成员均左室功能正常,个别成员的左室轻度增大,但未达到扩张型心肌病的诊 断标准。研究人员通过全基因组关联分析确定疾病基因在染色体 1p12-q21。对该区域进行基 因突变筛查,发现在 *LMNA* 基因第 3~12 号外显子上发生了基因片段缺失,在 10 号内含子上 2 个断裂点的上游和下游各有一段长 3.8bp 和 7.8bp 的片段缺失,2 个断裂点之间的一段长 24bp 区域发生倒位突变,从而引起基因重排。

2013 年中国台湾研究人员对一个遗传性心脏传导疾病的中国家系进行全外显子组测序, 筛查到 *LMNA* 基因上的 1 个新突变位点(c.G695T,Gly232 室性心律失常 1),这种杂合性错义突 变被认为可破坏 LMNA 蛋白卷曲螺旋杆域的构象。

三　*LMNA* 突变相关的心脏传导病变与猝死

2000 年 Bécane 等报道,在有 Gln6Stop 突变的扩张型心肌病合并传导阻滞的法国家系中,约 50% 的患者猝死,猝死前患者或有心律失常和左室功能不全病史,或无明显的心脏病变表现。2003 年 Taylor 等对多个 *LMNA* 杂合性突变的扩张型心肌病合并心脏传导病变家系的自然病史进行观察分析,发现一部分携带突变的患者有室速、室颤病史,个别发生猝死。2005 年一项纳入 299 例有 *LMNA* 突变背景的骨骼肌病和扩张型心肌病患者的 meta 研究显示,患者的第一大死因是猝死(46%),尽管有 28% 的突变携带者植入了起搏器,但起搏治疗组的猝死发生率并不低于非起搏治疗组(*P*=0.556)。

1999~2004 年,研究人员对 19 例有起搏治疗指征的进行性心脏传导病变患者预防性植入植入式心脏复律除颤器(ICD),随访记录显示 42% 的患者在室颤或室速时接受了恰当的 ICD 治疗,这些患者的左心功能基本正常,说明心衰发生前患者已有高 SCD 风险。

2012 年欧洲多中心回顾性队列研究显示,在 269 例有心脏疾病表型的 *LMNA* 致病突变携带者中 SCD 发病率高达 31%,约 20% 的患者初发恶性室性心律失常,其中近一半患者因恰当的 ICD 放电得到及时救治。这一大规模队列研究证实,非持续性室速、基线 LVEF<45%、男性和非错义突变(插入、缺失、截断或干扰剪接)是恶性室性心律失常的独立危险因素。有至少 2 种危险因素的 *LMNA* 突变携带者存在恶性室性心律失常风险,每增加一种危险因素,累积风险增加,且发病提早。

2013 年法国公布了一个 *LMNA* 突变携带者队列的前瞻性研究结果。入选时研究对象中 45% 已有明显的传导阻滞,部分合并扩张型心肌病或骨骼肌病。在随访过程中如出现明显心脏传导病变则植入 ICD。生存分析显示,在平均 92 个月的随访时间内,明显传导障碍组的生存率显著低于无严重传导障碍组(*P*=0.017)。Cox 回归分析显示,显著的心脏传导病变是 *LMNA* 突变携带者发生恶性室性心律失常的唯一危险因素(HR=5.2,95%CI 1.14~23.53,*P*=0.03)。

这些研究结果说明,在携带 *LMNA* 突变的心脏传导病变患病人群中,恶性室性心律失常的发病率颇高且发病较早,单纯的起搏治疗并不能有效防治恶性室性心律失常,这些患者预防性植入 ICD 进行 SCD 一级预防是有效的。

四 *LMNA* 突变致心脏传导病变的机制

相对于与心脏传导病变相关的各种 *LMNA* 突变类型的研究之丰富,*LMNA* 突变致心脏传导病变的机制研究进展甚少,目前对其发病机制的认识尚很浅显。

2005 年,Mounkes 等通过同源重组技术构建了一种带有人源扩张型心肌病-心脏传导病变致病突变(*Lmna-N195K*)的转基因小鼠模型,即 *Lmna^{N195K/N195K}* 小鼠。由于这种纯合性突变小鼠表现出与患者相似的扩张型心肌病体征和心脏传导病变缺陷,研究人员在该模型上进行了突变致心脏传导病变的机制研究。研究结果显示,在 *Lmna^{N195K/N195K}* 小鼠心脏中,两种缝隙连接蛋白(Cx40 和 Cx43)以及转录因子 Hf1b/Sp4 的表达和分布异常,由于这两种缝隙连接蛋白对于心肌内电冲动传导起重要作用,而 Hf1b/Sp4 调控心脏传导系统的发育,研究人员推测这些蛋白异常一定程度介导了 *Lmna^{N195K/N195K}* 小鼠的心脏传导缺陷。

2008 年,另一个研究团队对携带一个无效等位基因的杂合性突变(*Lmna^{+/−}*)小鼠在不同周龄的心脏传导系统解剖、功能及心电生理特性进行了纵向研究。研究结果显示,*Lmna^{+/−}* 小鼠心脏组织中 lamin A/C 蛋白水平仅为野生型小鼠的 50%。第 0~4 周,*Lmna^{+/−}* 小鼠与野生型小鼠的心电图表现、房室结传导时间和有效不应期均无明显差异。第 10 周,62% 的 *Lmna^{+/−}* 小鼠出现传导系统疾病或心律失常,而野生型小鼠没有发生心律失常(*P*=0.0001),心电生理检查示,

$Lmna^{+/-}$ 小鼠的前向及后向房室传导时间均明显减慢,房室结有效不应期明显延长($P=0.02$),起搏刺激下 $Lmna^{+/-}$ 小鼠诱发出房颤(39%)和室速(33%)。第 50 周,$Lmna^{+/-}$ 小鼠的传导系统疾病和心律失常诱发性与第 10 周相比均无明显差别。组化分析显示,$Lmna^{+/-}$ 小鼠在第 4 周时房室结区心肌细胞核形态异常,细胞凋亡活跃;第 10 周 $Lmna^{+/-}$ 小鼠的房室结区明显纤维化。该研究结果提示,$LMNA$ 基因单倍剂量不足导致了房室结心肌细胞早发凋亡及进展性房室传导阻滞。

综上所述,$LMNA$ 变异与心脏传导系统疾病密切相关,既可能是 $LMNA$ 基因突变所致心肌病变的伴随表现之一,也可能是遗传性心脏传导病变的致病基因。携带 $LMNA$ 基因突变的心脏传导病变患者发生恶性心脏事件的风险明显增高,可能需要预防性植入 ICD 进行心脏性猝死的一级预防。

(白融 吴晓燕)

参 考 文 献

[1] Capell BC,Collins FS. Human laminopathies:nuclei gone genetically awry. Nat Rev Genet,2006,7:940-952.

[2] Rankin J,Ellard S.The laminopathies:a clinical review.Clin Genet,2006,70:261-274.

[3] De Sandre-Giovannoli A,Bernard R,Cau P,et al. Lamin a truncation in Hutchinson-Gilford progeria.Science,2003,300:2055.

[4] Marsman RF,Bardai A,Postma AV,et al. A complex double deletion in LMNA underlies progressive cardiac conduction disease,atrial arrhythmias,and sudden death.Circ Cardiovasc Genet,2011,4:280-287.

[5] Pan H,Richards AA,Zhu X,et al. A novel mutation in LAMIN A/C is associated with isolated early-onset atrial fibrillation and progressive atrioventricular block followed by cardiomyopathy and sudden cardiac death.Heart Rhythm,2009,6:707-710.

[6] Brodt C,Siegfried JD,Hofmeyer M,et al. Temporal relationship of conduction system disease and ventricular dysfunction in LMNA cardiomyopathy.J Card Fail,2013,19:233-239.

[7] Lai CC,Yeh YH,Hsieh WP,et al. Whole-exome sequencing to identify a novel LMNA gene mutation associated with inherited cardiac conduction disease. PLoS One,PLoS One. 2013,8:e83322.

[8] Meune C,Van Berlo JH,Anselme F,et al. Primary prevention of sudden death in patients with lamin A/C gene mutations.N Engl J Med,2006,354:209-210.

[9] Rijsingen IA,Arbustini E,Elliott PM,et al.Risk factors for malignant ventricular arrhythmias in lamin a/c mutation carriers a European cohort study.J Am Coll Cardiol,2012,59:493-500.

[10] Anselme F,Moubarak G,Savouré A,et al. Implantable cardioverter-defibrillators in lamin A/C mutation carriers with cardiac conduction disorders.Heart Rhythm,2013,10:1492-1498.

[11] Wolf CM,Wang L,Alcalai R,et al. Lamin A/C haploinsufficiency causes dilated cardiomyopathy and apoptosis-triggered cardiac conduction system disease.J Mol Cell Cardiol,2008,44:293-303.

7. 室颤预警:Brugada 综合征伴下侧壁导联早复极波

Brugada 综合征(Brugada syndrome,BS)是一种遗传性离子通道疾病,1992 年由 pedro 和 Josep Brugada 兄弟首次报道,临床特征以 V_1~V_3 导联类右束支阻滞、ST 段抬高和 T 波倒置三联征心电图改变为特点(图 2-7-1),多发生于心脏结构正常的青年男性,常因发作室性心动过速或心室颤动而导致晕厥和猝死。

Brugada 综合征猝死生还者每年的猝死发生率为 69%,无症状 Brugada 综合征每年的猝死率为 8%~12%,确诊患者的危险分层对于后续的治疗决策尤为重要。目前比较一致的高危因素有:首次室颤发作后幸存者,自发性 Ⅰ型 Brugada 波伴有晕厥史者,QRS 波碎裂,有效不应期 <200 毫秒,男性以及自发性心房颤动等。近些年,随着研究的深入,有一些学者提出新的预测指标——下侧壁早复极波。认为 Brugada 综合征伴下侧壁导联早复极波的患者,猝死及特发性室颤发生率显著升高(图 2-7-2)。

早复极(early repolarization patten)概念的诞生远远早于 Brugada 综合征,早在 1951 年由 Grant 等提出,用于描述早复极引起的 ST 段变化和相关 T 波改变,发生率在普通人群中占 1%~2%,其中在男性、年轻人、青春期的非洲人、非裔美国人和运动员中更为常见,心电图诊断标准是:≥2 个导联的 J 点、J 波或

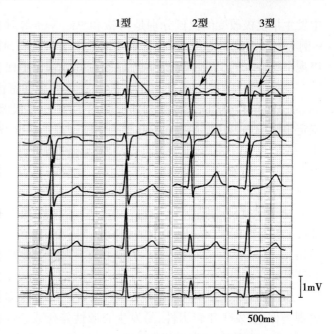

图 2-7-1 Brugada 综合征的心电图表现

者 ST 段抬高≥0.1mV,一般发生于下壁导联(Ⅱ、Ⅲ、aVF 导联)和侧壁导联(Ⅰ、aVL、V₄~V₆ 导联)。早复极现象以往一直被认为是一种良性心电图变异,没有临床意义。但近 30 年来随着个案报道、病例对照研究及大样本临床研究的开展,观念已经发生改变,认为早复极现象与猝死及室性心律失常事件存在着相关性。其中最有代表性的是两项研究,Haissaguerre 等对 206 例曾经发生过特发性室颤的幸存者和 412 例正常人心电图进行了比较,结果显示在两组人群

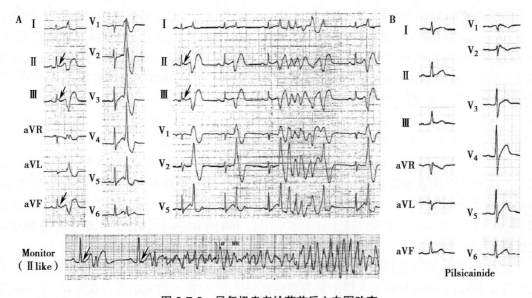

图 2-7-2 早复极患者给药前后心电图改变

A. 左图:Brugada 综合征伴下壁(Ⅱ、Ⅲ、aVF 导联)早复极波(箭头所示),可见左室下壁起源室性早搏;右图:室性早搏 R on T 诱发非持续性室速。数分钟后,心电监测记录到室颤发作。B. 该患者给予吡西卡尼静脉注射后可见右胸导联 ST 段明显抬高

中发生早复极改变的比例分别是 31% 和 5%。Nam 等对 15 例特发性室颤患者心电图进行分析，9 例心电图出现早复极改变，其中 4 例发生了电风暴，心电监测到室性心动过速与室颤发生前出现下壁导联的 J 波瞬间显著增强，右胸前导联也出现 J 波与 ST 段改变。

因此，临床上将心电图有早复极改变伴有恶性室性心律失常者称为早复极综合征（early repolarization syndrome），根据相邻导联的不同，早复极改变分为 3 型，Ⅰ 型为侧壁型，心电图改变定位于 Ⅰ、aVL、V_4~V_6 导联；Ⅱ 型为下壁型或下侧壁型，心电图改变定位于 Ⅱ、Ⅲ、aVF 导联或 Ⅰ、aVL、V_4~V_6 导联；Ⅲ 型为心电图所有导联均出现早复极改变。3 种早复极类型在临床预后上存在显著的差异。Tikkanen 等对 10 864 例冠心病患者进行随访，随访时间为（30±11）年，结果显示早复极改变的发生率为 5.8%，下壁及下侧壁导联早复极改变增加心源性死亡的发生率，下壁导联早复极改变伴 J 点抬高 >0.2mV，心源性死亡和致命性心律失常的发生率显著增加。Sinner 等对德国 KORA/MONICA 研究队列中的 1945 例患者早复极改变的发生率和预后进行随访，结果显示，早复极发生率为 13.1%，下壁及下侧壁型为 7.6%，且下壁型早复极改变患者的心源性死亡的危险性较高。

Brugada 综合征与早复极综合征患者之间有很多共同之处，均无心脏器质性病变，临床表现类似，多发于年轻男性，易发生心源性猝死或恶性心律失常，心电图上出现 J 波、ST 段或 J 点抬高。在致心律失常机制上 Brugada 综合征和早复极综合征亦存在相似性，所致的室性心律失常均与动作电位 2 相折返相关，心外膜和心内膜的心肌细胞动作电位存在着很大的差异，心外膜心肌细胞动作电位呈现一种特殊的现象，2 相平台期丢失，表现为一种"全或无"的复极模式，导致心外膜心肌细胞动作电位时限明显缩短，心内膜心肌细胞动作电位呈现明显的 2 相平台期，动作电位时限不缩短，甚至延长，这种内外膜心肌细胞间动作电位时限差异构成了 2 相折返性室性心律失常的机制。因此，临床上将 Brugada 综合征、早复极综合征和特发性室颤等存在 J 波形态、时限和幅度显著改变为特点的一系列临床综合征统称为 J 波综合征。

但两者之间却存在区别，Brugada 综合征主要定位于右室，而早复极综合征主要定位于左室；Brugada 综合征的 J 点或 ST 段抬高的幅度大于早复极综合征；使用钠通道阻滞剂后，Brugada 综合征的右胸导联 ST 段抬高明显，而早复极综合征的早复极波往往减小。Kawata 等通过临床研究证实了这一点，他们入选 14 例早复极综合征患者，其中 5 例患有 Brugada 综合征，静脉给予氟卡尼或吡西卡尼后 14 例早复极综合征患者有 13 例 J 点、J 波及 ST 段抬高幅度显著下降，而 5 例 Brugada 综合征患者右胸导联 ST 段均显著抬高。因此，可见 Brugada 综合征与早复极综合征在电生理机制方面存在显著差异（图 2-7-3、图 2-7-4）。

最早于 2000 年报道的 Brugada 综合征伴早复极波导致恶性室性心律失常引来了广泛关注。流行病学调查也发现，Brugada 综合征患者伴下侧壁导联早复极波有较高的发生率，Sarkozy 等单中心从 1992 年至 2009 年入选了 280 例 Brugada 综合征患者，伴下侧壁早复极者 32 例，占 11%。Takagi 等连续入选了日本多个中心 460 例 Brugada 综合征患者，其中下侧壁早复极波 53 例，占 12%。

是否 Brugada 综合征伴早复极波有较高的恶性室性心律失常和猝死发生率，也就是说，早复极波在 Bragada 综合征患者人群中是否存在预测价值，早期的研究结果存在差异。Letsas 等对 Bragada 综合征伴或不伴下侧壁早复极波的患者进行随访，显示心律失常事件发生率之间无差异。相反，Sarkozy 等研究发现，伴随下侧壁早复极波的 Bragada 综合征患者，较无下侧壁早复极波的患者，临床表现更严重。Kamakura 等亦报道，Bragada 综合征伴下侧壁早复极波者

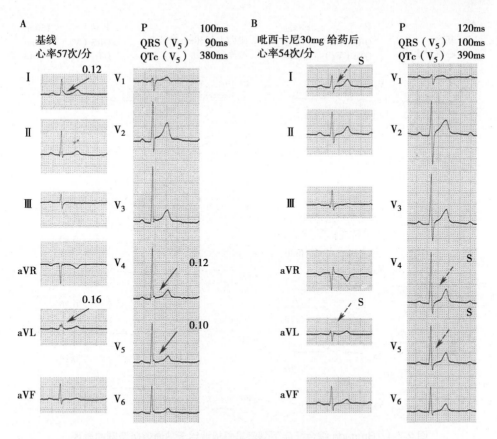

图 2-7-3 早复极综合征患者给予钠通道阻滞剂前后的心电图表现

A. 给药前 12 导联心电图,可见 Ⅰ、aVL、V₄~V₅ 导联早复极波(实线箭头所示);B. 给药后(吡西卡尼 30mg 静脉给药)12 导联心电图,早复极波显著缩小(虚线箭头所示)

较不伴复极波者预后更差,并且下侧壁早复极波可作为猝死或室颤的预测因子。从样本量看,Letsas 研究的样本量要少于后两项研究。

近些年,随着研究样本量的增加及研究方法的改进,越来越多的研究显示 Brugada 综合征伴下侧壁早复极波与猝死及特发性房颤存在相关性。Takagi 等连续入选日本多个中心 460 例 Brugada 综合征患者,平均年龄(52±14)岁,男性 432 例,随访时间为(50±32)个月,记录相关临床信息、J 波出现的导联、J 波后 ST 段形态以及临床预后。结果显示,下侧壁导联早复极波心脏事件发生率较高(P=0.04),多因素分析显示下侧壁早复极波是预测心脏事件的危险因素(P=0.03,危险比 >10.0,95%CI 1.4~10.2)。该研究是首个多中心大样本量随机临床试验,再一次肯定了下侧壁早复极波对于 Brugada 综合征患者的预测价值。

Kawata 等入选 49 例既往有室颤发作史的 Ⅰ 型 Brugada 综合征患者进行长达 7.7 年的随访研究,间断进行心电图检查,发现伴下侧壁早复极波者 31 例,占 63%(31/49),根据心电图表现分为持续下侧壁早复极波组(n=15)、间断下侧壁早复极波组(n=16)和无下侧壁早复极波组(n=18)。结果显示,持续下侧壁早复极波组 15 例患者均发作室颤事件,复发率为 100%,间断下侧壁早复极波组有 12 例患者发生室颤事件,复发率为 75%,无下侧壁早复极波组为 8 例,复发率为 44%。生存曲线显示,与无下侧壁早复极波组相比,持续下侧壁早复极波组预后更差(P=0.0001)。多因素分析显示,下侧壁早复极波,无论持续或间断性,是预测致死性心律失常

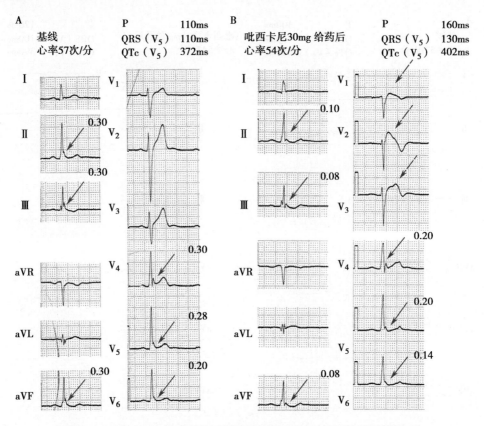

图 2-7-4　Brugada 综合征伴下侧壁早复极波给予钠通道阻滞剂的表现

A.给药前 12 导联心电图,可见Ⅱ、Ⅲ、aVF、Ⅰ、aVL、V₄~V₅导联早复极波(实线箭头所示);B.给药后(吡西卡尼 30mg 静脉给药)12 导联心电图,Ⅱ、Ⅲ、aVF、Ⅰ、aVL、V₄~V₅导联早复极波显著缩小(实线箭头所示),V₁~V₃导联 Brugada 波显著增大(虚线箭头所示)

事件的独立危险因素(危险比 4.88,95%CI 2.02~12.7,P=0.0004;危险比 2.50,95%CI 1.03~6.43,P=0.043)。因此,这项近 8 年的随访研究显示在高危 Brugada 综合征患者(有室颤史)中,下侧壁早复极波发生率显著升高,并且,无论持续性或间断性下侧壁早复极波均与恶性心律失常事件相关,同时,也说明了对于 Brugada 综合征患者反复进行心电图检查的重要性,即及时发现是否伴有下侧壁早复极波,以识别高危患者。

新近发表的一项临床研究对 Brugada 综合征的多项预测因素进行了临床研究,Tokioka 等连续入选 246 例 Brugada 综合征患者,在 45.1 个月中位随访期间里,23 例患者发生室颤,1 例患者发生心源性猝死,针对多个预测因素进行相关性分析,单因素分析显示下侧壁早复极波与恶性心脏事件存在相关性,多因素回归分析同样显示下侧壁早复极波是预测室性颤动和心源性猝死的独立危险因素(危险比 2.87,P<0.05)。生存曲线同样提示伴下侧壁早复极波者预后更差(P<0.01)。

目前对于 Brugada 综合征伴下侧壁早复极波致心律失常的特殊机制仍未明晰,但通过 10 余年的不断研究,已逐渐明晰下侧壁早复极波对于预测 Brugada 综合征预后的重要性,并且,考虑到早期复极波的多变性,Brugada 综合征,尤其是有明确室颤既往史的患者,在随访期间应反复进行心电图检查,以及时发现下侧壁早复极波,指导下一步治疗。

(杨杰孚)

参 考 文 献

［1］Priori SG,Gasparini M,Napolitano C,et al.Risk stratification in Brugada syndrome:results of the PRELUDE(Programmed Electrical stimulation predictive valuE)registry.J Am Coll Cardiol,2012,59:37-45.

［2］Makimoto H,Kamakura S,Aihara N,et al.Clinical impact of the number of extrastimuli in programmed electrical stimulation in patients with Brugada type1 electrocardiogram.Heart Rhythm,2012,9:242-248.

［3］Gehi AK,Duong TD,Metz LD,et al.Risk stratification of individuals with the Brugada electrocardiogram:a meta-analysis.J Cardiovasc Electrophysiol,2006,17:577-583.

［4］Sinner MF,Reinhard W,Mailer M,et a1.Association of early repolarization paRem on ECG with risk of cardiac and all cause mortality:a population-based prospective cohort study(KORA/MONICA).PLoS Med,2010,7:e1000314.

［5］Kawata H,Noda T,Yamada Y,et al.Effect of sodium-channel blockade on early repolarization in inferior/lateral leads in patients with idiopathic ventricular fibrillation and Brugada syndrome.Heart Rhythm,2012,9:77-83.

［6］Takagi M,Aonuma K,Sekiguchi Y,et al.The prognostic value of early repolarization(J wave)and ST-segment morphology after J wave in Brugada syndrome:Multicenter study in Japan.Heart Rhythm,2013,10:533-539.

［7］Kawata H,Morita H,Yamada Y,et al.Prognostic significance of early repolarization in inferolateral leads in Brugada patients with documented ventricular fibrillation:a novel risk factor for Brugada syndrome with ventricular fibrillation.Heart Rhythm,2013,10:1161-1168.

［8］Tokioka K,Kusano KF,Morita H,et al.Electrocardiographic Parameters and Fatal Arrhythmic Events in Patients with Brugada Syndrome:Combination of Depolarization and Repolarization Abnormalities.J Am Coll Cardiol,2014,S0735-1097.

8. 散点图:间位性室早二联律机制

散点图作为一种新的研究方法在解释和揭示心律失常规律及发生机制方面显示出应有的价值。新近发表的多篇论文用散点图揭示了反复性间位性室性早搏二联律(RIVB)的机制。

一 概念

散点图是用两组数据构成多个坐标点,考查坐标点的分布,判断两变量之间是否存在某种关联或总结坐标点的分布模式。具体是将序列数据展示为一组点,由点在图表中的位置表示相应的数据值,类别由图表中的不同标记表示。它能显示因变量随自变量而变化的大致趋势。散点图中包含的数据越多,比较的效果就越好。如果两个变量散布在右上角到左下角区域,这种相关关系称为正相关。

在研究心律失常时,应用的散点图多为二维有坐标的散点图,横坐标是 x 轴,代表心电一个参数;纵坐标是 y 轴,代表心电另外一个参数。散点图包括 Lorenz 散点图、时间 -RR(t-RR)间期散点图以及不同心电间期组合的散点图,用于连续描记心电信号,发现不同参数变异性和某些心律失常的图形特征。

Lorenz 散点图是具有非线性混沌特性的多维"空间结构"的截面图,用于观察和研究非线性系统的演化规律。由 Poincare 首先建立,亦称 Poincare 截面。通常应用于心电图分析的心电散点图是对连续 RR 间期进行迭代计算所描绘出的几何图形。横坐标代表心电图的一个 RR 间期,纵坐标代表连续的后一个 RR 间期。

时间 -RR 间期散点图是以 R 波发生的时间为横坐标,以该 R 波与其前一个 R 波的间期(RR间期)为纵坐标,描述的 24 小时或者一段时间发生的所有 R 波构成的时间 -RR 间期散点图形。

不同心电间期组合的散点图有时间 - 心率散点图、室早代偿间期 - 室早联律间期散点图、窦性周期 - 室早联律间期散点图等。用于显示各种相关关系及变化趋势。

二 室性早搏的散点图特征

心电图是心律失常的金标准,已经应用了一百多年,解决了很多临床实际问题,也挽救了数千万患者的生命。在动态心电图应用半个多世纪以来,大量的心电数据分析为发现隐匿性疾病、及时诊断和正确治疗作出了很大贡献。应用散点图方法分析室性早搏为我们提供了新的视野,挖掘出潜藏的信息。

1. 有固定耦联间期的室性早搏 应用 Lorenz 散点图显示频发的室性早搏有三种模式:①具有固定耦联间期的室性早搏(图 2-8-1A),特点是坐标 45°对角线上分布窦性心律的心搏集合 A;②平行于 x 轴的是室性早搏前窦性心搏间期(N-N 间期)与固定耦联间期的室性早搏(N-V 间期)的点集合 B;③平行于 y 轴的是固定耦联间期的室性早搏(N-V 间期)与其后代偿间期(V-N 间期)的点集合 C,斜线下方是代偿间期(V-N 间期)与其后窦性心搏间期(N-N 间期)的点集合 D。

2. 不固定耦联间期的室性早搏(图 2-8-1B) 与固定耦联间期的室性早搏散点图比较 B、C、D 均变宽,说明不固定耦联间期、代偿间期均变化。

3. 室性并行心律 典型的窦性心律合并室性并行心律散点图表现为倒"丫"字形(图 2-8-1C)。当室性并行心律的室性早搏表现为插入性,二、三联律时,因 RR 间期的两两组合间期出现另外的规律性变化,使散点的集合图形发生变化。窦性心律合并 2 种室性并行心律则出现 2 个分离的倒"丫"字形散点。在片段心电图中,当并行心律的室性异搏不显示出其特征的心电图表现时,很难与一般室性早搏或多源性室性早搏相鉴别。散点图的这些形态特征有利于快速识别室性并行心律,特点鲜明,一目了然,过目不忘。

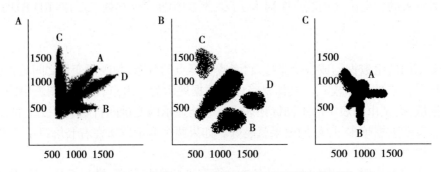

图 2-8-1 应用 Lorenz 散点图显示频发的室性早搏

三 反复性间位性室性早搏二联律机制研究

间位性室性早搏二联律的心电图表现是在基础窦性心律较慢的情况下,室性早搏插入正常两个窦性心搏之间,每一个窦性搏动后出现一个室性早搏,连续发生 3 次以上。反复性间位室性早搏二联律是频发室性早搏不断地插入正常两个窦性心搏之间,形成间位性室性早搏二联律,反复发作。临床可以见到个别患者连续发生间位性室性早搏二联律长达几个小时,导致心室率加倍,引起不适症状,诱发严重心律失常。

间位性室性早搏二联律的发生机制目前认为是调整性并行心律所致。并行心律一直被认为是良性心律失常,由 Kaufmann 和 Rothberger 在 1920 年提出假说,并行心律的经典概念是心脏内同时有两个独立的起搏点并存,一个起搏点没有保护为主导节律点,另一个并行心律起搏点被完全保护不受周围组织活动的入侵,放电在适当时机显示出来;反之,其自发放电不会在心电图上表现出来。

上述经典概念不久受到挑战。1951 年,Weidmann 已经证明浦肯野纤维起搏点周期的早期阈下除极将推迟其下次自发放电。Moe 描述了一个在缓慢的舒张期除极的并行心律起搏点被邻近组织(图 2-8-2)的电活动触发而过早激动。如果并行心律起搏点能够表现出受周围组织的活动的入侵,那就不能被完全隔离。它必定有一个通道使异位起搏点连接到外部。那条路至少应该让受保护的异位起搏点周围的组织产生的阈下电紧张的去极化以某种方式影响异位逸搏点的电活动,也就是迫使它推迟或提前除极。接下来的问题是两个并行心律之间的相互影响是通过单一路径往返,还是像折返机制那样是通过双路径?

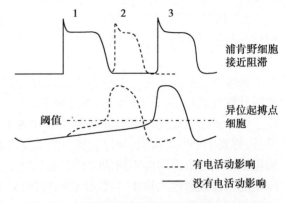

图 2-8-2　舒张期除极的并行心律起搏点的散点图

1. 基础实验研究　使用实验动物犬心脏的心内膜分离出孤立的浦肯野纤维束。将其安置在一个有 3 腔室的组织容器中。通过在中央腔室灌流等渗的蔗糖溶液,获得一个传导性降低的区域,即在腔室 1 和 3 之间的纤维段,在腔室 1 和 3 中灌注溶液。用尖锐的微电极在腔室 1 和 3 中 2 个外部段记录跨膜电位,确认自发的电紧张与膜外诱发刺激的相互影响。在腔室 1 的起搏点自发周期的前半部分无论何时诱发,在腔室 3 的反应效应是推迟下一次放电,即延缓效应(图 2-8-3A 和图 2-8-3B);在自发周期的后半部分诱发,在腔室 3 的反应效应是加速了下一次放电,即加速效应(图 2-8-3C)。这是典型的时相反应曲线(图 2-8-3D),这个反应呈明显的双相性,早期刺激延缓后续起搏点放电,而晚期刺激促进后续起搏点放电。分析这些结果,推测人的心脏受保护的并行心律起搏点,其时相反应曲线有助于预测心脏主导节律起搏点影响

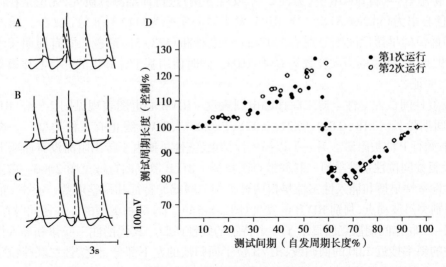

图 2-8-3　典型的时相反应曲线

并行心律起搏点的状况。在心室周围组织的反复性阈下事件通过产生短暂的延长或缩短方式调节并行心律起搏点的放电,这与两个起搏点自发放电的位相有关。这样的调整类似于钟摆,它有一个天然存在的摆动期间,但它的振荡受另一钟摆的节奏影响。基于以上的研究,出现了调整性并行心律的概念,即心脏内同时有两个独立的起搏点并存,一个主导节律起搏点没有保护,另一个受保护但不是完全孤立的并行心律起搏点节律可以被强制调整,并在心电图上表现出来。

2. 计算机模拟研究 为了进一步证实其机制建立了数学模型,以帮助探讨 2 个起搏点之间动态的相互作用:一个代表受保护但不是完全孤立的异位起搏点,另一个代表窦性起源的心室电活动。

该模型生成数以万计的模拟心跳间隔,通过手动方式仔细研究了每个间隔。测量了数百次的计算机运行,涵盖了广泛的窦性频率范围,并在几个层次上观察 2 个起搏点之间的相互作用。试验锁定了窦性放电节律与异位节律为 1:1、2:1 或更复杂的比值时的广泛的时相区。最终,得到了全面的认识:异位起搏点的反复电紧张调整会引起各种各样的心律失常类型。还根据 2 个起搏点之间的不同的时相关系运行了可变耦联间期的"并行心律性"节律,固定耦联间期的隐性或显性二联律、三联律和四联律,以及无异位起搏点活动的静默时段。窦性和异位心脏起搏点之间的频率关系是以数学方式强制性改变参数的模式进行研究的。此外,在分析临床心电图时利用计算机模型,它可以显示由并行心律起搏点产生折返型心律失常的许多模式。很显然,认为室性并行心律是一种罕见的良性心律失常的传统观念需要改正。紧密耦联的期前反应与调整性并行心律是相适的,当一个异常脉冲发生在心脏的相对不应期,无论这个脉冲是由并行心律起搏点或折返回路引起,它们总是产生相似的心室节律的破坏,可以导致严重的致命性室性心律失常。

四 反复性间位性室性早搏二联律散点图特征及机制

临床观察反复性间位性室早二联律可以使心室率增加一倍。推测它的机制是由心室强大的自动调整造成的。最新发表的临床研究是对 1450 个连续的频发室性早搏(≥3000 次 / 日)的患者进行瞬时心率 - 二联律间期(BI)散点图检测,对发现连续超过 7 次室性早搏二联律事件的 7 例患者(年龄 60~16 岁,男性 2 例,女性 5 例)进行详细测算研究,无论是在白天还是夜间,静息心率为(58.2±6.5)次 / 分,RIBV 发生时心室率为(112.3±8.5)次 / 分。插入性二联律间期和最短的早搏后间期分别为(1074±85)毫秒和(573±51)毫秒。固有周期长度估计为(2243±179)毫秒,调整的最大度数为 0.48±0.04。同时使用基于计算机的并行心律模型来模拟 RIVB 进行验证。

1. 反复性间位性室性早搏二联律心电图表现 RIVB 心电图表现见图 2-8-4。RIVB 后即刻的 PQ 间期延长[(0.18±0.02)~(0.21±0.02)s;$P<0.001$],RIVB 终止有 2 种类型。一类终止有代偿间期,顺行 P 波被阻滞。另一类以插入性结束,室性早搏由于传出阻滞没有如期出现。

2. 反复性间位性室性早搏二联律散点图特征 RIVB 散点图特征见图 2-8-5。散点图可以识别代偿性室性早搏和插入性室性早搏两种类型二联律的特征和调整度数。心率 - 时间散点图可以识别突然波动点,判别 RIVB 的发生(图 2-8-5A);当这两种类型的二联律同时存在时,早搏后间期 - 二联律间期散点图显示了一个特定的线性回归。其代偿性二联律和插入性二联律构成重叠的斜率接近 1.00 的回归线,RIVB 位于回归线的左下部分,代偿性二联律位于回归线的右上部,这表明较强的异位灶调整(达到 48%)和一个短暂的过渡点(间期为 573 毫秒)(图

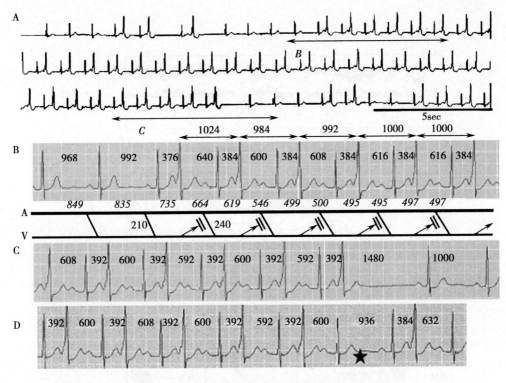

图 2-8-4　反复性间位性室性早搏二联律心电图表现

2-8-5B）。平均窦性周期长度 - 二联律间期散点图中显示平均窦性周期长度（mSCL）逐渐缩短的点的水平集群是插入性二联律（图 2-8-5D），其独特的水平分布可以揭示同时出现的 RIVB 和代偿性二联律不同。

3. 反复性间位性室性早搏二联律机制　RIVB 的发生、持续和终止的条件如下：RIVB 的发生需要基础窦性心律较慢，室性早搏适时插入正常 2 个窦性心搏之间，紧随室性早搏后发生轻微的房室传导延迟，其后窦性搏动之后紧接出现 1 个室性早搏，连续发生 3 次以上。RIVB 持续需要伴随着这种房室传导延迟存在。如果延迟超过了临界值，则 RIVB 消失，出现房室传导阻滞和随后的代偿期，RIVB 终止。另外一种 RIVB 终止方式是室性早搏传出阻滞。

初始的室性早搏后即刻的房室传导有轻微的减低是维持 RIVB 的必要条件。此外，每个室性早搏后室房（VA）传导均被抑制。如果室房传导正常，室性早搏诱发的过早的心房激动会在心室发生下传阻滞，并形成一个代偿间期（图 2-8-4C）。如果这个室房传导被干扰，会如图 2-8-4B 所示表现为室房阻滞，来自窦房结的一个正常 P 波将会被延迟传导，形成一个插入型。这种延迟的 QRS 波群可以引入一个后续的室性早搏和随之而来的短二联律间期，引起 RIVB。插入性室性早搏的患者比没有插入性室性早搏的患者有更高比例的室房阻滞。

RIVB 由两个自动节律点的相互作用导致：一个是起源于窦房结的几乎恒定的心室激动，而另一个是强烈调整的异位室性早搏点。这两种类型的二联律都是由一个单一的异位灶的强大调整引起的。RIVB 机制包括反时相性心动过速和心室率加倍，即其中正常的 QRS 波群缩短了异位灶的激动并加倍了心室率。换而言之，常规的时相性概念早期刺激延缓后续起搏点放电，而晚期刺激促进后续起搏点放电不适用，RIVB 机制中反时相性心动过速概念是室性早搏后窦房结产生的心室激动位于室性早搏时相早期，其刺激加速了后续异位室性早搏起搏点

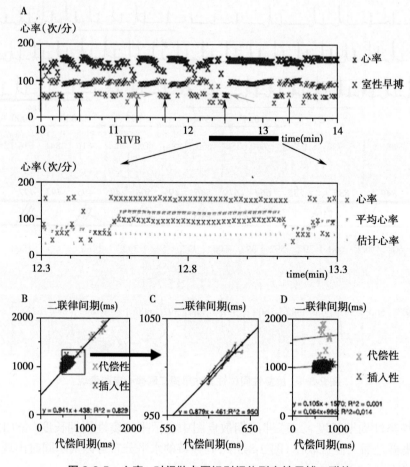

图 2-8-5　心率 - 时间散点图识别间位型室性早搏二联律

放电,使得其强烈调整节律,形成 RIVB。通过 Antzelevitch 等在体内和体外实验研究的混合结果表明,心动过速是通过一个单个径路诱发的,目前还没有发现双径路折返的证据。

4. 计算机模型模拟 RIVB 调整机制　急剧加速和相对较慢的窦性周期长度。基于计算机的并行心律模型来模拟 RIVB 说明强烈调整机制(图 2-8-6)。固有周期长度是 2000 毫秒时(心动过缓时),强烈调整与一度传入阻滞(500 毫秒)相关,这时出现 RIVB。固有周期长度缩短时(心率增快时),出现代偿性室性早搏。

模拟研究忠实地再现 RIVB 需要 3 个步骤:①增加加速的斜率(b)至超过 0.5;②缩短转变点(ω)至小于 0.4;③缩短异位灶(δ)的不应期至小于 0.65。然后从 400 毫秒逐渐提高窦性周期长度。

在特定条件下再现 RIVB,包括一个短暂的过渡,

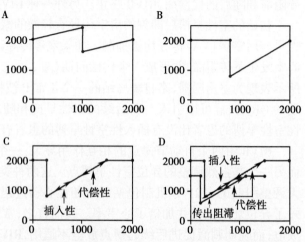

图 2-8-6　基于计算机的模拟 RIVB 说明强烈调整机制

图 2-8-7A 显示了一系列在下列条件下的模拟心电图:a=0.2,b=0.7,ω=0.25,δ=0.6。在窦性周期长度达到 924 毫秒时重复插入性二联律开始。当窦性周期长度在 1035~1176 毫秒之间时出现 RIVB。在窦性周期长度到 1177 毫秒时 RIVB 突然消失。B 给出了相应的早搏后间期 - 二联律间期散点图。绘制出的代偿性二联律和插入性二联律在同一回归线（$y=0.7x+600$）。估计固有周期长度为 1950 毫秒。说明 RIVB 调整时相有一个窗口,窦性周期过长或者过短都不宜形成 RIVB。

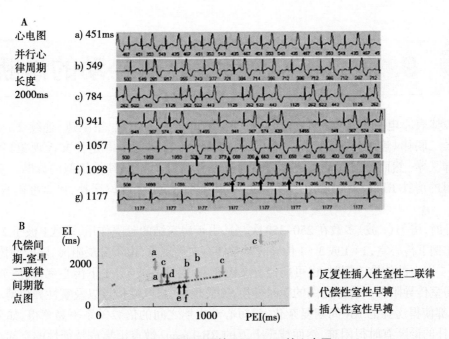

图 2-8-7 模拟不同情况下 RIVB 的心电图

基于缓慢的窦性心律背景,RIVB 的发生使得心室率加倍,没有两个通路的 2 个自动节律点相互作用:1 个起搏点是来自窦房结的正常的 QRS 波群,而另一个是低级心室起搏点（可以强烈地调整节律缩短二联律间期高达 48%）。其机制是通过室性早搏插入正常 QRS 波来强烈调整心室起搏点加速导致的。频发室性早搏可诱发快速室性心律失常,偶尔引起充血性心衰。因此,明确 RIVB 的发生机制有可能帮助预防临床严重状况。

（王红宇）

参 考 文 献

［1］José Jalife.Modulated parasystole:Still relevant after all these years! Heart Rhythm,2013,10:41-43.

［2］Kan Takayanagi,Shiro Nakahara,Noritaka Toratani,et al.Strong modulation of ectopic focus as a mechanism of repetitive interpolated ventricular bigeminy with heart rate doubling.Heart Rhythm,2013,10:1434-1440.

［3］李方洁．大样本海量心电数据分析的新理念和新方法．心电与循环,2014,33:99-101.

［4］向晋涛,景永明,李方洁．室性并行心律的数学特性与散点图形态特征．中国心脏起搏与心电生理杂志,2012,26:292-294.

［5］王美丽,向晋涛,刘鸣．室性并行心律的几种 Lorenz-RR 散点图形态特征．中国心脏起搏与心电生理杂志,2013,27:271-273.

［6］Kaufmann R,Rothberger CJ.Beitrag zur Kenntnis der Enstehungsweise extrasystolic Allorhythmien.Z. Gesamte Exp Med,1917,5:349-370.

［7］Weidmann S.Effect of current flow on the membrane potential of cardiac muscle.J Physiol,1951,115:227-236.

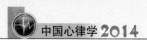

[8] Moe GK.Oscillating concepts in arrhythmia research:a personal account.Int J Cardiol,1984,5:109-113.

[9] Jalife J,Moe GK.Effect of electrotonic potentials on pacemaker activity of canine purkinje fibers in relation to parasystole.Circ Res,1976,39:801-808.

[10] Moe GK,Jalife J,Mueller WJ,et al.A mathematical model of parasystole and its application to clinical arrhythmias.Circulation, 1977,56:968-979.

[11] Antzelevitch C,Bernstein MJ,Feldmn HN,et al.Parasystole,reentry,and tachycardia:a canine preparation of cardiac arrhythmias occurring across in excitable segments of tissue.Circulation,1983,68:1101-1115.

9. 散点图:不典型心房扑动的诊断

　　片段体表心电图经常会把心房扑动(简称房扑)误诊为窦速、室上速(连续 2：1 房室传导)、房早二联律(连续性文氏型 3：2 传导)、房颤(传导比例不固定伴文氏现象)等各种类似的心律失常,然而长时程动态心电图常常能确诊房扑而排除其他伪似的诊断。动态心电图报告里的房扑 RR-Lorenz 散点图规律性强,特征明显,用于确诊房扑,更是准确直观,一目了然。

　　房扑时,房率(F波)多数在 250~350 次/分,由于房室结的延隔作用,多数 F 波呈 2：1~6：1 的不同比例下传心室,2：1 或 3：1 传导时常常伴有文氏现象,由于分层阻滞,隐匿性传导,4：1 甚至 4：1 以上的传导比例时,也可能伴有文氏现象,偶见 F 波 1：1 下传心室,或呈 7：1 以上的高度房室传导阻滞。传导比例的随时变换,文氏现象、隐匿性传导以及室性异位搏动的干扰现象等,都使得房扑的 RR 间期复杂化,长短心动周期之间的倍数关系不易测得,如果 F 波不明显,房扑的诊断有时很困难,然而成千上万的 RR-Lorenz 散点汇集成特征性的空间点阵散点集,强烈提示房扑的诊断,而且通过对 RR-Lorenz 散点图的测量,可以了解 F 波的频率;确定房室传导的主旋律;有无 1：1 传导及 6：1 以上的高度房室传导阻滞,是否伴有文氏型传导? 室性异位搏动也能清楚地显露。

　　图 2-9-1A 是一例房扑合并频发室早的全心搏 RR-Lorenz 散点图,中间可见格子状的空间点阵散点集,亦可见点阵之外的其他散点集。图 2-9-1B 是房扑背景下的室早点集(室早的联律间期为横坐标,代偿间歇为纵坐标),可见大致与窦性心律背景下的室早散点集类似,联律间期大致分布于 2~3 倍房扑周期之间,主轴基本垂直于 x 轴,提示室早的联律间期几乎不受主导心律的影响;代偿间歇包含不同倍数的房扑周期,所以室早点集在垂直方向节段性地分布。图 2-9-1C 是排除室早后的 RR-Lorenz 散点图,发现格子状的空间点阵之外仍有其他散点集(包括早搏前点集与早搏后点集等)。图 2-9-1D 是利用《几何画板》对图 2-9-1C 的测量分析,图中显示全程最短的 RR 间期 0.46 秒,对应心率为 131 次/分,正好是格子状空间点阵的阵间距(0.23 秒)的 2 倍,提示房扑的心动周期约为 0.23 秒,对应 F 波频率为 262 次/分,如果以空间点阵的阵间距为横、纵坐标描绘点(0.23,0.23),记为 11 点,表示 F 波连续 1：1 下传心室(本例 11 点区没有散点,提示本例没有 1：1 传导),则 22、33、44、55 点分别表示 F 波连续以 2：1、3：1、4：1、5：1 的比例下传心室,相应地 23,32 点分别表示 F 波以 2：1 与 3：1 的比例交替下传心室,34、43 点表示 F 波以 3：1、4：1 的比例交替下传心室,45、54 点表示 F 波以 4：1、5：1 的比例交替下传心室,可以看出 33、44、55 以及 34、43、35、53、45、54 九个点组成了以 44

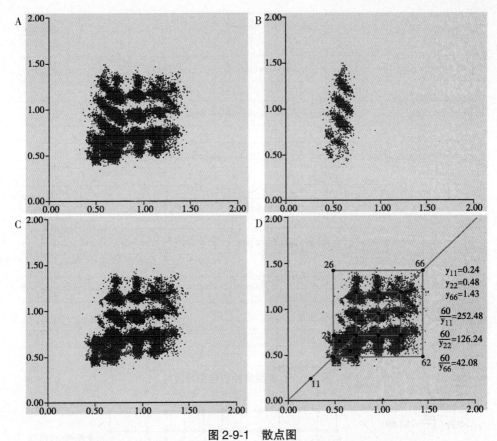

图 2-9-1　散点图

A. 房扑合并频发室早的全心搏 RR-Lorenz 散点图；B. 房扑背景下的频发室早的早搏点集；C. 排除室早点集的房扑 RR-Lorenz 散点图；D. 标注空间点阵的房扑 RR-Lorenz 散点图

点为中心的 3×3 空间点阵：
$$\begin{array}{ccc} \cdot & \cdot & \cdot \\ \cdot & \cdot & \cdot \\ \cdot & \cdot & \cdot \end{array}$$
，九个点分别标记为
$$\begin{array}{ccc} 35 & 45 & 55 \\ 34 & 44 & 54 \\ 33 & 43 & 53 \end{array}$$
此即确诊房扑的特征性 RR-Lorenz 散点图模型。

图 2-9-2 是典型房扑心电图片段，可见有时类似于频发房早二联律，有时类似房颤。

观察图 2-9-1D 发现在 22、33 点之间对称分布于等速线两边的类圆形散点集，其中心点偏离 23、32 点而向等速线靠拢，图中标记为 23'、32' 点。从图中的关系可以看出，23、32、23'、32' 四点分布在 2.5 倍房扑周期的心率均等线上。对照动态心电图片段，发现房扑 2：1 与 3：1 交替传导时（相当于 5：2 传导）均伴有文氏现象，按照本例数据构建 5：2 房室传导的数学模型（图 2-9-3），描记（R₁R₂，R₂R₁'），（R₂R₁'，R₁'R₂'）两点，即图中对称分布于等速线两边的 23'、32' 点（图中标为蓝点），此模型证实以 23'、32' 点为中心的类圆形散点集是文氏型 2：1 与 3：2 交替传导时所形成的散点集。图 2-9-3 中还制作了 2 次 2：1 与 1 次 3：1 交替传导伴文氏现象的散点图模型（相当于 7：3 房室传导），即图 2-9-3 中的 3 个绿点，其中 1 个接近 22 点，另 2 个分别接近 23'、32' 点；2 次 2：1 与 1 次 4：1 交替传导伴文氏现象（相当于 8：3 房室传导），即图 2-9-3 中的 3 个红点，其中 1 个接近 22 点，另 2 个分别接近 23、32 点，所以此两类散点图都重叠于相邻散点集中而不能单独显露。

观察图 2-9-1D 发现以 44 点为中心的 3×3 空间点阵各点集都比 22 点集分布范围大，各

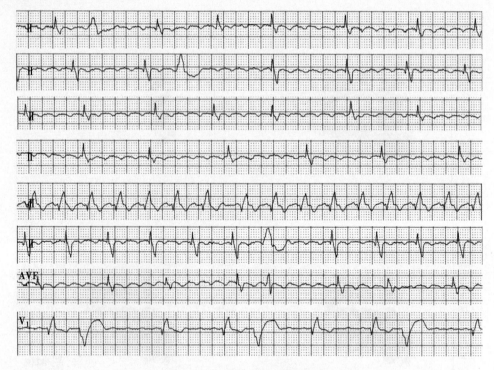

图 2-9-2　典型房扑心电图片段

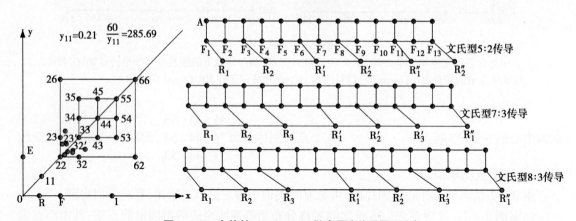

图 2-9-3　房扑的 RR-Lorenz 散点图（说明见正文）

点集形态也不尽一致,说明此空间点阵的心率变异性不能单独用房扑周期的心率变异性解释。考查动态心电图片段,发现 2:1~6:1 的任何传导比例的交替都可能伴有文氏现象,隐匿性传导、分层阻滞、室早的干扰(早搏前点集,早搏后点集)等都使得 RR 间期的长短周期倍数关系难以测出,这诸多影响因素造成了房扑 RR-Lorenz 散点图的空间点阵散点集变异范围增大。图 2-9-4 构造了 2:1 传导与 4:1、5:1、6:1 交替传导伴文氏现象时 RR-Lorenz 散点的分布情况,图 2-9-4 中的 6 个蓝色散点分别偏离 24、42、25、52、26、62 点而偏向等速线;图 2-9-5 构造了 3:1 传导与 4:1、5:1、6:1 交替传导伴文氏现象时 RR-Lorenz 散点的分布情况,图 2-9-5 中的 6 个蓝色散点分别偏离 34、43、35、53、36、63 点而偏向等速线;图 2-9-6 构造了 6:1 传导与 3:1、4:1、5:1 交替传导伴文氏现象时 RR-Lorenz 散点的分布情况,图 2-9-6 中的 6 个蓝色散点分别偏离 63、36、64、46、65、56 点而偏向等速线。

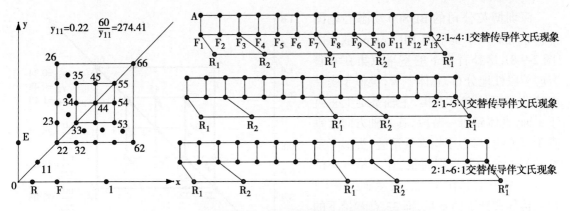

图 2-9-4 房扑伴 2∶1 房室传导的散点图（说明见正文）

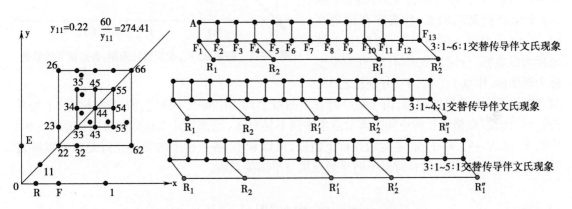

图 2-9-5 房扑伴 3∶1 房室传导的散点图（说明见正文）

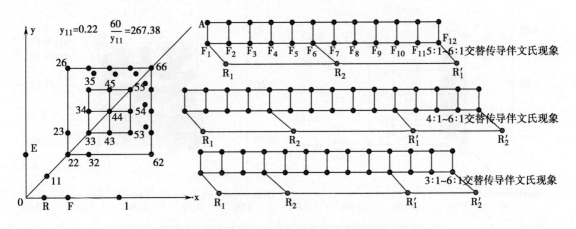

图 2-9-6 房扑伴 6∶1 房室传导的散点图（说明见正文）

　　总而言之，房室传导如果不伴有文氏现象，各散点基本落在特征性的空间点阵上，点阵的分布范围代表了房扑周期的变异性，图 2-9-7 是拖动 22 点改变房扑周期时各点留下的轨迹，可以看出 22 点移动的轨迹很小，远端的空间点阵却留下了 2~3 倍的轨迹，这是由于远端的点坐标是房扑周期的数倍，所以成倍地放大了房扑周期的变异性；如果伴有文氏现象，相关点则偏离点阵向等速线方向偏移，或者说文氏现象有平均心率的趋势，所以说空间点阵如果向等速线方向伸展说明房室传导伴有文氏现象。

深圳博英公司的 BI9800 动态心电图分析系统提供了室早的 RR-Lorenz 散点图（图 2-9-8），房扑背景下的室早点集在垂直方向节段性地分布，总体上看，类似于窦性心律背景下的室早点集，主轴基本上垂直于 x 轴，具体到每一节段，其主轴方向又垂直于等速线，与心率均等线重叠，类似于室性并行心律的散点图特征，在室早点集的最低一节段上制作 V_1 点，表示连续 3∶1 房室传导背景下的室早，即 33 点背景下的室早点，V_2、V_3、V_4 分别是 V_1 点向上平移 1~3 个房扑周期后的点，代表室早出现在 44、55、66 点背景下的室早点；以 V_1 点的横坐标为纵坐标，分别以 33、44、55 点的横坐标为横坐标，作点 F_1、F_2、F_3，分别代表 33、

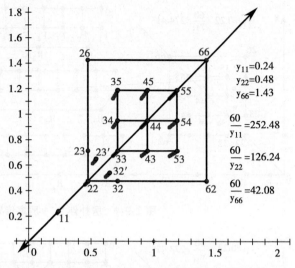

图 2-9-7　拖动 22 点，改变房扑周期，各点留下的轨迹

44、55 点背景下的早搏前点，由于房扑背景下的室早其代偿间歇不固定，所以房扑背景下的早搏后点"淹没"在格子状的空间点阵散点集中而不易辨认。沿垂直于等速线的方向拖动图 2-9-8 中的 V_1 点，V_2~V_4、F_1~F_3 随之运动并留下轨迹，可以看出，各点留下的轨迹正好是空间点阵之外的散点集，分别代表房扑背景下的早搏点集与早搏前点集。

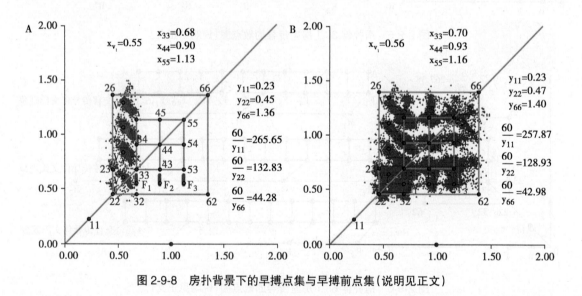

图 2-9-8　房扑背景下的早搏点集与早搏前点集（说明见正文）

借助于《几何画板》的动态作图功能与轨迹跟踪功能，结合动态心电图中的片段心电图，很容易破解房扑 RR-Lorenz 散点图各部分的含义，从而为理解和应用 RR-Lorenz 散点图提供了极大的方便。

结合房扑的 RR-Lorenz 散点图模型与实际记录的 RR-Lorenz 散点图，可以总结出房扑的 RR-Lorenz 散点图特征：多数是以 44 点为中心的 3×3 空间点阵散点集，阵间距代表房扑周期（F 波的心动周期），阵点的分布范围既有房扑周期的变异性因素，也有文氏型传导的因素；如果空

间点阵向等速线靠拢,提示房室传导伴有文氏现象,最常见的是 23、32 点集向等速线延伸,形成了以后 23'、32' 点为中心的文氏型 5 ∶ 2 房室传导散点集。如果房扑合并频发室早,空间点阵之外可见节段性分布的室早点集、早搏前点集、早搏后点集重叠在空间点阵散点集中而不易分辨。

综上所述,房扑的 RR-Lorenz 散点图规律性强,特征明显,用于诊断房扑,不仅准确直观,一目了然,而且提供了房室传导的整体观,有利于全面把握心室率,正确评估血流动力学,为临床诊治提供重要的依据。

(景永明　相晓军　向晋涛)

参 考 文 献

[1] 景永明,相晓军,荆凡晋,等.《几何画板》模拟 RR-Lorenz 图的方法及意义.中国心脏起搏与心电生理杂志,2011,25:556.

[2] 向晋涛,李方洁,郭成军.心律的整体观:认识和解读 R R 间期散点图.中国心脏起搏与心电生理杂志,2011,25:12.

[3] 景永明,向晋涛,相晓军.RR-Lorenz 图形成的几何数学规律及相应的临床意义.中国心脏起搏与心电生理杂志,2012,26:283.

10. P/PR 比值与全因死亡率

心电图 PR 间期是指从心房除极起始到心室除极之间的时间,也称为心脏房室传导时间,其代表激动使心房除极开始后,经房室交界区下传直至心室肌开始除极的时间。由心房激动时间、房室结传导时间及希浦系传导时间三部分组成。心电图的 PR 间期是否能作为患者不良预后的预警指标,一直备受学术界关注,其观点的不一致与不同研究的检测数据结果不同有关:有研究数据表明 PR 间期延长与全因死亡率相关,但也有数据与之迥然不同。直至目前,有关 PR 间期对不良预后判断的矛盾性意见一直未得到清晰的解释。虽然种族和性别差异能影响 PR 间期,但不能解释现存结果的巨大差异。

近年,Soliman 等发表的研究提出,如果将 P 波时限与 PR 间期持续时间的比值(P/PR 间期)做预测参数时,可使文献中存在的矛盾结论得到合理诠释。该研究结果认为,P/PR 间期的比值对患者不良结果的预测有重要意义。

一　研究概况

NHANES 是全美健康与营养的调查研究,这是一项定期但非制度化的民间健康调查,目的主要是评估美国人群疾病的流行与健康情况。2014 年 Soliman 在 *Heart Rhythm* 杂志发表文章,研究了共计 7501 例的心电图资料并随访 13.8 年,提出 P/PR 比值与患者预后及死亡率相关的观点。新近完成的 NHANES Ⅲ 调查结果通过回归分析 P 波占 PR 间期的中位值(70%),揭示了 P/PR 比值与死亡率的相关性。

该研究从 1988 年到 1994 年共入组 7501 人,心电图为窦性心律,无房室传导阻滞(包括无完全束支阻滞、预激综合征或 QRS 波时限 >120 毫秒)。通过对受试者的体检、家访、随访及实验室检查,搜集完整病史、体检资料、用药史、人体测量数据和死亡资料,明确有无吸烟、饮酒及伴发高血压和糖尿病史。所有受试者均由训练有素的专业技师通过 GE 公司生产的 MAC12 导联系统记录了标准 12 导联心电图,在 II 导联测量 PR 间期和 P 波时限,PR 段是 PR 间期与 P 波时限的差值。长、短 PR 间期的界定值为 200 毫秒,>200 毫秒为长 PR 间期,<120 毫秒为短 PR 间期。P 波时限与 PR 间期长度之间的关联水平通过公式 P/PR×100 而得到,进而评估和比较 P/PR 间期比值的诊断意义。

研究者依据 P 波时限与 PR 间期比值的中位数为切入点,在多变量模型中,根据人口结构及全模型调整分为两组,A 组(人口结构调整模型):在年龄、种族、性别间可关联;B 组(全模型):主要针对心率、吸烟、血压、血脂、糖尿病、体重指数、伴发心脑血管病及使用抗心律失常药或房室结阻断药方面可关联。依据 P 波时限与 PR 间期长度之间的关联水平(即 P/PR 比值)对风险进行预测分析。所有患者的特征差异采用卡方分析,使用 t 检验对分类变量和非配对等连续变量进行评估。用 Cox 比例风险回归分析,计算长、短 PR 间期、P/PR 间期相关的死亡风险比(HR)和 95% 可信区间(CI)并与正常 PR 间期、P 波时限、PR 段进行比较。研究队列由 7501 人组成,年龄(59.3±13.3)岁,女性占 53%,非白种人占 51%。在平均随访的 13.8 年时间中,2541 人发生死亡。

二 P/PR 间期与全因死亡率之间的关联

NHANES III 研究结果显示,P 波时限、PR 间期、PR 段均值分别是(164.5±27.1)毫秒、(112.4±13.4)毫秒、(52.2±22.2)毫秒。P/PR 比值变化范围为 0.3~0.9,P 波占 PR 间期的中位值为 0.7。在长达 13.8 年的观察期的结果显示:两组中长 PR 间期与死亡风险不相关:A 组 HR (95%CI) 1.00(0.89~1.13),B 组 HR(95%CI) 1.00(0.90~1.16)。相反,短 PR 间期在两种模型中与死亡风险相关,A 组 HR(95%CI) 1.50(0.16,1.94),B 组 HR(95%CI) 1.54(0.18,2.00)。而且,进一步的分析表明,长、短 PR 间期、P 波时限和 PR 段均与死亡风险无明确相关性。两组中 P 波时限所占 PR 间期的比例(P/PR)在 P 波时限 <70%,伴有短 PR 间期时的死亡率增高(HR1.54),当 P 波时限 >70% 时,不论 PR 间期是长还是短,都能增加死亡率,且不受人口结构因素及上述诸多因素影响(表 2-10-1)。

表 2-10-1　P 波与 PR 间期比值(P/PR)与全因死亡率

研究对象	死亡例数	P/PR>0.7		P/PR≤0.7	
		A 组 HR(95%CI)	B 组 HR(95%CI)	A 组 HR(95%CI)	B 组 HR(95%CI)
正常 PR 间期　6683	2157	参考正常值	参考正常值	参考正常值	参考正常值
PR 间期延长 (≥200ms)　654	325	1.64(1.11~2.43)	2.00(1.34~2.99)	0.99(0.87~1.13)	0.99(0.86~1.14)
PR 间期缩短 (<120ms)　164	59	1.44(1.01~1.90)	1.46(1.10~1.94)	1.54(0.68~3.41)	1.97(0.82~4.76)

三 P/PR 比值的研究意义

Soliman 在 NHANES III 研究结构的要点如下:①P 波时限与 PR 间期比值(P/PR)的变化范围为 30%~90%,P 波占 PR 间期的中位值 70%;②P/PR 比值 <70% 伴短 PR 时,与患者不良预后相关;③P/PR 比值 >70% 伴短 PR 组及长 PR 组,均与预后不良相关(图 2-10-1)。PR 间期的长、短,P波时限和PR段均与死亡风险无明确相关性。

长期以来,不同文献中PR间期对患者不良预后的判断意见不同。即不同人群的PR间期与不良预后关系有着相互矛盾的情况,而以往的研究多以PR间期为单独指标而未考虑P波时限的影响。鉴于此,Soliman在研究中提出假设:P波时限的变化对PR间期长度有明确的影响,这一观点是否适合不同人群,通过设计验证进而得到的结论是:①P波时限与PR间期的关系并非恒定,而正常、长和短PR间期之间的P/PR比值有显著变化。②与PR间期相关的死亡率与P波时限对整

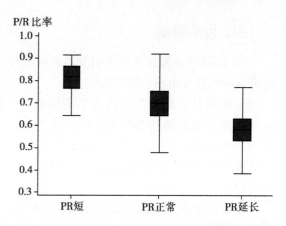

图2-10-1 经变量分析,P/PR比值在PR短、正常和延长时的情况

个PR间期长度的作用相关联。如图2-10-1所示,参与者中,当P波时限增大时,不论长或短PR间期均与死亡相关。P波时限减少时则不然。③PR段本身与死亡率无关。其研究结果强调PR间期与预后的关联受到P/PR比值的影响,PR间期的预测意义由P波时限的延长所决定,这一发现使以往文献中PR间期在预后分析中的矛盾结论得到合理解释。

2009年7月,*JAMA*杂志发表的美国麻省总院39年对7575例观察结果表明,PR间期>200毫秒组与PR间期正常组全因死亡率进行比较时,死亡率增加2.05%,风险增加1.4倍。同样,在Framingham心脏研究中,长PR间期增加各种原因的死亡率约40%。然而,ARIC研究报道却发现PR间期不增加预测性。美国和欧洲的一个队列研究结果表明,短PR间期要比长PR间期对预后更有预测性。

PR间期延长的发生机制可有多种原因,如导致房室交界区的不应期延长或房室传导径路的传导缓慢性异常。从严格意义而言,其仅仅是房室之间传导的延迟,而非阻滞。PR间期延长有病理性与生理性两种。病理性PR间期延长多见于心肌炎、心肌梗死及老年房室结退行性变等情况。生理性PR间期延长则多见于房室结双径路患者的慢径路传导、频率依赖性PR延长、室上性激动提前出现并落入房室交界区的相对不应期等。同时,PR间期在不同研究结果中有相悖的预测结果,而这些相互不一致的结果仅以种族、性别差异无法诠释。因此,目前单以PR间期的延长判读良性或恶性事件难以令人信服。

那么,PR间期对患者不良预后的预测是否与P波时限有关?近来也引起诸多学者的关注。《中国心律学2011》就报道了美国NHANES调查研究关于P波时限与心血管及全因死亡率之间是否有相关性的研究,结果显示,P波时限与心血管病的死亡率(HR 1.13,95%CI 1.04~1.23,P=0.004)及全因死亡率(HR 1.06,95%CI 1.0~1.12,P=0.050)之间有相关性,但其认为PR间期与死亡率的增加无关,这与Framingham心脏研究中心的研究结果一致。但因P波的时限受种族、性别的影响,使其预测价值也受到一定程度的限制。

P波代表心房除极波,P波时限增大可见于以下多种因素:迷走神经张力增高、左房肥大、房间阻滞、左房负荷增加、心房梗死、慢性缩窄性心包炎及其他可导致房间传导下降的因素。其主要反映左房负荷及心房内传导系统的变化。P波在各心电图的波形中相对较小,测量的精准度有一定要求。近年有人研究以P电轴代替P波及PR间期预测全因死亡及心血管死亡率,最终结果分别为55%、41%。但目前缺乏大数据检测,有待进一步研究证实。

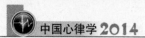
四 发生机制

PR 间期的预测意义常由引发 P 波时限延长的病因所决定,因 PR 间期代表的生理性传导速度与时间并非由单一因素决定。

心电图 P 波代表左右房先后的除极时间。从 P 波起始到 QRS 起始包含窦房结—心房—房室结—心室。换言之,PR 间期代表了心房、房室结、希浦系统的连续传导过程(图 2-10-2)。

正常心电激动起源于窦房结,传入并激动右房时相当于心电图中 P 波的起点 a,激动很快传入左房,相当于图中 b 点,c 点表示激动已传至房室结。由于右房最先除极,使单次心搏的活动结束也早,相当于图 2-10-2 中的 d 点。左房除极较晚,结束相对较晚,相当于图 2-10-2 中的 e 点。当窦性激动传入心室时,相当于 f 点。图

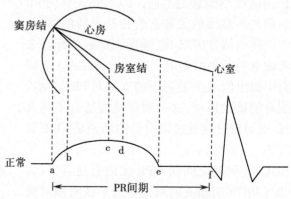

图 2-10-2　P/PR 比值图解

a:激动从窦房结传到右房(P 波起点);b:激动传到左房;c:激动已传到房室结;d:激动右房,除极结束;e:左房除极结束;f:窦性激动传入心室

中可见,激动自房室结下传到心室肌时相当于 c-e 和 e-f 两段的总和。c-e 段重合于 P 波中,心电图上无法辨认;e-f 段则相当于 PR 段。

右房除极时间存在延长时,将使 c、e 两点均延伸向后,这时 e 点至 f 点的时间虽未延长,但因 e 点后延,故 f 点相应后延,e-f 段延长。P/PR 比值为正常值(1.6),左房除极时间延长时,e 点后延,P 波增宽。a-f 段无改变,但 e-f 段已缩短,P/PR 比值增大。

无论 PR 间期是长或短,PR 间期对死亡率的预测作用通过 P 波时限对 PR 间期比值水平而体现。研究显示,短 PR 间期与高死亡风险的相关是因 P/PR 比值中 P 波时限的增大,分子增大,分母相对变小所致(图 2-10-2)。这可以解释以往报道的房颤患者短 PR 间期与死亡的关系的结论。

同样,P/PR 比值还能解释不同研究中 PR 间期与结果不一致的原因。当 P 波时限不同,P/PR 间期会发生相应变化,在不同人群中,其结果必然不同。

与 P 波时限相反,单纯的 PR 段与死亡率之间缺乏关联,但其精准的机制有待进一步了解。没有证据表明 PR 段能导致心房结构的变化,进而引起相应的心血管病,但传导系统纤维化病变对其会产生影响。

P 波时限似乎是心血管危险因子预测的更敏感的标志物。P 波是心房除极波,心房的电生理异常会影响心房结构。电生理已经证实 P 波时限与心房电重构间的关系。

与以往研究一致,本研究观察到 PR 间期和种族或性别之间的关联。从而证实 PR 间期的预测能力不能简单通过人口结构的不同而诊断或解释。科学合理的使用 P/PR 比值的变化对风险预测意义更大。

五 研究局限性

NHANES 研究只是一个横断面的调查,未能明确房颤与 PR 间期间明确的因果。因房颤的数据并未被 NHANES 应用,发生房颤时,尚不能检查目前的假设。

本次研究作为概念的验证,其确立的模型虽有一定针对性,但并非涵盖所有共变量,如可能的空间偏差、缺乏左房大小的超声数据及此后一系列心电图记录的更新等。在临床许多病例中,阵发性房颤和引起重大分类错误的孤立性房颤给结果的可信度带来一定风险。

在今后的研究中尚需不断完善及改进,全面考虑遗传因素对 P 波、PR 间期、PR 段、P/PR 间期等因素的影响,使其在预测方面更趋全面、合理。

六 展望

心电图是临床简便、易行、经济、实用的检查工具,美国 NHANES 这组具有高度代表性的研究资料数据表明,PR 间期与全因死亡率相关,但其结果受到 P/PR 比值影响。这一结果与结论可以解释过去文献中的不同意见的原因。因此,P/PR 比值作为不良转归风险的预测值具有重要意义。

(张夏琳)

参 考 文 献

[1] Soliman EZ, Cammarata M, Li Y. Explaining the inconsistent associations of PR interval with mortality: The role of P-duration contribution to the length of PR interval. Heart Rhythm, 2014, 11: 95-98.

[2] 张海澄 . 一度房室阻滞:良性还是恶性 . 中国心律学 2010, 2010, 5: 94-95.

[3] Magnani JW, WangNA, NelsonKP, et al. Electrocardiographic PR-interval and adverse outcome sinolderadults: the Health, Aging, and Body Composition Study. CircArrhythm Electrophysio, 2013, 6: 84-90.

[4] Magnani JW, Gorodeski EZ, Johnson VM, et al. P wave duration is associated with cardiovascular and all-cause mortality outcomes: the National Health and Nutrition Examination Survey. Heart Rhythm, 2011, 8: 93-100.

[5] Alonso A, Krijthe BP, Aspelund T, et al. Simple risk model predicts incidence of atrial fibrillation in a racially and geographically diverse population: the CHARGE-AF Consortium. J Am Heart Assoc, 2013, 2: 102.

[6] 黄织春 .P 波时限预测心血管及全因死亡率 . 中国心律学 2011, 2011, 6: 189-192.

11. 心电图诊断右室肥厚的进展

一 概述

正常情况下,右室除极产生的 QRS 向量向右向前,由于右室壁厚度仅为左室的 1/3,右室除极向量常常被左室除极向量所掩盖。右室轻度肥厚时,心电图常无明显变化,只有当右室肥厚达到一定程度时,心电图才会表现出右室肥厚的特点。因此,心电图诊断右室肥厚的敏感性较低,特异性较高。2009 年 AHA/ACCF/HRS《心电图标准化与解析建议》推荐使用"右室肥厚"(hypertrophy)取代"右室肥大"(enlargement),虽然有学者提出"右室肥大"更能全面反映右室心肌向心性肥厚和右室腔扩大,但本文依据指南及近期文献仍使用"右室肥厚"这个心电术语。临床上导致右室肥厚心电图表现的疾病主要包括各种先天性心脏病,如房间隔缺损、室间隔缺损、法洛四联症、肺动脉瓣狭窄,以及原发性肺动脉高压、肺源性心脏病、扩张型心肌病合并右心衰竭等。

目前右室肥厚的心电图诊断标准主要来自 20 世纪 40 年代末 Myers 和 Sokolow 等的工

作。2009 年发表的 AHA/ACCF/HRS《心电图标准化与解析建议》中提出右室肥厚诊断标准 15 项,支持标准 6 项,其中较重要的是 $R_{V1}>0.6mV$;V_1 导联 R/S>1;$R_{V1}+S_{V5}>1.05mV$(Sokolow-Lyon 电压标准);$R_{aVR}>0.4mV$;V_1 导联 qR 型等。此外,电轴右偏、右房异常、右胸导联继发性 ST-T 改变等心电图变化也有助于右室肥厚的诊断,心电图标准符合项目越多,诊断的可靠性越大(图 2-11-1)。总体来说,这些诊断标准的特异性较高,敏感性较低,从先天性心脏病、特发性肺动脉高压到肺源性心脏病,这些指标的敏感性逐渐下降。早期尸体解剖与心电图相关研究表明,一个或多个心电图标准诊断右室肥厚的正确率为 23%~100%。此外,右室肥厚的心电图诊断还受患者合并疾病、心脏在胸廓中的位置、束支传导阻滞等多种因素的影响,一直是困扰心电工作者的难题。近年来,随着心脏磁共振成像(MRI)在国内外的广泛开展,右室肥厚心电图诊断研究领域涌现出了许多新进展和新观点,本文将就其中一些重要进展进行回顾。

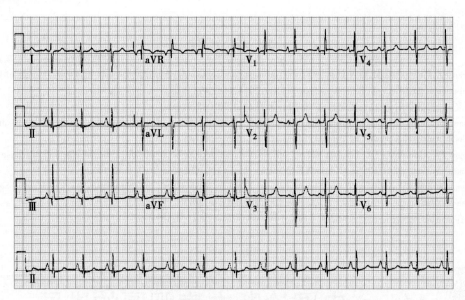

图 2-11-1　室间隔缺损合并艾森门格综合征导致右室肥厚
心电图提示电轴右偏,V_1 导联 qR 型,$R_{aVR}=0.6mV$,P 波改变符合右房异常

二　左束支阻滞合并右室扩大的心电图诊断

大约 20% 的心衰患者体表心电图表现为左束支阻滞(LBBB),而心衰患者合并右室扩大是重要的临床预后因素,心电图及时发现这些患者的右室扩大具有十分重要的临床意义。由于合并 LBBB 时 V_1 导联呈 QS 或 rS 型,影响了 V_1 导联对右室肥厚的诊断,目前缺乏合并 LBBB 时右室扩大的心电图诊断标准。2011 年,Wellens 教授提出了心衰合并 LBBB 患者诊断右室扩大的心电图标准。该研究共入选 173 例合并 LBBB 的心衰患者,在记录心电图的同时进行详细的心脏超声检查评估右室功能,显著右室扩大的心脏超声标准为右室自基底部至心尖长度≥86mm 或右室舒张末面积≥33mm²。该研究选择的三项诊断右室扩大的心电图标准为 aVR 导联终末正向波(晚 R 波),所有肢体导联 QRS 波低电压(<0.6mV)和 V_5 导联 R/S<1(图 2-11-2)。结果显示采取以上 2~3 项心电图标准诊断 LBBB 患者右室扩大的敏感性可达 81%,特异性 93%,均明显高于任何一项诊断标准。

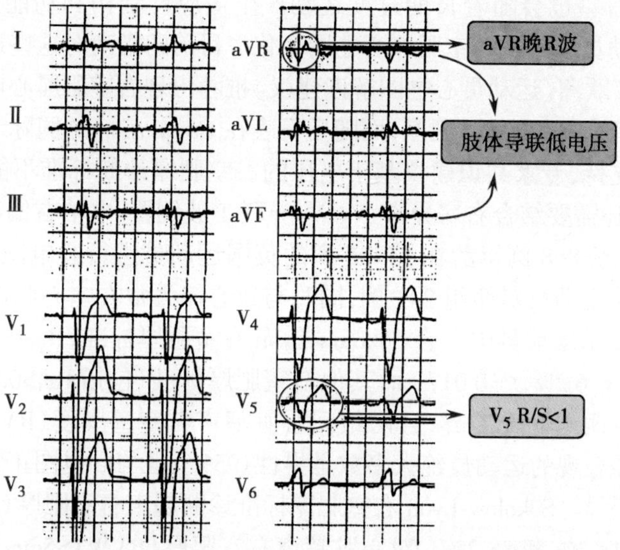

图 2-11-2　左束支阻滞患者 12 导联心电图诊断右室扩大的 3 项标准

三　肺动脉高压合并右室肥厚的心电图诊断

慢性肺动脉高压（PAH）导致的持续性右室压力负荷过重可引起右室重量增加，进而导致右室扩大和右心衰竭。近年，人们开始应用心脏 MRI 评价 PAH 患者右室肥厚及其功能，心脏 MRI 研究显示右室容积及重量增加可以预测特发性 PAH 患者的预后。但由于 MRI 价格昂贵，且存在一些禁忌证，其临床应用受到限制，心电图右室肥厚诊断标准与 MRI 评价 PAH 患者右室重量和容积的相关性尚不十分清楚。最近的一项研究入选 23 例特发性 PAH 患者，评价 2009 年 AHA/ACCF/HRS《心电图标准化与解析建议》推荐的多项诊断标准预测 MRI 测定的右室肥厚和扩大的准确性。在 20 余项诊断标准中，仅有 V_1 导联 R 波振幅，aVR 导联 R 波振幅，Ⅱ 导联 P 波振幅及 V_1 导联心室激动时间有助于鉴别 PAH 患者是否存在右室肥厚。其中 V_1 导联心室激动时间 <0.01 秒可排除右室肥厚，R_{V1}>0.6mV，V_1 导联 R/S>1，R_{avR}>0.4mV，$P_{Ⅱ}$>0.25mV 四项标准的诊断特异性和阳性预测值达到 100%，其中 V_1 导联 R/S>1 指标诊断敏感性最佳，达到 90%。另一项研究评价多项心电图指标对 PAH 患者右室收缩功能不全的预测价值，共入选 31 例 PAH 患者（包括 20 例特发性 PAH 及 7 例慢性血栓栓塞 PAH），所有患者均接受 MRI 及右心导管检查评价右室功能，结果显示 V_1 导联 qR 型（OR=11.0，P=0.002）是患者右室收缩功能不全的独立预测因素，联合 V_1 导联 qR 型（计 2 分）和 V_1 导联 R/S>1（计 1 分）的积分系统能更好地预测右室收缩功能不全。

最近，Snipelisky 等对右室肥厚心电图指标对 Ⅰ 型肺动脉高压患者药物治疗反应的预测价值进行评价，入选 121 例 Ⅰ 型 PAH 患者中 36 例药物治疗反应较好者（症状显著改善及右室收缩压下降至少 15%），但治疗前后多项右室肥厚心电图指标（包括 R_{V1}>0.7mV；V_1 导联 R/S>1；$R_{V1}+S_{V5}$>1.05mV；V_6 导联 R/S<1）均无明显变化，提示这些指标不能随着 PAH 患者病情好转而改善或消失，不能用于监测 Ⅰ 型 PAH 患者对治疗的反应。

四　运动员右室肥厚的心电图诊断

目前，已有多项诊断标准用于鉴别运动员生理性左室肥厚和肥厚型心肌病。然而，最近资料显示运动员的右室也会随着长期过度运动产生适应性结构和功能变化。研究显示,约 10%~12% 的年轻运动员会出现右室肥厚心电图变化。目前的指南对这些运动员的进一步评估仍存在争议。2010 年欧洲《运动员心电图解读建议》推荐出现右室肥厚心电图表现的运动员应进一步检查排除病理性右室扩大 / 肥厚,而随后发表在 *Circulation* 的国际专家共识认为以上建议缺乏足够的证据支持,专家共识建议基于电压的右室肥厚诊断标准不能单独用于年轻运动员右室肥厚的诊断,还需要结合右房异常、V_2~V_3 导联 T 波倒置、电轴右偏等其他诊断标准。

最近,Zaidi 等入选 868 例年龄在 14~35 岁的英国运动员进行心电图和超声心动图检查,并选取同年龄健康非运动员对照组 241 例,同时与致心律失常右室心肌病(ARVC)和 PAH 患者进行比较。结果显示运动员中符合 Sokolow-Lyon 右室肥厚标准(R_{V1}+$S_{V5/V6}$>1.05mV)者较对照组更常见(11.8% *vs.* 6.2%,P=0.017),而其他右室肥厚标准(包括 R_{V1}>0.7mV;V_1 导联 R/S>1;V_5 或 V_6 导联 R/S<1)两组间无差异,且两组间心脏超声右室壁厚度(RVWT)也无明显差异。存在右室肥厚心电图表现的运动员绝大多数是男性(95%),且与心电图正常的运动员右室直径及右室功能无明显差异。Sokolow-Lyon 右室肥厚标准诊断超声右室肥厚(RVWT>5mm)的敏感性和特异性分别为 14.3% 和 88.2%。对心脏超声右室肥厚(RVWT>5mm)进一步进行 MRI 检查并未发现器质性右室疾病。ARVC 和 PAH 患者除右室肥厚电压异常外,均存在其他支持右室肥厚的心电图异常表现,如电轴右偏、右房异常、继发性 ST-T 改变等(图 2-11-3)。这项研究

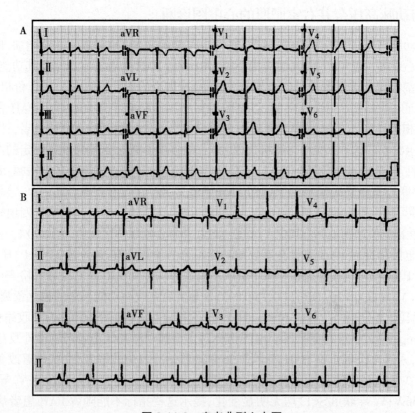

图 2-11-3　患者典型心电图

A. 16 岁男性足球运动员 12 导联心电图,Sokolow-Lyon 电压标准提示右室肥厚(R_{V1}+$S_{V5/V6}$>1.05mV),同时该心电图也符合 Sokolow-Lyon 左室肥大电压标准(S_{V1}+$R_{V5/V6}$>3.5mV);B. 16 岁女性室间隔缺损导致肺动脉高压的 12 导联心电图,提示右室肥厚,并符合多项诊断标准,包括 Sokolow-Lyon 电压标准,R_{V1}>0.7mV,V_1 导联 R/S>1,同时心电图提示电轴右偏 >120°,右房肥大和广泛导联 ST-T 改变(引自 Eur Heart J,2013,34:3649-3656.)

提示运动员心电图如仅符合 Sokolow-Lyon 右室肥厚标准并不代表存在器质性右室疾病，不需要进一步检查评估。

五　心电图对社区人群轻度右室肥厚的检出意义来自 MESA-RV 研究的结果

右室肥厚主要由肺动脉高压或其他心肺疾病导致的右室后负荷增加所致。即使轻度右室肥厚也是心衰和心血管死亡的独立预测因素，早期检出右室肥厚可能有助于改善患者的预后。由于右室三维解剖结构复杂，测量右室游离壁厚度常很困难，传统二维超声心动图对右室结构和功能进行定量分析也存在一些局限性。传统的心电图诊断右室肥厚的标准大多是在半个世纪前通过尸体解剖相关研究或血流动力学检查进行评价的。随着心脏 MRI 技术的不断成熟，已经可以通过这种无创技术准确评价右室结构和功能。最近发表的多种族动脉粥样硬化-右室研究（MESA-RV 研究）共入选 4062 例无临床心血管疾病的社区人群，评价 2009 年 AHA/ACCF/HRS《心电图标准化与解析建议》提出的多项右室肥厚心电图指标对轻度右室肥厚的检出作用。排除左室结构功能异常人群后，入组 3719 例患者（年龄 61 岁），MRI 检查共检出 6% 的人群存在轻度右室肥厚。传统心电图标准诊断右室肥厚特异性较高（多数 >95%），但敏感性较低（0.5%~12.5%）。由于这些诊断标准阳性预测值均较低，尚不足以作为临床普遍应用的筛查轻度右室肥厚的指标，多元回归分析也显示这些诊断标准联合使用并不优于单一指标。

（刘彤　李广平）

参 考 文 献

［1］郭继鸿.心电图学.北京:人民卫生出版社,2005:139-157.

［2］张夏琳,卢喜烈.心房心室肥大的心电图诊断.江苏实用心电学杂志,2013,22:643-652.

［3］Hancock EW,Deal BJ,Mirvis DM,et al.AHA/ACCF/HRS recommendations for the standardization and interpretation of the electrocardiogram:Part V:Electrocardiogram changes associated with cardiac chamber hypertrophy.Circulation,2009,119:e251-261.

［4］张波.重读心电术语-期盼推陈出新.江苏实用心电学杂志,2013,22:725-728.

［5］Madias JE.Right ventricular dilatation:An often neglected component in the electrocardiographic assessment of patients with heart failure.Europace,2011,13:1217-1218.

［6］Van Bommel RJ,Marsan NA,Delgado V,et al.Value of the surface electrocardiogram in detecting right ventricular dilatation in the presence of left bundle branch block.Am J Cardiol,2011,107:736-740.

［7］Kopec G,Tyrka A,Miszalski-Jamka T,et al.Electrocardiogram for the diagnosis of right ventricular hypertrophy and dilation in idiopathic pulmonary arterial hypertension.Circ J,2012,76:1744-1749.

［8］Nagai T,Kohsaka S,Murata M,et al.Significance of electrocardiographic right ventricular hypertrophy in patients with pulmonary hypertension with or without right ventricular systolic dysfunction.Intern Med,2012,51:2277-2283.

［9］Abe K.Do electrocardiography scores predict the presence of right ventricular dysfunction in patients with pulmonary hypertension? Intern Med,2012,51:2261-2262.

［10］Snipelisky D,Burger C,Shapiro B,et al.Electrocardiographic changes in patients responding to treatment with group in pulmonary arterial hypertension.South Med J,2013,106:618-623.

［11］Corrado D,Pelliccia A,Heidbuchel H,et al.Recommendations for interpretation of 12-lead electrocardiogram in the athlete.Eur Heart J,2010,31:243-259.

［12］Uberoi A,Stein R,Perez MV,et al.Interpretation of the electrocardiogram of young athletes.Circulation,2011,124:746-757.

［13］Zaidi A,Ghani S,Sheikh N,et al.Clinical significance of electrocardiographic right ventricular hypertrophy in athletes:Comparison with arrhythmogenic right ventricular cardiomyopathy and pulmonary hypertension.Eur Heart J,2013,34:3649-3656.

［14］Whitman I,Patel VV,Soliman EZ,et al.Validity of the surface electrocardiogram criteria for right ventricular hypertrophy:The MESA-right ventricle study.J Am Coll Cardiol,2014,63:672-681.

12. 房束旁道与 QRS 波形成机制

　　Mahaim 纤维作为具有类房室结电生理特性的旁道（图 2-12-1），自 20 世纪 30 年代开始便受到了广泛关注。20 世纪 70 年代末期，在电生理研究蓬勃兴起的年代，对其解剖学、组织学的研究已经开始。90 年代，射频消融技术开始应用于临床，对于房束旁道的消融治疗取得了长足进步，对其认识也逐渐深入。

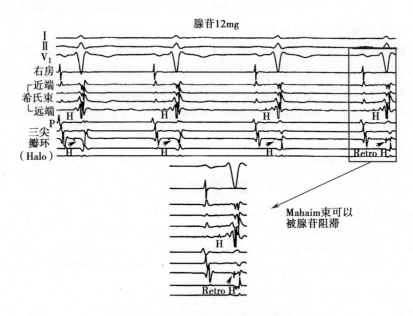

图 2-12-1　房束旁道的类房室结特征

　　通常，将房束旁道分为长、短两种类型，对此电生理界并无明显争议。但是对于"长"房束旁道远端的确切插入位点则始终没有统一的定论。其中，长期以来，许多学者倾向于"房束旁道远端"插入右心室游离壁心肌组织（图2-12-2），然后激动右束支，进而逆行激动希氏束、房室结，介导心动过速。

　　但是，近期对于"房束旁道远端确切插入位点"的研究再次向前迈出了一大步。著名电生理学者 Warren Jackman、Hein Wellens、Mark Josephson 共同发表了关于这一课题的最新研究成果。坦白而言，仅从作者的声誉就使人对文章的内容充满期待，花甲之年的 Jackman 是

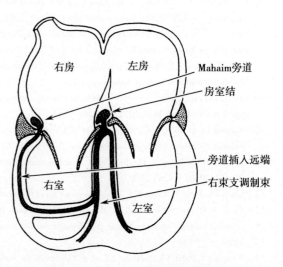

图 2-12-2　房束旁道解剖示意图

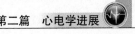

射频消融时代的开创者,古稀之年的 Josephson 是享誉世界的心脏电生理全能大师,而耄耋之年的 Wellens 更是现代心脏电生理学的先驱,是程序性电刺激这一检查方法的开创者。

一 争议起源

对于房束旁道远端插入位点,Haissaguerre 等研究将其分为两类,插入右束支及其邻近区域的长房室旁道及插入右心室的短房室旁道,但对于房束旁道远端的确切插入位点,目前仍存在争议。早在 1994 年,Jackman 与其同时共同发表的文章中也曾推测房束旁道的远端插入位点存在两种情况(图 2-12-3),而且这一论断也始终被广泛接受并沿用至今已达 20 年。

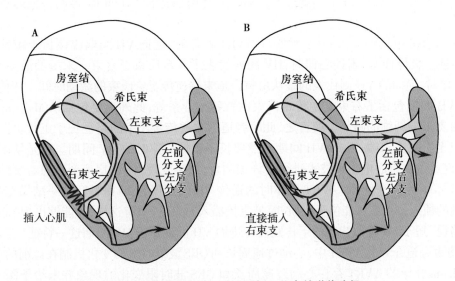

图 2-12-3 房束旁道远端不同插入位点的逆传路径
A. 旁道远端插入心肌,AVRT 时,首先经过心肌的缓慢传导,然后逆传右束支末端;
B. 旁道远端直接插入右束支末端,AVRT 时,旁道直接激动右束支末端,然后逆传。显然,后者的逆传路径短于前者,因此,逆传的 HV 间期更短

在过去的 20 年间,房束旁道的射频消融治疗已经成为心脏电生理领域公认的成熟技术,而对于旁道远端确切插入位点的研究并没有成为关注的热点。这是可以被理解的。首先,对于旁道的诊断而言,"右侧旁道、类房室结的电生理特性"等要点使电生理医师通过体表心电图和腔内电图进行诊断,而无论"远端的插入位点"是否确切,都不影响诊断的准确性。其次,对于射频消融而言,其消融靶点位于三尖瓣环,而不是旁道远端,因此,无论其确切插入位点如何,都不影响射频消融的最终结果。由此不难看出,关于"远端插入位点"的研究始终未引起更多重视,甚至有些被"边缘化"是可以理解的。

几位学者再次关注这一课题也具有其合理性:①即便仅从学术理论的探讨而言,明确房束旁道远端的插入位点是对这一领域研究的必要补充;②在房束介导的 AVRT 中,存在心动过速周长和 QRS 波时限交替变化的现象,而这一现象与旁道远端的插入位点可能也存在相关性。因此,这一研究应该得到必要的关注。

二 主要发现

三位大师应用经典的电生理方法进行了反复验证,最终推测:房束旁道远端直接插入右束支,而不是插入右室心肌。对于这一观点的验证方法也具有十分明显的时代特征,在三维技术日臻成熟的今天,其实完全可以通过详细的激动标测,更加直观的通过激动地先后顺序而了解旁道的确切插入位点。但是,作者却仍然采用了最为经典和传统的二维心脏电生理检查方法,而且仅仅通过间期比较和体表心电图的变化进行理论推测,而得到的结论却一如既往的令人信服。

1. 窦性心律 HV 间期与 AVRT 逆向 VH 间期的差异　这是该研究中最为重要的方法,而且也充满趣味,令人顿生钦佩。首先,将考察区域局限在房束旁道的远端插入处与希氏束之间的区域。当然,确切的插入位点未知,我们假设两种情况:插入心肌或直接插入右束支。然后,通过比较窦性心律状态下 HV 间期以及 AVRT 发作时的逆传 VH 间期,推测旁道远端的插入位点。

如果房束旁道远端插入心肌,那么在 AVRT 发作时,逆向 VH 间期应该长于窦性心律时的 HV 间期。具体而言,窦性心律时,HV 间期代表了从希氏束至右束支末端的激动时间;而 AVRT 发作时,逆向的 VH 则代表的是从房室旁道末端逆传至希氏束的激动时间。从传导的路径而言,VH 间期包括了右束支逆传希氏束的特殊传导系统,此外还要包括从 Mahaim 远端心肌至右束支末端纤维的路径。换言之,此时旁道远端逆传希氏束的路径长于正常窦性心律下从希氏束至右束支末端,因此,VH 间期必然要长于窦性心律时的 HV 间期。正是基于这一逻辑,该研究通过二维心电生理技术进行了详细测量,结果发现,13 例房束旁道患者窦性心律时的 HV 间期约为 50 毫秒,而 AVRT 发作时的逆传 VH 间期仅为 10 毫秒。这一结果充分说明,旁道远端的插入位点不可能位于心肌,而是直接插入右束支,只有这样,才能够出现"心动过速的逆传路径"短于"窦性心律时的下传路径",进而 VH 间期短于 HV 间期这一特征(图 2-12-3)。

2. 房束旁道介导的 AVRT 中,心动过速周长和 QRS 波群时限的变化机制在此前的研究中,关于 Mahaim 介导的 AVRT 存在心动过速周长和 QRS 波时限变化的现象并未给予深入探讨。三位学者将这一现象与旁道的远端插入位点同时进行了检验,并且给予了充分证明,即周长和 QRS 波时限的交替变化是由"逆向性右束支阻滞"所引发。

重要的证据有两条:首先,心动过速周长与 QRS 波时限延长的同时,腔内电图伴有逆传"VH 间期"延长;其次,体表心电图伴有"更加明显"的"电轴左偏"。

通过图 2-12-4 可以发现,当心动过速周长和 QRS 波时限延长时,体表心电图的电轴发

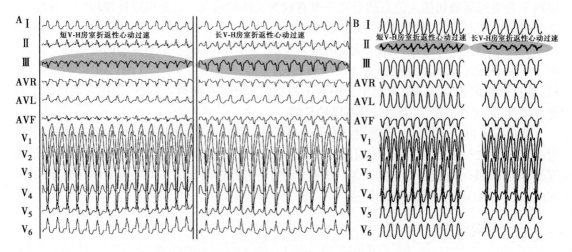

图 2-12-4　周长和 QRS 波时限变化时的体表心电图

生了明显变化,"电轴左偏"的程度更加明显。这与我们熟知的"Coumel 定律"如出一辙,当 AVRT 时,旁道同侧的传导束发生束支阻滞,激动需要通过对侧心室的束支进行传导,则导致心电轴的变化以及周长和 QRS 波时限的延长。

另外需要注意的是,周长和 QRS 波时限的变化与逆传 VH 间期的变化同时出现。具体而言,在 AVRT 周长较短、QRS 相对较窄的情况下,逆传的 VH 间期仍处于平均 10 毫秒水平,如前所述,旁道远端直接插入了右束支。而在 AVRT 周长和 QRS 波时限延长的情况下,同时出现了逆传 VH 间期的延长(平均 85 毫秒),结合体表心电图中"更明显的电轴左偏",表明此时的 AVRT 发生了"逆向性右束支阻滞"。图 2-12-5 更加形象直观的表明了这一点。

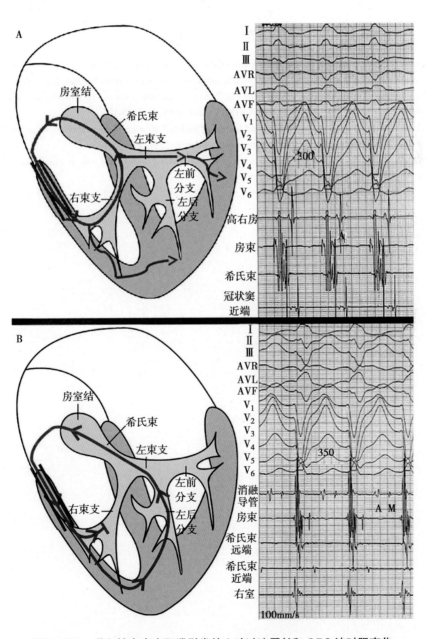

图 2-12-5　逆向性右束支阻滞引发的心动过速周长和 QRS 波时限变化

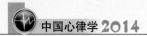

三 小结

　　Jackman、Wellens 和 Josephson 的研究确实为我们提供了很多启发。首先我们需要承认，这一研究结果对于目前房束旁道的射频消融治疗并无直接的临床指导意义，其价值更多的存在于学术理论探讨的层面。但是，其对于完善房束旁道的心电图变化机制和理论研究价值是不言而喻的。此外，如前所述，在三维技术日臻成熟的今天，三位学者仍然应用经典的心脏电生理学研究方法所得出的成果，不仅展现了其个人的时代风采，也展现了心脏电生理学和心电学的无穷魅力。

（田轶伦　何金山）

参 考 文 献

［1］Maheer Gandhavadi，Eduardo Sternick，Warren Jackman，et al.Characterization of the distal insertion of atriofascicular accessory pathways and mechanisms of QRS patterns in atriofascicular antidromic tachycardia.Heart Rhythm，2013，10：1385-1392

［2］Klein GJ，Guiraudon GM，Kerr CR，et al. "Nodoventricular" accessory pathway：evidence for adistinct accessory atrioventricular pathway with atrioventricular node-like properties.J Am Coll Cardiol，1988，11：1035-1040.

［3］McClelland JH，Wang X，Beckman KJ，et al. Radio frequency catheter ablation of right atriofascicular（Mahaim）accessory pathways guided by accessory pathway activation potentials. Circulation，1994，89：2655-2666.

［4］Vedantham V，Jackman WM，Scheinman MM.Unexpected potential following ablation of a right atriofascicular accessory pathway. J Cardiovasc Electrophysiol 2013.（Epub ahead of print）.

第三篇

心脏性猝死的预警与预防

1. 儿童心脏性猝死

婴儿、儿童及青少年猝死目前是全球范围内影响人类身心健康及人口生存质量的重大公共卫生健康问题,其严重影响猝死患儿的家庭及生活,因此,明确引起婴儿、儿童及青少年猝死的常见病因并采取有效的预防措施是当今儿科领域的研究热点。猝死(sudden death,SD)通常是指症状发生 1 小时内突如其来的意外自然死亡。定义中的 1 小时是指终末事件的发生(循环状态的急剧变化)与心脏停搏之间的时间。也有学者将猝死定义的时间延长到症状发生后 6 小时。世界卫生组织则定义为症状发生后 24 小时。各研究中猝死定义的时间对结果中猝死的发生率和病因构成有显著影响。猝死根据病因可分为心源性猝死和非心源性猝死。心源性猝死(sudden cardiac death,SCD)一般是指由于心脏疾病引起的突然、快速、出人意料的死亡,而目前临床学科对 SCD 则一般界定为无法预料的非创伤性伴或不伴有心脏原发病的突发意识丧失、心跳呼吸停止,且在出现症状 1 小时内短期死亡。引起各年龄段人群 SCD 的疾病谱不同,因此针对不同的病因应采取不同的预防措施,以降低 SCD 的发病率。婴儿、儿童及青少年 SCD 的病因也存在差异,本文将对婴儿、儿童及青少年 SCD 的流行病学特征及疾病谱进行综述。

一 流行病学特征

婴儿、儿童及青少年 SCD 的发病率及疾病谱存在地区差异。2011 年,Bo Gregers Winke 等报道了 2000—2006 年丹麦 1~35 岁人群 SCD 的发病率,结果发现其发病率为 2.8/100 000,而 2003 年,Corrado D 等报道意大利威尼托区青少年及青年人 SCD 的发病率为 1.0/100 000。2009 年,Vaartjes I 等报道荷兰 40 岁以下人群 SCD 的发病率为 1.6/100 000,2009 年,Papadakis M 等报道英国英格兰及威尔士年轻人 SCD 的发病率为 1.8/100 000。在美国,儿童 SCD 的发生率为(0.6~6.2)/100 000,大约 20%~25% 发生于运动中。对于先天性心脏病患儿,其猝死的发生率上升为 100/100 000。2014 年,丹麦的一项最新研究发现,在丹麦,儿童及青少年(1~18 岁)SCD 的发病率为 1.1/100 000,最近一项回顾性研究发现,婴儿、儿童及青少年 SCD 的发病率为 7.5/100 000,若不包括婴儿,其发病率波动于 0/100 000(15~17 岁)~3.0/100 000(1~4 岁)(平均 1.75/100 000)。2014 年,Caileigh M.Pilmer 等通过对加拿大安大略湖 2005—2009 年间 1~19 岁人群 SCD 进行研究发现,SCD 发病率在 1~2 岁幼儿较高(3.14/100 000),继而下降,15~19 岁增长为 1.01/100 000,呈双峰分布。第一个高峰的出现可能是在婴儿期间,婴儿猝死综合征较常见,进而 SCD 的发病率也较高。1~4 岁儿童猝死多数为不明原因猝死,海马结构和暂时的肺叶畸形可能是主要原因。对于第二个高峰出现的原因,目前尚未阐明。

2013 年,Akahane 等分别报道日本 2005—2008 年婴儿、小学、初中和高中生 SCD 的发病率,1995—1996 年及 2001—2006 年日本婴儿猝死综合征(sudden infant death syndrome,SIDS)的发病率明显下降,2005—2008 年日本 SIDS 的发病率为 15.0/100 000,在同期,由心源性因素引起的 SIDS 明显增高,其发病率为 40.9/100 000。小学、初中和高中生 SCD 的发病率分别为 0.842/100 000、1.279/100 000 和 1.868/100 000。

关于其他特点及规律有报道,68% 的 SCD 发生于家中,9% 的 SCD 发生于学校中。睡眠中和日常活动中出现的 SCD 均占 41%。10 岁以下儿童发生 SCD 之前一般无先兆,对于 15~19 岁器质性心脏病患儿发生 SCD 之前通常存在非特异性先兆。

目前,关于 SCD 疾病谱的报道也存在差异,这可能与不同国家、种族及地区各种疾病的发病率不同,以及各种研究方法不同有关。不同的年龄段,各种心脏疾病的发病率不同,因而对于婴儿、儿童及青少年 SCD,也构成了不同的疾病谱。

二　婴儿猝死综合征的流行病学、病因及发病机制

目前,关于婴儿猝死综合征(sudden infant death syndrome,SIDS)的研究很多,大多数集中在呼吸控制或心功能异常方面,但婴儿猝死综合征的病因仍然不明确。近年来有观点认为心源性机制占主导,尤其致命性心律失常可能是婴儿猝死综合征病因的一个重要部分。

婴儿猝死综合征是指引起婴幼儿突然死亡的症候群,而根据患儿健康状态及既往病史完全不能预知,且常规病理解剖也未发现明显的致死病因,广义上包括未经病理学检查的病例在内。目前,婴儿猝死综合征仍然是 1 岁之内婴儿死亡的主要原因。美国公共卫生机构报道,1992 年,其发病率为 1.2/1000 活婴,2008 年降为 0.539/1000 活婴。澳大利亚官方统计局报道,在澳大利亚,近 10 年内 SIDS 的发病率并未下降,目前,每年仍有约 80 例婴儿死于 SIDS。在 SIDS 中,男孩多见,冬春季发生率高。目前研究认为,先天性心脏病、心律失常性疾病是 SIDS 的常见原因。5%~10% 的 SIDS 由心脏离子通道疾病引起,尤其是导致复极延长的心脏离子通道疾病。澳大利亚的一项研究报道,在引起 SIDS 的心源性因素中,大约 10% 的 SIDS 患儿存在编码心脏离子通道的基因突变,此类患儿无器质性心脏病,这类基因突变主要导致遗传性心律失常,例如长 QT 综合征、Brugada 综合征和儿茶酚胺敏感性多形性室速,它们均可引起致命性心律失常,进而引起猝死。Kanter 等最近报道 5 例表现为室性心律失常的婴儿可能存在类似 Brugada 综合征,他们存在钠通道或钙通道基因突变。2013 年,Evans A 等对 2000—2010 年悉尼 SIDS 患儿进行研究发现,目前引起 SIDS 的病因仍不明确,对于一些 SIDS 患儿,心脏离子通道基因突变,包括 *HCN* 基因错义突变在其发病中起着重要作用。

引起 SIDS 最常见的心源性因素为长 QT 综合征(long QT syndrome,LQTS),其次还包括病毒性心肌炎及先天性心脏病,尤其是先天性主动脉狭窄、心内膜弹力纤维增生以及左冠状动脉发自肺动脉分支等。

1. 长 QT 间期综合征(LQTS)　LQTS 是以心电图异常为主要表现并伴有相关临床症状的综合征。它可以引起室性早搏及室速等致命性心律失常,临床上以心源性猝死和晕厥为主要特征。导致新生儿及婴儿 QT 间期延长的原因主要包括心脏交感神经支配的发育异常、获得性长 QT 综合征及先天性长 QT 综合征。

Schwartz 等首次提出 SIDS 与心脏自律神经系统(autonomic nervous system,ANS)有关。他们用双盲随机的方法调查了 9725 例婴幼儿,出生后第 3~4 天正常婴幼儿 QT 间期(400±20)毫秒,SIDS 者(435±45)毫秒,24 例 SIDS 中有 12 例 QT 间期大于 440 毫秒,呈 LQTS 特征。研究发现,LQTS 占 SIDS 的 9.5%,提示心律失常是 SIDS 的重要原因。

获得性长 QT 综合征:在新生儿或婴儿时期常用的几种药物可引起 QT 间期延长。如乙酰螺旋霉素,一种在欧洲广泛应用的大环内酯类抗生素,主要用于弓形虫抗体阳性母亲所生的新生儿的预防性治疗,可延长 QT 间期,并导致心脏停搏。所有这些药物都能够阻断 I_{Kr},这是一个与心室复极有关的离子流,而且它们都需通过细胞色素 P450 酶代谢,而这种酶的功能在新生儿并不完善。最近有人报道了婴儿时期的获得性 QT 间期延长与自身免疫性疾病相关。抗

Ro/SSA 抗体阳性的母亲生产的新生儿接近一半以上出现 QT 间期延长，QTc 值有时可超过 500 毫秒，而并不出现房室传导异常，这是典型的新生儿狼疮综合征的表现。与先天性心脏传导阻滞不同，这种心室复极异常是一过性的，常在生后 6 个月时消失，与抗 Ro/SSA 抗体的消失一致。这种一过性的 QT 间期延长可能使一些抗 Ro 抗体阳性的婴儿易于发生致命性心律失常。

基因水平的研究发现绝大多数先天性 LQTS 由心肌钾通道基因 *KCNQ1*、*KCNH2*、*KCNE1*、*KCNE2* 突变引起，少数由钠通道基因 *SCN5A* 突变引起。Christiansen 等对 1 例 7 周龄 SIDS 的 *KCNH2* 基因检测发现，其 301 位腺嘌呤突变为鸟嘌呤（A301G），以致翻译水平上出现 101 位赖氨酸置换为谷氨酸（K101E）。Schwartz 等在 1 个死于俯卧位睡眠中的 4 个月龄女婴的 SIDS 案例中发现编码 I_{Kr} 钾通道的 *KCNQ1* 发生 P117L 错义突变。对心脏钠通道基因突变的研究发现，*SCN5A* 突变与 5%LQTS 个体在睡眠中发生 SIDS 有关联，活体婴幼儿 LQTS 者存在 *R1623Q-SCN5A* 突变，SIDS 者存在 *S941N-SCN5A*、*A1330P-SCN5A*、*A997S-SCN5A*、*R1826H-SCN5A* 突变。其中后两者突变是经典的延时失活动力学显性 *LQT3* 突变，即后期 Na^+ 内流增加至正常的 2~3 倍。最近的研究又在 SIDS 病例中检测到了 *SCN5A* 基因的 *S1333Y* 突变和 *S1103Y* 突变。除了钾、钠通道基因的突变外，还有学者发现了 NO 合成酶蛋白基因（*NOS1AP*）也是影响 QT 间期的一个基因，并且他们通过 LQTS 的 SIDS 样本检测发现该基因存在多个基因型，其中 TT 基因型与 SIDS 呈明显的正相关性。以上研究通过基因检测揭示了 LQTS 的实质，从分子水平说明了 LQTS 导致 SIDS 的机制。

2. 其他引起心律失常进而猝死的发病机制　有研究报道，超极化激活的循环核酸（hyperpolarization-activated cyclic nucleotide，HCN）门控的家族性离子通道基因 *HCN2* 和 *HCN4* 可能与婴儿心律失常有关。HCN 编码电压门控离子通道，通过超极化和在循环核酸结合区域结合 cAMP 后开放，控制 Na^+ 和 K^+ 的流动。HCN 与长 QT 综合征、Brugada 综合征和儿茶酚胺敏感性多形性室速无关，它可改变心脏起搏细胞和大脑神经元的活性，进而导致心律失常的发生。*HCN4* 基因主要表达在窦房结细胞，其突变与异常的心脏节律有关，主要为窦性心动过缓及窦房结功能障碍。*HCN2* 基因在整个心脏均有表达，其变异与癫痫以及癫痫引起的不明原因猝死（sudden unexplained death in epilepsy，SUDEP）有关。SUDEP 可能会产生心律失常，进而猝死。部分婴儿猝死综合征也可能与短 QT 综合征相关，其机制是否与心肌钙超负荷代谢或自主神经失衡等相关也有待进一步研究。

三　儿童及青少年 SCD 的流行病学、病因、发病机制及治疗

在美国，儿童 SCD 的发生率为 (0.6~6.2)/100 000，大约 20%~25% 发生于运动中。对于先天性心脏病患儿，其猝死的发生率上升为 100/100 000。在儿童及青少年已明确病因的 SCD 中，36% 由肥厚型心肌病引起，10% 由心脏质量增加引起，24% 由冠状动脉畸形引起，6% 由马方综合征引起，5% 由先天性心脏病引起，3% 由心肌炎引起，3% 由扩张型心肌病引起，3% 由致心律失常性右室发育不良引起，2% 由缺血性心脏病引起，<1% 由心脏震荡引起。通常引起 SCD 的原因可分为两类：心律失常性和非心律失常性。年轻人 SCD 多数是由心律失常引起，其可迅速导致意识丧失，伴或不伴心悸。非心律失常性因素可导致循环衰竭，进而致死，主要包括充血性心衰、栓塞或动脉瘤破裂。

2014 年，丹麦的一项最新研究发现，在丹麦，儿童及青少年（1~18 岁）SCD 的发病率为 1.1/100 000，最近一项回顾性研究发现，婴儿、儿童及青少年 SCD 的发病率为 7.5/100 000，若不包括婴儿，其发病率波动于 0/100 000（15~17 岁）~3.0/100 000（1~4 岁）（平均 1.75/100 000）。在

丹麦的这项研究中,发现缺血性心脏病(13%)是引起儿童及青少年 SCD 的常见病因,其次为心肌炎(13%),23% 的 SCD 患儿生前知道患先天性心脏病,3 例患儿为大动脉转位,2 例患儿为动脉导管未闭和法洛四联症,以前的研究未报道过严重的先天性心脏病 1 例,如大动脉转位和法洛四联症会引起儿童及青少年猝死。在不明原因猝死的儿童及青少年中,28% 可能是由原发性心律失常引起。2014 年,Caileigh M.Pilmer 等通过对加拿大安大略省 2005—2009 年 1~19 岁人群 SCD 进行研究发现,在儿童及青少年 SCD 中,男性多见(66%),平均年龄为 12.7 岁。2012 年,llina MV 等对 1984—2003 年加拿大多伦多 0~17 岁 SCD 患儿进行研究发现,左心发育不全综合征、扩张型心肌病及心肌炎是引起 SCD 的三种常见原因。

研究报道,引起儿童及青少年 SCD 的病因主要包括肥厚型心肌病、心脏质量增加、冠状动脉畸形、马方综合征、先天性心脏病、心肌炎、扩张型心肌病、致心律失常性右室发育不良、缺血性心脏病以及心脏震荡。各占比例如下:心肌炎 25%,致心律失常性右室心肌病 16%,其他心肌疾病 16%,肥厚型心肌病 14%,可能为心律失常性右室心肌病 9%,主动脉夹层 5%,左冠状动脉异常 4%,扩张型心肌病 4%,主动脉瓣二叶畸形 2%,主动脉炎 2% 和川崎病冠状动脉损害 2%。

1. 肥厚型心肌病(hypertrophic cardiomyopathy,HCM)　在美国,肥厚型心肌病是青少年出现 SCD 的最常见原因。HCM 临床表现不明显,典型的心电图表现为左室肥厚或 T 波异常,其可通过超声心动图进行诊断。然而,HCM 基因携带者在年幼时可能只有轻微的或没有心室肥厚。HCM 是常染色体显性遗传病,根据室间隔不对称性肥厚及心室肌纤维紊乱进行分类,这类患者较轻微心室肥厚及无左室流出道梗阻者更易出现心律失常。HCM 主要是由编码肌肉收缩蛋白(例如肌球蛋白 b 及肌钙蛋白 T)基因异常引起。至今已经证实至少存在 20 种 HCM 易感基因,外显率为 30%~80%,2009 年,美国心衰协会提出对 HCM 易感人群可进行基因检测。基因检测对于具有临床表现的患者预后意义重大。HCM 致 SCD 的危险因素主要包括:室间隔厚度≥30mm、具有猝死家族史、不稳定性室速、晕厥及运动后低血压反应。对于 HCM 患者,应限制体育运动。儿童时期室壁及室间隔厚度风险的量化较困难,一项美国 1990—2009 年的多中心登记研究对 1085 例肥厚型心肌病的风险因素进行了评估,其中对左室后壁及室间隔厚度应用 Z score 的方法,值得推荐。此项研究将全部患儿分为数种临床表现进行分析,以诊断后 2 年死亡及心脏移植为终点统计。预后最差组是伴有先天性遗传代谢病(包括神经肌肉病)的 69 例,57%(95%CI 44~69);其他依次为肥厚型加扩张型心肌病 69 例,45%(95%CI 32%~58%);肥厚型加限制型心肌病 58 例,38%(95%CI 25%~51%);1 岁以内诊断,21%(95%CI 16%~27%);以肥厚型心肌病加一项异常综合征,23%(95%CI 12%~34%);预后最好的是 407 例单纯 HCM 且 1 岁以后诊断,3%(95%CI 1%~5%)。虽然不良预后与多种因素相关,但是大多与诊断时的低年龄、低体重、心衰、低心室缩短率(FS)、舒张末室壁厚度及室间隔厚度增厚程度相关,并且存在 2 种或 2 种以上风险因素,诊断后 2 年死亡 / 心脏移植风险率明显升高,并有随风险因素数增加而增加的趋势。

2. 扩张型心肌病(dilated cardiomyopathy,DCM)　扩张型心肌病与下列因素关系密切:①病毒感染,尤其是柯萨奇病毒 B(CoxB)病毒性心肌炎的慢性阶段或后遗症,可能是小儿 DCM 的重要病因;②免疫介导致心肌损伤致自身免疫性疾病,有研究证明 T 细胞在 CoxB 组病毒或心肌炎病毒感染后产生抗心肌抗体损伤心肌,或细胞毒性 T 细胞直接损伤心肌,对心肌内单核细胞浸润及心肌坏死起重要作用;③遗传因素,HCM 有明显的家族发病倾向,同胞中发病也屡见报道,近年发现 DCM 有家族史者也明显增加,Schignclli 观察到 DCM 患儿中 30% 有家族史遗传倾向,日本东京及大阪报道 DCM 家族同缘率为 34.3%;④其他,如儿茶酚胺浓度过高、原癌基

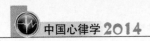

因表达异常及某些细胞因子参与病理过程均导致心肌病。

90% 的家族性扩张型心肌病的遗传方式为常染色体显性遗传,X 染色体连锁遗传约占 5%~10%,其他遗传方式,如常染色体隐性遗传和线粒体遗传的患者也有少量报道。到目前为止,在扩张型心肌病的家系中采用候选基因筛查和连锁分析策略已经定位了 26 个染色体位点与该病相关,并已经从中成功鉴定出 22 个致病基因。

DCM 既往称为充血性心肌病,充血性心衰是本病的晚期表现,而心衰发生前先有心脏扩大,故其主要发病机制是心脏增大及进行性慢性心衰。目前,关于 DCM 引起儿童 SCD 的发病率还不清楚,2012 年,Pahl E 等对美国 1990—2009 年 1803 例 DCM 患儿进行研究发现,DCM 患儿发生 SCD 的发病率为 2.4%,其发生 SCD 的危险因素包括:发病年龄小于 14.3 岁,左室扩张及左室后壁较薄,对于具有这些危险因素的 DCM 患儿,应植入 ICD 预防。

DCM 的治疗主要包括以下几种:

(1) 药物治疗:①基础药物:洋地黄、利尿剂、血管扩张剂为常用药物;②神经内分泌拮抗剂:在慢性心衰稳定期应在基础治疗的同时加用以下药物:β 受体阻滞剂、血管紧张素转换酶抑制剂、血管紧张素 Ⅱ 拮抗剂及醛固酮拮抗剂;③重组人生长激素;④免疫抑制疗法:适用于婴儿 DCM,对年长儿慎用;⑤营养心肌及改善心肌代谢药物:1,6- 二磷酸果糖、辅酶 Q10、门冬氨酸钾镁等。

(2) 外科治疗。

(3) 分子生物学治疗等。

3. 致心律失常性右室发育不良(arrhythmogenic right ventricular dysplasia,ARVD) 致心律失常性右室发育不良是一种遗传性心肌病,以右室功能障碍和室性心律失常为特征,右室心肌细胞常被脂肪或纤维脂肪组织替代。ARVD 是青年猝死的重要原因。家族性 ARVD 占 50% 以上,常呈染色体显性遗传,也有常染色体隐性遗传的报道。由于疾病表型的多样性以及年龄相关的外显率,使家族性 ARVD 的诊断比例降低,导致许多家族性疾病误认为散发性。所以对于临床上已确诊的患者,对其家族成员进行临床和分子遗传学筛查很重要。迄今为止,已发现多个连锁位点,共分为 12 个亚型。

关于 ARVD 的治疗,现阶段尚无治愈的手段,治疗的主要目的是降低心律失常发生率,防止猝死,降低病死率,提高生活质量。①生活方式改变:ARVD 的患者应该避免竞技性体育运动。应该对所有患者进行危险度评估以及家系筛查。家族中早发猝死、QRS 波离散度≥40毫秒、T 波倒置、累及左室、VT、晕厥以及心脏骤停史都是预后不良的危险因素。②抗心律失常药物:常用的抗心律失常药物有索他洛尔、胺碘酮、维拉帕米、β 肾上腺素受体阻滞剂。通常是单用 β 肾上腺素受体阻滞剂,或索他洛尔(推荐)/ 胺碘酮与 β 肾上腺素受体阻滞剂联用。③射频消融:射频消融不是治本的措施。ARVD 的心律失常多灶位点决定了它的复发性。现射频消融仅是一种姑息性治疗或植入式心脏复律除颤器(implantable cardioverter defibrillator,ICD)的辅助治疗。④ ICD:ICD 是预防猝死的最主要手段,现越来越多的应用于猝死的二级预防。

4. 冠状动脉异常 在美国,冠状动脉异常是引起青年 SCD 的第二大常见原因。最常见的与 SCD 相关的冠状动脉异常为左冠状动脉主干开口于右侧静脉窦,当大动脉充盈并挤压冠状动脉时,就会出现缺血。右侧冠状动脉开口于左侧静脉窦很少引起猝死。其危险因素主要包括:阳性家族史、早期出现缺血症状、心绞痛以及其他相关症状。青少年时期的亚临床自家免疫性冠状动脉炎导致的冠状动脉扩张、血栓栓塞性慢性心绞痛及急性心肌梗死,甚至猝死。成人型左冠状动脉起源于肺动脉,也有心绞痛、心源性猝死的报道,临床医师均应关注。

5. 离子通道病引起的心律失常　这类离子通道病主要包括长 QT 综合征、Andersen-Tawil 综合征、短 QT 综合征、Brugada 综合征、Wolff-Parkinson-White 综合征、儿茶酚胺敏感性多形性室速及先天性完全性房室传导阻滞。

(1) 长 QT 综合征(long QT syndrome,LQTS):是指具有心电图上 QT 间期延长、T 波异常、易产生室性心律失常,尤其是尖端扭转型室速(TdP)、晕厥和猝死的一组综合征。已发现 7 个基因与长 QT 综合征有关,它们分别是 *KCNQ1*(LQT1)、*KCNH2*(LQT2)、*SCN5A*(LQT3)、*Ankyrin-B*(LQT4)、*KCNE1*(LQT5)、*KCNE2*(LQT6)、*KCNJ2*(LQT7)。LQTS 按病因可分为获得性和遗传性两种类型。获得性 LQTS 通常与心肌局部缺血、心动过缓、电解质异常和应用某些药物有关。遗传性 LQTS 又有两种形式:Romano-Ward(RWS)综合征和 Jervell and Lange-Nielsen(JLN)综合征。RWS 综合征患者只有心电图上 QT 间期延长。临床表现可能还包括晕厥、猝死、癫痫,偶尔还发生非心脏性异常。RWS 综合征最常见,多数 RWS 呈常染色体显性遗传,后代患病的几率为 50%。JLN 综合征相对少见,为常染色体隐性遗传。其临床表现除与 RWS 综合征患者一样的症状外,还有神经性耳聋。JLN 综合征患者 QT 间期比 RWS 综合征患者要长,发生晕厥和猝死等恶性事件的概率也高。

关于 LQTS 的治疗:① LQTS 的标准治疗是抗肾上腺素能治疗(β 肾上腺素受体阻滞剂,LCSD),对少数病例,需要辅以起搏器或植入式心脏复律除颤器(ICD)治疗。其他如补钾、美西律等措施,须在正规的抗肾上腺素能治疗的前提下应用。②左心交感神经切除术(LCSD):对 β 肾上腺素受体阻滞剂治疗效果不好的患者可考虑 LCSD 手术。③其他治疗:LQTS 的分子生物学发现提示针对钠通道和钾通道基因突变可能进行特异治疗。特别对 LQT3 患者钠通道阻滞剂如美西律可能有一定疗效,对 LQT2 和部分 LQT1 患者,应用钾通道开放剂或增加细胞外钾离子浓度值得考虑。近来在国外有人尝试基因介入治疗,但绝大多数只是离体实验或个别在活体动物心脏进行,关于其对 LQTS 的疗效还有待进一步临床研究。

(2) Andersen-Tawil 综合征(Andersen Tawil syndrome,ATS):是一种罕见的常染色体遗传性疾病,主要由 *KCNJ2* 基因突变引起,以青少年期发病多见。主要以心律失常、周期性瘫痪及发育异常为主要临床表现。周期性瘫痪通常发生在高血钾或低血钾时,但并非所有钾离子敏感性周期性瘫痪患者均有 *KCNJ2* 突变。ATS 心脏受累可表现为功能性和结构性心脏病,前者最常见,表现为心电图改变和心律失常。室性心律失常被认为是 ATS 心脏受累的特征性改变之一。约 88% 的 ATS 患者发生室性心律失常,并且可能出现致死性心律失常。发育异常主要表现为身材矮小、脊柱侧凸、指(趾)弯曲、眼距过宽、低位耳、腭缺损、下颌骨发育不全、单掌褶(断掌)。长 QT 综合征 7 型也为 *KCNJ2* 基因突变,因此,目前关于 ATS 与长 QT 间期间的联系尚存争议,有研究发现 70% 的 *KCNJ2* 突变的 ATS 患者中存在 QT 间期延长,因此建议将 ATS 分类为 LQT7。但在无 *KCNJ2* 突变的患者中,发现其 QT 间期虽然较对照组略有延长,但尚在正常范围。80%~90% 的 ATS 患者发现 *KCNJ2* 突变,可使内向整流钾电流(I_{K1})减少,从而导致心律失常和周期性瘫痪。因此,有学者认为 *KCNJ2* 突变患者应该被分类为 ATS1,而非长 QT 综合征(long QT syndrome type7,LQT7)。

目前成功治疗 ATS 需要同时干预治疗周期性瘫痪和心脏受累征象。目前是基于已知周期性瘫痪和 LQTS 有效的治疗方法,但并不是治疗该病独特的病理生理的最佳选择,进一步的治疗研究仍有待更多的相关研究。ATS 患者治疗周期性瘫痪的主要目的是减少周期性瘫痪的发作频率、严重程度及发作持续时间。对于 ATS 心律失常的治疗包括 β 肾上腺素受体阻滞剂、钙拮抗剂,氟卡尼成功应用于 ATS 仅有个例报道。对于 β 肾上腺素受体阻滞剂治疗无效的顽固性患者,可考虑起搏器和植入式心脏复律除颤器治疗。起搏器提高基础心率可以有效地减少患者尖端扭转型室速的发生率及其导致的心源性猝死,但不能降低尖端扭转型室速的发生频率,因此联合β肾上腺素受体阻滞剂仍然被推荐。左侧心交感神经切除术可用于β肾上腺素受体阻滞剂和起搏治疗无效而反复发作的患者。

(3) Brugada 综合征:也是引起儿童及青少年 SCD 的常见病因。其是一种编码离子通道基因异常所致的家族性心电生理疾病。1998 年 Chen 等首次证实了编码钠通道 q 亚单位的 *SCNSA* 基因缺陷与 Brugada 综合征的关系。在随后的几年里,大量的 *SCN5A* 突变基因被发现及报道,迄今为止,发现至少有 119 个 *SCN5A* 突变基因与 Brugada 综合征相关,其中大多数为缺失突变。目前,全世界 Brugada 综合征的发病率约为(1~5)/10 000,西方国家发病率较低,而在东南亚,尤其是中国台湾和菲律宾,其发病率较高(≥5/10 000),且是青少年 SCD 的主要病因。

关于 Brugada 综合征的治疗,主要包括药物治疗和非药物治疗。①药物治疗:瞬间外向钾电流在参与形成 Brugada 综合征的细胞电生理机制中起重要作用。因此,具有心脏选择性和特异性阻断瞬间外向钾电流的药物将作为治疗 Brugada 综合征的首选。②非药物治疗:植入式心脏复律除颤器(ICD)是目前唯一被证实对治疗 Brugada 综合征预防猝死有效的方法。

(4) 儿茶酚胺敏感性多形性室性心动过速(catecholaminergic polymorphic ventricular tachycardia, CPVT):是一种少见却严重的遗传性心律失常,该病最初在 1978 年由 Coumel 等首次发现。表现为无器质性心脏病的个体在运动或激动时发生双向性、多形性室性心动过速导致发作性晕厥;当这些心律失常自行停止时,可自发性恢复;另一些情况下,室速转为心室颤动,若未及时心肺复苏可导致猝死。CPVT 在人群中的流行率尚属未知,大约为 1:10 000,远低于其他遗传性心律失常,如 LQTS:1:7000~1:5000。目前已知的和 CPVT 相关的基因为常染色体显性遗传的 *RyR2*(兰尼碱受体基因,位于 1q42.1-q43)和常染色体隐性遗传的 *CASQ2*(位于 1p13.3-p11)。有研究报道,对于有 CPVT 家族史的儿童进行 *RyR2* 检测可预防 SCD 的发生。RYR2 是心肌细胞中肌质网上主要的钙离子释放通道,与无该基因突变的 CPVT 患者相比,*RYR2* 基因突变的患者多在儿童期发病,多发生于男童。但其阳性率仅为 20%~50%,也是遗传学研究中需注意的问题。

目前,关于 CPVT 的治疗,主要包括:①β肾上腺素受体阻滞剂治疗:反复在运动中诱发的心律失常可使用β肾上腺素受体阻滞剂,目前在大部分患者是唯一被证明对约 60% 的 CPVT 个体有效的预防晕厥复发的干预措施。②植入心律转复除颤器:反复心脏骤停患者需植入式心脏复律除颤器(ICD)。③左心交感神经切除术:2008 年 Wilde 等报道了左心交感神经切除术成功治疗了 3 名 CPVT 青年患者,均为 *RyR2* 的不同突变。患者术后均无症状,一名安装 ICD 患者左心交感神经切除术前 ICD 多次放电,术后 10 年 ICD 未再放电。2009 年 Collura 等报道了 2 例腔镜辅助的左心交感神经切除术治疗 CPVT,显著降低了心血管事件的发生。

(5) 短 QT 综合征(short QT syndrome,SQTS):短 QT 综合征是一种主要发生在年轻人及新生儿的临床综合征。以心电图上经心率较正的 QT 间期(QTc)小于 340 毫秒为特征。临床表现主要有眩晕、心房颤动、心悸及晕厥的反复发作,甚至出现心脏性猝死,但也可无任何症状。短 QT 综合征是近十多年来发现的新综合征,主要是病例或家系的临床报道,尚缺少流行病学调查。分子遗传学基础研究证明 SQTS 是一种多基因遗传性疾病,因此,具有 SCD 家族史的婴儿、儿童及青少年好发。目前已有 3 种与之相关的基因变异被确定:*KCNH2*(HEaG)、*KCNQ1* 及 *KENJ2*。SQTS 的基因突变可引起相关基因功能的激活,使离子通道功能增加,离子流异常增加,缩短了动作电位的复极时间和不应期,形成短 QT 间期。Srugada 等认为 QT 间期缩短可导致心房、心室肌复极离散度增加,是产生折返性心律失常的基础。植入式心脏复律除颤器(ICD)是迄今为止被证明唯一能有效预防 SQTS 猝死的治疗方法。另外,奎尼丁、丙吡胺可作为 ICD 的一种辅助治疗或可选择的治疗方法,对于在儿童及新生儿等 ICD 应用较困难的人群尤为重要。

(6) Wolff-Parkinson-White 综合征:1930 年 Woiff Parkinson 和 White 曾报道了一组以短 PR 间期及 QRS 呈束支传导阻滞为特征的心电图,心电图伴有反复阵发性室上性心动过速的临床病例,后被命名为 Wolff-Parkinson-White 综合征(WPW 综合征)。WPW 综合征相关的心律失常不仅引起症状性心动过速,甚至引起少数患者发生猝死。2013 年,Cain N 等对 446 例 WPW 综合征儿童进行研究发现,WPW 综合征儿童的临床表现主要包括室上性心动过速(38%)、心悸(22%)、胸痛(5%)、晕厥(4%)、房颤(0.4%)和猝死(0.2%)。

关于 WPW 综合征的治疗,主要包括以下几种:

1) 药物治疗:抗心律失常药物治疗是症状性预激患者处理的选择方法之一。虽然药物治疗能最大限度地减少房颤发生的风险,但没有证据表明药物治疗能降低 SCD 的危险,需与患者明确说明,药物治疗是减少心律失常的治疗方法但不是治愈方法。

2) 射频消融治疗:导管射频消融术是根治预激的常规手术。Delta 波消失表明消融成功。预激消融指南建议推荐包括:Ⅰ类推荐:①有猝死史者;②有晕厥史的预激患者,电生理检查显示房颤时其有较短预激,RR 间期 <250 毫秒或旁道前向传导不应期 <250 毫秒。Ⅱ类推荐:5 岁以上的无症状预激儿童患者。Ⅲ类推荐:5 岁以下的无症状预激儿童患者不建议行消融治疗。

6. 其他病因

(1) 先天性心脏病:先天性心脏病猝死的发病率约为 100/100 000,发绀型及左心梗阻性先天性心脏病患者因心律失常、栓塞或循环衰竭致猝死的发病率更高。法洛四联症易引起室速和心房内折返性室速,且猝死的发病率为 0.5%~6%,单心室及大动脉转位患者也容易发生获得性心律失常,进而增加 SCD 的发病率。

(2) 无基础心脏疾病造成的猝死:钝性、非穿透性、无意识地对胸部(没有损失肋骨、胸骨或心脏)击打触发的室颤或猝死事件称为心脏震击猝死综合征(commotio cordis)。其在年轻人 SCD 中发病率很低。一般为 18 岁以下男孩常见,多于棒球运动中出现,尽早的心外按压及除颤可使 25%~35% 的患者存活。为了降低此病的发病率,可采取预防性措施,例如在棒球运动中佩戴护胸装置。

虽然尚有大量猝死患者未发现确切的心脏病理改变,但随着科学技术的发展,会发现更多的导致猝死的基础心脏病。

四 心源性猝死的预防

关于 SCD 的预防措施,定期体检占首要地位,其他主要包括对高危人群进行早期检测、诊治诱发 SCD 的原发病,同时还要避免剧烈活动、吸烟、感染等诱发 SCD 发生的因素。针对不同的疾病,不同的药物治疗能够改善引起室速和室颤的疾病,从而达到预防 SCD 的目的。手术治疗一般用于药物控制不满意的心律失常,切除室速起源病灶或折返环起始部分及其传导径路;冰冻 –60℃,损毁传导和应激不一致的组织或手术难切除的组织;射频消融异常电生理途径。目前,大量研究表明植入式心脏复律除颤器(implantable cardioverter defibrillator,ICD)是 SCD 一级和二级预防的有效疗法,这种设备具有抗心动过速和起搏双重功能。用于有致命性心律失常危险而尚未发生这些心律失常的心脏病患儿,或 EF≤30% 的心肌病患儿作为一级预防,对于心脏骤停幸存或发生过明确可致命性室性快速心律失常的患儿可作为二级预防。Vetter VL 等研究发现,指导旁观者尽早进行心肺复苏及在学校中配置自动体外心脏除颤器(automated external defibrillator, AED)可减少儿童及青少年 SCD 的发病率。2013 年,Mitani Y 等对 2005—2009 年在日本小学及中学(7~15 岁)发生 SCD 的患者进行回顾性研究发现,旁观者对于在医院外发生的 SCD 儿童及青少年尽早开展急救措施可降低其病死率。因此,对于发生 SCD 的患儿,尽早开展心脏胸外按压及除颤可以降低 SCD 的病死率。

通常,有心脏病症状,如胸痛、憋气、心悸;晕厥;晕厥前的头晕、乏力、视觉模糊、听力丧失、持续性姿势紧张的患者;过早 SCD 家族史;遗传性心脏病家族史;参加剧烈或高耐量运动的运动员均是 SCD 的高危因素,这类人群应尽早采取合理的预防措施。

总之,SCD 是目前全球范围内影响人类身心健康及人口生存质量的重大公共卫生健康问题。虽然目前心脏病的预防和治疗取得了很大进展,但 SCD 的发生率逐年增长,并出现低龄化趋势。即使在发达国家,SCD 的存活率也极低。而且,目前国内外关于婴儿、儿童及青少年 SCD 的发病率及疾病谱研究报道不完全一致。因此,认识 SCD 的循证医学证据,制定相关的防治指南至关重要。目前,我国婴儿、儿童及青少年 SCD 的发病率及病因学分布还未有大样本的统计学研究,因此,针对我国婴儿、儿童及青少年进行大样本的流行病学调查研究,进而明确疾病构成谱,制定合理的预防措施,减少其 SCD 发病率,是目前亟待解决的问题,将具有重大的临床意义。

(陈丽　韩玲)

参 考 文 献

[1] Akahane M,Tanabe S,Ogawa T,et al.Characteristics and outcomes of pediatric out-of-hospital cardiac arrest by scholastic age category.Pediatr Crit Care Med,2013,14:130-136.

[2] Kelly K Gajewski,J Philip Saul.Sudden cardiac death in children and adolescents(excluding Sudden Infant Death Syndrome). Annals of Pediatric Cardiology,2010,2:106-112.

[3] Bo Gregers Winke,Anders Gaarsdal Holst,Juliane Theilade,et al.Nationwide study of sudden cardiac death in persons aged 1-35 years.European Heart Journal,2011,32:983-990.

[4] Bo GregersWinkel,Bjarke Risgaard,Golnaz Sadjadieh,et al.Sudden cardiac death in children(1-18 years):symptoms and causes of death in a nationwide setting.European Heart Journal,2014,35:868-875.

[5] Doolan A,LangloisN,SemsarianC.Causes of sudden cardiac death in young Australians.Med J Aust,2004,180:110-112.

[6] Winkel BG,Holst AG,Theilade J,et al.Nation wide study of sudden cardiac death in persons aged 1-35 years.Eur Heart J,2011, 32:983-990.

[7] Julie My Van Nguyen,Haim A.Abenhaim.Sudden Infant Death Syndrome:Review for the Obstetric Care Provider.Am J Perinatol, 2013,30:703-714.

[8] MH Malloy.Prematurity and sudden infant death syndrome:United States 2005-2007.Journal of Perinatology,2013,33:470-475.

[9] Angharad Evans,Richard D.Bagnall,Johan Duflou,et al.Postmortem review and genetic analysis in sudden infant death syndrome:an 11-year review.Human Pathology,2013,44:1730-1736.

[10] Tu E,Waterhouse L,Duflou J,et al.Genetic analysis of hyperpolarization- activated cyclic nucleotide-gated cation channels in sudden unexpected death in epilepsy cases.Brain Pathol,2011,21:692-698.

[11] Dibbens LM,Reid CA,Hodgson B,et al.Augmented currents of an HCN2 variant in patients with febrile seizure syndromes.Ann Neurol,2010,67:542-546.

[12] Semsarian C,Hamilton RM.Key role of the molecular autopsy in sudden unexpected death.Heart Rhythm,2012,9:145-150.

[13] ABS.Causes of death,Australia,2010.Canberra,Australia:Australian Bureau of Statistics,2012.

[14] Kanter RJ,PfeifferR,HuD,et al.Brugada-like syndrome in infancy presenting with rapid ventricular tachycardia and intraventricular conduction delay.Circulation,2012,125:14-22.

[15] Evans A,Bagnall RD,Duflou J,et al.Postmortem review and genetic analysis in sudden infant death syndrome:an 11-year review.Hum Pathol,2013,44:1730-1736.

2. 肾紧张与室颤

心室颤动（简称室颤）是导致心源性猝死最直接的原因，也是其他心脏疾病较常见的最终死因，包括心衰、心肌梗死、遗传性离子通道病、特发性室颤等。关于室颤的具体发病机制一直处于研究探索之中，预防和治疗手段包括植入 ICD、射频消融等，但目前各种方法都有一定的局限性和不足之处。

一 室颤的发生与交感神经系统

自主神经系统在室性心律失常的发生、维持和终止中发挥着重要的作用，尤其对于合并心衰、高血压、糖尿病、冠心病的患者，自主神经失衡是导致室性心律失常发生的主要原因。一般来说，交感神经系统的激活使室性心律失常易于发生，而迷走神经系统激活可以抑制室性心律失常的发生，交感神经系统激活可以缩短心室不应期、易于折返的形成、增加心室肌自律性、降低室性心律失常发生的阈值。

部分临床观察发现，室颤往往是由一个室性早搏触发的，而这些早搏大多数来源于左室、右室的浦肯野纤维末端和右室流出道，延长动作电位时程的药物可以增加室性早搏的发生，而钙拮抗剂可以减少室性早搏的发生。浦肯野细胞对早后除极极其敏感，早后除极发生于复极的 2 相和 3 相，在长 QT 间期时易于发生。和室颤相关的右室流出道起源的室性早搏或室速往往是 cAMP 介导的早后除极，如 Brugada 综合征、长 QT 综合征、特发性室颤等，异丙肾上腺素可以增加该室性早搏的发生，而 β 受体阻滞剂、腺苷、乙酰胆碱可以抑制其发生。交感神经系统过度激活可以通过激活钙通道、诱发早后除极而易于室颤发生。

心肌急性缺血时，中枢交感活性增强、局部去甲肾上腺素释放增加、缺血诱导的心肌细胞肾上腺素受体表达上调，可能导致心肌缺血早期室性心律失常的发生，缺血和肾上腺素能刺激导致心肌细胞钙超载，诱发晚期后除极、室性早搏，可能是缺血早期室颤发生的触发因素。易于发生室颤的心肌基质往往是过度的交感神经支配的，如发生心肌梗死后，梗死区域的交感神经先被破坏，损坏的神经可以通过神经出芽的方式诱发过度的神经再生，导致瘢痕边缘区域的神经支配不均一性和过度的交感神经支配，这些区域可能是导致室颤发生的室性早搏起源区域。

二 肾脏与交感神经系统

负责传入和传出感知、化学及压力感受器的神经纤维在肾动脉外膜形成一个神经网络，肾脏通过传入神经与下丘脑相关联，肾脏缺血、缺氧、氧化应激、局部腺苷浓度增高以及肾脏固有疾病等，都可以激活肾脏传入神经信号，肾脏的躯体传入神经信号可以激活下丘脑的中央交感系统，导致中央交感系统过度激活，通过交感传出神经反过来进一步刺激肾脏、心脏、血管及其他脏器（图 3-2-1），通过去除肾动脉外膜走行的肾脏交感传入和传出神经，可以影响肾脏和中枢交感活性，从而影响血压、血糖代谢和心率，肾脏去神经化（RDN）可以降低全身去甲肾上腺素溢出 42%，降低肌肉交感神经活性达 66%。通过对肾脏的干预影响全身交感神经系统活性，进而影响心脏的交感神经活性，不需要进行创伤较大的直接支配心脏的星状神经节切除术。

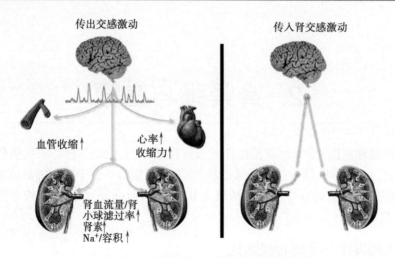

传出交感激动　　　　　　　传入肾交感激动

血管收缩↑　　心率↑
　　　　　　　收缩力↑

肾血流量/肾
小球滤过率↑
肾素↑
Na⁺/容积↑

图 3-2-1　肾脏交感传入和传出神经系统

三　RDN 与室颤

认识到刺激人类星状神经节可以延长 QT 间期和促进电交替发生,交感神经干预治疗室性心律失常早在 50 年前就已经开始尝试,切除星状神经节可以缩短延长的 QT 间期,早期通过单侧或双侧星状神经节的切除治疗反复发作、药物难以控制的室速或长 QT 综合征引起的室速。

近期有临床研究报道了 RDN 治疗 2 例药物无效的电风暴患者,患者为症状性心衰(NYHA Ⅲ)并反复发生室速、室颤(术前 1 周共发生 17 次,手术当天发生 11 次),心脏射频消融失败或拒绝行射频消融手术。肾脏去神经化后,没有引起明显的急性或慢性血流动力学并发症,对正常血压无影响,术后 24 小时内发生 12 次,24 小时后室颤和多形性室速在随访的 6 个月内均没有再复发。另一项动物研究通过结扎猪的前降支,观察 RDN 对心肌急性缺血时室性早搏和室颤发生的影响,在假手术组和 RDN 组,心肌缺血 10 分钟内室颤的发生率分别为 80% 和 14%,和假手术组相比 RDN 明显减少心肌缺血 10 分钟内室性早搏的发生[(160 ± 15)次 *vs.*(422 ± 36)次,*P*=0.021],可能与其减少晚期后除极有关。

值得注意的是,绝大多数室颤患者存在器质性心脏病和心衰,心衰病理生理特征是神经内分泌的激活,包括长期的中枢交感神经系统激活。最近发表了首个 RDN 在人体心衰中安全性研究,6 个月的随访期间未发现 RDN 所致的并发症,并且发现其可以改善心衰患者的症状,提高活动耐力。另一项旨在探讨 RDN 对心衰患者心律失常发展负荷的大型随机多中心研究正在进行中(RE-ADAPT-CHF)。

四　展望

抑制肾紧张作为一种新的手段是否可以预防和治疗室颤的发生,肾紧张介导的交感活动在室颤的发生中发挥多大的作用,还需要进一步大量的基础和临床研究。对于有明确合并症的情况,如合并顽固性高血压或者心衰,RDN 对中枢交感神经系统的抑制作用是可以预见的,但是对于其他疾病合并的室颤,如 Brugada 综合征、长 QT 综合征、特发性室颤等,RDN 的效果如何,还需要进一步的证实。

(梁卓　单兆亮)

参 考 文 献

［1］Verrier RL,Josephson ME.Impact of sleep on arrhythmogenesis.Circ Arrhythm Electrophysiol,2009,2:450-459.

［2］Zipes DP.Heart-brain interactions in cardiac arrhythmias:role of the autonomic nervous system.Cleve Clin J Med,2008,75(Suppl 2):S94-96.

［3］Dorian P.Antiarrhythmic action of beta-blockers:potential mechanisms.J Cardiovasc Pharmacol Ther,2005,10(Suppl 1):S15-22.

［4］Haïssaguerre M,Shoda M,Jaïs P,et al.Mapping and ablation of idiopathic ventricular fibrillation.Circulation,2002,106:962-967.

［5］Noda T,Shimizu W,Taguchi A,et al.Malignant entity of idiopathic ventricular fibrillation and polymorphic ventricular tachycardia initiated by premature extrasystoles originating from the right ventricular outflow tract.J Am Coll Cardiol,2005,46:1288-1294.

［6］Nogami A,Sugiyasu A,Kubota S,et al.Mapping and ablation of idiopathic ventricular fibrillation from the Purkinje system.Heart Rhythm,2005,2:646-649.

［7］Hirose M,Stuyvers B,Dun W,et al.Wide long lasting perinuclear Ca^{2+} release events generated by an interaction between ryanodine and IP3 receptors in canine Purkinje cells.J Mol Cell Cardiol,2008,45:176-184.

［8］Lerman BB,Belardinelli L,West GA,et al.Adenosine-sensitive ventricular tachycardia:evidence suggesting cyclic AMP-mediated triggered activity.Circulation,1986,74:270-280.

［9］Linz D,Wirth K,U kena C,et al.Renal denervation suppresses ventricular arrhythmias during acute ventricular ischemia in pigs.Heart Rhythm,2013,10:1525-1530.

［10］Katra RP,Laurita KR.Cellular mechanism of calcium-mediated triggered activity in the heart.Circ Res,2005,96:535-542.

［11］Zipes DP.Heart-brain interactions in cardiac arrhythmias:role of the autonomic nervous system.Cleve Clin J Med,2008,75(Suppl 2):S94- 96.

［12］Felix M,Thomas FL,Bert A,et al.Expert consensus document from the European Society of Cardiology on catheter-based renal denervation.Eur Heart J,2013,34:2149-2157.

［13］Schlaich MP,Sobotka PA,Krum H,et al.Renal sympathetic-nerve ablation for uncontrolled hypertension.N Engl J Med,2009,361:932-934.

［14］Krum H,Schlaich M,Whitbourn R,et al.Catheter-based renal sympathetic denervation for resistant hypertension:a multicentre safety and proof-of-principle cohort study.Lancet,2009,373:1275-1281.

［15］Ukena C,Bauer A,Mahfoud F,et al.Renal sympathetic denervation for treatment of electrical storm:first-in-man experience.Clin Res Cardiol,2012,101:63-67.

［16］Davies JE,Manisty CH,Petraco R,et al.First-in-man safety evaluation of renal denervation for chronic systolic heart failure:primary outcome from REACH-Pilot study.Int J Cardiol,2013,162:189-192.

3. QRS 波时限与心脏性猝死

心脏性猝死（sudden cardiac death,SCD）系指由心脏原因引起的急性症状发作后 1 小时内的自然死亡，是最危重的心血管系统疾病。其死亡病例约占人类总死亡病例的 10%~30%、猝死病例的 75% 和心血管病死亡病例的 50%。美国每年发生 SCD 约 18 万 ~45 万，我国每年发生 SCD 约 54.4 万（相当于每分钟有 1 人以上发生 SCD），严重地危害了人类健康。SCD 由 Kuller 等学者于 1966 年首次提出，40 余年来，虽然 SCD 的一级和二级预防有了较大进展，但由于 SCD 常突然发病、心搏骤停、迅即死亡，其死亡率仍居高不下。目前所应用的 SCD 的主要危险因素和预测参数 NYHA 心功能Ⅱ级或Ⅲ级、左室射血分数（LVEF）≤35%~40% 和心电生理检查（心室程序刺激）诱发血流动力学障碍性心室颤动等尚有一定的局限性，故探索新的危险因素、进一步完善 SCD 的危险分层已成为心血管病领域的研究热点，其中 QRS 波群时间（QRS duration,QRSd）延长与 SCD 的相关性受到关注。

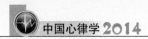

一　QRSd 延长与 SCD 的相关性

1. QRSd 延长与一般人群 SCD 的相关性　Aro 等报道,对 10 899 例芬兰中年一般人群[年龄 30~59 岁,平均年龄(44.0±8.5)岁,男性 52%]进行了平均随访(30±11)年的研究,结果6155 例死亡,其中 1980 例为心源性死亡,801 例为心律失常性猝死(占心源性死亡的 40.5%)。经校正年龄、性别、心血管病、服用变时性药物、血清胆固醇、JTc、左室肥大及心绞痛或心肌梗死病史后,QRSd≥110 毫秒者与 QRSd<110 毫秒者比较的心律失常猝死及心源性死亡、全因死亡的相对危险度(relative risk,RR)和 95% 可信区间(CI)均明显增高,差异有显著性(表 3-3-1)。QRSd≥110 毫秒的 147 例中,左束支阻滞和室内传导延缓者(intraventricular conduction delay,IVCD,无束支传导阻滞或预激综合征)校正后心律失常猝死的 RR 和 95%CI 均明显增高,差异有显著性,而右束支阻滞者不增加心律失常猝死风险(表 3-3-2)。

表 3-3-1　QRSd 延长与中年一般人群死亡的相对危险度

	QRSd<110ms (n=10 752)	QRSd≥110ms (n=147)	P
心律失常性猝死			
死亡人数(例)	779	22	
校正后 RR(95%CI)	1	2.14(1.38~3.33)	0.002
心源性死亡			
死亡人数(例)	1934	46	
校正后 RR(95%CI)	1	1.94(1.44~2.63)	<0.001
全因死亡			
死亡人数(例)	6045	110	
校正后 RR(95%CI)	1	1.48(1.22~1.81)	<0.001

表 3-3-2　束支传导阻滞和 IVCD 的心律失常猝死相对危险度

	校正后 RR(95%CI)*	P
IVCD(n=67)	3.11(1.74~5.54)	0.001
IVCD+ 无心脏病 **	1.75(1.27~2.40)	0.002
LBBB(n=33)	2.71(1.20~6.11)	0.04
RBBB(n=44)	1	>0.05
QRSd≥110ms+ 无心脏病	2.03(1.21~3.41)	0.02

注:*,校正后 RR 是指 IVCD 者与无 IVCD 者(n=10 832)的校正后心律失常猝死比较结果,依此类推;**,全部研究对象10 899 例中,无任何心脏病者 10 006 例,但原文未列出各组例数。LBBB 为左束支阻滞,RBBB 为右束支阻滞

Kurl 等报道,对 Kuopio 市及周围农村社区随机选择的 2049 例中年男性[42~60 岁,平均(52.7±5.1)岁]进行了 19.1 年的随访研究,结果 156 例发生 SCD(7.6%)。经校正年龄、饮酒、吸烟、心肌梗死史、2 型糖尿病、血清胆固醇、C 反应蛋白、体质指数、收缩压和心肺功能后,与 QRSd<96 毫秒组比较,每增加 10 毫秒即伴有 27% 更高的 SCD 风险(RR 1.27,95%CI1.14~1.40,P<0.001)。当 QRSd>110 毫秒时,SCD 的风险增加 2.54 倍(表 3-3-3、图 3-3-1)。

表 3-3-3　QRSd 延长与中年男性 SCD 的相对危险度

QRSd（ms）	校正后 RR（95%CI）	P	SCD［病例数/（1000 人·年）］
<96（n=388）	1.00（参考者）		2.1/（1000 人·年）
96~100（n=427）	1.28（0.68~2.42）	0.442	3.4/（1000 人·年）
101~105（n=458）	1.94（1.06~3.53）	0.03	4.4/（1000 人·年）
106~110（n=389）	2.01（1.07~3.76）	0.028	3.9/（1000 人·年）
>110（n=387）	2.54（1.39~4 61）	0.002	6.1/（1000 人·年）

　　Laukkanen 等报道,对 1951 例一般中年男性（42~61 岁）进行 20 年的随访研究,结果 171 例发生 SCD（8.1%）。经校正年龄和传统心血管病危险因素后,QRSd 延长组（110~119 毫秒）较对照组发生 SCD 的风险比（hazard ratio,HR）为 1.50（95%CI 1.08~2.19,P<0.01）。

　　从以上报道可见,常规心电图中 QRSd 延长可推荐作为一般人群 SCD 的危险因素和预报因子,其中特别是中年男性 QRS 波时限 >110 毫秒时,有更高的 SCD 风险（RBBB 和预激综合征除外）。

　　2. QRSd 延长与冠心病患者 SCD 的相关性　Teodorescu 等报道,在对美国波特兰市地区 2002—2007 年的 642 例冠心病 SCD 患者［猝死组,年龄（71±13）岁,62% 男性］与 450 例患冠心病而无猝死病史者［对照组,年龄

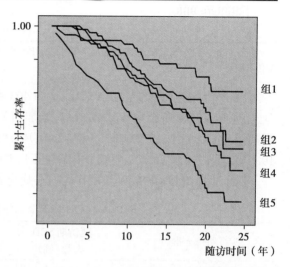

图 3-3-1　QRSd 与中年男性 SCD 研究的累计生存率
QRSd:第 1 组 <96 毫秒;第 2 组 96~100 毫秒;第 3 组 101~105 毫秒;第 4 组 106~110 毫秒;第 5 组 >110 毫秒。第 3~5 组与第 1 组比较 P=0.030~0.002

（66±12）岁,64% 男性］的对比分析中发现,猝死组 SCD 前 10.4 个月（中位数,M）的 QRSd 明显长于对照组,而 QRS 波形态两组无明显差异（表 3-3-4）。在左室射血分数（LVEF）>35% 的 432 例亚组分析中,QRSd 延长仍是 JTc 间期延长之外的 SCD 独立预测指标,其优势比（odds ratio,OR）1.40（95%CI 1.10~1.78）。在剔除 LBBB 和 RBBB 患者后的 848 例亚组分析中,QRSd 延长亦是 JTc 间期延长之外的 SCD 独立预测指标,其 OR 为 1.32（95%CI 1.12~1.56）。故认为 QRSd 延长是心室复极时限延长之外的冠心病患者 SCD 的独立危险因素。同时,经过多变量回归分析,在校正年龄、性别、高血压、糖尿病和 LVEF 后,猝死组和对照组的 QRSd 分别为（105.7±26）毫秒和（97.2±19）毫秒（P<0.0001）,进一步确认了 QRSd 延长是年龄、性别、严重左室收缩功能障碍（LVEF≤35%）和 JTc 间期延长之外的独立危险因素和预报因子。

表 3-3-4　QRSd 与冠心病 SCD 的相关性

	猝死组（n=642）	对照组（n=450）	P
QRS 波时限（均数 ± 标准差,ms）	101.7±25.0	97.1±19.7	0.0008
QRS 波时限≥120ms（例/%）	123（19.2）	64（14.2）	0.03
QRS 波形态（例/%）			
正常	435（67.8）	308（68.4）	0.59
IVCD	64（10.0）	54（12.0）	

续表

	猝死组（n=642）	对照组（n=450）	P
LBBB	21(3.3)	8(1.8)	
RBBB	23(3.6)	16(3.6)	
LAFB	22(3.4)	15(3.3)	
LPFB	3(0.5)	0(0.0)	
双分支阻滞	15(2.3)	7(1.6)	
IRBBB/ILBBB	14(2.2)	8(1.8)	
一度 A-VB	45(7.0)	34(7.6)	

注:LAFB,左前分支阻滞;LPFB,左后分支阻滞;;IRBBB,不完全性右束支阻滞;ILBBB,不完全性左束支阻滞;A-VB,房室传导阻滞

Yerra 等报道,在对 VALIANT 试验中 403 例急性心肌梗死后患者随访 2 年中发现,QRSd 延长(甚至在正常范围内)与 SCD 风险增加相关,QRSd>108 毫秒组与 <75 毫秒组比较,SCD 相对危险度(RR)为 1.57(95%CI 1.03~2.40,P<0.05)。Kurl 等报道,在对 509 例冠心病患者随访 19.1 年,其中 75 例(12.7%)发生 SCD,校正后 QRSd 延长发生 SCD 的 RR 明显增加(表 3-3-5)。

以上报道提示 QRSd 延长可作为冠心病患者 SCD 的危险因素和(或)预报因子。

表 3-3-5　QRSd 延长与特殊人群的 SCD 相对危险度

特殊人群	随访期 SCD 人数(例)	QRS 每增加 10ms 校正后 RR(95%CI)	P
无冠心病(n=1540)	81	1.23(1.07~1.42)	0.004
有冠心病(n=509)	75	1.37(1.16~1.62)	<0.001
高血压(n=1188)	124	1.47(1.28~1.69)	<0.001

3. QRSd 延长与高血压患者 SCD 的相关性　Morin 等报道,对 LIFE 研究中 9193 例高血压患者[55~80 岁,平均(66.9±7)岁,男性 46.1%]平均随访(4.8±0.9)年(4.6~5.4 年),178 例(1.9%)发生 SCD。在单变量 Cox 分析中发现基础 QRSd 每增加 10 毫秒,可使 SCD 风险增加 26%,风险比(hazard ratio,HR)为 1.26(95%CI 1.18~1.33,P<0.001)。QRSd 最长组(≥110 毫秒)在随访 5 年中的 SCD 发生率大约是 QRSd 最短组(≤88 毫秒)的 4 倍。在多变量 Cox 回归分析中,调整年龄、性别、心率、特殊病史、血压、强化降压治疗、心电图左室肥大、左束支传导阻滞等因素后,QRSd 延长仍对发生 SCD 有重要的预测价值,基础 QRSd 每增加 10 毫秒,即有 22% 发生 SCD 的较高风险,HR 1.22(95%CI 1.14~1.31,P<0.001)(图 3-3-2)。

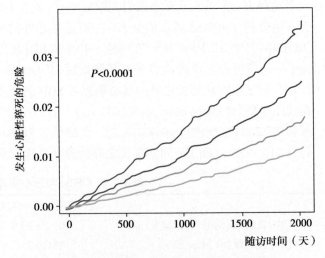

图 3-3-2　QRSd 延长与高血压患者 SCD

红线表示≥110 毫秒组,蓝线表示 90~98 毫秒组,橙线表示 100~108 毫秒组,绿线表示 <88 毫秒组

Kurl 等报道,在对 1188 例高血压患者随访 19.1 年,其中 124 例(10.1%)发生 SCD,校正后 QRSd 延长发生 SCD 的 RR 明显增加(表 3-3-5)。

以上报道提示 QRSd 延长可作为高血压患者 SCD 的危险因素和预报因子。

4. QRSd 延长与心衰患者 SCD 的相关性 Luliano 等报道,对随机、对照、前瞻性的 CHF-STAT 研究数据库中的 669 例心衰患者进行回顾性分析,发现在随访 45 个月(M)中,QRSd≥120 毫秒组(290 例)和 QRSd<120 毫秒组(379 例)的猝死率分别为 24.8%(72 例)和 17.4%(66 例),P=0.0004,死亡率分别为 49.3% 和 34.0%,P=0.0001。在 LVEF<30% 的 442 例中,QRSd≥120 毫秒组和 QRSd<120 毫秒组的猝死率分别为 28.8% 和 21.1%,P=0.02。校正全组基础变量后,QRSd 延长仍为死亡的独立预报因子,风险比(risk ratio,RR)1.46,P=0.0028。年龄、心肌病的类型(缺血性与非缺血性)、药物治疗(胺碘酮与安慰剂)、有无 LBBB 等均不能预测心衰患者的死亡风险,RR=0.92~1.07,P=0.217~0.878。以上报道提示 QRSd 延长与心衰患者的 SCD 有一定的相关性。

5. QRSd 延长与其他心脏疾病 SCD 的相关性 SEAS 研究报道,对 1542 例无症状主动脉瓣狭窄患者平均随访(4.3±0.8)年,68 例(4.6%)发生心血管性死亡,其中 27 例(1.8%)发生 SCD。经多变量校正后分析,QRSd 100~119 毫秒组(无束支传导阻滞)较 <85 毫秒组有 5 倍的 SCD 风险,HR 5.0(95%CI 1.8~13.7,P=0.002)。左束支阻滞组的校正后 SCD 的 HR 为 1.6(95%CI 0.2~13.0,P=0.65)。Hombach 等报道,对 141 例扩张型心肌病患者平均随访 1339 天(M),25 例(18%)发生心源性死亡和 SCD。经多变量校正后分析,QRSd>110 毫秒组较≤110 毫秒组有 4.6 倍的心源性死亡和 SCD 风险,HR 4.64(95%CI 1.04~20.78,P=0.045)。以上报道提示 QRSd 延长与其他心脏疾病的 SCD 有一定的相关性。

二 QRSd 延长与 SCD 相关性的发生机制

随着 QRSd 延长与 SCD 相关性的报道日益增多,至今 QRSd 延长已被作为某些临床研究 SCD 和植入式心脏复律除颤器(ICD)疗效的危险分层或积分的重要无创性指标之一。目前认为,QRSd 延长诱发 SCD 与下列机制相关:

1. QRSd 延长与心功能障碍相关 QRSd 延长主要与心室肌钠通道重构相关,且研究发现 QRSd 延长的程度与心脏重量及心肌纤维化呈正相关。继之可引起心室容量负荷增加、心房和心室收缩及舒张功能的减退及不同步,其中约 20%~31% 可发生严重的左室功能障碍。心功能障碍可诱发心肌细胞的电生理异常和 SCD。Shenkman 等报道,对被诊断为心衰第 1 年的 3471 例患者平均随访 32.4 个月,其中 721 例患者(20.8%)QRSd≥120 毫秒,且 QRSd 延长的程度与心脏收缩功能不全(心衰伴 LVEF<45%)的发生率呈线性相关,QRSd<120 毫秒组的发生率仅为 42.5%,而 QRSd≥150 毫秒组的发生率增至 75.7%(P<0.01)(图 3-3-3)。校正后的死亡率也随之增加(P<0.001)。

2. QRSd 延长与心肌细胞电生理异常相关 QRSd 延长使心室肌细胞的不应期差异增大,其直接作用可促发快速性室性折返性心律失常。同时,QRSd 延

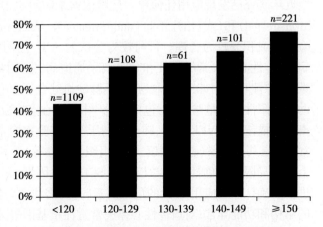

图 3-3-3 QRSd 与心脏收缩功能不全的发生率

长又增加了跨室壁复极离散度,亦可增加促发快速性室性心律失常的发生率,包括室性心动过速、心室颤动等,从而促发 SCD。以上发生机制已在电生理研究中得到证实。

3. QRSd 延长与基因的相关性　Sotoodehnia 等报道,由英国、美国、德国和荷兰等多国组成的上百名专家研究小组对 14 项研究 40 407 名欧洲籍人士进行了全基因组关联 meta 分析。同时,对另外的 7170 名欧籍人士的基因类型作进一步分析。结果以 $P<5 \times 10^{-8}$ 为界限,确认了 22 个基因位点变异与 QRSd 延长相关,包括 SCN5A、SCN10A、TBX5、CAV1/2、TBX3、PLN、PRKCA、NOSIAP 等(图 3-3-4)。上述基因通过钠通道、转录因子、钙调控蛋白等途径使心室除极和室内传导时间延长。其中 SCN5A 和 TBX5 又与长 QT 综合征、Brugada 综合征、心脏钠通道重叠综合征、Holt-Oram 综合征等伴传导异常的遗传性综合征相关,但与 QRSd 延长所致的 SCD 的相关性尚待进一步验证。

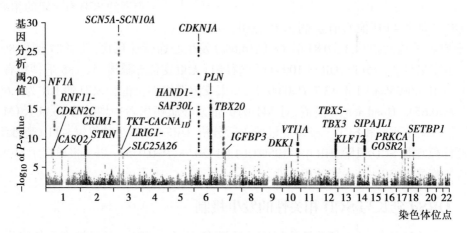

图 3-3-4　QRSd 与基因的相关性分析图
红线为全基因组关联 meta 分析设置的阈值水平($P<5 \times 10^{-8}$),红线上方的 22 个基因位点变异与 QRSd 延长相关

三　QRSd 延长与 SCD 相关的启示

综上所述,QRSd 延长与 SCD 相关,可推荐作为 SCD 危险分层或积分的重要组成部分之一。但近年研究已发现应用任何单一危险因素来防治 SCD 和决定是否植入 ICD 常可引起过度治疗(over-treated)和(或)治疗不足(under-treated)。从而提出联合应用多种 SCD 危险因素来进行危险分层或积分较为合理。目前较为公认的 SCD 危险因素包括:①疾病危险因素:冠心病、心肌病、遗传性心律失常综合征和(或)离子通道病、先天性心脏病等;②症状性危险因素:心源性晕厥、心源性呼吸困难、心绞痛、心源性脑缺血综合征(阿 - 斯综合征)样发作、心脏骤停史等;③辅助检查阳性表现危险因素:包括心电学检查(心室除极和复极异常、无创和有创检测异常等)、超声心动描记术(LVEF 降低、肺动脉高压等)、实验室检查(氨基末端脑钠肽前体增高、基因检测异常等)、磁共振成像(心肌瘢痕、心肌组织异质性等)等相关指标。由此可见,QRSd 延长仅仅是一个非常局限的无创性心电学检测的 SCD 危险因素,其在 SCD 危险因素中的地位尚待循证医学进一步确认。在应用 SCD 的危险因素时,尚需注意个体化的原则,对获得性心脏病宜注重心脏的结构和功能异常;对遗传性心律失常宜注重基因等分析。无创性心电学检查是适用于上述两者 SCD 危险分层的简单易行、便于随访和价格低廉的辅助检查。要把以上 3 类 SCD 危险因素

汇集成一张合理的 SCD 危险分层表,或汇集成一张恰如其分的 SCD 危险积分表,任重而道远!

(鲁　端)

参 考 文 献

[1] Dagres N,Hindricks G.Risk stratification after myocardial infarction:is left ventricular ejection fraction enough to prevent sudden cardiac death? Eur Heart J,2013,34:1964-1971.

[2] Aro AL,Anttonen O,Tikkanen JT,et al.Interventricular conduction delay in a standard 12-lead electrocardiogram as a predictor of mortality in the general population.Circ Arrhythm Electrophysiol,2011,4:704-710.

[3] Kurl S,MäKikallio TH,Rautaharju P,et al.Duration of QRS complex in resting electrocardiogram is a predictor of sudden cardiac death in man.Circulation,2012,125:2588-2594.

[4] Laukkanen JA,Di Angelantonio E,Khan H,et al.T-wave inversion,QRS duration,and QRS/T angle as electrocardiographic predictors of the risk for sudden cardiac death.Am J Cardiol,2014,113:1178-1183.

[5] Teodorescu C,Reinier K,Uy-Evanado A,et al.Prolonged QRS duration on the resting ECG is associated with sudden death risk in coronary disease,independent of prolonged ventricular repolarization.Heart Rhythm,2011,8:1562-1567.

[6] Yerra L,Anavekar N,Skali H,et al.Association of QRS duration and outcomes after myocardial infarction:the VALIANT trial. Heart Rythm,2006,3:313-316.

[7] Morin DP,Oikarinen L,Viitasalo M,et al.QRS duration predicts sudden cardiac death in hypertensive patients undergoing intensive medical therapy:the LIFE study.Eur Heart J,2009,30:2908-2914.

[8] Luliano S,Fisher SG,Karasik PE,et al.QRS duration and mortality in patients with congestive heart failure.Am Heart J,2002, 143:1085-1091.

[9] Turak O,Ozcan F,Canpolat U,et al.Relation between QRS duration and atrial synchronicity in patients with systolic heart failure. Echocardiography,2014,[Epub ahead of print]

[10] Shenkman HJ,Pampati V,Khandelwal AK,et al.Congestive heart failure and QRS dulation:establishing prognosis study.Chest, 2002,122:528-534.

[11] Sotoodehnia N,Isaacs A,de Bakker PI,et al.Common variants in 22 loci are associated with QRS duration and cardiac ventricular conduction.Nat Genet,2010,42:1068-1076.

[12] Merchant FM,Zheng H,Bigger T,et al.A combined anatomic and electrophysiologic substrate based approach for sudden cardiac death risk stratification.Am Heart J,2013,166:744-752.

[13] Ragupathi L,Pavri BB.Tools for risk stratification of sudden cardiac death:A review of the literature in different patient populations.Indian Heart J,2014,[Epub ahead of print]

[14] Goldberger JJ,Basu A,Boineau R,et al.Risk stratification for sudden cardiac death:a plan for the future.Circulation,2014,129:516-526.

4. 室颤伴完全性右束支阻滞

　　右束支阻滞(right bundle branch block,RBBB)可发生在正常人群,但较少,多以儿童和青年人较多,并且以不完全性右束支阻滞较常见。完全性右束支阻滞发生率为 0.25%~1.0%,绝大多数患者有器质性心脏病。RBBB 可以发生在多种病理和生理情况下,其本身不产生明显的血流动力学异常,故临床上常无症状,如出现症状,多为原发疾病的症状,因此既往对此认识不足,重视不够,但是近年来发现 RBBB 与室颤的发生具有一定的相关性,并威胁患者生命。本文主要对右束支阻滞及室颤的相关研究及进展情况进行阐述。

一　右束支阻滞发生机制

　　正常心脏的右束支不应期比左束支约长 16%,在各支的不应期中,右束支最长,而在传导速度上左束支与右束支正常相差约在25毫秒以内,因而QRS波形正常。当右束支不应期延长,传导速度比左束支慢25~40毫秒时,QRS波时限可稍加宽,呈部分传导阻滞的图形改变,即产生不完全性右束支阻滞。如超过40毫秒(多在40~60毫秒)或右束支阻滞性传导中断时,QRS波时限明显增宽(≥120毫秒),即产生完全性右束支阻滞。束支传导阻滞的存在可使心脏的收缩和舒张运动不协调,从而引起血流动力学改变,如已有炎症、缺血,则可加剧心肌损害的进展,为心源性猝死的发生奠定了病理基础。

除了临床中常提到的不完全性/完全性右束支阻滞,还存在一些特殊类型:间歇性右束支阻滞(图3-4-1)、右束支阻滞的文氏现象、二度Ⅱ型(莫氏Ⅱ型)右束支阻滞、隐匿性右束支阻滞、体位性右束支阻滞(图3-4-2)、完全性右束支阻滞合并右室肥厚、完全性右束支阻滞合并左室肥厚、右束支阻滞合并心肌梗死、右束支阻滞合并左前或左后分支阻滞、被掩盖的右束支阻滞(图3-4-3)等。

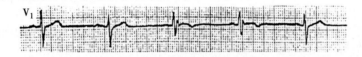

图 3-4-1　间歇性右束支阻滞

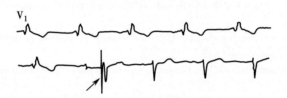

图 3-4-2　卧位性右束支阻滞

A.卧位rsR'型,右束支阻滞;B.箭头处即刻坐起,R波发生改变,变为rs型(引自周从义)

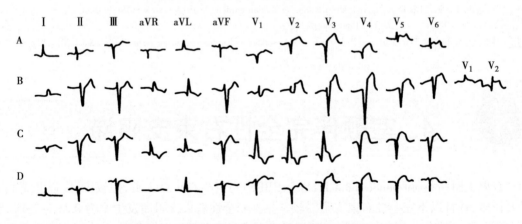

图 3-4-3　左前分支阻滞掩盖右束支阻滞(引自许广实)

二　特发性室颤与右束支阻滞

(一) Brugada综合征伴发室颤

1. Brugada综合征与室颤　一项大规模临床研究表示,Brugada综合征每年心脏性猝死发生的概率为7.7%,1.9%的患者发生晕厥,许多患者均经历过室颤及室颤电风暴的发作。该类患者心脏结构正常,心电图表现主要是 V_1~V_3 导联 ST 段抬高,下壁或侧壁导联 J 波出现或 J 点抬高,也可能与特发性室颤的发生相关,但是目前仍有许多特发性室颤患者不表现为上述心电图特征,因此仍需寻找其他心电图指标以识别特发性室颤患者。

2. Brugada 综合征与右束支阻滞　右束支阻滞常见于无器质性心脏病的患者,近来有研究表明,RBBB 可见于特发性室颤患者,Aizawa 等学者认为 RBBB 可作为识别特发性室颤的一种新指标。近来他进行了相关研究,探讨 RBBB 与特发性室颤的关系。研究对象为存在 RBBB 的特发性室颤患者,除外器质性心脏病和原发性电生理异常,采用诱发试验除外 Brugada 综合征,将这些患者的临床特征与无 RBBB 的特发性室颤患者及无特发性室颤的 RBBB 患者进行比较。结果显示,该研究共入选 96 例特发性室颤患者,其中 9 例诊断为 Brugada 综合征而被排除,所有患者均排除器质性心脏病和冠状动脉痉挛。87 例患者中 10 例(11.5%)存在 RBBB,这些患者的平均年龄为(44±15)岁,8 例患者为男性,3 例室颤复发,2 例表现为电风暴,异丙肾上腺素治疗有效。比较有 RBBB 和无 RBBB 特发性室颤患者的心电图特征,有 RBBB 较无 RBBB 患者 QRS 波时限长,其余特征无明显差异。正常人群的 RBBB 发生率为 1.37%,明显低于特发性室颤人群,且存在 RBBB 的特发性室颤患者,其 QRS 波时限长于正常人群中的 RBBB 者,两者的 QRS 波时限分别为 150 毫秒和 139 毫秒。

此项试验存在一定的局限性,很多情况下 Brugada 综合征心电图图形需要与完全性右束支阻滞(CRBBB)相鉴别,Brugada 综合征常与 CRBBB 并存。Chiale 等通过应用普鲁卡因诱发 Brugada 综合征,但药物敏感性很差,且并非所有人都进行鉴别,有的需要通过植入 ICD,此外心电图操作时肋骨可能也会影响心电图表现,特发性室颤一般不存在明确异常表现,但本试验将有 RBBB 者定义为特发性室颤。部分发生特发性室颤的患者有 CRBBB 的表现:RBBB 在特发性室颤患者中的发生率明显高于正常人群,且其 QRS 波时限大于正常人群,提示可能存在传导异常,因此 RBBB 可能成为特发性室颤的一种新的预测因素。

3. 射频消融治疗 Brugada 综合征伴发的室颤　无论 Brugada 综合征还是 RBBB 患者,一般心脏结构正常,但是会有室颤及室颤电风暴的发作。ICD 是目前唯一可预防患者发生心脏性猝死的治疗方法。目前有报道射频消融治疗触发性室性早搏可成功预防室颤。

一般组织学及电生理研究均表明,右室流出道可能是触发室性心律失常的主要部位,据此 Sunsaneewitayakul 等采用非接触心内膜电图标测室颤发生的可能基质,并探讨基质介导的射频消融对 Brugada 综合征患者预后的影响。研究共入选 10 例 Brugada 综合征患者,其中有室颤电风暴发作者 4 例,无室颤电风暴发作者 6 例,所有患者采用非接触心内膜标测电图进行心内电生理检查,多电极导线放置于右室流出道,记录窦性心律下的单极激动图,定义 V_1~V_2 导联 J 点后 60 毫秒内发生电活动的部位为延迟激动区,认为延迟激动区为射频消融的位点。结果延迟激动区可见于两组患者的多个位点,在有室颤电风暴发作的 4 例患者,其中 3 例在对延迟激动区进行射频消融后 Brugada 样心电图得到明显改善。通过长时间随访,所有患者的室颤电风暴均得到抑制。该项研究表明,右室流出道部位的延迟激动区可能是 Brugada 综合征室颤发生的基质,射频消融延迟激动区可使 Brugada 综合征患者心电图表现正常化,抑制电风暴及减少室颤的发生,可安全地用于临床,以减少 Brugada 综合征患者室颤的发生。但仍需要不断地进行大规模相关研究。

(二) 伴有基础疾病的 RBBB 与室颤

很多心脏疾病都可能并发右束支阻滞,如心肌梗死、心衰、风湿性心脏病、心脏瓣膜病、先天性心脏病等。

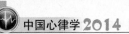

1. 右束支阻滞合并心肌梗死　心电图同时显示心肌梗死及右束支阻滞两种图形,可以明确诊断心肌梗死。右束支阻滞时的初始除极向量与正常相同,只是在向量环后部有改变。心肌梗死时,QRS向量改变在初始0.03~0.04秒,所以两者可分别显示。前壁、下壁、后壁等心肌梗死易合并右束支阻滞,发生率高于左束支。有报道,急性心肌梗死合并右束支阻滞,心室颤动的发生率约为30%~50%,是发病1周后死亡的主要原因。当发生传导阻滞后,浦肯野纤维网内易形成不稳定的折返环,从而诱发心室颤动导致死亡。室颤虽可能通过在浦肯野纤维阻滞部位兴奋性的不一致而引起,但这些并发症似乎也可能是与RBBB时大面积梗死有关。

有研究入选352例急性心肌梗死患者,其中RBBB组48例,非RBBB组304例,进行合并右束支阻滞(RBBB)急性心肌梗死患者的冠状动脉病变特征和临床特点的研究发现,急性心肌梗死出现RBBB多提示前降支近端闭塞,梗死面积大,病情重,易发生心衰和恶性心律失常(室颤),预后差。与此同时,一项回顾性分析也得出了相同的结论,观察组32例,对照组270例,结果发现,急性心肌梗死出现持续性完全性右束支阻滞预示病情严重、室颤发生率高,预后差。

心律失常发生很大程度上与心率变异性相关,有研究对急性前壁心肌梗死合并完全性右束支阻滞(CRBBB)患者心率变异性(HRV)指标值变化、冠状动脉病变特点以及临床预后进行探讨。选择新出现持续性CRBBB的急性前壁心肌梗死患者44例为观察组,同期无束支阻滞的急性前壁心肌梗死患者225例为对照组。两组患者均在发病1周内动态心电图监测HRV各指标值,比较两组发生恶性心律失常、冠状动脉病变及预后情况。结果发现,观察组HRV各指标较对照组明显减低,观察组患者休克、心衰、恶性心律失常(室颤)的发生率明显高于对照组,临床预后差。

2. 右束支阻滞合并心衰　束支阻滞常发生于充血性心衰、扩张型心肌病患者,由于炎症、缺血、局部和弥漫性心肌损害均可造成两侧束支不应期长度发生显著差异性改变。心律失常性心源性猝死中,80%~90%由室性快速性心律失常所致,而缓慢性心律失常引起的心源性猝死相对较少。因而,束支阻滞,尤其是单束支阻滞更易被人们忽视。仔细研究分析,右束支阻滞也是心衰患者发生心源性猝死的一个独立危险因素。大量临床病例证明,传导障碍的患者也可同时具有发生心动过速的潜在危险。但尚不能单纯通过束支阻滞的类型来评价心源性猝死的危险分层。

如何预防心衰患者出现束支阻滞,如何预防心衰合并束支阻滞患者发生心源性猝死,是摆在我们面前的一个新课题。植入式心脏复律除颤器(ICD)只能对抗已经发生的心律失常,而并没有消除触发心律失常的因素,不能从根本上治愈心源性猝死。带有除颤功能的双心室起搏(CRT-D)通过在传统右房、右室双心腔起搏基础上增加左室起搏,遵照一定的房室间期和室间间期顺序发放刺激,可恢复由于束支阻滞引起的左右室及心脏的不同步运动,可以改善心衰患者的心功能,逆转心脏重塑,减少进行性心衰导致的死亡。COMPANION、CARE-HF研究证实CRT除改善心功能、提高生活质量之外,还可降低住院率和死亡率。但是仍有一部分患者不能从中获益,表现为CRT无反应。

沈建华等报道1例CRT无反应的扩张型心肌病患者,表现为全心衰竭、明显的右心功能不良、中度肺动脉高压。心电图表现为窦性心律、完全性右束支阻滞(CRBBB)、QRS波时限160毫秒,植入CRT,左室导线置于心脏侧后静脉。术后多次程控测试各心腔起搏和感知功能正常,并多次进行AV和VV间期优化,双心室起搏比例98.8%尽管患者符合CRT适应证,但是同时存在了几种可能预示CRT无反应的因素:CRBBB、右心功能不良伴肺动脉高压、肾功能不良。因此,尽管CRT植入时左室导线位置理想、双心室几乎100%起搏,对AV和VV间期进行优化,无起搏和感知功能障碍,但术后仍然出现CRT无反应。

新近发表的Medicare ICD注册研究给我们提供了一些有意义的结果。该研究入选14 946

例植入 CRT 的患者,所有患者均满足植入 CRT 的条件:QRS 波时限≥120 毫秒、左室射血分数(LVEF)≤0.35、心功能Ⅲ/Ⅳ级。根据束支阻滞类型将其分 3 组:合并 LBBB 10 356 例、合并 RBBB 1638 例以及合并室内阻滞者 2952 例。研究结果死亡或复合终点事件在 RBBB 组最常见,且具有统计学意义。死亡或心衰住院率 RBBB 组明显高于 LBBB 组。Medicare ICD 注册研究结论为,即使最佳药物联合 CRT-D,RBBB 伴心衰患者 3 年死亡率仍高达 1/3 左右,约 1/2 的患者死亡或住院,束支阻滞类型是 CRT 患者预后的最强预测因子,患者预后差的预测因素为 RBBB、缺血性心肌病、心功能Ⅳ级及高龄。此研究结果与之前的 MADIT-CRT 亚组分析和 PROSPECT 亚组分析结果一致,认为 LBBB 是 CRT 有反应的预测因素。基于大量临床研究的结果,2012 年 ESC 急性和慢性心衰诊断和处理指南中,对于 CRT 适应证进行了修改:指南强烈推荐 LBBB 的心衰患者接受 CRT,而对于非 LBBB(包括 RBBB)的患者,则指南推荐的力度降低,要求更严,QRS 波时限必须≥150 毫秒。

3. 治疗　单纯右束支阻滞本身对血流动力学无明显影响,临床上常无症状,可不需特殊处理。本类右束支阻滞的治疗主要是针对病因及基础疾病的治疗,必须严格进行合理的药物治疗。当出现肯定与右束支阻滞有关的黑矇、晕厥、阿 - 斯综合征者,心电图表现为完全性右束支阻滞合并有左后分支阻滞和(或)左前分支传导阻滞等双分支、三分支阻滞等危重情况时需要及时处理。

急性获得性完全性右束支阻滞并伴有室上性或室性快速心律失常时,需用药纠正快速性心律失常时,这些药物对束支传导、希 - 浦系统传导、房室传导等均有一定的毒性作用,为安全起见可先安置起搏器。单纯右束支阻滞,特别是在急性心肌梗死前已有者,应严密观察,一般不需要预防性安置临时心脏起搏器。交替出现右束支阻滞和左束支阻滞或同时并发房室阻滞,应安置临时心脏起搏器。如安置临时心脏起搏器治疗 2~3 周后传导阻滞仍未能恢复,起搏器依赖者,应安置永久性心脏起搏器。对于 CRT-D 的选择应严格把握指征。

综上所述,对于右束支阻滞,无论是否伴有明确的基础疾病,都应引起临床医师的重视,很多患者可能会发生恶性心律失常事件,及早发现、预防避免、采取正确有效的治疗手段非常重要,希望全体基础及临床工作者不断深入研究,以期使广大患者获益。

(黄永麟　郭帅　黄达阳)

参 考 文 献

[1] Bussink BE,Holst AG,Jespersen L,et al.Right bundle branch block:prevalence,risk factors,and outcome in the general population.Results from the Copenhagen City Heart Study.Eur Heart J,2013,34:138-146.

[2] Aizawa Y,Tamura M,Chinushi M,et al.Idiopathic ventricular fibrillation and bradycardia-dependent intraventricular block.Am Heart J,1993,126:1473-1474.

[3] Belhassen B,Viskin S. Idiopathic ventricular tachycardia and fibrillation. J Cardiovasc Electrophysiol,1993,4:356-368.

[4] Charles,Yoshiyasu,Aizawa,et al.Ventricular fibrillation associated with complete right bundle branch block,Heart Rhythm,2013,10:1028-1035.

[5] Haissaguerre M,Sacher F,Nogami A,et al.Characteristics of recurrent ventricular fibrillation associated with inferolateral early repolarization role of drug therapy.J Am Coll Cardiol,2009,53:612-619.

[6] Chiale PA,Garro HA,Fernandez PA,et al.High-degree right bundle branch block obscuring the diagnosis of Brugada electrocardiographic pattern.Heart Rhythm,2012,9:974-976.

[7] Watanabe A,Fukushima Kusano K,Morita H,et al.Low-dose isoproterenol for repetitive ventricular arrhythmia in patients with Brugada syndrome.Eur Heart J,2006,27:1579-1583.

[8] Leenhardt A,Glaser E,Burguera M,et al. Short-coupled variant of torsade de pointes.A new electrocardiographic entity in the spectrum of idiopathic ventricular tachyarrhythmias.Circulation,1994,89:206- 215.

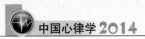
［9］Veltmann C,Papavassiliu T,Konrad T,et al.Insights into the location of type I ECG in patients with Brugada syndrome：correlation of ECG and cardiovascular magnetic resonance imaging.Heart Rhythm,2012,9：414-421.

［10］Abidov A,Kaluski E,Hod H,et al.Influence of conduction disturbances on clinical outcome in patients with acute myocardial infarction receiving thrombolysis(results from the ARGAMI-2study).Am J Cardiol,2004,93：76-80.

［11］Sato A,Tanabe Y,Chinushi M,et al.Analysis of J waves during myocardial ischaemia.Europace,2012,14：715-723.

［12］Holmes DR,Davis K,Gersh BJ,et al.Risk factor profiles of patients with sudden cardiac death and death from other cardiac causes：a report from the Coronary Artery Surgery Study(CASS).J Am Coll Cardiol,1989,23：524.

［13］Aplin M,Engstrom T,Vejlstrup NC,et al.Prognostic importance of com-plete atrioventricular block complicating acute myocardial infarction.Am J Cardiol,2003,92：853-856.

5. 应激性心肌病2014

  Tako-Tsubo 心肌病(TC)于1990年首先由日本学者左藤(Sato H)等报道并命名,本病亦称为左室心尖部球囊综合征(ABS)或应激性心肌病(stress cardiomyopathy,SC),TC 多由各种应激所促发,好发于更年期后妇女,临床以突发胸痛、心电图 ST 段抬高 /T 波改变与心肌损伤标志物阳性为特征,故酷似急性心肌梗死。2006年美国心脏病协会(AHA)心肌病新定义和分类中,将本病归入获得性心肌病中,2008年欧洲心脏病学会(ESC)归为未定型心肌病。近年来世界各地与国内对本病报道均趋增多,因易误诊为 ST 段抬高型心肌梗死,并给予不恰当治疗而造成严重后果,故引起广泛重视。

一 发病机制

  本病的确切病因与发病机制不明,根据目前研究可能与下述因素有关:

  1. 患者血中儿茶酚胺水平升高是引起本病发病的主要机制。Wittstein 等研究发现,19 例本病患者血浆肾上腺素和去甲肾上腺素水平较急性心肌梗死患者高 2~3 倍,较正常人高 7~34 倍。肾上腺素和其他应激激素在短期内大量分泌,可促进循环中 AMP 相关钙超载和氧自由基释放,而致心肌顿抑与收缩功能障碍。Nef 等对 8 例患者进行心肌活检发现,心肌病变高度符合儿茶酚胺水平增高所致的心肌改变。左室心尖部易于受到儿茶酚胺介导的心肌损害,故可导致顿抑现象,但亦有研究认为,上述假说尚难确定,因应用 β 受体阻滞剂治疗并未能完全阻止本病的发生发展。

  2. 雌激素水平降低　综合 14 项应激性心肌病资料显示,绝经期妇女在总患者比例中占88.85%。在动物研究中发现,应激诱导的高雌二醇水平可引起左室功能障碍,而雌激素则可抑制交感神经过度激活;相反,雌激素水平下降可使绝经期妇女对儿茶酚胺敏感性增强而引起一系列心肌毒性作用。

  3. 小血管痉挛和微血管功能障碍　精神或躯体应激可导致冠状动脉痉挛。日本学者在导管室行激发试验,可使 15% 的患者出现冠状动脉痉挛;Elesber 等心肌灌注研究发现,本病患者左室壁有多个部位灌注不良,其程度与心肌损伤严重度相关。此外,儿茶酚胺通过激活 β 受体而引起微血管内皮损害。但临床对患者进行多普勒分析或超声造影等研究未能获得相应的检查结果。

  4. 急性冠状动脉综合征早期再灌注与广泛左室顿抑　Ibanze 对 5 例患者行血管内超声检查,发现左前降支中段均有单个破裂的斑块,而其余血管未见明显异常。虽然这一结果支持上述假说,但目前尚缺乏大规模临床病例研究证实;且绝大多数患者冠状动脉造影没有发现显著血管狭窄病变。

总之,目前有关发病机制研究的样本数均很小,故其确切病理生理学机制尚待进一步研究。

二　诱发因素

大部分患者发病前数分钟或数小时有明显心理或躯体强烈刺激(应激)。心理应激有情绪激动、遭遇突发事件(如地震)、亲人或好友去世、惊吓、争吵、过度兴奋、对手术的恐惧或驾车迷路等;躯体应激有重度劳动或剧烈运动、急性脑血管意外、哮喘发作、急腹症、手术或介入性操作、过量饮酒、过敏反应等(表3-5-1)。

表 3-5-1　已报道的可触发 TC 的各种刺激

情绪刺激	严重疼痛——骨折、肾绞痛、气胸、肺栓塞
家庭成员或亲友死亡、严重疾病或外伤、严重争吵、大会作报告、法律纠纷、地震、车祸、搬家、胃钡餐检查等	全身麻醉后复苏期
	使用可卡因
	戒毒期
躯体应激	多巴酚丁胺心脏负荷试验
非心脏手术或操作	甲状腺功能亢进
严重疾病——哮喘、急性胆囊炎、风湿性疾病、急性肠炎等	

注:并非每一位 TC 患者发病前均有精神或躯体应激病史

三　临床表现

1. 患者特征与症状　由于本病尚无统一诊断标准,且漏诊率高,故精确发病率不详。根据日本、美国与欧洲不完全统计,本病在可疑急性心肌梗死患者中约占 1%~5%。本病多见于绝经后中老年妇女,且约 90% 为女性患者,平均发病年龄为 58~75 岁。本病主要特征是绝大多数患者(约 90%)发病前有精神或体力应激史。最常见症状为突发胸痛和(或)呼吸困难,但以肺水肿、心脏骤停、心源性休克或严重心律失常为首发症状而就诊者罕见。

2. 心电图改变　最常见表现为 ST 段抬高和 T 波对称性倒置,此酷似急性或亚急性心肌梗死,典型病例 ST 段抬高出现在胸前导联,但亦可出现在肢体导联,Ogura 指出,无对应性导联 ST 段压低、无病理性 Q 波、且 V_4~V_6 导联 ST 段抬高幅度总和 >V_1~V_3 导联 ST 抬高幅度总和,对诊断本病有较高的敏感度与特异性。Kosuge 提出提示本病的 4 项心电图指标(图 3-5-1~ 图 3-5-4):① V_1 导联 ST 段不抬高;② aVR 导联 ST 段压低;③无异常 Q 波(个别患者急性期可出现 Q 波);④无镜像(对应性)改变。

上述 4 项指标诊断本病的敏感性为 91%,特异性为 96%。此外,V_2 导联 ST 抬高 <1.75mm,V_3 导联 <2.5mm 亦提示为本病引起的心电图改变,而非 STEMI。

汇总分析显示,与急性前壁心肌梗死相比,TC 心电图有下述特征:ST 段抬高幅度较小;异常 Q 波出现率较低,且绝大多数在病程中可消失;T 波倒置时伴有短暂性 QT 间期延长者十分常见;下壁导联对应性 ST 段压低者罕见(此与近端 LAD 闭塞并发前壁心肌梗死者不同);TC 患者 ST 段抬高导联数较多,常超过一支冠状动脉闭塞的范围,此与单支冠状动脉闭塞引起的改变不同;同时出现 aVR 导联 ST 段压低与 V_1 导联 ST 段无抬高,此对诊断 TC 的敏感性达 91%,特异性达 96%,故有较大的诊断价值。

3. TC 的心电图分期与特征性变化　一般而言,TC 患者心电图演变可分 4 期:第 1 期 ST

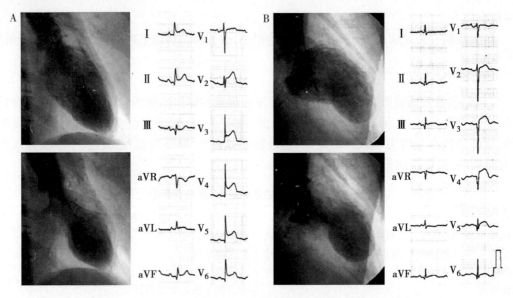

图 3-5-1　TC、急性前壁心肌梗死的左室造影与心电图的比较

A. 为 TC 患者的左室造影与心电图；B. 为急性心肌梗死的左室造影与心电图

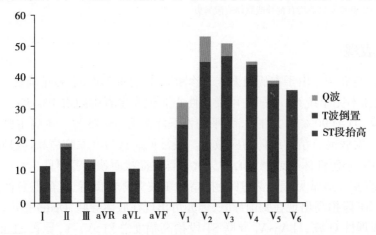

图 3-5-2　TC 患者心电图各导联 ST 段抬高、T 波倒置与 Q 波分布范围、发生率

段抬高；第 2 期 T 波倒置；第 3 期 T 波倒置暂时改善；第 4 期 T 波再次深度倒置(可持续数月)。Kurisu 报道本病心电图的动态演变过程：发病后不久出现 ST 段抬高，继之出现 T 波倒置且逐渐加深，并在第 3 天左右达到低谷，其后 T 波倒置慢慢变浅，并约在 3 周左右 T 波再度深倒；随 T 波倒置加深伴有 QT 间期延长。上述变化酷似急性心肌梗死再灌注期的表现，唯一不同的是 Q 波可在较短时间内消失或整个病程中根本不出现 Q 波。

汇总分析显示，37% 的患者在急性期 V_1~V_3 导联出现病理性 Q 波，26% 的患者在 aVL 导联出现异常 Q 波。在症状出现后 48 小时，所有患者 QTc 间期均延长。但绝大多数患者 QTc 间期在 1~2 天内恢复正常，T 波倒置恢复较慢或仅部分恢复。本病特征是病理性 Q 波多在出院前消失，仅不到 10% 的患者 Q 波持续存在。

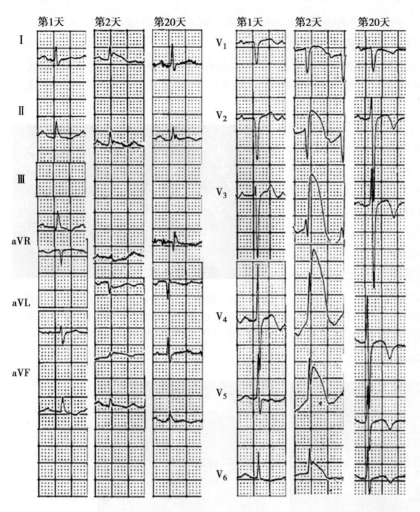

图 3-5-3 TC 患者不同时期心电图变化

发病第 2 天 I、II、aVF 与 V₃~V₆ 导联 ST 段抬高；注意第 20 天时 ST 段抬高消失，且肢体导联 ST 段无对应性改变。继之上述导联 T 波明显倒置，但未见明显 Q 波

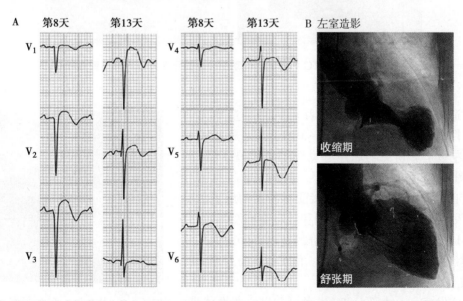

图 3-5-4 TC 患者病程中个别导联中出现异常 Q 波，但 Q 波不久消失，r 波重现，注意 T 波仍深度倒置

4. 心肌生化标志物　95% 的患者血清 CK-MB 与 cTnT 轻至中度升高（cTnT≤4.5ng/ml 或 CK-MB<10.5U/L）。此与急性心肌梗死患者明显升高有区别。

大多数患者血清 BNP/NT-pro BNP 亦显升高，且其升高幅度与左室受损程度相关，但这一指标常随病情好转而迅速回落。此外，50% 的患者尚伴 CRP 升高，且其升高幅度与预后相关。

5. 超声心动图

（1）对可疑 TC 患者均应在床边进行急诊超声心动图检查。本病典型患者的特征性表现为左室心尖部呈球囊样扩张，此因左室心尖部与中段收缩无力与基底部收缩增强所致；此外，有时可发现左室内的附壁血栓（图 3-5-5、图 3-5-6）。

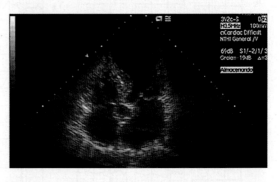

（2）LVEF 常明显降低，且本病心肌活动障碍范围常比心肌梗死引起的范围要大，亦可同时累及左室与右室，但本病的特点是左室常在 14~30 天内恢复正常收缩功能。

（3）少数患者合并相对性二、三尖瓣和（或）主动脉瓣关闭不全，此外，左室流出道可出现收缩期压力阶差（43~100mmHg）。

图 3-5-5　典型 TC 患者的超声心动图表现（注意左室心尖部呈球囊样膨出伴二尖瓣脱垂），急诊超声心动图检查可作为早期诊断 TC 的有用手段

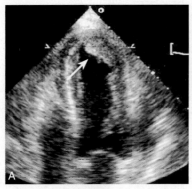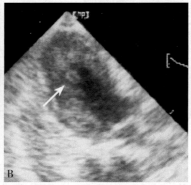

图 3-5-6　两例不同 TC 患者超声心动图分别显示左室心尖部附壁血栓（A）与外凸型血栓（B）

6. 造影检查　绝大部分患者冠状动脉造影无明显狭窄性病变；少数患者（1.4%~10%）可见冠状动脉痉挛。左室造影所见与超声心动图检查发现一致（图 3-5-7、图 3-5-8）。

7. 心内膜心肌活检　少数接受本检查的患者活检标本中发现细胞间质有淋巴细胞和巨噬细胞浸润，迄今仅报道 1 例患者除广泛淋巴细胞浸润性炎症外，尚见到多个局灶性心肌收缩带坏死现象。由于很少有左室活检研究，故上述发现的意义不明。

8. 并发症　一小部分 TC 患者可并发心源性休克、左心衰竭、各种类型心律失常（图 3-5-9）、急性二尖瓣关

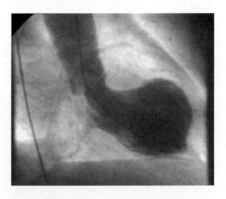

图 3-5-7　典型 TC 患者左室造影。注意心尖部无收缩伴基底部过度收缩

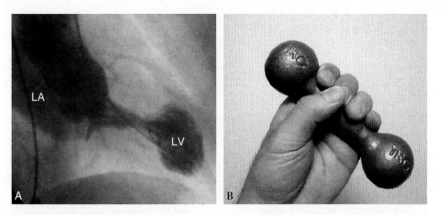

图 3-5-8　TC 患者合并二尖瓣关闭不全的左室造影像（A）；B 图表示左室收缩期造影像呈哑铃状

闭不全（图 3-5-8）、右心功能不全（14.2%），个别患者尚可并发心脏破裂（2.8%）（图 3-5-10）。

合并心脏破裂（CR）的患者有下述临床特征：①均为高龄女性；②持续 ST 段抬高，V_5 导联 T 波倒置；③ LVEF、收缩压与双乘积（反映氧耗量）均较不合并心脏破裂者为高；④与不合并 CR 患者相比，合并 CR 者较少接受 β 受体阻滞剂治疗。

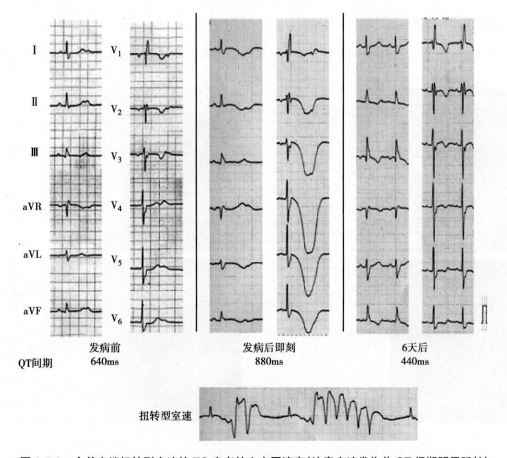

图 3-5-9　合并尖端扭转型室速的 TC 患者的心电图演变（注意室速发作前 QT 间期明显延长）

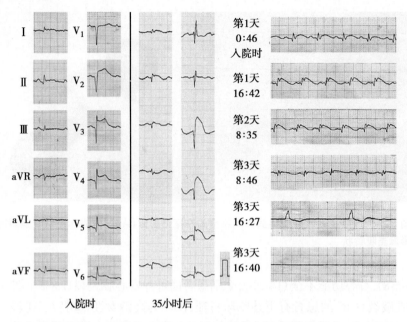

图 3-5-10　并发心脏破裂的 TC 患者的心电图演变（注意发病后 ST 段持续性抬高，第 3 天死亡）

四　临床分型

约 1/3 的患者呈非典型表现（图 3-5-11），其中最重要的变异型为逆向型 TC，其特征为心底

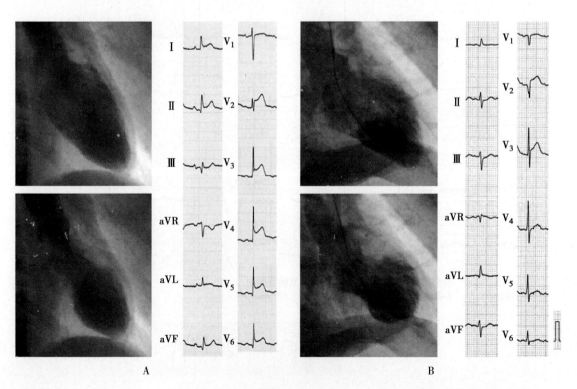

图 3-5-11　典型 TC 患者（A）与心尖部无收缩障碍的变异型 TC 患者（B）的左室造影与心电图的不同表现

部肌肉收缩减弱,而左室心尖部反呈过度收缩;另有患者仅有左室中段与心尖部收缩减弱,但左室基底部收缩正常。此外,亦有报道本病同时累及右室者。据最近统计资料显示,本病双心室同时受累者高达 26%~40%(表 3-5-2)。

表 3-5-2　Takotsubo 心肌病临床分型

Ⅰ型　心尖部球囊样变扩张	Ⅳ型　基底部球囊样变
Ⅱ型　左室中部球囊样变	Ⅴ型　累及其他节段(包括右室)
Ⅲ型　心肌病伴心尖部过度收缩	

五　诊断与鉴别诊断

1. 美国 Mayo 医院 2008 年提出诊断本病的修订标准(需同时满足下列 4 项条件):①左室中段伴或不伴心尖部收缩功能暂时性减退,室壁运动功能障碍范围超过一支冠状动脉供血范围,且发病前有某种应激史;②发病后 24 小时内冠状动脉造影无阻塞性病变或斑块破裂;③新出现的心电图异常[ST 段抬高和(或)T 波倒置]与肌钙蛋白中度升高;④排除心肌炎、心肌病、颅内出血、头部外伤与嗜铬细胞瘤等疾病。

2. 本病主要应与急性心肌梗死鉴别(表 3-5-3),为此,常需进行急诊冠状动脉造影。

3. 本病尚应与可引起急性胸痛的其他疾病,如急性心肌炎、急性肺栓塞、夹层动脉瘤与嗜铬细胞瘤等鉴别。

表 3-5-3　应激性心肌病与急性心肌梗死鉴别

	应激性心肌病	急性心肌梗死
应激诱发	常有	可有
年龄/性别	绝经后女性多见(占 88%)	中年男性多见
ST 抬高	$ST_{V4-V6}>ST_{V1-V3}$	$V_1\sim V_6$
	ST_{V1} 大都不抬高	$V_2\sim V_3$ 最明显
ST 回落速度	速度快	与再灌注有关
心肌损伤标志物	轻中度升高	明显升高
冠状动脉造影	无明显异常	急性闭塞
室壁运动障碍	心尖部球囊样扩张	节段性运动异常
随访	异常 Q 波可消失且心室收缩功能大多也较快恢复	异常 Q 波一般不消失

六　治疗

重要的是在治疗前必须作出正确诊断,以免将本病误诊为急性心肌梗死,而给予非但无益且可能有害的双重抗血小板药与溶血栓药等治疗。

由于目前本病尚无标准化治疗方案,故主要采取对症与支持治疗,包括吸氧、吗啡、适当应用利尿剂等。如有血流动力学障碍,应适当使用升压药与主动脉内球囊反搏泵。对存在动力性左室流出道梗阻者,应静脉补充液体与给予 β 受体阻滞剂。早期使用 β 受体阻滞剂可改善心功能并预防心脏破裂,多数学者尚建议较长时间维持应用 β 受体阻滞剂。

对严重室壁运动异常,尤其伴心衰者,应给予抗凝剂以预防血栓形成。除严重心衰或心源性休克外,本病患者不宜使用正性肌力药。对有心衰和(或)高血压者,β 受体阻滞剂可与血管紧张素转换酶抑制剂或血管紧张素受体拮抗剂、醛固酮拮抗剂合用。

七　预后

大部分患者长期预后相对较好,在适当治疗后心脏功能多在 5~40 天内逐渐恢复正常;急性期由于心源性休克、室颤、急性肺水肿或心脏破裂而死亡者为 1.1%~1.7%,再发率为 1.7%。

总之,TakoTsubo 心肌病亦称短暂性左室心尖部球囊综合征,由于大部分患者发病前有精神或躯体应激,故又称为应激性心肌病。本病好发于中年以上女性,常见症状为心绞痛样胸痛,可伴呼吸困难、晕厥等,严重者可出现急性肺水肿与收缩压下降,甚至心源性休克。本病临床酷似急性心肌梗死,除胸痛外,常出现心电图 ST 段抬高与心肌损伤标志物增高,但不伴显著冠状动脉狭窄(确诊 TC 常需行急诊冠状动脉造影)。本病目前无标准化治疗方案,主要为对症及支持治疗,包括镇静、吸氧与使用利尿剂等,对伴血压高、心率快等交感神经过度激活的患者使用 β 受体阻滞剂可改善心功能和预防心脏破裂,对严重室壁运动异常患者,可适量使用抗凝剂,以预防血栓形成,但本病不应给每位患者常规运用阿司匹林和(或)抗凝剂。本病一般预后良好,复发率很低。

(黄元铸　陈大江)

参 考 文 献

［1］张源波,商娜,周荣斌,等.浅析 Tako-Tsubo 心肌病.中国循环心血管医学杂志,2011,3:244-246.
［2］朱云云,潘伟民,陈晓敏,等.应激性心肌病心电图 q 波消失 1 例.临床心电学杂志,2009,18:198-199.
［3］刘仁光.酷似急性心肌梗死的应激性心肌病心电图分析.临床心电学杂志,2009,18:222-225.
［4］Kurisu S,Inoue I,Kawagoe T,et al.Variant form of Tako-tsubo cardiomyapathy Int.J of Cardiology,2007,119:e56-e58.
［5］Prasad A,Lerman A. Apical Ballooning Syndrome(Tako-Tsubo or stress cardiomyopathy):A mimic of acute myocardial infarction. Am heart J,2008,155:408-417.
［6］Castillo Rivera AM,Ruiz-Bailén M,Rucabado Aguilar L.,et al. Takotsubo cardiomyopathy—a clinical review.Med Sci Monit, 2011,17:135-147.
［7］Kumar S,Kaushik S.Cardiac rupture in Takotsubo cardiomyapathy:a systematic review.Clin Cardiol,2011,34:672-676.
［8］Kurisu S,Kihara Y.Takotsubo candiomyopathy:clinical presentation and underlying mechanism.J of Cardiology,2012,60:420-437.
［9］Jenab Y,Pakbaz M,Ghaffari-Marandi N.Recurrence of Takotsubo cardiomyopathy:role of multi-detector computed tomography coronary angiography.J Tehran Heart Cent,2013,8:164-166.
［10］Namgung J.Electrocardiographic Findings in Takotsubo Cardiomyopathy:ECG Evolution and Its Difference from the ECG of Acute Coronary Syndrome.Clin Med Insights Cardiol,2014,8:29-34.
［11］Kosuge M,Kimura K.Electrocardiographic findings of Takotsubo cardiomyopathy as compared with those of anterior acute myocardial infarction.J Electrocardiol,2014,［Epub ahead of print］.

6. 应激性心肌病 ST-T 变化机制

心尖球囊综合征(Takotsubo syndrome,TTS)与急性冠状动脉综合征(acute coronary syndrome,ACS)患者的心电图中都可能出现 ST 段抬高或 T 波倒置(Wellens' pattern)及 QTc 延长。两者的区别是 TTS 从 ST 段抬高进展到 T 波倒置的时间短于 ST 段抬高型心肌梗死(STEMI)。此外,从 ST 段抬高迅速演变为 T 波倒置或者一开始就表现为 T 波倒置,还可见于流产的 STEMI、非 ST 段抬高型心肌梗死(non-STEMI)、变异型心绞痛、静息型心绞痛。由于 ST 段抬高持续的时间短,很多 TTS 患者就诊时的第 1 份心电图即表现为 T 波倒置。可能 TTS 与 ACS 心电图演变的自然病程不同就证明了其病理生理不同(图 3-6-1、图 3-6-2)。

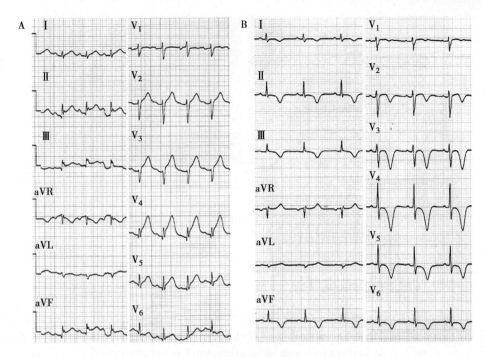

图 3-6-1 心尖球囊综合征的心电图演变

A. 患者刚入院时心电图示 Ⅱ、Ⅲ、aVF 及 V_2~V_5 导联 ST 段抬高;B. 随后的心电图示 Ⅱ、Ⅲ、aVF 及 V_3~V_6 导联出现巨大倒置 T 波(引自 ShimizuM,et al.Neurogenic stunnedmyocardium associated with status epileptics and postictal catecholamine surge.Intern Med,2008,47:269.)

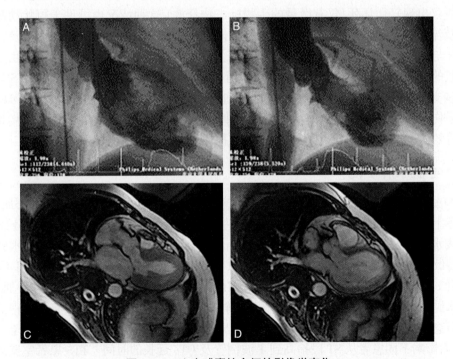

图 3-6-2 心尖球囊综合征的影像学变化

A、B 分别为入院时左室造影的舒张期及收缩期末影像,可见心尖部收缩末膨出呈球形,心尖运动减弱,心底部运动增强;C、D. 分别为 10 天后行心脏磁共振的收缩期及舒张期影像,收缩期心尖部仍有膨出,舒张期正常,下壁及心尖部心肌缺血;

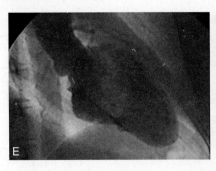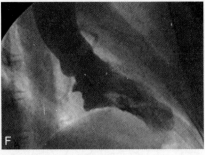

图 3-6-2(续)

E、F. 分别为 14 天后左室造影的舒张期及收缩期影像,舒张期正常,收缩期心尖部向左下延伸(引自王龙,等. 有心绞痛症状、心电图改变、心肌酶升高但冠状动脉造影正常者——勿忘左室造影识别心尖球囊综合征. 医师报,2010,11:19.)

一 心脏几何形状的改变学说

不可否认,TTS 的心尖球囊表现是收缩机制出现异常,形成"球囊"部分的心肌收缩麻痹,而基底部心肌收缩增强。这可能导致心肌细胞、间质组织及微循环的破坏,表现在心电图上就呈现出 Wellens 综合征伴 QTc 延长。TTS 患者的 ST 段抬高可能部分或完全由心肌动力障碍所致,而不是由缺血损伤所致。其 ST 段抬高可能由于心尖或中段心肌的球囊改变使得心电图曲线中的 ST 段变形,这与陈旧性心肌梗死伴室壁瘤所见的 ST 段抬高类似。当然,人们可以假设 TTS 患者是由于心肌缺血或损伤的持续时间短,导致从 ST 段抬高到 T 波倒置这一进程短暂,而没有或仅出现轻微坏死(仅有微量的生物标志物释放),这种情况也可见于冠状动脉痉挛性心绞痛及流产的 STEMI。然而,应用传统的立体角理论来分析,ST 段抬高的幅度及其导联分布的情况与左室室壁收缩异常的范围并不相符。人们可能用心电图中的改变或许由于缺血或损伤心肌的范围及位置因素使得心电向量抵消来解释。同样,人们也可以推测,TTS 可能由于单支或多支心外膜上的冠状动脉或对应的微血管系统痉挛,或再灌注后"无复流"现象,或其微循环损伤导致的心肌缺血所致。但是,大量事实表明,支持 TTS 是由于与左室室壁运动异常范围相符的一过性节段性或整体心肌缺血的依据非常匮乏。

二 心肌水肿学说

经一次或多次心脏磁共振成像(cMRI)检查发现 TTS 患者存在范围较广泛的心肌水肿,其水肿实际上可以持续数天至数周,甚至超过了左室室壁运动异常消失而左室射血分数(LVEF)恢复基线水平的时间点。TTS 患者的心脏收缩功能恢复正常或以往水平,而心肌水肿及 T 波倒置仍持续数周的原因尚不清楚。不同 TTS 患者的心肌水肿的程度、范围及进展可不同,将来通过系列 cMRI 检查来研究其整体特点。人们已经发现 T 波倒置及 QTc 延长与心肌相关,那么心肌水肿是否与 TTS 患者的 ST 段抬高迅速转变为 T 波倒置及 QTc 延长有关值得关注。根据这个概念的进展,TTS 病程早期机械"搏动"异常所致的心肌运动障碍可能依赖于心肌水肿程度,进而影响不同患者从 ST 段抬高到 T 波倒置及 QTc 延长的时间。TTS 患者室壁运动异常的病程还需要通过系列二维超声心动图的纵向研究来阐明心肌机械功能状态与心电图改变和心肌水肿的进展及消除之间的关系。

如果假定 TTS 患者心电图中描记到 ST 段抬高并非由电生理学改变所致,而是由于心肌运动障碍引起 ST 段移位,那么 ST 段抬高早期即消失的可能原因是心尖或心室中段"球囊"部分的运动障碍转变为无运动状态。这种转变也可发生于急性 STEMI 的情况下,由梗死部位急性期的运动障碍转变为亚急性期的无运动状态,但不同于陈旧性心肌梗死伴有室壁瘤的情况。

犬夹闭冠状动脉给予或不给予再灌注的模型显示,由于心肌僵硬引起舒张顺应性下降,收缩运动下降程度减轻或由运动障碍转变为无运动,这可能导致左室功能一定程度的改善。缺血后再灌注使心肌顺应性下降是由于心肌水肿或心肌纤维挛缩。由于 TTS 患者心肌水肿的进展及恶化,心肌僵硬度发生改变,而运动障碍进展为无运动,心电图中 ST 段抬高消失。依据此思路,可以对 TTS 患者进行系列超声心动图或其他影像学检查评估,判断在其由 ST 段抬高到 T 波倒置过程中是否与运动障碍转变为无运动、左室舒张末径及容积降低、LVEF 升高相一致。当然上述参考文献是在急性心肌梗死情况下由运动障碍转变为无运动,不意味着急性心肌梗死的 ST 段抬高是"机械性的"而非"电生理性的"。通常的临床经验是在急性 STEMI 时 ST 段抬高通常持续到血管再成形时以及所影响区域完全无运动而不是运动障碍(通过超声心动图评价)。

三 与急性心包炎患者 ST 段抬高的机制相似

一项研究比较了 TTS 患者与急性心包炎患者入院时的心电图,发现两者 ST 段抬高的导联分布类似,而前者 T 波的振幅高于后者。其作者援引文献及参照自己的经验,指出急性心包炎患者的 ST 段抬高往往在症状出现后持续数天,而 TTS 患者仅持续数小时,并认为这是一个重要的鉴别点。他们认为 TTS 患者 ST 段抬高的原因与急性心包炎类似是急性期周围心外膜下缺血所致。

在 TTS 与急性心包炎中 ST 段抬高都不可能是由于"炎症"或缺血或机械收缩牵张所致。因为这些病理生理情况在两者中相似,但 TTS 患者的 ST 段抬高仅持续短暂时间,并且跨室壁心肌紊乱伴室壁运动障碍及心肌水肿比 ST 段抬高持续更长时间(数天至数周);急性心包炎 ST 段持续许多天,累及心外膜下心肌而不伴室壁运动障碍。

四 β₂ 肾上腺素受体功能恢复使 ST 段抬高转为 T 波倒置伴 QTc 延长

代替机械运动状态学说,ST 段抬高转为 T 波倒置伴 QTc 延长的另一个可能机制是 β_2 肾上腺素受体功能从心脏功能抑制状态逐渐恢复至正常。近期麻醉的 TTS 鼠模型,通过给予大量肾上腺素导致节段性心肌顿抑,这提供人类 TTS 的直接病理学本质是由肾上腺素所介导,导致 β_2 肾上腺素受体功能一过性改变。这种心肌细胞内信号传递由蛋白 Gs 改变为 Gi,防止心肌细胞因 β_1 肾上腺素受体介导的凋亡,但仍明显导致心肌抑制。

TTS 急性期应用超声心动图检查可发现心尖部偶尔心室中部的球囊样改变,在临床恢复期(LVEF 正常,左室功能恢复到基线水平)很可能节段性无运动期消失,但通过经复查超声心动图(如每日 1 次)而检测出来。

尽管,有关 TTS 患者 ST 段抬高迅速消失而演变为 T 波倒置的这些可能机制是推测的,但我们有方法来证实或推翻,如何鉴别从 ST 段抬高迅速演变为 T 波倒置的原因,究竟是在组织生化过程,如炎症、缺血或代谢损伤的改善引起的心电活动改变,抑或由运动障碍转变为无运动的局部功能异常的净效应。特别要强调,目前执行的诊断模式包括评价冠状动脉的通畅程度、血流状况、微循环的完整性、心肌组织的血流灌注、心肌细胞的代谢状态、心肌细胞及间质的水分比例、室壁运动情况以及肾上腺素能神经分布、β 肾上腺素受体的密度、分布及功能状态,在不远的将来,将会获得一个明确的答案。

(王立群)

参 考 文 献

[1] Madias JE.Is the ST-segment elevation in Takotsubo syndrome partially(or even totally)due to dyskinesis? Am J Cardiol,2013,111:778-779.

[2] Migliore F,Zorzi A,Marra MP,et al.Myocardial edema underlies dynamic T-wave inversion(Wellens' ECG pattern)in patients with reversible left ventricular dysfunction.Heart Rhythm,2011,8:1629-1634.

[3] 王立群.心肌水肿致孤立性T波改变.心电图杂志(电子版),2013,2:38-39.

[4] Arvan S,Varat MA.Persistent ST-segment elevation and left ventricular wall abnormalities:2-dimensional echocardiographic study.Am J Cardiol,1984,53:1542-1546.

[5] Pirzada FA,Weiner JM,Hood Jr WB.Experimental myocardial infarction.14.Accelerated myocardial stiffening related to coronary reperfusion following ischemia.Chest,1978,74:190-195.

[6] Zhong-Qun Z,Chong-Quan W,Sclarovsky S,et al.ST-segment deviation pattern of Takotsubo cardiomyopathy similar to acute pericarditis:diffuse ST-segment elevation.J Electrocardiol,2013,46:84-89.

[7] Lyon AR,Rees PS,Prasad S,et al.Stress(Takotsubo)cardiomyopathy-a novel pathophysiological hypothesis to explain catecholamine induced acute myocardial stunning.Nat Clin Pract Cardiovasc Med,2008,5:22-29.

[8] Paur H,Wright PT,Sikkel MB.High levels of circulating epinephrine trigger apical cardiodepression in a β_2-adrenergic receptor/Gi-dependent manner:a new model of Takotsubo cardiomyopathy.Circulation,2012,126:697-706.

7. 多形性室速引起猝死诊断的演变

心脏性猝死常见于器质性心脏疾病,如冠心病、心肌病等,也可见于心脏结构正常者。对于后者来说,当其心电图、超声心动图、冠状动脉造影等检查结果均正常时,常被归为不明原因的心脏骤停,通常给予经验性β受体阻滞剂治疗和ICD植入防止再次猝死。但是,临床上总是期望尽可能得到明确的特异性诊断,从而能够更加针对性治疗和进一步进行家族成员筛查。据澳大利亚Kumar等人的6年观察数据,针对不明原因心脏骤停患者家族成员的心脏情况筛查和基因检测,能够揭示约62%的病因,其中最常见的为长QT综合征和Brugada综合征。

CASPER(Cardiac Arrest Survivors With Preserved Ejection Fraction Registry)研究对无明确心脏疾病(心电图正常,超声心动图功能正常,没有冠心病证据)且发生了不明原因心脏骤停的患者进行了系统性评估。研究结果表明,临床系统检查可以揭示一半以上此类患者的病因,方法包括静注肾上腺素、运动试验和靶向基因检测等,以肾上腺素为例,当给予0.10μg/(kg·min)剂量时,QT间期延长≥30毫秒考虑长QT综合征检测阳性,如诱发≥3跳多形性室速或双向性室速,诊断儿茶酚胺敏感性室速。同时,由于新的心脏骤停综合征的提出修正了既往某些疾病的诊断标准,新的致病性基因突变的识别,诊断方法的进步,某些疾病如长QT综合征和Brugada综合征的心电图异常间歇性出现,此类患者临床表型的全面再评估,以及家族成员的表型的评估等等原因,随着时间延长,原诊断不明者可能得到特异性病因诊断,而原已确诊者也可能需要修正诊断。

最近CASPER研究经过长期随访后报道了不明原因心脏骤停或多形性室速晕厥患者的临床诊断的演变。2004年3月至2010年4月入选了加拿大9个医学中心68例不明原因室颤或多形性室速晕厥患者,平均年龄(45.2±14.9)岁,其中37%为女性。通过72小时心电监测、超声心动图和冠状动脉造影检查以确定入选。排除标准包括QTc延长(男性>460毫秒,女性>480毫秒)、可逆性心脏骤停(明显低钾血症或药物过量)、V_1和(或)V_2导联ST段持续抬高≥2mm(Brugada征)、冠状动脉异常、肥厚型心肌病、心脏撞击等。入选后查信号平均心电图、踏车试验、心脏磁共振,静脉注射肾上腺素和普鲁卡因胺检查。有指征时可行有创性检查,包括心内电生理检查、右室电压标测、血管造影和活检等。在临床表型基础上可行基因检测。同时对患者家属行临床评估、超声心动图和踏车试验检查。入选患者中61例(90%)为不明原因心脏骤停,7例为多形性室速所致晕厥。经过上述全面评估和检测后,34例(50%)得到特异性诊断,包括9例长QT综合征、7例儿茶酚胺敏感性室速、5例致心律失常性右室心肌病、4例冠状动脉痉挛、3例心肌炎、3例早复极综合征、2例Brugada综合征和1例心肌梗死,其余患者诊断为特发性室颤。

随访开始时,研究者回顾患者的全部记录,包括症状特点和发生情况、家族史、临床和基因检测结果,从而重新评估所有的临床诊断。根据诊断依据将诊断分为基于表型、基于基因型或者基于两者。根据证据程度将诊断分为明确(definite)、可能(probable)和考虑(possible)(表3-7-1)。所有患者初始诊断84%基于表型,6%基于基因型,10%结合表型和基因型。诊断分类27%为明确,39%为可能,34%为考虑。

表3-7-1 诊断分类及定义

诊断分类	定义
明确	临床检测和基因检测均阳性,或者临床检测明显阳性,例如:心脏磁共振确定心肌炎,活检确定结节病
可能	临床检测或基因检测阳性,例如:运动或肾上腺素诱发QT间期延长,且游泳相关心脏骤停,长QT综合征基因检测为阴性;ARVC诊断标准一项主要标准和一项次要标准阳性
	一项或更多临床检测为临界和非结论性,例如:符合ARVC诊断标准中的两项次要标准;运动后QT间期不缩短但证据不足($QTc<500$毫秒),且肾上腺素反应和基因检测阴性

入组后每6个月随访1次,由研究者决定是否重复各种检查,共随访了(30±17)个月。期间2例(3%)死亡:1例为电风暴,1例为淋巴瘤。12例(18%)修改了诊断:初始诊断为特发性室颤患者有7例(21%)得到特异性诊断;原发性心电紊乱患者有2例发现有心肌病,有2例后被修改为其他类型的心律失常疾病;心肌病患者有1例修正了诊断(表3-7-2)。

表3-7-2 初始诊断和末次随访诊断的比较

初始诊断(例)	诊断修改(例)	新诊断(例)	主要相关检查(例)
特发性室颤(34)	7(21%)	早复极综合征(6)	心电图(6)
		二尖瓣环室速(1)	电生理检查(1)
早复极综合征(3)	2(67%)	特发性室颤(1)	心电图(1)
		长QT综合征(1)	心电图、肾上腺素及运动试验(1)
长QT综合征(9)	1(11%)	致心律失常性右室心肌病(1)	遗传学(1)
儿茶酚胺敏感性室速(7)	1(14%)	受磷蛋白相关的心肌病(1)	遗传学和新发左室功能障碍(1)
致心律失常性右室心肌病(5)	1(20%)	结节病(1)	尸检(1)

续表

初始诊断(例)	诊断修改(例)	新诊断(例)	主要相关检查(例)
Brugada 综合征(2)	0(0)	—	—
冠状动脉痉挛(4)	0(0)	—	—
心肌炎(3)	0(0)	—	—
心肌梗死(1)	0(0)	—	—

初始诊断为特发性室颤或早复极综合征患者较其他患者更可能发生诊断修改(21% vs. 9.7%)。研究者依据初始临床资料作出的诊断力度分类和随访期间诊断修改的可能性无明显相关。初始诊断为明确的病例 29% 发生了诊断修改,而可能组为 24%,考虑组为 4.5%。引起诊断修改的最主要原因为静息心电图,占 8 例;致病性基因突变检出 2 例;电生理检查结果和尸检结果各 1 例。至末次随访,特发性室颤仍为首位诊断(41%),其次为长 QT 综合征(13%)和早复极综合征(10%)(表 3-7-3)。

表 3-7-3　初始诊断和末次随访诊断比较

诊断	初始诊断例(%)	末次随访诊断例(%)
特发性室颤	34(50)	28(41.1)
致心律失常性右室心肌病	5(7.4)	5(7.4)
Brugada 综合征	2(2.9)	2(2.9)
儿茶酚胺敏感性室速	7(10.3)	6(8.8)
早复极综合征	3(4.4)	7(10.3)
长 QT 综合征	9(13.2)	9(13.2)
冠状动脉痉挛	4(5.9)	4(5.9)
心肌炎	3(4.4)	3(4.4)
心肌梗死	1(1.5)	1(1.5)
结节病	0(0)	1(1.5)
受磷蛋白相关的心肌病	0(0)	1(1.5)
二尖瓣环室速	0(0)	1(1.5)

不同初始诊断患者随访期间的诊断演变情况各异。初始诊断为特发性室颤组患者在文献详细报道了早复极综合征之后,有 6 例患者经再次盲法分析基线心电图,诊断修正为早复极综合征(图 3-7-1)。余下 1 例,初始临床检查除了信号平均心电图外均为正常,plakophilin 2 和 DPP6 基因筛选阴性。随访期间发现二尖瓣脱垂所致的二尖瓣重度反流,且在运动负荷试验恢复早期出现能自行终止的多形性室速,儿茶酚胺敏感性室速基因筛查阴性,MRI 未见任何与所见心律失常有关的心肌基质。此患者行二尖瓣外科手术,术后可见快速的单形性室速,电生理检查可诱发起源于二尖瓣环的单形性室速。2 例初始诊断为早复极综合征的患者在重新评估临床表型和盲法分析所有心电图(包括随访期间的)之后,最终诊断为特发性室颤和长 QT 综合征。其中 1 例初始心电图重要证据为侧壁导联早复极以及 QT 间期异常(QT 380 毫秒,QTc 540 毫秒,图 3-7-2A),而其随后静息心电图(QT 534 毫秒,QTc 506 毫秒,图 3-7-2B)早复极减轻,肾上腺素试验见 QT 间期明显延长,运动试验时 QT 间期延长,而基因检测未见明显异常,因此诊断为"可能"长 QT 综合征。

9 例初始诊断为长 QT 综合征患者的 Schwartz 积分分别为 3 例高度可能(≥6 分),5 例

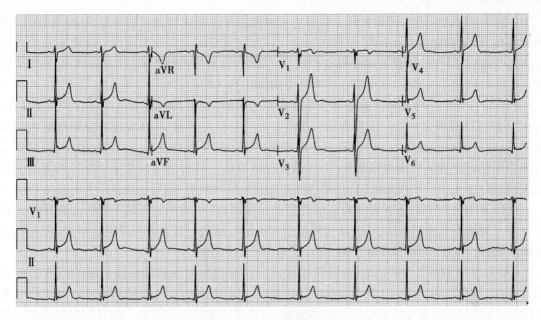

图 3-7-1 下侧壁导联早复极

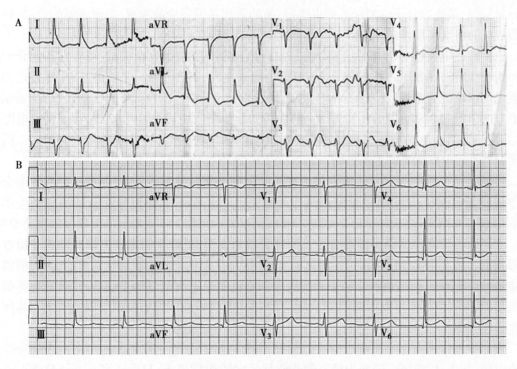

图 3-7-2 心电图变化
A. 明显早复极；B. 早复极减轻，可见 QT 间期延长

中度可能(2~3 分)，1 例低度可能(1 分)。其中 1 例 Schwartz 积分为 1 分的女性患者初始仅有一项致心律失常性右室心肌病次要标准——信号平均心电图的临界异常，而检测到致病性基因突变后修正诊断为致心律失常性右室心肌病：桥粒斑蛋白基因(p.Thr259Ile)$exon24$ 变异(c.7784C4T)。

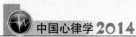

1例37岁女性,运动试验和肾上腺素均可诱发多形性室速和双向性室速,心电图QT间期未见延长,初始诊断为儿茶酚胺敏感性室速。其兰尼碱基因突变检测阴性。随访期间患者出现左室收缩功能异常,而且其弟亦见类似表型。随后,针对遗传性心肌病的基因检测发现了受磷蛋白的致病性基因突变,从而修正诊断为受磷蛋白有关的心肌病。

1例55岁男性表型提示为致心律失常性右室心肌病,按照1994年task force标准符合4点,2010年修订标准符合3点。表现为信号平均心电图特征性异常,MRI发现右室轻度扩大和功能异常,电生理检查诱发出3种形态的左束支阻滞图形的单形性室速,但其致病性基因突变的检测为阴性。患者随后因电风暴死亡,尸检发现结节病。其初始检查未见全身各系统结节病证据,胸部CT正常。不仅如此,其兄弟有肺部皮肤结节病病史,随后也被诊断为心脏结节病。

此研究中共有7例患者表现为多形性室速及晕厥,而非典型的原因不明的心脏骤停。其中仅有1例最终得到明确的诊断,即受磷蛋白有关的心肌病。其余6例最终诊断为"考虑":儿茶酚胺敏感性室速3例,特发性室颤2例,长QT综合征1例。

CASPER研究关于不明原因心脏骤停或多形性室速晕厥患者的临床诊断的演变分析表明,此类患者严密随访期间1/5病例诊断需要修改。原因可能在于,按照纳入CASPER研究患者的定义,仅有关于潜在疾病病因的微弱线索,而缺乏明确的疾病证据。如果初始缺乏全面临床检查、基因检测、家族筛查,诊断修改的几率更大。影响诊断修改的主要因素包括对疾病性质的新认识、某些综合征诊断标准的再确定、新的致病基因突变的发现、患者表型的进展,以及家族成员的明显病理异常。

原发性心电疾病(长QT综合征、Brugada综合征、早复极综合征等)可能存在某些介于正常和病理性的临界表现。其心电图异常可能为间歇性,从而被遗漏。尤其是长QT综合征的漏诊或过度诊断更为常见。Ackerman等发现,每5例长QT综合征患者中有2例误诊,主要原因在于QTc计算错误和症状分析错误。一些患者初始诊断依靠某些细微和(或)多变的心电图异常,其随访期间心电图再评估就更为重要。静息心电图是导致诊断修改的最主要因素。同时需强调减小心电图结果的主观影响。

Haïssaguerre详细描述了心脏骤停患者的心电图下侧壁早复极异常,促进了心电图的全面再评估,本研究中一半患者的诊断修改与此有关。末次随访时,早复极综合征的总发生率为10%,在长QT综合征之后处于第2位,进一步表明早复极可能为不明原因心脏骤停的重要原因。

不同的心脏骤停原因可能具有令人惊奇的相似表型,提醒我们需要更多的针对性检查如基因分析。如上述运动诱发多形性室速的女性患者,符合儿茶酚胺敏感性室速的诊断,但需要排除长QT综合征,因为两种心律失常的触发和心电图形态类似。但是,患者兄弟具有类似心律失常、两人皆发展至左室收缩功能不全,从而进一步进行基因筛查发现编码受磷蛋白基因发生致病性突变。

致心律失常性右室心肌病也有类似情况,尤其在缺乏家族史或基因检测未发现病理性突变的时候,如上述"明确"诊断为致心律失常性右室心肌病患者,尸检证实其为结节病。心脏结节病和致心律失常性右室心肌病有相似的临床表现,皮质醇激素和其他免疫抑制剂治疗可能改善其预后(虽然只有少数数据支持),因此鉴别诊断很重要。

不明原因心脏骤停或多形性室速晕厥为少见现象,因此CASPER研究病例数偏少。但其为前瞻性、多中心研究,因此在临床实践中还是非常有参考意义的。同时还要认识到,心电图异常有时候非常细微和缺乏金标准,需要谨慎评估;同时对于基因型和表型的鉴定也具有一定局限性。但不管如何,对于不明原因心脏骤停或多形性室速晕厥患者,即使已经"确定"了诊断,还应严密随访和全面再评估。

（周益锋）

参 考 文 献

［1］Kumar S，Peters S，Thompson T，et al.Familial cardiological and targeted genetic evaluation：low yield in sudden unexplained death and high yield in unexplained cardiac arrest syndromes.Heart Rhythm，2013，10：1653-1660.

［2］Modi S，Krahn AD.Sudden cardiac arrest without overt heart disease.Circulation，2011，123：2994-3008.

［3］Krahn AD，Healey JS，Chauhan VS，et al.Epinephrine infusion in the evaluation of unexplained cardiac arrest and familial sudden death：from the cardiac arrest survivors with preserved Ejection Fraction Registry.Circ Arrhythm Electrophysiol，2012，5：933-940.

［4］Vittoria Matassini M，Krahn AD，Gardner M，et al.Evolution of clinical diagnosis in patients presenting with unexplained cardiac arrest or syncope due to polymorphic ventricular tachycardia.Heart Rhythm，2014，11：274-281.

［5］Priori SG，Napolitano C，Schwartz PJ.Low penetrance in the long-QT syndrome：clinical impact.Circulation，1999，99：529-533.

［6］Veltmann C，Schimpf R，Echternach C，et al.A prospective study on spontaneous fluctuations between diagnostic and non-diagnostic ECGs in Brugada syndrome：implications for correct phenotyping and risk stratification.Eur Heart J，2006，27：2544-2552.

［7］Taggart NW，Haglund CM，Tester DJ，et al.Diagnostic miscues in congenital long-QT syndrome.Circulation，2007，115：2613-2620.

［8］Haïssaguerre M，Derval N，Sacher F，et al.Sudden cardiac arrest associated with early repolarization.N Engl J Med，2008，358：2016-2023.

［9］Miyazaki S，Shah AJ，Haïssaguerre M.Early repolarization syndrome-a new electrical disorder associated with sudden cardiac death.Circ J，2010，74：2039-2044.

8. 伴早复极波的室颤电风暴

心室颤动（VF）可以发生于无结构性心脏病或原发性电生理疾病的患者，这类室颤定义为特发性室颤（IVF）。一般情况下，早复极心电图表现多为良性倾向，但近年，无论在病例研究还是流行病学研究中，都发现其与IVF的发生相关。

一　早复极概述

Shipley等最早将早复极心电图特征描述为QRS波终末部存在切迹或顿挫。Wasserburger报道的经典的早复极心电图表现为：QRS波与ST段交界处J点抬高，ST段呈凹面向上型抬高，QRS波终末部切迹或顿挫，多发生于前侧壁。2008年，Haissaguerre等在研究早复极与室颤相关性时，将其定义为：两个以上连续导联J点抬高≥0.1mV，并表现为QRS终末顿挫或切迹，其后的ST不抬高或水平型抬高，无论T波是否对称。Tikkanen在Haissaguerre基础上，根据J点后100毫秒处ST段抬高情况，将其分为上斜型ST段抬高（>0.1mV）及水平型ST段抬高（≤0.1mV）。2012年Heng等将早复极分为5类（图3-8-1）（pkQRSn为QRS波终末部切迹的最大振幅，onQRSs为QRS顿挫起始部振幅，STj为J点抬高振幅），Ⅰ型：pkQRSn≥0.1mV且STj≥0.1mV，ST段上斜型抬高。Ⅱ型：pkQRSn≥0.1mV且STj<0.1mV。Ⅲ型：onQRSs≥0.1mV且STj≥0.1mV，ST段上斜型抬高。Ⅳ型：onQRSs≥0.1mV且STj<0.1mV。Ⅴ型：QRS终末部无切迹或顿挫，STj≥0.1mV，ST段上斜型抬高。

早复极的发病机制尚未完全阐明，有研究发现，J波是心外膜瞬时外向钾离子流I_{to}介导的动作电位切迹在体表心电图上的表现，I_{to}及I_{KATP}的增强、跨室壁电位差及心室不同部位的电位

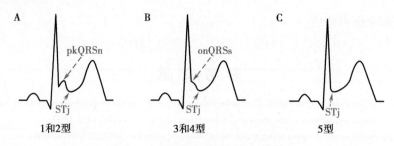

图 3-8-1　早复极 J 点抬高心电图分型

差增加等与早复极发生相关。遗传及环境因素,如离子通道异常等也与其相关。另外,自主神经功能异常也可能参与早复极的发生,在迷走神经张力增高时,可出现早复极的心电图表现,尤其是心动过缓时更加明显,而心率加快后,J 波或 ST 段可有不同程度回降甚至消失。

早复极传统的心电图表现主要包括:J 点抬高和 J 波形成,ST 呈弓背向下型抬高,T 波高耸,R 波降支可见切迹或顿挫,运动或给异丙肾上腺素时 ST 段下移或恢复正常。但是早复极的诊断标准不一,目前比较公认的标准是至少两个连续导联的 J 点和(或)ST 段抬高≥0.1mV,可合并包括 PR 间期缩短、QT 间期延长、逆向转位、U 波等心电图表现。

二　早复极与特发性室颤

早复极心电图改变及 J 波常见于特发性室颤患者,其发生率明显高于正常人群。近来的研究表明,早复极改变是特发性室颤患者发生室颤及心脏性猝死的预测因素,早复极合并 ST 段水平型或压低尤其与恶性心律失常发生密切相关。

1. 早复极诱发室颤的潜在病理基础　J 波和 ST 段抬高是早复极心电图特征性表现。生理情况下,不同部位心室肌 I_{to} 电流不一致,右室心肌 I_{to} 电流较左室明显,右室心外膜 I_{to} 电流强于心内膜,正常心脏存在的跨室壁复极电位差及离散度程度较轻。外向电流 I_{to} 影响动作电位 2 相平台期初始切迹,I_{to} 电流增强时,J 波明显,细胞内 I_{Na} 和 I_{Ca} 与 I_K 外流也会对其产生影响。心外膜心室肌复极电流不适当增加可能是其致心律失常的基质,而复极电流不适当增加既可以是内向钠通道电流或钙通道电流减少,也可以是由 I_{to}、I_{KATP}、I_{KACh} 通道介导的外向钾电流增加,导致跨壁复极离散度增加,引发 2 相折返。心肌局部平台期动作电位缩短、电位降低,与相邻局部心肌的动作电位形成明显的复极电位差,复极不均一缩短,心肌局部复极离散度增大等不稳定的电活动和离散度增加达到一定程度则极易诱发恶性室性心律失常。另有报道伴 IVF 的早复极患者心电图 Tp-Te 间期、Tp-Te/QT 间期比值均明显高于无 IVF 者。有研究信号平均心电图结果显示,IVF 患者 J 波组心室晚电位检出率明显高于无 J 波组,但两组 QT 离散度无明显差异,提示心室除极异常可能是早复极发生特发性室颤的又一基础。近年发现编码离子通道的基因突变及遗传因素与特发性心室颤动有关。除已经广泛认可的 *KCNJ8*、*CACNA1C* 等基因突变,近来最受关注的是 *SCN5A* 改变与早复极综合征之间的关系,Watanabe 等发现在特发性室颤患者当中,*SCN5A* 改变与早复极有一定的关联。美国一项关于早复极遗传性的 Framingham 人群研究显示,早复极阳性者同胞早复极发生率为 11.6%,其风险是阴性者同胞的 2 倍,提示早复极具有一定遗传易感性。神经调节可以影响心肌动作电位,迷走神经张力改变可以增加心肌局部动作电位 1 相和 2 相振幅不均一性,心外膜和心内膜心肌纤维电压梯度增加,心室壁复极波提前,使 J 点、ST 段抬高,形成早复极表现。心室颤动一般出现在午夜或凌晨,此时迷走神经张力增强,提示迷走神经张力增加可能对早复极室性心律失常有一定作用。

2. 早复极与特发性室颤电风暴的相关性研究 电风暴是指 24 小时内自发 2 次及 2 次以上室性心动过速和(或)室颤,间隔窦性心律,引起严重的血流动力学不稳定,需要紧急救治的临床症候群,高达 25% 的特发性室颤患者发生过电风暴。1960 年 Boinea 等就发现有色人种不明原因猝死的患者中,有早复极心电图表现,临床上一些特发性室颤患者和肥厚型心肌病患者存在早复极表现,因此他认为早复极有可能会引起室颤,但当时证据不足。此后不断有类似病例出现,例如,2000 年严干新报道 1 例反复发生室颤的 29 岁男性患者,日常心电图 II、III、aVF 导联可见明显的 J 波和 ST 段弓背向下型抬高,运动后 ST 段下移至基线水平。Boineau 报告 1 例健康未发现器质性疾病的黑人运动员在非运动状态下发生不明原因猝死,死前数月心电图存在早复极变异。另有 1 例青年男性心脏性猝死幸存者,心电图见下壁导联 J 波明显、ST 段抬高,胸前 $V_4 \sim V_6$ 导联呈早复极改变,运动试验心率加快后 J 波减小、ST 段降至正常,记录到室颤发作。因此,早复极与室颤电风暴的关系引起了广泛重视。

Haissaguerre 等对 206 例因特发性室颤植入 ICD 的患者及 412 例对照患者进行研究,发现早复极发生率(31%)明显高于对照组(95%),8 例 J 波仅出现于下壁导联,6 例出现于侧壁,30 例下壁和侧壁均可出现,有 18 例记录到 J 点抬高从 (2.6 ± 1) mm 到 (4.1 ± 2) mm。Nam 等对 15 例特发性室颤患者进行心电图分析,9 例出现早复极改变,其中 4 例发生电风暴,并监测到室速或室颤发生前下壁导联 J 波明显,右胸导联也出现 J 波及 ST 段改变。这些都说明早复极与恶性室性心律失常相关。Rosso R 等对 45 例特发性室颤患者的心电图进行分析得出,J 点抬高在特发性室颤组明显高于对照组(42% *vs.* 13%,$P=0.001$)。近年,日本学者又进行了一项临床研究,旨在探讨特发性室颤的心电图特征。该研究共入选 64 例特发性室颤患者,所有患者至少经历一次室颤发作,且排除了器质性心脏病及 Brugada 综合征,根据患者是否存在早复极心电图改变分成两组,早复极组 24 例,心电图改变定义为下壁或侧壁 J 点抬高大于 0.1mV;无早复极组 40 例。存在早复极改变的患者心电图均无室内传导异常、电轴异常或束支传导阻滞。无早复极改变的患者中有 9 例存在室内传导障碍,且这些患者的 PR 间期及 QRS 波时限均长于无室内传导障碍的患者。研究得出以下结论:特发性室颤患者存在早复极心电图改变、室内传导障碍、PR 间期延长这 3 种心电图特征,对于不存在早复极心电图改变的患者,室内传导障碍是特发性室颤的临床特征。临床中对特发性室颤患者易于发生室颤的特征认识不足,Yoshifusa 等进一步对特发性室颤患者发生电风暴的临床特征进行研究,研究选取 91 例特发性室颤患者,排除结构性心脏病、原发性电生理疾病及冠状动脉疾病,比较发生与不发生室颤电风暴的心电图特征,电风暴定义为 24 小时内室颤反复发生大于 3 次,在连续导联 J 波抬高大于 0.1mV。14 例患者发生室颤电风暴,J 波相较于未发生室颤者与室颤电风暴更相关(92.9% *vs.* 36.4%,$P<0.0001$)。室颤电风暴患者应用异丙肾上腺素进行控制,减少 J 波振幅。在有效观察期内,室颤电风暴减弱,J 波振幅减少,达不到诊断水平。对所有患者进行 ICD 治疗,奎尼丁治疗有限制,但丙吡胺、苄普地尔或异丙肾上腺素则没有。实验发现,特发性室颤患者发生室颤电风暴与室颤发作前 J 波振幅增加有关。异丙肾上腺素对室颤控制及减少 J 波振幅有效。

3. 早复极波发生室颤的危险识别 早复极有反复晕厥病史、猝死生还者、有猝死家族史者应给予高度重视,避免恶性心律失常及猝死的发生。那么对于早复极及特发性室颤,两者之间是否有确切关系或者何部分、何形态早复极波与特发性室颤相关性更强,对于恶性早复极的早期识别是亟待解决的问题,由此开展了一系列相关研究。

(1) 早复极后 ST 段形态:早复极患者伴不同形态 ST 段,发生恶性心律失常危险性不同。Tikkanen 等对芬兰和美国运动员进行心电图分析,发现芬兰及美国运动员早复极发生率分别为 44% 及 30%,约 96% 的芬兰运动员和 85% 的美国运动员早复极后 ST 段抬高呈上斜型,说明健康运动员早复极伴 ST 段上斜形抬高者,恶性心律失常风险低。另对普通人群进行心电图分析,水平 / 下斜型 ST 段抬高者心律失常危险增加,而 ST 段上斜型抬高者其心律失常死亡危险性并不随着振幅的增加而增加,故认为 J 波伴水平或下斜型 ST 段抬高应考虑潜在的致心律失常性,而上升型 ST 段抬高较常见,属良性改变。Rosso 等对 45 例特发性室颤患者、124 例健康成年人及 121 例运动员研究发现,早复极发生率分别为 42%、13% 和 22%;J 波伴 ST 段抬高发生率分别为 68.4%、25% 和 14.3%,由此可以推测出现早复极时室颤发生率增加,早复极伴 ST 段水平型抬高者,室颤发生率更高。也有研究发现下壁导联 J 波抬高 >0.2mV 伴水平型 / 下斜型 ST 段改变者恶性心律失常死亡风险是无水平型 / 下降型 ST 段改变者的 3.14 倍,而上升型 ST 段改变不增加心律失常的死亡风险。近期,Kim 等对无器质性心脏病的心脏骤停幸存者与同期健康者进行了回顾性对照研究发现,早复极 J 点伴有水平型 ST 段抬高者在心脏骤停组明显高于健康体检者。该研究同样发现,早复极中 ST 段的形态有助于室颤发生的早期识别。

(2) 早复极波发生部位:健康人群的 J 波大多数局限于下壁、侧壁或左胸导联,极少个体会合并下侧壁导联 J 点抬高。理论上讲,早复极波分布越广泛,则意味着弥散异常度越大。

Antzelevitch 等建议,可将早复极综合征分为 3 个亚型:1 型:早复极波主要分布在左室侧壁导联,常见于年轻男性运动员,室颤风险极低;2 型:早复极波出现在左室下壁或下侧壁导联下壁,室颤风险明显高于 1 型;3 型:早复极波出现在下壁 + 侧壁 + 左胸导联或所有导联,该型发生室颤的风险高,且可能发作室颤电风暴。

Haissaguerre 等发现,46.9% 的早复极合并心室颤动者早复极波同时出现在下壁和侧壁导联;46 例无心室颤动早复极者无一例出现全导联早复极,但 45.5% 的全导联早复极者发生心室颤动。Tikkanen 等对 10 864 例人群进行心电图分析,结果提示下壁导联的 J 点抬高者心脏性猝死危险性增加,且幅度增加者心脏死亡危险将明显增加。Kim 等也发现早复极出现在下壁导联心脏骤停组及对照组分别为 16% 及 1.7%。Sinner 等对德国 KORA/MONICA 研究队列中的 1945 例患者早复极发生率和预后进行随访,结果显示早复极发生率为 13.1%,下壁型为 7.6%,且下壁型早复极患者的恶性心律失常危险性较高。一般来讲,早复极波在下壁导联或同时出现在下壁导联和侧壁导联者或在多个导联间出现,发生室颤概率较高。

(3) J 波幅度:Rosso R 等对 45 例特发性室颤患者的心电图进行分析得出,J 点抬高在特发性室颤组明显高于对照组。Tikkanen 等的研究发现,心电图上下壁导联 J 点抬高 >0.2mV 的个体与 J 点抬高 >0.1mV 的个体相较,室颤致死风险显著升高。在 Haissaguerre 等的研究中同样发现病例组 J 点高度明显高于对照组,故考虑明显的 J 点抬高(>0.2mV)可能提示早复极综合征个体罹患恶性心律失常、心脏性猝死的风险提高。一般来讲,J 点 /J 波抬高 ≥0.2mV 是室颤发作的独立预测因子,一过性 J 波振幅骤然增大可能是恶性心律失常事件发生的一个预测信号。

(4) 长间歇后 J 波振幅显著增大:IVF 患者室性早搏可引起长 RR 间隙后的 J 波振幅增大。2012 年 Mizumaki K 等发现随着心率减慢,RR 间期延长,J 波振幅在良性和恶性早复极者均升高,恶性早复极者的 J 波振幅升高更加明显,尤其当 RR 间期延长至 1.2 秒时恶性早复极者的 J 波振幅升高更加显著。Yoshifusa 等对 40 例 J 波相关的特发性室颤(图 3-8-2)及 76 例无室颤患者对间期依赖的 J 波振幅进行研究,发现 J 波振幅在室颤组大于对照组。室颤电风暴时 J 波振幅显著增大,另外,27 例发生 RR 间期延长,其中 15 例发生间期依赖的 J 波振幅增大 [从 (0.391 ± 0.126) mV 到 (0.549 ± 0.220) mV],剩余 12 例及对照组 76 例 J 波未发生变化。长间歇后 J 波振幅增大,预警特发性 VF 的敏感性达 55.6%,特异性为 100%,阳性和阴性预测值均为

100%。在 RR 间期延长后,约一半发生间期依赖的 J 波改变,此种 J 波的动态改变可能成为早复极发生室颤的危险分层因素。因此,Gourraud JB 等建议可通过降低心率,使早复极心电图发生室颤风险得以被早期识别。

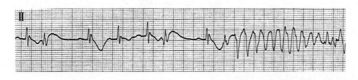

图 3-8-2　间期依赖的 J 波振幅增大发生室颤

(5) 其他:J 波起源部位、QRS 波终末部切迹 / 顿挫、QT 间期等心电图改变都会对早复极发生室颤存在影响。在研究中发现,部分恶性早复极患者在发生室颤前常伴有与 J 波相同起源的室性早搏,如室性早搏起源部位与 J 波部位相同,需提高警惕。Naruse 等研究发现,QRS 波终末切迹与室颤发作密切相关,尤其是下壁导联。

总体来讲,早复极发生特发性室颤电风暴的预测因素主要包括:早复极波的位置及范围、ST 段的形态、J 波振幅的程度及动态改变、QT 间期、短联律间期室早伴 R on T、心室晚电位、复极离散度等。

三　干预与治疗

尽管很多研究均证实早复极增加 IVF、SCD 的风险,但其发生率并不高。因此合理的干预治疗手段尤为重要,主要包括药物和非药物手段。

1. 非药物手段　目前植入式心脏复律除颤器(ICD)是唯一被证实对早复极高危患者预防室颤有效的方法。所有心搏骤停生存者,有过致命性室速、不明原因高度怀疑室性心律失常包括室速、室颤,导致不能解释的晕厥或明确是室性心律失常导致的晕厥者,并排除其他原因,推荐植入 ICD 进行二级预防。植入 ICD 后如仍反复发作室颤和(或)电风暴,可考虑联合抗心律失常药物治疗,如奎尼丁、异丙肾上腺素。

此外,经导管射频消融治疗也有一定疗效,适用于药物治疗无效或 ICD 植入禁忌等高危患者。2002 年,Haissaguerre M 等通过对局部心肌射频消融可成功治疗特发性室颤。HaTssaguerre 等对 8 例伴 IVF 的早复极患者进行心电标测发现,其中 5 例 IVF 的起源部位与早复极在体表心电图的分布部位相同,心内膜射频消融异位病灶后室颤消失。国内也有学者报道了关于早复极患者射频消融成功的案例,仍在随访中。

2. 药物干预　对于早复极高危患者的药物治疗研究较少,目前有效的药物主要是奎尼丁、异丙肾上腺素,但其疗效尚不确定。Haissaguerre 等 122 例 ICD 植入后反复室颤发作的早复极患者,16 例发生电风暴,其中 7 例静滴异丙肾上腺素后电风暴立即终止,10 例使用胺碘酮仅 3 例有效,而使用 β 受体阻滞剂、利多卡因、美西津、维拉帕米者均无效。33 例反复室颤发作者中 9 例使用奎尼丁,治疗 3 年后室颤发作次数显著减少,单独应用胺碘酮治疗 70% 有效,异丙肾上腺素 100% 有效,口服奎尼丁最有效。异丙肾上腺素即刻静脉给药控制室颤发作效果最好。Nam 等也得到相似结论,5 例高危早复极患者(有晕厥或猝死发作史),静脉应用异丙肾上腺素后室颤发作次数明显减少,其中 2 例联合奎尼丁治疗,59 个月随访无室颤发作。Bernard 等也建议间歇发作恶性心律失常者首选口服奎尼丁。

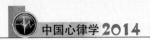

综上所述,大量的临床及基础研究都证实早复极与特发性室颤具有密切的关系,早期、及时的识别高风险早复极患者并给予合理预防及干预非常重要,需要不断的探索研究。

(曲秀芬　郭帅)

参 考 文 献

[1] Haissaguerre M,Derval N,Sacher F,et al. Sudden cardiac arrest associated with early repolarization.N Engl J Med,2008,358:2016-2023.

[2] Rosso R,Kogan E,Belhassen B,et al. J-point elevation in survivors of primary ventricularfibrillation and matched control subjects.J Am Coll Cardiol,2008,52:1231-1238.

[3] Tikkanen JT,Anttonen O,Junttila MJ,et al. Long-term outcome associated with early repolarization on electrocardiography.N Engl J Med,2009,361:2529-2537.

[4] Tikkanen JT,Junttila MJ,Anttonen O,et al. Early repolarization:electrocardiographic phenotypes associated with favorable long-term outcomes.Circulation,2011,123:2666-2673.

[5] Sijie Jacob Heng,BSc,MBChB,et al. End QRS Notching or Slurring in the Electrocardiogram Influence on the Definition of Early Repolarization.J Am Coll Cardiol,2012,60:947-948.

[6] Watanabe H,Nogami A,Ohkubo K,et a1. Electrocardiographic characteristics and SCN5A mutations in idiopathic ventricular fibrillation associated with early repolarization.Cire Arrhythm Electrophysiol,2011,4:874-881.

[7] Haissaguerre M,Derval N,Sacher F,et al. Sudden cardiac arrest associated with early repolarization.N Engl J Med,2008,358:2016-2023.

[8] Rosso R,Kogan E,et al. J-point elevation in survivors of primary ventricular fibrillation and matched control subjects:incidence and clinical significance.J Am Coll Cardiol.,2008,52:1231-1238.

[9] Yoshifusa Aizawa,Masaomi Chinushi,Kanae Hasegawa,et al. Electrical Storm in Idiopathic Ventricular Fibrillation Is Associated With Early Repolarization,J Am Coll Cardiol,2013,62:1015-1019

[10] Tikkanen JT,Junttila MJ,Anttonen O,et al. Early repolarization:electrocardiographic phenotypes associated with favorable long-term outcome.Circulation,2011,123:2666-2273.

[11] Kim SH,Kim do Y,Kim HJ,Jung SM,et al. Early repolarization with horizontal ST segment may be associated with aborted sudden cardiac arrest:a retrospective case control study.BMC Cardiovasc Disord,2012,12:122.

[12] Haissaguerre M,Sacher F,Nogami A,et al. Characteristics of recurrent ventricular fibrillation associated with inferolateral early repolarization role of drug therapy.J Am Coll Cardiol,2009,53:612-619..

[13] Tikkanen JT,Anttunen O,Junttila IJ,et al. Long -term outcome associated with early repolarization oll electrocardiography.N EngI J Med,2009,361:2529-2537.

[14] Yoshifusa Aizawa,Akinori Sato,Hiroshi Watanabe,et al. Dynamicity of the J-Wave in Idiopathic Ventricular Fibrillation With a Special Reference to Pause-Dependent Augmentation of the J-Wave.J Am Coll Cardiol,2012,59:1948-1953.

[15] Gourraud JB,Le Scouarnec S,et al. Identification of large families in early repolarization syndrome.J Am Coll Cardiol,2013,61:164-172.

9. 快速非持续性室速

非持续性室速(nonsustained ventricular tachycardia)是指连续 3 个或 3 个以上的室性异位搏动,频率超过 100 次 / 分,持续时间小于 30 秒,可自行终止的心动过速。非持续性室速可分为单形性室速(心动过速时 QRS 波群形态一致)和多形性室速(QRS 波群呈多种不同形态)。非持续性室速可见于心脏结构和功能正常的患者,也可见于器质性心脏病患者。非持续性室速的发作持续时间较短,临床可无症状或出现心悸不适。非持续性室速的频率为 100~250 次 / 分。若非持续性室速发作时室率过快,亦可伴有晕厥,或进一步发展为持续性室速或室颤。

有研究表明,非持续性室速增加死亡率,而另一些研究表明,它对死亡率没有额外影响。这些研究中的非持续性室速是门诊患者动态心电监测发现的,心动过速的频率较慢,持续时间较短。对快速非持续性室速(rapid-rate nonsustained ventricular tachycardia),特别是植入植入式心脏复律除颤器(implantable cardioverter- defibrillator,ICD)的患者,ICD 记录的快速非持续性室速与预后的关系研究甚少。这种快速非持续性室速满足 ICD 的检测标准,但在 ICD 放电治疗前室速自行终止,它与门诊患者动态监测发现的非持续性室速意义不同。Chen 等分析了 SCD-HeFT 研究中 ICD 患者快速非持续性室速的频率和特征,快速非持续性室速与适当的 ICD 放电和死亡率的关系,从而对快速非持续性室速有了进一步的了解。

一 快速非持续性室速的定义及研究方法

1. 快速非持续性室速的定义　①快速非持续性室速为 ICD 记录器确定的符合 ICD 程控规定的检测标准,频率≥188 次 / 分,持续时间≥18 跳,并且可以自行终止的室速。②根据 QRS 波群形态和周长变化确定是单形性或多形性室速。若 QRS 波群形态不一,且心动过速周长变化≥40 毫秒,为多形性室速。若 QRS 波群形态一致,整个发作过程中周长变化 <40 毫秒,且室速发作时的 QRS 与基本节律能够区分开来,则为单形性室速。

2. 快速非持续性室速的研究方法　选择 SCD-HeFT 研究中植入 ICD(model 7223;Medtronic,Inc.)的 811 例缺血或非缺血性心脏病患者,NYHA 心功能 Ⅱ 或 Ⅲ 级,左室射血分数 <35%,接受最佳的抗心衰药物治疗。研究拟定的治疗方案是单一放电治疗模式,不包括抗心动过速起搏(ATP),ICD 程控的治疗区间为检出心率≥188 次 / 分,首次检测间期 18/24,再次检测间期 12/16。快速非持续性室速符合 ICD 放电的检测标准,但在 ICD 放电前室速已自行终止。保存放电治疗前 10 秒的心电图及放电后 9 跳的数据。分析所有符合 ICD 检测标准的快速非持续性室速。

二 快速非持续性室速频率和特征

植入 ICD 的 811 例患者,其中 186 例记录到快速非持续性室速事件共 681 次(22.9%),平均发作时长(26.4 ± 9.1)跳[(7.5 ± 2.6)秒](表 3-9-1)。681 次事件中,381 次(56%)是多形性室速,300 次(44%)是单形性室速(图 3-9-1、图 3-9-2)。快速非持续性室速平均周长(259 ± 32)毫秒,多形性快速非持续性室速周长(243 ± 31)毫秒,比单形性短[(273 ± 21)毫秒](P<0.001)。若仅考虑快速非持续性室速事件的最后 8 跳,38% 的事件是多形性的,62% 是单形性的;也就是说,许多事件通过最后的 8 跳"回稳"到单形性室速。

尽管快速非持续性室速可以自行终止,但 681 次事件中 54 次(7.9%)受到不适当 ICD 放

表 3-9-1　快速非持续性室速的特点(n=681)

特征	均数 ± 标准差	中位数(25%~75%)	区间
快速非持续性室速持续时间(心跳数)	26.4 ± 9.1	24(20~31)	12~51
快速非持续性室速持续时间(秒)	7.5 ± 2.6	7(6~10)	5~20
快速非持续性室速周长(n=681)	259 ± 32	260(250~280)	180~350
单形性快速非持续性室速周长(n=300)	273 ± 21	270(260~290)	230~350
多形性快速非持续性室速周长(n=381)	243 ± 31	260(210~270)	180~310

注:单形性与多形性快速非持续性室速的周长差异具有显著性(P<0.001)

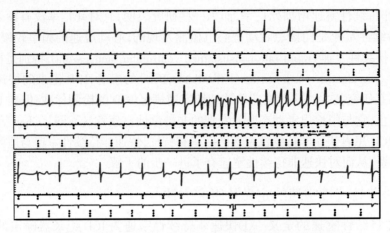

图3-9-1　1例ICD患者腔内电图证实的多形性非持续性室速

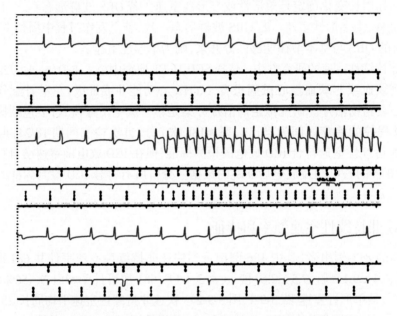

图3-9-2　1例ICD患者腔内电图证实的单形性非持续性室速

电。186例发生快速非持续性室速(发作次数≥1)的患者中38例(20.4%)发生了不适当放电(图3-9-3)。SCD-HeFT研究中,总共有4.7%的患者受到了对快速非持续性室速的不适当放电。换言之,在SCD-HeFT研究的随访期,每年的不适当放电率为0.94%。

三 快速非持续性室速的临床特点

快速非持续性室速发作次数≥1次的患者与无快速非持续性室速的患者的基本临床特点对比见表3-9-2。与无快速非持续性室速发作的患者相比,快速非持续性室速患者年龄更小、男性比例较大、射血分数较低、心率较快、非缺血性心衰常见、糖尿病患者较少、高脂血症患者较少。基线情况下,快速非持续性室速患者与无快速非持续性室速患者相比,服用血管紧张素转换酶抑制剂或血管紧张素受体拮抗剂的较多,而服用β受体阻滞剂、他汀类药物或阿司匹林的较少。

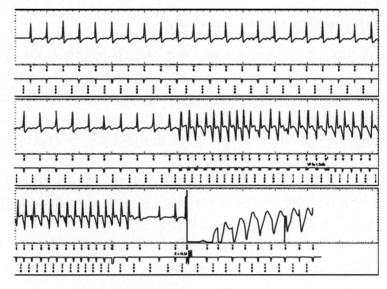

图 3-9-3 非持续性室速引起 ICD 不适当放电

表 3-9-2 有无快速非持续性室速患者的临床特点

基本临床特点	快速非持续性室速（n=186）	无快速非持续性室速（n=625）	P
年龄（岁）	58（50~67）	61（53~70）	0.024
女性	17%（31）	25%（154）	0.02
非白种人	27%（51）	21%（132）	0.076
体重（Ⅰb）	192（165~226）	189（162~217）	0.14
NYHA 心功能Ⅲ级	35%（66）	31%（191）	0.21
缺血性心衰	40%（74）	55%（346）	0.001
射血分数（%）	20（18~26）	25（20~30）	0.001
糖尿病	23%（42）	33%（205）	0.007
肺部疾病	22%（40）	21%（131）	0.87
高脂血症	42%（78）	55%（343）	0.002
高血压	56%（104）	54%（337）	0.63
房颤	18%（33）	17%（106）	0.8
晕厥	8%（15）	6%（37）	0.31
QRS 间期 >120 毫秒	41%（77）	41%（259）	0.99
收缩压（mmHg）	118（106~132）	118（104~130）	0.49
舒张压（mmHg）	70（62~80）	70（60~80）	0.91
心率（次 / 分）	76（68~88）	73（64~84）	0.008
血钠（mmol/L）	139（137~141）	139（137~141）	0.52
血肌酐（mg/dl）	1.10（0.90~1.30）	1.10（1.10~1.40）	0.34
ACEI 或 ARB 类药物	98%（182）	93%（584）	0.011
β 受体阻滞剂	59%（110）	73%（455）	0.001
洋地黄类	72%（133）	66%（411）	0.14
阿司匹林	51%（95）	60%（372）	0.041
他汀类	26%（49）	41%（256）	0.001
醛固酮拮抗剂	15%（27）	20%（126）	0.076

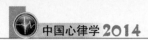

四 快速非持续性室速与适当的 ICD 放电

快速非持续性室速与适当的 ICD 放电独立相关。SCD-HeFT 研究中,811 例 ICD 患者,182 例因室速或室颤接受过一次或多次 ICD 适当放电治疗。182 例患者中 86 例(47.3%)发作过一次或多次快速非持续性室速事件。首次快速非持续性室速发生或首次适当放电的时程是变化的。86 例快速非持续性室速患者中 46 例(53%)在接受适当的放电治疗之前至少发作过一次快速非持续性室速,40 例患者(47%)在快速非持续性室速发作前接受过至少一次适当放电治疗。经多变量 Cox 模型调整与死亡率有关的独立预测因素,如年龄、性别、心衰病因、NYHA 分级、EF、收缩压、糖尿病、使用 ACEI、地高辛、β 受体阻滞剂,二尖瓣反流、肾功能不全、心电图间期等,快速非持续性室速与之后的 ICD 适当放电风险密切相关(HR 4.25,95%CI 2.94~6.14,$P<0.001$)。

因室速或室颤有适当 ICD 放电的快速非持续性室速患者与有快速非持续性室速但从未接受过适当放电治疗的患者临床特征比较,有快速非持续性室速且有 ICD 适当放电的患者年龄更大($P=0.018$),服用 β 受体阻滞剂更少(表 3-9-3)。

表 3-9-3　有和无 ICD 适当放电的快速非持续性室速患者临床特点比较

基本临床特点	快速非持续性室速有适当放电($n=186$)	快速非持续性室速无适当放电($n=625$)	P
年龄(岁)	63(51~69)	56(48~65)	0.018
女性	15%(13)	18%(18)	0.6
非白种人	23%(20)	31%(31)	0.24
体重(Ib)	192(160~221)	193(167~227)	0.55
NYHA 心功能Ⅲ级	47%(35)	31%(31)	0.17
缺血性心衰	47%(40)	34%(34)	0.082
射血分数(%)	20(18~26)	22(16~30)	0.41
糖尿病	20%(17)	25%(25)	0.39
肺部疾病	24%(21)	19%(19)	0.37
高脂血症	43%(37)	41%(41)	0.78
高血压	51%(44)	60%(60)	0.23
房颤	19%(16)	17%(17)	0.78
非持续性室速(注册前)	38%(33)	29%(29)	0.18
晕厥	10%(9)	6%(6)	0.27
QRS 间期 >120 毫秒	43%(37)	40%(40)	0.68
收缩压(mmHg)	120(108~132)	115(106~131)	0.38
舒张压(mmHg)	70(68~80)	70(61~79)	0.46
心率(次/分)	76(68~88)	76(68~88)	0.99
血钠(mmol/L)	139(137~141)	139(137~141)	0.91
血肌酐(mg/dl)	1.10(0.90~1.30)	1.10(0.90~1.30)	0.84
ACEI 或 ARB 类药物	98%(182)	99%(99)	0.24
β 受体阻滞剂	59%(110)	66%(66)	0.04
洋地黄类	76%(65)	68%(68)	0.25
阿司匹林	53%(46)	49%(49)	0.54
他汀类	26%(22)	27%(27)	0.83
醛固酮拮抗剂	10%(9)	18%(18)	0.14

五 快速非持续性室速与全因死亡率

快速非持续性室速与全因死亡率独立相关。多变量 Cox 分析调整死亡的其他独立预测因子,快速非持续性室速患者死亡风险是无快速非持续性室速患者的 2 倍以上(HR 2.40,95%CI 1.62~3.54,$P<0.001$)。快速非持续性室速与全因死亡率和适当 ICD 放电的组合独立相关,快速非持续性室速患者适当放电或死亡的风险是无快速非持续性室速患者的 3 倍(HR 3.03,95%CI 1.62~4.15,$P<0.001$)(图 3-9-4)。

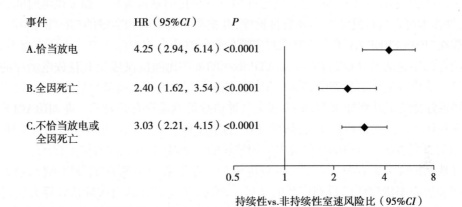

图 3-9-4　快速非持续性室速与室速/室颤患者适当放电、全因死亡率和适当放电与全因死亡率结合的相关性
A. 快速非持续性室速与 ICD 适当放电的关系;B. 快速非持续性室速与全因死亡率的关系;C. 快速非持续性室速与适当放电或全因死亡率的关系。所得结果调整了基础预后因素(年龄、性别、心衰病因、NYHA 分级、心衰的诊断时间、EF、6 分钟步行距离、收缩压、糖尿病、使用 ACEI、地高辛、β 受体阻滞剂,二尖瓣反流、肾功能不全、心电图间期等)

六 研究快速非持续性室速的临床意义

1. 快速非持续性室速是一个重要的临床事件,它与 ICD 放电和死亡率的增加密切相关。先前关于非持续性室速临床意义的研究主要借助于动态心电图或遥测监控,获得的非持续性室速频率较慢,持续时间短,通常 <10 跳,记录时间有限,得出的非持续性室速意义不明确,有些研究显示非持续性室速增加死亡率,另一些研究显示并不影响心血管疾病患者的死亡率,非持续性室速的临床意义有矛盾的结果。常规 ICD 询问中发现的快速非持续性室速符合潜在的触发 ICD 治疗的标准。特别是 ICD 具有记录功能,可连续记录程控设定的室速或室颤区的节律。长程快速非持续性室速与随后发生的 ICD 放电有关并和死亡率的增加密切相关。快速非持续性室速独特的新信息对于增加远程 ICD 监测的使用有重要意义。因为如果 ICD 没有进行治疗,那么快速非持续性室速可能被忽略。因此,常规 ICD 询问中发现的快速非持续性室速与需要 ICD 放电治疗的持续性室速或室颤一样,是一项很重要的临床事件。

虽然快速非持续性室速与 ICD 对室速和室颤进行适当放电的增加有关,但是快速非持续性室速与持续性室速和室颤的关系是变化的。SCD-HeFT 研究中约有一半患者在首次出现持续性室速或室颤前就已出现快速非持续性室速。这部分患者非持续性室速或持续性室速、室

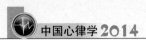
颤两种事件都有。之前的一些研究表明,心衰患者为了一级预防而植入 ICD,ICD 放电治疗与死亡率增加相关。大约 50% 有适当 ICD 放电治疗的患者也会出现快速非持续性室速。由于快速非持续性室速和触发 ICD 适当放电治疗的室速或室颤之间的关系易变,因而区分快速非持续性室速导致的死亡风险或是持续性室速、室颤引起 ICD 放电增加导致死亡的风险是困难的,也是不可能的。

2. 快速非持续性室速多形性常见,适当延长检测间期可避免不必要的 ICD 治疗。快速非持续性室速是常见的并且通常是多形性的(23% 的 ICD 患者)。适度延长 ICD 检测间期,结合大约 4~15 秒的电容器充电时间,可以确定许多自行终止的室速事件。如果检测时间和充电时间过快,许多本可以自行终止的室速将被治疗,并被视为对室速和室颤的"适当"治疗。

之前在"Pain-FREE Rx Ⅱ"研究中对室速的自行终止有相似的观点。该研究指出,许多适合 ICD 治疗的室速患者,随机首先接受 ATP 治疗的事件比随机仅接受 ICD 放电治疗的患者更多。在只接受放电治疗的病例中,34% 的快速室速在放电治疗之前就自然终止了,这表明尽管 ATP 干预治疗能够成功终止室速,而事实上这种治疗可能是没有必要的。在 MIRACLE-ICD 研究中也观察到高比例的自行终止室速,约 48% 的室速和室颤在 ICD 充电期间就自然转复了。

Chen 的研究表明,SCD-HeFT 研究中应用较长的检测时间、设置高心率治疗区(≥188 次/分)可以很好地保护许多患者免受不必要的放电治疗。近年来,ICD 程序的分层治疗、设置较长的检测时间和快心率治疗区已得到广泛的认可。同时,现代 ICD 的再次确认计算方法可以减少对自行终止室速的不必要治疗。不论是放电还是 ATP,两者对多形性室速都是非常不利的。因此,相对长的检测时间对减少不必要的 ICD 治疗尤为重要。

3. 研究快速非持续性室速为临床强化药物治疗提供依据。与无快速非持续性室速的心衰患者相比,快速非持续性室速患者可能未服用 β 受体阻滞剂、他汀类药物,或阿司匹林。有研究表明,他汀类药物可以减少心衰患者的心脏性猝死。因此对快速非持续性室速患者,坚持 β 受体阻滞剂、他汀类药物治疗可能有益。

总之,快速非持续性室速是一个重要的临床事件,它与适当的 ICD 放电和全因死亡率增加相关。与室速、室颤和 ICD 放电的患者一样,快速非持续性室速的心衰患者是心脏性猝死的高危人群。对快速非持续性室速患者应重视药物强化治疗,必要时予以适当的干预,合理评估临床状况。

(黄织春)

参 考 文 献

[1] Cheema AN,Sheu K,Parker M,et al.Nonsustained ventricular tachycardia in the setting of acute myocardial infarction: tachycardia characteristics and their prognostic implications.Circulation,1998,98:2030-2036.

[2] Doval HC,Nul DR,Grancelli HO,et al.Nonsustained ventricular tachycardia in severe heart failure:independent marker of increased mortality due to sudden death:GESICA-GEMA Investigators.Circulation,1996,94:3198-3203.

[3] Pires LA,Lehmann,MH,Buston AE,et al.Differences in inducibility and prognosis of in-hospital versus out-of-hospital identified nonsustained ventricular tachycardia in patients with coronary artery disease:clinical and trial design implications.J Am Coll Cardiol,2001,38:1156-1162.

[4] Singh SN,Fisher SG,Carson PE,et al.Prevalence and significance of nonsustained ventricular tachycardia in patients with premature ventricular contractions and heart failure treated with vasodilator therapy.J Am Coll Cardiol,1998,32:942-947.

[5] Teerlink JR,Jalaluddin M,Anderson S,et al.Ambulatory ventricular arrhythmias in patients with heart failure do not specifically predict an increased risk of sudden death.Circulation,2000,101:40-46.

[6] Bardy GH,Lee KL,Mark DB,et al.Amiodarone or an implantable cardioverter-defibrillator for congestive heart failure.N Engl J Med,2005,352:225-237.

［7］Bardy GH，Lee KL，Mark DB，et al.Sudden Cardiac Death-Heart Failure Trial（SCD-HeFT）.In：Woosley RL，Singh SN，editors. Arrhythmia Treatment and Therapy.New York，NY：Marcel Dekker，2000，323-342.

［8］Hlatsky MA，Boineau RE，Higgenbotham MB，et al.A brief self-administered questionnaire to determine functional capacity（the Duke Activity Status Index）. Am J Cardiol，1989，64：651-654.

［9］Poole JE，Johnson GW，Hellkamp AS，et al.Prognostic importance of defibrillator shocks in patients with heart failure.N Engl J Med，2008，359：1009-1017.

［10］Daubert JP，Zareba W，Cannom DS，et al.Inappropriate implantable cardioverter-defibrillator shocks in MADIT Ⅱ：frequency，mechanisms，predictors，and survival impact.J Am Coll Cardiol，2008，14：1357-1365.

［11］Wathen MS，DeGroot PJ，Sweeney MO，et al.Prospective randomized multicenter trial of empirical antitachycardia pacing versus shocks for spontaneous rapid ventricular tachycardia in patients with implantable cardioverter-defibrillators.Pacing Fast Ventricular Tachycardia Reduces Shock Therapies（PainFREE Rx Ⅱ）trial results.Circulation，2004，110：2591-2596.

［12］Wilkoff BL，Hess M，Young J，et al.Difference in tachyarrhythmia detection and implantable cardioverter defibrillator therapy by primary or secondary prevention indication in cardiac resynchronization therapy patients.J Cardiovasc Electrophysiol，2004，9：1002-1009.

［13］Wilkoff BL，Williamson BD，Stern RS，et al.Strategic programming of detection and therapy parameters in implantable cardioverter-defibrillators reduces shocks in primary prevention patients.J Am Coll Cardiol，2008，52：541-550.

［14］Gasparini M，Menozzi C，Proclemer A，et al.A simplified biventricular defibrillator with fixed long detection intervals reduces implantable cardioverter defibrillator（ICD）interventions and heart failure hospitalizations in patients with non-ischaemic cardiomyopathy implanted for primary prevention：the RELEVANT［Role of Long Detection Window Programming in Patients With Left Ventricular Dysfunction，Non-Ischemic Etiology in Primary Prevention Treated With a Biventricular ICD］study.Eur Heart J，2009，22：2758-2767.

［15］Moss AJ，Schuger C，Beck CA，et al.Reduction in inappropriate therapy and mortality through ICD programming.N Engl J Med，2012，367：2275-2283.

10. 腺 苷 试 验

晕厥是指因短暂脑灌注压降低所导致的一过性、自限性短暂意识丧失。尽管医疗技术的发展日新月异，但目前仍有 20%~40% 的晕厥患者无法明确病因，这部分患者被归类为不明原因性晕厥。

1929 年，Drury 和 Szent-Gyorgy 首先发现腺苷对实验动物心脏的抑制作用，1930 年 Honey 和 Ritchie 发现腺苷对人类心脏也具有类似作用，从此开始了对腺苷的临床研究。1955 年，Somlo 首先报道三磷酸腺苷（ATP）成功终止室上速。1997 年，Brignole、Flammang 等最先提出"腺苷敏感性晕厥"的概念，是指经过详尽的临床和各项检查，常见的晕厥原因均为阴性，但腺苷/ATP 试验阳性的晕厥患者。2009 年欧洲心脏病学会晕厥诊治指南将腺苷试验列为不明原因性晕厥的实验室检查手段之一。

一 腺苷的代谢及受体

ATP 是生物体内重要的高能磷酸化合物，外源性 ATP 进入体内后迅速水解，首先去磷酸变成二磷酸腺苷（adenosine diphosphate，ADP），再去磷酸生成单磷酸腺苷（adenosine monophosphate，AMP），AMP 在 5' 核苷酸酶作用下去掉磷酸形成腺苷（图 3-10-1）。腺苷的半衰期极短，仅 10 秒左右，大部分腺苷在磷酸化酶的催化下生成 AMP，完成腺苷的再循环；少量腺苷在脱氨酶作用下变为次黄嘌呤核苷酸和次黄嘌呤，最后变为尿酸，是腺苷的最终代谢产物。

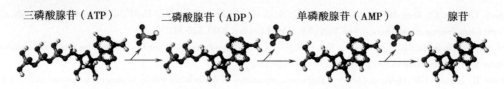

三磷酸腺苷（ATP）　　二磷酸腺苷（ADP）　　单磷酸腺苷（AMP）　　腺苷

图 3-10-1　三磷酸腺苷代谢过程

人体大多数细胞的胞膜上存在有腺苷受体，目前已知腺苷受体有 4 种类型，即 A1、A2A、A2B 及 A3 受体，其中 A1 和 A2A 受体与心血管系统密切关联。A1 受体主要分布于房室结、窦房结、心房肌及心室肌细胞表面，其信号通路主要是抑制腺苷酸环化酶，导致细胞内 cAMP 水平下降，引起细胞外向钾离子流增加，产生负性变时、变力和负性传导作用；A2 受体分布于血管平滑肌表面，可激活腺苷酸环化酶，使环磷酸腺苷（cAMP）形成增加，进而扩张血管平滑肌（图 3-10-2）。

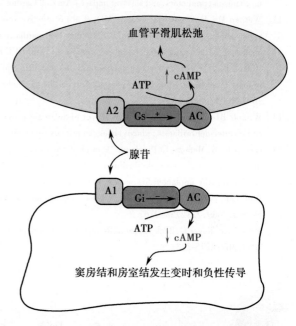

图 3-10-2　A1 及 A2 受体心血管系统的影响

二　ATP/ 腺苷的电生理作用

1. **房室结**　房室结细胞表面含有丰富的 A1 受体。腺苷与 A1 受体结合后激活外向性钾电流，使房室结细胞动作电位时程缩短，动作电位振幅下降，传导时间延长。并通过抑制起搏电流，引起房室结细胞 4 相自动除极速率减慢。随着腺苷剂量的增大，最终完全阻断房室结传导，引起一过性高度房室传导阻滞。

2. **窦房结**　腺苷与窦房结 A1 受体结合后，通过抑制性蛋白与腺苷 - 乙酰胆碱敏感的钾通道相耦联，从而激活该通道，外向性钾电流增强，导致窦房结动作电位时限缩短，静息膜电位超极化，使窦房结自动除极化的阈值增加，窦房结自律性下降，引起窦性心动过缓和（或）窦性停搏。

3. **希浦系统**　希浦系统 A1 受体含量较少，即使在高腺苷浓度下，对希浦系统的直接作用也很小。

Brignole 等认为，一些患者对腺苷作用超敏感，内源性的 ATP 或腺苷增加即可引起间歇性房室传导阻滞或窦房阻滞，导致长时间心脏停搏并引发晕厥。其机制可能是：①腺苷受体数量增加；②受体的耦联效应增加；③腺苷敏感性钾通道增加；④腺苷的释放增加而降解减少。

三　ATP/ 腺苷试验

腺苷试验于 1986 年应用于临床，用以识别能从心脏起搏治疗中获益的不明原因晕厥患者。与心内电生理检查相比，腺苷试验具有更加简便且安全的优势。常用的试验方法为将 20mg ATP 溶解于生理盐水中，在 3 秒内弹丸式推注完毕，推注后致心动过缓最强的作用发生在给药后 10~20 秒，并能持续 20 秒左右（图 3-10-3），随后可能发生反射性心动过速。

ATP/ 腺苷试的阳性标准：给药后心脏停搏≥6 秒或高度房室传导阻滞≥10 秒（图 3-10-3）。

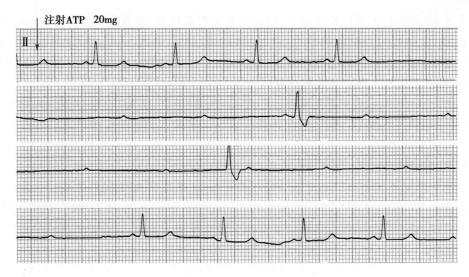

图 3-10-3　ATP 试验

不明原因性晕厥患者弹丸式静脉注射 ATP 20mg，随后出现窦房阻滞及高度房室传导阻滞，房室传导阻滞时间约 12 秒，伴室性逸搏。考虑 ATP 试验阳性。

四 腺苷试验的临床应用

1. 腺苷作为直立倾斜试验中的诱发剂　早期研究发现直立倾斜试验阳性的血管迷走性晕厥患者腺苷水平较高，且血浆中腺苷浓度与晕厥发作的速度呈正相关。此后曾把腺苷作为直立倾斜试验时的激发性药物。Shen WK 等的研究显示，对血管迷走性晕厥患者进行直立倾斜试验，ATP 诱发晕厥的敏感性低于异丙肾上腺素（67% *vs.* 88%）。Perez-Paredes M 等的研究也得到了相似的结果。

2. 腺苷试验独立应用于晕厥诊断　Brignole 等最早将 ATP 及腺苷独立应用于晕厥诊断中，其对 175 例不明原因晕厥患者进行检查，单纯直立倾斜试验阳性者占 64%，单纯 ATP 试验阳性者占 15%，两者均阳性者占 21%。单纯 ATP 试验阳性者具有年龄偏大、心血管事件发生率高、缺乏血管迷走性晕厥的诱发因素等特点，大多数患者晕厥的原因为房室传导阻滞。Brignole 认为这类患者的临床特征与血管迷走性晕厥完全不同，将其定义为腺苷敏感性晕厥。

五 腺苷敏感性晕厥的临床特点

腺苷敏感性晕厥约占不明原因性晕厥患者的 20%~40%，其临床特点为：①发病年龄高且以女性为主：2012 年 Flammang 的研究显示，腺苷敏感性晕厥患者的平均年龄为（75.9 ± 7.7）岁，其中 81% 为女性。2013 年 Blanc 报道的 9 例腺苷敏感性晕厥患者平均（66 ± 14.6）岁，全部为女性。②常表现为无明确诱因的突发性晕厥，腺苷敏感性晕厥的发作常无先兆症状，患者不能预测而突然发生，意识丧失发生后可导致突然摔倒及意外事件发生。

六 治疗及预后

茶碱是一种特异性腺苷受体拮抗剂，小样本研究证实其可降低腺苷敏感性晕厥的再发率，但尚缺乏充分的循证医学证据。

2012 年，Flammang 的多中心研究显示，起搏治疗可使腺苷敏感性晕厥的复发率显著下降，该研究入选 80 例腺苷敏感性晕厥患者,植入永久双腔起搏器,患者随机分为起搏治疗组(起搏器下限频率 70 次 / 分)及非起搏治疗组(起搏器下限频率 30 次 / 分),随访期 16 个月,起搏治疗组晕厥复发率为 21%,而非起搏治疗组高达 66%。且非起搏治疗组中复发晕厥的 27 例患者恢复起搏功能后,仅有 1 例患者在随访期内再次发作晕厥。

2013 年,Blanc 等报道,9 例非器质性心脏病的晕厥患者,Holter 记录到阵发性房室传导阻滞,腺苷试验可引发平均 13.2 秒的心室停搏。这些患者植入起搏器后随访(42 ± 36)个月,无 1 例患者在随访期内进展为永久性房室传导阻滞。因此推断腺苷敏感性晕厥的本质可能为"腺苷敏感性房室传导阻滞"。

通过腺苷试验能够有效筛查出腺苷敏感性晕厥患者,对不明原因性晕厥的诊断及治疗具有一定临床意义。但也有研究提出不同的观点,2006 年 Brignole 的研究提出,和植入式 Holter 的记录相对比,腺苷试验阳性对晕厥的复发并无预测价值。因此,目前腺苷试验的作用仍需进一步临床研究。

(郭　飞)

参 考 文 献

[1] Flammang D,Church T,Waynberger M,et al.Can adenosine 5'-triphosphate be used to select treatment in severe vasovagal syndrome? Circulation,1997,96:1201-1208.

[2] Flammang D,Antiel M,Church T,et al.Is a pacemaker indicated for vasovagal patients with severe cardioinhibitory reflex as identified by the ATP test? A preliminary randomized trial.Europace,1999,1:140-145.

[3] Brignole M,Deharo JC,De Roy L,et al.Syncope due to idiopathic paroxysmal atrioventricular block long-term follow-up of a distinct form of atrioventricular block.J Am Coll Cardiol,2011,58:167-173.

[4] Brignole M,Sutton R,Menozzi C,et al.Lack of correlation between the responses to tilt testing and adenosine triphosphate test and the mechanism of spontaneous neurally mediated syncope.Eur Heart J,2006,27:2232-2239.

[5] Brignole M,Gaggioli G,Menozzi C,et al.Clinical features of adenosine sensitive syncope and tilt induced vasovagal syncope.Heart,2000,83:24-28.

[6] Alboni P,Holz A,Brignole M.Vagally mediated atrioventricular block:pathophysiology and diagnosis.Heart,2013,13:904-908.

[7] Flammang D,Church TR,De Roy L,et al.ATP Multicenter Study.Treatment of unexplained syncope:a multicenter,randomized trial of cardiac pacing guided by adenosine 5'-triphosphate testing.Circulation,2012,125:31-36.

[8] Brignole M,Deharo JC,De Roy L,et al.Syncope due to idiopathic paroxysmal atrioventricular block:long-term follow-up of a distinct form of atrioventricular block.J Am Coll Cardiol,2011,58:167-173.

11. 运动无症状性非持续性室速

非持续性室速(non-sustained ventricular tachycardia,NSVT)为至少连续 3 个室性搏动、心率 > 100 次 / 分且持续时间为 30 秒内可自发终止的室速。若室速持续时间大于 30 秒或伴有血流动力学异常,需立即电复律者,为持续性室速。因入选人群临床特点不同,不同研究中运动性非持续性室速的发生率也不尽相同。既往已有很多研究证实,冠状动脉疾病、肥厚型心肌病、Chagasic 心肌病、致心律失常性右室心肌病、儿茶酚胺敏感性多形性室速患者发生运动性室性期前除极和 NSVT,提示临床预后不佳,这种不佳预后包括心源性猝死、非致死性心肌梗死、全因死亡率显著增加。本文主要介绍既往无明确心脏结构和功能障碍病史的人群,发生无症状性运动性 NSVT 的临床特点和意义。

一 无症状性 NSVT 的易患因素

近期一项前瞻性 BLSA（Baltimore Longitudinal Study of Aging）研究以社区居民为观察对象，排除已知患有心脏病的人群，研究显示无症状性 NSVT 发生率大约为 3.7%（79/2099），发生率并不高。男性运动性无症状性 NSVT 发生率（5.7%，63/1095）显著高于女性（1.6%，16/1004）（P<0.0001）。运动性无症状性 NSVT 发生率随年龄增加而明显升高；值得注意的是男性随年龄增加，NSVT 发生率增加的现象比女性更明显（图 3-11-1）。多因素分析结果发现，年龄、男性、静息状态下心电图示心室期前除极、运动过程中 ST 段缺血性改变是出现运动性无症状性 NSVT 的预测因子。

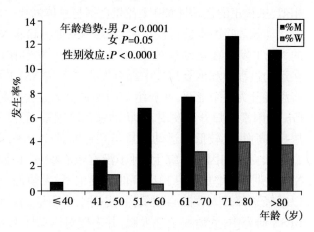

图 3-11-1　年龄、性别与 NSVT 的关系

随着年龄增长，心肌细胞发生肥大、心肌细胞间质和钙通道发生改变。男性心肌细胞缺失和代偿性心肌细胞肥大的程度较女性更明显。运动过程中 β 受体受到的刺激增强会使心室异位心律兴奋性增强。高龄、男性更容易出现运动性无症状性 NSVT，很可能与年龄相关的心血管基础状态改变有关系。

二 运动性无症状性 NSVT 临床预后情况

Jouven 等对 6101 例无心脏病史的法国男性患者随访 23 年，发现运动试验过程中出现的频发的心室提前除极预示心血管疾病死亡率和总死亡率会显著增加，频发的心室提前除极组心血管疾病死亡率是无频发心室提前除极组的 2.5 倍。在多因素分析中，对冠状动脉疾病危险因素等其他因素进行校正后，运动过程中出现的频发心室提前除极是心血管原因死亡的独立预测因子。在这项研究中，频发心室提前除极定义为 2 个或更多的连续心室提前除极或室早个数 >10% 总心搏数。

Frolkis 对具有行运动试验指征的 29 244 人平均随访 5.3 年，多因素分析结果提示运动性频发室性异位心律者死亡率增加，但对混杂因素进行校正后，只有运动终止后恢复期内发生的频发室性异位心律提示更高的死亡率；而发生在运动过程中的频发室性异位心律并不增加死亡率。在这项研究中，频发室性异位心律定义为每分钟至少 7 次室性早搏，室早二联律、三联律，成对室早、连续 3 个室早、持续或非持续性心室扑动、尖端扭转型室速、室颤，其中运动过程中出现的 NSVT 占频发室性异位心律的 11.4%（164/1434），运动结束恢复过程中出现的 NSVT 占频发室性异位心律的 8.4%（91/1080）。

上述两项研究结果，除了 NSVT 外，还包含其他类型的室性心律失常，故其研究结果对要讨论的问题只有一部分参考价值。

较早的一篇研究对健康人群行运动试验，运动性无症状性 NSVT 多发生在最大运动输出量时，经过一个短期（2 年）的随访，运动性无症状性 NSVT 并未增加心血管疾病原因死亡率和全因死亡率。

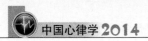

BLSA 研究中,运动性无症状性 NSVT 者运动耐量更低,最大心率较低,运动时 ST 段缺血性改变发生率更高。该研究随访(13.5±7.7)年,共 518 人死亡,随访时间中位值为 12.5 年,NSVT 组随访时间中位值为 9.5 年,非 NSVT 组随访时间中位值为 12.7 年,在对影响因素校正前,NSVT 组死亡率更高(39% vs. 24%,P<0.0001)。一项随访 26 个月的研究结果与 BLSA 研究相似,未校正的运动性 NSVT 者死亡率与总体的死亡率无显著差异。BLSA 研究中,对基线参数、冠状动脉危险因素进行校正后,发现 NSVT 组和非 NSVT 组全因死亡率没有显著性差异。74%的 NSVT 发生在运动过程中,20% 的 NSVT 发生在运动终止后 6 分钟恢复期内,6% 的 NSVT 在运动过程中和恢复过程中都有发生。若按 NSVT 发生在运动过程中和运动终止后 6 分钟内将患者分为两个亚组,两亚组全因死亡率无显著差异(74% vs. 20%,P=0.53)。对全因死亡率行 Cox 多因素回归分析发现,冠状动脉危险因素、静息心电图异常、运动相关参数、年龄、男性、糖尿病、高血压、较低的运动耐量是死亡的独立预测因子,但是运动性无症状性 NSVT 并不是死亡的独立预测因子。综上,对于没有冠心病或其他心脏疾病的老年人,出现运动性无症状性 NSVT 并不会增加不良预后事件的发生率,无须进一步检查评估、治疗或限制运动。这样做可以减轻这部分人群的心理负担,提高生活质量,节约医疗资源,促进医疗资源的合理分配。在 BLSA 研究中,受研究条件限制,并未能对运动性无症状性 NSVT 和心血管疾病死亡率、恶性心律失常死亡率之间的关系进行分析。

Elhendy 等在运动过程中通过心脏彩超评价室壁运动情况,并作出相应评分。他发现可诱发出 NSVT 者运动过程中室壁节段运动异常发生率更高,提示运动中室壁节段运动异常可作为发生室性心律失常的预测因子。将临床基线情况和运动试验相关参数进行多因素分析发现,运动性室性心律失常是心源性猝死的独立预测因子,但将室壁运动情况引入分析因素后,运动性室性心律失常不再是心源性猝死的独立预测因子。故推测不良心脏事件的发生可能与运动性室性心律失常同室壁节段运动异常之间的关联性相关。

BLSA 研究中,发生无症状性运动性 NSVT 组,NSVT 发作时呈 RBBB 者的比例要显著高于呈 LBBB 者(6.3% vs. 1.2%,P=0.004),但是呈现不同 NSVT 波形者的死亡率并无显著性差异。Eckar T 设计了一项回顾性队列研究,研究对象为 585 例运动性室性心律失常患者,将年龄、性别、相关危险因素进行匹配设置了 2340 例无运动性室性心律失常者作为对照,发现若运动试验中出现的室性心律失常呈右束支阻滞型(图 3-11-2),其生存率要低于无运动性心律失常的对照患者;而呈左束支阻滞型的运动性心律失常,其生存率与对照组患者相似。但是运动性 NSVT 形态是否对恶性临床事件、心脏事件有提示意义仍然有待考证。

值得注意的问题是,研究对象很可能会因为高血压等基础疾病服用 β 受体阻滞剂或 CCB 类药物,这些药物对猝死的预防作用也是不容忽视的。大多数研究中,统计的是全因死亡率,因此并不能排除出现运动性 NSVT 者因室性心律失常死亡率更高这一可能性。且常规运动试验程序诱发出的运动性 NSVT 多为 3~6 个室性搏动,"运动性无症状性 NSVT 并不是死亡的独立预测因子"这一结论在更长心搏数的运动性无症状性 NSVT 人群中是否依然适用,仍然是一个尚不明确的问题。

三 运动性无症状性 NSVT 的可重复性

一项 3351 人的研究中有 50 人出现了运动性 NSVT,其中 26 人再次复查运动试验,发现仅有 2 人再次出现 NSVT(7.7%,2/26)。BLSA 研究中平均每人接受 2.7 次运动试验,79 人出现了无症状性运动性 NSVT(以连续 3 个室性搏动的 NSVT 为主,84% 的 NSVT 少于 5 个室性搏动),

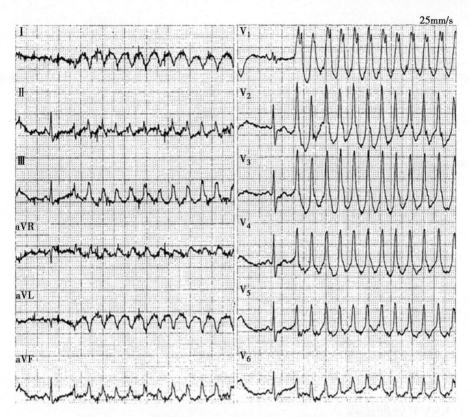

图 3-11-2　运动试验中出现的室性心律失常呈右束支阻滞型

其中 60% 的 NSVT 呈多形性,29% 的 NSVT 呈单形性,11% 的 NSVT 难以具体分类。对运动试验中出现 NSVT 的部分患者连续再行一次运动试验,运动性 NSVT 的再次发生率为 29%(12/42)。至少发生 2 次 NSVT 的 12 人同只发生 1 次 NSVT 的 30 人进行比较,总死亡风险相似,并未增加。研究并没有对可再次诱发运动性 NSVT 者的前后两次 NSVT 的波形进行详细比对,比如 NSVT 的时限、频率、振幅、波形形态(多形性、左束支阻滞型、右束支阻滞型等)等方面。再次出现的运动性 NSVT 是否同第一次 NSVT 一样再次出现在运动过程中、运动输出量最大时或运动终止后的恢复过程,在多个研究中也没有进一步详细介绍。由上述两项研究结果发现,运动试验中无症状性 NSVT 的可重复性并不高,因此,能否将一项出现率较低且不稳定出现的临床参数作为评估临床不良事件的因子来深入探索,也是一个值得思考的问题。

四　运动性无症状性 NSVT 可能的发生机制

运动时交感神经兴奋性升高,心率增快,心肌耗氧增加,心脏舒张期冠状动脉充盈时间缩短,发生暂时性心内膜下心肌供氧障碍,出现运动缺血性心律失常。运动终止后,交感神经活性减弱及迷走神经张力增加同时存在引起动作电位时程缩短,使舒张期心肌细胞内 Ca^{2+} 增加,并通过 Na^+-Ca^{2+} 交换引发早期后除极;运动突然中止时,静脉回流量下降会进一步加剧心内膜下缺血,症状性/无症状性心肌缺血可影响除极、复极、传导速度,进而触发室性心律失常。此外,运动相关的 Na^+-K^+ 改变也可诱发心律失常(图 3-11-3)。

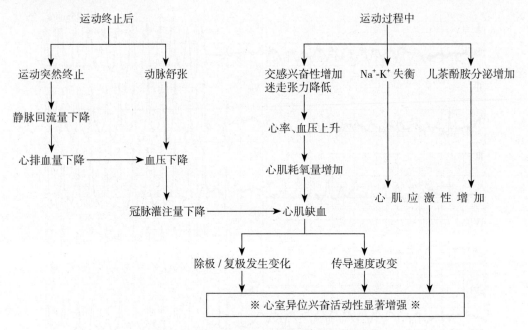

图 3-11-3　运动性心律失常可能的发生机制

五　NSVT 处理流程

国外有研究报道了这样一例病例:65 岁男性,无临床不适主诉,无心衰、晕厥病史,伴有高血压、高脂血症,有冠心病家族史。因其父亲和哥哥患有冠心病,故家庭医生建议他行运动试验,运动过程中和运动终止后恢复过程中出现了多源性室早,但患者无不适主诉、无运动性 ST 段压低;再次行运动试验,出现了运动性无症状性 NSVT(图 3-11-4)。进一步行冠状动脉造影:LAD 中段 30% 狭窄,LAD 远端 50% 狭窄,右冠中段 70%~80% 狭窄,被认为是运动性心律失常的罪犯血管。在右冠中段植入一枚支架后血管开通。术后 6 个月再次行运动试验,未再出现运动性室性心律失常。

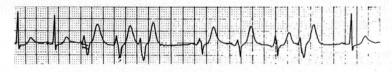

图 3-11-4　运动试验诱发出的 NSVT 和室性早搏

在临床上遇到当一个看似"健康"的患者出现 NSVT 时,应先对安全性进行评估:NSVT 会不会进展为持续性室速? 能否恶化为致命性心律失常? 是否存在潜在的严重病理改变? 因此,有学者结合中外研究结果,初步总结出如下 NSVT 临床处理流程(图 3-11-5)。

总之,临床上遇到运动性非持续性室速者应首先明确病因,对于不同基础疾病,其预测价值也不同。本文主要详细介绍了既往无明确心脏病病史人群发生运动性无症状性非持续性室速的一些易患因素,以及多个关于运动性无症状性非持续性室速对死亡率预测的研究结果,其

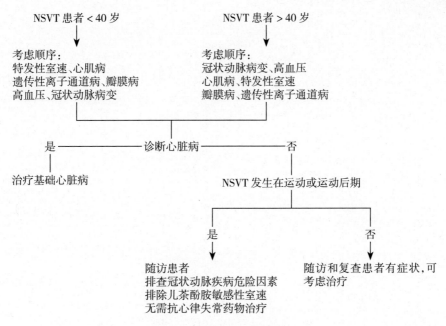

图 3-11-5　NSVT 处理流程

中以 BLSA 研究随访的时间较长,临床参考意义更大。

(杨延宗　王楠)

参 考 文 献

[1] Abdou Elhendy,Krishnaswamy Chandrasekaran,Bernard J.Gersh,et al. Functional and prognostic significance of exercise-induced ventricular arrhythmias in patients with suspected coronary artery disease.Am J Cardiol,2002,90:95-100.

[2] Martin Fejka,Roberto A.Corpus,Joseph Arends,et al.Exercise-induced nonsustained ventricular tachycardia:a significant marker of coronary artery disease? J Interven Cardiol,2002,15:231-235.

[3] Robert E.Eckart,Michael E.Field,Tomasz W.Hruczkowski,et al.Association of electrocardiographic morphology of exercise-induced ventricular arrhythmia with mortality. Ann Intern Med,2008,149:451-460.

[4] Eisaku Nakane,Tatsuji Kono,Yosio Sasaki,et al.Gitelman's syndrome with exercise-induced ventricular tachycardia.Circ J,2004,68:509-511.

[5] Joseph E.Marine,Veena Shetty,Grant V.Chow,et al.Prevalence and prognostic significance of exercise-Induced nonsustained ventricular tachycardia in asymptomatic volunteers BLSA(Baltimore longitudinal study of aging).J Am Coll Cardiol,2013,62:595-600.

[6] M.Janette Busby,Elliot A.Shefrin,Jerome L.Fleg. Prevalence and long-term significance of exercise-induced frequent or repetitive ventricular ectopic beats in apparently healthy volunteers.J Am Coll Cardiol,1989;14:1659-1665.

[7] Joseph P.Frolkis,Claire E.Pothier,Eugene H.Blackstone,et al. Frequent ventricular ectopy after exercise as a predictor of death. N Engl J Med,2003,348:781-790.

[8] Xavier Jouven,Mahmoud Zureik,Michel Desnos,et al. Long-Term outcome in asymptomatic men with exercise-induced premature ventricular depolarization.N Engl J Med,2000,343:826-833.

第四篇

ICD 及应用

1. ICD 的现代认识

1980年，第一台ICD成功植入人体，30多年来，ICD技术一直在不断提高与完善。ICD成功终止室颤，挽救猝死的大量循证医学结果充分肯定了ICD在人类征服猝死中的地位，至今尚无其他手段能与ICD媲美。

ICD治疗：有益还是有害

但近年来，不利于ICD的报告接踵而至，相继有循证医学结果证实ICD的不适宜放电可增加患者死亡率，而近时又有多篇文章报告ICD适宜性放电治疗也增加患者死亡率。这些不期而至的信息使医生的困惑越积越重：ICD不适宜放电增加死亡率尚可理解，为何适宜性放电治疗也增加患者死亡率呢？能及时诊断室速、室颤，及时发放电除颤治疗是ICD技术的杀手锏，如果这也有害处，那么整体ICD治疗是获益还是有害呢？
俨然，对ICD治疗的信心出现质疑与动摇。

一 ICD适宜与不适宜放电治疗都增加死亡率

1. ICD放电治疗的比率 循证医学的资料表明，ICD患者的随访中，放电治疗的比率为30%~40%。SCD-HeFT研究中，ICD的总放电率为33.2%（图4-1-1），Altitude研究中，ICD的总放电率为39%，而MADIT Ⅱ研究中，ICD的总放电率为29%。

ICD患者随访期的放电治疗还有其他特征：①随访时间越长，放电治疗的比例越高（图4-1-2）；②ICD放电在室速、快室速、室颤治疗中的比例逐项增高（图4-1-3）。

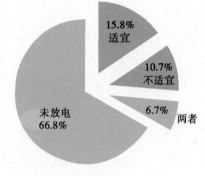

图4-1-1 SCD-HeFT研究中ICD放电率为33.2%

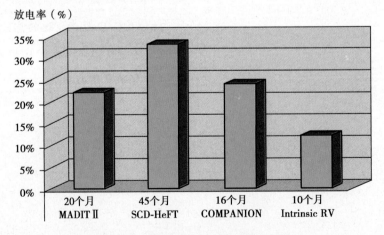

图4-1-2 随访时间长，ICD放电比例高

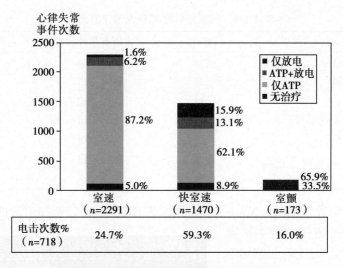

图 4-1-3　不同室性心律失常事件的电除颤率

2. 适宜与不适宜放电比　就治疗的心律失常种类、性质及对血流动力学影响,ICD 放电治疗可分成适宜性与不适宜两种类型。

(1) 适宜性放电治疗:对血流动力学稳定或不稳定的单形性室速、多形性室速以及心室颤动的放电治疗为 ICD 适宜性放电。

(2) 不适宜放电治疗:包括两种情况:①不必要的放电治疗:对血流动力学无明显改变或可耐受的非持续性室速或 ATP 治疗可能奏效的室速放电治疗;②误放电治疗:包括:a. 对各种室上性心动过速(房颤、房扑、窦速和房速等)的放电治疗;b. 误感知引起的放电治疗,包括感知膈肌电位、心房远场电位,R 波双计数、T 波超感知,电极导线断裂或其他体外电磁波的干扰等。

在不同研究中,上述定义尚有不同,且放电事件的归类也有不同,故在各研究结果中,ICD 适宜性与不适宜放电治疗的比例存在不同。SCD-HeFT 研究中,不适宜放电治疗占总放电治疗的 50%,而 Altitude 研究的 5 年随访中,不适宜放电治疗占总放电治疗的 40%,而 MADIT Ⅱ 研究中,不适宜放电占总放电的比率高达 52%。

总之,在 ICD 的长期随访中,不适宜放电治疗约占总放电治疗的 40%~55%,平均为 50%。

3. 引起不适宜放电的原因与危害

(1) 不适宜放电的三大原因:在多数 ICD 研究中,引起不适宜放电治疗的原因依次为:①房颤与房扑伴快速心室率(18%);②窦性心动过速或其他室上速(17%);③误感知(7%)(图 4-1-4)。

(2) 误感知而放电原因:在 7% 的误感知引起不适宜放电治疗的进一步分析表明,以引发比例高低为序,前 5 位常见原因是:①体外噪声及电磁干扰信号;② ICD 导线及接口连接不良;③肌电位噪声;④心室交叉感知了心房信号;⑤ T 波超感知(T 波双倍计数)等。各自引发的比例见表 4-1-1。

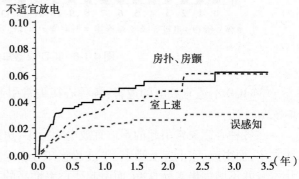

图 4-1-4　引起 ICD 不适宜放电治疗的三大原因

表 4-1-1　误感知引发 ICD 误治疗的比例

分类	事件	占所有事件比率(%)	占误感知事件比率(%)
外部噪声 / 电磁信号	76	1.4	56.7
导线 / 连接器问题	37	0.7	27.6
肌电位噪声	11	0.2	8.2
心室导线感知了心房信号	7	0.1	5.2
T 波过感知	2	0.1	1.5
其他	1	0.1	0.7
总计	134	2.6	100

Altitude 噪声研究(Altitude Noise Study)结果发现:①不适宜感知引起的误放电治疗约为8.7%,而其他非误感知(房速、房扑、窦速等)的放电治疗占 92.3%;②感知不适宜引起的第一次放电事件:多数发生在前三个月(图 4-1-5);③不适感知多发生在白天:75.4% 的噪声引起的放电治疗发生在白天(6AM~6PM)(图4-1-6);④外部噪声及电磁信号引起的误感知超过 50%:研究表明,体外噪声、电磁信号,导线及连接器共同引起的误放电比例高达 80% 以上(表 4-1-1)。

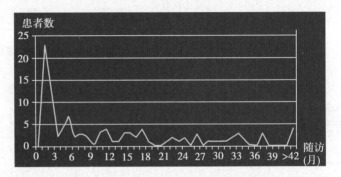

图 4-1-5　噪声干扰引发 ICD 的误放电多在植入后前 3 个月发生

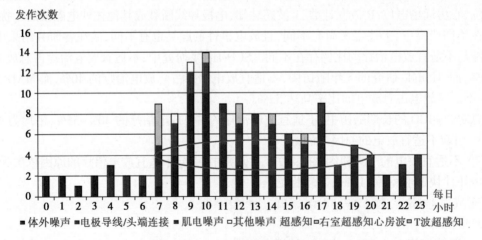

图 4-1-6　ICD 误感知多在白天发生

(3) ICD 不适宜放电的危害:各种心律失常引起的误放电对死亡率影响不同(图 4-1-7、表 4-1-2)。

在各种心律失常引起的不适宜放电治疗中,房颤、房扑和非持续性室速的放电治疗能增加死亡率,而窦速、室上速及噪声、T 波超感知等引起的 ICD 误放电不增加死亡率。因此,放电治疗本身并不增加患者死亡率,而引起死亡率增高的真正原因是心律失常本身、患者的基础心脏病、交感神经激活、心功能恶化、心肌损害,β 受体阻滞剂应用剂量不够等因素。

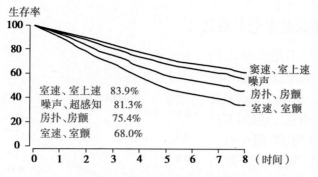

图 4-1-7　ICD 适宜与不适宜放电治疗患者的 8 年生存率

表 4-1-2　各种不适宜放电治疗的死亡率

心律失常种类	无放电组死亡率	放电组死亡率	
房扑、房颤	13.3%（89/667）	19.0%（127/667）	↑
窦速、室上速	13.3%（80/603）	12.9%（78/603）	—
非持续性室速	16.0%（8/50）	30.0%（15/50）	↑
噪声、T 波超感知	16.8%（28/167）	15.5%（26/167）	—

4. ICD 的适宜性放电治疗也增加死亡率　ICD 的适宜性放电是指 ICD 对多形性室速、室颤，单形性室速的放电治疗，而 ICD 这种放电治疗也增加患者死亡率（表 4-1-3）。

表 4-1-3　ICD 适宜性放电治疗增加患者死亡率

心律失常种类	无放电组死亡率	放电组死亡率	
室颤、多形性室速	14.0%（81/579）	25.4%（147/579）	↑
单形性室速	17.6%（232/1319）	25.7%（339/1319）	↑
多形 / 单形性室速	12.7%（31/245）	28.6%（70/245）	↑

ICD 的适宜性放电治疗增加患者死亡率的结论与医生原来的认识截然不同，故令人费解或不可接受，但客观事实的确如此，适宜与不适宜放电治疗均增加患者 2~4 倍的死亡率。分析表明，两者增加死亡率的机制可能一样，即死亡率增加的原因不是电除颤治疗的本身，而与患者心律失常和基础心脏病等多种因素相关（表 4-1-4）。

表 4-1-4　放电治疗与死亡率

	增加死亡的风险	P
适宜和不适宜放电 A	4.08	<0.01
适宜放电	3.36	<0.01
不适宜放电	2.29	0.02
适宜和不适宜治疗 B	3.12	<0.01
适宜治疗	2.53	<0.01
不适宜治疗	2.01	<0.06

从表 4-1-4 看出，不同循证医学的研究中（A 和 B），ICD 适宜与不适宜放电均增加 2~4 倍的死亡风险。

二 ICD 总体获益率毫无疑义

尽管 ICD 适宜与不适宜放电治疗均增加患者死亡率,但 ICD 总体获益的结论无需怀疑。MADIT Ⅱ 研究是 ICD 一级预防的经典研究,入组的 1232 例患者均为心梗 >4 周,EF 值≤30%,因一级预防植入 ICD。随访结果表明,ICD 能显著降低总死亡率的绝对危险 6%,相对危险 31%(5 年)及 34%(8 年随访)(图 4-1-8)。

SCD-HeFT 研究中,2521 例心衰患者接受了 ICD 治疗,结果表明,ICD 治疗可显著降低患者 25% 的死亡风险。

REVERSE 研究是轻度心衰患者 CRT 治疗的临床研究,入组的 419 例心衰患者的心功能均为 Ⅱ 级或有心衰症状的 Ⅰ 级,LVEF≤40%,QRS 波≥120毫秒,研究的一级终点是心衰的临床综合反应恶化(图 4-1-9),二级终点是左室容量指数的变化。5 年随访结果表明,CRT 患者死亡率明显下降,死亡风险值为 0.35,获益明显。

因此,大量循证医学的结果无可争议地证实,ICD 在挽救恶性室性心律失常患者的生命,明显减少猝死的作用不需怀疑。

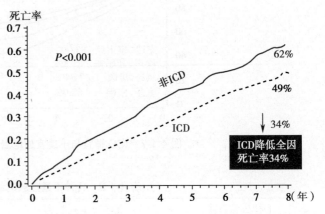

图 4-1-8　MADIT Ⅱ 研究的 8 年随访,证实 ICD 降低全因死亡率 34%

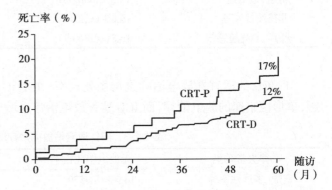

图 4-1-9　Reverse 研究证实,ICD 降低轻度心衰患者死亡风险值 0.35(P=0.003)

三 ATP 治疗是 ICD 获益的关键

因上述两个事实已确切无疑:即 ICD 可降低患者的全因死亡率;以及 ICD 适宜和不适宜放电都增加患者死亡率,这使另一事实也就不言而喻,即 ICD 的 ATP 治疗是使其最终获益的至宝。换言之,ATP 治疗的获益性不但抵消了放电治疗增加的死亡率,并大大超出了该值,而获益超出的部分就是 ICD 最终降低死亡率的获益值。

1. ATP 治疗有效　循证医学的结果表明,ATP 治疗一般性室速的有效性为 87.2%,终止快室速的有效性在 80% 以上,ATP 治疗室速的有效性与 ICD 整体治疗的获益直接相关。

2. 更充分应用 ATP 治疗　近年来,在 ICD 的临床应用中更加强调 ATP 应当更广泛、最大程度地应用。因此,在 ICD 临床应用历史中,先后两次突出强调 ATP 治疗的重要性。首次是强调 ATP 治疗可将 ICD 治疗从有痛性变为无痛性,即减少有痛性的放电治疗,增加无痛性的 ATP 治疗,其核心目的是为最大程度地减少患者抑郁症的发生。而本次强调 ATP 应用的重要性是为增加 ICD 患者的远期获益率,使 ICD 进一步减少放电治疗,当最大限度地应用了 ATP 治疗时,患者从 ICD 治疗中将获益更大。

双腔与单腔 ICD 孰更优

在临床医生的传统概念中,几乎都会认为双腔 ICD 疗效一定优于单腔 ICD,并能列举很多理由:①就起搏功能而言,双腔 ICD 属于 DDD 起搏,单腔 ICD 为 VVI 起搏,前者为生理性起搏能产生更好的血流动力学结果。而 VVI 起搏为非生理性起搏,其右室起搏能造成双室不同步而影响心功能;②就诊断功能而言,心动过速的诊断与鉴别诊断中,单腔 ICD 具有的标准与方法双腔 ICD 都具有,而双腔 ICD 还有房、室二个通道的更多、更特异的鉴别标准:例如 A 波与 V 波的计数功能,当 A 波数量多于 V 波时,该心动过速一定为室上速,并能排除室速。这些更多的诊断与鉴别方法,使双腔 ICD 诊断室速、室颤更特异,误诊率较低;③ ICD 的有效治疗主要依靠诊断的敏感性与特异性,双腔 ICD 诊断室速与室颤的能力强,使其治疗一定获益更大,使患者预后更佳。

但临床医生的这种推断符合真实情况吗? 循证医学的结果又是如何呢?

一　DAVID Ⅱ 研究

1. DAVID Ⅱ 研究概述　全组 600 例患者入组,随机分成:①单腔 ICD 的 VVIR 组(心室基础起搏率设为 40 次 / 分);②双腔 ICD 的 DDDR 组(基础起搏率设为 70 次 / 分),随访 2.7 年,评价指标包括死亡率、心衰住院率、房颤发生率,首次住院率及两组的适宜与不适宜放电的比例。

2. 结果与结论

(1) VVI 和 DDD 两组的死亡率、心衰住院率无统计学差异(图 4-1-10)。

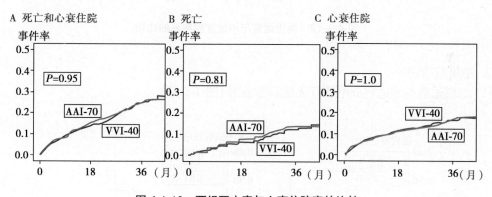

图 4-1-10　两组死亡率与心衰住院率的比较

(2) 晕厥、房颤、首次住院率两组无统计学差异(图 4-1-11)。

(3) 适宜与不适宜放电率两组无统计学差异(图 4-1-12)。

图 4-1-12 中,双腔 ICD 模式未能显示较低的误放电率。

二　DANISH ICD 注册研究

1. DANISH ICD 注册研究概述　DANISH ICD 注册研究是丹麦国内的一项多中心注册研究,入组的 1609 例患者都为 ICD 一级预防。入组患者分为三组:①单腔 ICD 组:占 46.0%;②双腔 ICD 组:占 16.8%;③ CRT-D 组:占 37.0%。随访时间(1.9 ± 1.3)年,观察终点为死亡率、适宜与不适宜放电、适宜与不适宜治疗。

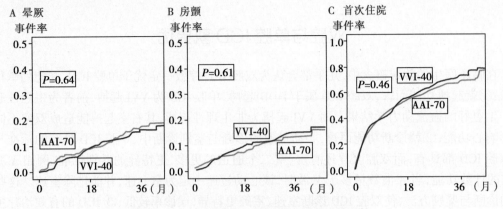

图 4-1-11　两组晕厥、房颤、首次住院率的比较

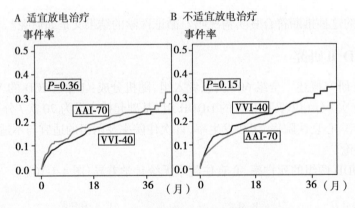

图 4-1-12　两组适宜与不适宜放电率的比较

2. 结果与结论

(1) 三组适宜与不适宜放电治疗无统计学差异(图 4-1-13)。

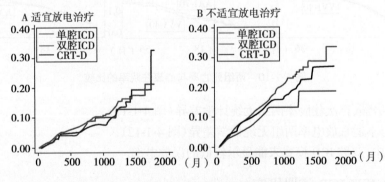

图 4-1-13　三组适宜与不适宜放电治疗的比较

(2) 双腔 ICD 组不适宜放电与不适当治疗率比单腔组高(2.45 *vs.* 2.38),CRT-D 组不适宜放电及不适宜治疗与单腔 ICD 组相比无统计学差异(图 4-1-14)。

(3) 单腔 ICD、双腔 ICD、CRT-D 各亚组死亡率无统计学差异(图 4-1-15)。

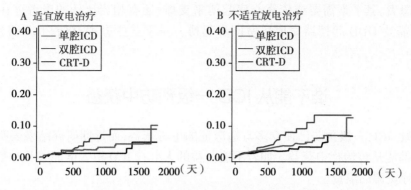

图 4-1-14 三组不适宜放电与治疗的比较

三 NCDR ICD 注册研究

1. NCDR ICD 注册研究概述　这是一项美国 ICD 的注册研究,共 32 034 例患者因 ICD 一级预防而入组。入组时排出了患者有以下情况:ICD 二级预防、房室阻滞、病窦综合征、ICD 更换、起搏器升级、CRT-D 植入等。入组患者分成单腔 ICD 组(12 246 例),双腔 ICD 组(19 788 例),研究终点为死亡率与并发症。

2. 结果与结论

(1) 与单腔 ICD 相比,双腔 ICD 并发症更高。

(2) 单腔 ICD 和双腔 ICD 作用的比较:死亡率、全因住院率、心衰住院率无统计学差异。

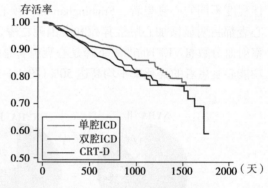

图 4-1-15　三组存活率的比较

四 MADIT Ⅱ研究

1. 2008 年公布的 MADIT Ⅱ研究 8 年随访的结果显示

(1) 随访 3.5 年时的结果:ICD 能降低全因死亡率 31%。

(2) 随访 8 年的结果:ICD 降低全因死亡率 34%,其中,单腔 ICD 降低全因死亡率 36%,双腔 ICD 降低全因死亡率 32%(图 4-1-16)。

(3) 8 年随访结果表明,全因死亡率的降低无统计学差异,可能与右室心尖部起搏有关。

以上四项循证医学的结果与结论一致认为:单腔与双腔 ICD 的长期随访结果无明显差异,单腔 ICD 的全因死亡率,感染率甚至更低,与预想结果全然相反。

但这些结果并不意味着双腔 ICD 全无优势而存,全无用武之地而将废弃。临床需要 ICD 做一级预防的患者都是心脏性猝死的高危者,但患者的基础心律率肯定不同,其中会有一定比例的

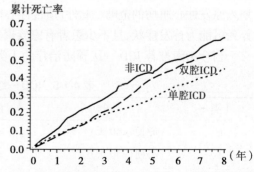

图 4-1-16　单腔与双腔 ICD 组和非 ICD 组随访 8 年死亡率的比较

病窦综合征患者,其平素需要或依靠心房起搏来支撑,还有相当比例的患者存在房室阻滞,使患者平素需要 DDD 起搏器完成房室同步起搏。对于这些患者,双腔 ICD 肯定有其应用优势。

谁不能从 ICD 一级预防中获益

无需怀疑,ICD 一级预防已使众多有适应证的患者获益,而近期研究结果表明,并非有适应证的患者都能从该治疗中获益。如若不能获益的人群在 ICD 植入前能够及时被识别时,有望能减少医疗资源的浪费。

1. ICD 一级预防 ICD 一级预防是指还未发生过恶性室性心律失常、心脏骤停及心脏性猝死的患者,但根据其病情推测其未来发生心脏性猝死的风险很高,进而采用植入 ICD 的方法,进行心脏性猝死的预防性治疗。

2. ICD 一级预防的适应证 目前,ICD 一级预防主要针对缺血性或非缺血性扩张型心肌病伴程度不同的心衰患者。Framinghan 的一项心衰患者 39 年随访研究发现,无论男女,一旦发生心衰都将明显增加心脏性猝死和全因死亡率,其猝死的发生率是普通人群的 6~9 倍。因此,左室射血分数(LVEF)的严重下降是心衰患者总死亡率和心脏性猝死的独立预测因素。因各级心功能心衰患者的猝死率平均高达 50%(图 4-1-17),故严重心衰患者都属于猝死的高危人群。

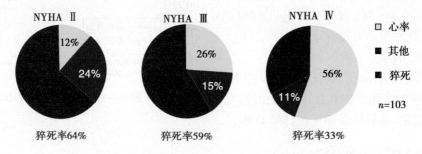

图 4-1-17 心功能 Ⅱ ~ Ⅳ级心衰患者猝死率平均达 52%

适合 ICD 一级预防治疗的另一组人群为遗传性心律失常患者,其多数不伴器质性心脏病,但因存在遗传性基因突变,且突变基因与心肌细胞离子通道的功能密切相关,进而能引发致命性心律失常。2006 年美国 AHA 学会的指南中,已将这种原发性心电疾病归为离子通道病,并划入原发性心肌病的范畴。此外,遗传性心律失常患者的猝死年龄低(多数 <40 岁),平素健康,猝死可能为首发症状,且不少患者有家族聚集性,故这些患者也属于猝死的高危人群。

当今指南推荐 ICD 一级预防治疗的 Ⅰ 类及 Ⅱa 类适应证见表 4-1-5 和表 4-1-6。

表 4-1-5 ICD 一级预防的 Ⅰ 类适应证(2008)

Ⅰ类	心脏病	EF 值	心功能	证据级别
1	心梗(<40 天)	<35%	Ⅱ、Ⅲ	A
2	心梗(<40 天)	<30%	Ⅰ	A
3	心梗伴非持续性室速	<40%	Ⅰ(电生理诱发室颤或室速)	B
4	非缺血性扩心病	<35%	Ⅱ、Ⅲ	B

表 4-1-6　ICD 一级预防的 Ⅱa 和 Ⅱb 类适应证(2008)

分类	疾病	猝死危险因素	证据级别
Ⅱa 类	肥厚型心肌病	1 项	C
	ARVC	1 项	C
	LQTS	服用 β 受体阻滞剂仍有晕厥	B
	CPVT	服用 β 受体阻滞剂仍有晕厥	C
	Brugada 综合征	有晕厥	C
Ⅱb 类	非缺血性扩心病	≤35%,心功能Ⅰ级	C
	左室致密化不全		C

3. 循证医学证实 ICD 一级预防能明显获益　MADIT 研究是 ICD 一级预防研究,由美国及欧洲 32 个中心共同完成。全组 196 例前壁心梗患者,年龄 25~28 岁,LVEF≤35%,伴有非持续性室速。入组后,随机进入 ICD 组或常规治疗组,随访 2 年 3 个月后发现:ICD 组总死亡率降低 54%(图 4-1-18),患者生存率有明显提高。1996 年这项研究结果发表在新英格兰杂志,两年后,ICD 一级预防治疗的适应证进入指南推荐。

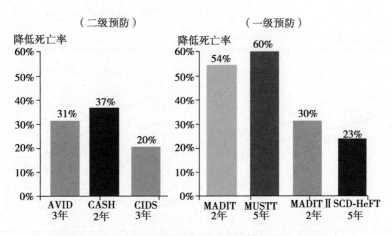

图 4-1-18　ICD 一级预防的死亡率降低优于二级预防

　　MUSTT 研究是继 MADIT 研究的又一项 ICD 一级预防研究,由 85 个心脏中心共同完成。全组 704 例冠心病患者,LVEF≤40% 并伴非持续性室速。入组后,随机进入 ICD 或常规治疗组。结果证实:ICD 一级预防可明显降低心衰患者心律失常死亡率及总死亡率。该结果发表后,使相关指南将 ICD 一级预防治疗晋升为Ⅰ类适应证。多项循证医学结果一致表明,ICD 一级预防与抗心律失常药物治疗相比,更能降低患者的总死亡率,其获益程度超过 ICD 二级预防。

4. 近期出现的新情况　MADIT Ⅱ研究的入组患者多达 1233 例,随访时间长达 8 年,又属于随机、前瞻性研究。患者入组的标准为心梗 >4 周,LVEF<30%。8 年随访结果证实,ICD 一级预防比非 ICD 组可降低全因死亡率 34%。而病情更趋复杂的亚组分析结果表明,病情复杂的亚组患者的远期生存率与非 ICD 组相比并未获益(图 4-1-19)。该亚组为何未能获益,研究者针对该问题作了深入的亚组分析。

研究者随后对可能影响患者预后的诸多因素逐一分析,最终发现患者植入ICD前有5个独立因素能影响患者的预后,进而,针对这5个因素进行了猝死危险分层的评分(表4-1-7)。

结果显示:全组患者中无危险因素组(0分)345例,中危险因素组(1~2分)646例,高危险因素组(≥3分)200例。

将各组随访8年中的生存率与非ICD组比较后发现,0分患者的生存率明显获益,全因死亡率下降48%(P=0.004)(图4-1-20),积1~2分的中危险因素组的死亡率下降34%(P<0.001),获益程度低于0分组(图4-1-21)。

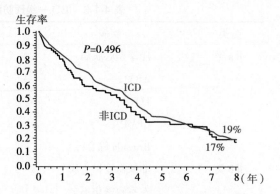

图4-1-19　病情复杂的亚组8年生存率未能获益

表4-1-7　ICD患者死亡危险分层的因素与评分

各个因素	评分	各个因素	评分
年龄 >70 岁	1	房颤 / 房扑	1
心功能 > Ⅱ级	1	肾功能 BUN>26mg/dl	1
QRS 波时限 >120 毫秒	1		

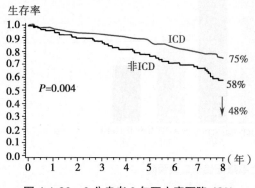

图4-1-20　0分患者8年死亡率下降48%

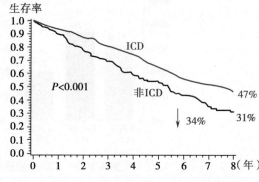

图4-1-21　1~2分患者8年死亡率下降34%

而积分≥3分者,8年随访期未能获益,死亡率与非ICD组相比无差异。而ICD全组随访8年的全因死亡率下降34%

5. 评价与启发　MADIT Ⅱ研究的结果提示临床医生面对病情复杂的患者,选择ICD一级预防治疗时需更加慎重,应当对患者做预后积分评价后再做决定。

MADIT Ⅱ研究结果还说明

(1)猝死的低、中危者从ICD获益最大,即患者死亡危险积分0分的低危组与积1~2分的中危者,ICD一级预防可使全因死亡率分别下降48%(P<0.001)和34%(P<0.01)。

(2)低、中危组从ICD获益特点不同:低危组:初期无获益,后期获益大,而中危组初期与后期均获益。

(3)高危组ICD一级预防中远期预后无改善,患者从ICD一级预防中未获益。

总之,MADIT Ⅱ 研究的亚组结果分析警示临床医生,决定患者是否进行 ICD 一级预防时,不仅患者病情应符合 ICD 治疗的适应证,而且植入前应对患者进行整体病情的评估,当死亡风险积分已达 3 分者,患者将不能从 ICD 一级预防中获益,远期预后无改善。

　　结束语:ICD 临床应用已达 34 年,其技术还在不断发展、提高与完善中。同时对 ICD 各种功能的评价,对其不同治疗方式的临床应用,对不同类型 ICD 的特点与功能的认识,对影响 ICD 治疗结果的各因素的认识,仍然处于不断研究、探讨与再认识的过程中,其中不乏有重大或具颠覆性的理论与概念的变迁和更新。因而临床医生要不懈地学习、探讨,深入仔细地观察和总结 ICD 的临床使用结果,及时做好相关知识的更新与提高。唯此才能进一步用好 ICD 这一心脏病领域重要的治疗技术,为患者造福。

(郭继鸿)

参 考 文 献

[1] Sherazi S,Zareba W,Daubert JP,et al. Physicians' knowledge and attitudes regarding implantable cardioverter-defibrillators. Cardiol J,2010,17:267-273.

[2] Sanders WE Jr,Richey MW,Malkin RA,et al. Novel intravascular defibrillator:defibrillation thresholds of intravascular cardioverter-defibrillator compared to conventional implantable cardioverter-defibrillator in a canine model. Heart Rhythm,2011, 8:288-292.

[3] Sanders WE,Richey M,Masson SC,et al. Novel intravascular defibrillator (InnerPulse PICD):defibrillation thresholds of PICD compared to Medtronic ICD in a swine model. Eur Heart J,2010,31:837.

[4] Merkely B,Geller L,Molnar L,et al. Intravascular defibrillator (InnerPulse PICD):implantation and removal techniques.Pacing Clin Electrophysiol,2011,34:1414-1415.

[5] Merkely B,Molnar L,Geller L,et al. Chronic implantation of intravascular cardioverter-defibrillator in a canine model:device stability,vascular patency,and anchor histology. Pacing Clin Electrophysiol,2013,36:1251-1258.

[6] Dvorak P,Novak M,Kamaryt P,Slana B,Lipoldova J. Histological findings around electrodes in pacemaker and implantable cardioverter-defibrillator patients:comparison of steroid-eluting and non-steroid-eluting electrodes.Euro-pace,2012,14: 117-123.

[7] Sanders WE Jr,Malkin RA,Richey MW,et al. Implantable intravascular defibrillator:evaluation of defibrillation wave forms with inferior vena cava electrode system. Pacing Clin Electrophysiol,2011,34:577-583.

[8] Petr Neuzil,Vivek Y. Reddy,Bela Merkely,et al. Implantable intravascular defibrillator:Defibrillation thresholds of an intravascular cardioverter-defibrillator compared with those of a conventional ICD in humans. Heart Rhythm,2013,11:210-215.

[9] Morrison TB,Rea RF,Hodge DO,et al. Risk factors for implantable defibrillator lead fracture in a recalled and a non recalled lead. J Cardiovasc Electrophysiol,2010,21:671-677.

[10] Goldenberg I,Moss AJ,Hall WJ,et al. Predictors of response to cardiac resynchronization therapy in the Multicenter Automatic Defibrillator Implantation Trial with Cardiac Resynchronization Therapy (MADIT-CRT). Circulation,2011,124: 1527-1536.

[11] Michael R Gold,Jean-Claude Daubert,William T Abraham,et al. Implantable defibrillators improve survival in patients with mildly symptomatic heart failure receiving cardiac resynchronization Therapy Analysis of the Long-Term Follow-Up of Remodeling in Systolic Left Ventricular Dysfunction(REVERSE). Circ Arrhythm Electrophysiol,2013,6:1163-1168.

[12] Mori M,Kitagawa T,Sasaki Y,et al. Long-term survival of a patient with multiple myeloma-associated severe cardiacal amyloidosis after implantation of a cardioverter-defibrillator. Rinsho Ketsueki2014 Apr,55(4):450-455.

[13] Zgoła K,Kułakowski P,Czepiel A,et al. Hemodynamic effects of etomidate,propofol and electrical shock in patients undergoing implantable cardioverter-defibrillator testing. Kardiol Pol,2014 May 20.[Epub ahead of print]

[14] Kolb C,Solzbach U,Biermann J,et al. Safety of mid-septal electrode placement in implantable cardioverter defibrillator recipients-Results of the SPICE (Septal Positioning of ventricular ICD Electrodes) study. Int J Cardiol,2014 [Epub ahead of print]

[15] Setoguchi S,Warner Stevenson L,Stewart GC,et al. Influence of healthy candidate bias in assessing clinical effectiveness for implantable cardioverter-defibrillators:cohort study of older patients with heart failure. BMJ,2014,348:2866.

2. 血管内 ICD 的植入

经皮血管内除颤器(percutaneous intravascular cardioverter-defibrillator, PICD)自 2010 年开始动物实验报道。这个独特的设备容易植入,用一个右室单线圈电极与位于上腔静脉(SVC)-头臂干静脉(BCV)区域和下腔静脉(IVC)的钛电极进行除颤。在犬和猪的模型中,PICD 显示了比市售植入式除颤器(ICD)同样或者更优的除颤阈值(DFT)。PICD 的第一次人体试验发现它和常规植入式自动除颤器(ICD)的 DFT 相当。

一　PICD 构造

PICD 由 InnerPulse Inc. 公司设计,由一个 24F 外径的钛壳包绕的脉冲发生段、一个 9F 的硅橡胶右室导线电极和一个头侧的椎体硅橡胶锚定区域构成(图 4-2-1)。一些包绕着电池和电容的钛外壳被一些柔软的部分连接起来,以使得设备能顺应血管。其中两个钛壳也作为除颤电极。一个镍钛合金的锚定器放置在上腔静脉中的硅胶锚定区域,以保持设备在静脉中的位置。手持式的程控仪,在 3m 的交互范围内,具有存储、诊断心律失常信息的能力。第一个机型的预估寿命为 4.5 年。

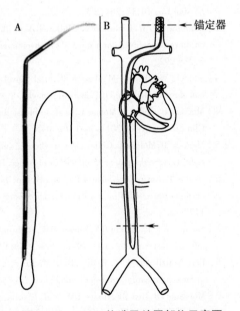

图 4-2-1　PICD 构造及放置部位示意图

二　植入过程

患者术前准备,常规消毒右侧腹股沟区域,麻醉后穿刺右股静脉,放置一个 InnerPulse 28F 鞘至皮下,防止切断股静脉。该 28F 特制导鞘,能快速交换多个导管。用 9F 指引导管放置两根特制导丝到达左侧颈外静脉(260cm, 0.035, Lake Region Medical Inc., Chaska, MN, USA)。用输送导管(InnerPulse Inc.)经右股静脉放置右室导线(InnerPulse Inc.)主动固定在右室心尖部。沿着 1 根导丝经右股静脉推送 PICD,进入上下腔静脉,使 1 个钛壳即 SVC 电极定位于 SVC 及头臂静脉交汇区域,第 2 个钛壳即 IVC 电极定位于右心房和下腔静脉之间,大约在横膈水平。右室导线和 PICD 的尾端是相连的。沿第 2 根导丝推送自膨胀型镍合金锚定器(13~18mm, InnerPulse Inc.)至 SVC 及头臂静脉交汇区域,覆盖 PICD 的头端使其安全贴在血管壁上。锚定器膨胀至血管内径的 15%~45% 以获得良好的固定。术后撤出所有导管、导丝及鞘管。

三　DFT 测试

PICD 也需要进行 DFT 测试,除颤向量方向是从右室到 IVC 和 SVC,体外 DFT 及起搏参数测试及诱颤方式与常规 ICD 一致。下面介绍 DFT 动物实验及首次人体测试结果。

2011 年美国北卡罗莱纳州立大学 William E. Sanders 教授等在犬实验中比较了 PICD 和常规 ICD 的 DFT 差异。PICD 组平均 DFT 为 (14.8 ± 1.53)J,常规 ICD 组 DFT 分别是 (20.2 ± 2.45)J(除颤方向 RV 到 SVC+ 机壳)和 (27.5 ± 1.95)J(RV 到机壳),PICD 的 DFT 显著低于常规 ICD。

　　捷克布拉格 Na Homolce 医院 Petr Neuzil 教授和美国北卡罗莱纳州立大学 William E. Sanders 教授等在 2014 年报道了 PICD 第一次在人体内的 DFT 测试并与常规 ICD 在人体的除颤阈值测试结果进行了比较。选择了 10 位患有缺血性心肌病且 EF≤35% 的患者,随机分入 PICD 或常规 ICD 初始测试组。把标准的双线圈电极安置在右室心尖部。如果被随机分到先行 PICD 测试组,PICD 设备被放置在血管内,一个钛电极定位在 SVC-BCV 区域,另一个钛电极则在 IVC 内。为了进行 PICD 的 DFT 测试,普通 ICD 电极的右室线圈接头与 PICD 留在股静脉鞘外的右室电极通过一个适配接头连接,除颤向量:RV(+)到 SVC-BCV(−)+ IVC(−)。常规 ICD 测试时,则在左侧胸壁做一个皮下囊袋,将普通 ICD 连接右室除颤电极后放入囊袋,除颤向量:RV(+)到 SVC(−)+ 机壳(−)(图 4-2-2)。当分别测试 PICD 或者常规 ICD 时,需要将另外一个非测试设备移除。初始能量为 9J,使用对半检索法逐步调整除颤能量找到除颤阈值。PICD 平均除颤阈值为 (7.6 ± 3.3)J,常规 ICD 平均除颤阈值为 (9.5 ± 4.7) J(n=10,配对 t 检验,P=0.28)。结果提示 PICD 具有和常规 ICD 相近的除颤阈值。动物实验及人体试验研究均表明两种除颤设备都安全有效。

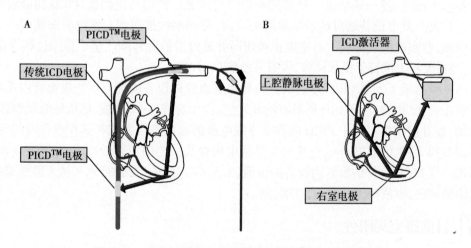

图 4-2-2　电极系统及人体除颤测试向量方向(红色箭头)
A. PICD 除颤测试向量方向选择:RV(+)到 SVC-BCV(−)+IVC(−);B. 常规 ICD 除颤测试向量方向选择:RV(+)到 SVC(−)+ 机壳(−)

四　PICD 现状及未来

　　ICD 能降低心衰患者死亡率,但是心脏猝死高风险人群的大多数仍然不愿意接受这种治疗。PICD 无需手术切口,比常规 ICD 植入更快,也许可以使这种救命的治疗方法得到更广泛的接受。现在开发出来的 PICD 具有 4.5 年的寿命。动物研究提示长期植入 PICD 是安全可行的。2013 年 4 月匈牙利布达佩斯 Semmelweis 大学心脏中心 Bela Merkely 等为评估植入 PICD 后远期安全性、稳定性及锚定器对静脉组织的影响在一项研究中给 24 只猎犬植入了 PICD。在全麻下经右股静脉放置 PICD 至 SVC 和 IVC,镍合金锚定器固定在右颈外静脉,右室导线主动固定在右室心尖部。所有植入均成功无并发症。第1组13只动物分别在7天、14天和28天进行了静脉造影，第2组(6只)及第3组(5只)分别在90天和270天进行了静脉造影。6只动物在90天时处死后进行了锚定部位组织学检查。结果发现90天时锚定器已98%上皮化，各时间点静脉造影显示IVC、SVC及颈静脉均无狭窄。

PICD整体放置于血管内，并设计成经皮进行植入或移除。当电池需要更换时，可以移除并且在相似位置放置第二个PICD。一系列的同直径钛壳构成了PICD机体，右室电极在制造过程中已经被连接好(图4-2-1)。同直径的结构使得在下面旋动设备时，具有1∶1扭矩传递。右室电极设计上，在螺旋近端有一个分离的区域，允许通过牵引就可从IVC移除，而不需要射线辅助以及拔除鞘管。

所有的起搏器和除颤电极将会不同程度地被纤维组织包裹，之后全部或部分内皮化。当导线与血管壁接触时，会出现内膜增生和钙化。通常情况下，PICD是自由地漂浮在静脉血液池中的，只有锚定部位和右室心尖部螺旋会接触组织内壁，PICD的机体和导线只会有薄层的纤维组织包裹。尽管会有内膜增生和粘连，PICD的扭矩特点以及它独特的结构设计使得其易于滑动和移除。

移除过程从用一个常用的鞘管捕获PICD的IVC部分开始。用血管内剪刀，在一个保护鞘内将电极剪断，从而使PICD机体被从右室电极上分离开。一个具有手术切割线的独特鞘管，沿着设备机体推进，像一条轨道一样接近头端锚定区域。使用切割鞘管，PICD的硅胶部分与镍钛合金分离。整个设备通过股静脉移除。之后，将切割线推送到右室电极头端的一个特定的分离区域，右室电极被捕获。右室电极被切断并通过股静脉移除。整个移除过程不超过20分钟，已经在犬身上进行了操作试验，没有并发症($n=10$)。

人体试验显示了发展PICD疗法的方向和经皮血管内设备的优点。经皮血管内系统会避免很多潜在的、已知的、常规ICD所具有的并发症，比如囊袋感染、腐蚀、电极绝缘层腐蚀、固定螺丝松动、锁骨损伤等。由于PICD的右室导线电极的独特连接方式和其在血管内的位置，其植入不需要很大的力量，这样的力量也会导致电极穿孔。当前更新的技术(包括皮下除颤器)不断涌现。像PICD这样的血管内设备的价值，未来不仅依赖于除颤器永久植入静脉系统后所带来风险的评估，也依赖于其商业化的时间。

五　目前研究局限性

人体DFT评估的主要局限就是除颤阈值的强度-时间曲线的测试是不现实和具有潜在伤害的。诱导和除颤的次数都必须保持在最低的水平。DFT能量的搜索过程中，较宽的能量阶梯会导致不同阈值的差异。在较少可行性试验中，有限的患者数量，使得我们缺乏能力去探知微妙的差异。文献报道的试验中，应用了普通RV除颤电极，进行PICD与常规ICD的相对效能的比较，可能没有真实反映PICD的DFT情况。PICD不同的电极位置没能去测试，改变两个静脉电极的位置也能改变DFT。首次将PICD应用于人体的实验只是测试了短期DFT，而长期的设备并发症或者血管影响尚不了解。设备完全置于血管内，比常规ICD电极系统占据了更多的空间，长期植入后，血栓风险、感染发生率也都没有评估，需要更为长期的植入试验去准确评估其风险-收益情况。

(刘书旺)

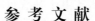

参 考 文 献

［1］Sanders WE Jr，Richey MW，Malkin RA，et al. Novel intravascular defibrillator：Defibrillation thresholds of intravascular cardioverter-defibrillator compared to Conventional implantable cardioverter-defibrillator in a canine model. Heart Rhythm，2011，8：288-292.

［2］Sanders WE，Richey M，Masson SC，et al. Novel intravascular defibrillator（InnerPulse PICD）：Defibrillation thresholds of PICD compared to Medtronic ICD in a swine model. Eur Heart J，2010，31：837.

［3］Merkely B，MolnarL，GellerL，et al. Chronic implantation of intravascular cardioverter-defibrillator in a canine model：Devices stability，vascular patency，and anchor histology. Pacing Clin Electrophysiol，2013，36：1251-1258.

［4］Sanders WE Jr，alkin RA，Richey MW，et al.Implantable intravascular defibrillator：Evaluation of defibrillation waveforms with inferior vena cav electrode system. Pacing Clin Electrophysiol，2011，34：577-583.

3. 单线圈 ICD 的临床应用

  自 20 世纪 80 年代，首例植入性心脏转复除颤器（ICD）植入术以来，ICD 的临床应用迅速普及。尤其到 90 年代，采用经静脉植入除颤电极后，ICD 植入技术大大简化，能够植入的医生队伍也迅猛增加，越来越多的患者从 ICD 植入中受益。目前经静脉植入的除颤器除颤效果肯定，疗效确切。除颤的原理是主要通过植入在右心室的除颤线圈与 ICD 机壳和植入在上腔静脉的除颤线圈构成除颤线路，以达到良好的除颤效果。理论上，除颤能量覆盖的心肌范围越大，除颤效果越理想。因此，在同一电极导线上，包含右心室除颤线圈和上腔静脉除颤线圈的双线圈 ICD 电极导线始终是全球医生植入 ICD 的首选除颤导线。

一 ICD 除颤电极的导线的应用历史回顾

  1993 年心内膜 ICD 除颤线圈的发明者 GH Bardy 等在 *Circulation* 杂志首先发表了经静脉植入心内膜除颤电极进行 ICD 的植入，共对连续 40 例患者经静脉植入单腔 ICD，所用的电极导线均为单右心室线圈的 ICD 除颤导线，37 例患者应用能量（9.3±6.3）J 获得除颤成功，所有患者 20J 内均可成功除颤。因此，研究认为，经静脉植入 ICD 是安全有效的。这也彻底改变了过去需要心外科医生进行开胸植入心外膜除颤的历史，使植入技术大大简化。也迅速在全球得到推广应用。1994 年 GH Bardy 等再次报告了在上腔静脉的位置直接加入一根除颤线圈，可以使除颤阈值降为 7.4J，似乎显示除颤阈值更低，但统计分析表明并没有明显的降低除颤阈值的作用。但是随后 ICD 制造商迅速在技术上进行改进，把原来独立植入在上腔静脉的除颤线圈与原来应用的单线圈电极整合，成为了目前临床长期应用的双线圈电极导线至今。这种双线圈的应用不仅涵盖了单线圈的作用，也使医生对于高除颤阈值的患者增加了更多的调试手段，如增加右心室到上腔的除颤等。因此，多年来，人们并未对双线圈除颤线圈的应用提出更多的问题。

二 为什么再次提出单线圈 ICD 的植入问题

  目前不可忽视的问题是由于 ICD 植入装置体积偏大，植入后感染等并发症较普通起搏器明显升高，且 ICD 除颤电极导线相对较粗，容易受损，导线寿命相对较短，极易造成 ICD 误放电等问题。包括 ICD 在内的心血管植入式电子装置(CIED)一旦发生感染、电极导线故障等情况,解决的方法常需要全部移除所有植入装置,包括 ICD 除颤导线。而 ICD 导线拔除中最致命的风险是与上腔静脉粘连,上腔线圈拔除中,一旦发生上腔静脉撕裂,将会发生致命性并发症。因此近年来,在欧美国家,去除上腔除颤线圈而仅保留右心室除颤线圈的单线圈 ICD 导线植入比率有逐渐增加的趋势。初步的数据显示在美国双线圈 ICD 导线的植入比率已由过去接近100% 下降到 85%~90% 左右。那么单线圈 ICD 导线是否能够达到预期的除颤效果,而又能解决目前 ICD 导线与上腔静脉粘连的情况已经成为 ICD 植入领域的突出问题。

三 单线圈和双线圈 ICD 除颤导线对比研究的结果

2013 年 PS Aoukar 等通过 SCD-HeFT 研究的亚组研究发现,在 811 例心力衰竭的患者中,717 例心衰患者分别程控进行了双线圈和单线圈除颤阈值(DFT)测试,在随后的 45.5 个月的随访中,程控为双线圈的患者共 563 例,264 例患者程控为单线圈应用,研究发现,两组的总死亡率(19.4/21.5%)、心源性猝死的发生率(3.3/3.7%)、初次除颤的有效率(82.2/91.9%)和 DFT 测试的结果[(12.1±4.7)/(12.8±4.8)J]均无统计学差异。因此,研究者认为,双线圈 ICD 导线并无更多优势,建议 ICD 除颤导线应回到单线圈的时代,这样可以降低长期应用的 ICD 电极导线的并发症。2012 年一项较大样本的回顾分析,入选 ICD 患者共 5424 名,其中单线圈 269 例(4.9%),双线圈 5155 例(95.1%),单线圈除颤成功率 85%;双线圈除颤成功率 87.3%,两者除颤或功率无统计学差异。也得出相似的结论。

之前也有很多类似的研究,但最终结果不同,1998 年 MR Gold 等报道了一项研究,分别纳入单线圈和双线圈 ICD 患者各 25 例,发现单线圈除颤阈值为(10.1±5.0)J;双线圈除颤阈值(8.7±4.0)J。双线圈比单线圈 ICD 电极导线除颤所需的除颤能量更低。之后的不同结果的报告也相继发表。一种为两组无差别,一种认为有差别(表 4-3-1)。

表 4-3-1　单线圈与双线圈除颤阈值

研究	例数	单腔(J)	双腔(J)	P 值
Bardy	15	7.4±5.2	6.0±3.4	ns
Gold	21	10.1±5.2	7.8±3.6	<0.01
Gold	50	10.1±5.0	8.7±4.0	<0.02
Gold	27	11.2±6.6	8.9±4.2	<0.01
Schulte	80	8.4±3.7	8.0±3.6	ns
Rinaldi	76	10.3±4.1	10.2±5.2	ns
Gold	113	10.3±5.4	9.2±5.8	0.043

四 从单线圈 ICD 应用引发的思考

因此,我们应该如何客观看待上述研究结果呢? 如果根据两组之间无差别的研究,理论上我们应该在临床上淘汰双线圈 ICD 导线。但如果按照两组之间存在的差别,那我们应尽可能应用双线圈电极导线。

作者认为,在科技进步发展到今天的情况下,应进行重新评价。首先我们来看一下降低除颤阈值的统计学结果,多项研究表明,无论单线圈还是双线圈,除颤阈值的测试均在 8~10J 左右。对两组存在差异的结果分析可见,如果存在差别,两者之间的差异也仅 1~2J 左右。从统计学理论上计算,存在显著差异,但对临床结果可能的意义很小。目前多数 ICD 的最大除颤能量可达到30J以上,且ICD的电池技术飞速发展,使用寿命也明显延长。因此,即使DFT测试相差1~2J,对临床除颤能力的影响几乎已不在考虑之列,更何况也有不同的研究认为两组间的DFT测试本身就没有差别。

再次讨论单线圈和双线圈ICD电极导线的问题,重要的现实情况是因各种原因需要拔除ICD线圈的几率在逐年增多,ICD导线拔除难度大,尤其双线圈拔除的难度更大。越来越多的年轻的遗传性心律失常患者需要植入ICD,他们的预期寿命更长,导线粘连更重,更容易纤维包裹,双线圈电极导线将更粗大,而且将面临更多的ICD更换机会,增加了更多的感染机会。其次,2007年的一项研究表明,ICD除颤电极导线就伴有很高的"故障率",早期的报告认为,ICD除颤电极的十年故障率均接近20%。因此,需要"电极拔除"的几率更高。

近年文献,对双线圈的拔除难度十分重视。上腔静脉线圈导致拔除难度增加的报道也在逐年增加。因此,从除颤阈值角度而言,单线圈和双线圈之间的差别并不明显;而两者的除颤效果并无差异;但是,从电极拔除的角度而言,单线圈ICD的拔除难度显著低于双线圈ICD。

通过全面的比较,对于单线圈ICD临床应用价值的"再评价"需要引起更多的关注和思考。尤其在当今电极拔除技术逐渐普及的背景下,这一课题的深入探索将产生更加深远的影响。比如80J释放双向波除颤能量的皮下ICD的出现和无导线起搏器的应用也在迅速进入临床,以解决上述存在的问题。

根据近年文献的结果,结合自身积累的经验,我们提出:单线圈可能更加具有临床应用价值。北京大学人民医院心脏中心自2013年1月至今,进行了单线圈ICD除颤效果的临床研究。共为18例患者植入波科公司生产的单线圈ICD,进行术中除颤测试结果,其中16例患者经14J一次除颤成功,一例患者首次除颤失败,改变除颤方向后再次14J除颤成功。另一例患者,首次14J除颤失败后,给予一次21J除颤成功。我们的初步研究结果也表明,单线圈ICD的除颤效果值得肯定,而且可以预计,ICD电池完全能够提供充足能量,并保证使用寿命。

综上所述,单线圈ICD电极导线可能因为除颤效果不受影响,导线结构相对简单,寿命更长。且一旦出现导线故障或感染等情况需要导线拔出时更安全等特点,可能在未来的数年,其应用的比例将大幅增加,有望成为ICD电极导线的应用主流,而双线圈电极导线仅应用于特殊的患者。

(李学斌)

参 考 文 献

[1] Borleffs CJ, van Erven L, van Bommel RJ, et al. Risk of failure of transvenous implantable cardioverter-defibrillator leads. Circ Arrhythm Electrophysiol, 2009 Aug, 2(4): 411-416.

[2] Kleemann T, Becker T, Doenges K, et al. Annual rate of transvenous defibrillation lead defects in implantable cardioverter-defibrillators over a period of >10 years. Circulation, 2007 May 15, 115(19): 2474-2780.

[3] Gold MR, Olsovsky MR, Pelini MA, et al. Comparison of single-and dual-coil active pectoral defibrillation lead systems. J Am Coll Cardiol, 1998 May, 31(6): 1391-1394.

[4] Rinaldi CA, Simon RD, Geelen P, Reek S, et al. A randomized prospective study of single coil versus dual coil defibrillation in patients with ventricular arrhythmias undergoing implantable cardioverter defibrillator therapy. Pacing Clin Electrophysiol, 2003 Aug, 26(8): 1684-1690.

[5] Bardy GH, Johnson G, Poole JE, et al. A simplified, single-lead unipolar transvenous cardioversion-defibrillation system. Circulation, 1993 Aug, 88(2): 543-547.

[6] Bardy GH, Dolack GL, Kudenchuk PJ, et al. Prospective, randomized comparison in humans of a unipolar defibrillation system with that using an additional superior vena cava electrode. Circulation, 1994 Mar, 89(3): 1090-1093.

[7] Schulte B, Sperzel J, Carlsson J, et al. Dual-coil vs single-coil active pectoral implantable defibrillator lead systems: defibrillation energy requirements and probability of defibrillation success at multiples of the defibrillation energy requirements. Europace, 2001 Jul, 3(3): 177-180.

4. ICD:电池耗竭更换的死亡风险

心血管疾病已经成为很多国家首要的致死因素,心源性猝死(SCD)是心血管疾病中致死的主要原因。据估计美国每年有30万~40万人死于SCD,虽然中国的冠心病发病率低于美国,但是数量不容小觑,每年约超过55万人死于SCD,因此预防SCD仍然是全球的主要任务。植入式心脏复律除颤器(ICD)对SCD的贡献是有目共睹的,这增加了ICD的植入量,美国从1990每年植入不过几千台到2002年突破10万台,2005年达到18万台。虽然ICD的有效性已经被广泛接受,并且被推荐为临床治疗SCD的一线方案,但大多数ICD患者在植入3~9年后就会因各种原因更换ICD,仅美国每年更换ICD的数量就达3万台。近期注册研究发现,按照不同时期指南植入ICD的患者,长期随访的死亡率不尽相同,特别是电池耗竭更换ICD后的死亡率占所有植入ICD患者总死亡率的40%,更换后患者的死亡风险不仅威胁着患者的生存率,同时也增加了公共及患者的医疗花费。因此,我们有必要分析死亡原因及危险因素,使临床医生、政策制定者以及公众对ICD治疗有个正确认识。

一 ICD电池的使用寿命及影响因素

接受ICD治疗的患者平均生存期大于10年,随着ICD植入适应证的变化,ICD的植入数量迅猛增加,而单、双腔ICD的电池使用寿命平均4~5年左右,因此,70%的患者经历了更换ICD,40%患者甚至需要更换2次以上,更换的时间绝大多数在植入后的3~9年,在更换前20%以上的患者接受过ICD电击治疗。ICD电池的平均寿命因脉冲发生器的功能不同而不同,一般来说VVI/DDD的平均寿命接近5年,DDDR约为3.4年,VVIR为2.5年,而心脏再同步治疗(CRTD)可降至1.9年,多因素分析DDD的耗电量是VVI的2.2倍,CRTD则是VVI的9.6倍。Kramer等报道平均ICD电池寿命4.6年,单腔ICD5.8年,双腔ICD 5.1年,三腔ICD3.9年。其实ICD电池的实际应用寿命与厂家预示的寿命相差很大,美敦力平均7.6年,强生平均5.0年,圣犹达平均3.8年($P<0.001$);并且起搏比例>65%、重整电容器时间≤3个月及CRT的起搏模式均可导致电池寿命明显缩短($P<0.001$),而过短的重整电容器时间对电池寿命的影响要大于起搏的比例。

ICD类型的选择是影响电池寿命主要因素之一,虽然双腔ICD可更好地鉴别室性和室上性心动过速,减少不适当电击治疗,但是双腔ICD需要植入2根电极导线,相对费电,其感染率及其他合并症也相对升高。2013美国ICD及CRT治疗指南建议由于可能的传导系统疾病导致潜在的起搏需要、药物可能影响窦房结或房室传导功能、特殊情况下心房起搏可能抑制室性心律失常及需要依靠双腔ICD鉴别诊断心律失常的患者才考虑置入双腔ICD。

在所有植入ICD的患者中,平均有70%的ICD电池寿命可>5年,62%可>6年。如果电池寿命能实际应用7~9年,可减少28%~40%的更换量,并可能有22%~35%的患者不再需要植入ICD。因此,为了延长ICD电池的使用寿命,我们必须给患者合适的起搏模式,程控合适的治疗程序和工作状态,但前提是确保ICD的有效治疗。此外,还应研发大能量的电池,尽管增加了起搏器的体积,研究显示91%的患者愿意接受大能量的电池,来自Cleveland VA

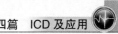

Medical Center 的探查显示,如果电池寿命能延长 2~3 年,85%~97% 的患者愿意接受这种大型的脉冲发生器。

二 ICD 更换的原因及并发症

ICD 更换的原因主要包括:电池耗竭、器械的召回、损坏、植入后感染、患者病情需要更换型号等,至少 25% 是因为电池耗竭更换 ICD。Kramer 等通过对 111 826 例因电池耗竭更换 ICD 的患者进行分析,其中 65.6% 的患者是 SCD 的一级预防,67.6% 诊断为冠心病,73.8% 为充血性心衰。更换手术过程,92.6% 的患者直接更换 ICD,6.2% 在更换时 ICD 升级或者增加了导线,器械故障占了 1.3%,器械召回占了 1.1%,感染仅为 0.1%。ICD 电极导线使用寿命、故障率显著多于普通起搏电极导线。ICD 电极导线故障率为每年 1.3%,且逐年增加,10 年时故障率达 20%。

然而更换 ICD 会带来比首次植入更多的并发症和更高的风险,比如:导线的损坏,放置新导线伴随的气胸,囊袋感染,囊袋血肿,甚至引起死亡。既往研究显示,初次植入 ICD 时的主要并发症发生率为 3.6%,而更换时的主要并发症发生率为 4.1%,包括死亡在内的并发症发生率为 5.8%。Borleffs 等报道,首次植入 ICD 感染的发生率是 0.9/100 ICD 年,而与更换相关的感染为 2.3/100 ICD 年;首次植入 ICD 非感染的并发症是 0.6/100 ICD 年,与更换相关的非感染的并发症是 1.0/100 ICD 年;更换 ICD 感染的危险比是 2.5($P<0.001$);更换 ICD 需外科手术干预的比例也明显增加(首次 3.9% vs. 更换 4.7%),从而增加了事件的发生率(首次 1.5/100 ICD 年 vs. 3.3/100 ICD 年),事件的发生率与更换次数关系密切,可由首次植入的 1.5/100 ICD 年增长到第 4 次更换的 8.1/100 ICD 年。最近加拿大的一项研究表明更换器械相关的并发症 9.1%,包括了 0.44% 的死亡风险。目前美国每年植入 150 000 台 ICD,其中 25% 是更换 ICD,这就意味着 37 000~40 000 例患者暴露在更换所带来的风险之中。如果 ICD 的寿命能延长到 7~9 年,可减少 28%~40% 的更换率,减少 72% 和 83% 更换的风险,减少 29% 的感染风险,也就是说 10 300~16 000 例患者将会避免因为 ICD 更换所带来的并发症,45~70 例患者将会避免更换所带来的死亡,可并明显减少医疗开支的费用。

三 ICD 电池耗竭更换后的死亡风险因素

植入 ICD 的患者从 ICD 中获益已有很多报道,无论是一级预防还是二级预防,ICD 均能明显降低死亡率。近期研究更加关注 ICD 的死亡原因及危险因素,Bilchik 等人对 45 884 例 ICD 一级预防的患者进行观察,平均随访 3.6~4.4 年,死亡率为 30.8%~37.5%,年龄≥75(HR 1.70)、NYHA 分级Ⅲ(HR 1.35)、房颤(HR 1.26)、慢性肾脏疾患(HR 2.33)、LVEF<20%(HR 1.26)、COPD 慢性阻塞性肺部疾患(HR 1.70)及糖尿病(HR 1.43)均是死亡率的高危因素。同样,Lee 等对 2467 例植入 ICD 患者的生存率进行了评估发现,除了年龄、心衰、外周血管疾患和肾脏疾患,非心源性的共病包括慢性肺部疾患、癌症、风湿病和糖尿病引起的微血管并发症(不仅仅是糖尿病本身)能够影响患者的预后。Healey 等研究表明曾有过危及生命的室性心律失常的老年人,非心律失常性的死亡也是高发的,高龄和合并慢性肺部疾患、脑血管疾患、糖尿病和低肾小球滤过率也会导致较高的死亡率。Stein 观察 1703 植入 ICD 患者,1 年死亡率是 16%,死亡危险因素有房颤($P≤0.001$),糖尿病($P=0.004$),低体重指数($P=0.001$),平均动脉压低($P=0.040$),心功能差($P=0.006$)。

除了发现影响 ICD 患者的生存因素以外,有些研究还把危险因素更加量化来评估死亡风险,Kramer 等观察 2717 例 ICD 患者,平均随访 3 年,死亡率为 15.5%,死亡风险包括外周血管疾病(OR 5.506)、LVEF≤20%(OR 3.106)、血清肌酐≥2.0mg/dl(OR 8.626)、年龄≥70 岁(OR 2.981);如果定义肌酐高为 2 分,其他危险因素为 1 分,≥3 分的 1 年死亡率是 <3 分的 4 倍(16.5% vs. 3.5%;$P<0.0001$)。从中可以得出 ICD 植入后死亡与自身存在的危险因素有明显关系,心源性和非心源性的意义同等重要。Parkash 等也用评分方式发现评分越高,其死亡率也越高,只是评分标准略有差异,如年龄 >80 岁、房颤、肌酐 >1.8mg/dl,NYHA 心功能Ⅲ ~ Ⅳ级,1 年死亡率 0 分为 3.4%,1 分为 4.3%,2 分为 17%,≥3 分为 33%($P<0.0001$)。MADIT- Ⅱ研究是随访时间最长的 ICD 研究,显示了 1191 例按 3∶2 纳入 ICD 组和对照组的 8 年死亡率结果,危险评分为(NYHA 心功能 > Ⅱ级、年龄 >70 岁、血 > 尿素氮 26mg/dl、QRS 间期 >0.12 秒和房颤),根据分值判定危险因素的高低,低危患者为危险因素 =0($n=345$),中危为 1~2 个危险因素($n=646$),危险因素≥3 为高危($n=200$);8 年死亡率 ICD 组为 50%,对照组为 64%($P<0.001$)。然而,无论是 ICD 组还是对照组,危险因素数量均与死亡率相关,中危与高危患者的死亡率分别是低危 2.4 倍($P<0.001$)和 5 倍($P<0.001$)。低及中危患者中 ICD 组的存活率明显高于对照组,而高危患者中两组的存活率无差异。高危患者死亡原因中仅 17% 是由心律失常所致,因此,对于高危患者死亡率从 4.5% 增加到 13.8%,而 ICD 的益处也从 53% 降到 11%($P=0.18$)。

　　以上研究阐述了 ICD 死亡的危险因素,并且发现患者伴随的危险因素数量在更大程度上决定预后,也就是说危险因素数量越多(>3 个),死亡率越高。然而,这些研究是针对所有植入 ICD 的患者,那么对于电池耗竭进行更换的 ICD 患者,其死亡率及死亡风险如何呢? 研究显示 ICD 更换与首次植入患者具有不同的临床特点,年龄偏大(70.7 vs. 67.5 岁)、伴房颤和室速的比例高(41.8% vs. 31.4%,$P<0.001$;60.5% vs. 33.9%,$P<0.001$)。ICD 更换后的 5 年死亡率 >40%,死亡风险明显高于首次植入的患者(HR 1.28;$P<0.0001$)。Erkapic 等报道 ICD 更换后平均随访(22 ± 16)个月中,死亡率为 9.8%,死亡原因是心源性 16 例(3%),非心源性 17 例(3%),原因不明 17 例(3%)。Kramer 等报道 111 826 例 ICD 因电池耗竭更换的患者,随访 1~3、3~5 和 > 5 年的死亡率分别是 9.8%、27.0% 和 41.2%,其危险因素是房颤(HR 1.23)、充血性心衰(HR 1.21)、老龄(HR 1.43)、慢性阻塞性肺疾病(HR 1.53)、脑血管疾病(HR 1.28)、糖尿病(HR 1.27)和肌酐清除率降低(HR 1.15)。因此,ICD 因电池耗竭进行更换后,在死亡危险因素与首次植入 ICD 的患者基本相同的情况下,其长期死亡率高于首次植入 ICD 的患者。分析死亡率增高的主要原因是更换的患者年龄更大,心律失常更严重,而年龄大可能是更重要的因素,因为老年患者有更高的死亡率及合并症。此外,已有研究显示 ICD 电击本身因直接的心肌损伤也可导致不良的临床后果。

四　ICD 电池耗竭更换前评估的意义

　　由于 ICD 电池耗竭更换后的死亡率增加,甚至在部分患者降低了 ICD 的益处,因此 ICD 更换时需再次认真评估临床状况,包括 ICD 应用 5 年的时间内患者全身的健康情况、有否合并症,合并症的数量及生存期应是否 >1 年等。对于 ICD 一级预防首次植入 ICD 未接受治疗,且心功能改善的患者,是否需要更换 ICD 尚有争议。德国 29 个中心 510 例更换 ICD 的研究显示,A 组 245 例(48%)在更换前接受过 ICD 对室速 / 室颤的治疗,B 组更换前未接受过 ICD 的正确治疗,更换后平均随访(22 ± 16)个月。更换后共有 158 例患者接受 ICD 治疗,A 组 107 例,在更换后 1、2 和 3 年接受 ICD 治疗的比例是 32.4%、41.3% 和 48.1%;B 组 51 例,分别是 10.6%、

17.6% 和 21.4%。冠心病（HR 1.79，$P=0.007$）、进展性心衰（HR 14.65，$P=0.001$）及更换前接受ICD 治疗（HR 3.02，$P<0.001$）均是更换后 ICD 治疗的高风险因素。而胺碘酮治疗则是低风险因素（HR 0.64，$P=0.049$）。Welsenes 等也曾报道，114 例一级预防的患者，在更换后 1 和 3 年ICD 的治疗率分别是 7% 和 14%。因约 20% 患者在首次植入 ICD 至更换前未接受 ICD 治疗的患者，在更换后 3 年内仍需 ICD 治疗，所以应根据患者的个体情况充分分析利弊关系，给予最佳及最恰当的治疗。对于首次置入 CRTD 用于猝死一级预防的患者，若治疗后LVEF 改善可考虑更换为 CRT，但相关证据并不充分。首次植入 ICD 虽然接受治疗，但更换时患者处于心衰或肾病晚期几乎不能出院，这些患者更多的是因为心衰死亡，是否需要更换 ICD 需认真评估。总之，对于接近生命终点的患者是否还应更换 ICD 或 CRTD，目前也无更多的数据说明。

综上所述，ICD 更换患者的比例越来越大，ICD 电池耗竭是导致 ICD 更换的主要原因，然而 ICD 的更换便会产生很多风险甚至死亡。ICD 因电池耗竭更换的患者年龄普遍较高，心脏性和非心脏性的合并症相对较多，这也增加了更换 ICD 的死亡风险。2013 年美国心脏病学学院（ACC）、美国心律学会（HRS）等机构联合发表的 ICD 和 CRT 的应用标准，对 369 项适应证进行分级评估，其目标是提高医生和患者的决策水平并改善预后。如何减少更换所带来的风险是今后临床工作者应该考虑的重点，因为患者的年龄是临床医师不能干预的，对合并症的干预也有很大难度，因此，不仅需要提高医务人员的专业水准及患者应有更好的依从性，更需要研发生产大容量的 ICD 电池，以延长使用寿命，降低更换所带来的风险，而且还能减少巨大的医疗开支。

（王冬梅）

参 考 文 献

［1］Hua W，Niu H，Fan X，et al. Preventive effectiveness of implantable cardioverter defibrillator in reducing sudden cardiac death in the Chinese population：A multicenter trial of ICD therapy versus non-ICD therapy. J Cardiovasc Electrophysiol，2012，23：S5-S9.

［2］Kramer DB，Kennedy KF，Noseworthy PA，et al. Characteristics and outcomes of patients receiving new and replacement implantable cardioverter-defibrillators results from the NCDR. Circ Cardiovasc QualOutcomes，2013，6：488-497.

［3］Kremers MS，Hammill SC，Beru CI，et al. The National ICD Registry Report：version 2.1 including leads and pediatrics for years 2010 and 2011. Heart Rhythm，2013，10：e59-e65.

［4］Beat Andreas Schaer BA，Koller MT，Sticherling C，et al. Longevity of implantable cardioverter-defibrillators，influencing factors，and comparison to industry-projected longevity. Heart Rhythm，2009，6：1737-1743.

［5］Ramachandra I. Impact of ICD battery longevity on need for device replacements-insights from a Veterans Affairs database. PACE，2010，33：314-319.

［6］Kramer DB，Kennedy KF，Spertus JA，et al. Mortality risk following replacement implantable cardioverter-defibrillator implantation at end of battery life：Results from the NCDR®. Heart Rhythm，2014，11：216-221.

［7］Borleffs CJW，Thijssen J，De Bie MAK，et al. Recurrent implantable cardioverter-defibrillator replacement is associated with an increasing risk of pocket-related complications. PACE，2010，33：1013-1019.

［8］Bilchick KC，Stukenborg GJ，Kamath S，et al. Prediction of mortality in clinical practice for medicare patients undergoing defibrillator implantation for primary prevention of sudden cardiac death. J Am Coll Cardiol，2012，60：1647-1655.

［9］Kramer DB，Friedman PA，Kallinen LM，et al. Development and validation of a risk score to predict early mortality in recipients of implantable cardioverter-defibrillators. Heart Rhythm，2012，9：42-46.

［10］Barsheshet A，Moss AJ，Huang DT，et al. Applicability of a risk score for prediction of the long-term（8-year）benefit of the implantable cardioverter-defibrillator. J Am Coll Cardiol，2012，59：2075-2079.

［11］Kramer DB，Buxton AE，Zimetbaum PJ. Time for a change：a new approach to ICD replacement. N Engl J Med，2012，366：291-293.

［12］Erkapic D，Sperzel J，Stiller S，et al. Long-term benefit of implantable cardioverter/defibrillator therapy after elective device replacement：results of the Incidence free Survival after ICD Replacement（INSURE）trial—a prospective multicentre study.

European Heart Journal,2013,34:130-137.

[13] Al-Khatib SM,Hellkamp A,Bardy GH,et al. Survival of patients receiving a primary prevention implantable cardioverter-defibrillator in clinical practice vs clinical trials. JAMA,2013,309:55-62.

[14] Van Welsenes GH,van Rees JB,Thijssen J,et al. Primary prevention implantable cardioverter defibrillator recipients:the need for defibrillator back-up after an event-free first battery service-life. J Cardiovasc Electrophysiol,2011,22:1346-1350.

[15] ACCF/HRS/AHA/ASE/HFSA/SCAI/SCCT/SCMR 2013 appropriate use criteria for implantable cardioverter-defibrillators and cardiac resynchronization therapy. J Am Coll Cardiol,2013,61:1318-1368.

5. ICD:节律诊断性放电

经过大规模随机临床试验证实,植入式心脏复律除颤器(implantable cardioverter-defibrillator, ICD),包括心脏再同步化治疗除颤器(cardiac resynchronization therapy-defibrillator,CRT-D)在内, 对于既往有持续性室性心动过速、心室颤动或心力衰竭的患者能有效降低其猝死风险。ICD 主要通过发放高能量的电击治疗来终止致死性的快速性室性心律失常,以达到挽救患者生命 的目的。然而,ICD 放电治疗虽然能够拯救患者的生命,但近来放电治疗后存活患者的大量心 衰事件及死亡率成为了大家关注的问题。

一 ICD 放电后患者的预后

在临床上,ICD 放电治疗可分为恰当放电和不恰当放电两种。这主要是根据 ICD 所治疗 的心律失常的性质及其对血流动力学影响的程度来划分。ICD 的恰当放电主要是指对血流动 力学不稳定的单形性室性心动过速、多形性室性心动过速以及心室颤动的放电治疗,得以拯救 患者生命。ICD 的不恰当放电包括:①不必须放电:对血流动力学可耐受的非持续性室性心动 过速(non sustained ventricular tachycardia,NSVT)、经抗心动过速起搏(anti-tachycardia pacing, ATP)可有效终止的血流动力学可耐受的室性心动过速的放电治疗。②误放电:指由室上性心 动过速如房颤、房扑、房速、窦速,或信号干扰如电极故障、电磁干扰、过感知等原因引起的 ICD 放电治疗。③幽灵(phantom)放电:还有极少部分患者不明原因放电。

目前,已有大型临床试验对 ICD 放电和其后心血管事件的关系进行了研究报道。在 MADIT Ⅱ(Multicenter Automatic Defibrillator Trial Ⅱ)研究中,经过平均 21 个月的随访后发现, 经历了 ICD 恰当放电后挽回生命患者的死亡风险 3 倍高于未经历 ICD 治疗的患者。死亡风险 的增加可能与 ICD 治疗组中患者心衰及非猝死性心脏事件多有关,提示 ICD 放电治疗或许是 心脏病变程度重严的一个指标。在 SCD-HeFT(Sudden Cardiac Death in Heart Failure Trial)研究 中,经历了第一次 ICD 恰当放电治疗后存活时间大于 24 小时的患者,在经过平均 45.5 个月的 随访后发现,他们的死亡率是未接受 ICD 放电治疗患者的 3 倍。同样,这部分接受 ICD 治疗的 患者也许本身就是心血管事件发生的高危人群。在上述研究中同样显示,不恰当的 ICD 放电 治疗也可使患者的死亡风险增加。在 SCD-HeFT 研究中发现,第一次 ICD 不恰当放电治疗会 导致患者死亡风险增加 1.6 倍。在 MADIT Ⅱ 研究中,该死亡风险增加为 2.3 倍。这样就提出 了一个问题,是否 ICD 放电后的心血管不良预后与潜在的心律失常有关? 还是与放电本身造 成的损害相关?

二 导致 ICD 放电的具体原因与患者预后

近期,Powell 等进行了 ALTITUDE 节律诊断性放电的生存研究,该研究主要通过 ICD 及 CRT-D 患者进行远程监测获取数据,共入选了 3809 例经历首次 ICD 恰当或不恰当放电后仍存活的患者作为 ICD 放电组,另入选年龄、性别、ICD 置入时限及起搏器类型等与放电组相匹配的未接受放电的 ICD 植入患者作为对照组,平均随访(3.1±1.7)年。结果发现,大多数患者的首次放电是恰当放电,最主要的原因是单形性室速。约有 41% 的首次放电为不恰当放电,主要是因为室上性心动过速,如房颤/房扑、窦速、其他类型的室上性心动过速,以及非心律失常性原因如电极噪声、干扰或过感知等。研究显示,随访中死亡风险显著增高的这部分患者是首次放电治疗原因为单形性室速(HR 1.65,P<0.0001),多形性室速/室颤(HR 2.10,P<0.0001),或房颤/房扑(HR 1.61,P=0.003)的患者(图 4-5-1)。然而,对于首次放电治疗是由于电极噪声、干扰或过感知,以及窦速、室上性心动过速等其他心律失常原因造成的患者,死亡风险并未见明显增加。因此,作者认为,ICD 患者首次放电治疗后的不良预后可能与其本身潜在的心律失常更为相关,而非电击本身造成的损伤。

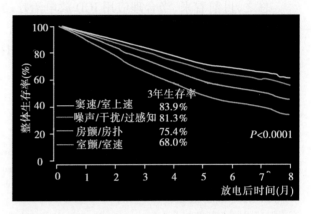

图 4-5-1 ALTITUDE 研究中不同原因导致 ICD 放电治疗的患者生存率情况

既往通过动物实验和小规模的人体研究提示,高能量的电击治疗会导致心肌受损,此结论通过放电后肌钙蛋白释放或短暂的心肌收缩功能受损可知。据此,部分学者认为电击本身是造成 ICD 放电治疗后患者预后不良的原因。然而,ICD 放电治疗后引起的小范围心肌损伤是否会影响患者的生存尚缺乏实质性证据。通过 ALTITUDE 研究可看出,病理性的心律失常的发生,尤其是室性心律失常和房颤,是高危患者人群的指征,可能与死亡风险增加更具相关性。这一研究结果也与既往关于因室速/室颤/房颤导致电击和其后死亡率关系的研究结论相符合。患者发生室速/室颤时,常常提示病情严重,如心肌梗死或心衰进展恶化,患者的死亡风险同时提升。而房颤本身就是因心衰死亡的独立危险因素,与 ICD 是否放电无关。当房颤导致的快速心室率导致 ICD 放电治疗时往往提示 β- 受体阻滞剂应用未足量或心衰导致交感神经内分泌过度激活。过快的心室率本身就会导致心功能恶化、心衰加重。另外,部分患者通过 ICD 放电治疗会转为窦性节律。若在转复时,未能进行充分抗凝治疗,患者会有卒中或其他血栓栓塞事件发生的风险。以上因素均可能增加 ICD 放电治疗后患者的死亡风险。因此,经 ICD 放电治疗的房颤患者死亡风险增加更可能是由于患者本身的病变基质和与房颤相关的合并症引起。即 ICD 放电治疗往往只是患者死亡的"旁观者",而并非其"罪魁祸首"。因此,关于 ICD 放电治疗后风险增加的分析,需联合导致放电的心律失常其潜在的心血管事件风险,而非仅仅是电击。

另外,有研究表明,通过 ICD 放电治疗终止的室速/室颤患者死亡率明显高于 ATP 治疗终止的患者。然而,上述治疗方式的差异涉及室速/室颤的类型及触发机制不同。室颤/多形性室速常常是由于急性心肌缺血或梗死,这种类型的心律失常往往通过 ATP 治疗很难终止,需要 ICD 放电治疗。与之相反,单形性室速则常通过 ATP 治疗即可成功终止,其通常是由于一个或成对的室性早搏触发,而并未合并复杂的基础情况。这也提示了需要 ICD 放电治疗的室性心律失常往往与触发其放电治疗的合并症情况严重存在相关性。因此,分析室性心律失常的 ICD 治疗方式设置时需考虑其潜在的心脏基质状态。因室性心律失常导致 ICD 放电的患者比非室性心律失常的患者更可能受电击所导致的小范围心肌损伤的影响。在近期的一个单中心研究中,对诱发的心律失常和室速 / 室颤导致的 ICD 放电进行了对比研究,结果发现,诱发的心律失常导致的放电并不增加患者的死亡风险。上述结论再一次印证了心律失常发生时合并的基础情况更为重要,而非 ICD 放电本身。

　　总之,目前看来,当合理应用 ICD 放电治疗的时候,ICD 能在预防患者因恶性快速性室性心律失常导致的心源性猝死中发挥巨大的作用。然而,我们也应尽力寻找方法来减少 ICD 放电治疗,首先是要减少不恰当的 ICD 治疗,同时减轻因放电治疗所带来的不良心理作用的影响。

(田芸　蔡琳)

参 考 文 献

［1］ The Antiarrhythmics versus Implantable Defibrillators (AVID) Investigators. A comparison of antiarrhythmic-drug therapy with implantable defibrillators in patients resuscitated from near-fatal ventricular arrhythmias. N Engl J Med,1997,337:1576-1583.

［2］ Bardy G H,Lee K L,Mark D B,et al. Amiodarone or an implantable cardioverter-defibrillator for congestive heart failure. N Engl J Med,2005,352:225-237.

［3］ Connolly S J,Hallstrom A P,Cappato R,et al. Meta-analysis of the implantable cardioverter defibrillator secondary prevention trials. AVID,CASH and CIDS studies. Antiarrhythmics vs Implantable Defibrillator study. Cardiac Arrest Study Hamburg. Canadian Implantable Defibrillator Study. Eur Heart J,2000,21:2071-2078.

［4］ Moss A J,Greenberg H,Case R B,et al. Long-term clinical course of patients after termination of ventricular tachyarrhythmia by an implanted defibrillator. Circulation,2004,110:3760-3765.

［5］ Poole J E,Johnson G W,Hellkamp A S,et al. Prognostic importance of defibrillator shocks in patients with heart failure. N Engl J Med,2008,359:1009-1017.

［6］ Powell B D,Saxon L A,Boehmer J P,et al. Survival after shock therapy in implantable cardioverter-defibrillator and cardiac resynchronization therapy- defibrillator recipients according to rhythm shocked. The ALTITUDE survival by rhythm study. J Am Coll Cardiol,2013,62:1674-1679.

［7］ Yamaguchi H,Weil M,Tang W,et al. Myocardial dysfunction after electrical defibrillation. Resuscitation,2002,54:289-296.

［8］ Sweeney M O,Sherfesee L,Degroot P J,et al. Differences in effects of electrical therapy type for ventricular arrhythmias on mortality in implantable cardioverter-defibrillator patients. Heart Rhythm,2010,7:353-360.

［9］ Larsen G K,Evans J,Lambert W E,et al. Shocks burden and increased mortality in implantable cardioverter-defibrillator patients. Heart Rhythm,2011,8:1881- 1886.

［10］ Wathen M S,Sweeney M O,Degroot P J,et al. Shock reduction using antitachycardia pacing for spontaneous rapid ventricular tachycardia in patients with coronary artery disease. Circulation,2001,104:796-801.

［11］ Poole J E,Johnson G W,Hellkamp A S,et al. Prognostic importance of defibrillator shocks in patients with heart failure. N Engl J Med,2008,359:1009-1017.

［12］ van Rees J B,Borleffs C J,de Bie M K,et al. Inappropriate implantable cardioverter-defibrillator shocks:incidence,predictors, and impact on mortality. J Am Coll Cardiol,2011,57:556-562.

［13］ Bhavnani S P,Kluger J,Coleman C I,et al. The prognostic impact of shocks for clinical and induced arrhythmias on morbidity and mortality among patients with implantable cardioverter-defibrillators. Heart Rhythm,2010,7:755-760.

［14］ Daubert J P,Zareba W,Cannom D S,et al. Inappropriate implantable cardioverter-defibrillator shocks in MADIT Ⅱ:frequency, mechanisms,predictors,and survival impact. J Am Coll Cardiol,2008,51:1357-1365.

［15］ Saxon L A,Hayes D L,Gilliam F R,et al. Long-term outcome after ICD and CRT implantation and influence of remote device follow-up:the ALTITUDE survival study. Circulation,2010,122:2359-2367.

6. ICD:减少超感知的新功能

　　感知功能是 ICD 系统中十分重要的组成部分,若感知功能出现问题将导致心律失常不能识别或过度治疗等灾难性的后果,其性能要求远高于治疗心动过缓的传统心脏起搏器。ICD 不仅要能感知振幅较高的 R 波,也不能遗漏振幅很低的室颤波,同时还要避免过感知心外噪声信号及非 R 波心电信号(如肌电噪声、T 波等)。ICD 对于感知到的心室腔内信号(即高于感知灵敏度的信号)都会当作自身 R 波进行计数而无法区分信号的真伪。这也就意味着当 ICD 感知到肌电噪声或 T 波信号时,便将这些信号与普通 R 波一同计数从而高估了患者的心室率,最终导致 ICD 将普通的窦性节律误诊为室速、室颤等恶性室性心律失常并发放不恰当的治疗。在患者窦性节律下发放 ATP 或电击治疗可能会诱发恶性室性心律失常,而高能量电击还会对心肌造成严重损伤,尤其是目前占 ICD 植入多数人群的一级预防患者,他们都是合并明显器质性心脏病的心力衰竭者,ICD 不恰当治疗带来的危害更为严重。患者因频繁电击引起儿茶酚胺过度分泌更将导致后续的 ICD 电风暴。长期的 ICD 不恰当治疗将严重损耗 ICD 的电池寿命,从而引发 ICD 电池提前耗竭。

　　现代 ICD 依靠带通滤波器来滤除大部分的肌电噪声及 T 波信号,并通过感知灵敏度自动增益控制技术以及其他特殊算法确保 ICD 不会感知到滤波后残留的干扰信号,从而实现 ICD 的精确感知。这些 ICD 技术临床植入医生通常并不熟悉,而熟知这些功能对医生诊治类似的 ICD 问题会大有帮助。下面就 ICD 的带通滤波器、感知灵敏度自动增益控制以及其他感知优化功能这三部分进行介绍。

　　1. ICD 的带通滤波器　人体所发出的各种心电信号具有不同大小的频率(也称作斜率,以下统称为频率)及振幅。图 4-6-1 介绍了各种心电信号的频率及振幅大小分布,其中,肌电噪声信号处于高频段(>20Hz),振幅极低;T 波信号属于低频段(0.7~10Hz),其振幅低于室性早搏(PVC)和正常除极的普通 R 波(中频段:5~70Hz,振幅最高)。鉴于此,ICD 设计了一套独特的带

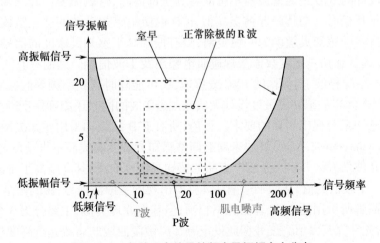

图 4-6-1　各种心电信号的频率及振幅大小分布

通滤波系统,由低通滤波器及高通滤波器组成。低通滤波器允许低于截止频率的信号(PVC 和普通 R 波)通过,并拦截高于截止频率的信号(肌电噪声信号),其截止频率一般设定为 80Hz 左右。高通滤波器允许高于截止频率的信号(PVC 和普通 R 波)通过,而拦截低于截止频率的信号(T 波),其截止频率一般设定为 20~25Hz。高通及低通滤波器的截止频率之间称为通带,即 ICD 能够感知到的信号范围。带通滤波器截止频率的设定值决定了 ICD 感知 R 波信号以及滤过肌电噪声及 T 波信号的能力。

一个理想的滤波器应该有一个完全平坦的通带,例如在通带内没有增益或者衰减,而在通带之外所有频率都被完全衰减掉。然而,实际上并不存在完美的带通滤波器,这意味着滤波器并不能够将通带外的所有信号完全滤除,表现为在通带两端附近的干扰信号不能被完全衰减,越靠近截止频率处干扰信号强度越高,这通常称为滤波器的滚降现象。通常,滤波器的设计应尽量保证滚降范围越窄越好,这样滤波器的性能就与设计更加接近。然而,随着滚降范围越来越小,通带就变得不再平坦而开始出现"波纹"。这种现象在通带的边缘处尤其明显,这种效应称为吉布斯现象。为了尽可能减少滚降现象与吉布斯现象(即 ICD 能最大程度过滤通带外的肌电噪声及 T 波信号又同时能保持通带内信号振幅的稳定性),这就对 ICD 带通滤波器的软硬件技术提出了更高的要求。目前各厂家 ICD 都使用不同规格的带通滤波器,其带通频段的设定以及滤波器性能也不尽相同。有学者发现,发生 T 波过感知而频繁遭受电击的患者经各种参数及药物调整均无效,在更换另一品牌 ICD 脉冲发生器后(右室除颤电极导线植入部位不变),其腔内 EGM 中的 T 波信号完全消失,不再发生 T 波过感知现象,提示 ICD 滤过 T 波的能力取决于 ICD 本身滤波器的硬件设计(图 4-6-2)。

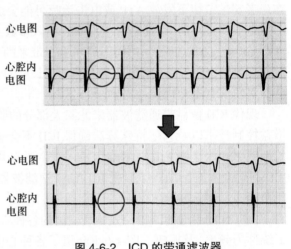

图 4-6-2　ICD 的带通滤波器

2. 感知灵敏度的自动增益控制技术　每位患者的肌电噪声及 T 波信号频段各不相同,按固定截止频率设计的 ICD 带通滤波器不可能将其全部滤除,这就需要一套感知调整系统来规避这些残留的干扰信号。与传统起搏器相似,ICD 也使用感知灵敏度这一参数来调节其感知范围。普通起搏器的感知灵敏度为一恒定值,只有振幅高于感知灵敏度的信号才会被起搏器感知,可以通过调整感知灵敏度数值来规避肌电噪声及 T 波信号。然而 ICD 所面对的不仅仅是正常振幅的心室除极波、高振幅的 PVC 或室速,还可能随时遇到室颤等低振幅信号(其振幅多低于 T 波)。显然固定的感知灵敏度设计无法在规避 T 波的同时还能确保室颤波的正确感知,这就对 ICD 的感知系统提出了新的要求。目前,所有 ICD 品牌均采用感知灵敏度的自动增益控制技术(auto gain control, AGC)算法来动态调整感知灵敏度曲线而不再是恒定值。ICD 在每一个感知到的 R 波信号后开启一条逐渐衰减的感知灵敏度曲线,其高度高于 T 波的腔内振幅,并逐渐衰减至一个较低的值,从而不遗漏后续可能出现的室颤波信号,做到两全其美。

不同 ICD 品牌所采用的 AGC 算法各不相同,但基本原理类似,主要分为 3 个步骤:①当一个信号出现时,先计算其峰值高度并据此设定感知灵敏度曲线的衰减起点高度(一般为当前信号振幅高度的 75% 左右,有最大值限定);②感知灵敏度曲线自起点根据其衰减算法开始衰减

（不同 ICD 品牌采用的衰减算法也各不相同：有线性衰减、指数函数衰减、阶梯式衰减等多种方式）；③感知灵敏度曲线达到衰减终点（一般为程控的感知灵敏度数值：0.3~0.6mV，也有部分 ICD 型号设定为信号平均振幅高度的 1/8，如波士顿科学公司生产的 Teligen 系列 ICD，当感知到的信号振幅足够高时，感知灵敏度衰减曲线常无法达到程控的感知灵敏度数值），此时一个心电信号的感知灵敏度曲线宣告结束。图 4-6-3 为波士顿科学公司生产的 Teligen 系列 ICD 所采用的 AGC 算法，其衰减算法为阶梯式衰减。

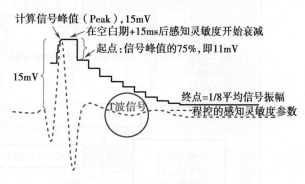

图 4-6-3　波士顿科学公司生产的 Teligen 系列 ICD 所采用的 AGC 算法

其衰减算法为阶梯式衰减

3. 其他感知优化功能　肌电噪声及 T 波信号经过带通滤波器的滤过后已被大大衰减，再由 ICD 独有的感知 AGC 算法将残留的干扰信号规避在感知灵敏度曲线之下而不被 ICD 感知，理应万无一失。然而任何算法都不可能是完美的，若仍有"漏网之鱼"存在怎么办呢？过去，解决 ICD 过感知问题的无创方法主要有：①通过提高程控的感知灵敏度数值（即提高衰减曲线终点的高度）来降低感知灵敏度。但感知灵敏度的可调范围有限，且灵敏度过低（数值过大）可能造成室颤波漏感知；②加大抗心律失常药物剂量降低窦律，如此既或 T 波被双倍计数也达不到 ICD 的识别治疗频率。这一做法容易造成心动过缓的症状，对于植入单腔 ICD 的患者来说则将增加右室起搏比例，右室起搏对起搏器患者的危害早已被临床证实，对于 ICD 一级预防患者来说尤为严重；③提高 ICD 的诊断检测频率，避免 T 波过感知引起不恰当治疗。然而过高的 ICD 检测诊断频率则可能延误部分患者的治疗而带来更大的危害。在无计可施的情况下往往只能考虑重新手术，更换除颤电极植入部位以解决过感知的问题。

随着临床上 ICD/CRTD 的广泛应用，术中 R 波腔内振幅较低的情况并非罕见，尤其是右室心肌病变较重的患者（如致心律失常性右室心肌病或明显累及右室的全心衰竭患者）。此时低振幅的 R 波往往使医生进退两难：放弃植入 ICD 使患者失去该疗法或植入后面临过感知 T 波导致误电击的可能。那么有没有可能通过软件算法来解决这一难题呢？随着 ICD 软件算法的不断发展，涌现出了许多个性化的优化方法来进一步规避肌电噪声及 T 波信号。

（1）动态噪声算法：波士顿科学公司设计的动态噪声算法（dynamic noise algorithm，DNA）通过实时检测每一个心电信号的振幅和频率来甄别肌电噪声，一旦确认发生肌电噪声干扰，ICD 自动升高感知灵敏度曲线的衰减终点数值（即临时提高感知灵敏度数值）直至超过噪声信号的振幅高度，使其不被 ICD 所感知。当肌电噪声消失后，ICD 则自动恢复感知灵敏度曲线的衰减终点数值（即降低至原感知灵敏度数值），确保之后室颤波的正确感知，如图 4-6-4 所示。波士顿科学公司的 Teligen 系列 ICD 中均具备该算法，使 ICD 能更有效地避免噪声干扰，该功能默认打开，且不可程控。当然，在某些极端情况下，如：室颤波伴随着肌电干扰同时出现，而噪声信号振幅又高于室颤波信号时，DNA 功能可能使感知灵敏度衰减曲线盖过室颤波从而出现室颤波感知不良的问题。

（2）衰减延迟：圣犹达公司设计的衰减延迟算法（decay delay）通过推迟感知灵敏度开始衰减的时间来避免 T 波过感知问题，其推迟的时间段即称为衰减延迟间期，可在 0~220 毫秒之间程控。衰减延迟间期内的感知灵敏度保持为衰减起点数值，衰减延迟间期结束后，ICD 仍按照

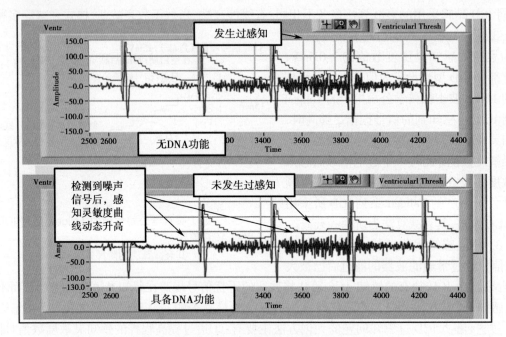

图 4-6-4　波士顿科学公司设计的动态噪声算法

衰减算法进行衰减（圣犹达 ICD 为线性衰减），如图 4-6-5 所示。此算法对于腔内 T 波振幅较高的患者，特别是长 QT 综合征患者来说尤为合适，不失为调整感知灵敏度以外的一种好办法。当然，这一算法虽然通过人为提高感知灵敏度曲线的覆盖范围，遮盖了 R 波后的 T 波，但同时也可能遮盖了紧随 R 波后出现的室颤波，在一定程度上可能弱化了 ICD 对于室颤的诊断。

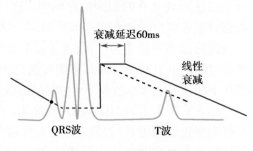

图 4-6-5　衰减延迟算法

（3）长 QT 患者管理与 T 波抑制：百多力公司设计的长 QT 患者管理功能与圣犹达公司的衰减延迟功能较类似，其原理也是通过推迟感知灵敏度衰减曲线的衰减起点来遮盖 T 波的腔内信号，默认即为 360 毫秒，最长可达 500 毫秒。此类横向推迟衰减起点的方式对于长 QT 综合征患者尤为合适。百多力公司设计的 T 波抑制功能则可以纵向提高感知灵敏度曲线的衰减起点数值，默认为 R 波腔内振幅的 50%，打开 T 波抑制功能后则提升至 75%，对于腔内 T 波振幅较高的患者来说较合适。长 QT 患者管理与 T 波抑制功能（T-wave suppression）往往可以联合应用，能在一定程度上解决 ICD 植入后的 T 波过感知问题。但与此同时，此类方法也削弱了 ICD 感知真实室性事件的能力，在具体程控时应当慎重，需要根据患者 QT 间期长短以及 T 波腔内振幅大小进行个性化调整。

（4）二联律排除法则：圣犹达公司设计的二联律排除法则（bigeminal avoidance）的设计初衷是为了避免 ICD 对于室早二联律进行不必要的治疗，但其算法特点也能在一定程度上检测出规律性的 T 波过感知现象。其算法为：定义一个二联律计数器（最小值为 0），每检测到一个 VT/VF 节律后计数器加 1，每检测到一个窦性节律（与 ICD 检测诊断的窦律判断标准不同，二联律排除法则定义的窦律为：慢于最低 VT/VF 检测间期减 30 毫秒的节律。例如 ICD 设置为 3

区识别,最低检测区即 VT1 区设置为 400 毫秒,那么间期长于 370 毫秒的节律都将被判断为窦律)后计数器减 1,每 2 秒钟计数器自动减 1。当计数器≥3 时,ICD 判断为室性事件,发放既定的治疗,当计数器 <3 时则判断为二联律,ICD 抑制治疗。如图 4-6-6 所示,单腔 ICD VT1 区检测频率间期为 400 毫秒,12 个 500 毫秒的长 RR 间期(>370 毫秒,判断为窦律)使计数器减 1,12 个 200 毫秒的短 RR 间期(<370 毫秒,判断为 VT)使计数器加 1,事件共持续 8 秒,计数器减 4,所以 8 秒时的计数器大小为 −12+12−4=−4,由于计数器最小值为 0,所以其结果为 0<3,ICD 诊断为二联律并抑制治疗。二联律排除法则也有其局限性,当患者窦律较快时,长 RR 间期可能不符合二联律法则所定义的窦律标准,此时计数器将不断累加而无法识别真正的二联律或 T 波过感知事件;另外,室早二联律中室早的联律间期一般较稳定,发生 T 波过感知时的 QT 间期也不会有大的波动,即短 RR 间期较稳定。然而二联律排除法则的算法中并不对短 RR 间期的稳定性加以判断,而只考虑间期数值的大小,这就有可能导致节律不齐的室速事件被误判为二联律,从而出现假阳性结果。二联律排除法则默认打开,且无法程控,在程控仪界面上也不会显示,所以往往被不熟悉产品特点的随访医生所忽略,了解其工作原理将有助于我们对此类 VT/VF 事件进行解释。

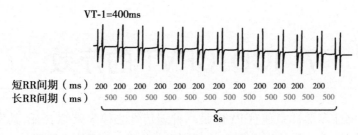

图 4-6-6 圣犹达公司的二联律排除法则

临床上造成 T 波过感知的原因主要有以下两种:病理性 T 波所引起的腔内 T 波振幅增高,如高钾血症、急性心肌梗死等;术中 R 波腔内振幅过低,甚至低于 T 波,多发生于右室心肌病患者。前者经治疗后,其 T 波腔内振幅常可逐渐降低;但后者则往往只能通过重新手术更换除颤导线植入部位来解决。过去临床上一般要求 ICD 术中 R 波腔内振幅高于 5mV,但由于测试分析仪的感知信号处理系统(包含信号放大、滤波等硬件系统以及腔内信号振幅的计算方法)与 ICD 完全不同,不同 ICD 品牌间也不尽相同,这就导致了术中分析仪测得的 R 波腔内振幅常与术后 ICD 的测试结果有较大出入,甚至在术后出现 R 波感知不良等严重后果。这一弊端目前没有很好的解决方法,且不同医院、不同术者采用的测试分析仪型号也不尽相同,这必然为测试结果带来误差。针对这一情况,目前大部分术者都要求术中使用分析仪测得的 R 波腔内振幅必须尽可能高,一般要求 >10mV。同时,在连接脉冲发生器放入囊袋内后(缝合皮肤前)用程控仪重复测试 R 波振幅也可以确保感知良好。当然,术后急性期水肿、心肌纤维化等现象也可能造成无法预见的 R 波腔内振幅降低,需要临床医生密切随访并及时进行药物干预以及感知灵敏度参数调整。由于所有 ICD 的感知灵敏度衰减曲线起点均低于 R 波腔内振幅的高度,若患者 T 波振幅高于之前的 R 波,则不可能被感知灵敏度衰减曲线所遮盖。所以一旦发生因 R 波腔内振幅低于 T 波而引起的 T 波过感知,此时降低感知灵敏度、打开衰减延迟、T 波抑制等功能都将无效,后果严重时则只能选择重新手术。这也提示了 ICD 带通滤波器这一硬件级 T 波过滤的重要性,感知灵敏度衰减曲线及其他基于它的优化算法仅是一种软件上的补救措施,

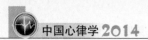

而非万能。

　　因而,每当提到 ICD 不恰当治疗时,临床工作者往往首先想到 SVT 鉴别等功能算法,而容易忽视因感知问题所导致的不恰当治疗。所有的 SVT 鉴别算法都是基于良好感知这一前提的。熟悉并了解这些最新的 ICD 感知技术能有助于我们更好地为患者解决 ICD 植入后的各种问题。现代 ICD 还提供了许多无创的方法来解决肌电干扰以及 T 波过感知等问题,从而避免了患者再次接受手术。国内广大植入医生对这些功能应有所了解而不应只掌握 ICD 植入技术,随访则完全依赖厂家的工程技术人员完成。

(宿燕岗　张逸群)

参 考 文 献

[1] S Serge Barold, Roland X Stroobandt, Alfons F Sinnaeve. Cardiac Pacemakers Step by Step: An Illustrated Guide. Oxford: Blackwell Publishing, 2004: 64.

[2] Gilliam FR 3rd. T-wave oversensing in implantable cardiac defibrillators is due to technical failure of device sensing. Cardiovasc Electrophysiol, 2006, 17: 553-556.

[3] 宿燕岗, 葛均波. 起搏器新功能解析. 上海: 上海科学技术出版社, 2009: 188.

7. ICD:CPVT 的疗效

　　儿茶酚胺敏感性多形性室速(CPVT)是一种遗传性心律失常综合征,其发生机制主要是由编码调控肌质网钙离子释放相关蛋白的基因发生突变,进而使细胞膜钠/钙交换体的活性增强、肌浆网的钙离子渗漏增加,造成细胞内的钙超载引发迟后除极所致的触发性心律失常。CPVT 临床特点主要表现为:①儿童、青少年期发病,表现为晕厥、猝死;②静息心电图正常、无心脏结构异常;③运动或情绪激动诱发的室性心律失常,并随着交感神经兴奋的增强,可表现为室性早搏→双向性室速→多形性室速,随着交感神经兴奋的减弱,上述室性心律失常可自行终止,少数患者可蜕化为室颤引起猝死。

　　CPVT 的治疗主要包括药物治疗、非药物治疗两方面。目前认为最大耐受剂量的 β 受体阻滞剂是 CPVT 治疗的基础,但有研究表明即使已应用 β 受体阻滞剂的患者,在长达 8 年的随访内仍有室速发生,且随访期内的死亡率为 13%;此外一些研究表明氟卡尼对部分 CPVT 患者有效,但长期的有效性还有待证实。非药物治疗方面,相关研究表明左心交感神经切除术(left cardiac sympathetic denervation, LCSD)可能具有较好的疗效,但其疗效的持续时间以及程度仍需进一步证实。基于上述药物治疗、LCSD 疗效的不稳定性以及 CPVT 可能造成严重的致死性后果,ICD 植入常成为非药物治疗的另一个重要选择。但目前的研究结果表明,ICD 因其较高的电击转复失败率和电击治疗潜在的致心律失常效应(电击治疗可引起交感神经兴奋,进而触发心律失常风暴)而面临挑战。

　　近期 Ferran 等通过对置入 ICD 的 CPVT 患者资料进行回顾性分析,探讨 ICD 电击治疗的有效性。回顾分析该中心诊断的 29 例 CPVT 患者资料,其中 13 例患者于 1993—2011 年间植入 ICD。其中 4 例(31%)为男性,9 例(69%)为先证者;诊断年龄的中位数为 15 岁(9~41 岁);先证者 13 岁(9~32 岁),非先证者 18 岁(14~41 岁)(P=0.18);RyR$_2$ 基因突变 5 例(39%)和

$CASQ_2$ 基因突变 3 例(23%),4 例患者(30%)未发现相关基因突变,1 例患者基因测试未完成(8%)。

所有入选患者均已服用 β 受体阻滞剂治疗,具体剂量:阿替洛尔 (1.3 ± 0.3)mg/(kg·d);纳多洛尔 (1.5 ± 0.5)mg/(kg·d);比索洛尔 5~10mg/d;普萘洛尔 (2.5 ± 0.9)mg/(kg·d)。1 例严重哮喘患者同时服用 Nevibiol 0.16mg/(kg·d)。7 例患者(53%)在服用最大耐受剂量 β 受体阻滞剂的同时服用氟卡尼 (2.3 ± 1)mg/(kg·d)用于治疗持续的心律失常;2 例患者(15%)联合服用 β 受体阻滞剂和维拉帕米 1.33mg/(kg·d)治疗,但后被证实无效停用维拉帕米;2 例患者(15%)因在联合服用 β 受体阻滞剂[纳多洛尔 2mg/(kg·d)]和氟卡尼 2mg/(kg·d),治疗期间仍存在频繁的 ICD 恰当放电,遂行 LCSD 术,其中 1 例患者术后出现 Horner 综合征,后在 6 个月内自行恢复,在此后 2.1 年和 1.7 年的随访期内,1 例行 LCSD 患者在联合服用 β 阻滞剂和氟卡尼的情况下,尽管室速频率减少,但仍发生了 ICD 恰当放电。

ICD 植入的适应证:应用最大耐受剂量 β 受体阻滞剂情况下,仍出现晕厥(6 例,46%)或心脏骤停(7 例,54%),首次植入的中线年龄为 15.9 岁(9.1~43.3 岁)。其中 9 例(69%)经静脉 ICD 系统,3 例(23%)S-ICD,1 例(8%)心外膜 ICD(设备置于腹部,1993 年植入)。经静脉 ICD 中,4 例(44%)程控为单一室颤治疗区,5 例(56%)程控为室速和室颤区,2 例(22%)患者还设置了额外的仅监测区,检测频率中位数如下:室颤区 220 次/分(200~250 次/分),室速区 190 次/分(170~230 次/分),仅监测区 170 次/分(160~180 次/分)。3 例患者设置了 ATP 治疗。为避免治疗非持续性事件,所有患者的检测诊断时间都进行了延长。S-ICD 中,电击区(相当于室颤区)程控为 220 次/分(210~250 次/分)。

中位数 4 年的随访期内(1.7~19.9 年),13 例患者中的 11 例出现 19 次 ICD 系统相关的二次干预(包括单线圈升级为双线圈、升级为具备更高除颤能量的 ICD、正常电池耗竭更换、电极拔除等)。10 例患者(77%)共发生 96 次电击事件,其中 87 次电击电图可供分析,其中 24 次电击(28%)为不恰当放电,63 次电击(72%)为恰当放电。不恰当放电中有 7 次为 T 波过感知(29%),16 次(67%)为室上速以及 1 例自行终止的室颤事件(4%);在恰当的电击治疗中,20 次(32%)对于终止持续性心律失常有效,43 次(68%)无效;触发的心律失常电击往往失败(1/40 有效,仅占 3%),但室颤的电击往往能够成功复律(19/23 有效,占 83%,$P<0.001$)。4 例患者接受的 17 次恰当的 ATP 治疗中,仅 2 例(12%)有效。随访期内无死亡病例发生。

该研究结果表明:①在经过优化的治疗后(药物 +LCSD),大多数患者仍接受了恰当的电击治疗,包括室颤事件;② ICD 治疗并不如想象中简单,多数患者经历了不恰当电击治疗以及绝大多数患者需要针对 ICD 系统的二次干预;③研究者基于 CPVT 患者触发性室速(双向室速／多形性室速)电极治疗失败率高的特点,并结合已被证实的 CPVT 患者应用 ICD 治疗潜在的致心律失常效应,提出一个新的优化程控概念:恰当电极治疗的有效性,并指出其有效性取决于心律失常的节律,即电击治疗室颤的有效性高于双向性室速等触发性心律失常,因此对于 CPVT 患者,ICD 的程控策略应着眼于室颤而非双向室速等触发性心律失常。

尽管目前 CPVT 的发病机制已明确,但针对年轻人群来说,CPVT 仍是最为严重的致命性心脏疾病之一,流行病资料显示以 40 岁为界,未经治疗的 CPVT 患者中 30%~50% 会死亡。长期以来 β 受体阻滞剂一直作为一线的治疗药物。但在最佳药物治疗的情况下,仍有不少患者会经历心悸、晕厥或猝死,这一点在 Ferran 等的研究中再次得到证实。此外,生活方式干预,如避免参加竞技性体育运动,尤其是游泳,同样是 CPVT 患者治疗的一个重要方面。目前除 β 受体阻滞剂外,其他药物也在研究之中。例如钙离子拮抗剂,但其疗效尚未得到全面证实,且只能用于补充治疗。此外,最近关于氟卡尼直接作用于转基因小鼠心肌细胞内的 Ryanodine 通道的研究,被证实对于 CPVT 患者同样有效,但其远期疗效仍需进一步证实。

由于 CPVT 患者多发病于儿童、青少年,因此服药依从性差、生活方式干预有限、不能耐受药物的副作用等都是目前 CPVT 药物治疗的困境。而 Ferran 等的研究再次证实 ICD 治疗CPVT 同样存在自身的短板,因为年轻患者存在更高的 ICD 相关并发症发生率:①经静脉置入除颤电极导线的长期风险:随着时间的延长,电极导线与周围组织进行包裹,一旦发生感染或电极导线故障时,拔除电极导线会变得十分困难;② CPVT 患者的 ICD 程控难度大:需要进一步减少不恰当放电率、提高电极治疗转复率以及减少电击治疗引起的疼痛、交感兴奋所致的潜在致心律失常效应;③ S-ICD 并不能解决所有问题:尽管 S-ICD 具有智能充电策略(可通过延长检测时间,从而减少对可自行终止的室速进行不恰当的电击治疗)、降低因感染或故障移除ICD 系统的风险(同经静脉置入相比),但 Ferran 等的研究中,3 例置入 S-ICD 的患者中有 2 例因 T 波过感知引发了不恰当放电。

Ferran 等的研究结果再次提示我们,CPVT 患者的 ICD 治疗并不简单,此外经过优化的药物治疗后,大多数患者仍接受了恰当的电击治疗,包括室颤事件;更为重要的是恰当的 ICD 电击治疗有效性取决于需要治疗的心律失常的机制,触发机制的心律失常的电击往往无效,这一点同洋地黄中毒所致的双向性室速一样。并针对此提出了相应的程控建议,即 ICD 治疗应着眼于室颤而非初始的触发性心律失常,但这一理论的实现在临床上并非易事。

总的来说,无论是 CPVT 的药物治疗或 ICD 治疗仍任重道远。

(段江波)

参 考 文 献

[1] van der Werf C,Zwinderman AH,Wilde AA. Therapeutic approach for patients with catecholaminergic polymorphic ventricular tachycardia:state of the art and future developments. Europace,2012,14:175-183.

[2] van der WerfC,Kannankeril PJ,Sacher F,et al. Flecainide therapy reduces exercise-induced ventricular arrhythmias in patients with catecholaminergic polymorphic ventricular tachycardia. J Am Coll Cardiol,2011,57:2244-2254.

[3] Wilde AA,Bhuiyan ZA,CrottiL,et al. Left cardiac sympathetic denervation for catecholaminergic polymorphic ventricular tachycardia. N Engl J Med,2008,358:2024-2029.

[4] Bardy GH,Smith WM,Hood MA,et al. An entirely subcutaneous implantable cardioverter-defibrillator. N Engl J Med,2010,363:36-44.

[5] Miyake CY,Webster G,Czosek RJ,et al. Efficacy of implantable cardioverter defibrillators in young patients with catecholaminergic polymorphic ventricular tachycardia:success depends on substrate. Circ Arrhythm Electrophysiol,2013,6:579-587.

8. ICD:心肌淀粉样变的治疗

心肌淀粉样变性(cardiac amyloidosis,CA)是临床上一种少见病,是淀粉样蛋白质沉积在心肌组织内,导致心肌肥厚、心肌僵硬度增加、心脏功能紊乱。心肌淀粉样变可导致心力衰竭、血栓栓塞和恶性室性心律失常、猝死。临床上心肌淀粉样变分为不同亚型,包括:①原发型心肌淀粉样变(AL 型,轻链型):最常见的心肌淀粉样变,是由于单克隆轻链(λ 或 κ)浓度增高所致;②继发型心肌淀粉样变:是由淀粉样 A 蛋白在心肌沉积所致的一类疾病,罕见,主要继发于慢性感染、肿瘤或自身免疫性疾病；③老年性心肌淀粉样变：是由于甲状腺素转运蛋白（TTR）在心肌异常沉积所致，主要见于 80 岁以上患者，60 岁以下罕见；④血透相关性心肌淀粉样变：见于长期血透患者。由于透析不能清除血液中的 β_2 微球蛋白，异常升高的 β_2 微球蛋白沉积在心脏导致该病形成；⑤遗传性心肌淀粉样变（ATTR 型）：相对常见于青年人，是由于编码甲状腺素转运蛋白基因突变，导致功能异常的甲状腺素转运蛋白在心脏沉积所致。其中原发型心肌淀粉样变占心肌淀粉样变的 1/2，是由单克隆浆细胞生成的免疫球蛋白轻链所形成的淀粉样蛋白所致，预后最差。遗传性心肌淀粉样变为常染色体显性遗传病，其淀粉样物质是甲状腺素转运蛋白的突变体。病理学证实，淀粉样纤维可能会浸润心肌和心脏传导系统。约 50% 淀粉样变患者会出现心脏受累，当出现心脏受累时提示预后差，原发型心肌淀粉样变中位生存期小于 1 年。心肌淀粉样变性临床主要表现为静脉压增高、心衰，淀粉样变患者死亡的主要原因为心脏猝死等急性心脏事件。约 50% 患者会出现恶性心律失常所致的心源性猝死。

　　植入型心律转复除颤器（implantable cardioverter defibrillator, ICD）在防止室性心动过速和心室颤动所致的猝死中有明确效果。致命性室性心律失常是心脏性猝死（SCD）的主要原因，很多临床试验表明，ICD 可明显降低 SCD 的发生，随着目前药物治疗手段的进步，ICD 可以为接受药物治疗患者的猝死预防提供一定保障。关于心肌淀粉样变患者能否从 ICD 中获益，目前尚无定论。不少文献报道，在心肌淀粉样变的患者中，在治疗淀粉样变的过程中，植入 ICD 能预防猝死的发生。Brandon C 等对 31 例心肌淀粉样变患者进行筛查，其中 19 例行 ICD 治疗，5 例患者发生持续性室速或室颤，其中 4 例经 ICD 放电成功终止致命性心律失常。引起室性心律失常高危因素可能包括多源性室早、室早二联律、非持续性室速和持续性室速。此外，对于等待心脏移植的心肌淀粉样变的患者进行 ICD 治疗可以帮助患者延长预期寿命，等待心脏移植的合适时机。心肌淀粉样变患者的猝死前经常出现电机械分离，应用 ICD 治疗效果欠佳。心律失常相关的猝死是心肌淀粉样变的常见原因，但考虑到心肌淀粉样变的患者容易出现电机械分离、除颤阈值升高或预期寿命较短等因素，是这类患者未行 ICD 治疗的原因。但有很多病例报道或前瞻性研究表明，ICD 可以成功治疗心肌淀粉样变的恶性心律失常，但对预后改善仍缺乏证据。但也有相反的研究认为，由于存在电机械分离，ICD 治疗心肌淀粉样变的意义不大。关于 ICD 治疗心肌淀粉样变作用的预后不同可能与患者的选择有关。尽管在部分患者 ICD 治疗可以成功终止持续性室性心动过速，预防猝死，但原发型心肌淀粉样变患者的死亡常与电机械分离有关，当出现电机械分离时 ICD 治疗无效；死于电机械分离的患者通常心电图表现为低电压、Lown 分级 I 级（Ⅴa）以上的室性早搏、室壁厚度进行性增加和 NT-proBNP 水平增高；心肌淀粉样变会出现心肌和传导系统广泛受累，表现为室性心动过速、房室传导阻滞、与泵衰竭有关的电机械分离。在心律失常中以非持续性室速常见，而严重的心动过缓、高度的持续性的房室传导阻滞少见。心肌淀粉样变患者安装 ICD 并不能阻止淀粉样变的病变进展，而针对病因的治疗是关键，如大剂量的化疗或自体干细胞移植可以降低体内的游离轻链，减少脏器受累。

　　Stanford 淀粉样变中心根据自己的研究，提出了心肌淀粉样变的 ICD 植入标准，其重点是选择猝死高危患者进行 ICD 治疗。通过心脏功能和预期寿命评价初步筛选患者，对于发生过晕厥或持续性或非持续性室速的患者建议行 ICD 植入，预防心脏性猝死发生，而对于心功能Ⅳ级以上或预期寿命小于 1 年的患者不考虑 ICD，筛选流程参见图 4-8-1 所示。

　　识别心肌淀粉样变患者中的心律失常相关猝死的高危人群进行 ICD 治疗很重要，目前迫切需要一种预测方法识别心律失常相关猝死的高危患者。研究认为非持续性室速和晕厥发作

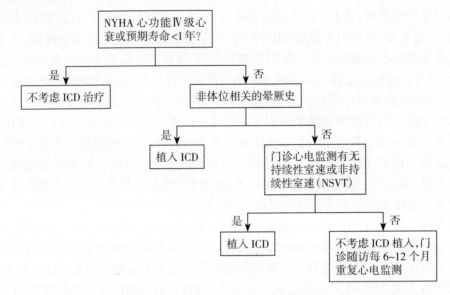

图 4-8-1　Stanford 淀粉样变中心的心肌淀粉样变的 ICD 植入筛选标准

史可以作为预测心肌淀粉样变患者发生猝死的危险因素。电生理检查、心脏生物标志物和心功能分期在预测上价值有待进一步研究。由于原发型心肌淀粉样变的治疗进入新的时代,心肌淀粉样变患者早期应用 ICD 预防猝死的发生,还需要进一步研究。多篇文献报道,心肌淀粉样变患者植入 ICD 后,发生室速能成功放电转复,从而避免猝死发生。研究认为生物标志物肌钙蛋白或 NT-proBNP 左室射血分数均不能预测心律失常猝死的发生,如果有心衰的患者提示预后不佳,不建议安装 ICD。有研究认为,电生理检查发现心肌淀粉样变患者 HV 间期延长与猝死的发生有关,但具体机制仍需进一步研究。

心肌淀粉样变的发病率低,多为散发病例,可供研究病例少,目前国内有关心肌淀粉样变 ICD 治疗的研究不多,国外的研究也存在一定的局限性,仍缺乏前瞻性研究,RCT 研究更难以开展,目前的资料多来自病例报道,或少数中心的研究。目前对心肌淀粉样变患者 ICD 的治疗经验仍较少。在心肌淀粉样变中不常规推荐预防性植入 ICD,按照指南推荐,浸润性心肌淀粉样变心肌病变患者的预期寿命大于 1 年者猝死高危者可以考虑行 ICD 治疗(Ⅰc)。对于预期寿命小于一年的患者不推荐常规应用 ICD。当心肌淀粉样变患者出现心衰或心动过速发作时,如果淀粉样变是可以治疗的,可以考虑应用 ICD。ICD 能否作为心肌淀粉样变的一级预防手段,如何选择合适的患者进行 ICD 治疗,ICD 如何结合目前的病因学治疗更好地改善心肌淀粉样变患者的预后,仍需要进一步循证医学支持。未来的工作重点是预测心肌淀粉样变患者会发生持续性室速的危险因素。

(易忠　张丽丽)

参 考 文 献

[1] van Galen KP,van Dijk J,Regelink JC,et al. Implantable defibrillators in cardiac amyloidosis. Int J Cardiol,2013,165:371-373.

[2] Varr BC,Zarafshar S,Coakley T,et al. Implantable cardioverter-defibrillator placement in patients with cardiac amyloidosis. Heart Rhythm,2014,11:158-162.

[3] Kristen AV,Dengler TJ,Hegenbart U,et al. Prophylactic implantation of cardioverter-defibrillator in patients with severe cardiac amyloidosis and high risk for sudden cardiac death. Heart Rhythm,2008,5:235-240.

[4] Chamarthi D,Dubrey SW,Cha K,et al. Features and prognosis of exertional syncope in light-chain associated AL cardiac

amyloidosis. Am J Cardiol,1997,80:1242-1245.

[5] Lin G,Dispenzieri A,Kyle R,et al. Implantable cardioverter defibrillators in patients with cardiac amyloidosis. J Cardiovasc Electrophysiol,2013,24:793-798.

[6] Wright BLC,Grace AA,Goodman HJB. Implantation of a cardioverter defibrillator in a patient with cardiac amyloidosis. Nat Clin Pract Cardiovasc Med,2006,3:110-114.

[7] Kristen AV,Dengler TJ,Hegenbart U,et al. Prophylactic implantation of cardioverter-defibrillator in patients with severe cardiac amyloidosis and high risk for sudden cardiac death. Heart Rhythm,2008,5:235-240.

[8] Campanile A,Sozzi FB,Canetta C,et al. Cardioverter-defibrillator implantation in myeloma-associated cardiac amyloidosis. Exp Clin Cardiol,2013,18:31-34.

[9] Itoh M,Ohmori K,Yata K,et al. Implantable cardioverter defibrillator therapy in a patient with cardiac amyloidosis. Am J Hematol,2006,81:560-561.

[10] Lin G,Dispenzieri A,Kyle R,et al. Implantable cardioverter defibrillators in patients with cardiac amyloidosis. J Cardiovasc Electrophysiol,2013,24:793-798.

[11] Reisinger J,Dubrey SW,LaValley M,et al. Electrophysiologic abnormalities in AL (primary) amyloidosis with cardiac involvement. J Am Coll Cardiol,1997,30:1046-1051.

9. ICD:心脏结节病的治疗

随着心血管病研究的逐渐深入,此前的多种疑难疾病、罕见疾病开始吸引学术界的关注。近年,心脏淀粉样变性、心脏结节病等疾病与治疗领域取得了快速进展。多项临床研究已经表明,结节病的发生率并不像此前推测的处于极低水平,那么作为涉及多系统的全身性疾病,心脏结节病因及其发病隐匿、治疗手段的局限以及临床预后不佳引发了更多关注。

一 心脏结节病概述

1. 机制 结节病(sarcoidosis)是一种少见的多器官受累的非干酪性肉芽肿性疾病,病因不明。目前观点认为与分枝杆菌、立克次体及病毒感染可能有关,遗传及免疫因素也可能参与发病。多以侵犯肺实质为主,可累及全身多个脏器,如经血液循环、淋巴循环及局部浸润累及心脏则导致心脏结节病。

据统计,结节病人群中至少有25%患者会累及心脏,称之为心脏结节病。由于心脏结节病的临床表现缺乏特异性,且发病隐匿,为早期发现心脏结节病带来了诸多挑战。常见的症状为猝死、心功能不全,其他表现包括胸痛、进展性房室传导阻滞、心肌心包炎、心包压塞等。猝死的发生率报道不一,有报道可占全部心脏结节病患者的66%,而且猝死可能作为心脏结节病的首发表现,仅在尸体解剖中发现,使得生前诊断率较低。猝死原因多由于恶性心律失常引起,包括房室传导阻滞、恶性室性心律失常及心脏停搏等。约有30%的患者存在心功能不全的表现。

2. 诊断与治疗 目前心脏结节病的诊断多依据日本学者于2006年发布的诊断标准。遗憾的是,该诊断标准未充分评估各种检查手段的敏感性、特异性及糖皮质激素等治疗的反应。理想的诊断标准应该包括系统性结节病和心脏结节病的诊断。同时,应能够解决一些相关的临床问题,例如对哪些结节病患者进行心脏的全面检查?何时开始?如果符合一些特异性不高的次要指标,例如室早及新发房颤,是否需要考虑心脏结节病的可能?

多数结节病病情可自行缓解,因此病情稳定、无症状的结节病患者不需治疗。而症状明显及眼部、神经系统、皮肤、心脏受累等情况下可用激素治疗。其次可选用免疫抑制剂、特异性抗 TNF-α 药物等手段进行治疗。

心脏结节病的治疗与其他心肌病的治疗原则相同。糖皮质激素的应用可预防左室重塑，对高危患者来说延长激素用药时间甚至终生用药可能减少心脏结节病复发及猝死。

二 心脏结节病的 ICD 治疗

心脏结节病患者为恶性心律失常及猝死高危人群。有研究表明，结节病患者 50% 以上的死因是心脏结节病。因此在药物治疗的基础上，ICD 被列为 Ⅱa 类适应证。但是需要指出，这一建议的证据级别为 C 级，仅有既往一些小规模的临床研究提示该类患者可能从 ICD 治疗中获益，但缺乏前瞻性随机对照研究予以证实。

1. 早期研究结果　Aizer 等的研究入选 32 例心脏结节病患者，行心内电生理检查，对伴有自发性或是诱发的持续性室性心律失常的 12 例患者行 ICD 植入。在 6 例自发性持续性室性心律失常患者中，5 例接受了恰当的 ICD 治疗；而在 6 例刺激诱发产生的持续性室性心律失常患者中，4 例患者接受了恰当的 ICD 治疗。12 例患者没有心律失常相关的死亡。而在 20 例无自发性持续性室性心律失常，电生理检查未诱发持续性室性心律失常的患者中，2 例出现室性心律失常 / 猝死。

Betensky 等进行的单中心研究中，入选 45 例行 ICD 植入的心脏结节病患者，平均随访 2 年，有 37.8% 的患者接受了恰当的 ICD 治疗，并且随访时间延长、LVEF 降低以及三度房室传导阻滞与恰当的 ICD 治疗相关。Schuller 等在一项入选了 112 例行 ICD 治疗的心脏结节病患者的研究中，平均随访 29.2 个月，有 36 例患者接受了恰当的 ICD 治疗。其中 LVEF<55%、右室功能不全以及有临床症状的心功能不全与恰当的 ICD 治疗相关。但是，这些研究受限于样本例数及随访时间，研究价值有限。

2. 最新临床研究结果　Jordana 等人对心脏结节病患者 ICD 治疗的安全性及有效性进行了迄今为止样本量最多的多中心回顾性研究。

(1) 基本情况：研究共入选了美国、加拿大和印度三个国家 13 所医疗机构的 235 例心脏结节病患者，并均已植入 ICD。心脏结节病诊断依据为：①病理活检证实心脏结节病；② MRI 检查提示心脏结节病；③其他器官病理活检证实结节病，并有心脏传导系统受累，伴或不伴室性心律失常而推测为心脏结节病。

其中，一级预防 147 例(62.6%)，二级预防 88 例(37.5%)，平均随访时间(4.2±4.0)年。103 例(43.8%)服用抗心律失常药物治疗，最常用药物为索他洛尔(58 例，24.7%)，其次为胺碘酮(45 例，19.2%)。150 例(63.8%)患者服用 β 受体阻滞剂。142 例(60.4%)患者服用糖皮质激素，46 例患者服用甲氨蝶呤。

纳入人群中，150 例(67.3%)患者存在基础心电图表现异常，其中 63 例伴有右束支传导阻滞(28.3%)，其次为一度房室传导阻滞(34 例，15.3%)和三度房室传导阻滞(22 例，9.3%)。

在 115 例行 MRI 检查的患者中，99 例(86.1%)患者发现异常。24 例(21%)患者表现为对比剂增强延迟或是室间隔合并其他部位运动异常，另有 24 例(21%)患者仅表现室间隔运动异常，11 例(10%)患者表现为除室间隔之外的其他部位运动异常。17 例(15%)患者表现为非特异部位或是弥漫性的增强延迟。23 例(20.0%)患者表现为左室功能不全或是心腔扩大，为心脏结节病非特异性 MRI 表现(图 4-9-1)。

行心脏组织活检的 56 例患者中，38 例(67.9%)表现异常。31 例患者可见肉芽肿，4 例患者心肌纤维化,1 例淋巴细胞浸润,2 例患者心外膜活检发现结节。

导管消融:35 例(14.9%)患者行室速消融治疗,其中 20 例患者行 1 次消融,15 例患者行 2 次或 2 次以上的消融治疗。另有 4 例患者行房速消融,3 例行房扑消融,2 例行房室结消融治疗。

(2)主要研究结果:在 234 例患者中,85 例(36.2%)患者曾接受 ICD 适当治疗;226 例患者中,67 例(29.7%)患者受到了恰当放电治疗。有 48 例患者受

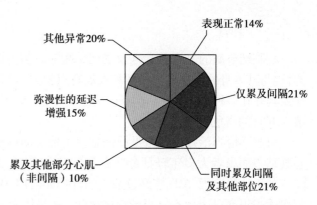

图 4-9-1 115 例心脏结节病患者的心脏 MRI 表现

到 5 次或 5 次以上的恰当的 ICD 治疗;29 例患者受到 5 次或 5 次以上的除颤治疗。10 例患者受到了 50 次或更多的恰当的 ICD 治疗;9 例患者受到了 20 次或更多的除颤治疗(图 4-9-2)。

不恰当 ICD 治疗的比例:235 例患者中,57 例(24.3%)患者共受到 222 次不恰当治疗。其中,房颤为不恰当治疗的最常见原因,共 17 例患者,室上性心动过速所致 7 例,窦性心动过速所致 6 例,P/QRS/T 波过感知所致 5 例,电极线断裂所致占 4 例。经过多因素分析,结果提示男性、既往晕厥病史、年轻患者、LVEF 下降、二级预防及基线心电图为心室起搏的患者更容易出现恶性心律失常而接受 ICD 治疗。而受到 5 次以上恰当治疗的患者多为男性、既往晕厥病史、LVEF 下降及因二级预防行 ICD 植入。

(3)不良事件:41 例(17.4%)患者共计发生 46 起不良事件。最常见的原因为导线断裂或脱位,共计 25 例(10.64%)患者。6 例患者发生 7 次感染,包括 2 例心外膜系统感染。在 6 例感染患者中,1 例在服用羟氯喹,1 例未服用任何免疫抑制剂,4 例在服用类固醇激素治疗,包括 1 例患者同时服用类固醇激素及甲氨蝶呤。2 例发生心外膜系统感染的患者均在服用激素治疗。4 例患者因感染拔除电极,4 例患者更换脉冲发生器(图 4-9-3)。在植入 ICD 的心脏结节病患者中,受到不恰当 ICD 治疗的比例为 11.6%~24% 不等。

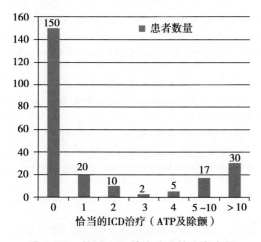

图 4-9-2 接受 ICD 恰当治疗的患者人数

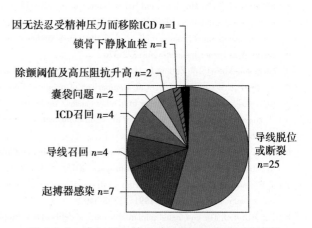

图 4-9-3 植入 ICD 的心脏结节病患者的不良事件

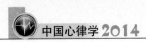

三　小结

心脏结节病的 ICD 治疗涉及的问题相对较多,首先,这些患者的确是心脏性猝死的高危人群,这与其本身的疾病发生机制和发展特点相关。其次,也正是由于该疾病病理进展的多样性,导致其存在多种心律失常,增加了不适当放电的概率,甚至高达 18%。这明显高于因其他疾病植入 ICD 的高危猝死人群。

引起不恰当治疗的最常见原因是室上性心动过速,包括房颤、房扑和房性心动过速。由于心脏结节病患者大多年轻且合并多系统疾病,因此增加了窦性心动过速引起不恰当治疗的风险。基于这些原因,ICD 应经过适当的程控如启用 SVT 鉴别算法、延长检测时间、VT/VF 检出频率适当提高以降低不恰当治疗的风险。β 受体阻滞剂及其他房室结阻滞药物也可能会降低不恰当治疗的风险。

另外值得注意的是,尽管在非缺血性心肌病患者中,LVEF<35% 被认为是一级预防行 ICD 植入的指征,但本研究中入选的 ICD 植入患者包括一级预防和二级预防,并且在受到恰当治疗的大多数患者中,其 LVEF>35%,提示合并轻中度心功能不全的心脏结节病患者为室性心律失常的高危人群,这与其他非缺血性心肌病患者明显不同。

由于心脏结节病病程进展难以预测,故针对特定的亚组人群,一级预防的推荐指征并不统一。因此,为进一步评估心脏结节病患者的室性心律失常风险以及抗心律失常药物、免疫抑制治疗以及消融治疗在减少致命性心律失常中的作用,仍有必要进行多中心前瞻性研究。

总之,心脏结节病患者为恶性心律失常及猝死的高危人群。临床医生应保持对心脏结节病的警惕性,应用多种方法筛查可能的患者,避免漏诊及误诊。心脏结节病患者植入 ICD 进行猝死预防可能改善预后,但植入后恰当及不恰当 ICD 治疗的比例都很高。另外,由于许多心脏结节病患者服用激素治疗,起搏器感染风险不容忽视。对于容易出现 ICD 治疗及不恰当治疗的患者,应提前做好预防措施,尽量减少不良事件发生率。

(傅国胜　蒋晨阳　孙雅逊　高静)

参 考 文 献

[1] Silverman KJ, GM Hutchins, and BH Bulkley. Cardiac sarcoid: a clinicopathologic study of 84 unselected patients with systemic sarcoidosis. Circulation, 1978, 58: 1204-1211.

[2] Iwai K, Tachibana T, Takemura T, et al., Pathological studies on sarcoidosis autopsy. I. Epidemiological features of 320 cases in Japan. Acta Pathol Jpn, 1993, 43: 372-376.

[3] Chapelon-Abric C, de Zuttere D, Duhaut P, et al. Cardiac sarcoidosis. Curr Opin Pulm Med, 2013, 19: 493-502.

[4] Tavora F, Cresswell N, Li L, et al. Comparison of necropsy findings in patients with sarcoidosis dying suddenly from cardiac sarcoidosis versus dying suddenly from other causes. Am J Cardiol, 2009, 104: 571-577.

[5] Uusimaa P, Ylitao K, Anttonen O, et al. Ventricular tachyarrhythmia as a primary presentation of sarcoidosis. Europace, 2008, 10: 760-766.

[6] Kron J, Sauer W, Schuller J, et al. Efficacy and safety of implantable cardiac defibrillators for treatment of ventricular arrhythmias in patients with cardiac sarcoidosis. Europace, 2013, 15: 347-354.

[7] T Hermosilla Cabrerizo, G Rodrigo Trallero, J Suárez Alzamora, et al. Myocardial sarcoidosis treated with implantable defibrillator. An Med Interna, 1991, 8: 338-340.

[8] Paz HL, et al. The automated implantable cardiac defibrillator. Prophylaxis in cardiac sarcoidosis. Chest, 1994, 106: 1603-1607.

[9] Betensky BP, Tschabrunn CM, Zado ES, et al. Long-term follow-up of patients with cardiac sarcoidosis and implantable cardioverter-defibrillators. Heart Rhythm, 2012, 9: 884-891.

[10] Schuller, JL, et al. Implantable cardioverter defibrillator therapy in patients with cardiac sarcoidosis. J Cardiovasc Electrophysiol, 2012, 23: 925-929.

[11] Banba K,Kusano KF,Nakamura K,et al. Relationship between arrhythmogenesis and disease activity in cardiac sarcoidosis. Heart Rhythm,2007,4:1292-1299.

[12] Winters,SL,et al. Sustained ventricular tachycardia associated with sarcoidosis:assessment of the underlying cardiac anatomy and the prospective utility of programmed ventricular stimulation,drug therapy and an implantable antitachycardia device. J Am Coll Cardiol,1991,18:937-943.

[13] Birnie DH,Parkash R,Exner DV,et al. Clinical predictors of Fidelis lead failure:report from the Canadian Heart Rhythm Society Device Committee. Circulation,2012,125:1217-1225.

10. CRT-D 患者室速的意义

心力衰竭是各种心脏疾病导致心功能不全的一种综合征,是目前医学治疗上的难题之一。药物如 β 受体阻滞剂、血管紧张素转换酶抑制剂和醛固酮受体拮抗剂等,虽已被证实能够降低患者的死亡率,但其疗效仍然有限。心脏再同步化治疗(CRT)的出现为心衰治疗开辟了新的途径。CRT 可恢复室间和室内同步,改善左室收缩功能;优化房室间期,增加左室充盈;减少二尖瓣功能性反流;拮抗神经内分泌激活;延缓、逆转心室重构。多项随机临床试验已经证实,CRT 对于经选择的患者可以改善心功能、增加运动耐量、提高生活质量、降低再住院率和死亡率。

一 心力衰竭与室性心动过速

心衰患者容易发生室性心动过速(室速),室速可加重原有的心功能不全或引起急性心力衰竭,也可导致心脏性猝死(SCD),后者为心衰患者死亡的主要原因之一。心衰时室速发生的主要机制为折返,折返通常是由于心肌传导的各向异质性所引起的,这种传导的各向异质性可以由心肌细胞分布的差异、参与动作电位的各种离子通道的分布或表达异常及间隙连接蛋白的异常所致。心衰患者大多存在器质性心脏病,心脏病理性的改变会伴有结构重构和电重构,结构重构包括了间质成分的沉积、心肌纤维化和心肌细胞排列紊乱等,电重构包括间隙连接和离子通道表达的变化,同时心衰时伴有的机械影响、神经体液异常、电解质紊乱以及药物作用等,都会显著增加心脏原有电生理学上的异质性,导致心室肌跨壁复极离散度(TDR)的增加,从而为折返性室速的产生提供基础。

二 CRT 对室性心动过速的影响

CRT 对心衰患者室速的影响较为复杂,一方面,CRT、包括左室心外膜起搏产生非生理性心室激动顺序,可导致 TDR 的增加,形成折返的基质,从而具有致心律失常的作用。多个病例报道显示,患者在植入 CRT 后出现频繁的室速 / 室颤、甚至"电风暴";Shukla 等的一项单中心回顾性分析显示,3.4% 患者发生了室速 / 室颤,且都在植入术后 1 周内发生,而关闭左室起搏可以终止发作;Nayak 等报道患者在植入 CRT-D 后出现反复的持续性单形性室速(发生率 4%),需要关闭左室起搏或导管消融并联合抗心律失常药物治疗。另一方面,CRT 可以通过逆转左室重构减少心室复极异质性,并可以降低左室壁张力、稳定心肌膜电位和改善神经体液异常,从而具有抗心律失常的作用。MADIT-CRT(Multicenter Automatic Defibrillator Implantation Trial-Cardiac Resynchronization Therapy)研究显示,CRT-D 患者的室速发生率较埋藏式心律转复除颤器(ICD)的患者减少了 29%(P=0.003),但这种获益主要发生在 QRS 波形呈左束支传导阻滞(LBBB)的患者,其室速的发生率下降了 42%(P<0.001)。对于非 LBBB 的患者,CRT-D 较 ICD 未能明显减少室速的发生(HR 1.05;P=0.82)。此外,Kies 等通过电生理检查评估 CRT-D 患者术前和术后室速的可诱发性,发现术后 6 个月时室速的可诱发性明显下降(P<0.01)。CARE-HF(Cardiac Resynchronization-Heart Failure)试验研究比较了中重度心衰患者中 CRT-P 与药物治疗,随访 37.4 个月,CRT-P 组较对照组 SCD 发生率降低 42.4%(13.6% $vs.$ 7.8%;P=0.005)。REVERSE(Resynchronization Reverses Remodeling in Systolic Left Ventricular Dysfunction)为研究 CRT 对于轻度心衰患者疗效的多中心、随机、双盲临床试验,其一项后续研究共入选了 508 例 CRT-D 患者,随机分为 CRT 打开组和 CRT 关闭组(345 $vs.$ 163),通过 2 年随访,两组间室速 / 室颤或"电风暴"的发生率没有显著差异(18.7% $vs.$ 21.9%;P=0.84)。在 CRT 打开组中,术后 12 个月时通过超声心动图评估有无心室逆重构,左室收缩末指数(LVESVi)改善≥15% 定义为伴有心室逆重构,而 LVESVi 改善 <15% 为不伴有心室逆重构,研究发现前者室速 / 室颤的发生率要远低于后者(5.6% $vs.$ 16.3%;HR 0.31;P=0.001)。目前认为,CRT 的心室起搏具有致心律失常作用,而 CRT 的逆重构有抗心律失常作用,两者相互作用产生不同的临床结果,或中性、或减少、或增加室性心律失常;对于 CRT 有反应的患者,由于存在心室逆重构,综合作用的结果更多的是获益,因此临床上应严格把握适应证,严格选择合适的 CRT 患者,从而减少室速的发生。CRT 减少室速发作在轻中度心衰患者中的意义可能更大,因为这部分患者更有可能发生 SCD,NYHA 心功能 Ⅰ ~ Ⅱ 级患者年死亡率约 12%~15%,SCD 危险度高达 50%~60%,而 NYHA 心功能 Ⅲ ~ Ⅳ 级患者年死亡率约 50%,SCD 危险度仅 20%~30%,进行性的心功能不全和血流动力学的恶化是后者死亡的主要死因。

三 室性心动过速在 CRT 患者中的意义

MADIT-CRT 等随机临床试验显示 CRT 能够显著减少室速及 SCD 的发生,但试验同时显示 CRT 患者发生恶性心律失常的风险仍较高,然而 CRT 患者发生室速 / 室颤对其预后有何影响,目前却知之甚少。为此,MADIT-CRT 对于 CRT-D 术后仍有室速 / 室颤发生的患者进行了进一步分析研究。

MADIT-CRT 入选患者为轻中度心衰(NYHA 心功能 Ⅰ~Ⅱ 级)、左室射血分数(LVEF)≤30%、QRS 波时限≥130 毫秒的缺血性心肌病或非缺血性心肌病患者,分为 CRT-D 组和 ICD 组,并根据术前 QRS 波形态再分为 LBBB 组和非 LBBB 组[包括右束支传导阻滞(RBBB)和室内传导阻滞(IVCD)],将研究的室速类型分为慢室速(频率 <200 次 / 分)和快室速 / 室颤(频率≥200 次 / 分)2 类,研究终点事件包括:①心衰或死亡;②全因死亡;③后续的室性心律失常。结果显示,无室速 / 室颤发生的 CRT-D 患者 3 年累计心衰或死亡风险为 20%,慢室速者为 38%,快室速 / 室颤则为 39%;在 LBBB 的 CRT-D 患者中,该差异更明显,分别为 13%、42% 和 35%。LBBB 的 CRT-D 患者如发生慢室速或快室速 / 室颤则心衰或死亡的风险是无室速 / 室颤者的 3 倍;但在 ICD 患者中,不管是慢室速或快室速 / 室颤都未能显著增加患者心衰或死亡的风险。非 LBBB 的 CRT-D 患者中,只有快室速 / 室颤者或慢室速合并有快室速 / 室颤者心衰或死亡的风险有显著增加,而慢室速未能增加心衰或死亡风险。在次要终点全因死亡方面,无室速 / 室颤发生的 CRT-D 患者 3 年累计全因死亡风险为 8%,慢室速为 19%,快室速 / 室颤为 20%。LBBB 的 CRT-D 患者存在慢室速时全因死亡的风险是无室速 / 室颤者的 3.48 倍,快室速 / 室颤对全因死亡无影响;在 ICD 患者中,慢室速或快室速 / 室颤都未能显著增加患者全

因死亡的风险。非 LBBB 的患者,不管是 CRT-D 还是 ICD,慢室速或快室速 / 室颤都未能显著增加全因死亡风险。同时研究还发现,慢室速是后续发生快室速 / 室颤的预测指标(HR 4.33;$P<0.001$)。该研究的主要结果见表 4-10-1。

表 4-10-1　不同 QRS 波形态室速对 CRT-D 患者和 ICD 患者终点事件的意义

	ICD 患者		CRT-D 患者	
	HR	P 值	HR	P 值
终点:心衰或死亡 / LBBB 的患者				
慢室速	1.06	0.867	3.19	<0.001
快室速 / 室颤	1.52	0.121	3.18	<0.001
慢室速 + 快室速 / 室颤	1.90	0.068	3.51	0.003
终点:心衰或死亡 / 非 LBBB 的患者				
慢室速	1.66	0.295	0.90	0.818
快室速 / 室颤	1.53	0.426	2.31	0.008
慢室速 + 快室速 / 室颤	6.41	<0.001	2.42	0.02
终点:全因死亡 / LBBB 的患者				
慢室速	0.92	0.887	3.48	<0.001
快室速 / 室颤	1.00	0.996	1.78	0.279
慢室速 + 快室速 / 室颤	2.81	0.01	4.51	0.002
终点:全因死亡 / 非 LBBB 的患者				
慢室速	1.54	0.508	0.45	0.275
快室速 / 室颤	1.61	0.539	0.80	0.707
慢室速 + 快室速 / 室颤	7.94	0.002	1.80	0.238

　　MADIT-CRT 研究显示,室性心动过速是 LBBB 的 CRT-D 患者发生心衰或死亡的预测指标,是其预后不佳的一个标志。既往的随机临床研究提示,LBBB 的心衰患者是 CRT 的最大潜在获益者,MADIT-CRT 研究中该亚组患者术后室速 / 室颤有显著减少,但是为什么 LBBB 的 CRT-D 患者存在室速时预后不佳? 该研究的作者认为,CRT 术后的心室逆重构在整个心室并不是均一的,室速发生的基质在 CRT 相关逆重构的区域得到改善或消除,而在其他区域仍然存在并且可能诱发室速,因此室速可能是持续存在的机械失同步的标志。在该作者的另一项研究中,LBBB 的 CRT-D 患者术后 1 年超声心动图提示左室失同步获得改善者,室速 / 室颤的发生率要显著低于无改善或者恶化者。同样在本研究中,无室速发生的 CRT-D 患者,与发生慢室速和快室速 / 室颤的 CRT-D 患者相比,术后左室收缩末容积(LVESV)有显著减少[(−34 ± 15)ml *vs.*(−28 ± 14)ml *vs.*(−25 ± 14)ml;$P<0.001$],提示前者的心室逆重构更明显。因此,室速的发生可能是超声心动图提示 CRT-D 无反应的预测指标,反之,超声心动图提示 CRT-D 无反应可能是室速发生的预测指标。

　　非 LBBB 的 CRT-D 患者从 CRT 中的获益较小,不管有无室性心律失常发生,其心衰都会逐渐进展而影响患者预后,因此室性心动过速在该群患者中的预测价值有限。另外,还值得注意的是,慢室速的发生还是后续发生快室速 / 室颤的强有力的预测指标。

　　综上,室性心动过速是 CRT-D 患者预后的一个预测指标,也是患者有无反应的表现,临床上对于发生室速的 CRT-D 患者应予以重视,密切随访,优化药物治疗。

(王君　李毅刚)

参 考 文 献

[1] Fish JM,Brugada J,Antzelevitch C. Potential proarrhythmic effects of biventricular pacing. J Am Coll Cardiol,2005,46:2340-2347.

[2] Shukla G,Chaudhry GM,Orlov M,et al. Potential proarrhythmic effect of biventricular pacing:fact or myth. Heart Rhythm,2005, 2:951-956.

[3] Nayak HM,Verdino RJ,Russo AM,et al. Ventricular tachycardia storm after initiation of biventricular pacing:incidence,clinical characteristics,management,and outcome.J Cardiovasc Electrophysiol,2008,19:708-715.

[4] Ouellet G,Huang DT,Moss AJ,et al. Effect of cardiac resynchronization therapy on the risk of first and recurrent ventricular tachyarrhythmic events in MADIT-CRT. J Am Coll Cardiol,2012,60:1809-1816.

[5] Zareba W,Klein H,Cygankiewicz I,et al. Effectiveness of Cardiac Resynchronization Therapy by QRS Morphology in the Multicenter Automatic Defibrillator Implantation Trial-Cardiac Resynchronization Therapy(MADIT-CRT). Circulation,2011,123:1061-1072.

[6] Cleland JG,Daubert JC,Erdmann E,et al. Longer-term effects of cardiac resynchronization therapy on mortality in heart failure [the CArdiac REsynchronization-Heart Failure(CARE-HF)trial extension phase]. Eur Heart J,2006,27:1928-1932.

[7] Kies P,Bax JJ,Molhoek SG,et al. Effect of cardiac resynchronization therapy on inducibility of ventricular tachyarrhythmias in cardiac arrest survivors with either ischemic or idiopathic dilated cardiomyopathy. Am J Cardiol,2005,95:1111-1114.

[8] Gold MR,Linde C,Abraham WT,et al. The impact of cardiac resynchronization therapy on the incidence of ventricular arrhythmias in mild heart failure. Heart Rhythm,2011,8:679-684.

[9] Kutyifa V,Klein HU,Wang PJ,et al. Clinical significance of ventricular tachyarrhythmias in patients treated with CRT-D. Heart Rhythm. 2013,10:943-950.

[10] Itoh M,Yoshida A,Fukuzawa K,et al. Time-dependent effect of cardiac resynchronization therapy on ventricular repolarization and ventricular arrhythmias. Europace. 2013,15:1798-1804.

[11] Manfredi JA,Al-Khatib SM,Shaw LK,et al. Association between left ventricular ejection fraction post-cardiac resynchronization treatment and subsequent implantable cardioverter defibrillator therapy for sustained ventricular tachyarrhythmias. Circ Arrhythm Electrophysiol,2013,6:257-264.

[12] Kutyifa V,Pouleur AC,Knappe D,et al. Dyssynchrony and the risk of ventricular arrhythmias. JACC Cardiovasc Imaging,2013, 6:432-444.

11. β 受体阻滞剂减少 ICD 不适宜放电

埋藏式心内除颤器(ICD)具有心脏保护作用,可以明显降低患者的猝死风险,但是 ICD 不适宜放电的潜在风险可以引起较多的不良反应,包括急性疼痛、焦虑和抑郁。部分经历过不适宜放电的患者常认为置入 ICD 治疗是无效的,且具有明显的精神心理紧张情绪。ICD 放电能直接对心功能产生不良影响,可能增加死亡风险。因此,如何降低 ICD 不适宜放电风险,提高患者预后,是临床医生密切关注的问题。目前,减少 ICD 不适宜放电的方法包括优化程控、鉴别程序升级和药物预防治疗。最近 MADIT-CRT 研究表明,卡维地洛在减少 ICD 不适宜放电方面可能优于美托洛尔。

一　不适宜放电的风险和原因

在韩国植入 ICD 研究人群中,近 23% 患者出现一次或者多次不适宜放电,病因多数是心房颤动,部分由于其他的室上性心动过速或异常感知所致。对于一级或二级预防植入 ICD 患者,心房颤动发作导致多次 ICD 放电,往往提示预后不良。有两项较大规模的临床研究评估了猝死一级预防植入 ICD 对死亡率的获益。SCD-HeFT 和 MADIT II 研究显示,ICD 放电和随后的死亡风险增加 2~5 倍之间有似非而是的关系。不适宜的 ICD 放电是由正常的节律,而不是室性心动过速或心室颤动触发。不适宜放电在 SCD-HeFT 研究中是常见的,平均随访 45.5 个月,其中

17% 患者受到了不适宜放电,22.4% 患者受到适宜放电。相似的情况也在 MADIT- Ⅱ研究中出现,在随访的两年中,13% 患者受到不适宜放电。综合目前研究结果,不适宜放电目的是降低心室率,最常发生于以下情况:如心房颤动和室上性心动过速,后者包括窦性心动过速(运动时)、房性心动过速和阵发性室上性心动过速;创伤后应激和认知障碍、导线损坏、T 波过感知、交流电流泄漏(游泳池)和电磁场干扰导致的过感知。一次不适宜放电增加 ICD 患者的全因死亡率(HR 1.6,*P*=0.01),随着不适宜放电次数增加,经过 5 次不适宜放电时全因死亡率的 HR 增加至 3.5。

二　优化程控降低不适宜放电

防止 ICD 不适宜放电的常用方法是优化 ICD 的治疗程序。首先,如果患者的心室率高于 ICD 预先设定的心室率和持续时间,ICD 治疗就会被触发。第二,设置"鉴别器程序",如果 ICD 记录的电图是室性心动过速的节律范围,但节律不规则,则提示心房颤动;如 ICD 记录的电图更接近于窦性心率,则提示阵发性室上速,"鉴别器"将不触发 ICD 治疗。在 MADIT- Ⅱ研究中,不适宜放电往往是由于没有触发心房颤动鉴别器所致。最近一项前瞻性对照研究表明,当心室率达到 188~200 次 / 分或以上,或者心室率快于平时设置的最快节律时,则程控 ICD 放电治疗,这样会明显减少 ICD 不适宜放电,危险率(HR)低至 0.21(95% 可信区间:0.13~0.34),而不增加晕厥的风险。其中有一项 MADIT-RIT 研究表明,优化程控减少 ICD 不适宜放电可以降低全因死亡率 50%,明确提示不适宜放电可以直接增加死亡率,也强调了采取措施防止不适宜放电的重要性。另外,为了减少运动过程中 T 波过感知导致的不适宜放电,植入 ICD 后适时进行标准运动测试,进行运动优化程控,有望降低不适宜放电。对于心房颤动诱发的不适宜放电,导管消融根治心房颤动则有助于减少 ICD 不适宜放电。

三　药物降低不适宜放电:卡维地洛和美托洛尔,何者更优?

药物治疗可以减少 ICD 不适宜放电风险。胺碘酮和索他洛尔可以明显减少适宜或不适宜放电治疗风险,但因Ⅲ类抗心律失常药物具有较多不良反应,因此优先应用 β 受体阻滞剂,尤其后者是心力衰竭的标准治疗方案。β 受体阻滞剂可以减慢心房颤动的心室率,增加 ICD 治疗"率"的区域,从而降低不适宜放电风险。同样,β 受体阻滞剂可以降低窦性心律的最快心室率,降低窦性心动过速触发的不适宜放电风险。β 受体阻滞剂可以预防阵发性室上速,比如房室结折返性心动过速和异位房性心动过速,进一步降低不恰当 ICD 治疗的风险。MADIT- Ⅱ研究纳入接受美托洛尔、阿替洛尔和卡维地洛治疗的 ICD 患者,结果提示这些 β 受体阻滞剂明显降低了室性心动过速或心室颤动风险,提高患者的生存率。

MADIT-CRT 回顾性研究对比 β 受体阻滞剂中卡维地洛和美托洛尔对预防不恰当 ICD 治疗的作用。该研究纳入具有Ⅰ级或Ⅱ级心力衰竭、射血分数小于或等于30%、宽 QRS 波的患者,优化药物治疗,并随机植入标准 ICD 或者 CRT-D 治疗。卡维地洛可以明显降低任何形式的 ICD 不恰当治疗的风险(HR 0.64,95% 可信区间 0.48~0.85,*P*=0.002,图 4-11-1)。因为在大部分 ICD 患者中,初始的治疗程序不是放电,而是超速起搏抑制(ATP),后者通过阻断室性心动过速的折返环,终止室性心动过速。卡维地洛较美托洛尔明显降低近 36% 的 ICD 不恰当 ATP 治疗风险(*P*=0.005,图 4-11-2)。该研究还对 ICD 不适宜放电风险进行了分析。与美托洛尔组相比,卡维地洛能明显降低 ICD 不适宜放电的发生率(HR 0.54,95% 可信区间 0.36~0.80,*P*=0.002)。同时,卡维地洛较美托洛尔明显降低近 50% 心房颤动导致的不恰当治疗(HR 0.50,95% 可信区间:0.32~0.81,*P*<0.004,图 4-11-3)。

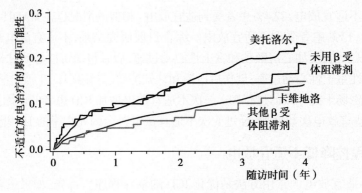

图 4-11-1 ICD 不恰当治疗的累积风险

美托洛尔组、卡维地洛组、未用 β 受体阻滞剂组和其他 β 受体阻滞剂组的不恰当治疗累积风险明显不同。4 年累积风险,卡维地洛组为 14%,美托洛尔组 23%(P=0.002)(引自参考文献 2)

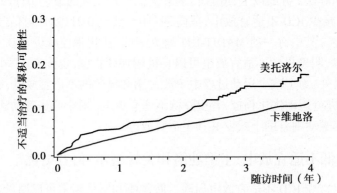

图 4-11-2 美托洛尔组和卡维地洛组不恰当 ATP 治疗累积风险

美托洛尔组和卡维地洛组不恰当 ATP 治疗累积风险明显不同(P=0.005)。ATP,超速起搏抑制(引自参考文献 2)

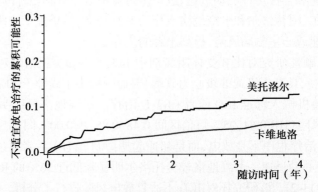

图 4-11-3 美托洛尔组和卡维地洛组不适宜放电治疗累积风险

美托洛尔组和卡维地洛组不适宜放电累积风险明显不同(P<0.001)(引自参考文献 2)

（一）卡维地洛与美托洛尔作用机制

美托洛尔与卡维地洛对不同种类 β 受体的抑制作用不同。美托洛尔仅仅阻滞 β₁ 受体，却增加儿茶酚胺水平，提高心脏对 β 受体刺激的敏感性。卡维地洛可以阻滞 α₁、β₁ 和 β₂ 受体，进而抑制儿茶酚胺对心脏产生的不利影响。卡维地洛具有抗氧化作用，且能够抑制多种离子通道，包括 HERG 相关的钾通道（I_{Kr}、I_{to} 和 I_{Ks}）和 L 型钙通道（图 4-11-4），呈剂量依赖作用（图 4-11-5），进而延长心肌的动作电位时程，具有类似Ⅲ类抗心律失常药物的作用。卡维地洛较美托洛尔具有更多潜在的抗肾上腺素能作用。动物实验研究已经表明，卡维地洛可以预防缺血心肌和缺血再灌注室性心律失常的发作。卡维地洛可能对不良电重构的心房实现"药物再重构"，达到减少心房颤动发作的作用。较高剂量的卡维地洛还可以抑制房室结、希氏束至心室肌的传导。最近一项 meta 分析，对比了卡维地洛和美托洛尔以及其他 β₁ 选择性 β 受体阻滞剂。结果显示，在心力衰竭患者中，卡维地洛在预防患者全因死亡方面具有更大的优势。所有的 MADIT-CRT 患者具有严重的左心功能不全，加强心力衰竭病情控制，可以降低心房颤动和其他室上速的发作风险。针对心房颤动，最近一项 meta 分析显示，对于心脏外科手术的患者，卡维地洛预防心房颤动的效果优于美托洛尔，其机制可能是卡维地洛具有更多潜在的抗肾上腺素能活性，降低心房颤动快心室率发生风险，进而降低触发 ICD 不恰当治疗的风险。最后，MADIT-CRT 研究对于死亡率、心力衰竭住院率和室性心动过速 / 心室颤动治疗的分析表明，卡维地洛治疗效果明显优于美托洛尔，与所有触发 ICD 治疗的患者获益一致。

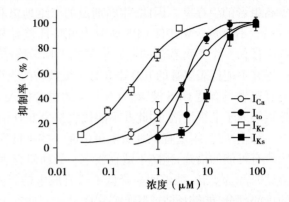

图 4-11-4　卡维地洛对兔心室肌离子通道阻滞作用
卡维地洛对 I_{Kr} 抑制作用最大，对 I_{to} 和 I_{Ca} 抑制作用中等，对 I_{Ks} 抑制作用较小（引自参考文献 13）

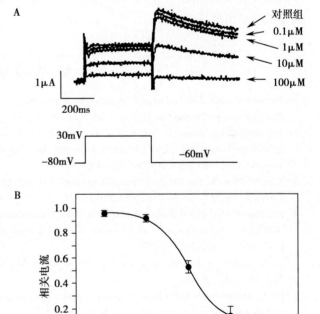

图 4-11-5　卡维地洛抑制 HERG K^+ 电流作用呈浓度依赖性（引自参考文献 13）

（二）卡维地洛和美托洛尔与 ICD 不适宜放电的研究缺陷

MADIT-CRT 研究虽然貌似合理，但有明显的缺陷。该研究是回顾性研究，容易受到内科医生对 β 受体阻滞剂的选择性偏移。纳入美托洛尔治疗的患者，人群特点具有明显差别，如年龄较大、缺血性心脏病、血管重建病史和高血压病等，纳入研究前一年有住院病史，包括美国以外的患者。另外,当患者服用美托洛尔剂量转化成等量的卡维地洛时,美托洛尔的剂量明显少于卡维地洛的剂量。β受体阻滞剂对 ICD 患者获益可能与剂量相关,比如 2 倍剂量更明显地提高患者的生存率。因此,相同剂量的卡维地洛和美托洛尔对减少 ICD 不恰当治疗的效果如何仍然不清楚。MADIT-CRT 研究人群特征差异复杂,运用统计学方法校正不一定有用,而且其中任何一个不可预测的差异都可能影响最终结果。另一个重要的方面是 MADIT-CRT 研究人群并不能代表多数的 ICD 或 ICD 一级预防的人群。因为这些患者属于 I 级或 II 级心力衰竭,所有患者具有宽 QRS 波,却只有一半的患者植入了 CRT-D。所以可能有一个或多个因素使治疗更倾向于卡维地洛,因此并不能代表整个 ICD 治疗人群。

综上所述,不适宜 ICD 放电可引起一些不良反应,临床医生应该更加谨慎地对 ICD 患者应用所有可能的措施,预防不适宜放电。最新研究表明,将触发 ICD 治疗的心室率程控为更高和持续时间为更长,能够明显降低不适宜放电的风险。β受体阻滞剂是 ICD 患者优化药物治疗的重要部分,能够预防或降低心房颤动和其他室上性心动过速的发作风险,从而减少不适宜放电。MADIT-CRT 研究表明,在减少 ICD 不适宜放电方面,卡维地洛治疗效果可能优于美托洛尔,但需要更深入的研究进一步明确这两种药物预防 ICD 不适宜放电的有效性。但是,目前回顾性研究存在固有缺陷,使得这一结果应用于临床治疗为时尚早,需要进行大规模多中心随机多剂量的对照研究明确。

(张树龙　林玉壁)

参 考 文 献

[1] Marcus GM, Chan DW, Redberg RF. Recollection of pain due to inappropriate versus appropriate implantable cardioverter-defibrillator shocks. Pacing Clin Electrophysiol, 2011, 34: 348-353.

[2] Ruwald MH, Abu-Zeitone A, Jons C, et al. Impact of carvedilol and metoprolol on inappropriate implantable cardioverter-defibrillator therapy: the MADIT-CRT trial (Multicenter Automatic Defibrillator Implantation With Cardiac Resynchronization Therapy). J Am Coll Cardiol, 2013, 62: 1343-1350.

[3] Yang JH, Byeon K, Yim HR, et al. Predictors and clinical impact of inappropriate implantable cardioverter-defibrillator shocks in Korean patients. J Korean Med Sci, 2012, 27: 619-624.

[4] Kleemann T, Hochadel M, Strauss M, et al. Comparison between atrial fibrillation-triggered implantable cardioverter-defibrillator (ICD) shocks and inappropriate shocks caused by lead failure: different impact on prognosis in clinical practice. J Cardiovasc Electrophysiol, 2012, 23: 735-740.

[5] Bardy GH, Lee KL, Mark DB, et al. Amiodarone or an implantable cardioverter-defibrillator for congestive heart failure. N Engl J Med, 2005, 352: 225-237.

[6] Lin G, Nishimura RA, Gersh BJ, et al. Device complications and inappropriate implantable cardioverter defibrillator shocks in patients with hypertrophic cardiomyopathy. Heart, 2009, 95: 709-714.

[7] Compare A, Del FD, Callus E, et al. Post-traumatic stress disorder, emotional processing and inappropriate implantable cardioverter-defibrillator shocks: clinical consideration by a single case report. Monaldi Arch Chest Dis, 2012, 78: 160-166.

[8] van Rees JB, Borleffs CJ, de Bie MK, et al. Inappropriate implantable cardioverter-defibrillator shocks: incidence, predictors, and impact on mortality. J Am Coll Cardiol, 2011, 57: 556-562.

[9] Moss AJ, Schuger C, Beck CA, et al. Reduction in inappropriate therapy and mortality through ICD programming. N Engl J Med, 2012, 367: 2275-2283.

[10] Kooiman KM, Knops RE, Olde NL, et al. Inappropriate subcutaneous implantable cardioverter-defibrillator shocks due to T-wave oversensing can be prevented: implications for management. Heart Rhythm, 2014, 11: 426-434.

[11] Sairaku A, Yoshida Y, Nakano Y, Kihara Y. Ablation of atrial fibrillation in Brugada syndrome patients with an implantable cardioverter defibrillator to prevent inappropriate shocks resulting from rapid atrial fibrillation. Int J Cardiol, 2013, 168: 5273-5276.

[12] Raitt MH. Inappropriate implantable defibrillator shocks: an adverse outcome that can be prevented. J Am Coll Cardiol, 2013, 62: 1351-1352.

[13] El-Sherif N,Turitto G. Electrophysiologic effects of carvedilol:is carvedilol an antiarrhythmic agent. Pacing Clin Electrophysiol,2005,28:985-990.

[14] DiNicolantonio JJ,Lavie CJ,Fares H,et al. Meta-analysis of carvedilol versus beta 1 selective beta-blockers (atenolol,bisoprolol,metoprolol,and nebivolol). Am J Cardiol,2013,111:765-769.

[15] Khan MF,Wendel CS,Movahed MR. Prevention of post-coronary artery bypass grafting (CABG) atrial fibrillation:efficacy of prophylactic beta-blockers in the modern era:a meta-analysis of latest randomized controlled trials. Ann Noninvasive Electrocardiol,2013,18:58-68.

12. 电风暴治疗进展

　　电风暴是一种室性心律失常反复发作的致命性临床综合征,近期已日益常见。早期处置需识别并矫正急性心肌缺血、电解质紊乱或药物等促发因素。静注 β 受体阻滞剂是治疗多形性室性心动过速风暴的唯一有效方法。药物未能奏效者可行射频消融术治疗。

　　电风暴又称心室电风暴、室性心动过速(VT)风暴、交感风暴、儿茶酚胺风暴等。系心室电活动极度不稳定所导致的恶性心律失常,是心源性猝死的重要机制。电风暴多为男性患者(86%)。按疾病谱分检,冠心病列居高位(75%);植入式心脏复律除颤器(ICD)术后电风暴发生率约 10%~20%。

一 病因及病理生理学机制

　　电风暴多见于冠心病、瓣膜性心脏病、心肌病等器质性心脏病。此外,慢性肾功能不全、高龄、男性等患者也颇易罹患电风暴。其中以急性冠状动脉综合征发生率最高。无基础心脏病变的患者可通过严重自主神经功能紊乱、急性心肌缺血、心力衰竭、电解质紊乱(低钾血症、低镁血症)、甲状腺功能亢进症、感染、心理应激状态以及某些药物(洋地黄、β 受体兴奋剂、抗心律失常药物)等促发因素诱发电风暴。此外,遗传性心律失常主要指原发性长 QT 综合征、原发性短 QT 综合征、Brugada 综合征、儿茶酚胺敏感多形性 VT、特发性 VT、家族性阵发性心室颤动(VF)、家族性猝死综合征等心脏结构正常的离子通道病也易引发电风暴。近 30 年来,ICD 全球年植入量已超过 20 万例,终止 VT/VF 成功率 >98%,已成为心脏性猝死一级、二级预防最有效的措施,但 ICD 后电风暴的病例数也迅速增加。不仅近期病死率高,且长期预后不佳,已为医界所关注。

　　研究显示,交感神经对引发电风暴起重要作用。患者于交感神经过度激活时,可释放出过量儿茶酚胺,致大量钠、钙离子内流,钾离子外流,进而引发恶性心律失常反复发作。此外,希氏束-浦肯野纤维系统传导异常也参与电风暴的发生。源于希氏束-浦肯野纤维系统的异位激动,不仅触发和驱动 VT/VF,且其逆向传导阻滞可阻止窦性激动下传,诱致 VT/VF 反复发作。另有研究表明,肾上腺素可激活 β 受体,致心肌复极离散度增加,并降低 VF 阈值,导致恶性室性心律失常。

二 诊断

(一)临床表现

　　患者多突发起病。出现反复发作性晕厥,且常伴意识障碍、胸痛、胸闷、呼吸困难、血压下

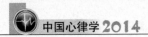

降、发绀及抽搐等临床表现,甚至心搏骤停。发作期间可有血压增高、呼吸频速及心率加快等交感神经兴奋增高的表现。器质性心脏病患者可检获心脏增大、心脏杂音及心律失常等基础疾病的体征。遗传性心律失常患者有明确的家族史。

(二) 心电图检查

1. 特征心电图　①单形性 VT:节律规则,RR 间距相差 <20 毫秒。QRS 波形单一,系激动环绕直径为 1~2cm,由固定解剖屏障形成的阻滞区(多为心肌梗死后瘢痕组织)折返所致。鉴于单形性 VT 多与瘢痕折返有关,故甚少见于急性心肌梗死患者。②多形性 VT:节律不规则,RR 间距差别较大,QRS 波有 2 种以上形态,为急性心肌缺血的特征性心电图表现。当检获间歇相关长 QT 多形性 VT 者,则诊断为尖端扭转性 VT(Torsade de pointes)。尤多见于急性心肌梗死患者,与缺血、膜电位改变、触发活动、坏死或瘢痕形成等有关。与单形性 VT 比较,后者甚少在心肌梗死始发的 72 小时内检获。③ VF:QRS 波形振幅小而不规则。频率快慢不一,无法识别 QRS 波、T 波及 ST 段。电风暴发作期,VF 可反复发生,急性心肌缺血为其主要发病机制。心室异位节奏点位于浦肯野系统远端,激动围绕阻滞区直径缩小至 0.5cm,且所出现的多发性环形折返激动罕能完全闭合。无基础心脏病者发生的 VF 风暴多见于窦性心律期间,由联律间距极短的成对单形性室性早搏触发所致。

2. 预警心电图　电风暴发生前,患者心电图常描记为窦性心动过速。提示交感激活单发。频发、连发的单形、多形、多源性室性早搏增多为电风暴临近的信号。偶联间距缩短可出现“R on T”现象。此外,并有 ST 段显著抬高呈巨 R 型、墓碑型或下移;T 波深倒以及异常 J 波等改变。

3. 诊断标准　2009 年 EHRA/HRS《室性心律失常导管消融治疗》专家共识将 24 小时内自发的持续性(≥30 秒)VT≥3 次,需要紧急干预治疗的心律失常定义为电风暴。急性冠状动脉综合征后室性心律失常性风暴的定义指 VF 或血流动力学不稳定 VT 在 24 小时内反复发作≥20 次,或每小时≥4 次,通常需要电除颤或电复律终止 VF 或 VT。ICD 后电风暴是植入 ICD 后特有的现象,迄今尚缺乏统一的定义。目前多数学者认为 ICD 术后电风暴的严格定义应为 24 小时内出现 3 次或 3 次以上的室性心律失常事件导致 ICD 治疗[包括抗心动过速起搏、同步电复律和(或)电除颤],或植入装置监测到持续 30 秒以上的室性心律失常事件但未进行干预治疗。

三　治疗

(一) 急性发作期的处理

1. 除颤、复律　在电风暴发作期对 VF、无脉型 VT、极速型多形性 VT 等患者,尽快实施电除颤及电复律,以恢复稳定的血流动力学。心律转复后,需进行合理的心肺脑复苏治疗,确保重要脏器的血液供应。

2. 遴选药物

(1) β 受体阻滞剂:β 受体阻滞剂可竞争性阻断交感神经介导的肾上腺素能受体,使心率减慢,并可抑制钙的释放,能有效抑制心室异位激动,减少猝死的发生,对治疗电风暴起关键作用。2006 年 ACC/AHA/ESC 的《室性心律失常治疗和心脏病猝死预防指南》指出,静注 β 受体阻滞剂是治疗多形性 VT 风暴的唯一有效方法。多数患者作为首选用药,必要时 β 受体阻滞剂与胺碘酮二者可联合应用,静脉注射起效快,能在较短的时间内获得比较完全的 β 受体阻滞作用;此外,静脉注射半衰期短,可反复给药。①美托洛尔(metoprolol)临床颇为常用,属中长效 β 受体阻滞剂,起效时间 2 分钟,达峰时间 10 分钟,作用衰减时间 1 小时,作用持续时间 4~6 小时。临床应用时首剂 5mg,缓慢静脉推注历时约 10 分钟,间隔 5 分钟可再次使用,必要时连续

3 次, 共 15mg。1997 年 Tavernier 报道 1 例 ICD 植入者反复发作 VF 76 次, 电击无效, 后经静脉注射美托洛尔成功终止 VT/VF 发作。②普萘洛尔(propranolol): 研究显示, 实验动物(犬)在缺血及非缺血状态时, β 受体阻滞剂可使 VF 阈值增高 6 倍, 尤以兼具拮抗 β_1 及 β_2 受体的强效 β 受体阻滞剂更为显著。临床发现, 充血性心力衰竭患者采用普萘洛尔治疗对交感神经兴奋的抑制作用优于美托洛尔, 这可能与衰竭心脏 β_2 受体数增多有关。本品除作用于周围 β 受体外, 并系脂溶性制剂, 可有效穿透中枢神经系统及阻断中枢受体。基于此, 若电风暴经美托洛尔治疗未能奏效时, 换用普萘洛尔有可能获效。Tsagalon 等研究表明, 普萘洛尔与胺碘酮联合治疗可改善电风暴患者存活率, 应成为处置电风暴的主要治疗方法。尽管高剂量的普萘洛尔对心力衰竭无甚影响, 但当心脏收缩功能明显低下患者采用该药治疗时, 仍有加剧心力衰竭之虞。故应在严密的临床监测下谨慎给药。③艾司洛尔(esomolol): 艾司洛尔为一种超短效 β 受体阻滞剂, 在心脏通过竞争儿茶酚胺结合位点而抑制 β_1 受体。治疗剂量无内在拟交感活性, 与 β 肾上腺素能受体结合后, 显现竞争性拮抗作用, 可减慢心率, 稳定膜电位, 逆转交感神经的激活和过度兴奋, 使反复发作的 VT/VF 得以初步抑制。另有研究显示, 急性心肌梗死并左室功能不全的患者经艾司洛尔治疗后, 心功能不全症状未见加重、左室充盈压无明显改变。2005 年欧洲心脏病学会建议心功能不全的心动过速患者可采用艾司洛尔治疗。本品起效快, 静脉注射后即刻产生 β 受体阻滞作用, 5 分钟后达最大效应。作用维持时间短, 半衰期为 9 分钟, 单次注射持续时间为 30 分钟。持续静脉滴注 50~300μg/(kg·min)约 30 分钟可达稳态血药浓度。据此, 艾司洛尔对抑制电风暴反复发作具有预防作用, 应列为治疗电风暴首选药物之一。④兰地洛尔(landilol): 兰地洛尔为一种继艾司洛尔之后, 半衰期更短的新型超短效选择性 β_1 受体阻滞剂。半衰期仅 4 分钟。静注药物初始剂量为 2.5μg/(kg·min), 尔后视临床反应逐渐增量, 最大剂量 <80μg/(kg·min)。本品静脉给药后, 不易出现支气管哮喘等不良反应, 可用于内科急诊处理, 尤适于交感神经过度激活、心脏异位节奏灶自律性增强所致 VT/VF 的治疗。Ⅲ类抗心律失常药物难以奏效者换用本品每可获益。因此, 临床应在电风暴经胺碘酮治疗无效后, 选用本品为宜。

(2) 胺碘酮(amiodarone): 目前, 临床广泛应用胺碘酮治疗电风暴, 静脉注射胺碘酮已取代利多卡因, 成为治疗反复发作的室性心律失常一线药物治疗方案。单相除颤最大能量为 360J 时, 患者心律未恢复正常节律, 再次除颤前应静脉应用胺碘酮。快速静脉注射本品可阻断快钠通道、抑制去甲肾上腺素释放、阻断 L 型钙通道, 但不延长不应期。相反, 口服给药可延长心室不应期。静注 15 分钟作用达高峰, 以后 4 小时内逐渐下降, 故需持续静脉给药。维持静脉给药方法: 负荷剂量 150mg(3~5mg/kg), 10 分钟注射, 10~15 分钟后可重复, 随后 1~1.5mg/min 静滴 6 小时, 以后视病情逐渐减量至 0.5mg/min, 24 小时最大剂量可达 2.2g。胺碘酮负性肌力作用不明显, 可安全应用于收缩功能受抑的患者。此外, 尽管该药可能使 QT 间期延长, 但引发尖端扭转型 VT 者甚少。胺碘酮消除电风暴的成功率约 60%, 其他药物治疗无效的电风暴患者, 应用胺碘酮仍可获效。Levine 等报道, 经利多卡因、普鲁卡因胺及溴苄胺治疗无效的 273 例电风暴患者, 更用胺碘酮治疗, 24 小时未出现 VT 事件, 存活患者占 46%。尽管胺碘酮长期治疗获效显著, 但仍有肺纤维化、甲状腺功能减退、肝毒性以及角膜沉积物等不良反应, 临床需谨慎使用。

(3) 维拉帕米(verapamil): 为非二氢吡啶类钙通道阻滞剂, 能抑制心室或浦肯野纤维的触发性心律失常, 通常 5~10mg 静脉注射。无器质性心脏病患者可发生由极短联律间期引发的电风暴(VT/VF)。极短联律间期 VT 的基本特征: ①联律间期极短, 一般 <300 毫秒; ②基础心电图 QT 正常; ③无家族史; ④除心律失常外, 无其他器质性心脏病史; ⑤可引起猝死。当电转复

无效,且常规治疗 VT 药物也未能奏效时,用维拉帕米却可获取良好的疗效。

(4) 麻醉剂:经历电风暴及多次电转复的患者在蒙受躯体及情绪应激的状态下,易使心律失常发作延续,故所有电风暴患者均需给予镇静剂治疗。短效麻醉剂如丙泊酚(propofol)、苯二酚(benzodiazepines)以及某些全身麻醉药物可抑制及转复 VT。左星状神经节阻滞及胸部硬膜外麻醉可在直接针对支配心肌的神经纤维为靶标及降低肾上腺素能张力的状况下,抑制多种抗心律失常药物及 β 受体阻滞剂无效的电风暴。据此,临床应就镇静剂及麻醉剂是否具有直接拮抗心律失常的效应作深入的研究及探索。

3. 消除诱因　电风暴患者迅速消除诱发因素被视为与电除颤、电复律及静脉输注有效抗心律失常药物具有同等重要的一线同步治疗措施。急性心肌缺血是引发电风暴的主要因素,对冠心病急性心肌梗死且有适应证者,给予经皮冠状动脉介入治疗或冠状动脉搭桥可及时恢复缺血心肌的血流灌注,改善 VT/VF 的发生。此外,纠正电解质紊乱和酸碱平衡失调、停用可能致心律失常的药物均可抑制电风暴并防止其再发。

4. 导管射频消融　临床发现,电风暴患者早期采用射频消融(radiofrequency ablation)干预是可行的。Carbucicchio 等报道 95 例药物难治性电风暴患者,经紧急射频消融治疗奏效随访 22 个月(1~43 个月)期间,87 例(92%)未再发作电风暴;63 例(66%)未再发生 VT。Arya 等 2010 年报道 30 例缺血性心脏病安装 ICD 患者,其中男性 26 例,平均年龄 70.1 ± 8.7 岁,左室平均射血分数 30% ± 9%,因单形性 VT 发生电风暴,应用磁导航导管消融 80%(24 例)获得急性成功,无急性并发症发生,平均随访时间 7.8 个月,21 例(70%)无 VT 和 ICD 治疗发生。2011 年 Deneke 等报道 32 例植入 ICD 发生电风暴患者,消融前 7d 内平均 ICD 治疗次数(16 ± 11)次,29 例(91%)为单形性 VT,3 例为 VF,其中 27 例于电风暴发作 24 小时内进行导管射频消融,5 例 8 小时内急诊消融。30 例(94%)消融临床心律失常获得成功,平均随访 15 个月,31%(10 例)再发持续性室性心律失常,包括 2 例再发电风暴,3 例(9%)在随访期间死亡。

(二)慢性稳定期的处理

1. 处置基础疾病　电风暴患者经抢救安全渡过急性发作期后,应立即将治疗重点转变为基础疾病的处置。纠治心力衰竭尤为重要。冠心病无心肌梗死患者需行经皮冠状动脉介入治疗,置入冠状动脉支架解除狭窄,随心肌缺血改善,可有效防止电风暴。此外,应严密监测室性心律失常,在其演变、加剧前,予以相应有效的对策,以及时阻遏病情的进展。

2. 植入 ICD　近年来,高危心脏病患者随 ICD 植入量的增加,病死率明显降低。现视植入 ICD 为及时纠治电风暴发作的最佳非药物治疗选择。然而,ICD 后电风暴却给患者造成较大的伤害,其为 VT/VF 频繁发作致使 ICD 频繁放电的现象,不仅加速电池耗竭,而且电击瞬间给患者造成躯体疼痛,反复电击导致抑郁症及创伤后应激综合征。更甚者,ICD 误、漏、无效放电均可恶化原有心律失常或引发新的心律失常。Streitner 等研究显示,左室射血分数 ≤30%,年龄 >65 岁以及未行血管紧张素转换酶抑制剂治疗者易于在植入 ICD 后 1 年内反复发作电风暴,可视为电风暴反复发作的独立预测标志。ICD 后电风暴频繁出现患者应在尽快纠治有关诱因的同时尽早静注镇静及止痛药物、优化 ICD 工作参数,并给予抗心律失常药物。Connolly 等就患者植入 ICD 后接受抗心律失常药物治疗历时 1 年随访的研究显示,胺碘酮联合 β 受体阻滞剂组(电击频率为 10.3%)的疗效明显优于索他洛尔组(24.3%)及 β 受体阻滞剂组(38.55%)。近期,屡见 ICD 后电风暴患者采用 β 受体阻滞剂长期口服奏效的报道,可成为此类患者又一治疗选择。William 等研究发现,植入 ICD 患者术后服用较高剂量 β 受体阻滞剂[美托洛尔 ≥1.06mg/(kg·d)]可明显减少术后室性快速性心律失常事件和 ICD 的干预次数。la Pointe 等报道 804 例植入ICD术后β受体阻滞剂的使用情况,约67.7%的患者术后规律服用β受体阻滞剂。基于此,ICD后电风暴患者按病情变化,个体化增加美托洛尔口服剂量,可有效地阻遏电风暴的发生。有报道,约1/6的患者日剂量超过200 mg。

植入ICD配合射频消融治疗也颇具疗效。一项多中心研究显示,频繁发生VT患者经射频消融治疗可有效减少ICD的电击频率。此外,患者于植入ICD时,实施预防性射频消融术获益颇多。Reddy等就不稳定VT、心脏骤停或诱发VT致晕厥患者的研究显示,预防性VT消融兼行ICD植入患者检获ICD电击的频率明显低于单一植入ICD患者。Kuck等报道稳定型VT、陈旧性心肌梗死及低左室射血分数患者行预防性射频消融结合ICD植入,其再发VT的时间较单一植入ICD患者有所延长。据此,植入ICD的VT患者,仍有发生VT高度风险时,应尽早实施射频消融术。

3. 心理干预 电风暴患者生存质量调查报告表明患者的心理状态可严重影响患者的治疗效果和日后生存质量,并使患者心脏性猝死的发生率上升。基于此,医护人员应予心理疏导,以缓解患者紧张焦虑情绪。近期,临床采用认知行为疗法(cognitive behavior therapy)予以心理治疗,颇见疗效。该疗法的主导思想是顺其自然,要求患者把"想从症状中逃避"的希望转化为"顺其自然地接受症状,从而淡漠症状"。研究显示,认知行为疗法可用于ICD植入后面对面随访或电话随访的过程中,有助于防治ICD术后的抑郁、焦虑程度对经历过电击的患者,尤其有所助益。

4. 左心交感神经节切除术 左心交感神经切除术是一种已被研究证实可显著减少心律失常发生频率,降低病死率的有效方法。Nademanee等报道6例心肌梗死发生交感风暴经左侧星状神经节切除术的研究显示,交感阻滞效果优于传统药物治疗。然而,手术入路复杂、创伤大,切口影响外观和并发症多是患者不愿接受,内科医生不愿推荐的主要原因。近期,李剑锋等报道11例药物治疗无效的先天性QT延长综合征患者行左心交感神经节切除术的研究显示,全数病例均顺利完成胸腔镜手术,无围术期死亡,平均随访(42.8 ± 27.3)个月,7例(63.6%)未发作晕厥。鉴于操作简单、创伤小(微创),长期疗效可靠,有可能作为治疗此类病例的基本方法。

(王骏 周赟 王鸣和)

参 考 文 献

[1] Eifling M,Razavi M,Massuni A. The evaluation and management of electrical storm. Tex Heart Inst J,2011,38:111-121.

[2] Proietti R,Sagone A. Electrical storm:incidence,prognosis and therapy. Indian Pacing Electrophysiol J,2011,11:34-42.

[3] Hannibal GB. Electrical storm in implantable cardioverter defibrillator recipients. AACN Adv Crit Care,2012,23:108-112.

[4] Lowe L,Matteucci MJ,Schneir AB. Herbal aconite tea and refractory ventricular tachycardia. N Engl J Med,2005,33:1532.

[5] Streitner F,Kuschyk J,Veltmann C,et al. Predictors of electrical storm recurrences in patient with implantable cardioverter-defibrillators. Europace,2011,13:668-674.

[6] La Pointe NM,Stafford JA,Pappas PA,et al. Use of β-blockers in patients with an implantable cardioverter defibrillator. Ann Pharmacother,2009,43:1189-1196.

第五篇

心脏起搏器技术

1. 超声无导线心脏起搏

首例心脏起搏器于1958年植入人体,56年后的今天,其已成为临床普遍应用的一种治疗技术。心脏起搏系统由脉冲发生器与起搏电极导线组成,但与起搏电极导线相关合并症的时时发生明显降低了该治疗技术的有效性与安全性,例如起搏导线植入术中发生的气胸、血胸、心肌穿孔、恶性心律失常,植入术后发生的起搏系统感染、入路静脉的狭窄、血栓形成、导线断裂、三尖瓣反流以及感染起搏导线拔除时发生的合并症等。因此,20世纪70年代,就有学者提出无导线心脏起搏技术的概念。

近年来,无导线心脏起搏技术发展迅速并已投入临床应用,其包括两类:①超声无导线心脏起搏;②无导线心脏直接起搏。本文介绍前者:超声无导线心脏起搏技术。

超声无导线心脏起搏概述

一 基本概念

超声无导线心脏起搏技术首先需要一个超声发生器不断产生超声波束,再经发放器不断将超声波束发送到位于心腔内的接收器,而已植入心内的超声接收器将收到的超声波先转换为起搏电脉冲,进而发放并有效起搏心房、右室或左室等不同部位(图5-1-1),上述技术则为超声无导线心脏起搏。

二 该系统的组成

从上述介绍可知,超声心脏无导线起搏系统由三部分组成。

1. 超声发生器 其类似普通心脏起搏系统的电脉冲发生器,该发生器放置在体外(临时)或埋植在体内(永久性),超声发生器源源不断地产生超声波束,再经连接线输送给超声发放器。

2. 超声发放器 超声发放器放置在胸部某部位(临时)或埋植在胸部的皮下组织(永久),发放器的一端经导线与超声发生器相连,另一端作为超声波发送探头不断向位于心内的接收器进行近距离的无导线发放,超声波束穿过患者胸部的超声窗口后,不断被接收器接收。

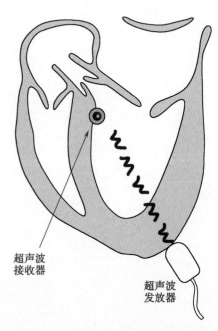

超声波接收器

超声波发放器

图 5-1-1 超声无导线心脏起搏示意图

3. 超声接收器 接收器可实时将接收到的超声波束转换成起搏电脉冲,进而发放到植入部位的心肌。临时起搏用的接收器可装配在临时起搏导管的头部,永久应用时需要特殊的释放系统,将体积很小的接收器稳定植入并固定在心脏不同部位,如右房、右室、左室等。其将收到的超声波束不断转换为起搏电脉冲,再向心肌发放使之除极,超声波束在短暂时间就能转换成起搏电脉冲并发放(图 5-1-2)。

三　起搏心电图

虽然该系统最初发放的是超声波束,并以无导线方式发送与接收,但最后仍需要接收器将超声波的脉冲能量转换为起搏电脉冲并起搏心脏。因此,该系统起搏心脏时的心电图与普通起搏心电图无差别(图 5-1-3、图 5-1-4),只是该心电图随起搏部位的不同而变化。图 5-1-3 是动物实验时临时起搏心室的心电图,图 5-1-4 为超声起搏人体心室的心电图。图 5-1-4 可证实,两种起搏心电图完全一样。

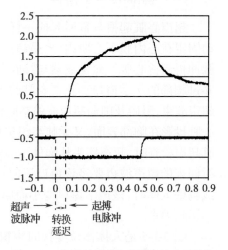

超声波脉冲　转换延迟　起搏电脉冲

图 5-1-2　超声波脉冲与起搏电脉冲的转换

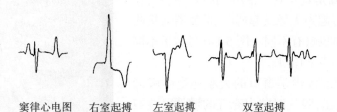

窦律心电图　　右室起搏　　左室起搏　　双室起搏

图 5-1-3　超声起搏心室的体表心电图
在 QRS 波前可见起搏的钉样信号

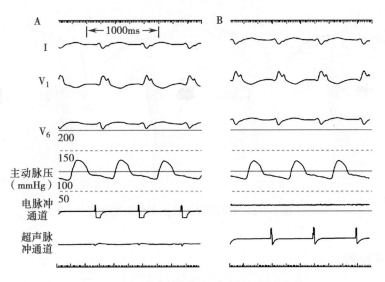

图 5-1-4　超声脉冲与电脉冲起搏时的心电图
A. 传统的心室起搏心电图;B. 超声脉冲转换成电脉冲后的起搏心电图。
上面三条为 I、V_1、V_6 导联的同步心电图,下面为主动脉压力图,最后是起搏电脉冲和超声脉冲信号的通道

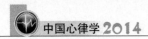

四 胸部的声学窗口

超声心脏起搏与普通起搏一样,最后发放起搏电脉冲的电极需紧贴心脏局部心内膜或主动固定在心内膜下心肌内,只是超声起搏心脏的起搏电极先要把收到的超声波脉冲转换成电脉冲再起搏心脏。而发放器与接收器之间是以超声无导线的方式发送与接收,该超声波束需穿过胸部的声学窗口。正常心脏的周围大部分被肺包裹,肺内含有的气体可吸收、衰减、干扰超声波束,阻碍及削弱超声波的空间传送。此外,胸壁的肋骨与肌肉也能使超声波衰减。因此,心脏投影在胸部表面、又无肺组织包裹的裸露部位大小有限,并称其为超声声学窗口。临床心脏超声检查时,超声探头从胸外不断发送的超声波束则需要通过声学窗口到达心脏,而心脏反射回来的超声波也要经该窗口返回到体外的接收探头接收与记录。当受检者伴肺气肿、肥胖或胸壁太厚时,该声学窗口变小而影响检查。因此,超声起搏心脏时,胸部的声窗常是一个重要影响因素。

图5-1-5是人体体位变换时声窗的变化,红圈在仰卧位时获得,绿圈在右卧位30°时获得,黄圈在左卧位30°时获得,紫圈是直立倾斜30°时获得。此外,在心脏不同部位进行超声无导线起搏时,发放器与接收器之间的超声声窗也略有不同。图5-1-6显示了不同部位起搏时对应的声学窗口。

还应注意,胸前区声学窗口的大小还受呼吸影响。从图5-1-7看出,吸气时肺内充气的增加可使声窗变小(图5-1-7B)。呼气时肺内气体减少,肺容积变小,可使声窗变大(图5-1-7C)。

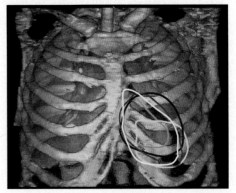

图5-1-5 人体体位变换时声窗的变化

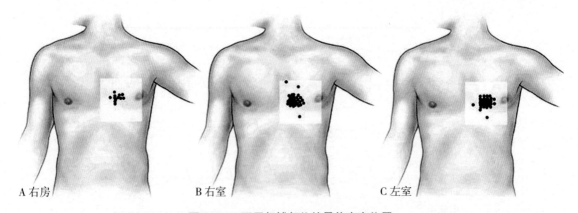

A 右房   B 右室   C 左室

图5-1-6 不同起搏部位的最佳声窗位置

五 起搏参数

1. 超声波频率 超声无导线心脏起搏时,发放的超声波均为高频波,频率范围为313~385kHz,平均为(350±25)kHz,典型的超声波波形见图5-1-8,该超声波束的脉宽0.5毫秒,发放频率为350kHz。

2. 转换后的起搏电脉冲 超声无导线心脏起搏的接收器先将超声波能量转换为电脉冲

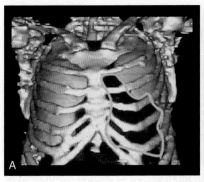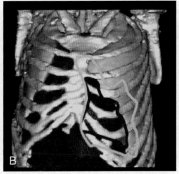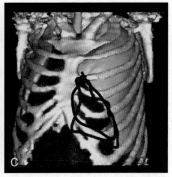

图 5-1-7 呼吸对超声声窗的影响

A.吸气末(仰卧位,绿圈);B.呼气末(右侧卧位,红圈);C.吸气末(右侧卧位,黑圈)

后再起搏心脏,该起搏电脉冲宽 0.5 毫秒,起搏电压可有一定的变化。

位于心内的接收器将超声波转化为起搏电脉冲后的形态见图 5-1-9,此时起搏心室的该接收器位于右室后间隔部位,发放的起搏电脉冲宽 0.5 毫秒,其初始电压为 0.825V,尾端电压为 1.29V。

正常时,该起搏电脉冲的电压范围为 0.5~3.5V,高于起搏阈值。需要注意,接收器转换后的电脉冲能量仅是原超声波能量的 0.07%,可见,大部分超声能量消耗在发放、接收与转换过程中。

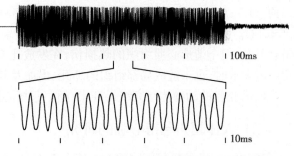

图 5-1-8 高频超声波

超声波以 350kHz 频率发放,脉宽 0.5 毫秒

六 起搏成功率

人体临时超声心脏起搏的研究结果表明,在右房、右室、左室的不同部位均能有效起搏,仅少数起搏部位不能连续夺获心肌(2/82,约 2%),但人体临时超声无导线心脏起搏时不存在超声声窗的问题。

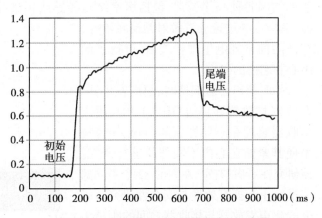

图 5-1-9 接收器发放的起搏电脉冲示意图

永久性人体超声心脏起搏大病例组的研究尚在进行中,最终结果还需等待,但已有的散在病例的应用效果令人鼓舞。

七 可行性与安全性

截至目前,不论是动物、人体临时性、人体永久性超声心脏起搏的成功率均很高,而技术简单易行,无明显的合并症,即超声无导线心脏起搏时,患者无更多主诉,无任何不适感而应用的安全性高。

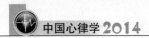

超声无导线心脏起搏的研究

超声心脏起搏技术的研究包括在体动物与人体的系列研究。

一 动物体的研究

Echt 等于 2006 年报告了在 11 头猪心进行的超声心脏起搏可行性与安全性的研究结果，在 5 头猪心进行了可行性研究，在另 6 头猪进行了安全性研究。该研究使用的超声起搏系统包括超声发生器、发放器和一个双极伴头端弯度可控的电生理导管，该导管的头端装有超声接收器。接收器将超声波能量转换为电脉冲，再起搏心脏。位于胸壁的超声发生器与发放器发送频率为 320~330Hz 的超声波束，穿过胸部声窗后被接收器接收。该研究对右房、左室等 30 多个部位进行了直接的电起搏和超声无导线起搏心脏的对比研究。结果，超声无导线起搏 $[(1.3\pm0.4)V]$ 与直接电脉冲起搏 $[(1.4\pm0.5)V]$ 相比，两者的有效起搏率无统计学差异（$P=0.14$）。随后在 6 头猪心进行安全性研究的结果显示，超声起搏心脏时能引起局部组织温度略有升高，但不造成心肌组织的热损伤，在发放比起搏阈值高 3~4 倍的能量进行 2 小时的连续超声波发放时，也未造成局部组织的坏死、出血及其他损伤。

Echt 报告的动物体研究结果证实：超声起搏心脏技术安全可行。

二 人体超声起搏心脏的研究

2007 年香港圣玛丽医院的 Lee 等人在 JACC 发表了全球第一个超声无导线心脏起搏的临床研究。入选的 24 例患者中，男女各 12 例，平均年龄（48 ± 12）岁，体重（75.2 ± 15.7）kg。24 例患者均因各种心律失常，包括房室结双径路或预激综合征引起的阵发性心动过速，房颤、房扑、室性心动过速等需做射频消融治疗，在消融前常规电生理检查后，进行了超声心脏起搏的研究。

临时超声心脏起搏时，超声发生器，发放器均放置在体外（图 5-1-10），超声接收器装配在心导管顶部，并经导管技术使其紧贴在心内不同部位进行研究。该研究在右房、右室、左室的 82 个不同部位进行了起搏有效性与安全性研究。研究的超声发放器与接收器之间的距离为 5.3~22.5cm［平均（11.3 ± 3.2）cm］。最终结果表明，在 80 个部位均能进行持续性、有效的超声无导线心脏起搏，起搏平均阈值为（1.01 ± 0.64）V，在超声脉冲转换成电脉冲时存在短暂的时间延迟（图 5-1-11）。在连续 12 秒的有效起搏过程中，患者无任何不适，无明显的不良反应，该项研究证明急性超声无导线起搏技术的安全有效。

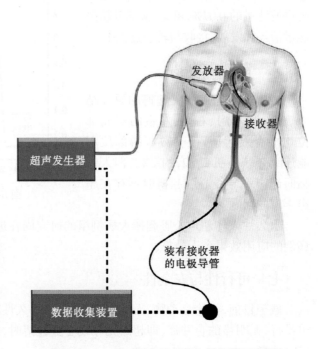

图 5-1-10　临时超声无导线心脏起搏示意图

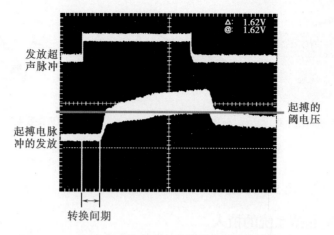

图 5-1-11　超声脉冲转换成电脉冲时存在短暂的时间延迟

永久性人体超声无导线心脏起搏

2013 年, Auricchio 在 Heart Rhythm 杂志首次报告人体成功应用永久性超声无导线心脏起搏技术,并获喜人结果。

一　入组患者

该研究的 3 例患者均为 WiCS-CRT 研究(超声无导线左室起搏的 CRT 研究)的入组患者, WiCS-CRT 研究旨在探讨 WiCS- 超声左室起搏系统临床应用的可行性与安全性,是欧洲 10 个心脏中心进行的一项多中心研究。该研究计划连续入组 100 例 CRT 患者,入组患者均有临床 CRT 治疗的需要与指征,包括已植入 CRT 或 ICD 装置而需升级者,包括原冠状静脉左室起搏导线植入失败或 CRT 植入后 6 个月心衰症状无改善者。该文报告的 3 例患者:1 例为原 ICD 升级为 CRT-D,1 例为 CRT-D 左室起搏导线功能故障,另 1 例属 CRT-D 治疗无反应者。

患者术前均进行了 12 导联心电图检查,心脏超声检查(评估左室基线功能),以及经胸超声评估了主动脉瓣和二尖瓣功能,心肌是否有局部梗死的瘢痕,并评估声学窗口是否能达到高 1cm,宽 2cm 而无肋骨遮挡。

二　WiCS- 超声左室起搏系统

该系统与前述超声无导线心脏起搏技术的结构组成相同(图 5-1-12),由超声发生器、发放器及接收器三部分组成。

1. 超声发生器　外形与普通起搏器一样,植入人体后经导线与发放器连接,不断产生超声波束(图 5-1-12A)。

2. 超声发放器　植于胸部的皮下组织,位于超声接收器的正上方,使发送的超声波束容易被植入在左室内膜下心肌的接收器接收(图 5-1-12B)。

3. 超声接收器　其容积 0.05ml,体积为 22.5mm^3,起搏阴极面积 0.5mm^2,阳极面积 0.8mm^2。超声接收器需经导管技术主动固定在左室起搏部位。其能有效接收发放器发送的超声波束,两者之间要有高质量的声学窗口(图 5-1-12C)。

与超声检查系统相似,发放器发放的超声波密度与时限可变换,这使转换后的起搏电脉冲

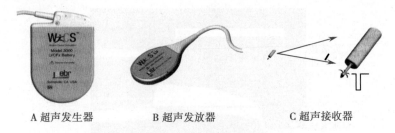

A 超声发生器　　　　B 超声发放器　　　　C 超声接收器

图 5-1-12　WiCS- 超声左室起搏系统的组成

的电压和脉宽也能调整（图 5-1-12C）。

三　超声左室起搏系统的植入

从图 5-1-13 能够看出，WiCS- 超声左室起搏系统与患者原已植入的 ICD 或 CRT-D 系统完全独立，需要单独植入。

植入时，先穿刺右侧股动脉并迅速肝素化，使 ACT（activation clotting time）达到并维持在 200~250 秒的水平。随后，送入 12F 的大腔，再将 12F 的头端弯度可控的 WiCS- 左室起搏系统的鞘管逆行跨主动脉瓣送到左室，该过程需用 180cm 长的软头引导钢丝和扩张器，后引导钢丝和扩张器被另一导管替换。该导管的头端装有超声接收器，可将超声波束转换为起搏电脉冲，其头端的电极兼有心电监测和起搏功能。在 X 线指引下，特殊电极导管的头端需主动固定在左室选定的部位，再经鞘管推送造影剂使局部显像，确定接收器与左室内膜已很好贴靠并已旋入内膜下心肌，后经腔内电图、起搏阈值的测定、最终确定该部位起搏的有效性与稳定性。

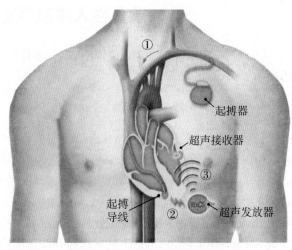

图 5-1-13　WiCS- 超声左室起搏系统示意图

需要说明，在评估接收器植入位置是否合适时，需做局部超声检查进行核实，无误后才推送大腔中装有接收器的导管，并将起搏的阴极旋入左室内膜下心肌，再经 X 线的多角度观察植入情况（图 5-1-14），最终释放电极，再经腔内电图证实其已分离时再把释放导管撤回到大腔及体外，缝合动脉，停用肝素，使 ACT 水平回降到 180 秒（即植入前水平）。随后再植入超声发生器与发放器。先在接收器的正上方皮肤做 3cm 的切口及皮下囊袋并植入超声

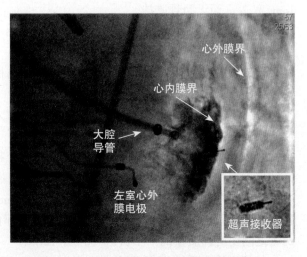

图 5-1-14　接收器与超声左室起搏电极的植入

发放器,随后在腹部做 6cm 的切口及皮下囊袋并植入超声发生器。两切口之间经皮下隧道放置连接线(图 5-1-15)。

植入术完成后,还要程控超声发放器与接收器的各工作参数,确保其能有效感知右室起搏信号,并能触发超声左室起搏系统发放电脉冲起搏左室,观察12 导联双室起搏心电图后,缝合上述两个囊袋。

需要注意,ICD 或 CRT 装置需同时植入,以确保此前已植入的右室起搏装置能同步完成双室起搏,两套系统间不需特殊连接。为达到双室同步起搏,超声左室起搏系统只能准确感知右室起搏信号后,再触发超声左室起搏脉冲的发放,正常时右室与左室起搏脉冲间延迟

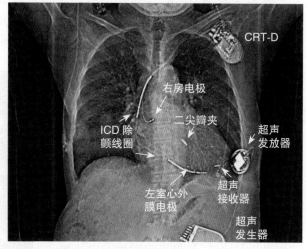

图 5-1-15　超声左室起搏系统植入后的 X 线图

3 毫秒,右房起搏脉冲同时存在时,需要与右室起搏信号区分,最终只能感知右室起搏脉冲并触发左室起搏。

四　超声左室起搏的有效性

Auricchio 报告的 3 例超声无导线左室起搏治疗均获成功。

例 1:患者男,69 岁,缺血性心肌病,药物治疗后心功能 NYHA 3 级,EF 值 25%,QRS 波呈左束支阻滞图形,时限 240 毫秒,此前植入的 ICD 做一级预防治疗。因评估 ICD 寿命还有 3 年,以及各参数稳定,故未更换 ICD。本次因严重心衰拟将 ICD 升级为 CRT-D。植入术中,将超声左室起搏电极植入在左室后侧壁,起搏阈值 1.0V,脉宽 0.5 毫秒,超声发放器植入在左胸第 5肋间,经心电图及 Holter 证实其能稳定、持续双室同步起搏(图 5-1-16)。第 6 个月随访时,仍

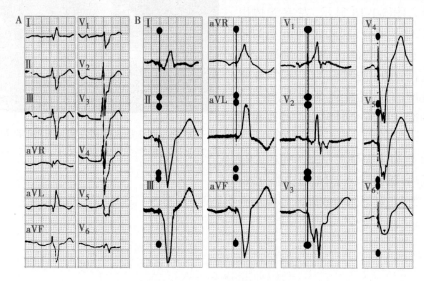

图 5-1-16　例 1 患者的心电图
A. 窦性心律;B. 右室及左室同步起搏心电图

为双室同步起搏,起搏的 QRS 波时限 150 毫秒,心功能与 EF 值均明显改善。

例 2:患者男,59 岁,缺血性心肌病伴心功能 3 级,心衰药物治疗不理想,EF 值 27%,此前因三度房室阻滞已植入双腔 ICD,右室起搏的 QRS 波时限 160 毫秒。2007 年 ICD 升级为 CRT-D,本次因左室起搏阈值升高拟更换左室起搏导线,但因入路静脉闭塞而不能实施。曾因二尖瓣严重反流给予二尖瓣夹(Mitra clip 技术)治疗。本次超声左室内膜起搏的阈值为 0.7V,脉宽 0.5 毫秒,其超声发放器放置在左胸第 6 肋间,植入后双室同步起搏 3 个月后患者心衰症状明显改善,但不久心功能再度恶化,磁共振检查提示,超声发放器已不位于接收器的正上方,使发放的超声波束被肋骨遮挡(图 5-1-17),为此再次做手术调整,将发放器位置上调到第 6 肋间。6 个月后患者症状改善,但仍为间歇性双室起搏,起搏的 QRS 波时限 130 毫秒,不起搏时 160 毫秒,术后 EF 值从 27% 升高到 46%,心功能 2 级,心衰症状明显改善。

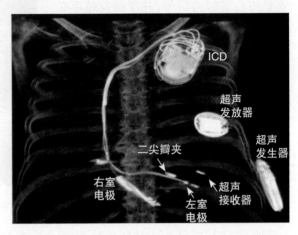

图 5-1-17　例 2 患者左室有效起搏后的磁共振影像

例 3:患者男、62 岁,缺血性心肌病,EF 值 19%,因冠脉三支病变已放置支架。2007 年因左束支阻滞、QRS 波时限 160 毫秒及心衰加重而植入 CRT-D。经冠状静脉的左室起搏导线放植在左室侧壁,但临床症状未获改善,因二尖瓣明显反流做了二尖瓣夹的治疗,术后二尖瓣反流明显减少。

因对 CRT 治疗无反应,本次将超声左室起搏电极植于心尖侧壁,超声发放器放置在左侧第 7 肋间的接收器上方。植入后发放器工作有效而稳定,起搏阈值 1.0V,脉宽 0.5 毫秒。图 5-1-18 显示,左室起搏电极距发生器仅 5~6cm,两者之间有小的弯度与夹角。6 个月的随访中,均呈稳定的双室同步起搏,QRS 波时限 140 毫秒,左室缩小,EF 值增加,心功能逐渐改善,植入 3 个月时心功能 3 级,6 个月时心功能改善为 2~3 级。

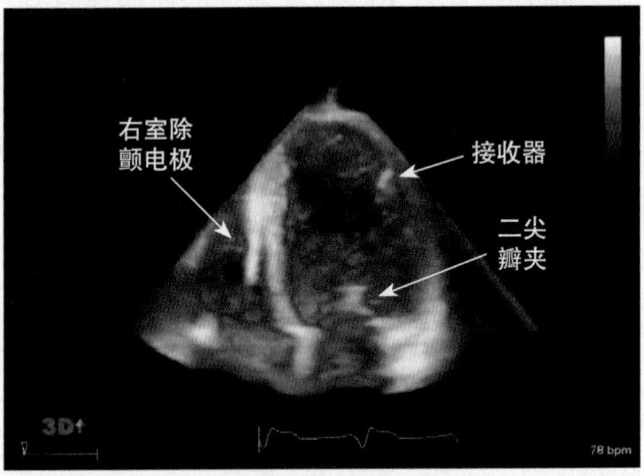

图 5-1-18　例 3 患者超声左室起搏后的超声心动图影像

左室起搏电极距发生器仅 5~6cm,两者之间有小的弯度与夹角

综上,3 例超声无导线左室起搏的 CRT 治疗均获成功,随访时,NYHA 心功能分级,左室射血分数,左室舒张与收缩末容积均有明显改善(图 5-1-19)。

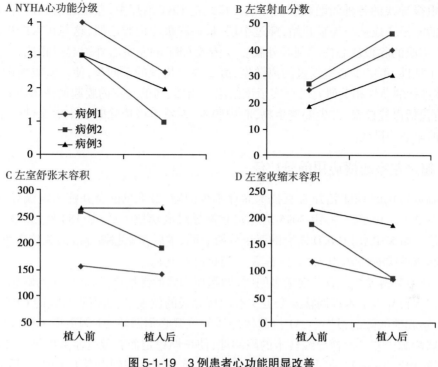

图 5-1-19　3 例患者心功能明显改善

超声无导线心脏起搏的评价

一 可行性与安全性

已有多篇文献证实超声无导线心脏起搏的可行性与安全性,这些研究证实有效起搏心脏的超声能量不会造成人体心脏的机械性或热损伤。而晚近,该技术已长期用于人体治疗并获成功。

既往文献证实,超声左室起搏技术能将超声能量长期有效地转换成电脉冲起搏心脏,而Auricchio 于 2013 年报告了 3 例人体的长期应用,双室同步起搏后的 QRS 波时限明显减少,并经系列 Holter 检查与症状的改善证实该起搏技术的临床应用的可行性和有效性。

在安全性方面,文献报告的 24 例人体急性应用结果表明,在右房、右室和左室多个不同位点均能有效起搏心脏,并证实胸部声窗在患者心脏明显扩张时,该声窗仍随体位变化而变化,并总有适宜的超声声窗可供应用。

一组 17 只绵羊心脏植入 33 个超声起搏电极的研究(分别在 30 天、45 天和 90 天)结果表明,无一例发生附壁血栓,无一例发生脱位、血栓栓塞或心肌损伤,90 天后起搏电极的头端已完全被内膜覆盖。

此外,该系统植入人体后,能有效完成 CRT 的左室起搏,能有效感知右室起搏脉冲并触发左室的同步起搏,不受同时存在的右房起搏脉冲的干扰。

二 左室内膜起搏更具生理性

尽管多数传统的 CRT 治疗心衰能获成功,但仍有一定比例的患者对 CRT 治疗无反应或因

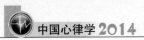

左室起搏电极导线的各种问题而影响疗效。传统的 CRT 治疗中,左室起搏脉冲有效起搏时,其心室肌的除极变成从心外膜开始,穿过中层,最后除极心内膜心肌,这与正常的生理情况相反,正常心室肌的除极从心内膜到心外膜。与传统 CRT 的左室心外膜起搏相比,左室心内膜起搏更具生理性,可减少心室复极的离散度,减少左室机械的不同步,使左室收缩的泵功能改善,在人体进行的急性相关研究已证实了该结论。当然,新的左室内膜起搏技术尚有一些问题有待解决:包括血栓栓塞,二尖瓣赘生物,心内膜炎,左室电极拔除时发生栓塞性卒中等,都是该技术当前面临的挑战。

三　超声左室起搏应用前景广泛

目前临床应用的 CRT 治疗心衰技术尚存不少问题,最常见的合并症为电极导线的脱位,发生率高达 2.9%~10.6%。一组 3095 例左室起搏导线成功植入后,共 184 例(5.9%)发生了左室电极脱位。而 MIRACLE ICD 研究的亚组分析表明,术后左室起搏导线的脱位率明显高于右房和右室起搏导线的脱位率[6.8 : 1(右房):0.6%(右室)]。

此外,左室起搏导线还有其他诸多问题,如起搏阈值的慢性增高,起搏时的膈肌刺激等,严重时需要再次行介入手术以调整或变更左室起搏导线的位置,进而恢复有效的 CRT 治疗。一组 82 例左室起搏故障的报告中,31 例起搏导线的位置必须调整,21 例更换了植入部位,充分反映了冠状静脉内左室起搏导线技术的限制性,使长期稳定而有效的左室电极位置的确认存在巨大挑战。相反 Auricchio 报告的 3 例植入 WiCS-左室起搏系统的患者无术中、术后的合并症。

四　左室起搏的有效性报告

Auricchio 报告的 3 例永久性超声左室起搏均获成功,与以往文献报告的超声有效起搏左室或其他部位的结果与疗效一致,证实了这项新技术的有效性。

Auricchio 报告的 3 例均属原 CRT 治疗无反应病例,而经超声左室起搏技术可使 3 例患者再获有效的 CRT 治疗。急性期的起搏阈值为 0.7~1.0V,脉宽 0.5 毫秒,植入 6 个月后,左室心肌仍能被有效夺获。3 例心功能从术前 NYHA 3 级或 4 级,术后改善为 1 级 1 例,2 级 1 例,2~3 级 1 例,左室射血分数也从(23.7±2.3)% 上升为(39±6.2)%(P<0.017)。

五　超声无导线左室起搏面临的挑战

在新近报告的 3 例永久性超声无导线左室起搏的成功病例中,也暴露出一些植入术前、中、后临床需要考虑与改进的问题。首先是该系统必须在植入前先确定治疗有效的起搏靶点,以便更有效地聚集超声能量。而超声发放器与接收器电极间距较长或夹角过大时,都能减少该系统治疗的有效性。食管超声系统认为,该技术中两者之间可有一个 ≤50° 的角度,使该技术中能量共聚得以保证,使起搏的有效性明显改善,为确定左室特殊的起搏位点,需进行一定的左室标测才能确认。

确定的起搏位点应当能长期而稳定地接收超声束,这也需要术前经胸超声技术进行评估。经胸超声技术有助于确定发放器和接收器的最佳植入部位。此外,还要将超声发放器植入在接收器的正上方,即超声相阵的中心部位,使该系统有效而正常工作。

另一技术要点是,右室起搏系统发放的起搏脉冲必须能触发左室起搏脉冲的发放,这需要应用不同脉宽的起搏脉冲进行多部位标测后才能确定。因此,需要适当设置及程控右房和右室不同脉宽的起搏脉冲并反复测试,最终使两者能被有效鉴别。

尽管超声左室起搏系统植入相对安全,但面对有弥漫性心肌病变的患者时,术中的每一步都要精确熟练操作,以便能将起搏电极安全有效地植入在左室壁,而不引起相关合并症。

　　结束语:超声无导线起搏心脏技术已从设想,到动物体、人体的试验成功,进而发展到当今已投入临床使用,并获喜人的临床效果。但该技术还面临着诸多挑战,急需进一步改进与深入研究。

(郭继鸿)

参 考 文 献

［1］Kathy L. L,Hung-FT,Debra S. E,et al. Temporary leadless pacing in heart failure patients With ultrasound-mediated stimulation energy and effects on the acoustic window. Heart Rhythm,2009;6:742-748.

［2］Debra S.E,Mark W. C,Richard E. R,et al. Feasibility and safety of a novel technology for pacing without leads.Heart Rhythm 2006;3:1202-1206.

［3］Angelo A,Peter-PD,Francois R,et al. First-in-man implantation of leadless ultrasound-based cardiac stimulation pacing system: novel endocardial left ventricular resynchronization therapy in heart failure patients. Europace,2013;15:1191-1197.

［4］Kathy L.L,Chu PL,Hung FT,et al. First human demonstration of cardiac stimulation with transcutaneous ultrasound energy delivery. JACC 2007;50:877-883.

［5］N.Parker W,Axel B,Debra S.E,et al. Novel method for calibration of acoustic energy transfer in a wireless pacing system. Heart Rhythm,373.

［6］L Bing L,R.Hardwin M,Robert F,et al. A novel method for synchronizing leadless pacing to a co-implanted pacing system. Heart Rhythm,309.

［7］Auricchio A,Delnoy PP,Butter C,et al. Feasibility,safety,and short-term outcome of leadless ultrasound-based endocardial left ventricular resynchronization in heart failure patients:results of the Wireless Stimulation Endocardially for CRT(WiSE-CRT) study.Europace 2014;ahead of print.

［8］张萍.起搏新技术:无导线超声心脏起搏.临床心电学杂志.2008;17:155-156.

［9］Danilov AA,Itkin GP,Selishchev SV. Progress in methods for the transcutaneous wireless energy supply to implanted ventricular assist devices.Med Tekh. 2010;4:6-11.

［10］Lee KL. In the wireless era:leadless pacing. Expert Rev Cardiovasc Ther 2010;8:171-174.

［11］Lazarus A,Remote,wireless,ambulatory monitoring of implantable pacemakers,cardioverter defibrillators,and cardiac resynchronization therapy systems:analysis of a worldwide database. Pacing Clin Electrophysiol. 2007;30 Suppl 1:S2-S12.

［12］Auricchio A`Regoli F. Past,present,and future of CRT. Heart Fail Rev. 2011;16:205-214.

2. 左室多点起搏

　　心脏再同步化治疗(cardiac resynchronization therapy,CRT)对选择性的心衰患者疗效确切,尤其是能够逆转 QRS 时限延长和射血分数降低患者的心衰进程,降低其死亡率。但仍有高达40% 的心衰患者对传统 CRT(conventional CRT,CONV)治疗反应欠佳甚至无应答。因此,严密的患者筛选和起搏技术的改进非常重要。

　　左心室多点起搏(multipoint pacing,MPP)可能有助于提高 CRT 的临床疗效。Pappone 等人首先证实,经 2 支冠状窦(coronary sinus,CS)分支血管行左心室多点起搏的 CRT(MPP-CRT)较传统 CRT 更有利于改善左心室急性血流动力学效应。但是放置 2 根左心室电极增加了手术的难度和复杂性,延长手术时间和射线暴露,同时降低了手术成功率。而 Thibault 等人的研究则证实了经单一 CS 分支行 MPP-CRT 的可行性和有效性:21 例患者,经单一 CS 分支使用 4 极左心室电极行 MPP-CRT 能够改善左心室内压力变化率峰值（dP/dt$_{max}$）。

最近，Pappone 等人通过压力 - 容积环检测，证实经单一 CS 分支行 MPP-CRT 治疗能够改善整个心动周期的血流动力学。研究入选了 2012 年 4 月至 11 月单个研究中心的 44 例连续患者，入选标准为符合 ESC/EHRA 指南的 CRT 适应证，排除标准为 NYHA 心功能Ⅳ级和心肌梗死后未满 40 天。患者一般情况：年龄（66±8）岁，其中男性 35 例，女性 9 例，病因为缺血性心脏病 24 例（55%），非缺血性心脏病 20 例（45%），所有患者均为 NYHA 心功能Ⅲ级，左室 EF 值 27%±6%，QRS 波群宽度（152±17）毫秒。患者植入具有 MPP 功能的 CRT 器械，左心室 4 极电极（quartet LV lead，St Jude Medical）放置于 CS 的侧、前侧或后侧分支，电极放置到位后测定 4 极的夺获阈值（从远至近分别为 D1，M2，M3 和 P4）。

通过压力 - 容积环检测不同起搏方式下的血流动力学参数，每次连续检测 16 个心动周期并取其平均值，随后与相邻 2 个基线值（DDD 模式右心室起搏）的均值比较，计算出变化百分比。随机检测所有的起搏方式，每一起搏方式检测两次并计算两次变化百分比的均值。每一起搏方式下起搏约 45 秒，频率较自身心率高 5~15 次 / 分，房室间期固定为 100 毫秒以保证持续夺获心室。

起搏模式包括普通左右心室起搏的 CONV 和左心室 2 处起搏的 MPP-CRT。研究所用的 CRT 器械能够程控 10 种左心室起搏组合方式，但不选用导致膈神经刺激或夺获阈值≥3.5V 的起搏组合。CONV 模式通过远端电极（D1 或 M2 中之一）和近端电极（M3 或 P4 中之一），与右心室同时起搏，如果存在膈神经刺激或阈值过高而无法使用 M3 或 P4 电极的情况，则以 M2 电极作为近端。MPP 模式包括：MPP-1，先起搏远端电极（LV1）随后起搏近端电极（LV2），两者在解剖学位置上尽量隔开，即在 4 极电极上尽可能远离，同时不能存在阈值过高或膈神经刺激现象；MPP-2，通过右心室起搏 - 左心室感知来测定 4 个电极的局部电激动时间，先起搏电激动时间早的部位，随后起搏电激动时间晚的部位。所有患者通过严密观察体表心电图验证各部位起搏有效夺获。

44 例中，左室 4 极电极放置于 CS 侧支者 28 例（64%），非侧支者 16 例（36%，其中前侧支 10 例，后侧支 6 例）。所有患者均成功完成压力 - 容积环检测，基线时、MPP-CRT 时和回至基线时的压力 - 容积环描记典型示例见图 5-2-1。2 例患者因频发室早而未将其血流动力学数据纳入分析。余下 42 例患者中，38 例（90%）完成了所有 9 项起搏方式的测定，由于时间所限，另 3 例（7.1%）完成了 6 项起搏方式的测定（分别为方式 1~3、5、8、9），1 例（2.4%）完成了 7 项起搏方式的测定（分别为方式 1~5、8、9）。最佳的传统 CRT 参数和 MPP-CRT 参数定义为：dP/dt$_{max}$、每搏作功（stroke work，SW）、心搏量（stroke volume，SV）、EF 值、左室内压力下降率峰值（–dP/dt$_{min}$）、左室松弛时间常数（τ）或舒张末压（end-diastolic pressure，EDP）等值的最大改善。

研究结果表明，首先，最佳左心室起搏方式和患者自身有关，也和血流动力学评估方法有关。对于 CONV 来说，依据 dP/dt$_{max}$，18/42 例患者 4 极电极远端处起搏为较佳，而依据 SW，23/42 例患者 4 极电极远端处起搏为较佳。依据 dP/dt$_{max}$，以 4 极电极近端或远端行 CRT，两者较基线时的改善百分比无明显差异。患者自身比较，远端 CRT 较近端 CRT 的改善百分比存在差异，dP/dt$_{max}$ 为 0.2%±3.9%，SW 为 0±18.6%。对于 MPP-CRT 来说，依据 dP/dt$_{max}$，30/40 例患者的较佳 MPP 方式为 MPP-1，而依据 SW，24/40 例患者的较佳 MPP 方式为 MPP-1。其余患者为 MPP-2 较佳。最佳 MPP-1 和 MPP-2 分别与基线时比较：dP/dt$_{max}$ 改善值具显著性差异，MPP-1 为 15.5%±10.0%，MPP-2 为 14.2%±9.4%，P=0.002；而 SW 改善值无显著性差异，MPP-1 为 23.5%±41.6%，MPP-2 为 22.9%±43.0%，P=0.78。自身比较，MPP-1 较 MPP-2 的改善百分比有显著差异，dP/dt$_{max}$ 为 1.3%±2.5%，SW 为 0.6%±13.4%。而对于 MPP-1 来说，依据 dP/dt$_{max}$，

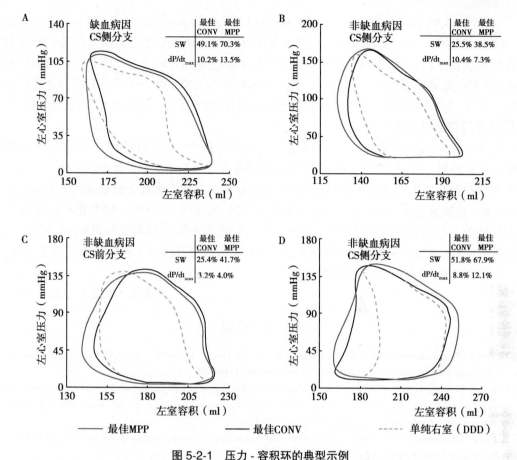

图 5-2-1 压力-容积环的典型示例

对于缺血性和非缺血性病因患者来说,MPP 均能扩大压力-容积环。每图右上处为 CONV 和 MPP 较基线时参数的增加百分比

24/42 例患者以最短的 LV1-LV2 间期(5 毫秒)行 MPP 优于以最长的 LV_1-LV_2 间期(40 毫秒)行 MPP:5 毫秒间期时最佳值为 15.0%±9.9%,40 毫秒间期时最佳值 14.4%±9.2%。依据 SW,25/42 例患者以最短的 LV_1-LV_2 间期(5 毫秒)行 MPP 优于以最长的 LV_1-LV_2 间期(40 毫秒)行 MPP:5 毫秒间期时最佳值为 23.2%±40.8%,40 毫秒间期时最佳值 20.3%±45.8%。自身比较,最小 LV_1-LV_2 间期较最大 LV_1-LV_2 间期,dP/dt_{max} 差值为 0.5%±2.7%,SW 差值为 2.9%±15.2%。

其次,也是最重要的是,MPP 改善急性血流动力学反应。缺血性和非缺血性病因患者最佳 MPP 较最佳 CRT 时压力-容积环扩大,代表性示例分别见图 5-2-1A 和图 5-2-1B~图 5-2-1D。典型者,MPP 环在收缩末时和 CRT 环出现分离,一直持续至舒张松弛期和充盈期。其余患者,舒张末开始出现分离并一直至整个收缩期。平均所有患者,左心室 dP/dt_{max} 改善百分比从最佳 CRT 的 13.5%±8.8% 明显升高至最佳 MPP 的 15.9%±10.0%($P<0.001$)。与此类似,最佳 MPP 较最佳 CRT 明显升高了左心室 SW(27.2%±42.5% *vs.* 19.4%±32.2%),左心室 SV(10.4%±22.5% *vs.* 4.1%±13.1%)和左心室 EF 值(10.5%±20.9% *vs.* 5.3%±13.2%)。按患者数目来说,32/42 例患者可见有最佳 MPP 较最佳 CRT 的 dP/dt_{max} 改善,31/42 例患者可见有最佳 MPP 较最佳 CRT 的左心室 SW 改善,32/42 例患者可见有最佳 MPP 较最佳 CRT 的左心室 SV 改善,31/42 例患者可见有最佳 MPP 较最佳 CRT 的左心室 EF 值改善。再次,MPP 改善急性左心室舒张功能。$-$dP/dt_{min}、τ 和 EDP 结果证实 MPP 改善舒张功能:分别与基线相比较,最佳 MPP 较最佳 CRT 更能明显降低 $-$dP/

dt$_{min}$(−12.6%±7.8% *vs.* −10.6%±6.8%)，τ(−6.2%±8.0% *vs.* −4.8%±7.2%)和EDP(−18.2%±22.4% *vs.* −8.7%±21.4%)。最后，病因和左心室电极位置与血流动力学改善无明显相关。缺血病因患者与基线相比较，最佳MPP较最佳CRT提高dP/dt$_{max}$达3.0%±4.2%，而非缺血病因患者为1.9%±2.3%，差异无显著性(*P*=0.27)。其余指标包括左心室SW、SV和EF值等也无病因学差异。另外，左心室电极位于侧支和非侧支时均可见MPP压力-容积环扩大，最佳MPP较最佳CRT血流动力学改善无差异。

总体来说，Pappone等人的此项研究是第一次通过压力-容积环检测，同时第一次也是进一步证实了经单一CS分支行MPP-CRT治疗能够改善整个心动周期的血流动力学。既往关于多点起搏改善左心室功能的相关性研究中，经左心室2支血管放置2根电极的手术成功率为62%~92%，此研究经单一CS分支放置1根4极电极，成功率为100%。MPP提高CRT效果的原因可能为左心室收缩同步性的进一步增强和(或)更多心肌受到刺激和调节，以及舒张功能的改善。此外，研究者采用多次重复和随机检测，最后回至基线状态再次检测的方法，可能更有助于检测和真正识别左心室功能的改变。

（冯亮　王惠琴　周益锋）

参 考 文 献

［1］Pappone C, Rosanio S, Oreto G, et al. Cardiac pacing in heart failure patients with left bundle branch block: impact of pacing site for optimizing left ventricular resynchronization. Ital Heart J, 2000, 1:464-469.

［2］Lenarczyk R, Kowalski O, Sredniawa B, et al. Implantation feasibility, procedure-related adverse events and lead performance during 1-year follow-up in patients undergoing triple-site cardiac resynchronization therapy: a substudy of TRUST CRT randomized trial. J Cardiovasc Electrophysiol, 2012, 23:1228-1236.

［3］Rogers DPS, Lambiase PD, Lowe MD, et al. A randomized double-blind cross over trial of triventricular versus biventricular pacing in heart failure. EurJ Heart Fail, 2012, 14:495-505.

［4］Thibault B, Dubuc M, Khairy P, et al. Acute haemodynamic comparison of multisite and biventricular pacing with a quadripolar left ventricular lead. Europace, 2013, 15:984-991.

［5］Pappone C, Ćalović Ž, Vicedomini G, et al. Multipoint left ventricular pacing improves acute hemodynamic response assessed with pressure-volume loops in cardiac resynchronization therapy patients. Heart Rhythm, 2014, 11:394-401.

［6］Leclercq C, Gadler F, Kranig W, et al. A randomized comparison of triple-site versus dual-site ventricular stimulation in patients with congestive heart failure. J Am Coll Cardiol, 2008, 51:1455-1462.

［7］Shanks M, Antoni ML, Hoke U, et al. The effect of cardiac resynchronization therapy on left ventricular diastolic function assessed with speckle-tracking echocardiography. EurJ Heart Fail, 2011, 13:1133-1139.

3. 左室心内膜起搏

经冠状静脉植入左室电极是心脏再同步化治疗（CRT）最常用的左室起搏技术，但目前约有4%~8%的患者冠状静脉电极植入失败，原因包括冠状静脉分支曲折、膈神经刺激、左室瘢痕等。即使左室电极植入成功，仍有20%~40%的患者因为电极位置不理想而造成CRT治疗无效。对于冠状静脉电极植入失败的患者，可考虑外科开胸植入左室心外膜电极，但开胸手术创伤大，早期死亡率较高，患者常难于接受。此外，心外膜电极的长期耐用性目前尚无定论。因此目前CRT左室电极的植入技术并不完善，仍需探寻更合理的左室起搏技术。

Jais 等人于 1998 年首先报道了经房间隔穿刺左室心内膜直接起搏技术。相对于冠状静脉内心外膜起搏，左室心内膜起搏更为生理，可以选择更多、更有效的部位进行起搏，螺旋电极的使用也可减少电极脱位的发生。但房间隔穿刺植入左室内膜电极的术式相对复杂，且有血栓栓塞及影响二尖瓣功能的风险。2013 年，Tim R. Betts 等报道了第一例经室间隔穿刺植入左心室心内膜电极的病例，该术式具有手术过程相对简单、血栓风险低、不影响二尖瓣功能等优势。

一　经房间隔途径左室心内膜起搏

（一）植入方法

Jais 等描述的术式为：首先经股静脉途径穿刺房间隔，将导丝送入左心房。穿刺锁骨下静脉将导丝和可控弯鞘管在下路导丝指引下送入左心房，必要时可使用球囊扩张穿刺孔，以利于鞘管和左心室电极通过。随后经鞘管将心内膜电极送入左心室（见图 5-3-1）。近年来多项研究选择经冠状静脉左室电极植入失败的心力衰竭患者，对这种上、下静脉联合入路术式进行各种改良，显示了尚可的成功率和较少的并发症，左心室电极的长期稳定性和夺获阈值也较为满意。

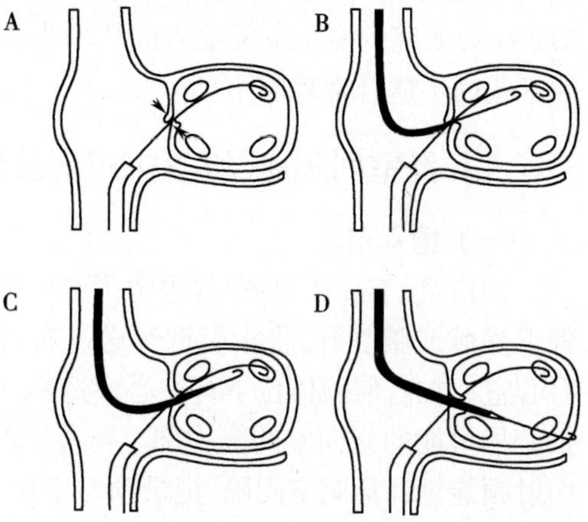

图 5-3-1　房间隔穿刺法植入左室心内膜电极
A. 经股静脉途径穿刺房间隔，将指引导丝送入左房；B. 穿刺锁骨下静脉，将导丝、可控弯鞘管及内鞘扩张管送至房间隔，在下入路导丝指引下将上路导丝送入左心房；C. 在导丝指引下用内鞘扩张管扩张穿刺点，将可控弯鞘管送入左心房，必要时可使用球囊扩张穿刺孔；D. 操作可控弯鞘管进入左心室，送入左心室主动固定电极

（二）经房间隔途径左室心内膜起搏的优势

1. **起搏位点更优**　Bordachar 等总结动物实验和临床试验数据显示，左心血流动力学的改变依赖于起搏位点，而缺血性与非缺血性心肌病心衰患者的最佳起搏位置具有高度个体变异性。房间隔穿刺途径有更多起搏部位可供选择，并不仅局限于冠状静脉分布的区域。左室心内膜起搏还能显著降低膈神经刺激，即使出现膈神经刺激，也较容易更换起搏部位。

2. **起搏阈值稳定**　与心外膜起搏比较，左室心内膜起搏阈值明显降低，若在植入过程中发现心内膜起搏阈值较高，也较容易通过改变电极位置而找到理想的起搏位点。Elencwaijg 等的报道结果显示，左室心内膜电极植入后急性期起搏阈值为 (0.65 ± 0.24)V，R 波振幅为 (11.8 ± 3.1)mV。平均随访 (7.6 ± 4.6) 个月，随访期内阈值无明显变化。

3. **血流动力学改善更明显**　有动物实验利用心室失同步的非心衰犬模型进行研究，对比左室心外膜和心内膜起搏的血流动力学指标，发现左室心内膜起搏组的左室内压变化速率比心外膜组高 90%，心衰犬的每搏输出量也提高了 50%。35 例非缺血性扩张型心肌病患者左室心内膜起搏的临床研究结果显示，最佳的起搏位置可能比标准的心外膜侧壁起搏有更明显的血流动力学改善。2014 年公布的 ALSYNC 研究结果显示，138 例患者中 55% 的患者左室收缩期末容积改善值达到了 15% 或以上。

（三）经房间隔途径左室心内膜起搏技术存在的问题

1. **左室电极血栓形成及栓塞**　左室电极血栓形成及栓塞是左室心内膜起搏最主要的并发症。目前预防血栓形成的方法为：手术过程中给予肝素化，左室内膜电极植入后，患者终身口服抗凝剂治疗。Jais 和 Pasquié 分别报道了 1 例左室心内膜起搏的患者在中断抗凝治疗后发生短暂性脑缺血。其他研究也有数例血栓形成的报道,大多可归因于抗凝不达标。排除房颤患者,预计左室心内膜起搏的血栓栓塞发病范围从 1.5% 到 3.5%/ 年。

2. 影响二尖瓣功能　经房间隔途径植入左室心内膜导线可能损伤二尖瓣功能,加重患者二尖瓣反流,导致二尖瓣感染性心内膜炎。同时,与常规心内膜起搏类似,左室心内膜电极在拔除时也可能出现电极头端组织粘连、赘生物脱落、二尖瓣及房间隔损伤等风险。但目前尚无左室心内膜电极损伤二尖瓣功能的相关报道。

3. 植入技术复杂,成功率有待提高　经房间隔穿刺植入左室电极的术式经过了 10 余年的发展,但目前其植入技术依旧复杂,术者需掌握包括房间隔穿刺、间隔球囊扩张、套圈器抓捕导引钢丝及电极等多种技术,手术普及难度较大。且目前可预测的手术成功率也不确定,如 ALSYNC 研究的左室电极植入成功率为 89%。因此当前经房间隔穿刺植入左心室心内膜电极的术式尚不适合常规应用。

二 经室间隔途径左室心内膜起搏

(一) 植入方法

2013 年,Tim R. Betts 等报道了经室间隔途径左室心内膜起搏新技术,手术过程为:穿刺锁骨下静脉或腋静脉,将指引钢丝送入右心室,沿钢丝将 91cm 8.5F 可控弯鞘管(Agilis 鞘)送入右心室。在右前斜体位下行左心室造影,明确左心室边缘。逆时针旋转鞘管,使鞘管及内鞘扩张管尽可能的指向室间隔中部。行左冠状动脉造影,避免穿刺过程中损伤冠状动脉分支。使用射频能量针穿刺室间隔,记录到左室压力曲线后,推注造影剂以确认穿刺针进入左心室。退出穿刺针,送入指引钢丝,将 Agilis 鞘及内鞘推入左心室约 10~20mm。将鞘管送入左心室并指向游离壁,沿鞘管将 58、65 或 69cm 主动电极固定至左室游离壁(见图 5-3-2~ 图 5-3-4)。

(二) 临床评价

2014 年 Tim R. Betts 报道完成 10 例经室间隔左室心内膜起搏治疗。全部患者均成功植入左室电极。左室电极的平均植入时间为 62 分钟,无严重并发症出现。术中测试起搏阈值 (0.8 ± 0.3)V,R 波振幅 (10.8 ± 3.9)mV,平均随访期 8.7 个月,起搏阈值保持稳定。9 例患者(1 例失随访)CRT 临床有效(NYHA 分级降低 >1),5 例超声资料完整的患者术后 EF 值上升 (14 ± 8)%,左室舒张末容积降低 (21 ± 28)%。术后患者口服华法林抗凝治疗,INR 维持在 2~3,随访期内无血栓或出血事件发生。

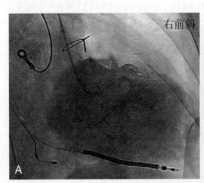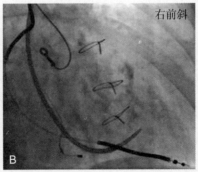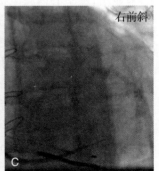

图 5-3-2　室间隔穿刺法植入左室心内膜电极
A. 左心室造影;B. 鞘管指向室间隔中部;C. 穿刺室间隔

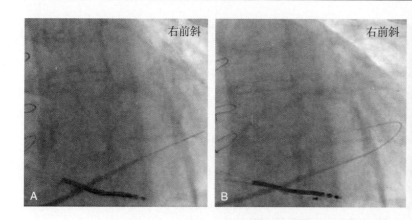
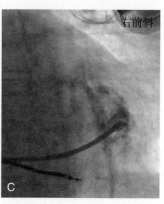

图 5-3-3 室间隔穿刺法植入左室心内膜电极
A. 导丝穿过室间隔进入左心室；B. 导丝在左心室内打弯；C. 将鞘管推入左心室，并推注造影剂

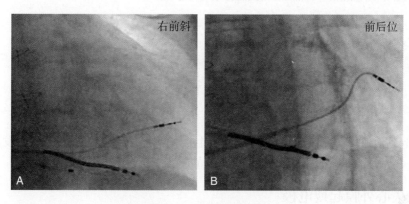

图 5-3-4 左室电极最终形态

（三）室间隔途径植入左室电极的优势

经室间隔植入左室内膜电极步骤相对简单，手术时间相对房间隔途径更短，曝光量更少。

直接穿刺室间隔避免电极经过二尖瓣而影响二尖瓣功能，减少了损害二尖瓣功能的风险。且电极穿过室间隔后正对左室游离壁，更容易选择电极固定位置。左心室较左心房空间更大、肌层更厚，这就使穿刺时的风险相对降低。

左心房内压力较低，血流慢，电极在心房内较易形成血栓，而心房穿刺点可能长期存在血液分流，也是发生血栓的因素之一。经室间隔穿刺植入左室起搏电极，电极并不经过左心房，且室间隔的结构更容易围绕缺损收缩，有研究证实，即使直径较大的医源性室间穿孔也可自行闭合，不会残存跨室间隔血流。因此，相对经房间隔途径，经室间隔植入左室电极血栓发生率更低。

综上，相对于常规的冠状静脉内心外膜起搏，左室心内膜起搏具有起搏阈值稳定、血流动力学改善明显、脱位率低、膈肌刺激少等优势。而近来发展的经室间隔途径行左室心内膜直接起搏技术血栓发生率更低，不影响二尖瓣功能，且术式相对简化，具有较高的临床应用价值。

（郭 飞）

参考文献

[1] Jais P，Douard H，Shah DC，et al. Endocardial biventricular pacing. *Pacing Clin Electrophysiol*，1998，21（11 Pt1）：2128-2131.

[2] Elencwajg B，López Cabanillas N，Cardinali EL，et al. The Jurdham procedure：endocardial left ventricular lead insertion via a

femoral transseptal sheath for cardiac resynchronization therapy pectoral device implantation. *Heart Rhythm*, 2012, 9:1798-1804.

［3］Gamble JH, Bashir Y, Rajappan K, et al. Left ventricular endocardial pacing via the interventricular septum for cardiac resynchronization therapy: first report. *Heart Rhythm*, 2013, 10:1812-1814.

［4］Tim R Betts, James HP Gamble, Raj Khiani, et al. Development of a technique for left ventricular endocardial pacing via puncture of the interventricular septum. Circ Arrhythm Electrophysiol, 2014, 7:17-22.

［5］Gamble JH, Bashir Y, Rajappan K, et al. Left ventricular endocardial pacing via the interventricular septum for cardiac resynchronization therapy: first report. Heart Rhythm, 2013, 10:1812-1814.

［6］Tang ASL, Wells GA, Talajic M, et al. Cardiac-resynchronization therapy for mild-to-moderate heart failure (RAFT). *N Engl J Med*, 2010, 363:2385-2395.

［7］Curtis AB, Worley SJ, Adamson PB, et al. Biventricular pacing for atrioventricular block and systolic dysfunction (BLOCK-HF). *N Engl J Med*, 2013, 368:1585-1593.

［8］Ypenburg C, van Bommel RJ, Delgado V, et al. Optimal left ventricular lead position predicts reverse remodeling and survival after cardiac resynchronization therapy. *J Am Coll Cardiol*, 2008, 52:1402-1409.

［9］Becker M, Altiok E, Ocklenburg C, et al. Analysis of LV lead position in cardiac resynchronization therapy using different imaging modalities. J AM COLL CARDIOL. Cardiovasc Imaging, 2010, 3:472-481.

4. 心外膜起搏器植入新技术

心外膜起搏在心脏起搏发展历史中曾起过巨大作用,其随着心内膜起搏的发展现今应用减少,但对一些不适合心内膜起搏的患者仍具有重要临床意义。

一 永久心外膜起搏电极

永久心外膜起搏电极分为两种,即需要缝线固定的电极(普通电极)和不需要缝线固定的电极(免缝电极)。免缝电极头端呈鱼钩状或螺旋状,可以不需要缝线直接固定于心外膜心肌,随时间延长和电极头端局部心肌组织增生,可以将电极牢固地固定在心外膜心肌局部,类似于心内主动电极。普通电极需用缝线将其缝合固定于心外膜心肌,电极与心外膜贴附后行心脏起搏,类似于心内被动电极(图5-4-1)。

心外膜电极常为皮质激素洗脱电极,以减少植入部位炎性反应和防止起搏阈值的过度增高。目前应用的心外膜电极多为双极电极,可以同期植入两个电极,这两个电极可以做双极应用,也可当成单极应用,减少了电极失效的发生(图5-4-2)。另有一种需要缝线固定的电极,其电极部分需用引导针穿入心外膜心肌,后部需用不可吸收缝线固定(图5-4-3)。

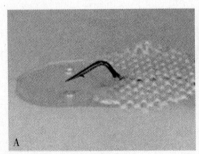
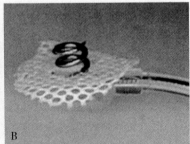
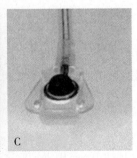

图5-4-1　A、B. 不需要缝线固定的电极;C. 需要缝线固定的电极

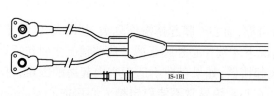

图 5-4-2 双极心外膜起搏电极

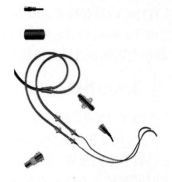

图 5-4-3 永久心外膜起搏电极

关于永久心外膜起搏及其普通电极和免缝电极的临床观察至今尚少。有文献报道,免缝电极早期起搏阈值低于心内电极,早期起搏效果好。免缝电极晚期阈值升高导致起搏失效的发生率高于心内膜电极和普通心外膜电极。心外膜免缝电极与普通电极的手术操作并发症发生率相似。2010 年,德国 Burger H 等进行了一项关于免缝和普通心外膜电极的长达 48 个月的比较观察,两者早期起搏阈值无明显差异(免缝电极为 1.2V/0.5ms,普通电极为 1.1V/0.5ms),在整个观察期间,普通电极起搏阈值见轻微下降(最低达 0.7V),而免缝电极在术后 3 个月内可见中度阈值升高(最多达 1.5V),到 24 个月时,两者间没有明显区别(免缝电极 1.1V/0.5ms,普通电极 0.9V/0.5ms)。电极阻抗方面,两组间在整个观察期间都不同。早期,免缝电极的阻抗平均 435Ω(5V 时),而普通电极的阻抗为 710Ω(P<0.001)。随访阶段,两组间的阻抗都有轻微下降,3~36 个月时较稳定,以后又逐渐升高。两组间感知没有区别。

国内目前应用的是 Medtronic 4965 心外膜电极。据观察,381 例患者植入 661 根 4965 型号单极电极,其中 349 例儿童患者植入 600 根电极,32 例成人患者植入 61 根电极。儿童患者平均年龄为 2.3 岁(0~18.6 岁),成人患者平均年龄 34.3 岁。术后 2 周及 1、3、6、9、12 个月时收集资料,起搏和感知参数基本满意。另外,4965 型电极无明显植入期峰值现象(peak phenomenon),慢性期阈值低且稳定,术后 12 个月时电极总体生存率 93.6%。

二 心外膜起搏远期效果

心外膜起搏在永久起搏器的应用早期阶段占据优势,但随着心内膜起搏技术的成熟,人们很快就发现了心内膜起搏的优势,其不需要全身麻醉,并发症少,尤其在解决了电极移位的问题之后就成为了首选的心脏起搏方式。心外膜起搏目前只用于那些不宜行心内起搏的患者,国外资料中永久心外膜起搏病例不足全部起搏病例的 5%。心外膜起搏目前仍劣于心内膜起搏,但可能会随技术进步而得到改善。

心外膜起搏在临床中多用于儿童,成人中的资料则主要来自 CRT 患者的左室电极,故关于心外膜电极耐久性的观察及其与心内膜起搏的比较资料也多来自此两组患者。

一项平均随访时间为 6.4 年(四分位区间 2.9~11.1 年)的随访研究,对 1977—2009 年 119 名 18 岁以下儿童的永久心外膜起搏情况进行观察。起搏系统在术后 5 年、10 年时完全正常率分别为 70.1% 和 47.2%。术后 5 年和 10 年时分别有 92.8% 和 76.1% 的患者可继续心外膜起搏。激素洗脱电极明显减少阈值增高的发生,而 Medtronic 4968 电极优于 4965 电极,其术后外科再干预风险降低。有学者观察到激素洗脱电极的中远期结果较普通心外膜电极有明显改善。而一项对 33 例心外膜和 29 例心内膜起搏的比较中,电极的 2 年完好率两组间没有区别。因此,

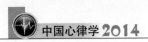

对于不宜行心内膜起搏者,应用激素洗脱电极行心外膜起搏可作为一项理想选择。另外,迄今关于结构性心脏病患者心脏起搏的最大样本研究表明,永久心内膜起搏较心外膜起搏有生存优势,即使应用激素洗脱电极后,心外膜起搏的10年生存率仍低于心内起搏。

三 永久心外膜起搏适应证

心内膜起搏操作简单、技术成熟且效果可靠,而心外膜起搏操作复杂,创伤大,常需要全身麻醉。因此,只有在不适合心内膜起搏的情况下才选择心外膜起搏。这些情况主要包括:①准备行心外科手术的患者,术后需要安装永久起搏器,如果存在不适于心内起搏的因素,可在外科手术时同期植入心外膜永久起搏装置;②右心系统异常不能稳定植入心房或心室心内膜电极,或右心电极反复脱位者可以选择心外膜起搏;③需要安装永久起搏器的小体重儿科患者可以选择心外膜起搏,因为小儿存在静脉穿刺困难,易发生静脉血栓及闭塞等并发症,且随年龄增长易发生心内膜电极移位等并发症;④需要行心脏同步化治疗的患者,左室电极如果不能经冠状静脉植入,或植入位置不理想时可以选择心外膜途径;⑤右向左分流的先心病,右心形成的血栓有可能进入体循环并形成栓塞的可能,因此需要置入永久起搏器时应该选择心外膜方式;⑥起搏器相关感染性心内膜炎拔除电极后感染仍难以控制或者希望减少手术次数、缩短住院时间,可以选择永久心外膜起搏。北京大学人民医院近2年对起搏依赖的起搏装置相关感染性心内膜炎患者选择移除原起搏装置同期行永久心外膜起搏的方法,临床结果满意。国外亦有个别类似文献报道。

因起搏装置感染而选择永久心外膜起搏治疗是近年来心外膜起搏适应证的拓展。近年亦有外科医生对心功能不全患者心脏手术同期置入永久心外膜起搏导线,以备将来行CRT治疗时使用。

四 永久心外膜起搏的植入方法

电极植入部位应选择心肌状况良好,无瘢痕,无脂肪的裸露心肌部位,需避开冠状血管及脂肪组织。普通心外膜电极应用5.0滑线缝合固定于心外膜,保持电极与心外膜密切接触、避免移位。如果同一部位安装2个电极时,两个电极间距离最好大于1cm。主动电极应用各种配套手柄辅助置入,要保证电极位置固定可靠,起搏阈值合适。

植入心外膜电极有多种手术入路,包括胸骨正中切口,剑突下切口,左侧肋弓下切开,左前外侧切口等。另外,有应用胸腔镜、机器人等微创技术植入心外膜电极导线等。不同部位植入电极,其远期电极断裂等并发症发生率亦有区别(表5-4-1)。

根据电极导线置入的途径选择不同的脉冲发生器囊袋位置,常用的部位有肋弓后,肋弓下,上腹部及锁骨下等部位。临床观察表明,囊袋的部位与起搏装置工作效果无关。

表 5-4-1 应用不同技术时电极断裂的发生率

植入技术	电极断裂数目 / 总[95%CI]	风险比[95%CI]
正中切口	2/250(0.8%)[0.2%~2.9%]	0.1[0.03~0.6]
剑突下切口	4/149(2.7%)[1.1%~6.8%]	0.6[0.2~1.8]
左胸切口	17/157(10.8%)[6.0%~15.7%]	5.2[2.2~12.3]
肋弓下切口	1/16(6.3%)[1.5%~30.3%]	2.9[0.4~22.8]
其他	1/22(4.5%)[1.1%~22.9%]	0.5[0.06~3.9]

1. 胸骨正中切开术　可以充分显露心脏各腔室,操纵容易,但创伤较大,适于那些行心脏外科手术患者,很少单纯因放置心外膜起搏导线而选择此类切口。

2. 左前外侧切口　在左侧第5肋间切口,可以较好的显露左心室。左室后壁放置较大的片状电极,左室前壁、胸骨与心外膜之间放置较小的片状心外膜电极时,此种切口较为理想。CRT患者可以考虑经此切口植入左室电极。婴幼儿可以通过此切口将电极植入左室或右室(图5-4-4)。

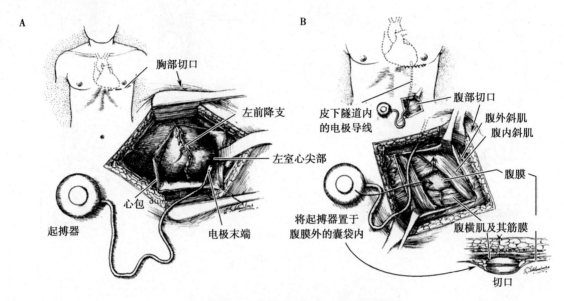

图 5-4-4　左前外侧开胸放置外膜起搏装置
A. 放置外膜起搏电极;B. 放置起搏脉冲发生器

3. 剑突下切口　具有手术创伤小又能达到稳妥固定电极的优点,此切口易于向上延长,必要时可以部分劈开胸骨,扩大显露范围。如果选择主动电极,可以通过此切口完成心房电极与心室电极的同时植入,是目前较为常用的入路(图5-4-5)。

4. 左侧肋下切口　此切口一般要求经肋弓下缘和膈肌上方、胸膜外进入心包,以达到创伤最小化,可用于ICD片状电极的植入,较剑突下切口能更大范围地暴露心脏膈面(图5-4-6)。

5. 微创手术植入左室电极

(1) 左外侧小切口置入左室电极:患者一般全麻,气管插管,在腋中线第四肋间切口,用湿纱布推开左肺,于膈神经前方打开心包,悬吊心包以充分暴露心脏侧面。选择好合适的起搏位置后,将起搏电极缝合固定于左心室。固定完成后测试导线功能状态,最后经第三肋间将导线穿出肋间,经皮下隧道与起搏器相连,一般需留置两根外膜起搏导线,起搏阈值较低的一根接起搏器,另一根包埋后备用(图5-4-7)。

(2) 胸腔镜植入心外膜起搏导线:患者一般选择平卧位,左上肢稍低于床的平面。腔镜打孔位置根据心脏大小而有所不同。通常,操作孔位于第五或第六肋间腋前线或腋中线,锁骨中线第2或第3肋间的镜头孔比较固定,有时,辅助孔离镜头孔较近。胸腔内的操作与小切口放置外膜起搏电极类似,关键是将起搏电极缝置在回旋支后方。导线通过第2肋间穿出,经皮下隧道与起搏脉冲发生器相连(图5-4-8)。

(3) 机器人辅助植入心外膜起搏电极:患者一般右侧卧位,全麻,双腔气管插管,根据心脏

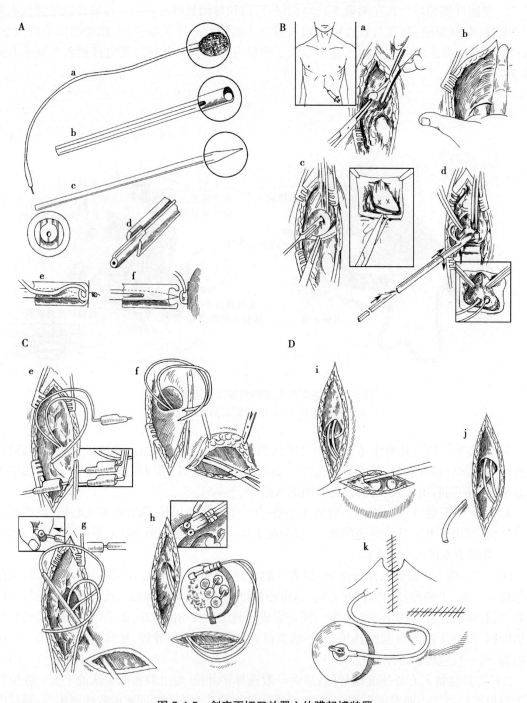

图 5-4-5 剑突下切口放置心外膜起搏装置
A.免缝电极操作手柄示意；B.置入外膜免缝电极；C.制作囊袋，安置脉冲发生器；D.术毕

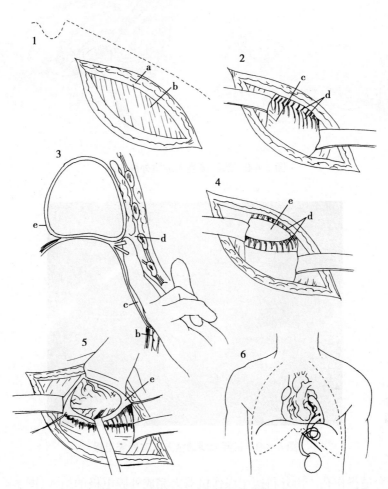

图 5-4-6　肋弓下入路植入心外膜电极

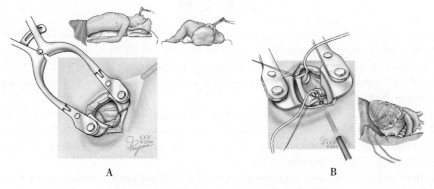

图 5-4-7　小切口置入左室心外膜起搏电极

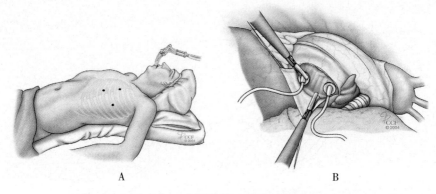

A   B

图 5-4-8　胸腔镜置入左室外膜电极

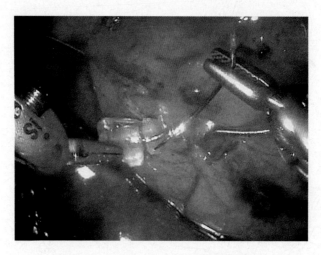

图 5-4-9　机器人辅助植入左室外膜电极

大小情况选择合适操作孔。由外科医生操作机器人完成外膜电极的植入(图 5-4-9)。

(刘　刚)

参 考 文 献

[1] Burger H,Kempfert J,Linden AV,et al. Endurance and performance of two different concepts for left ventricular stimulation with bipolar epicardial leads in long-term follow-up. Thorac Cardiovasc Surg,2012,60:70-77.

[2] Janoušek J1,Kubuš P. What's new in cardiac pacing in children？ Curr Opin Cardiol,2014,29:76-82.

[3] Kubus P,Materna O,Gebauer RA,et al. Permanent epicardial pacing in children:long-term results and factors modifying outcome. Europace,2012,14:509-514.

[4] Beaufort-Krol GCM,Mulder H,Nagelkerke D,et al. Comparison of longevity,pacing,and sensing characteristics of steroid-eluting epicardial versus conventional endocardial pacing leads in children. J Thorac Cardiovasc Surg,1999,117:523-528.

[5] Silvetti MS,Drago F,Carlo DD,et al. Cardiac pacing in pediatric patients with congenital heart defects:transvenous or epicardial？ Europace,2013,15,1280-1286.

[6] Amraoui S,Barandon L,Whinnett Z,et al. Single surgical procedure combining epicardial pacemaker implantation and subsequent extraction of the infected pacing system for pacemaker-dependent patients. J Thorac Cardiovasc Surg,2013,146:302-305.

[7] Lichtenstein BJ,Bichell DP,Connolly DM,et al. Surgical approaches to epicardial pacemaker placement:Does pocket location affect lead survival？ Pediatr Cardiol,2010,31:1016-1024.

[8] Stewart S. Placement of the sutureless epicardial pacemaker lead by the subxiphoid approach. The Annals of Thoracic Surgery,1974,18:308-313.

[9] Lawrie GM, Morris GC, Howell JF, et al. Left subcostal insertion of the sutureless myocardial electrode. Ann Thorac Surg, 1976, 21:350-353.

[10] Navia JL, Atik FA. Minimally invasive surgical alternatives for left ventricle epicardial lead implantation in heart failure patients. Ann Thorac Surg, 2005, 80:751-754.

[11] Mair H, Jansens JL, Lattouf OM, et al. Epicardial lead implantation techniques for biventricular pacing via left lateral mini-thoracotomy, video-assisted thoracoscopy, and robotic approach. Heart Surg Forum, 2003, 6:412-417.

5. 低电压刺激终止室速新方法

电击除颤是终止心室颤动(室颤)和挽救心源性猝死的唯一已知的有效途径。强烈电击的不良影响包括细胞电损伤、心脏传导障碍、机械功能障碍、死亡率增加、疼痛和心理创伤等。美国每年有超过 100 000 人植入心脏除颤器,而不恰当电击仍常见。植入式心脏复律除颤器患者中,超过 13% 遭受过 1 个或多个不恰当的电击。如果应用显著降低的电压能量可以有效终止室颤,就可以避免或减少高电压冲击带来的不利影响。

最近的实验研究表明,应用总能量少于单次电击的多个远场刺激可终止室性心动过速、心房扑动和心房颤动。部分研究选择了接近心律失常周长的刺激,而另一些使用比心律失常周长更短的刺激。由于多个远场刺激终止心动过速的机制尚未明确,因此也无法确定最佳刺激方案。此外,也不清楚多个低压远场的刺激是否可以终止室颤。

有研究使用计算机建模方法以期:①阐明低电压复律和除颤的机制;②证明低电压除颤(室颤)可以实现;③建立最佳的低压除颤方案。简言之,建立兔右心室的双区域计算机模型,具有心脏微观结构,如小梁和主要冠状动脉血管(图 5-5-1)。用四个不同的电场方向进行模拟

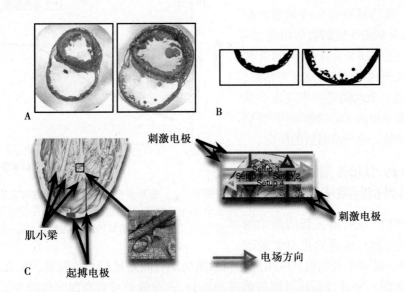

图 5-5-1 兔心室肌模型的磁共振影像及微观图
A. 左图取自心尖部,右图取自基底部;B. 除去左室后的磁共振影像图;C. 高分辨率家兔右室模型的长轴和短轴视图。灰色表示起搏电极,彩色线表示远场电极,彩色箭头指示电场方向。长轴视图显示心内膜微观结构(特别是肌小梁)。右下是高分辨率的放大图

（图 5-5-1C "设置"）。该模型能够诱发持续性室性心动过速和心室颤动,并且通过输送低电压刺激（所有强度≤1V/cm）可以终止其发作。终止室速时应用多个（最多 12 个）远场刺激,应用不同频率进行刺激,刺激强度在舒张激动阈值上下（分别是 3 个强度在 173~289mV/cm 之间,1 个在 116mV/cm）。刺激频率或者接近心动过速周长（室速周长的 75%,88%,100%）或者比心动过速快（室速周长的 16% 和 33%）。终止室颤时,应用的刺激强度低于（50~130mV/cm,根据设置和波形而定）或高于（3 个强度在 250~1000mV/cm）刺激阈值,频率是周长的 16% 或 88%。刺激应用单向波或方波（10ms 间期）,除非明确标为双向（每相的持续时间 50%,呈指数截断,50% 倾斜）。对照组不进行刺激。以跨膜电压（VM）≤-70mV 作为组织兴奋标准。

一　应用多个低压远场刺激进行心脏复律

图 5-5-2A 显示了应用多个低压远场刺激进行室速复律的成功率。在低频刺激中（室速周长的 75%、88%、100%）,75% 和 88% 室速周长的成功率最高。在这两种刺激频率中,88% 周长刺激的平均电场数（3.53 *vs.* 5.53）和电压（2.94mJ *vs.* 4.38mJ）均低于 75% 周长。在两种高频刺激（16% 和 33% 周长）中,16% 周长的刺激成功率更高。应用低于舒张阈值的刺激时,88% 周长的刺激总能奏效。应用高于舒张激动阈值的刺激时,16% 周长的刺激都能奏效,88% 周长的刺激有 1 次未成功。图 5-5-2B 显示随着刺激强度的增加,成功转复需要的刺激数减少,总能量因为刺激强度的增加而增加。

VEPs 最强的部位在小梁凹陷处和已经存在的波前顶端。与既往研究相同,场刺激以后最早激动的部位出现在小梁隐窝。而此研究突出了心内膜组织,特别是小梁隐窝在低压远场刺激后的反应。

二　VEPs 引起波前的前进并且连续减少可兴奋间隙从而终止室速

即使在 VEPs 没有诱发新的激动的情况下（阈下刺激）,折返的扩布也被改变了。图 5-5-3 显示了对照组和应用远场刺激组激动时间差异（Δt）的标测。在 Δt 标测中蓝色的区域表示刺激后室速波前比对照组前进的部分,这意味着可兴奋间隙的减少。红色区域表示刺激后室速波前较对照组落后的部分,这意味着可兴奋间隙增加。在开始的 110 毫秒或刺激后 60% 室速周长的部分（图 5-5-3A 中被黄色和粉色线隔开的部分）,VEP 引起的波前前进（蓝色）和落后（红色）都存在。然而,在刺激后室速周期的结尾部分（图 5-5-3A 中被绿线隔离的部

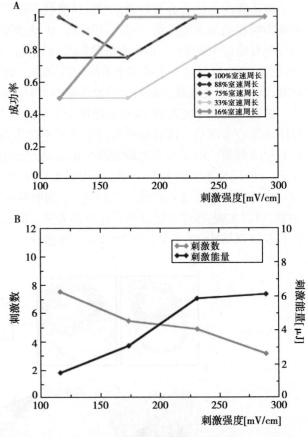

图 5-5-2　应用多个低电压远场刺激转复室速的成功率

A. 不同刺激频率和能量时,心脏复苏平均成功率;B. 不同刺激能量能成功心脏转复的刺激数量和刺激能量的平均值

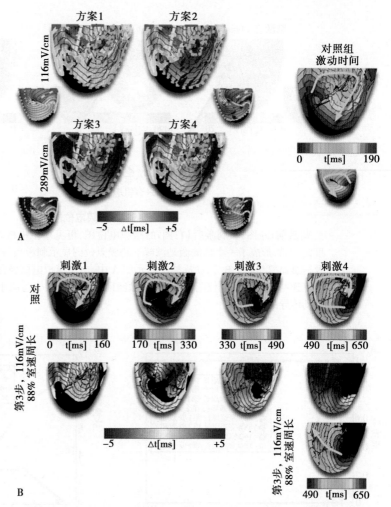

图 5-5-3 激动标测图示对照组与刺激转复组激动时间的不同

第 1 次刺激后,对照组与刺激转复组激动时间(Δt)的不同。蓝色表示:与对照组比较,刺激后的更早激动,红色表示与对照组比较,刺激后的更晚激动。黄色线区域表示刺激后激动 0~40ms,或室速周长的 0%~22%。粉色点线区域表示刺激后激动 40~110ms,或室速周长的 22%~60%。绿色点线区域表示刺激后室速发作时的室速周长。小图为心外膜标测图。右侧的激动图显示对照组的激动时间。箭头指示传导的方向。B. 激动标测图显示,数个刺激波峰累积,兴奋间隙被消耗

分),不管电极如何设置,波前都较对照组提前了。由于 VEPs 导致的波前前进,连续远场刺激引起连续的可兴奋间隙减少。图 5-5-3B 显示了这种持续减少可兴奋间隙方法成功复律的例子。

三 新的 VEPs 诱发波前冲突导致室速终止

心脏复律另一个机制是 VEP 引起的新的波前与室速相遇导致其直接消失。这种机制主要见于刺激强度相当高的时候,很少见于强度低于或接近阈值的情况。图 5-5-4 显示了这种室速终止的一个例子,VEPs 引发的新波前出现在小梁凹陷中。模拟显示 VEP 诱导的激动并不来自冠状动脉,这点与 Luther 等的结论不同。

四 应用多次低压远场刺激终止室颤

图 5-5-5A 总结了多次低压远场刺激复律的结果。应用 88% 室颤周长频率刺激的方案比更快频率的方案(16% 室颤周长)更有效。单向波和双向波复律的成功率相同。应用高于舒张激动阈值的强度刺激复律时,88% 室颤周长频率均有效,但 16% 室颤周长频率中只有 1 例奏效。图 5-5-5B 显示随着刺激强度的增加,成功复律所需要的刺激数减少,总的刺激能量增加。图 5-5-5C 中显示应用 88% 室颤周长频率刺激复律时是否成功与第一次刺激无关,也就是说与

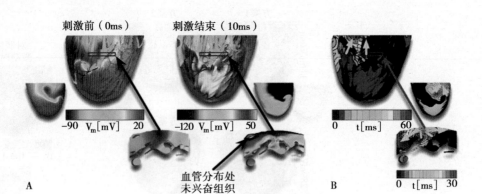

图 5-5-4 跨膜电位图

A. 刺激前（左图）和刺激后（右图）的跨膜电位图，可见虚拟电极发放 1 次 289mV/cm 强度的刺激，形成了一个新的激动波峰。跨膜点位图显示刺激兴奋组织的肌小梁，但未累及冠脉血管组织。B. 激动标测图显示图 A 中，由于模拟电极极化引起的室速波峰碰撞使室速终止。跨膜电位图显示，电极除颤诱发的波峰产生与肌小梁。浅灰色箭头指示激动传导的方向

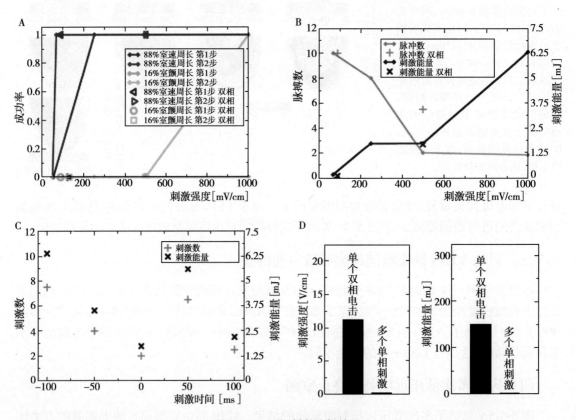

图 5-5-5 远场刺激除颤效果

A. 刺激强度分别为室颤周长 16% 和 88% 时，单相刺激除颤的成功率；B. 成功转复除颤需要的平均刺激数量和刺激能量；C. 应用 500mV/cm 强度和 88% 室颤周长的刺激转复时，成功转复需要的刺激数量和刺激能量；D. 单相刺激除颤和多次低电压多相刺激成功除颤的平均除颤阈值

室颤的时相不相关。图 5-5-5D 比较了当前临床上标准的单次双向波复律和多次低压远场复律的除颤阈值。以 88% 室颤周长频率进行的多次低压远场除颤的平均总除颤阈值是标准单次双向波复律的 0.58%。场刺激的前沿电压是单次双向波除颤时的 1.42%。

五 低压除颤刺激的组织夺获

图 5-5-6A 显示了在两种除颤模式(88% 和 16% 室颤周长)准备时的可兴奋组织容量的时相变化。在应用 88% 室颤周长频率的例子中,仅 2 下刺激就除颤成功,但在应用 16% 周长频率时不能成功。两种情况下,由阴性和阳性 VEPs 产生的累积效应均立即减少了刺激后的可兴奋组织数量,阳性 VEPs 引起组织除极,阴性 VEPs 引起激动迅速扩布夺获组织。在 88% 室颤周长频率的情况下,由于细胞可以复极化,可兴奋组织增加,下一次刺激可以夺获大量的组织。然而,在 16% 室颤周长频率的情况下,由于组织还没有从上一次刺激中恢复兴奋性,下一次刺激是不能夺获更多的组织。因此,快速刺激方案(16% 室颤周长频率刺激)不能夺获大量的组织,也就不能消除扩布过程中的可兴奋间期,最终导致除颤成功率低于慢频率刺激(88% 室颤周长频率)。通过分析 88% 室颤周长频率刺激时的可兴奋组织容量时相,研究者发现当可兴奋组织量尽可能大时容易除颤成功(图 5-5-6B),与电极设置无关。

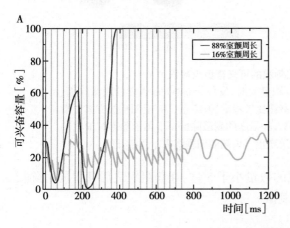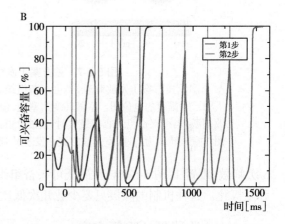

图 5-5-6 应用不同室颤周长除颤时,兴奋组织的容积

A. 按方案 2 发放刺激,应用 500mV/cm 强度,16% 室颤周长除颤时未能兴奋心肌组织,应用 88% 室颤周长除颤时,兴奋心肌组织的容积。直线表示刺激开始;B. 室颤不同时相给予上述刺激。蓝色线表示,按方案 1 发放刺激,较图 A 中最早的刺激提前 100ms 发放刺激成功除颤时,可兴奋组织的容积。棕色线表示按方案 2 发放刺激,较图 A 中最早的刺激延迟 50ms,发放刺激成功除颤时,可兴奋组织的容积

六 室颤转变为室速

基于上述观察到的结果,研究者尝试在可兴奋组织容量最大时给予低压远场刺激(这时可兴奋间隙最大)。选用最低的阈上刺激强度 250mV/cm。图 5-5-7A 显示应用电极设置 1 时不同时相的准备期可兴奋组织容量和 Vm 标测样本;图 7B 显示电极设置 2 下的相关点图。两种设置下最大可兴奋组织容量时刺激使室颤均转为室速(Vm 标测见图 5-5-7)。之后室速被设置 2 下的刺激中止(图 5-5-7B),而设置 1 不能终止室速(图 5-5-7A)。两种情况下,因为低压刺激同步了组织除极,因此都把室颤转为了室速。在大的可兴奋间期进行刺激可以夺获更多的组织。证据是开始刺激时的可兴奋组织数量在 75% 以上,而第 3 次刺激(设置 2,图 5-5-7B)或第

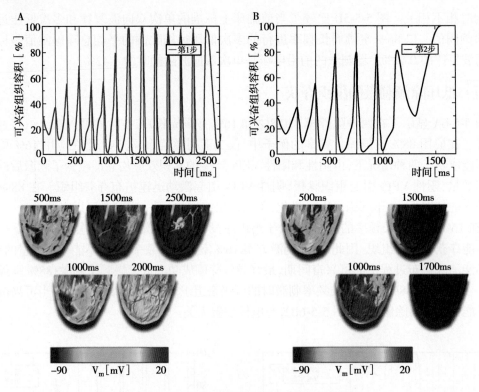

图 5-5-7 按方案 1 发放刺激的可兴奋组织容积

A. 上图示按方案 1 发放刺激,当可兴奋组织容积最大时,发放 250mV/cm 强度的刺激除颤。下图示除颤时的电位图。室颤转变为室速,但室速比较稳定,未终止。B. 上图示按方案 2 发放刺激,当可兴奋组织容积最大时,发放 250mV/cm 强度的刺激除颤。下图示除颤时的电位图。室颤转变为室速,室速被方案 2 发放的刺激终止。顶端的细垂线表示刺激开始

6 次刺激(设置 1,图 5-5-7A)后最低可兴奋组织的数量小于 5%。夺获组织之后几乎同时除极和复极化。这种机制的除极只要少数几次低压刺激。

七 2 阶段低压除颤方案

虽然上述方案总能把室颤转为室速,但它不是总能终止室速。终止室速失败的原因是每次刺激都出现在室速周期的同一时相,不能扰乱稳定的转子。因此,研究者应用一个 2 阶段除颤方案:首先,当处于可激动间隙的心肌最多时给予低电压刺激将室颤转为室速。第二阶段,应用 88% 室速周长的低压刺激终止室速。由于加上了第二阶段,室速能够成功终止了。在这个 2 阶段方案中,成功终止室速所需要的刺激数和能量与应用 88% 室颤周长的刺激方案的比较结果见图 8A。图 5-5-8B 显示了 2 阶段除颤方案的 Vm 标测与对照组在不同时间的对比结果。在 250mV/cm 时进行 2 阶段除颤方案所需的刺激数是应用 88% 室颤周长除颤方案时的 56.25%,所需能量是 57.42%(0.99mJ *vs.* 1.73mJ,图 5-5-8A)。

最后,研究者试图寻找可兴奋容量的替代测量指标,因为可兴奋容量无法在实验中或临床上进行测量。在方案的第一阶段,心肌细胞表面细胞外电位(Φe)>0mV 的范围可以作为可兴奋组织容量的替代指标。此研究提供了详尽的关于低压心脏转复和除颤机制的视点,展示了低压心室除颤的可行性,并且介绍了一种新的除颤方式,这种方式能够终止心室颤动,并且比其他的低压除颤方式更为有效。研究的主要发现如下:①模型中多次低压远场刺激能够终止

室速和室颤；②室速终止的原因是 VEPs 引发室速波前前进并产生新的波前；③与室颤周长接近的刺激比更快的刺激终止室颤更有效；④根据时相调整后远场刺激能夺获最大范围组织时可以把室颤转为室速；⑤应用新的 2 阶段除颤方式终止室颤可以比应用固定频率刺激(周长的 16% 或 88%)降低刺激数和能量。

该研究展示了在兔子右心模型上应用计算机模拟的关于低压除颤的前所未有的细节。计算机处理的要求是非常高的：125 次心脏复律/除颤的模拟应用了双域模型，共 29 000 000 个原件。这种高分辨率下可以进行细微心脏结构，如小梁，在低压电刺激后组织应答中的作用，这种方式可以检测到比可视图像方法更为细微的结构。多次低压远场刺激与目前临床上所应用的单次强化双向刺激相比有很多优势。低能量电击引起的组织损伤小，能够维持更长的电池寿命，更重要的是减轻了患者的疼痛和心理创伤。Efimov 团队的研究中应用多次低压刺激成功终止了室性心动过速，其他一些研究显示应用多次远场刺激能够成功终止房颤。此研究则首次证实低压刺激可以终止室颤。

研究者发现远场刺激及时低于舒张激动阈值也可以通过连续增进每次刺激后产生的波前终止室速，这种作用主要是消耗了可激动间隙。刺激产生的新的波前也可以终止室速，因为其扩布会消除可激动间隙。VEPs 在这两种机制中都非常重要，即使其刺激时阈下刺激时也是这样。与研究者前期结果相一致，产生最强 VEPs 的部位是小梁凹陷。

Fenton 及其同事应用接近于 AF 周长的频率刺激，而 Efimov 等应用快速刺激频率终止 AF 和室速。研究者检验了这两种频率发现它们都可以有效终止室速。然而，引用低压终止室颤时，只有慢频率有效(室颤周长的 88%)。快频率不能奏效的原因可能是组织还没有从激动中恢复，因此刺激无法夺获足够的心肌。从另一方面看，当转复室速时，只需要消耗邻近的一个大区域的可激动间隙；VEPs 诱导的激动形成于可激动间隙内，其终止室速的方式很大程度上和刺激频率无关。

此研究最大的发现是当处于可激动间隙的心肌最多时给予远场刺激可以将室颤转复为室速。根据这一结果，研究者设计了一个 2 阶段除颤方案：在第一阶段，当处于可激动间隙的心肌最多时给予低电压刺激将室颤转为室速。第二阶段，应用 88% 室速周长的低压刺激终止室

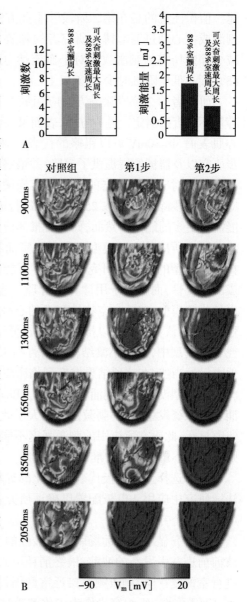

图 5-5-8 不同方法成功除颤需要的刺激数量和刺激能量

A. 比较应用 250mV/cm 强度 88% 室颤周长刺激除颤和应用两步除颤方案，这两种不同的方法时，成功除颤需要的刺激数量和刺激能量；B. 与对照组比较，应用两步除颤方案成功除颤时的电位图。应用此方法，室颤转变为室速，室速随后终止

速。值得注意的是在第二阶段除了此方法还有很多其他方法终止室速,比如以不同频率远场刺激或抗心动过速起搏。研究者的刺激方式比设定频率的刺激方式需要的刺激少且能量低。减少除颤所需的刺激数量对于血流动力学有重要意义,2阶段除颤方案中除颤前准备时间比88%周长低压除颤时少50%以上。

研究者的2阶段除颤方案应用最大可兴奋细胞容量调整刺激时间,但是最大可兴奋细胞容量不能直接测定。另一方面,表面Φe可以用电极测量。作为概念,研究者方案第一阶段中,心肌表面$\Phi e>0mV$可以粗略的代表可兴奋组织。这些结果为这种2阶段除颤方案进行进一步研究以及器械发展提供了道路,并最终将其引入临床实践。

人类对于除颤电击的确切的疼痛阈值尚不清楚,但是阈值可能在400mJ或低于此能量。应用2阶段除颤方法在250mV/cm进行成功除颤的平均总能量是0.99mJ,更低的电压除颤可能需要更多的能量。然而,研究者推测应用此2阶段除颤方法有可能低于疼痛阈值。

研究所用的心脏模型只是右心室而不是整个心脏,应用的是兔子心脏不是人类心脏。选择这个模型的原因是研究中包括尽可能多的解剖结构是至关重要的如小梁凹陷对于VEP形成的重要性,而且易于用计算机管理。选择兔子右心室模型是因为兔心模型是心律失常研究中的成熟模型,它的时空特性和人的心脏相似,大小也适合运用计算机处理。尽管有这些局限性,研究者认为结果可以推广,因为在低压远场刺激后对电生理有影响的解剖结构都囊括在研究者的模型中,而且小梁结构的特性与人类相似,应用了多电极配置,通过模拟可以外推至其他电极。当然,在这项结果推广到临床应用前还需要进一步的研究支持。

此模型没有牵涉到浦肯野系统。Boyle等的研究证实刺激强度≥2.5V/cm时电击后激动在浦肯野系统发生,这一刺激强度远大于此研究所用的刺激强度。Boyle等在同样的模型上模拟研究显示,此研究所应用的刺激强度不能引起浦肯野系统应答。因此,研究者的模型缺少浦肯野系统并不影响结论的准确性。

尽管选择盘状电极代表了简化的远场电极配置,但其在除颤研究中的应用是一种成熟方法。研究中应用4电极配置以确证研究者的结果不来自某一特定电极方向,并且代表了心室电场的各个方向。

此研究显示低压远场刺激后最强的VEP发生在小梁凹槽中。这些VEP引起已经存在的波前前进并引发新的波前,最终消耗可兴奋间隙并且终止室性心动过速。应用多发低压刺激进行室颤复律时,刺激频率接近室颤周长比快于室颤周长更有效。与应用固定频率的刺激相比,应用可兴奋组织容量作为优化刺激时间的一种2阶段的复律方案可以降低刺激数和能量。在最多的细胞可以被兴奋时发出刺激同步复律。在这种方案中,室颤首先转为室速,之后在第二阶段终止,只需要2~3倍舒张激动阈值强度的刺激就足够。

(丁燕生　史力斌)

参考文献

[1] Rantner LJ,Tice BM,Trayanova NA. Terminating ventricular tachyarrhythmias using far-field low-voltage stimuli:mechanisms and delivery protocols. Heart Rhythm,2013 Aug,10(8):1209-1217.

[2] Lawo T,Schrader J,Buddensiek M,et al. Termination of ventricular tachycardia by far-field stimulation in humans:a feasibility study. Pacing Clin Electrophysiol,2010 Dec,33(12):1540-1547.

[3] Fenton FH,Luther S,Cherry EM,et al. Termination of atrial fibrillation using pulsed low-energy far-field stimulation. Circulation,2009 Aug 11,120(6):467-476.

[4] De Groot JR,Schroeder-Tanka JM,Visser J,et al. Clinical results of far-field R-wave reduction with a short tip-ring electrode. Pacing Clin Electrophysiol,2008 Dec,31(12):1554-1559.

［5］Bernal MP，Roussey M，Baida FI. Near- and far-field verification of electro-optic effect enhancement on a tunable lithium niobate photonic crystal. J Microsc，2008 Feb，229（Pt 2）：264-269.

［6］Rojo-Alvarez JL，Arenal A，Garcí a-Alberola A，et al. A new algorithm for rhythm discrimination in cardioverter defibrillators based on the initial voltage changes of the ventricular electrogram. Europace，2003 Jan，5（1）：77-82.

［7］Stegeman DF，Dumitru D，King JC，et al. Near- and far-fields：source characteristics and the conducting medium in neurophysiology. J Clin Neurophysiol，1997 Sep，14（5）：429-442.

［8］Dumitru D，King JC. Far-field potential production by quadrupole generators in cylindrical volume conductors. Electroencephalogr Clin Neurophysiol，1993 Sep-Oct，88（5）：421-431.

［9］El Haddad M，Houben R，Stroobandt R，et al. Novel algorithmic methods in mapping of atrial and ventricular tachycardia. Circ Arrhythm Electrophysiol，2014 May 14.［Epub ahead of print］

［10］Vaidya VR，Desimone CV，Madhavan M，et al. Compatibility of electroanatomical mapping systems with a concurrent percutaneous axial flow ventricular assist device. J Cardiovasc Electrophysiol，2014 Apr 24.［Epub ahead of print］

6. 电极导线介导的三尖瓣反流

早在三十年前，就有学者报告起搏器或 ICD 的电极导线能引发三尖瓣反流。近年来，随着起搏器、ICD、CRT 等心律植入装置植入数量的惊人增长，该情况才逐步受到重视。毫无疑问，严重的三尖瓣反流常能损害心功能、降低患者的生活质量及生存率，有时需外科干预治疗。随着社会人口的老龄化和心律植入装置适应证的扩展，将会发生更多的电极导线介导的三尖瓣反流。此外，其属于医源性合并症，如若重视将能减少或预防发生。因此，提高对该合并症的认识有着重要的临床意义。

一　概念与定义

Nachnani 等于 1969 年首次报告电极电线介导的三尖瓣反流，其 3 例患者在右室电极导线植入后出现了三尖瓣反流性杂音，提示新植入的电极导线引起了三尖瓣关闭不全，随后经拔除电极导线解决了该问题，更加证明患者新出现的杂音是因电极导线的植入引起。因患者的三尖瓣反流性杂音还伴有收缩期喀喇音，使 Nachnani 认为患者发生了三尖瓣脱垂，但超声心动图检查不支持这一假设。随后 Nachnani 推测右室电极导线使三尖瓣与腱索发生形变，出现了收缩期张力性改变所致。1972 年，Fishenfeld 等提出电极导线介导的三尖瓣反流的另一机制，一位因特发性室颤而行临时起搏治疗的患者，死后尸检证实三尖瓣叶在临时起搏导线植入时发生了撕裂。

右室电极导线介导的三尖瓣反流是指患者在起搏器或 ICD 的右室电极导线植入后新出现或原有的三尖瓣反流加重的临床症候群（图 5-6-1）。其可能是一种或多种病理机制引起，可以急性发生：电极导线植入后马上出现；也可能亚急性发生：植入几天后出现；还可能远期发生：即植入几年后逐渐发生，多数病例属于植入术后的远期合并症。

应当了解，健康人群行二维超声心动图检查时，约 80% 的受检者存在三尖瓣反流。因此，不少学者认为新植入的电极导线多数使原来存在的三尖瓣反流加重，而不是发生了新的反流。所以，植入电极导线的术前与术后对三尖瓣关闭不全需仔细评估。因三尖瓣反流对心脏的前后负荷十分敏感，因此，评估三尖瓣反流严重程度时要考虑到多种因素，例如前负荷改变和肺动脉压力的变化。

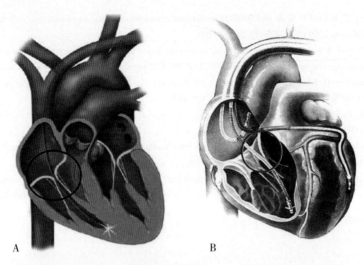

图 5-6-1　起搏导线（A）与除颤导线（B）介导的三尖瓣反流示意图

另外，近年来对感染或旷置电极导线需要拔除的数量迅速增长，而电极导线拔除术中，能引发程度不同的三尖瓣反流，因此，电极导线介导的三尖瓣反流应涵盖这种情况。

诊断电极导线介导的三尖瓣反流时，还要进行反流程度的客观判断。而三尖瓣反流的定量诊断需要依靠超声心动图检查（图 5-6-2、图 5-6-3）。

与超声心动图诊断二尖瓣反流的标准一样，其将收缩期的右心房分成三等份，当三尖瓣反流束局限在右房下 1/3 时为轻度，到达中部时为中度，超过中部而三尖瓣反流束到达右房上 1/3 时为重度。此外，三尖瓣反流还有极重度，即心室收缩期的三尖瓣反流束逆向到达上腔或下腔静脉，甚至还能经上腔静脉到达颈静脉或经下腔静脉到达中央肝静脉，进而引起肝脏搏动。

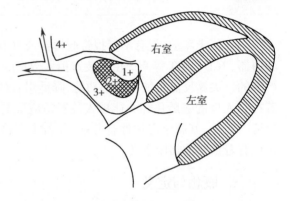

图 5-6-2　超声心动图诊断不同程度的三尖瓣反流
本图为肋下心脏 4 腔图显像、三尖瓣反流末期的显像

二　三尖瓣解剖与功能特点

三尖瓣装置由三尖瓣瓣叶、腱索、乳头肌、房室环、右房肌、右室肌等 6 部分组成，上述任何解剖学或功能学的异常都能引起三尖瓣反流。

1. 三尖瓣瓣叶　正常的三尖瓣瓣叶是三个近似三角形的瓣膜，因位置不同分别称为前瓣、隔瓣和后瓣（图 5-6-4），前瓣面积最大，介于右房室口与动脉圆锥之间，隔瓣面积最小，

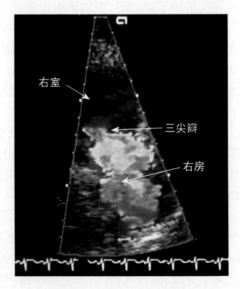

图 5-6-3　重度三尖瓣反流

后瓣面积居中。正常三尖瓣叶为精美的透明结构,前瓣与后瓣间无明显分界,似乎是一个大的外侧游离瓣。三个瓣叶的底部附着于房室间的三尖瓣纤维环,瓣叶的房面光滑,其边缘与心室面有腱索附着。

除此,每两个瓣叶的连接处称为连合,固有的三个连合分别称前瓣隔瓣连合,后瓣隔瓣连合,前瓣后瓣连合。一般情况下,瓣裂多位于瓣叶间的连合处,而前瓣与隔瓣的连合部位邻近室间隔膜部。应用器械分离三尖瓣粘连时,多数先分离前瓣与后瓣的外连合,很少分离前瓣与隔瓣的连合,一定要避免损伤三尖瓣下靠近隔瓣下方的室间隔膜部,其位于最大的扇形腱索及瓣叶间的连合部。

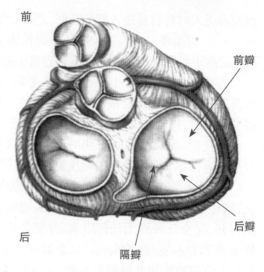

图 5-6-4　三尖瓣示意图
三个瓣叶都有自己的瓣裂

此外,位居中间的隔瓣,虽然面积最小,但其有 1~3 个十分显著的瓣裂,以致给人形成有更多瓣叶的错觉。

2. 腱索与乳头肌　左室有两组乳头肌,而右室有三组乳头肌。实际,乳头肌就是肉柱,其底部坐落在心室的室壁,尖部突入心室腔,一组右室乳头肌由 2~3 个小乳头肌组成。三个乳头肌中,前乳头肌较大,起源于右室前壁的中后部,后乳头肌起自右室后壁,内侧乳头肌最小,起自室间隔。

腱索是连接乳头肌与瓣叶的条索状白色致密的结缔组织,平均每个瓣叶与 25 根腱索相连。三尖瓣腱索的变异明显,其关闭时呈扇贝外形则是腱索连接的变异引起。大的扇形腱索标志着瓣叶的连合处,小的扇形腱索与后叶瓣裂相连。此外,除了长腱索与瓣叶游离缘相连外,还有较短的深腱索与隔瓣的基底部相连,这种短腱索直接起源于室间隔及心室后壁的心肌,并使隔瓣的代偿能力较低而容易发生三尖瓣关闭不全与反流(图 5-6-5)。

每个乳头肌发出的腱索分别与两个瓣叶相连。从图 5-6-5 可看出三尖瓣垂直开口与各级腱索间的关系,即电极导线若从三尖瓣开口垂直进入时,则不易进入腱索中间,如果不是垂直

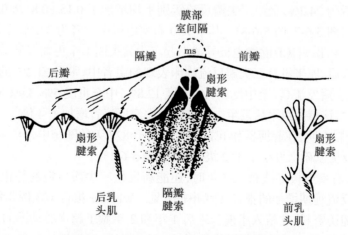

图 5-6-5　在右心锐缘处切开的三尖瓣观
可见三尖瓣的后瓣、隔瓣及前瓣、前乳头肌标志着前后瓣的连合

而偏向进入时将容易进入腱索之间,进而引发与腱索的粘连、融合而引起三尖瓣反流。

3. 三尖瓣环 成人三尖瓣环的周长为11~12cm,最大直径约为2.1cm,临界最高值估计为2.7cm,高于此值时扩张的三尖瓣环容易引起功能性关闭不全。

需要注意,三尖瓣叶在不同的水平附着于瓣叶,以前瓣和隔瓣的连合处最高,这一特征使二维超声检查三尖瓣时,很难在同一超声切面观察到三个瓣叶的解剖与功能,而只能同时看到两个瓣叶,这使二维超声诊断电极导线介导的三尖瓣反流凸显局限性。

另外,三个瓣叶游离缘的长度比三尖瓣周长更长,这使心室舒张时,其游离缘能以大喇叭张开的形式打开,完全开放而无任何阻塞,并使各瓣叶像窗帘样下垂到右心室(图5-6-6)。三个瓣叶中前叶最大,其与右室前壁相连并横跨右室腔,分隔右室流入道和流出道。

三尖瓣的上述解剖与功能特点对理解电极导线介导的三尖瓣反流十分重要。

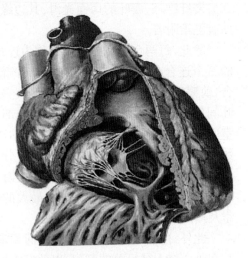

图 5-6-6   右室前壁打开后的直视图

三 发生率

右室电极导线是引起原发性三尖瓣反流的重要原因,原发性三尖瓣反流约占全部三尖瓣反流的25%,但电极导线引发的比例尚不清楚。此外,在植入右室电极导线的患者中,三尖瓣反流发生率的精确统计也有困难,因很多诊断属于回顾性,有文献报告其发生率的范围为9.2%~39%,这一跨度很大的发生率提示与各研究本身的局限性有关。

近年来,有关电极导线介导的三尖瓣反流的大病例组资料越来越多,Seo 和 Paniagua 各自的资料表明,25%~29% 的植入起搏器与 ICD 患者存在三尖瓣反流,而对照组仅 12%~13%,两组之间有统计学差异($P<0.05$)。

Kim 等于 2008 年回顾性总结了植入起搏器与 ICD 的 248 例患者,且术前、术后均做了超声心动图检查,并用彩色多普勒技术测量了三尖瓣的反流面积。结果显示,植入术后三尖瓣反流至少增加一级者为 24.2%,全组三尖瓣反流级别平均增加了 0.15 ± 0.8($P=0.004$),而中、重度三尖瓣反流占 4%(图5-6-7、图5-6-8)。其中 ICD 右室电极引发者为 32.4%,而起搏器右室电极导线引起者为 20.7%,说明 ICD 除颤电极导线引起三尖瓣关闭不全更加多见。该组结果还表明,右室电极导线植入后,原来没有三尖瓣反流临床表现的患者中,术后 21.2% 的患者三尖瓣出现 1.5~3 级的明显三尖瓣反流(轻至中度 3.4%,中度 12.8%,中至重度 5%,3.9% 重度)。与未植入起搏器的患者相比,该植入组术后发生中至重度三尖瓣反流者增加了 4 倍。

Seo 等人的资料表明,在起搏器和 ICD 植入当天至 827 天的随访中,11%~25% 的患者在术前存在的三尖瓣反流基础上发生了 1~2 级的恶化(表5-6-1)。

有文献报告,右室电极导线植入 7 年时,还能新发生三尖瓣反流的恶化或新发三尖瓣反流。这种三尖瓣反流远期增加的报告文献并非少见。Webster 报告 123 例儿科起搏器亚组(平均年龄 16 岁)的随访资料,在植入术前与术后 1 年和 2 年做了超声心动图的对比研究,发现 1 年内起搏器随访未发现三尖瓣反流恶化的增加,而 2 年后,三尖瓣反流的平均级别从 1.54 增加到 1.69($P<0.02$)。而全组 2270 例患者中,三尖瓣新发生反流或恶化一级者为 22%,二级者

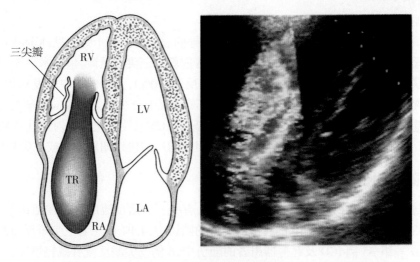

图 5-6-7　三尖瓣重度反流示意图

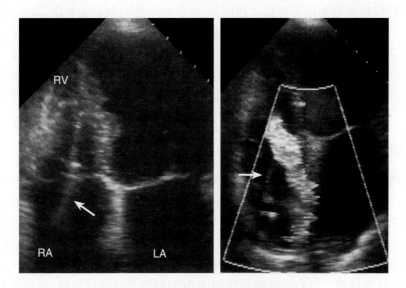

图 5-6-8　电极导线介导的三尖瓣重度反流
箭头指示电极导线

表 5-6-1　电极导线介导的三尖瓣反流

作者	例数	平均年龄（年）	ICD%	术前心电图	术后心电图	反流增加者（%）	统计学结果
De Cock et al	48	62	0	无	7.4 天	16	<0.05
Paniagua et al	745	77.5	0	无	时间不清	13	<0.001
Leibowitz et al	35	67	57	4.5 天	1.2 天	11	不清楚
Kucukarslan et al	61	53	10	3 天	1 天	13	不清楚
Webster et al	123	16	55	时间不清	242 和 827 天	25	<0.05
Kim et al	248	75.4	30	7 天	93 天	24	<0.05
Klutstein et al	410	72-77	0	75 天	113 天	18	<0.001

3%，而 63% 患者的三尖瓣功能无改变。

但另一方面，也有少量资料认为电极导线介导的三尖瓣反流十分少见，Kucukarslan 评估了 61 例起搏器及 ICD 患者，其中 49% 的患者植入术前就有三尖瓣反流，植入术后 5 例（16%）发生了轻度三尖瓣反流，3 例从轻度反流发展为中度反流（10%），无 1 例从中度发展到重度。因而作者认为植入术后急性或 6 个月时引发的三尖瓣反流十分少见。Leibowitz 研究了 35 例 ICD 或起搏器患者，结果发现，植入后三尖瓣反流情况未出现急性变化。针对这些资料，有学者认为，不少患者急性或短期内三尖瓣反流未加重，但在随后的慢性期新发生或三尖瓣反流加重。

四 随访期三尖瓣反流的改善

电极导线介导的三尖瓣反流患者的随访中，有些三尖瓣反流的程度在随访期发生了意外改善。在 Kucukarslan 报道的 410 例起搏器患者的随访中，4.4% 的患者三尖瓣反流改善了二级，而 Leibowitz 一组 35 例 ICD 及起搏器患者的随访中，6 例三尖瓣反流有减轻情况。三尖瓣反流改善的原因尚不清楚，可能与起搏器植入后全身血流动力学改善和右室压力的降低有关。

应当看到，尽管近年来相关资料日趋增多，但仍有一些问题尚未解决，其中与发表文章的局限性有关。例如：样本量小，随访时间短，测量结果的定义不统一，测量方法不一致，以及缺乏患者自身心脏传导与起搏时间的比较资料，导致不同文献研究结果的不确定性，尤其关于三尖瓣反流的流行病学，大多数相关的研究属于回顾性研究，必然存在一定的选择性偏倚，进而导致高估三尖瓣反流的发生率。不容怀疑，未来还需要更细致、更深入的研究，才能揭开这一神秘的面纱。

五 危险因素

对电极导线介导的三尖瓣反流发生的危险因素，目前认识还远远不足，有待更深入研究。

1. 年龄   成人人群的研究表明，高龄是发生电极导线介导的三尖瓣反流的危险因素，高发年龄为 72~75 岁，发生原因相对简单，一定比例的高龄患者可能原来就已存在不同程度的心脏瓣膜退行性改变，各瓣膜已存在老化、纤维化、瓣膜变硬、变脆，而植入的电极导线可能在术中发生瓣叶的穿孔与撕裂等，而儿童人群的研究未发现年龄为易患因素。

2. 电极导线的种类   与右室电极导线相比，ICD 除颤电极导线更粗、弹性更差，还多了金属的螺旋除颤电极，可对三尖瓣的关闭产生更大干扰，引起更多、更严重的瓣叶损伤，故比起搏电极导线更易引起三尖瓣反流或反流的恶化。一组 ICD 患者发生三尖瓣的反流率为 32.4%，而起搏器组的发生率仅 20.7%，两者之间有显著性差异（$P=0.048$）。

3. 电极导线的数量   植入右室电极导线的数量也和三尖瓣反流的发生或加重密切相关，即有两根右室电极导线者比仅一根右室电极导线者三尖瓣反流的发生率更高，反流更严重。

4. 电极导线的位置   Postaci 的研究发现，右室植入 2 根电极导线组发生 3 级反流更多见，有高达 55.6% 的患者发生了重度三尖瓣反流。相反，植入一根电极导线组发生率仅 9.4%，两组间有显著性差异（$P<0.05$）。Celikec 的资料却与多数文献相悖，其 40 例植入两根电极导线者三尖瓣反流的发生率为 83%，而一根电极导线组发生率为 77%，两组之间轻到中度三尖瓣反流的发生率无差异，但该研究中电极导线植入前缺少超声心动图的检查作为对照。

不少病例证实，电极导线的位置也是引发三尖瓣反流的高危因素，但该问题尚未完全解决。位于隔瓣、后瓣的电极导线是发生严重电极导线介导的三尖瓣反流的危险因素，相反，当电极导线位于瓣叶之间的瓣环侧，尤其当位于后瓣与隔瓣、或后瓣与前瓣之间时，似乎多数能引起轻到中度的三尖瓣反流。电极导线通过三尖瓣的方式也是另一重要的致病因素。当电极导线经两个腱索中间进入右室时,使电极导线容易黏附在三尖瓣的瓣叶或腱索,而电极导线与瓣叶或腱索的粘连是电极导线介导的三尖瓣反流的一个重要机制。

5. 心脏生物瓣 右室电极导线可独立引起中到重度的三尖瓣反流,并在无器质性心脏病的患者也能发生。至今,有研究直视心内膜电极导线使三尖瓣生物瓣患者发生了三尖瓣反流。一组 58 例三尖瓣生物瓣且需要植入心内膜起搏器或除颤器患者的回顾性研究中,经多普勒超声证实发生了电极导线介导的严重人工瓣反流的发生率为 9%,而 265 例对照组有生物三尖瓣但未植入电极导线者相比,其严重三尖瓣反流的发生率为 5%,两组间无明显差异($P=0.20$)。目前认为,三尖瓣的生物瓣有独特的解剖学结构,经过戊二醛固定后的三尖瓣生物瓣,瓣膜较小,瓣叶厚,瓣叶坚韧而不容易受到电极导线的损害。虽然患者数量少,随访时间短,但三尖瓣生物瓣发生电极导线介导的反流并发症较低的情况,支持这些患者可接受跨三尖瓣植入电极导线的操作。

6. 先天性心脏病 儿童人群的研究表明,非右心系统的先天性心脏病患者也是发生电极导线介导的三尖瓣反流的危险因素。

7. 其他 另外的危险因素包括:①二尖瓣 E 峰与 A 峰的比值低(提示舒张功能不良);②电极导线植入后出现较高的三尖瓣反流速度(提示肺动脉压升高);③左、右心房扩大;④左室射血分数处于正常值低限;⑤轻度二尖瓣反流等。表 5-6-2 列举了这些危险因素及发生三尖瓣反流的机制。

表 5-6-2 右室电极导线引发三尖瓣反流的危险因素与机制

危险因素	机制
患者相关因素	机械作用
与自体三尖瓣相关	电极导线黏附
年龄偏高	电极导线缠裹
E/A 比值低	瓣叶穿孔或撕裂
植入后较高的三尖瓣反流速度	电极导线损害
与植入术相关的因素	电极导线与瓣叶包裹或融合
ICD 电极导线	电极电线固定在心室壁
心室电极导线的数量增加	电学作用
电极导线位置与瓣环和瓣叶关系	右室机械性不同步
电极导线与腱索的关系	房室不同步
起搏部位不佳	

六 发生机制

成人三尖瓣反流分为功能性与器质性两种,功能性三尖瓣反流常因左心衰、心肌病等原因引起心腔、三尖瓣环扩张而继发性引起三尖瓣关闭不全。而器质性三尖瓣关闭不全多与三尖瓣本身的原发病因相关:包括瓣叶的风湿性瘢痕,三尖瓣叶裂,创伤或畸形引起。而右室电极导线介导的三尖瓣关闭不全多为后者。

1. 病理学反流 电极导线植入后几周或几个月随访时,电极导线广泛的炎性反应则能发生,并逐渐加重,这种连锁的炎性反应可使电极导线对心内膜的直接损伤(trauma)为起因,引起电极导线的周围侵蚀,血栓形成及血栓。

植入后的4~5天,电极导线上则有血栓形成,而电极导线下的心内膜有水肿,心肌细胞增生,急性炎性细胞的浸润,甚至纤维组织的包裹(图5-6-9)。2周后急性炎性反应逐渐消退,但电极导线下的内膜增厚,急性肉芽组织增生,同时沿电极导线的血栓形成细胞样组织等。7个月时,血栓完全内皮化,并围绕电极导线形成包裹鞘,这种纤维鞘或由新生的心内膜形成鞘的发生率为30%~80%,且以多点黏附在三尖瓣上,包括与腱索的粘连。血栓和纤维化黏附的其他部位还包括:右心房和上腔静脉,而在心尖部的肌小梁之间,电极导线的头端周围可形成楔形组织,引起局部组织不同程度的纤维化反应。

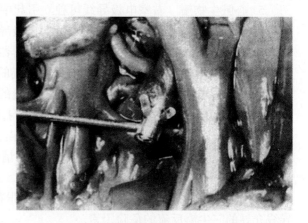

图 5-6-9 电极导线植入 48 小时被包裹
起搏器植入48小时后患者死亡,尸检时可见电极导线的头端已被包裹,探针将包裹的纤维分开,支起导线的头端使其清楚显示

电极导线的牵引作用还能引起与这些纤维化相连的新生内膜撕裂,造成心内膜的裂痕而引起心脏损伤。

尸检发现,电极导线与三尖瓣的黏附最常见:Robboy 报告的 7 例患者中 3 例属于这种情况,电极导线常穿过两根腱索之间。这种情况发生时,电极导线多固定在瓣叶的连合处。而不穿过腱索的电极导线一般不黏附在瓣叶结构上。这些病理学所见十分重要,即植入术中植入电极导线的位置不佳时,应当及时更换位置。另一临床意义是,在电极导线发生粘连和纤维化前,电极导线应在术中努力到位,或出现问题时更早实施介入干预。因此,术前应了解电极导线的安全植入位置。

2. 反流的发生机制 三尖瓣反流的发生机制分成机械性因素与电因素两种。

明确的机械因素包括:电极导线的粘连、电极导线与腱索的缠绕、环叶受损(撞击、冲击、侵犯)、瓣叶穿孔、瓣叶撕裂、电极导线被邻近融合的瓣叶包裹等(图5-6-10)。

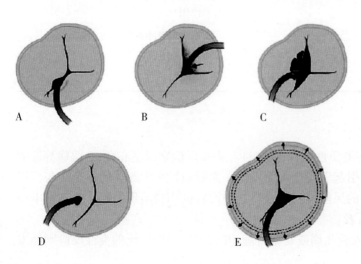

图 5-6-10 电极导线介导的三尖瓣反流机制图
A. 电极导线位于瓣叶之间,妨碍瓣叶关闭;B. 电极电线因纤维化及瘢痕形成而与瓣叶粘连引起三尖瓣关闭不全;C. 电极电线被三尖瓣包裹;D. 瓣叶穿孔或损伤;E. 瓣环扩张

目前还有报告认为导线头端被束缚或固定在心室壁时,进而能限制瓣叶的运动并干扰三尖瓣瓣叶之间的协调与功能,也能引起三尖瓣反流。此外,伴有三尖瓣环扩张者在有严重电极导线介导的三尖瓣反流患者中,检出率高达37%,因此,三尖瓣环的扩张可能是结果而不是原因。

电极导线的撞击作用可能是又一常见机制,一项研究中,有严重电极导线介导的三尖瓣反流患者中,高达39%的人存在电极电线对瓣叶的撞击,其中34%的人存在电极导线的粘连。有学者认为,电极导线的撞击现象可通过植入术中精细选择"电极导线安全位置"而能避免或纠正。Seo等人注意到,电极导线的撞击现象常影响三尖瓣的隔瓣和后瓣,如果电极导线放在三尖瓣各瓣叶的连合部位的环侧时,将不会发生严重的电极导线介导的三尖瓣反流(图5-6-11)。

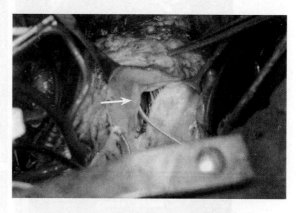

图 5-6-11　电极导线引起三尖瓣关闭不全
本图系三尖瓣外科术中所摄,可见起搏电极导线使三尖瓣前叶打褶,出现游离缘的摆动(箭头指示)

有时,电极导线介导的三尖瓣反流在心室起搏时明显,而窦性心律时却消失,这一现象与QRS波时限无关,与右室面积的急性改变或电极导线对瓣叶关闭的干扰有关。实际上,右心室腱索连接的心肌收缩时间的改变,尤其是右室机械失同步时能引起室间隔运动的变化,也能影响三尖瓣叶的恰当关闭,进而引起三尖瓣反流或反流加重。不少病例在窦律时,有轻度三尖瓣反流,而心室起搏时,三尖瓣反流的级别多数变为中度三尖瓣反流。

此外,心房和心室收缩的不同步引起心房收缩时间不适宜时,也可能是电极导线介导的三尖瓣反流的另一机制。

3. 三尖瓣关闭不全的病程　显然,三尖瓣关闭不全发生的时间与右室电极导线植入时间存在着时间上的非同步,立即就发生或很快就发生者可视为急性期发生,例如右室临时起搏电极引起的病例。但多数三尖瓣反流发生在电极导线植入6个月后。

电极导线介导的三尖瓣反流常是起搏器植入术后的晚发合并症,多数研究认为电极导线植入的早期很少引起三尖瓣反流的增加,而心内膜电极导线植入后三尖瓣反流发生时间与反流程度加重时间仍不清楚。植入6个月后,电极导线与三尖瓣之间的相互作用及三尖瓣反流对右心室功能的影响已有报告,但不同的发生机制是否有不同的时间进程尚不清楚。

七　临床诊断

显然,病史对诊断举足轻重,当患者右室电极导线植入后出现了三尖瓣反流的杂音或新发生右心衰竭时,应高度怀疑发生了电极导线介导的三尖瓣反流,并应想到,临床所见可能只是冰山一角,三尖瓣反流杂音虽然可能很轻,但心衰症状却提示这种情况处于进展期。

(一)床边诊断

1. 听诊　与其他原因引起的三尖瓣关闭不全一样,典型的听诊所见是胸骨下部均可闻及全收缩期杂音,但杂音也能出现在收缩早期或晚期,其杂音的最大特征是持续时间短,这是因跨三尖瓣血流迅速下降的结果,有人称其为匕首形图像(图5-6-12C),即反流在早期达峰后迅速下降。

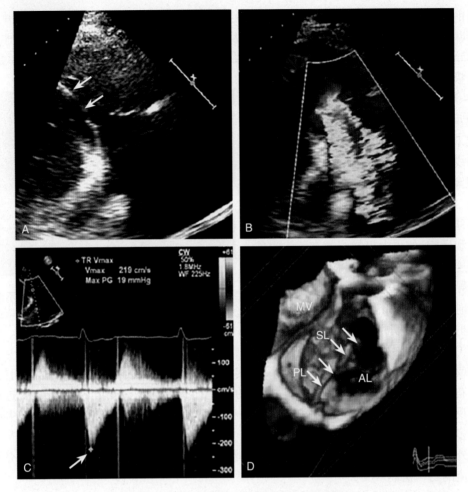

图 5-6-12　电极导线介导的严重三尖瓣反流

A. 彩色多普勒显示严重的三尖瓣反流；B. 连续脉冲多普勒的显像；C. 严重三尖瓣反流时
特征性匕首形图像，伴有早期达峰及迅速下降；D. 经食管三维超声显示：隔瓣和后瓣分别
受到起搏器电极导线的损害(箭头指示)

Rivero Carvallo 征是诊断三尖瓣反流的另一特征，该征于 1946 年被提出，主要特征是吸气后杂音增强(图 5-6-13)，这是吸气时静脉回心血流增加的结果。

2. 颈静脉搏动波　如上所述，严重三尖瓣反流时，反流的逆向血流可冲回到上腔的颈静脉，引起反流性 CV 波(图 5-6-14)，还可逆向反流到下腔肝静脉，引起肝脏搏动。

正常颈静脉搏动时可有收缩期前的 A 波，收缩晚期的 V 波。当伴大量三尖瓣反流时，可以出现 CV 波。实际上，这种巨大的 CV 波是反流性的颈静脉搏动，不用特殊的记录也能观察到，该波从颈的底部清楚上升，形成清晰的收缩期颈静脉搏动，是显著三尖瓣反流的重要体征。

(二)超声心动图显像技术的诊断

经过右室电极导线植入前后细致的体检对比，临床症状的对比，并结合相关检查，电极导线介导的三尖瓣反流的诊断不难做出，但要在定性之外还要对反流程度做定量判断、发生机制的探讨以及对病情的动态观察时，还要依赖超声心动图检查(图 5-6-15)。

目前，尚无专家共识推荐二维超声心动图在该种情况时检查的时机及频繁度，但超声心动

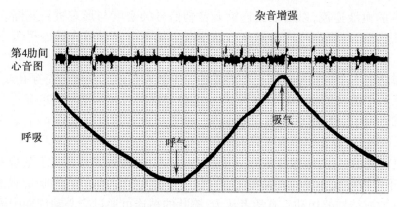

图 5-6-13　吸气后三尖瓣反流性杂音明显增强（箭头指示）

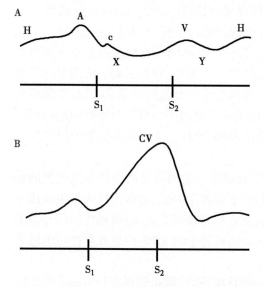

图 5-6-14　三尖瓣反流的巨大 CV 波
A. 正常的颈静脉搏动图；B. 三尖瓣反流时出现
巨大的 CV 波

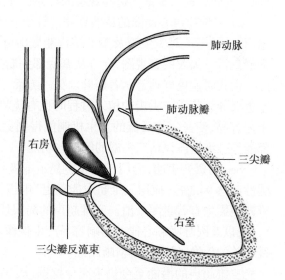

图 5-6-15　血流多普勒诊断三尖瓣的严重反流

图的不断监测十分重要。不少医疗中心在电极导线植入后 2~4 周或 6 个月随访时，常规行超声心动图的检查。

1. 二维超声心动图的诊断作用　三尖瓣装置的解剖结构相对复杂，与其他瓣膜相比其变异程度大。三尖瓣叶的大小不等，其在不同水平附着于与三尖瓣环，这使三尖瓣的立体成像技术或 CT 断层成像存在一定困难。一般情况下，常规方法不能同时在一个二维超声切面上看到三个瓣叶，只能显示两个瓣叶。这使识别每个瓣叶，评估瓣叶的运动及幅度面临着挑战，尤其想确定后瓣的病理学改变时尤为困难，因常规二维超声不能很好地显示。

通过彩色超声多普勒显像评估电极导线介导的三尖瓣反流可能存在陷阱或圈套。电极导线的影像可使反流显示不清。为克服这种情况，需要对三尖瓣进行多角度、多平面观察。对有右房扩大的患者，应用三尖瓣反流束面积法确定三尖瓣反流的严重度可造成对反流的低估，而且伴有十分严重的三尖瓣反流时，右室与右房之间的收缩期压力阶差可能变小而使三尖瓣反流的速度降低，这能造成对反流量的严重低估或不被识别。其他评估反流严重程度的方法还

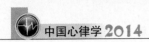

有监测肝静脉的血液逆流,以及根据连续多普勒信号的密度与形态进行判断。当了解了这些技术的局限性后,可提高临床与超声心动图医生检测电极导线介导的严重三尖瓣反流的水平。

对三尖瓣功能不全机制的诊断更有挑战性 少数患者的三尖瓣叶有穿孔或其他损伤,这能在外科手术治疗前获正确诊断。应当了解,电极导线跨过三尖瓣环时的显像有时很难清晰显示,在 Seo 研究中仅 17.2% 的患者可获诊断。随着经食管超声技术的应用,识别三尖瓣反流的病因学已有改善,但距真正的临床需求还相差很远。

除上文已讨论的显像、影像技术外,不同发生机制在二维超声影像学上显现的特征还缺少全面描述,对于电极导线介导的三尖瓣反流机制进行深入探讨的过程中,还应观察心内膜电极导线和邻近三尖瓣结构的运动。有学者认为,瓣叶的粘连可通过全心动周期中瓣叶和心内膜电极导线的相关程度做出诊断,当电极导线对瓣叶的关闭有干扰而无粘连时,提示三尖瓣叶有撕裂。当然,进一步证实这些观察的可靠性,并需提供更多的超声心动图的图像进行解释。

2. 三维超声心动图的诊断作用 评价三尖瓣叶的病理性改变时,三维超声明显优于二维超声,三维超声对三尖瓣及瓣下结构能做出更细致的评价。其从两个心房和两个心室切面上都能获得三尖瓣的直观图,允许从基底部到瓣尖全面评估三个瓣叶,包括后瓣。应用实时局部放大模式时能更好地显示各瓣叶。另一方面,全容积显像能充分显示腱索及乳头肌,在观察右室电极导线跨过三尖瓣的植入过程时也有优势。应用实时三维超声评价三个瓣叶间的协调性十分容易,使三尖瓣反流的发生机制能得到更好评价。90% 的有二维超声高质量图像的患者都能经三维超声评估三尖瓣的解剖与功能。

Seo 的资料表明,应用三维超声显示电极导线,以及识别三尖瓣环处的电极导线位置的敏感性高达 94.3%。应用三维超声能确定"电极导线的安全位置",因此,起搏器植入术中应用三维超声影像有着重要价值。三维超声的局限性包括:全容积显像模式时,时间和空间的分辨率欠佳,以及因呼吸和心律的影响容易产生伪像。在 Seo 的研究中约 5.7% 的患者存在与电极导线相关的伪像,妨碍获得清晰图像。

三维超声的潜能至今仍未充分挖掘,从 Nucifora 的首次报告,截止到现在只有 Seo 一个团队研究了该情况时三维超声技术的应用。导线安全位置目前已明确,就是电极导线要位于三尖瓣瓣叶连合处的瓣环侧,特别是隔瓣与后瓣的连合部位。有些学者应用三维超声的个人经验与体会和 Seo 相似,即遇到起搏器和 ICD 植入术后有严重三尖瓣反流时,三维超声可显示三尖瓣叶之间的连合可能被电极导线损伤,同时三维超声还能显示电极导线的走向,以及与三尖瓣环的关系。

八 治疗与预防

1. 外科治疗 尽管尚无电极导线介导的三尖瓣反流患者的长期预后资料,但十分清楚,三尖瓣反流程度的增加与死亡率的增加密切相关。业已明确,电极导线介导的三尖瓣反流可引发心衰,故严重者有时需要进行三尖瓣的外科干预治疗。对大多数患者而言重要的在于预防,而且容易做到。

发生电极导线介导的三尖瓣反流时,因电极导线的拔除尚有一定风险,电极导线常常黏附于三尖瓣的瓣下结构,使电极导线拔除时可损伤三尖瓣,故不推荐电极导线的拔除。当临床需要拔除电极导线时,外科手术是最佳选择。在 Lin 的研究中,全组病例都伴有电极导线介导的严重三尖瓣反流并有临床症状,随后全组病例均进行了外科干预。绝大多数患者还同时进行了其他的外科治疗:例如冠脉搭桥术或部分心肌切除术。治疗结果:该组仅 1 例发生围术期死亡,而其他 41 例患者中,22 例(54%)接受了换瓣术,19 例(46%)进行了瓣膜修补术。当不存在广泛的三尖瓣叶损伤时,最好选择修补术,同时移除电极导线,将其重新放置在不影响受损瓣叶的部位,最好缝合固定在后隔瓣或前后瓣连合处的隐窝。三尖瓣环的扩张同时存在时,需进行 DeVega 钱袋口样或环形瓣环成形术。

如果因起搏器或 ICD 电极导线对瓣叶的损害不宜行三尖瓣修补术时,需做换瓣术。在三尖瓣修补术后,由于电极导线能影响三尖瓣修复后的耐受性,故不推荐继续使用跨三尖瓣的电极导线。三尖瓣修补术后仍有跨三尖瓣电极导线的患者预后较差,要比无跨三尖瓣电极导线患者发生严重三尖瓣反流的几率增加一倍。还应当应用三维超声心动图技术评价电极导线与三尖瓣理想位置的研究,包括评估电极导线的位置、导线方向以及发生反流时如何解决。

2. 预防 目前电极导线介导的三尖瓣反流的预防资料较少,但有两个明确的问题需给予特别注意:①右室电极导线植入的正确操作方法需充分重视(图 5-6-16);②急性期发生严重三尖瓣反流时需及时处理。

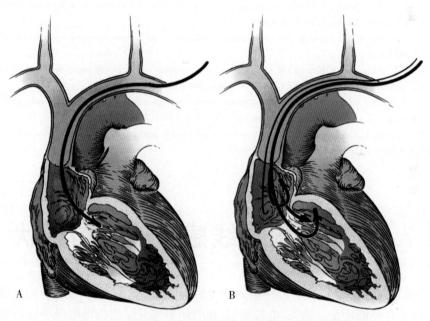

图 5-6-16 右室电极电线跨过三尖瓣进入右室的正确操作十分重要
如导管呈直线形植入(A)不如打弯儿后再跨过三尖瓣(B)

结束语:临床医生已逐渐认识到电极导线引起三尖瓣反流的发生率、特征、机制以及防治措施等。三尖瓣反流严重者可引发右心衰竭,不少病例需行外科矫形术。由于电极导线介导的三尖瓣反流相关的前瞻性、流行病学资料匮乏,以及诊断和治疗的相关资料少,使临床医生对其病因常了解不够。三维超声心动图是一项很有前途的诊断工具,可深入了解电极电线引发三尖瓣反流的机制,使其在评价三尖瓣反流时将起到重要的作用。

(郭继鸿)

参 考 文 献

[1] Rickard J, Wilkoff BL. Extraction of implantable cardiac electronic devices. Curr Cardiol Rep, 2011, 13:407-417.

[2] Glover BM, Watkins S, Mariani JA, et al. Prevalence of tricuspid regurgitation and pericardial effusions following pacemaker and defibrillator lead extraction. Int J Cardiol, 2010, 145: 593-594.

[3] Coffey JO, Sager SJ, Gangireddy S, et al. The impact of transvennous lead extraction on tricuspid valve function. Pacing Clin Electrophysiol, 2014 Jan, 37(1): 19-24.

[4] Polewczyk A, Kutarski A, Tomaszewski A, et al. Lead dependent tricuspid dysfunction: Analysis of the mechanism and management in patients referred for transvenous lead extraction. Cardiol J, 2013, 20(4): 402-410.

[5] Rodriguez Y, Mesa J, Arguelles E, et al. Tricuspid insufficiency after laser lead extraction. Pacing Clin Electrophysiol, 2013 Aug, 36(8): 939-944.

[6] Nazmul MN, Cha YM, Lin G, et al. Percutaneous pacemaker or implantable cardioverter-defibrillator lead removal in an attempt to improve symptomatic tricuspid regurgitation. Europace, 2013 Mar, 15(3): 409-413.

[7] Lin G, Brady PA. Device lead-induced tricuspid regurgitation: does it matter? Heart, 2014 Jun 15, 100(12): 900-901.

[8] Mediratta A, Addetia K, Yamat M, et al. 3D echocardiographic location of implantable device leads and mechanism of associated tricuspid regurgitation. JACC Cardiovasc Imaging, 2014 Apr, 7(4): 337-347.

[9] Höke U, Auger D, Thijssen J, et al. Significant lead-induced tricuspid regurgitation is associated with poor prognosis at long-term follow-up. Heart, 2014 Jun 15, 100(12): 960-968.

[10] Najib MQ, Vittala SS, Challa S, et al. Predictors of severe tricuspid regurgitation in patients with permanent pacemaker or automatic implantable cardioverter-defibrillator leads. Tex Heart Inst J, 2013, 40(5): 529-533.

[11] Mazine A, Bouchard D, Moss E, et al. Transvalvular pacemaker leads increase the recurrence of regurgitation after tricuspid valve repair. Ann Thorac Surg, 2013 Sep, 96(3): 816-822.

[12] Khoshbin E, Abdelbar A, Allen S, et al. The mechanism of endocardial lead-induced tricuspid regurgitation. BMJ Case Rep, 2013 Apr 9, 2013.

[13] Al-Bawardy R, Krishnaswamy A, Bhargava M, et al. Tricuspid regurgitation in patients with pacemakers and implantable cardiac defibrillators: a comprehensive review. Clin Cardiol, 2013 May, 36(5): 249-254.

[14] Abu Sham'a R, Buber J, Grupper A, et al. Effects of tricuspid valve regurgitation on clinical and echocardio-graphic outcome in patients with cardiac resynchronization therapy. Europace, 2013 Feb, 15(2): 266-272.

[15] Rainer PP, Schmidt A, Anelli-Monti M, et al. A swinging pacemaker lead promoting endocarditis and severe tricuspid regurgitation. J Am Coll Cardiol, 2012 Jun 5, 59(23): e45.

7. 起搏电极导线感染的中国现状

随着我国人口的老龄化,安置心律植入装置的数量不断增加,植入装置更换的数量不断增加,其并发症也在不断增加。感染、电极断裂、血管闭塞等并发症使得电极导线需要拔除的病例日益增加。为此,笔者对国内心律植入装置电极导线拔除作一概述。

一　电极导线拔除的原因

1. 感染　感染是电极导线拔除的首要原因,亦是拔除最常见的原因,感染包括安置装置的囊袋感染经久不能治愈,感染性心内膜炎,败血症或菌血症。1997 至 2003 年马坚等相继报道了一系列起搏电极导线拔除的临床病例,其中最大系列是 75 例患者(114 根电极拔除),其中 73 例为顽固性感染,感染病程为(2.5±2.2)年,9 例为败血症。2009 年翟莉等报道 20 例(35 根)电极导线的拔除,20 例均为囊袋感染,且经久难以治愈,感染病程 7(1~132)个月,其中败血病 8 例。

2. 电极导线断裂脱入心腔引起心律失常　马坚等报道的 75 例(114 根电极拔除)中,有 2 例为电极导线在锁骨下部位发生完全断裂,断裂脱入心腔,并引起了阵发性心房颤动或短阵室性心动过速;另外,杜修海等报道了1例男性、37岁患者在更换起搏器术后3个月出现心悸、气短,X线胸片示失用起搏电极残端在右室上部上腔静脉入口处,并在右房内圈成一大圈,10个月后患者突发心悸并晕厥、伴四肢抽搐,Holter监测示频发室性早搏,短阵室性心动过速,胸片示电极滑入右心内,并形成2圈,干扰起搏电极。经下腔静脉途径拔除电极导线后,上述症状消失。

3. 穿破心肌的电极导线 李学斌等报道了8例起搏电极导线引起的早期心脏穿孔的病例。8例均有起搏或感知功能障碍,其中5例有心前区疼痛,4例出现膈肌或胸部肌肉刺激症状,2例超声心动图检查少量的心包积液。心脏穿孔发生在术后30天以内。其中被动双极电极7根;主动双极电极1根。7例被动电极首先植入新的电极,并应用直接拔除法拔除穿孔的起搏电极导线,1例主动电极,拔回心腔后再次置入到右室流出道。另外,张常莹等报道了1例男性、61岁的患者安置VVI起搏器术后33天,出现左胸部及左季肋部疼痛,35天时心电图出现起搏和感知异常。胸片和CT均发现电极头端穿出心肌。首先安置1根新的电极导线,再在X线透视下采用直接拔除法缓慢回撤穿破心肌的电极导线至右心室腔,直至由锁骨下静脉取出。

4. 精神症状 安置心律置入装置后,特别是埋藏式心脏转复除颤器(ICD)产生精神症状的病例时有发生,文献综述国内已发生3例安置ICD的患者产生对抗和自杀行为,曾强烈要求拔除心律植入装置。这3例患者,其中2例自杀,1例电池耗竭后拒绝更换ICD。因此,精神症状亦可能是拔除电极导线的原因之一。2004年,刘启明等报道了1例患者,精神科诊断起搏器置入术后焦虑、疑病状态,予暗示疗法及氟西汀(百忧解)、咪达唑仑等药物抗焦虑治疗无效,要求取出起搏器。在起搏器(VVI)安置术后3个月,取出起搏器,旷置电极,但精神症状仍未缓解,再12天后,采用直接法,旋转法拔除电极导线失败,后在InSync左心室电极导引导管辅助下拔除了电极导线。之后精神症状消失。

5. 体内多根电极导线 多根电极导线,不管是废弃的,还是正在使用的,是造成感染的潜在危险因素;同时体内存在多根电极导线,也会影响电极导线的再植入,但目前国内还没见因多根电极导线影响电极导线的再放置而拔除的报道。体内因多根电极导线发生感染经久不能治愈的,而需电极导线拔除的却有报道。

二 电极导线的拔除方法

电极导线不仅与心肌组织紧密相连或嵌顿在心肌组织中,而且随着电极导线在血管中的留置时间变长,还会与血管壁、三尖瓣环,以及腱索等其他组织产生广泛的粘连。因此,电极导线的拔除,不仅要分离电极导线远端(或尖端)与心肌的连接,而且还要分离电极导线与周围血管或组织的粘连。目前国内电极导线的拔除方法主要有:①血管内反推力牵引法;②直接牵引法或加其他辅助措施;③机械扩张鞘;④体外循环下手术拔除;⑤杂交手术。

1. 血管内反推力牵引法 此法,马坚和王方正作了详细的叙述和介绍。采用一套标准的拔除工具:通过锁定导线或网篮导管,一方面可将牵拉力直接引至电极导线的远端,同时可防止电极导线的断裂;另一方面,经套叠式扩张鞘管相互分离与血管和心脏内粘连的电极导线。在牵拉锁定导丝或网篮导管的同时,将扩张鞘管顶住局部心肌,保持与牵引方向相反的推力,使电极导线很容易与所附着的心内膜或心肌分离。血管内反推力牵引法有上腔静脉途径和下腔静脉途径。目前报道的一些大的中心都常采用这种方法拔除电极导线。马坚等报道了75例,114根永久起搏电极导线的拔除,4例共5根失败;上腔静脉失败3根,为早期开展拔除技术,未改用下腔静脉途径;另2根心室电极导线因置入时间长达17年和20年,远端与局部心肌粘

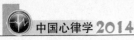

连牢固,经上腔和下腔静脉途径拔除均失败。最终完全拔除94根,部分拔除15根;总成功率95.5%。陈进等报道了80例,157根电极导线的拔除,经上腔静脉途径拔除126根,未拔出31根,未拔出的31根改为经下腔静脉拔除。导线拔除的成功率为100%。翟莉等报道了20例35根电极导线的拔除,只有1根电极导线拔除失败。另一些单位,亦采取该方法成功拔除了电极导线。

2. 直接牵引法或加其他辅助措施 对于植入体内的螺旋电极时间较短者(如<6个月),如电极导线没有与周围血管或心脏组织产生粘连的,直接从血管外牵引电极导线可较容易拔除电极导线,如陈再华等报道的1例心室电极的拔除。对于植入体内的翼状被动电极导线,即使时间较短者,如从血管外直接牵引电极导线亦很难拔除,如徐日新等报道的起搏电极导线植入近3个月后,采用直接拔除法不能拔除。因此,采用直接牵引法拔除电极导线时,往往辅助一些其他措施。①旋转直接拔除:该方法由马凌等报道:在皮肤破溃外彻底清创后,由原感染段拉出失用电极远心端,从失用电极导线内腔中置入加硬加粗导管钢丝,旋转进入,直至近心端,稍用力顶紧。将失用起搏电极和导线钢丝拉直后以针持夹夹紧,共同按逆时针方向旋转20~30圈,轻拉即可使电极头与心肌分离,拔除导线。该作者采用该方法为3例患者成功拔除了电极导线。任自文等采用类似的方法(旋转方向为顺时针)成功地将1例患者的电极导线与心内膜分离。②内芯钢丝连续曲线法直接拔除:该方法由叶文胜等报道:选择一直径合适的直内芯钢丝,插入起搏电极弹簧钢圈内,并送至最远端,如能顺利到达远端,则将其拔出,用拇指及食指,将其从远端至近端连续曲折5~10次,再次将其插入起搏电极弹簧圈内,送至远端。用纹氏钳夹住起搏电极弹簧圈体外端,顺其绕行方向旋转10~15圈,再沿相同方向旋转内芯钢丝3~5圈。用另一纹氏钳同时夹紧电极弹簧钢体外端及内芯钢丝。仍沿相同方向旋转5~10圈。术者用双手适当牵拉,5分钟后起搏电极远端脱离心肌组织。该作者采用该方法成功地拔除了1例患者的心室起搏电极导线。③左心室电极导引导管辅助:该法由刘启明等报道:先将40cm长的导引导管(Medtronic公司InSync左心室电极导引导管)用套内撕开刀剖开,沿起搏导线自体外远心端至近心端,轻度牵引起搏导线与导引钢丝(要拔除的电极导线内先插入了导引钢丝)的同时,反向推动外层导引导管,使之顶住近心端心肌附着点,以便电极头端从心肌附着处分离。该作者成功将1例患者的心室电极导线(采用直接牵引法,旋转法未能拔除)拔除。

3. 机械扩张鞘 使用机械扩张鞘不是一种单独的方法,是近来使用的一种工具,国内由李学斌等首先应用于临床。由于其使用的特殊性,故作为一种方法介绍。李学斌等使用的是Evolution机械扩张鞘:主要通过旋转鞘管远端的不锈钢刀片,来分离电极导线沿途粘连的纤维组织,而刀片的旋转是由术者操纵鞘管近端的手柄装置来实现的。此外,为避免头端刀片损伤血管壁,该装置还包含一个外鞘管。该作者使用Evolution机械扩张鞘,成功地将1例左侧腋静脉至上腔静脉完全闭塞的ICD患者的除颤电极导线与周围组织分离,并用血管内反推力法成功拔除除颤电极导线。采用机械扩张鞘或激光鞘,则能有效分离电极导线与周围组织和心肌的粘连。

4. 体外循环下手术拔除 从文献报道上看,似乎感染性心内膜炎并且超声心动图检查显示电极导线上附着赘生物或心腔内有赘生物是体外循环下手术拔除电极导线的适应证。4位作者报道共6例感染性心内膜炎患者行体外循环下电极导线拔除术,其中3例电极导线上附着赘生物,1例心腔内有赘生物;1例术前超声未发现赘生物,但术中发现电极导线及三尖瓣均有赘生物附着。另1例为慢性感染伴窦道形成行体外循环下电极拔除术。手术共拔除15根电极导线。刘刚等报道了8例感染性心内膜炎患者,7例行体外循环下手术电极导线拔除。术中均发现起搏导线上有明确赘生物形成,其中1例合并冠心病同期行冠状动脉旁路移植术。1例合并主动脉瓣赘生物同期行主动脉瓣置换术,2例行三尖瓣成形术,7例均痊愈。另1例则经深静脉途径拔除起搏电极导线,其赘生物大小为2cm×1cm,未发生血栓事件。段江波等报道了经静脉途径拔除6例心腔内存在赘生物的起搏和除颤电极导线,共16根电极导线(心房7,心室9,除颤1),14根完全拔除,2根残留电极头端。赘生物0.9cm×0.4cm至2.8cm×1.4cm,大小不等。有1例(赘生物最大者,2.8cm×1.4cm)术后发生了肺栓塞,但不需要外科干预。看来,感染性心内膜炎并心腔内赘生物形成是体外循环下手术拔除,还是静脉途径拔除有待进一步探索。

5. 杂交手术 对于经静脉拔除失败或预计可能出现心脏损伤的患者则需要开胸体外循环下拔除心内电极导线,可采用杂交手术。即小切口开胸暴露电极附着部位,于心脏直视X线透视下经静脉拔除心内导线的杂交手术。刘刚等报道了4例杂交手术拔除电极导线,其中2例为感染(1例为心房电极,另1例为心房、心室电极),电极分别植入6、17年;另2例为心室穿孔,电极植入年限分别为11年和8个月。外科手术对心室穿孔进行了缝合或修补。均成功拔除了电极导线。1例心室穿孔的病例拔除导线后出现室性心动过速或心室颤动,超声发现大量三尖瓣反流,在体外循环下修复了三尖瓣。从现有资料上看,杂交手术的经验不多,需进一步积累经验。

三 电极导线拔除的种类及难易程度

在电极导线拔除的方法中,使用最多的为血管内反推力牵引法,采用该方法拔除的电极导线最多。目前,国内报道了2例单中心的数量较多的电极导线拔除,他们都采取了上、下腔静脉途径拔除,各种电极导线数量见表5-7-1。最常见的要拔除的电极为右室电极导线,其次是心房电极,而左室电极和ICD电极导线拔除相对较少。

表5-7-1 2个单中心血管内反推力牵引法拔除电极导线的分布

作者	n	心房电极/根	右室电极/根	左室电极/根	ICD导线/根	VDD导线/根	临床成功率
马坚等	114	35	78	1	0	0	95.5%*
李学斌等	547	211	292	28	15	1	98.5%

注:* 早期经上腔静脉途径拔除失败3根,未改用下腔静脉途径拔除

陈进等将拔除的157根电极导线进行归类,比较经上腔静脉途径拔除的成功率,分析影响电极拔除的因素,发现电极导线植入的时间与拔除的成功率呈反向关系,即植入时间越长,成功率越低。1年以内、1~5年、5~10年、10年以上植入时间,其拔除成功率分别为100%、86.4%、76.2%和43.5%。但经上腔静脉途径未拔除的,均经下腔静脉途径拔除。不同部位的电极(心房、右室、左室、ICD)、患者的不同年龄,经上腔静脉途径拔除的成功率无明显差异($P>0.05$)。

四 电极导线拔除的并发症

马坚等在拔除114根电极导线时,发生心包压塞1例,急诊外科手术证实为右心耳撕裂;1例术后超声检查发现少量心包积液。陈进等在对80例157根电极拔除时,1例经下腔静脉途径拔除心房电极后,发生急性心包压塞,经心包穿刺置管引流后好转。段江波等对6例心腔内有赘生物患者的电极导线进行拔除时,有1例发生肺栓塞(不需外科干预)。李学斌等总结547根电极导线拔除过程或拔除之后发生的并发症,除1例气胸、1例轻度肺栓塞,发生严重的

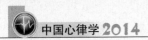

并发症9例(包括3例死亡病例),其中5例术中出现的急性心脏压塞均出现在拔除心房电极导线之后的即刻,且上述心房电极导线的植入时间均 >10年,提示植入时间长的心房电极导线拔除风险更高。此外,还有三尖瓣撕裂,需外科手术修补、合并下肢静脉血栓,残留硅胶管致持续发热等并发症。可能还有更严重的上腔静脉撕裂并发症。

总之,心律植入装置电极导线拔除的关键点为电极导线的头端与心肌的分离,以及电极导线体部与血管或组织结构粘连的分离。这需要根据或评估具体情况而采取不同的拔除策略。因此,只要措施恰当,拔除则是安全、有效的,否则并发症将是致命的。电极导线拔除的难易程度还与电极的材料和结构有关,在放置电极导线时,尽量考虑使用螺旋电极、纳米涂层电极、单极电极等可以减少电极与组织的黏附程度,有利于日后电极导线的拔除。

(丁世芳　向晋涛)

参 考 文 献

[1] 马坚,王方正,华伟,等.血管内反推力牵引术拔除感染性起搏电极导管.中国心脏起搏与心电生理杂志,1997,11:183.

[2] 马坚,王方正,张澍,等.经下腔静脉途径反推力牵引法拔除永久性起搏电极导线.中国心脏起搏与心电生理杂志,2001,15:153.

[3] 马坚,王方正,张澍,等.经静脉途径拔除114根永久性起搏电极导线.中国心脏起搏与心电生理杂志,2003,17:436

[4] 翟莉,王京,吕豪,等.应用血管内反推力牵引技术拔除35根永久性起搏电极导线.武警医学,2009,20:1117.

[5] 杜修海,秦勉,曹世平,等.成功拔除滑入右心内的起搏电极残端一例.中国心脏起搏与心电生理杂志,1999,13:181.

[6] 李学斌,王斌,刘书旺,等.起搏电极导线引起早期心脏穿孔临床特点及处理.临床心血管病杂志,2008,24:565.

[7] 张常莹,薄小萍,崔志敏,等.右室起搏电极晚期穿孔拔除1例.临床心血管病杂志,2011,27:879.

[8] 向晋涛,江洪.埋藏式心脏转复除颤器治疗的心理问题.中国心脏起搏与心电生理杂志,2009,23:15.

[9] 刘启明,周胜华,祁述善,等.InSync左心室电极导引导管辅助拔除起搏电极导线一例.中国心脏起搏与心电生理杂志,2004,18(1):56.

[10] 陆林祥,王晓华,葛郁芝,等.血管内反推力牵引法取出起搏器电极导管治疗起搏器系统感染1例.临床心血管病杂志,2005,21:690.

[11] 吕豪,翟莉,黄洁,等.三腔起搏器囊袋感染电极拔除1例.军事医学,2012,36:640.

[12] 王骏,刘旭.体外循环下拔除起搏电极治疗感染性心内膜炎二例.中国心脏起搏与心电生理杂志,2001,15:215.

[13] 张常莹,崔志敏,李库林,等.外科手术除去感染起搏电极后再植入心脏起搏器一例.中国心脏起搏与心电生理杂志,2010,24:276.

[14] 马坚,王方正.起搏电极导线拔除技术的临床应用.中国心脏起搏与心电生理杂志,1998,12:51.

[15] 段江波,李学斌,王龙,等.经静脉途径拔除心腔内存在赘生物的起搏和除颤电极导线.中国心脏起搏与心电生理杂志,2013,27:13.

[16] 陈进,李学斌,王龙,等.经静脉途径拔除起搏电极导线的影响因素.中国心脏起搏与心电生理杂志,2012,26:489.

[17] 徐日新,李寿桢,徐遐华,等.血管内反推力牵引法拔除心内膜起搏电极一例.中国心脏起搏与心电生理杂志,1998,12:217.

[18] 陈再华,陆林祥,洪浪,等.血管内反推力法成功拔除铜假单孢菌所致起搏器系统感染电极一例.中国心脏起搏与心电生理杂志,2011,25:369.

[19] 马凌,杜修海,胡静泠,等.旋转法直接拔除心脏废用感染起搏电极导线三例.中国心脏起搏与心电生理杂志,2002,16:99.

[20] 任自文,刘跃森,韩瑞丰,等.一种简易的永久起搏电极导线拔除法.中国心脏起搏与心电生理杂志,1998,12:76.

[21] 叶文胜,张耿新,刘建球,等.内芯钢丝连续曲折法拔除感染永久起搏电极.华夏医学,2001,14:6.

[22] 李学斌,王龙,田轶伦,等.使用Evolution机械扩张鞘拔除埋藏式心脏转复除颤器电极导线一例.中国心脏起搏与心电生理杂志,2013,27:362.

[23] 罗立国,景华,胡小南,等.体外循环下心脏不停跳拔除心室起搏电极治疗感染性心内膜炎二例.中国心脏起搏与心电生理杂志,2009,23:559.

[24] 王明岩,李伯君,高长青,等.永久心脏起搏器植入术后慢性感染伴窦道形成体外循环手术治疗一例.中国心脏起搏与心电生理杂志,2011,25:570.

[25] 刘刚,陈生龙,汤楚中,等.外科心脏直视手术治疗起搏器感染性心内膜炎//李学斌,郭继鸿.心律植入装置的感染与

处理.北京大学医学出版社,2013,111-115.

[26] 刘刚,陈彧,凌云鹏,等.杂交手术:拔除高危的感染电极导线 // 李学斌,郭继鸿.心律植入装置的感染与处理.北京:北京大学医学出版社,2013:116-119.

[27] 李学斌,王龙,李鼎,等.单中心大系列组经静脉拔除电极导线的回顾性研究 // 李学斌,郭继鸿.心律植入装置的感染与处理.北京:北京大学医学出版社,2013:86-92.

[28] 李学斌.起搏电极导线拔除合并下肢静脉血栓 1 例 // 李学斌,郭继鸿.心律植入装置的感染与处理.北京:北京大学医学出版社,2013:311-313.

[29] 李学斌,刘刚,段江波.感染电极导线拔除后残留硅胶管致持续发热 1 例 // 李学斌,郭继鸿.心律植入装置的感染与处理.北京:北京大学医学出版社,2013:332-334.

8. 电极导线拔除引起的动静脉瘘

随着心律植入装置植入数量的激增,植入装置感染的问题也日益凸显。随着认识及处理经验的提高,电极拔除工具也在不断更新,能量拔除鞘管的应用(射频能量鞘、激光鞘等)大大提高了电极导线拔除的临床成功率,但是不可避免的也带了相应的并发症。近来,一组关于经静脉电极导线拔除引起的动静脉瘘合并症的报道引起了广泛的关注,本文将对电极拔除所致的上肢血管动静脉瘘形成作一文献的综述。

一　经静脉电极导线拔除动静脉瘘发生率

文献报道,电极拔除并发症发生率约为 1%~2%,主要并发症包括心肌撕裂、心包压塞、肺栓塞及气胸等。电极导线拔除后静脉撕裂的并发症已有报道,但是电极拔除后动静脉瘘的发生报道比较少。

2000 年,Kumins 等报道 2 例经静脉电极导线拔除相关的动静脉瘘。2014 年,Cronin 等研究回顾性分析了 2471 例电极拔除患者,其中 8 例患者(6 例起搏器患者,2 例 ICD 患者)发生电极导线拔除相关的动静脉瘘,电极拔除相关动静脉瘘的发生率约为0.3%。另外,该研究还发现,与无动静脉瘘并发症患者相比,出现该并发症的患者电极植入时间更长(中位植入时间 7.0 年 *vs.* 7.7 年),并且 8 例患者均使用能量鞘管辅助电极拔除。尽管文献报道的经静脉电极导线拔除相关的动静脉瘘发生率较低,但是笔者认为目前对该并发症的认识不足,同时动静脉瘘发生的临床表现隐匿,所以该并发症的发生率实际上高于目前的认识。

二　经静脉电极导线拔除动静脉瘘发生机制

能量鞘管(射频能量鞘、激光鞘等)的应用给电极导线拔除带来高成功率的同时,也出现了相应的并发症,近年来临床医生开始认识到经静脉电极导线拔除导致动静脉瘘的发生。

动静脉瘘发生的主要机制在于电极导线与血管组织的粘连。电极导线植入时间长,电极导线周围瘢痕组织是电极导线拔除的重要影响因素,过度牵拉或鞘管过度分离将会导致并发症的发生。鞘管的过度分离将导致静脉管壁的撕裂(图 5-8-1),同时可以导致毗邻动脉管壁损伤甚至穿孔(图 5-8-2、图 5-8-3),最终导致动脉与静脉血管相交通,导致动静脉瘘的发生。

如图 5-8-1 及图 5-8-2 所示,两例经静脉电极导线拔除患者尸检解剖图,两例患者均应用激光鞘管辅助电极导线拔除,尸检发现动静脉瘘管形成,解剖显示均存在静脉管壁的撕裂,同

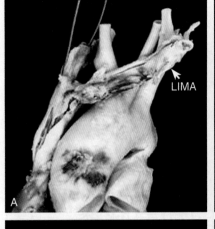

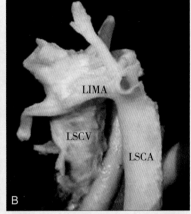

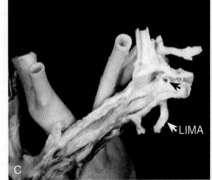

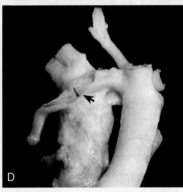

图 5-8-1 经静脉电极导线拔除患者动静脉瘘形成尸检解剖图

A. 白色箭头示左侧乳内动脉(LIMA)位于左侧锁骨下动脉后方,右侧可见再植入后电极导线通过右侧无名静脉进入上腔静脉;B. 锁骨下静脉毗邻关系图,可见左侧锁骨下静脉(LSCV)后方为左侧锁骨下动脉(LSCA),左侧乳内动脉是左侧锁骨下动脉发出的侧枝动脉紧邻锁骨下静脉走行于锁骨下静脉后方;C. 左侧锁骨下静脉剖面图,可见左侧锁骨下静脉邻近左侧乳内动脉处一瘘管(黑色箭头)连通锁骨下静脉与乳内动脉;D. 剖开左侧乳内动脉,左侧乳内动脉内可见一裂隙样的瘘管(黑色箭头)与锁骨下静脉交通

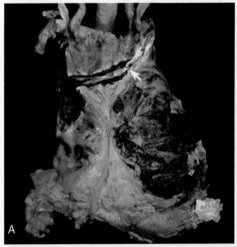

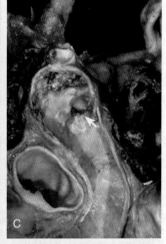

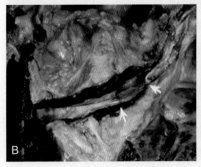

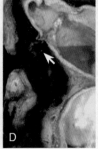

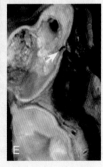

图 5-8-2 经静脉电极导线拔除后主动脉与左侧无名静脉之间动静脉瘘形成

A. 壁层心包可见大量出血,白色箭头示左侧无名静脉;B. 沿长轴剖开左侧无名静脉,可见左侧无名静脉与主动脉毗邻的部位撕裂(白色箭头);C. 可见升主动脉扩张,主动脉连接无名动脉的部位可见一个破口;D 和 E. 可见主动脉破裂的部位(E 图白色箭头)紧邻无名静脉撕裂部位(D 图白色箭头),周围可见大量的出血

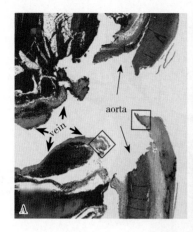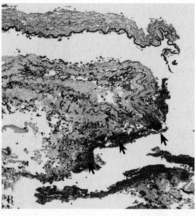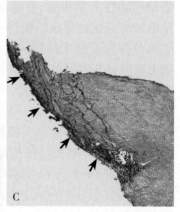

图 5-8-3 动静脉瘘患者组织病理学

该病理组织取自动静脉瘘管血管部位。A 图可见静脉管壁组织与动脉组织连通,B 图可见静脉管壁内大量出血及激光鞘管所致的热损伤(黑色箭头所示),C 图同样可见动脉管壁内大量出血及激光鞘管所致的热损伤(黑色箭头)

时邻近动脉管壁损伤穿孔最终导致动静脉瘘管的形成,并且最终因动静脉瘘管导致血流动力学障碍以及因自身心脏功能的异常导致手术相关的死亡。图 5-8-3 组织病理分析同样可以看到静脉管壁及动脉管壁的撕裂、交通,同时管壁存在出血及能量鞘管应用所致的热损伤。这也证实了能量鞘管造成热力损伤最终导致动静脉瘘的发生。

　　另外,动静脉瘘管可能在装置植入时已经存在,只是无明确临床症状,但是在电极导线拔除过程中出现,甚至导致灾难性的后果。如图 5-8-4 所示,在装置植入时出现的动静脉瘘管形成,选择性乳内动脉造影检查可见锁骨下静脉显影。因此,在电极导线拔除之前应当警惕上述情况,避免造成严重的后果。

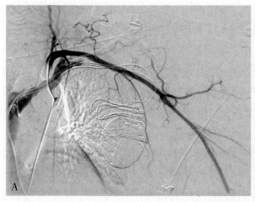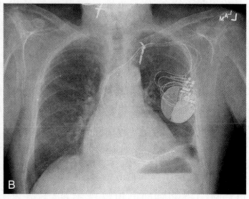

图 5-8-4 装置植入导致的动静脉瘘形成

A 图示电极导线植入后乳内动脉造影可见锁骨下静脉及动脉均显影,明确诊断为电极导线植入所示的动静脉瘘;B 图为给予血管内支架治疗,封堵动静脉瘘管,最终治疗好转

三 经静脉电极导线拔除动静脉瘘发生部位

　　应用能量鞘管电极导线拔除电极导线,其步骤为:首先应用锁定钢丝锁定电极导线,适当力量牵拉,形成轨道样的作用,鞘管沿电极导线分离周围粘连组织。这样的分离步骤导线与鞘

管的同轴性非常重要,导线与鞘管不同
轴就容易造成血管壁的损伤及穿孔。血
管夹角部位是并发症常见的发生部位,
如无名静脉与上腔静脉的交界部位就是
电极导线拔除高风险部位,主要是由于
该部位血管夹角比较大。另外,右侧锁
骨下静脉及无名静脉与上腔静脉夹角角
度大,应用鞘管电极导线拔除风险高于
左侧。如图5-8-5所示,文献报道经静脉
电极导线拔除动静脉瘘常见发生部位:
毗邻的静脉与动脉是常见的发生部位,
如锁骨下静脉与锁骨下动脉,锁骨下静
脉与乳内动脉,无名静脉与主动脉,无名
静脉与头臂动脉。电极导线拔除过程中,
上述部位分离电极导线应当特别谨慎,
避免血管壁的撕裂及穿孔,避免动静脉
瘘的发生。

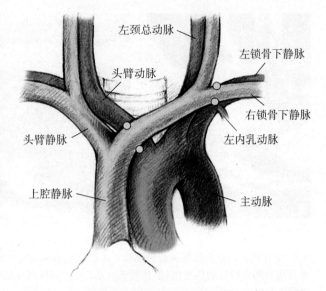

图 5-8-5　经静脉电极导线动静脉瘘常见发生部位示意图
如图所示动静脉瘘常见发生部位(黄色点状部位):锁骨下
静脉与锁骨下动脉,左侧锁骨下静脉与左侧乳内动脉,无名
静脉与主动脉,无名静脉与右侧头臂动脉

四　经静脉电极导线拔除动静脉瘘临床表现及诊断

(一)经静脉电极导线拔除后动静脉瘘临床表现

1. 急性血流动力学障碍　部分急性发生的动静脉瘘可以导致血流动力学障碍,导致患者
在电极拔除过程中出现急性的心功能衰竭、心肌梗死,甚至猝死。在电极拔除过程中患者突然
出现血流动力学障碍,首先考虑到的往往是心包压塞、急性重度的三尖瓣反流、肺栓塞等常见
急性并发症,往往忽视了急性动静脉瘘管的发生。因此,临床医生应该了解急性动静脉瘘发生
同样可以导致血流动力学障碍,特别是在应用激光鞘等器械辅助电极拔除的患者中,更应当提
高警惕。

部分患者出现一侧上肢动脉血压降低。通常电极拔除患者动脉压力监测位于右上肢,而
累及右侧头臂干动脉的动静脉瘘管,会导致右侧动脉血压降低,在临床诊断中应当注意鉴别。
部分文献建议,临床高度怀疑动静脉瘘发生的患者,应当使用下肢动脉血压监测,以便提供更
准确的血流动力学参数,做出正确诊断。

2. 隐匿性表现　部分患者临床表现不典型,在电极导线拔除后才逐渐出现临床症状和
体征。

(1)新出现的胸前区持续性杂音:电极拔除后新出现的持续胸前区杂音,应当高度怀疑动
静脉瘘的发生。而胸前区的杂音往往在电极导线拔除数日或数周后才出现,这可能与电极导
线拔除后动静脉瘘管逐渐形成有关,手术过程中瘘管并未完全形成,表现不明显。胸前区连续
性杂音还应当与其他疾病相鉴别,主要鉴别诊断包括以下几种疾病:首先应当排除先天性心脏
疾病(如动脉导管未闭),其次为肺血管等大血管的动静脉瘘,其他少见的原因包括乳腺杂音、
房间隔缺损患者同时合并二尖瓣狭窄等。

(2)一侧上肢肿胀:部分动静脉瘘患者出现一侧上肢肿胀,但是该症状并不特异,电极拔除
后静脉血栓形成同样可以导致一侧上肢肿胀。文献报道的电极拔除后静脉血栓形成发生率约

为 0.4%，与动静脉瘘管的发生率相近。临床医生应当警惕该症状的出现，注意鉴别，临床的听诊可以将两种情况所致的上肢肿胀加以鉴别。

（3）临床可疑症状：①静脉压升高：电极导线拔除后静脉压升高，导致穿刺或鞘管持续出血，提示动脉损伤或动静脉瘘。因此，在电极导线拔除后，应当注意鞘管的出血情况，判断是否存在静脉压力升高的情况，警惕动静脉瘘管的发生；②严重的胸部及后背疼痛：部分患者电极导线拔除后出现胸部及背部疼痛，此时也应当警惕动静脉瘘的发生，疼痛可能与出血相关。经静脉电极导线拔除后动静脉瘘的发生大部分临床表现隐匿，症状不典型，应当提高警惕，注意鉴别，及时处理。

（二）经静脉电极导线拔除动静脉瘘的诊断

动静脉瘘诊断的金标准仍然是选择性的造影检查，如图 5-8-6 所示，选择性的动脉造影检查可见动脉显影的同时相邻静脉显影，可以明确诊断为动静脉瘘管的形成。另外，选择性的造影检查还可以发现局部假性动脉瘤的形成（图 5-8-6-B）。超声及 CT 检查特异性及敏感性均低于造影检查。Cronin 等研究回顾性分析了 8 例电极导线拔除相关的动静脉瘘患者，7 例患者通过选择性动脉造影明确诊断为动静脉瘘，而 5 例患者行 CT 检查仅 2 例出现阳性结果，4 例患者行超声检查，仅 1 例出现阳性结果。目前认为，如果一旦怀疑导线拔除后动静脉瘘形成，应当及时行造影检查明确诊断。

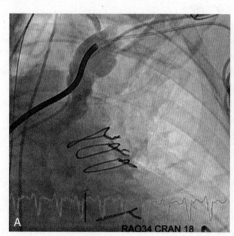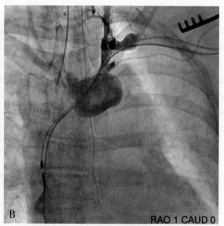

图 5-8-6　经静脉电极导线拔除动静脉瘘形成（造影检查结果）

A. 选择性的左侧乳内动脉造影检查，可见左侧无名静脉显影，但是左侧乳内动脉远端并未显影，该患者曾行冠脉搭桥手术，左侧乳内动脉与冠状动脉前降支相连，由于电极拔除过程中出现动静脉瘘（左侧乳内动脉与无名静脉），最终导致患者前壁心肌梗死；B. 造影可见头臂干动脉与左侧无名静脉动静脉瘘管形成，并且局部形成假性的动脉瘤

五　经静脉电极导线拔除动静脉瘘治疗

目前经静脉电极导线拔除动静脉瘘的治疗包括内科介入治疗及外科手术治疗两种方法。文献报道内科介入治疗成功率高，主要采用选择性造影明确诊断后，植入覆膜支架，分别封堵动脉及静脉瘘管的开口部位（图 5-8-7），最终达到治疗的目的。

总之，经静脉电极导线拔除相关的动静脉瘘临床表现不典型，症状比较隐匿，甚至出现在电极导线拔除后数日至数周，不容易识别和诊断，临床医生应当提高警惕，特别在应用能量鞘管辅助电极拔除患者中应当注意鉴别。电极导线拔除患者出现胸部持续性杂音，上肢肿胀，鞘

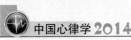
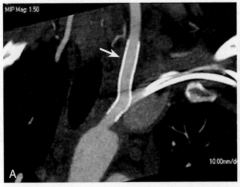
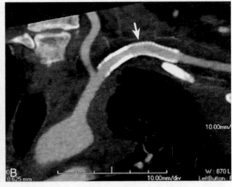

图 5-8-7　经静脉电极导线拔除后动静脉瘘患者内科介入治疗后 CT 检查

该患者动静脉瘘管位置为左颈总动脉与锁骨下静脉形成瘘管。该图为内科介入治疗覆膜支架植入后 CT 检查结果。A. 可见左颈总动脉植入的支架(箭头);B. 左侧锁骨下静脉植入支架(箭头)

管静脉压力增高、持续出血,都提示动静脉瘘管的形成,选择性的动脉造影检查能提供准确的诊断,及时的诊断和处理能够改善患者预后。

(李学斌　昃峰)

参 考 文 献

[1] Cronin EM,Brunner MP,Tan CD,et al. Incidence,management,and outcomes of the arteriovenous fistula complicating transvenous lead extraction. Heart rhythm:the official journal of the Heart Rhythm Society,2014,11:404-411.

[2] Kumins NH,Tober JC,Love CJ,et al. Arteriovenous fistulae complicating cardiac pacemaker lead extraction:recognition, evaluation,and management. Journal of vascular surgery,2000,32:1225-1228.

[3] Anastacio MM,Castillo-Sang M,Smith TW,et al. Iatrogenic left internal thoracic artery to left subclavian vein fistula after excimer laser pacemaker lead extraction. *The Journal of thoracic and cardiovascular surgery*,2012,143:e35-37.

[4] Milla F,Mack CA,Girardi LN. Arteriovenous fistula after laser-assisted pacemaker lead extraction. The Annals of thoracic surgery,2006,81:2304-2306.

[5] Yamada T,Robertson PG,Kay GN. Innominate vein to left internal mammary artery bypass graft fistula during laser lead extraction:salvage with covered coronary artery stent. Europace:European pacing,arrhythmias,and cardiac electrophysiology: journal of the working groups on cardiac pacing,arrhythmias,and cardiac cellular electrophysiology of the European Society of Cardiology,2013,15:717.

[6] Kim HY,Heywood JT,Jacobson AK,et al. Arteriovenous fistula:a complication of cardiac pacemaker lead placement and its management with percutaneous embolization. Pacing and clinical electrophysiology:PACE,1993,16:2310-2312.

[7] Baddour LM,Epstein AE,Erickson CC,et al. Update on cardiovascular implantable electronic device infections and their management:a scientific statement from the American Heart Association. Circulation,2010,121:458-477.

[8] Wilkoff BL,Love CJ,Byrd CL,et al. Transvenous lead extraction:Heart Rhythm Society expert consensus on facilities,training, indications,and patient management:this document was endorsed by the American Heart Association(AHA). Heart Rhythm, 2009,6:1085-1104.

9. 心律植入装置与房颤

　　心律植入装置是一种主要以治疗缓慢和快速心律失常为目的的有创疗法。心律植入装置术前及术后与心房颤动有密切的联系。本文就心律植入装置与心房颤动的一些临床问题作一探讨。

一　脉冲发生器对房颤的识别

脉冲发生器根据心房电极感知到的心房除极波(AS)的频率及持续时间来做出心房颤动的诊断。因此,只有 AAI/DDD(包括 CRT/CRTD)而非 VVI(包括单腔 ICD)起搏器具有此功能。脉冲发生器对"房颤"的定义可有不同的程控设定。不同的研究中房颤的诊断条件多为 >190~200 次/分,持续 6~10 个 RR 间期或 5 秒 ~6 分钟。显然,这明显小于临床上房颤的心电图诊断标准,后者为房颤波(f 波)频率 400~600 次/分。其原因包括:①房颤时 f 波腔内振幅较低,容易被常规设置的心房感知灵敏度所漏感知;②总心房不应期(TARP=AVD+PVARP)内的 f 波要么不会被感知,例如落在心室后心房空白期内(PVAB)的 f 波;要么为不应期感知(AR),两者都不会重启时间周期,如图 5-9-1 所示。假如 PVAB 为 120 毫秒,而房颤时平均心室率(RR 间期)为 85 次/分(705 毫秒),则本次心室事件到下次心室感知事件之间约 1/5 的时间内的 f 波不可能被感知(120 毫秒/750 毫秒)。因此,若设定的判断房颤的 AS 频率过高,则容易发生漏识别的房颤事件。

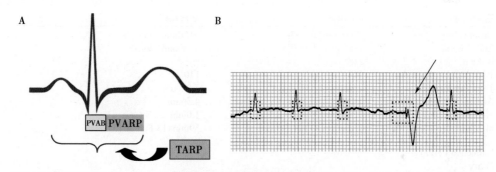

图 5-9-1　心房不应期示意图

A. 窦律时心房不应期示意图,TARP(总心房不应期)=AVD(房室间期)+PVARP(心室后心房不应期),其中 PVARP 的前半部分(约 120 毫秒)为 PVAB(心室后心房空白期),此期内心房无感知功能;B. 红色点状方框内的 f 波肯定不被感知(PVAB),其中,心室起搏脉冲(箭头所示)前的 AVD 间期内感知到了一次 f 波,在 AVD 间期内 f 波同样不被感知

二　房颤诊断的现状及起搏器对诊断房颤具有的优势

起搏器是现有诊断患者是否存在房颤及其负荷的最确切方法。目前临床上关于房颤的诊断通常是基于患者的临床症状及诊所心电图或 24 小时 Holter 而确立。

1. 患者的症状　房颤患者可表现为心悸或由此导致的其他诸如胸闷等症状。根据这些症状判断是否由房颤所致存在很多问题。一方面,房颤并不总是伴有明确的临床症状;而另一方面,患者的不适主诉并不一定与房颤事件相关。再者,如房颤发生在睡眠中也多不能被患者觉察。Quirino 等用患者自身症状与起搏器对房颤的判断进行了对比研究,发现利用自身症状判断房颤的灵敏度及特异性分别为 19% 和 21%,显示患者的自身症状对房颤的判断很不可靠。

2. 常规心电图及 Holter 记录　显而易见,对发作并不频繁的患者,其敏感性很差,虽然它的特异性最高。实际上,患者发生不适时的即刻心电图是判断房颤是否是"罪犯"的金标准,但由于各种原因(发作时间太短就诊时已恢复正常、心悸时未去就诊和无症状性房颤等等),很多临床情况下难以确定两者的相关性。

不少学者提出通过体表心电图 Pmax(同步 12 导联中最大的 P 波时限)延长(≥110 毫秒)和 Pd(P 波离散度)增大(>40 毫秒)可预测房颤。Pmax 与 Pd 联合应用对预测房颤的敏感性达 75%,特异性 90%。Pd 与 Pmax 两项指标测量简单、方便、无创,可重复性强,易于为患者接受,但其对房颤诊断方面的确切作用,目前尚无定论。

3. 心电无线远程监测 虽然比常规心电图和 Holter 记录更加及时、方便,但它也存在弊端,即只有患者在发生不适时用远程心电监护仪采集数据进行传输操作才能做到实时记录,因此,同样不能对无症状及睡眠中发生的房颤事件进行监测和判断。

4. 可植入式心电记录系统 如 Medtronic 公司的 Reveal 系统。新一代 Reveal 系统具有长程(3 年)不间断记录的优点。但单纯为了诊断房颤而使用该系统在临床上是不现实的,毕竟它只是一个有创且价格昂贵的诊断而非治疗方法。临床通常只将其用于诊断不明原因的晕厥。

5. 脉冲发生器 起搏器在诊断房颤方面具有优势。只要心房电极所在心房肌除极波(P 波或 f 波)振幅足够高且脉冲发生器心房感知灵敏度设置恰当,则根据程控设定的房颤判断标准、起搏器的模式转换次数等可准确获得随访间期内发生房颤的次数、持续时间及房颤负荷等信息(图 5-9-2)。

Episodes	A Rate	V Rate
Onset Criteria	>200min^{-1} for >5s	>150min^{-1} for >2s
End Criteria	<180min^{-1} for>20s	<130min^{-1} for>5s
Burden	2.0%	—
Total Number Episodes	240(3.1/day)	110
Total Duration	1.6days	7.8hours
Average Duration	9.4min	4.3min
Median Duration	1.5min	1.0min
Maximum Duration	6.9hours (13 Feb 2013)	59min (13 Feb 2013)
Collection Period	77 days	

Diary

Show all episodes
only with Onset Report(EGM)

Collection Period   77days
A Rate>200min^{-1} for >5s
V Rate>150min^{-1} for >2s

Episode #	Date	Time	Type	Onset Report	Duration d-hh:mm:ss	0 1min 1hr 1day 5days
1	18 Dec 2012	21:49	A Rate	Y	0-00:00:12	■
2	19 Dec 2012	12:34	V Rate	Y	0-00:00:27	■
---	---------	-----	-------		Longest Episode	-------------------------
73	13 Feb 2013	07:42	A Rate		0-06:51:58	■■■■■
---	---------	-----	-------		Longest Episode	-------------------------
78	13 Feb 2013	08:33	V Rate		0-00:58:45	■■■■

图 5-9-2 程控随访期内发生房颤的次数、持续时间及房颤负荷等参数

通过程控仪对脉冲发生器设定相应的房颤诊断标准,便于及时、准确的发现房颤。28 例病窦/窦缓患者,比较脉冲发生器与 Holter 对持续 1 分钟以上的房颤事件的识别情况,结果脉冲发生器识别房颤的特异性与敏感性分别为 100% 与 99%,假阳性率 0%。Kristensen 等报道起搏器脉冲发生器识别房颤事件,与 Holter 监测结果的符合率达 99.9%。ASSERT 研究分析 2580 例患者 5769 次快速性房性心律失常事件,当房颤定义为心率 >190 次/分,持续 6 分钟,房颤/房速事件诊断真阳性率 82.7%,当房颤定义为心率 >190 次/分,持续 24 小时,脉冲发生器对房颤识别的特异性达 98.2%。

目前临床应用脉冲发生器诊断房颤、计算房颤负荷日趋广泛。临床上时常能发现术前无房颤病史者术后随访时程控仪上显示患者发生了房颤,这并非起搏所致,而是与术前因各种原

因漏诊房颤、起搏器使房颤检出率提高、起搏本身促发房颤等因素相关。

在既往卒中患者中,分别于第 7、21、30 天间断行 ECG 或 Holter 检查,检出的 AT/ 房颤率分别为 6%、9%、11%,远低于起搏器的检出率(28%),$P<0.001$。已证实无症状房颤是卒中的高危因素。2012 年 ASSERT 研究分析了患者的亚临床房颤与卒中的相关性:2580 例起搏适应证患者,既往无房速 / 房扑 / 房颤史,随访 2.5 年,显示 261 例患者(10.1%)检出亚临床 AT/ 房颤事件,而亚临床 AT/ 房颤与缺血性卒中与系统性栓塞明确相关。对于起搏器记录到频繁房颤发作,无自觉症状的高危患者,应加强抗凝治疗,防治血栓栓塞等并发症发生。

目前已经有不少研究应用起搏器评价房颤的治疗效果,如针对慢快综合征患者的消融效果的相关研究等。显然,这比以往常规的消融术后的不定期的诊所随访要客观的多,结果更具有可信性。

当然,依赖脉冲发生器判断房颤也存在一些问题。它依赖程控设置的心房感知诊断频率和持续时间、P 波感知灵敏度的设置和腔内心房除极波的振幅等。另外,不能准确严格区分快频率的房性心动过速、心房扑动和心房颤动。

三　普通起搏器与心房颤动

一方面,如上述,起搏器术后对房颤的检出率高于术前,尤其是 SSS 患者。另一方面,很多相关研究已显示房颤患者植入起搏器后(16%~45%)未再发生房颤。实际上,起搏可以通过以下机制降低房颤发生的概率:①治疗心动过缓和长间歇,抑制房早及早搏后的代偿间歇,预防心动过缓及短 - 长周期现象相关的房颤;②心房双部位起搏、间隔部起搏等可改变心房激动顺序,明显缩短起搏 P 波的宽度,减少右、左心房间的传导时间,减轻心房除极离散度,从而在一定程度上预防房间传导阻滞(IACB)参与的房颤;③植入具有预防房颤算法的脉冲发生器。已有不少研究证实,这些算法能减少房颤的发生。

1. 不同起搏模式对房颤的影响　VVI 起搏模式下的心室起搏会导致房室激动与收缩不同步,心房收缩接近房室瓣关闭之际,二尖瓣反流增加,而右室起搏导致的左右室收缩不同步可使心搏量减少,这些都导致心房内压力增高及心房内径增大,进而影响心脏冲动形成及传导系统,促发房颤的发生和发展。临床研究也证实,VVI(R)起搏与 AAI(R)/DDD(R)起搏比较,房颤的发生率以及血栓栓塞事件的发生率明显增加。1994 年的回顾性研究招录 225 例病窦患者,随机分入 AAI(110)与 VVI(115)组,随访 5 年,AAI 组房颤发生率明显低于 VVI 组,且 AAI 组具有较低的血栓栓塞、心衰住院率及病死率。CTOPP 研究中 2568 例患者随机分入 AAIR/DDDR 组或 VVIR 组,结果显示 AAIR/DDDR 组房颤发生率较 VVIR 组降低 18%(5.3% *vs.* 6.6%,$P=0.05$)。

DDD 为房室顺序起搏模式,避免室房逆传及房室不同步收缩,减少心房解剖结构及电生理异常;亦可超速抑制诱发房颤的房早,减少房颤。早期多项临床研究证实房室顺序起搏能预防并减少房颤发生,但随着心室起搏比例升高,房颤发生率亦增加。SAVE PACe 研究入选 1065 例病窦综合征患者随机分入最小化右心室起搏 DDDR 组(心室起搏比例 9%)和固定短 AV 间期的 DDDR 组(心室起搏比例达 99%),研究结果显示短 AV 间期 DDDR 组房颤发生率显著高于最小化心室起搏组(12.7% *vs.* 7.9%,$P=0.004$)。DDDR 起搏模式组心室起搏比例每增加 1%,房颤发生危险增加 1%。

早期研究示 DDD 起搏模式设置 AV 间期 220ms,心室起搏比例达 80%,延长 AV 间期至 300ms,心室起搏比例仍高达 20%。DDD 起搏模式即使设定最佳房室传导时间,长期随访示房颤发生率仍偏高。一项对 231 例植入 DDDR 患者为期 2 年的随访研究示:病窦组有 68% 新发房颤,房室传导阻滞组 37% 新发房颤($P<0.001$),新发房颤在术后平均 21.2 天发生。随访 1 年时房颤负荷较刚植入 2 个月时减少(0.6h/d $vs.$ 0.8h/d,$P=0.005$),然而随访时间继续延长至 2 年,房颤负荷明显增加:2.0h/d($P=0.008$),主要见于病窦患者。该研究结果显示术前合并房颤病史($P<0.001$)和随访时长($P<0.01$)是双腔起搏器术后房颤的独立危险因素。

AAI 曾一度认为是病窦或者窦缓患者最佳的起搏模式,明显降低房颤的发生率,提高患者生活质量,节约医疗资源。然而对于潜在房室传导阻滞的患者,AAI 起搏不能减轻房颤时患者因高度房室传导阻滞引起的心室停搏的危险,明显增加再手术风险。2011 年,Nielsen 等进行了 DANPACE 研究,该研究招录 1415 位病窦患者(排除永久性房颤病史)随机分入 AAIR 组($n=707$)和 DDDR 组($n=708$),随访(5.4±2.6)年,结果显示两组除极终点(总死亡率)、慢性房颤、卒中、心衰发生率均无差别。出人意料的是,AAIR 组较 DDDR 组阵发性房颤发生率增加[201(28.4%)$vs.$ 163(23.0%),$P=0.024$]。随访中共 240 例患者接受 1 次以上手术,其中 AAIR 组 156 人(22.1%),DDDR 组 84(11.9%),AAI 组再手术风险是 DDR 组 2 倍($P<0.001$)。究其原因系 SSS 患者每年增加 0.6%~1.9% 房室阻滞的发生,因此 AAIR 需重新更换起搏器手术的风险增加 2 倍。该研究证实 AAIR 起搏明显增加阵发性房颤风险,增加再手术风险。研究结果支持在 SSS 患者应常规使用 DDDR 而非 AAIR。因此,目前临床上建议 SSS 患者仍以 DDD 起搏为主,但此时应最大限度减少心室起搏比例,减少由心室起搏导致的心房颤动发生。

2. 起搏器术中房颤的处理 起搏器植入术中患者出现房颤的现象很常见。主要原因:①因慢 - 快综合征植入起搏器的患者本身就时常发生阵发性房颤,手术时恰逢发作;②在放置心房导线过程中导线刺激心房壁所诱发;③术者因紧张、疼痛等原因使交感兴奋,可能更容易促发某些房颤的发生(尤其所谓"交感性"房颤患者)。在发生房颤时由于心房颤动波的频率已达400~600 次 / 分,因此心房肌已无可激动间隙,心房不可能再被外界电刺激所激动,故房颤时不可能测定心房的起搏阈值。此时可采取以下两种方法。

(1) 抗心律失常药物:如普罗帕酮静脉推注等方法,甚或电复律来终止房颤,然后测定起搏参数。但该方法存在一定问题,包括房颤持续时间必须 <48 小时(否则应正规抗凝 3 周后才能采取复律措施)等。药物能否终止房颤及所需要的时间不能确定,可能使手术时间明显延长并由此产生很多弊端(如手术感染风险明显增大等);而电复律需要静脉麻醉及术前准备等(如签字和需要明确左房是否存在血栓等),临床医生通常不会单纯为了测试心房起搏阈值而采取电复律措施。

(2) 不转复房颤,在放置心房电极到满意影像及良好固定位置后,只测定心房感知及系统阻抗,不测定起搏阈值。优点是能节省手术时间,但存在术后该电极所在位置起搏阈值较高的可能。值得注意的是,房颤时由于房颤波较正常 P 波振幅明显降低,因此通常此时测定的 P 波振幅都偏低(但当手术结束恢复窦律后 P 波振幅多都能升高)。

笔者多采取第 2 种方法。术中不尝试转律措施。术后在恢复窦律后重新测试起搏阈值和感知等参数,发现绝大多数心房起搏及感知参数均在正常范围内。

3. 起搏器术后房颤的处理 针对术后新发现(必要时根据发作时的症状、腔内心电图等进一步明确)或术前业已存在的阵发性房颤患者,应根据房颤的诊治指南进行节律或室率控制,并依据 CHA_2DS_2-VAS 评分决定抗血栓的措施。另外,起搏能规整房颤患者的心室率,减轻心悸症状,可开启脉冲发生器相应的室率规整功能。各家起搏器公司有不同的命名方式,如室率稳定程序、飞轮模式(Vitatron 起搏器)、频率递减(Biotronik 公司)、频率平滑(Boston Scientific

公司)和心室反应性起搏(Medtronic 公司)等。当然,如植入了具有预防房颤算法的起搏器,则应开启持续动态的超速心房起搏功能或触发的超速心房起搏算法。

四　CRT 与心房颤动

房颤在心力衰竭患者中的发生率波动在 10%~50%,并且随着心力衰竭严重程度的增加而增加。目前 CRT 主要应用于窦性心律的心衰患者,但欧洲 CRT 植入者中约 1/5 的患者合并永久性房颤。

1. CRT 术后房颤　心衰与房颤常相互伴发,形成恶性循环。CRT 可协调左右室收缩,减少室间隔及游离壁的矛盾运动,减少二尖瓣反流,改善心功能,减少房颤发生。Fung 等将 72 例既往无房颤的心衰患者做配对研究,随访 3 年,CRT 组 8.3% 的患者发生房颤,对照组为 31%($P<0.05$),CRT 组明显低于对照组。对于 CRT 术前无房颤病史,术后出现新发房颤也有报道。Fung 等对 97 例心衰植入 CRT 且既往无房颤的患者随访 3~4 年,共 26.8%(26/97)新发房颤。BUCK 等报道,心衰 CRT 术后随访 6~38 个月,既往无房颤组 24%(14/58)术后出现了新发房颤。Borleffs 等研究对植入 CRT-D 既往无房颤病史的 223 例心衰患者随访(32±16)个月,新发房颤25%(55/223)。CRT 术后房颤报道发生率较术前升高的原因并非 CRT 治疗本身促发房颤,这与 CRT 术后脉冲发生器对房颤检出率较以往常规心电图及 Holter 等检出率高;部分患者 CRT术后心功能改善不明显,心衰本身进展促发房颤发生等有关。

CRT 术后多数患者心功能改善,然而部分患者房颤未见明显减少,国外多项研究分析总结了 CRT 术后房颤的危险因素。Fung 等将术后新发房颤与未发房颤的患者进行了对比分析,发现左房功能(左房内径大小,左房射血分数)改善明显的患者,新发房颤发生率较低(12.8% *vs.*40%,$P=0.002$),左房功能改善是降低 CRT 术后房颤的独立危险因素($P<0.001$)。另外发现,左房功能改善合并左室结构重塑(收缩末径减少 >10%)是降低心衰患者 CRT 术后致死率的独立危险因素($P=0.03$)。2006 年 Kies 等报道心衰合并慢性房颤的患者,CRT 术后左房结构逆重塑或行房室结消融的患者,术后恢复窦性节律的可能性大。2010 年,一项多中心、回顾性研究随访分析 330 例心衰合并持续性房颤植入 CRT 的患者,随访至 4 个月时,34 例恢复窦性心律(约1/10 患者可恢复窦性心律),与未恢复窦律的患者比较,发现基线心室舒张末径 EDD≤65mm($P=0.008$)、CRT 术后 QRS≤150 毫秒($P=0.05$)、左房内径 LA≤50mm($P=0.002$)和房室结消融($P=0.02$)是 CRT 术后恢复窦性心律的 4 个最强的独立预测因素,其中同时存在上述 3 个预测因素,CRT 术后恢复窦律的可能性较存在两个预测因素的患者增加 3.5 倍,同时存在 4 个预测因素,恢复窦律的可能性增加 5.7 倍。

2. 发生房颤时双室起搏比例下降　窦律时,CRT 脉冲发生器在 AS 或心房起搏(AP)后启动短于患者 PR 间期的房室间期(AVD)并触发双室(BIV)起搏脉冲发放。但在发生房颤时,多种原因会导致心室起搏比例明显下降:①脉冲发生器 TARP 内的所有 f 波不能被感知或只能是AR,不能触发 AVD,因此不能引起心室跟踪起搏;②TARP 外的 f 波并非都能被感知,因为 f 波的腔内振幅较低,因而容易被常规设置的心房感知灵敏度漏感知;③即或 TARP 外的 f 波被感知,但由此触发的 AVD 内可能发生了经自身房室交界下传引起的自身 QRS 波,后者被心室电路感知而不触发心室脉冲的发放;④在 AVD 内的 f 波同样不能被感知。图 5-9-3 所示。因此,房颤时如不存在自身房室传导阻滞,则很难保证双室起搏跟踪。

3. 针对房颤提高心室起搏比例的方法存在弊端　如前述,在发生房颤后依赖 AS 后触发BIV 心室脉冲的发放变得不可靠。目前各公司在 CRT/CRTD 的脉冲发生器中都具有尽力提高

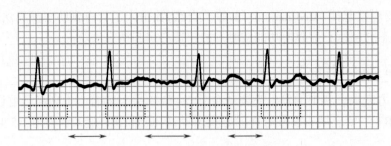

图 5-9-3　房颤时双室起搏比例下降

心室起搏比例的算法,主要是依靠心室感知后脉冲发生器触发双室起搏。因此,在心电图上能够看到心室起搏脉冲,但实际上通常都是融合波甚至是假性融合波。这是由于心室感知并非发生在 QRS 波的起始处,且间隔一定时间后才能触发心室脉冲的发放。另外,CRT 系统多依靠右室电极进行感知,如为右束支传导阻滞或来自左心室的室性早搏,心室除极波被右心室电极感知的时机往往更加滞后。因此,房颤时心室感知后触发的心室起搏并非真正的双室同步起搏;而且程控的 VV 间期此时也不再起作用。有研究显示 CRT 存储的数据可能高估了双室起搏比例。已有很多研究表面只有真正的双室起搏比例高,CRT 的有反应率才高。

4. CRT 术后房颤的处理　虽然已有大量研究证实心衰患者室率和节律控制的疗效相似,但是针对植入 CRT 的患者更应强调节律控制,以保证真正的双室起搏并能进行 AV 和 VV 间期的优化。

针对阵发性房颤患者,尽量采取节律控制措施(包括药物、消融等)。随着术后心功能的改善,有报道部分患者能减少房颤甚至转复房颤。

对持续性或永久性房颤不准备采取节律控制措施的患者,不少学者采用较大剂量 β 受体阻滞剂降低心室率以获得高比例的心室起搏。但实际上,一方面心衰患者很难耐受大剂量的 β 受体阻滞剂;另一方面,即或静息状态下(如患者在诊所描记心电图时)能显示 100% 心室起搏,但不能确保患者在活动时、交感兴奋状态下(如发生心衰时)仍然保证心室完全被起搏,因为此时自身房室传导速度加快。因此,目前多主张进行房室结消融。房室结消融后能确保 100% 双室起搏;另外,尚能使 RR 间期变得规则,使平均每搏量提高,并减轻心悸不适症状。Milos 研究显示房室结消融后 CRT 疗效与窦律者相似,优于未消融者。荟萃研究亦表明,对行 CRT 的房颤患者,房室结消融可以显著改善长期生存与降低心血管死亡风险,并改善 NYHA 心功能分级。目前证据均支持对行 CRT 的房颤患者,房室结消融应作为"联合治疗策略"的基本步骤实施。

虽然消融会人为造成房室交界不可逆损伤并终身起搏依赖,但针对 CRT 患者,除非患者术后心脏结构和功能完全恢复正常,同时左束支传导阻滞消失,否则 CRT 工作时自身房室传导功能并无实际用途,双心室一定要被起搏。从这个意义上讲,消融并未造成 CRT 患者有临床意义的伤害。

2012 年 ACCF/AHA/HRS 制定的器械治疗指南中针对房颤患者 CRT 的治疗已明确表明为确保心室起搏,应该行房室结消融。

五　ICD 与心房颤动

不同于 CRT,ICD 的 I 类适应证中并不要求是窦律。另外,不同于因缓慢心律失常需要植入普通起搏器及因心衰患者需要植入 CRT 者(前者尽量减少右心室起搏,而后者尽量保证 100% 双室起搏),ICD 患者多无起搏适应证,起搏频率通常设置为 40 次 / 分,因此,心室起搏比例通常很低;另外,如为单腔 ICD(国内占多数),则不存在心房起搏问题。因此,对 ICD 疗法与心房颤动之间相关性的研究较少。当然,当对房颤进行误电击或如 ICD 对室性心动过速或心室颤动进行正确电击治疗时,可能会使合并存在的心房颤动复律。

ICD 是一双刃剑。一方面,如无 ICD,一次恶性室性快速心律失常发作可能就导致患者猝死,从这一点上 ICD 能够挽救患者的生命。但另一方面,如无 ICD,也许室性心电过速(VT)或心室颤动(VF)会自行终止,下一次 VT/VF 可能在相当长的时间后才可能发生。而患者一旦被 ICD 电击,由此引起的疼痛、恐惧、心肌损伤和心力衰竭等会导致下一次 VT/VF 甚或 ICD 电风暴接踵而至,导致恶性循环,明显恶化预后。

目前多数 ICD 患者为一级预防。另外,CRTD 占 CRT 的比例在欧美已超过 80%,国内占 50%,这些患者几乎均存在心衰和心肌梗死,LVEF<30%,更加不能耐受电击治疗。

MADIT Ⅱ(有关 ICD 一级预防的大规模随机对照研究)研究发现,一级预防 ICD 误电击率高达 32%,其中房颤是导致误电击的最常见原因,占 14%,见图 5-9-4。因此如何避免房颤导致的误电击是临床上必须面对的重要问题。

针对植入 ICD/CRTD 而发生房颤的患者,相对室率控制,节律控制可能显得尤其重要,ICD/CRTD 患者更需要积极的窦律维持措施。

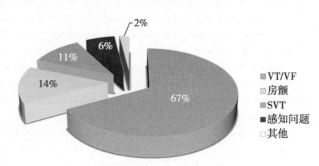

图 5-9-4 ICD 误电击率

1. ICD 术后房颤的处理 针对阵发性房颤患者,尽量采取节律控制措施(包括药物、消融等)。另外,告知患者如发生房颤时勿紧张,可临时服用 β 受体阻滞剂或加用地高辛等药物临时降低房颤时的心室率。针对持续性或永久性房颤不准备采取节律控制措施者,应加大上述药物的剂量,减慢心室率,防止误电击。另外,应开启诸如心室率稳定性或房室频率标准(只有双腔 ICD 才具有,如 PR logic 等)的鉴别诊断程序。如频繁出现室性心律失常时应加用胺碘酮。对于术后因快室率房颤导致频繁电击者可考虑射频消融房颤或房室结。

2. CRTD 术后房颤的处理 针对阵发性房颤患者的处理措施基本同 ICD。而对持续性或永久性房颤患者,除了上述针对 ICD 的措施外,建议行房室结消融以保证双室起搏,同时杜绝了因房颤快室率导致的误电击。

(宿燕岗)

参 考 文 献

［1］Gold MR,Adler S,Fauchier L,et al. Impact of atrial prevention pacing on atrial fibrillation burden:primary results of the Study of Atrial Fibrillation Reduction(SAFARI) trial. Heart Rhythm,2009,6:295-301.

［2］Healey JS,Connolly SJ,Gold MR,et al. ASSERT Investigators. Subclinical atrial fibrillation and the risk of stroke. N Engl J Med,2012,12;366:120-129.

［3］宿燕岗,朱雯晴,张逸群,等. 单中心应用预防房颤的特殊起搏程序对房颤负荷的影响. 中国心脏起搏与心电生理杂志,2013,27:225-229.

［4］Quirino G,Giammaria M,Corbucci G,et al. Diagnosis of paroxysmal atrial fibrillation in patients with implanted pacemakers:relationship to symptoms and other variables. PACE,2009,32:91-98.

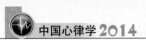

[5] Swe Kaufman ES,Israel CW,Nair GM,et al. Positive predictive value of device-detected atrial high-rate episodes at different rates and durations:an analysis from ASSERT. Heart Rhythm,2012,9:1241-1246.

[6] Ziegler PD,Glotzer TV,Daoud EG,et al. Incidence of newly detected atrial arrhythmias via implantable devices in patients with a history of thromboembolic events. Stroke,2010,41:256-260.

[7] Steven D,Rostock T,Lutomsky B,et al. What is the real atrial fibrillation burden after catheter ablation of atrial fibrillation? A prospective rhythm analysis in pacemaker patients with continuous atrial monitoring. Eur Heart J,2008,29:1037-1042.

[8] Pokushalov E,Romanov A,Corbucci G,et al. Use of an implantable monitor to detect arrhythmia recurrences and select patients for early repeat catheter ablation for atrial fibrillation:a pilot study. Circ Arrhythm Electrophysiol,2011,4:823-831.

[9] Nielsen JC,Thomsen PEB,et al. A comparison of single-lead atrial pacing with dual-chamber pacing in sick sinus syndrome. European Heart,2011,32:686- 696.

[10] Borleffs C J,Ypenburg C,van Bommel R J,et al. Clinical importance of new-onset atrial fibrillation after cardiac resynchronization therapy. Heart Rhythm,2009,6:305-310.

[11] Gasparini M,Steinberg JS,Arshad A,et al. Resumption of sinus rhythm in patients with heart failure and permanent atrial fibrillation undergoing cardiac resynchronization therapy:a longitudinal observational study. European Heart Journal,2010,31: 976-983.

[12] Kamath GS,Cotiga D,Koneru JN,et al. The utility of 12-lead Holter monitoring in patients with permanent atrial fibrillation for the identification of nonresponders after cardiac resynchronization therapy. JACC,2009,53:1050- 1055.

[13] Gasparini M,Steinberg JS,Arshad A,et al. Resumption of sinus rhythm in patients with heart failure and permanent atrial fibrillation undergoing cardiac resynchronization therapy:a longitudinal observational study. Eur Heart J,2010,31:976-983.

[14] Ganesan AN,Brooks AG,Roberts-Thomson KC,et al. Role of AV nodal ablation in cardiac resynchronization in patients with coexistent atrial fibrillation and heart failure a systematic review. JACC,2012,59:719-726.

[15] Tracy CM,Epstein AE,Darbar D,et al. 2012 ACCF/AHA/HRS focused update of the 2008 guidelines for device-based therapy of cardiac rhythm abnormalities:a report of the American College of Cardiology Foundation/American Heart Association Task Force on Practice Guidelines. J Am Coll Cardiol,2012;,60:1297-1313.

10. 反向模式转换:如何更好工作

心室电激动顺序和心室收缩同步性是影响心功能的重要因素。右心室起搏与心功能的关系受到越来越的关注。研究证实,长期右室心尖部起搏有可能在细胞及亚细胞水平影响心脏功能,最终可导致心脏结构和功能的退化,且其与降低左室射血分数明显相关,增加房颤、心衰加重的风险和终点死亡率。MOST 研究表明,在基础 QRS 时限 <120ms,选择 DDDR 起搏的病态窦房结综合征患者中,心室起搏累积百分比每增加 10%,因心力衰竭而住院的危险性将增加 20%;心室起搏累积百分比每增加 1%,发生心房颤动的危险性增加 1%。Danish 研究表明:与 DDDR 起搏相比,以 AAIR 起搏的病态窦房结综合征患者有更低的心房颤动发生率(7.4%~23.3%,P=0.03)。MOST 研究及 Danish 研究提示,减少 DDD 起搏中的心室起搏比例能进一步减少心房颤动发生率及心力衰竭住院率。右室心尖部起搏可以引起非同步心室激动,同时由于激动的传播是通过心肌缓慢进行的,所以左室激动时间延迟,而经心肌间传导的心室肌部分越多,QRS 波群时限就越宽,心室的非同步性就越大。因此,右室心尖部起搏是病理性的,而且对心室功能、血流动力学、心肌灌注和细胞结构都会产生不利影响。

为了达到生理性起搏,减少过多右心室起搏带来的不良后果,多形式的起搏技术已经通过不同厂家起搏器功能的研发逐一实现,目前有多种方法,包括延长 AV 间期、AV 间期的正向自动搜索功能,以及近几年出现的新的自动模式转换功能。迄今,研究最多的是心室起搏管理

（MVP功能，美敦力）和心房安全起搏（AAIsafeR）功能。一项随机试验研究显示，与DDD（R）起搏模式比较，MVP与降低持续性房颤的发生率明显相关。近年随着起搏器技术的飞速发展，又出现另一种减低右室起搏的算法——反向模式转换（reverse mode switch，RMS，波士顿科学公司）已经开始应用于临床。

一 模式转换概念

起搏器模式的自动转换是以患者自主心律为基础，起搏器根据监测的自身心脏活动或某些参数自动进行起搏模式的适应性转换（auto mode switch，AMS），最终目的是尽量减少不适当的心室起搏，使起搏模式更加符合生理性起搏情况。随着起搏器的功能不断改进，自动模式转换功能已从单一走向多元化，即以单纯避免起搏器跟踪快速心房率而造成的心室率过快起搏所引起的血流动力学改变，逐渐发展为更具生理性、智能化的功能转换。

1. 经典自动模式转换 传统的模式转换，即植入双腔起搏器患者发生快速房性心律失常时，心房率高于某一水平，起搏器的心房感知器将自动关闭，直至心房率恢复正常。这一过程中，起搏器对快速的心房率不进行跟踪，从而避免不适当的快速心室反应。换言之，发生快速房性心律失常时起搏器能自动将工作模式由心室起搏跟踪心房激动的模式（DDD/DDDR/VDD）转换为心室起搏完全不跟踪心房激动的模式（DDI/DDIR/VVI/VVIR/VDIR），即自动模式"正转换"。当快速心房率减慢或恢复窦性节律时，起搏模式发生反向转换，重新恢复为心房跟踪模式，此即自动模式"反转换"或"逆转换"。

2. 起搏器保护性模式转换（噪声反转） 电子产品因其本质属性易受各种电磁信号干扰，起搏器保护性模式转换就是为了保证起搏器再遇到外部干扰时能保证起搏安全的一项功能。当起搏器检测到高于生理性频率的信号出现时，起搏器会自动将起搏器模式由感知模式（AAI，VVI，DDD）转换为非感知模式（AOO，VOO，DOO）。当干扰信号消失后起搏器可恢复感知模式。

3. 心房安全起搏功能 心房安全起搏（AAIsafeR功能，Symphony起搏器，ELA Medical公司）是指从心房单腔起搏转换为房室顺序的双腔起搏及其反转换的功能。当患者自身房室传导功能正常时以AAI（R）模式工作，当房室阻滞导致心房激动不能通过自身房室传导系统下传心室时，起搏器则以DDD（R）模式工作，当自身房室传导功能恢复则发生反转换。国内一项研究显示AAIsafeR功能可将心室起搏的比例减少到0.2%，既能达到降低起搏器综合征的发生率，又可保证有一过性房室阻滞患者的起搏安全有效。

4. 心室起搏管理 心室起搏管理（MVP）功能为美敦力公司开发，在MVP模式下，双腔起搏器的基本起搏模式为AAI（R），但起搏器的心室通道具有感知功能和备用起搏功能，起搏模式可以在AAI（R）和DDD（R）之间转换。Sweeney等对181例植入具有MVP功能的ICD患者进行临床研究，结果显示DDDR起搏方式与DDDR+MVP起搏累积心室起搏比例分别为73.8%、4.1%，可见MVP可降低85%的心室起搏（73.8%→4.1%）。

但结合MVP在临床上的应用，其亦有一定的缺陷与不足。MVP功能进行自身房室传导搜索时的心室漏搏会增加患者的不适，心室漏搏造成的长短周期序列可能会诱发心律失常，即使起搏器能搜索到自身房室传导，但如果自身房室传导间期过长，则失去了房室顺序收缩对心输出量的改善，如存在心房起搏功能或心房感知功能不良会造成房室不同步。病窦综合征、室性早搏比较多的患者植入有MVP功能的起搏器后容易发生心室漏搏。

5. 反向模式转换 反向模式转换（RMS）是波士顿公司推出新的减少右室起搏的算法——反向模式转换（reverse mode switch，RMS），是另一项AAI（R）模式到DDD（R）模式的自动转换功能,该功能已经用于其生产的新型 TELIGEN 双腔 ICD 和 RYTHMIQ 起搏器上。也是本文重点讨论的内容。

二　反向模式转换的工作原理

反向模式转换(RMS)是 TELIGEN 双腔 ICD 的一大特点,即 AAI(R)模式到 DDD(R)模式的自动转换功能,但其与 MVP 功能的工作原理不同。该起搏器以 AAI(R)模式 +VVI 起搏模式工作,当测定的心室频率比设置的下限频率(LRL)低 15 次 / 分时,起搏器以 VVI 模式起搏(其起搏频率范围 30~60 次 / 分)。

在 AAI/AAIR 的模式下,发生 RMS(AAI/AAIR → DDD/DDDR)的条件是起搏器监测到房室传导丧失(图 5-10-1)。所谓"房室传导丧失"是指在功能设定的 11 个室性搏动检测窗口期,出现 3 个慢心室率搏动(slow ventricular beats),即出现以下任一情况(图 5-10-2)。①心室起搏事件:感知的 VV 间期 >AAI 下限频率间期 +150 毫秒,心室以(下限频率 -15 次 / 分)频率起搏;②心室感知事件:感知的 VV 间期 >AAI 下限频率间期 +150 毫秒,此时 VV 间期频率低于心房率但不足以引发一个心室起搏;③心室感知事件 >AAI(R)监测频率 +150 毫秒,VV 间期频率低于房率但不足以引发一个心室起搏。

终止 RMS(DDD/DDDR → AAI/AAIR)的条件:起搏器以 DDD(R)模式工作状态,在确认较多的室上性激动以正常激动顺序激动心室时则终止 RMS。这种转换是通过 AV 间期的正向搜索(Search+)功能来完成的。当起搏器的 AV 间期正向搜索功能确定由自身 AV(PR)间期触发

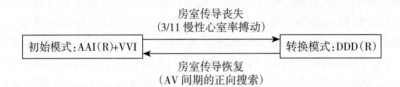

图 5-10-1　反向模式转换(引自 Heart Rhythm,2013,10:1146-1152)

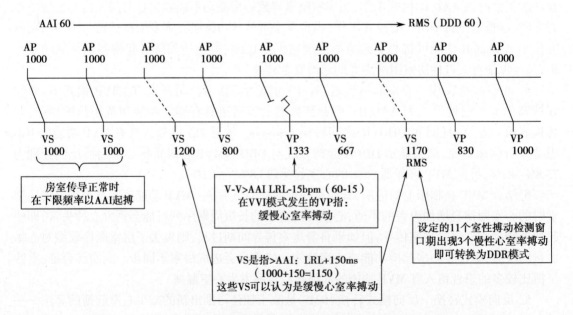

图 5-10-2　反向模式转换样例图解(引自 Heart Rhythm,2013,10:1146-1152)

的 25 个心室感知事件时即认为房室传导功能恢复,起搏器将功能模式再次恢复为 AAI(R)模式。

但是要注意,实现起搏器 RMS 功能的前提是起搏器的工作模式需要设置为 DDD(R)模式,而且 AV Search+ 功能必须处于开启状态。

三　反向模式转换的问题

与房室结优先功能、最小化心室起搏(MVP)和 AAIsafeR 功能一样,起搏器的 RMS 功能也是为了减少不恰当右室起搏,从而减少其对心脏泵功能的不良反应。从理论上讲,RMS 功能具有降低右室起搏的作用,但是由于目前临床对其研究尚有限,在房室传导功能丧失的情况下,RMS 转化为 DDD(R)模式的效率以及降低心室起搏的作用仍有待更多的资料验证。

Finn Akerström 等对 21 例植入 TELIGEN 双腔 ICD 起搏器的患者进行了 RMS 发生率的分析研究,结果显示所有研究对象中共 19 例发生 527 次 RMS,其中 172 次完整的 RMS 数据可从起搏器中获取的。结果显示,16%(27 次)为恰当 RMS,而 84%(145 次)为不适当的 RMS(图 5-10-3)。进一步分析原因发现,91%RMS 事件是由于室性早搏(PVCs)触发的而非房室传导丧失触发,并且每月发生 RMS 比率与研究对象每月的 PVCs 数量有显著相关性($r=0.78$,$P<0.005$)。在只发生不适当 RMS 的 11 名患者中,心室起搏百分比与患者每月发生 RMS 的比率明显相关($P<0.005$)。因此,大量不适当的 RMS 事件可引起多种不良后果。

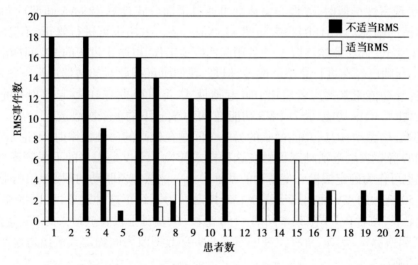

图 5-10-3　患者发生 RMS 的次数(引自 Heart Rhythm,2013,10:1146-1152)

1. 由于该起搏器用于 RMS 算法分配的内存容量较小,最多只能储存 3 段带有事件和心内电图片段的完整信息。这些信息可在程控时转存在硬盘、软盘或 U 盘上。在实际的临床应用中,靠存储的带有完整信息的 RMS 事件来进行分析、评估显然是不够的,除非能够频繁地随访并存储这些数据。然而,发生 RMS 事件的数目是永久存储而且不能被重置,因此可用来分析和判断 RMS 发生的频率和原因。

2. 不适当的 RMS 事件大大增加整个 RMS 事件,由于得到包括相关的 EGMs 等系统资料不足,使临床医生诊断时发生误诊、误判,难以准确了解心室起搏的真实情况。

3. 鉴于心室起搏通过短 - 长 - 短机制在某些患者中可能会导致室性心动过速或心室颤动,那么不适当的 RMS 所致的心室起搏应尽量避免。

另外,大量 EGMs 可能会影响起搏器对心律失常事件的快速识别。

四　如何让 RMS 更好工作

在 Finn Akerström 的研究中,大量的早搏诱发了不适当的 RMS 事件。研究随访时每月 PVC 的平均次数为 1120 次,且 RMS 发生比率与每月的 PVCs 数量有显著相关性。在置入起搏器的患者,如果合并心肌梗死或心力衰竭,则患者常常有不同频度的 PVCs,这样就会影响 RMS 的正常工作和预期工作效果。因此,在实际工作中,为了设法减少 PVCs 等因素对起搏器或除颤器 RMS 工作的不良影响,让 RMS 更好工作,可以从以下几个方面来考虑。

1. 使用抗心律失常药物　主要用于控制室性早搏。由于多数抗心律失常药物可以导致心功能不全患者的不良事件增加,因此推荐多数患者使用 β 受体阻滞剂更为安全。在可耐受的情况下,足量的 β 受体阻滞剂治疗不仅可改善患者心衰症状,同时为了减少 PVC 数量避免不恰当 RMS 触发模式转换意义更为重大。但是,在合并心衰及 LVEF 减低的患者中完全性抑制 PVCs 显然比较困难。因此,其效果有限。

2. 改进起搏器的 RMS 算法　能够识别室性早搏,以减少不适当的 RMS 事件,主要有以下几种方法。

(1) 延长室性早搏(PVC)后的 VV 间期,可以根据室早后代偿间歇的进行测算。利用前一个 AA 间期来计算室性早搏的代偿间歇:(2×AA 间期)-(室性搏动与其后室性早搏的间期)。

(2) 在出现室性早搏时,缓慢心室搏动可通过下面公式计算:(2×AA 间期)-(室性搏动与其后室性早搏的间期)>AAI(R)频率间期 +150ms。这个方法也可进行修正,不管室性早搏前的 VV 间期有多长,起搏器始终以 VVI 备用起搏模式工作,以防止过长的 VV 间期出现。

为此,工程师已经在进行算法的改进,但是,我们也可据此对起搏器进行更精确程控。此外,在房室传导功能正常的患者启用 DDI 起搏模式,可以减少与 DDD 起搏相关的许多问题。然而,这就牺牲了 RMS 功能,因为 RMS 功能是 DDD 模式下的一个次级选项。

(3) 高频心房激动:RMS 功能面临的另一个问题在较高的房性频率时,不论是窦性或是起搏器驱动的心房高频率电活动都可触发这种模式转换。不仅是心房的下限频率(LDL),感知器驱动频率也可作为确定缓慢心室搏动的基础。如一位感知器驱动的频率为 101 次 / 分时,以此为基础,750 毫秒的 VV 间期属于缓慢心室搏动。为了纠正这种现象,可以将预设的 VV 间期成比例的延长,或者在"下限频率间期 +150 毫秒"的基础上设置成最大的 VV 间期。

3. 改变起搏部位,例如,可将单纯的右室心尖部起搏改为间隔部或流出道起搏,或改成左右心室同步起搏。

总之,RMS 是一种新的自动模式转换方法,它的设计理念有助于在最大限度减少心室起搏的基础上,减少不适当的心室起搏长间歇,比 MVP 和 AAIsafeR 具有一定的优势,但是,如果不进行仔细的分析和程控,也会导致较高比例的不适当转换,既达不到预期的效果,有时也难以判断效果。

(王斌　张梅静)

参 考 文 献

[1] Wilkoff BL,Cook JR,Epstein AE,et al. Dual -chamber pacing or ventricular backup pacing in patients with an implantable defibrillator:the Dual Chamber and VVI Implantable Defibrillator(DAVID)Trial. JAMA,2002,288:3115-3123.

[2] Barshesh et A,Moss AJ,Mcnitt S,et al. Long-term implications of cumulative right ventricular pacing among patients with an

implantable cardioverter-defibrillator. Heart Rhythm,2011,8:212-218.

［3］Lamas GAl,Lee K,Sweeney M,et al. The mode selection trial（MOST）in sinus node dysfunction:design,rationale,and baseline characteristics of the first 1000 patients. Am Heart J,2000,140:541-551.

［4］Andersen HR,Svendsen JH. The Danish Multicenter Randomized Study on Atrial Inhibited versus Dual-Chamber Pacing in Sick Sinus Syndrome（The DANPACE Study）. Heart Drug,2001,1:67-70.

［5］Sweeney MO,Bank AJ,Nsah E,et al. Minimizing ventricular pacing to reduce atrial fibrillation in sinus- node disease. N Engl J Med,2007,357:1000-1008.

［6］Sweeney MO,Ellenb ogen KA,Casavant D,et al. Multicenter,prospective randomized safety and efficacy study of a new atrial-based managed ventricular pacing mode（MVP）in dual chamber ICDs. J Cardiovasc Electrophysiol,2005,16:811-817.

［7］郭继鸿. 双腔起搏器的 Beat to beat 自动模式转换功能. 中国心脏起搏与心电生理杂志,2008,22:275-277.

［8］任学军,韩智红,汪烨,等. 一种新的双腔起搏模式 -AAIsafeR 与 DDD 模式的对比临床研究. 中国心脏起搏与心电生理杂志,2008,22:310-313.

［9］Sweeney MO,Shea JB,For V,et al. Randomized pilot study of a new atrial-based minimal ventricular pacing mode in dual-chamber implantable cardioverter- defibrillators. Heart Rhythm,2004,1:160-167.

［10］Finn Akerström,MBChB. The reverse mode switch algorithm:How well does it work？ Heart Rhythm,2013,10:1146-1152.

第六篇

CRT

1. CRT:适应证 2013

心脏再同步治疗(CRT)问世以来已经走过了近 15 个年头,其间心律植入装置和置入辅助器械的改进与发展为这项技术的临床应用提供了保障。更重要的是这些年来各项临床试验的开展逐渐为临床合适病例的筛选和认定提供了可以遵循的指南。什么程度的心力衰竭患者需要考虑 CRT 治疗? 是否左心室收缩功能下降的患者都适合 CRT 治疗? 临床上应该用什么方法来判断心室收缩不同步程度? 近 2 年来在合适病例选择的标准上虽然各指南仍然存在差异,但总体上讲认识已经较为一致。具有代表性的两大指南分别为发表于 2013 年的欧洲心脏学会"心脏起搏与心脏再同步治疗 2013ESC 指南"(简称:ESC2013 指南)和"心力衰竭管理 ACCF/AHA2013 指南"(简称:ACCF/AHA2013 心衰指南)。由于 ACC/AHA 的"心脏可置入电子装置"指南为 2008 年的修订增补版,且与 ACCF/AHA2013 心衰指南基本相同故未选用。其中影响 CRT 病例选择的关键参数包括:是否左束支阻滞(LBBB)、QRS 波时限、纽约心功能分级(NYHA)的心功能级别、左室射血分数(LVEF)。

LBBB

心脏传导阻滞是导致心脏收缩不同步的重要原因,因此反映心脏传导阻滞的指标可能成为收缩非同步的重要指标。以往指南对哪些类型传导阻滞的患者适合植入 CRT 存在争议。适应证只包括 LBBB 或者也应该包括 RBBB? 或者是否也包括所谓不定型室内阻滞? 随着今年来的临床试验揭晓,2013 年的 CRT 指南最新版本中都把 LBBB 列入最为重要的指标之一,无左束支阻滞的患者无适应证,或适应证等级降低。

1. LBBB 是 2013 指南中 I 类适应证的必备条件

(1) ESC2013 指南中,LBBB 的心衰患者 QRS>150 毫秒为 CRT I 类适应证,证据级别(LOE)为 A;若 QRS 为 120~150 毫秒,虽然仍然为 I 类适应证,但是证据级别降为 B。

(2) ACCF/AHA2013 心衰指南中,LBBB 的心衰患者 QRS≥150 毫秒(注意与 ESC2013 的>150 毫秒不同)为 CRT 治疗的 I 类适应证。其中差别是,对 NYHA 心功能Ⅲ级与非卧床Ⅳ级的病例证据级别为 A;若 NYHA 心功能Ⅱ级,证据级别为 B。

(3) ESC2013 指南和 ACCF/AHA2013 心衰指南中,心衰而非 LBBB 的患者置入 CRT 必须有 QRS 增宽(特殊情况除外,如房颤快心室反应经减慢房室结处理后或起搏依赖),QRS 增宽程度越大适应证级别越强(详见后文)。

2. QRS 增宽是 CRT 置入适应证和证据级别判断的重要指标 其中 QRS 宽度 150 毫秒是一个重要标记。ESC2013 指南采用 QRS>150 毫秒,而 ACCF/AHA2013 心衰指南采用≥150 毫秒。

(1) ACCF/AHA2013 心衰指南中,QRS≥150 毫秒是窦性心律和或非起搏依赖心衰患者 CRT 置入 I 类适应证的必备条件。对于心功能 I 级和Ⅱ级,且无 LBBB 的患者,若 QRS≤150 毫秒,则无 CRT 置入适应证。

(2) ESC2013 指南中,LBBB 伴心功能Ⅱ级、Ⅲ级或非卧床Ⅳ级的患者,其中 QRS>150 毫秒是 CRT 的 I 类适应证,LOE 为 A 级;如果 QRS 时限下降为 120~150 毫秒,则 LOE 为 B 级。对于非 LBBB 患者,QRS>150 毫秒是Ⅱa 类适应证,如果 QRS 降为 120~150 毫秒,则适应证是Ⅱb。QRS<120 毫秒的慢性心力衰竭患者不适合 CRT 治疗。

3. NYHA 心功能分级 ESC2013 指南和 ACCF/AHA2013 心衰指南对 NYHA 心功能的要求都比以前的标准放宽。ESC2013 指南对 NYHA 心功能要求为放宽至Ⅱ级。而 ACCF/AHA2013 心衰指南对心功能要求放宽到部分 NYHA 心功能Ⅰ级的患者(Ⅱb 适应证)。但Ⅰ级患者的其他指标要求非常高,包括 LVEF≤30%,QRS≥150 毫秒,LBBB 和缺血性心脏病。

心衰 CRT 治疗见图 6-1-1,CRT 不同疗效患者的处理见图 6-1-2。

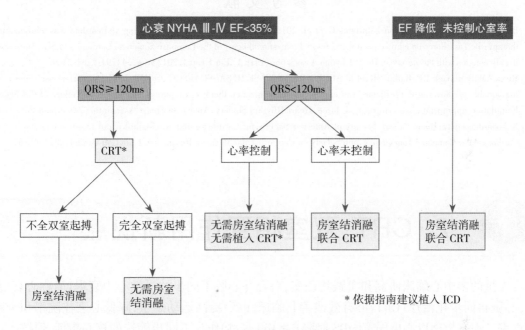

图 6-1-1 心衰 CRT 治疗

4. 特殊情况的 CRT 治疗

(1) 房颤:ACCF/AHA2013 心衰指南将 LVEF≤35%,且需要心室起搏或者经房室结消融能达到或接近 100% 心室起搏的心衰患者列入 CRT 适应证。

ESC2013 指南对房颤心衰、LVEF<35%、QRS 增宽的患者列为 CRT 适应证。如果 QRS 不宽,则需要对左心室起搏控制不良的患者进行房室结消融再置入 CRT。

(2) 有起搏或 ICD 适应证和需要升级患者的 CRT 治疗:ACCF/AHA2013 心衰指南将心衰需要心室起搏达 40% 以上的患者列为 CRT 适应证。ESC2013 指南将心衰、LVEF 下降且需要较高比例心室起搏支持

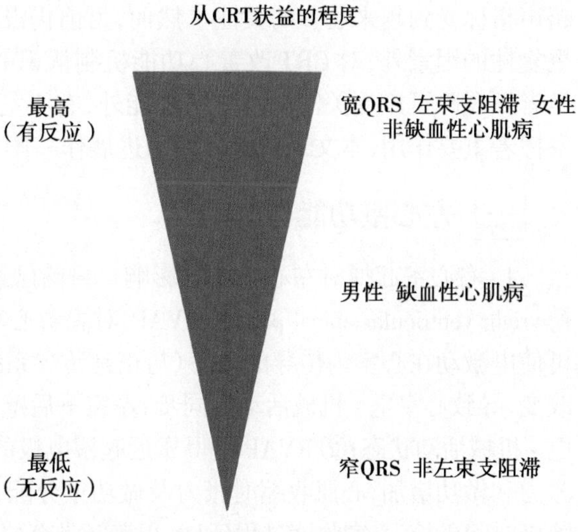

图 6-1-2 CRT 不同疗效患者的处理

的患者的 CRT 治疗列为Ⅰ类适应证(起搏或 ICD 升级)或Ⅱa 类适应证(首次置入 CRT)。但是由于 CRT-D 与 ICD 相比,手术并发症和置入后的并发症明显高于后者,因此选择时需要平衡

风险与获益慎重决定。

总之,随着 CRT 装置的发展和临床应用经验的积累,近年来 CRT 指南对关键参数的要求逐渐明确。是否存在 LBBB;QRS 宽度是否达到 150 毫秒或超过 120 毫秒;心功能状况等对 CRT 治疗的反应预测具有重要价值。此外,心衰病因是否心肌缺血和患者的性别也对 CRT 治疗反应预测具有一定价值。ESC2013 指南附图清晰地表明了临床参数对 CRT 反应的影响价值。

(方 全)

参 考 文 献

[1] Brignole M,Auricchio A,Baron-Esquivias G,et al. 2013 ESC Guidelines on cardiac pacing and cardiac resynchronization therapy:the Task Force on cardiac pacing and resynchronization therapy of the European Society of Cardiology (ESC). Developed in collaboration with the European Heart Rhythm Association (EHRA).Eur Heart J,2013 Aug,34(29):2281-2329.

[2] RussoAM,Stainback RF,Bailey SR,et al.ACCF/HRS/AHA/ASE/HFSA/ SCAI/SCCT/SCMR 2013 appropriate use criteria for implantable cardioverter-defibrillators and cardiac resynchronization therapy:a report of the American College of Cardiology Foundation appropriate use criteria task force,Heart Rhythm Society,American Heart Association,American Society of Echocardiography,Heart Failure Society of America,Society for Cardiovascular Angiography and Interventions,Society of Cardiovascular Computed Tomography,and Society for Cardiovascular Magnetic Resonance. J Am Coll Cardiol,2013,26:61.

2. CRT:双室相互作用新视点

大量的多中心临床研究和实践均证实,对合并心脏不同步的慢性心力衰竭(简称心衰)患者,心脏再同步化治疗(CRT)可有效改善其临床症状、提高运动耐量,降低心衰住院率和全因死亡率。现有指南以心电图宽 QRS 时限(≥150 毫秒)作为不同步筛选的核心指标,但按此标准,仍有约 30% 患者对 CRT"无反应"。正因为电学不同步指标的局限性,反映机械不同步的超声指标受到越来越多的关注。然而,目前仍没有公认的机械不同步指标应用于临床,除了可重复性的因素外,对 CRT 改善心功能机制认识的局限性,亦是重要原因。随着研究的深入,有学者发现除了广受关注的左心室功能外,右心室功能以及左右心之间的相互作用在 CRT 中也发挥着重要作用,本文现就此方面的进展作一阐述。

一 左心室功能与 CRT

1. 右心室起搏对左心功能的影响 目前已经证实,长期右心室起搏,特别是右室心尖部起搏(right ventricular apical pacing,RVAP)对患者心功能有明显的损害作用,其机制如下:① RVAP 可使电激动在心室内传导的顺序(与正常传导系统相反)和速度(仅为特殊传导系统的 1/4)发生改变,导致心室电 - 机械活动失同步,左室下后壁激动延迟最大,产生类似左束支阻滞(LBBB)的电 - 机械活动状态;② RVAP 使得靠近起搏电极的心肌张力及做功降低,而远离起搏电极的心肌张力和做功增加,心肌收缩时张力及做功重分配,降低了心肌整体收缩效能;③ RVAP 使心室肌除极时间延长,心室收缩过程延长,心室舒张充盈及冠状动脉血液灌注减少,心室前负荷降低、心肌缺血,进一步导致心肌收缩力减低、传导减慢;④长期 RVAP,可导致心室失同步和左心室功能损害、结构改变,组织病理学研究显示早期激动的心室壁变薄,而延迟激动的心室壁则增厚,同时在微观层面心肌大小变异性增大、心肌纤维化、脂肪沉积、心肌硬化及线粒体形态发生改变。

临床与研究发现,起搏后的 QRS 时限可能是左室功能受损的有效预测因子,在起搏后 QRS 时限正常患者,随后逐渐增宽的 QRS 亦能预测心力衰竭的发生。即使在房室传导正常的患者,右室起搏仍会增加心衰住院率和新发房颤的发生率。右室起搏所占百分比每增加 10% (直到达到 40%),心衰住院率可上升达 54%。对先天性完全性房室阻滞患者的研究发现,长期的右心室起搏使左室扩张、非对称性心肌肥厚和运动耐量下降,持续的心脏不同步、收缩期后的收缩(postsystolic contraction),在一个心动周期内,由窦房结发放的冲动触发心室规律收缩后,部分节段或心室区域由于各种原因延迟出现第二波、甚至第三波收缩的现象)以及右心室起搏导致的二尖瓣反流可能是产生上述变化的病理生理机制。

2. 再同步起搏对左心功能的影响 心脏再同步化治疗心力衰竭的机制主要涉及以下几个方面:①通过程控起搏器 AV 间期,使左心室舒张期 E 峰和 A 峰持续时间明显延长,心室有效舒张功能的各项指标得到恢复,心脏前负荷增大;②通过程控起搏器 VV 间期,以使左心室向主动脉射血血流的速度积分(VTI)值最大,相当于获得左室的最大每搏量和最佳的心室收缩功能;③ CRT 左室电极植入部位尽可能靠近左室侧后壁基底部时,使该部位延迟激活的左室后乳头肌机械活动大大提前,纠正其功能不全,使二尖瓣反流减少或消失;④ CRT 左室电极植入使得左室内因不同部位收缩不同步而出现的室内分流现象减轻,收缩同步达峰,逆转左室重构;⑤纠正心肌电 - 机械延迟耦联。延迟耦联是指病态心肌电 - 机械活动耦联间期大大超过 60 毫秒,表现为心电图 QRS 时限正常,但心肌机械活动延迟。一项纳入 12 项前瞻性、随机化、对照研究的 meta 分析(n=7538)显示,与单纯药物治疗相比,CRT 联合药物治疗可额外降低 27% 死亡风险(RR 0.73,95%CI 0.62~0.85),CRT-D 较 ICD 降低 17% 的死亡风险(RR 0.83,95%CI 0.72~0.96),双心室起搏是合并心脏不同步心衰患者的有效治疗手段。

新近的研究发现,单纯左心室起搏亦可实现再同步化,恢复左心室同步性,改善心室舒缩功能、减少二尖瓣反流,取得与 CRT 一致,甚至更佳的临床疗效。在心衰患者中,单纯左心室起搏可增加收缩压、降低肺小动脉楔压和 V 波振幅,改善血流动力学效应,进而改善患者的心功能;与双室起搏相比,二者的上述改善效果类似。除急性期改善外,多项临床研究表明,对于伴有 LBBB 的心衰患者,单纯左心室起搏同样可提高 NYHA 心功能分级、6 分钟步行距离和生活质量评分,增加左室射血分数,减少二尖瓣反流面积,并且改善程度"不劣于"双心室起搏。进一步的多中心临床研究,提供了更多的循证医学证据。研究者对包括 DECREASE-HF 研究在内的 5 项临床研究进行了 meta 分析,结果表明,单纯左室起搏和双室均可改善患者 NYHA 分级、6 分钟步行距离、生活质量评分和峰值氧耗等功能性指标,提高射血分数并逆转左室重构,差异无统计学意义。另一项以全因死亡和心脏移植作为评价终点的 meta 分析中,结果显示双心室起搏并不优于单纯左心室起搏(固定效应模型 OR 1.24,95%CI 0.57~2.70,随机效应模型 OR 1.25,95%CI 0.48~3.24)。

二 右心室功能与 CRT

1. 左心室起搏对右心功能的影响 已经证实,左室单位点起搏可取得与传统双心室起搏类似的血流动力学及心功能方面的改善,推测其通过使左室电极发放的电激动与经房室结 - 希氏束 - 右束支传导而来的电激动融合,从而实现心衰患者左心室内及左右心室间机械收缩的再同步。与双心室起搏相比,单独左心室起搏的一个明显优势是避免不恰当的右心室起搏,保留右心室正常的电激动传导和心肌除极顺序,因而,理论上其对心衰患者右心室功能有保护作用。Lee 等研究证实,与双心室起搏比较,单独左心室起搏可显著改善患者右心室收

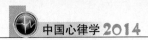

缩功能[RV dP/dt$_{max}$:(378±136)mmHg/s *vs.*(397±136)mmHg/s,*P*=0.035],保存右心室循环效能(cycle efficiency,心室某一节段实际测得的压力 - 容积曲线下面积与该节段理想状态下压力 - 容积曲线下面积的比值)[(61.6±14.6)% *vs.*(68.5±11.4)%,*P*=0.0159]和搏出量[(6.6±4.4)ml *vs.*(9.0±6.3)ml,*P*=0.0015]。Varma 等进一步研究发现,右心室起搏(单独右心室或双心室起搏)均可使心外膜右室激活时间(epicardial RV activation duration,RVAD)明显延长,而单独左心室起搏则可获得与正常心脏传导系统类似的右室激活时间,提示在无右心室功能不全的心衰患者,无论是单独右心室起搏,还是双心室起搏均可导致右心室延迟激活。

2. 双心室起搏对右心功能的影响　研究显示,CRT 术后 3~6 个月,反映患者右心室功能的相关指标[三尖瓣环收缩期位移(tricuspid annular plane systolic excursion,TAPSE)等]即有明显改善。而针对 MADIT-CRT 研究数据的进一步分析亦显示,CRT 术后 1 年时,患者右心室功能[右心室面积变化指数(RV fractional area change,RVFAC)]显著改善,并且 Campbell 等发现,RVFAC 每增加 5%,即伴随着患者不良事件的发生率降低 22%(HR 0.78,*P*=0.003)。除了右心室功能的改善,Bleeker 等通过对 56 例终末期心衰患者的研究发现,CRT 不仅可逆转患者左心室重构,其 CRT 术后 6 个月时的右心室大小亦显著降低,提示 CRT 有逆转右心室重构的作用。

3. 右心室功能对 CRT 反应的影响　大量研究表明,右心室功能障碍是心衰患者预后不良的独立预测因子,那么,术前右心室功能不全是否意味着 CRT 术后反应不良? Scuteri 等对 44 例宽 QRS 时限,伴室内或室间失同步的心衰患者的研究发现,CRT 术后无反应者,其三尖瓣环收缩期位移(TAPSE)、右心室收缩期肺动脉压力(RVSP)、右心室舒张末及收缩末面积(RVEDA 和 RVESA)及右心室面积变化指数(RVFAC)等反应右心室功能的指标明显低于 CRT 有反应者(*P*<0.05),表明基础右心室功能对 CRT 反应性有显著影响。Alpendurada 及 Sade 等研究则进一步表明,术前右心室功能、CRT 反应与心衰住院和全因死亡等远期疗效有关。Tabereaux、Szulik 及 Leong 等的大样本回顾性研究结果与上述研究一致。针对 CRT 大型注册研究 REVERSE 及 CARE-HF 结果的进一步分析显示,三尖瓣环收缩期位移(TAPSE)作为反映右心室功能的较好的无创性指标,其值延长与否与患者 CRT 术后反应情况显著相关,TAPSE 减小则心功能降低、二尖瓣反流(MR)加重、BNP 水平增高,而 TAPSE 增高则患者心功能改善、MR 减轻和 BNP 水平降低。而针对 MADIT-CRT 研究结果的进一步分析亦显示,CRT 可显著改善心衰患者右心室功能(右心室面积变化指数,RVFAC),并且 RVFAC 改善程度与患者预后有关。

三　CRT 左、右心室的相互作用

1. CRT 左、右心室电解耦联　众所周知,心脏电活动与机械活动间存在密切的相关性,心室电学失同步往往伴随着机械运动的不同步。心电图 QRS 时限反映心室肌除极时间,是目前评价心室电学同步性的重要指标,QRS 时限正常(<120 毫秒)则认为电同步,QRS 时限延长(≥120 毫秒)则认为电失同步。然而,Bleeker 等借助组织多普勒技术研究发现,有 30%~40% 宽 QRS 波患者,其心室活动并无失同步,而有 27% 窄 QRS 波的患者反而存在心室运动的不同步。已经发表的 RethinQ(CRT in Patients with Heart Failure and Narrow QRS)和 EchoCRT(Echocardiography Guided CRT)研究旨在评价窄 QRS 波心衰患者 CRT 疗效,结果显示 CRT 不仅不能改善窄 QRS 波心衰患者心功能、逆转心室重构,反而有增加患者远期死亡率的风险。因而,仅用 QRS 时限延长并不能很好地反映心室机械失同步(Bleeker 等的研究显示对于 QRS 时限在 120~150 毫秒的心衰患者仅有 60% 存在心室机械不同步,而对于 QRS 时限在 150 毫秒以上的心衰患者亦仅有 70% 存在心室机械不同步),因而迫切需要更好地反映电机械失同

步指标指导 CRT 植入。为此研究者们进行了一系列探索,PROSPECT(Predictors of Response to CRT)研究通过对超声提示心室机械失同步的心衰患者 CRT 疗效进行评价发现,单一超声指标并不比 QRS 时限能够更好的筛选到适合 CRT 植入的患者。

在一篇新近发表于 JACC(*Journal of the American College of Cardiology*)上的文献中,Ploux 等借助电标测(electrical mapping)技术研究发现左束支阻滞(LBBB)的心衰患者其左心室总激活时间(left ventricular total activation times,LVTAT)和左右心室间电解耦联(VEU,左、右心室间平均总激活时间的差值,即 LVTAT-RVTAT)均高于非特异性心室内传导延迟(NICD)的患者,并且 ROC 曲线显示 VEU(AUC:0.88)较 QRS 时限(AUC:0.73)和 LVTAT(AUC:0.72)能更好地预测患者 CRT 反应,以 50 毫秒作为判断 VEU 是否延长的标准,无论有无 LBBB,其预测 CRT 有反应的灵敏度和特异度分别高达 90% 和 82%。基于该结果,Ploux 等认为,心电图 QRS 增宽仅是总体上反映心室电激活的指标,VEU 作为反映心室间电不同步的良好指标,其预测 CRT 反应的效能高于 QRS 时限。

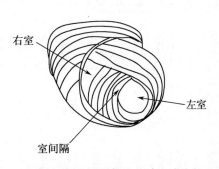

图 6-2-1 左右心室及间隔部心肌走行(引自 Schwarz K.Heart,Lung and Circulation. 2013)

2. CRT 左、右心室间收缩及舒张活动的相互作用 通过对动物以及人心脏的解剖证实,右心室游离壁是由横行肌纤维组成,而左心室是由斜行肌纤维组成,位于左右心室间的室间隔则主要由斜行肌纤维组成,并一直延续到右心室流出道(图 6-2-1)。研究表明,斜行纤维较横行纤维有机械力学上的优势。

Lumens 等在实验动物(犬)、心衰患者对单独左心室起搏(LVP)及双心室起搏(BiVP)血流动力学反应的研究中发现,虽然两种起搏模式均可明显改善犬及心衰患者血流动力学(LV dP/dt$_{max}$)指标,但仅有 BiVP 可降低其电学失同步(图 6-2-2、图 6-2-3)。而通过 CircAdapt 模型(CircAdapt model of heart and circulation)模拟心室肌对 LVP 和 BiVP 急性血流动力学和心室力学的研究中,Lumens 等发现 LVP 和 BiVP 心室肌收缩的改善程度相似,但涉及的机制却不同。LVP 主要通过右心室肌收缩的改善增加整体心脏的收缩效能,而 BiVP 则通

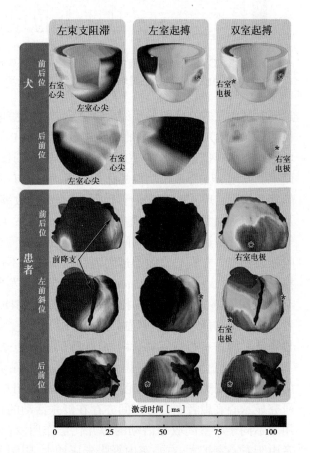

图 6-2-2 伴左束支阻滞犬和心衰患者在基线状态、左室起搏(LVP)及双心室起搏(BiVP)下的电标测图(引自 Lumens.J Am Coll Cardiol. 2013.)

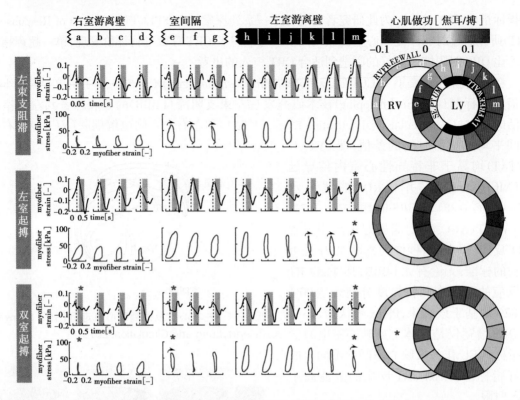

图 6-2-3　CircAdapt 模型模拟伴左束支阻滞的心衰患者不同状态下的心肌力学（引自 Lumens.J Am Coll Cardiol. 2013. 红星表示起搏位点，彩图表示心室不同节段心肌做功情况）

过同时增加左右心室肌的收缩效能达到改善心脏收缩的目的（图 6-2-4）。Lumens 等的动物实验证实 LVP 无直接增加左心室舒张充盈（左心室舒张末压及容积）的作用，因而推测其增加左心室泵功能的作用主要通过左右心室间的相互作用实现。室间隔斜行纤维因其良好的收缩效能，及双心室通过该结构发生直接的解剖上的联系，Lumens 等推测右心室通过增加室间隔斜行纤维收缩改善左心室收缩泵功能。左右心室间通过间隔部相互作用不仅见于接受 CRT 的心衰患者，Nakamura 等很早即研究发现在伴有心室间隔部受累的 ST 段抬高型心肌梗死（STEMI）患者其右心室功能（右心室射血分数，RVEF）较未受累者明显降低。而在右心室后负荷增加（如肺动脉高压）的情况下，左心室通过室间隔的代偿作用改善右心室泵血功能的作用亦被证实。除了左右心室间收缩功能的相互作用，研究显示心衰患者左右心室间亦存在舒张活动的相互作用。不同于心室间收缩活动的相互代偿作用，右心衰患者由于右心室扩大、右心室内舒张末压增大，限制了左心室舒张充盈，产生负性的调节作用。

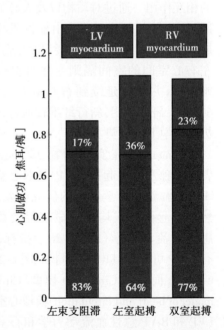

图 6-2-4　LBBB、LVP 及 BiVP 状态下，左右室心肌对整体心室肌做功的影响（引自 Lumens.J Am Coll Cardiol. 2013.）

　　结合临床及相关研究，可以发现右心室功能不全往往与左心室功能障碍合并存在，提示右心室在心衰患者预后方面可能具有重要作用。新近发表的一系列研究证实,心衰患者基础右心室功能与患者远期预后及 CRT 术后反应情况有显著的相关性。Quinn 等研究发现,对于心脏手术后急性右心室压力超负荷患者,临时双心室起搏可改善患者心功能,进一步研究显示针对起搏模式优化提高 CRT 疗效的机制主要是增加右心室收缩功能以实现心输出量(CO)增加的目的。据此,有学者推测,心衰患者右心室功能参数可能是反映 CRT 工作效能的良好指标,在指导 CRT 起搏参数优化方面可能有较好效果。

CRT 双心室相互作用研究一方面表明了心脏作为一个整体,其功能的复杂性,另一方面则提供给我们 CRT 作用机制新的认识。Ploux 等的研究告诉我们,QRS 时限只是反映心室整体电学活动的指标,利用电生理学新技术(如电标测技术)评价单一心室及左右心室间电学活动情况,进而筛选适合 CRT 植入的患者,是值得进一步研究的方向。鉴于右心室功能在 CRT 植入患者预后中的重要作用,下述问题需要进一步研究予以明确:①右心室功能是否应纳入筛选 CRT 植入患者的评价体系? ②对于准备行 CRT 植入的患者,是否应常规检测右心室功能,还是仅用于 CRT 无反应者? ③对于接受单独左心室起搏的患者,长期右心室功能代偿(主要是室间隔斜行纤维代偿)会否导致右心室功能不全,进而影响患者远期预后?

(严激 陈康玉)

参 考 文 献

[1] Akerström F,Pachón M,Puchol A,et al. Chronic right ventricular apical pacing:Adverse effects and current therapeutic strategies to minimize them. International journal of cardiology,2014,173:351- 360.

[2] 郭继鸿. 深入认识心脏再同步化治疗心力衰竭的机制. 中国心脏起搏与心电生理杂志,2006,20:283-284.

[3] Campbell,Patricia,et al. Right Ventricular Function,Pulmonary Pressure Estimation,and Clinical Outcomes in Cardiac Resynchronization Therapy. Circulation:Heart Failure,2013,6:435-442.

[4] Sade L E,Özin B,Atar I,et al. Right Ventricular Function Is a Determinant of Long-Term Survival after Cardiac Resynchronization Therapy. Journal of the American Society of Echocardiography,2013,26:706-713.

[5] Leong D P,Höke U,Delgado V,et al. Right ventricular function and survival following cardiac resynchronisation therapy. Heart,2013,99:722-728.

[6] Damy T,Ghio S,Rigby A S,Hittinger L,et al. Interplay between right ventricular function and cardiac resynchronization therapy:an analysis of the CARE-HF trial(Cardiac Resynchronization-Heart Failure). J Am Coll Cardiol,2013,61:2153-2160.

[7] Ruschitzka F,Abraham W T,Singh J P,et al. Cardiac-resynchronization therapy in heart failure with a narrow QRS complex. New England Journal of Medicine,2013,369:1395-1405.

[8] Ploux S,Lumens J,Whinnett Z,et al. Noninvasive electrocardiographic mapping to improve patient selection for cardiac resynchronization therapy:beyond QRS duration and left bundle branch block morphology. J Am Coll Cardiol,2013,61:2435-2443.

[9] Schwarz K,Singh S,Dawson D,et al. Right ventricular function in left ventricular disease:pathophysiology and implications. Heart,Lung and Circulation,2013,22:507-511.

[10] Lumens J,Ploux S,Strik M,et al. Comparative electromechanical and hemodynamic effects of left ventricular and biventricular pacing in dyssynchronous heart failure:electrical resynchronization versus left-right ventricular interaction. J Am Coll Cardiol,2013,62:2395-2403.

3. CRT:临床疗效再评价

心脏再同步化治疗(CRT)已被证实可提高慢性心力衰竭(简称心衰)患者的生活质量、逆转心室重构、降低心衰相关的住院率和死亡率,是目前除药物外心衰患者主流的治疗手段之一。经典的 CRT 装置通过右心房 + 左右心室（双心室）同步起搏的方式实现心脏房室间、左右心室间和左心室内机械收缩的再同步，近年来，有学者提出同步化左室起搏（synchronized left ventricular pacing，包括单独左心室起搏和左室多位点起搏）的概念，研究表明对于在优化药物治疗基础上的充血性心力衰竭患者，同步化左室起搏可取得与传统双心室起搏类似，甚至更好的效果。本文就同步化左室起搏治疗充血性心力衰竭的临床效果做一阐述。

一 单独左心室起搏

（一）单独左心室起搏的临床疗效

1. 对血流动力学的影响　对单独左心室起搏临床效果的评价始于对其血流动力学影响的研究。Blanc 等在心室不同部位起搏对严重充血性心力衰竭患者血流动力学影响的研究中发现，单纯左心室起搏在收缩压（SBP）、肺毛细血管楔压（PCWP）等血流动力学指标的改善方面优于单纯右心室起搏，甚至上述指标的改善程度与双心室起搏类似。进一步研究表明，在窦性心律和左束支阻滞（LBBB）的心衰患者，除了 SBP 和 PCWP，在左室内压力上升的最大速率（LV+dP/dt）、主动脉脉压（PP）等急性血流动力学指标的改善方面，单纯左心室起搏可取得与双心室起搏类似，甚至更好的效果。此外，Nelson 等研究发现，除了心室收缩功能的急性改善，单独左心室起搏或双心室起搏还可降低扩张性心肌病伴左束支阻滞患者心肌的能量消耗。

2. 对临床症状、心功能及心脏重构的影响　除了血流动力学指标的显著改善，研究显示对伴有 LBBB 的心衰患者，单独左心室起搏患者的纽约心脏病协会（NYHA）心功能分级、6 分钟步行距离（6MWD）、生活质量评分（QoL）、峰值氧耗（peak VO₂）、左心室射血分数（LVEF）及二尖瓣反流面积（MR）等指标较术前均有显著改善，并且改善程度"不劣于"（noninferior）双心室起搏。然而，在心脏重构相关指标的改善方面，Touiza 和 Sedlacek 等研究发现，双心室起搏患者的左心室舒张末径（LVEDD）降低幅度较单独左心室起搏明显（P 值分别为 0.04 和 0.05）。

3. 特殊人群的单独左心室起搏　在伴有永久性心房颤动（简称房颤）的心衰患者，Garrigue 及 Puggioni 等先后研究发现，对此类患者行房室结或希氏束消融控制心室率后，单独左心室起搏在 LV+dP/dt、LVEF、MR 等的改善方面均优于右室心尖部起搏，而相比于双心室起搏，Garrigue 等研究表明，在运动状态下，单独左心室起搏在血流动力学、运动耐量等的改善方面效果较差。

在先天性心脏病手术后患者，Vichova 等研究显示，双心室起搏无论在心输出量（CO），还是左室失同步指标［左室间隔部与侧壁收缩期达峰时间（time to peak velocity，TPV）的差值］方面均较右心室起搏有显著改善，而单独左心室起搏虽在左室失同步指标上改善显著，但 CO 较右心室起搏却无显著增加。

心源性休克由于严重的左心室功能障碍和周围循环衰竭，死亡率很高（40%~50%），而药物、主动脉内球囊反搏（IABP）等治疗效果皆不理想，针对这种情况，Eitel 等提出临时左心室起搏可能改善心源性休克患者的预后。Eitel 等通过对 15 例心源性休克患者植入临时左室电极和右心房电极，结果显示，有 10 例患者迅速发生血流动力学参数的改善，中位时间 6 天后，拔出左室临时起搏电极，最终患者总体死亡率 47%，其中 80% 发生于左室临时起搏无反应者，且未出现手术相关的恶性心脏事件，提示对于符合条件的难治性心源性休克患者，左室临时起搏可能是一种有效的治疗手段。

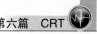

4. 单独左心室起搏的几个大型临床研究

(1) BELIEVE 研究：为多中心、单盲、平行设计、随机对照研究。患者入选标准：NYHA 分级 Ⅱ~Ⅳ级，QRS 时限≥130 毫秒，LVEF≤35%，LVEDD≥55mm，左束支阻滞（LBBB），有 ICD 植入指征。共纳入 74 例符合条件的患者植入 CRT-D 装置，按照 1:1 比例将患者随机分入单独左心室起搏组（LV，$n=37$）和双心室起搏组（BiV，$n=37$），随访 12 个月。定义 LVEF 增加 >5% 或 6MWD 增加≥10% 为对治疗有反应。至随访结束时：①两组患者的反应率无明显差异（LV 75% $vs.$ BiV 70%，$P=0.788$）；②与术前比较，两组患者 NYHA 分级、6MWD、LVEF 和 LVESV 等指标均有显著改善（$P<0.05$），而组间差异无显著性（$P>0.05$）；③两组患者室性心律失常发生率、住院及死亡情况均无显著差异。但是，由于该研究样本量太小（$n=74$），若按照 95% 可信区间进行估计，则至少需 1100 人，故研究者认为不足以依据该研究结果认为单独左心室起搏"不劣于"双心室起搏。

(2) DECREASE-HF 研究：为多中心、双盲、随机对照研究。患者入选标准：NYHA 分级 Ⅲ~Ⅳ级，LVEF≤35%，QRS 时限≥150 毫秒。共入选 306 例符合条件的患者植入 CRT-D 装置，按照 1:1:1 比例将患者随机分入单独左心室起搏组（LV，$n=101$）、双心室顺序起搏组（sequential BiV，$n=104$）和双心室同步起搏组（simultaneous BiV，$n=101$），随访 6 个月。至随访结束时：①与术前比较，三组患者左心室舒张末径（LVEDD）、左心室收缩末径（LVESD）、左心室舒张末容积（LVEDV）和左心室收缩末容积（LVESV）均显著下降（LV 组 LVEDV 改善 $P=0.36$，其余 $P<0.05$）；②双心室同步起搏组（simultaneous BiV）其 LVESD 降低最显著（$P=0.007$）；③三组患者搏出量和左心室射血分数的改善差异无显著性。据此，研究者认为，与单独左心室起搏相比，双心室起搏有更大的逆转心室重构作用的倾向，而两种双心室起搏模式间则无明显差异。

(3) B-LEFT HF 研究：为多中心、双盲、平行设计、随机对照研究。患者入选标准：NYHA 分级 Ⅲ~Ⅳ级、QRS 时限≥130 毫秒、LVEF≤35%、LVEDD≥55mm，有 ICD 植入指征。共入选 176 例符合条件的患者植入 CRT-D 装置，随机分入单独左心室起搏组（LV，$n=86$）和双心室起搏组（BiV，$n=90$），随访 6 个月。定义 NYHA 分级降低≥Ⅰ级或 LVESD 降低≥5mm 或 LVESV 降低≥10% 或心衰综合评分有改善为对治疗有反应。至随访结束时：①与术前比较，两组患者 NYHA 分级、生活质量评分（QOL）、6MWD 和 LVEF 均有显著改善（$P<0.05$）；②两组患者间 NYHA 分级、QOL、6MWD、LVEF、LVESV、室性心律失常发生率、住院及死亡情况差异均无显著性（$P>0.05$）。据此，研究者认为，在临床和超声心动图指标上，单独左心室起搏"不劣于"双心室起搏；单独左心室起搏可作为双心室起搏的临床替代选择之一。

(4) GREATER-EARTH 研究：为多中心、双盲、随机、交叉设计研究。患者入选标准：有症状的心力衰竭（6MWD≤400 米）、LVEF≤35%、QRS 时限≥120 毫秒，有 ICD 植入指征。共入选 211 例符合条件的患者植入 CRT-D 装置，经过 2~8 周的磨合期（run-in period），有 121 名患者被分入先行单独左室起搏（LV，6 个月），再行双心室起搏（BiV，6 个月）组；其余患者正好相反，先行双心室起搏（6 个月），后改为单独左心室起搏（6 个月）。至试验结束时：①两组患者达 75% 峰值氧耗时间（peak VO_2，LV 14.0±11.9 $vs.$ BiV 14.3±12.5，$P=0.4327$）、LVEF［LV（31.9±10.8）% $vs.$ BiV（30.9±9.8）%，$P=0.4530$］、LVESV（$P=0.6788$）等指标的改善均无显著差异；②两组患者临床有效（peak VO_2 增加≥20%，LV 48.0% $vs.$ BiV 55.1%，$P=0.1615$）及结构有效（LVESV 降低≥15%，LV 46.7% $vs.$ BiV 55.4%，$P=0.0881$）率均无显著差异；③有 30.6% 对单独左心室起搏无反应者对双心室起搏有反应，同时有 17.1% 对双心室起搏无反应者对单独左心室起搏有反应。

该研究结果与之前的类似,但在针对双心室起搏无反应者,该研究则发现可能对单独左心室起搏有反应,这一发现为传统CRT(双心室起搏)无反应者的处理提供了一个新选择。

5. 单独左心室起搏与双心室起搏疗效比较的循证医学研究　为进一步明确两种起搏模式(单独左心室起搏与双心室起搏)间临床疗效有无差异,有学者检索两种起搏模式疗效比较的随机对照研究(n=574),荟萃分析结果显示:①两种起搏模式在NYHA分级、6MWD、QoL、peak VO_2等临床指标的改善方面差异均无显著性;②两种起搏模式左心室收缩功能(LVEF)和逆转心室重构(LVESV)方面的差异虽无统计学显著性,但双心室起搏有更大获益的趋势(P=0.07)。随后,Boriani等进一步研究发现,在全因死亡[LV $vs.$ BiV OR 1.24(95%CI 0.57~2.07),P=0.256]和住院[LV $vs.$ BiV OR 0.86(95%CI 0.49~1.50),P=0.740]这两项"硬指标"方面,双心室起搏并不优于单独左心室起搏,两种起搏模式在降低全因死亡和住院率上效果类似。

(二)自适应心脏再同步化治疗

1. 自适应心脏再同步化治疗算法　自适应心脏再同步化治疗(adaptive CRT)是美敦力公司开发的一种心脏再同步化治疗的新算法,主要由两部分组成:对心脏固有传导的检测及依据检测结果对起搏模式(双心室或单独左心室起搏)、AV和VV间期的设置(图6-3-1、图6-3-2)。

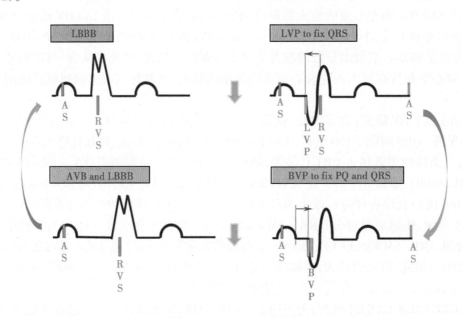

图 6-3-1　aCRT 工作原理

LBBB:左束支阻滞;AVB:房室阻滞;LVP:左室起搏;BVP:双室起搏;AS:心房感知;
RVS:右室感知;PQ:PQ间期

(1) 对心脏固有传导的检测:自适应心脏再同步化治疗算法驱使装置定期检测患者的AV间期(心房感知或起搏到右心室感知/A-RVs)、P波时限(心房感知或起搏到P波终点/A-Pend)和QRS波时限(右心室感知到QRS波终点/RVs-QRSend)。

(2) 对起搏模式、AV和VV间期的设置:依据检测结果,若患者心律规则、AV间期正常(A-RVs≤200毫秒),且心率不超过100次/分,则设定为单独左心室起搏,起搏的AV间期设置为固有AV间期(A-RVs)的70%,且比心脏固有传导提前至少40毫秒(≥40毫秒)。否则,设置为双心室起搏,起搏的 AV 间期设置为 P 波结束后 30 毫秒,且比右心室感知提前至少 50 毫秒;起搏的 VV 间期取决于固有 AV 间期(A-RVs)与 QRS 波时限(RVs-QRSend),以使左右心室的电激动相融合(fusion)。该算法最显著的特点是基于对心脏固有传导的检测,动态调整起搏模式和相关的起搏参数(AV 和 VV 间期),以使起搏器放电所致的左室心肌激活与心脏固有传导系统下传右室的激动相融合,始终保持左右心室的同步收缩,避免单独左心室起搏仅改善左心室同步性的不足;此外,与经典的超声介导的优化方法相比,一方面由于是实时监测、动态调整,与仅在静息状态下进行优化相比,可有效保证患者在活动时及心衰进展、心脏结构发生改变后起搏器仍处于较佳的工作状态,另一方面,由于是自动调整、动态优化,避免了超声优化大量时间和精力的消耗,故有更好的临床可操作性。

2. 自适应心脏再同步化治疗研究 为前瞻性、多中心、双盲、随机对照研究(图 6-3-3、图 6-3-4)。患者入选标准:NYHA 分级Ⅲ~Ⅳ级,LVEF≤35%,QRS 时限≥120 毫秒。排除标准:慢性房性心律失常经药物或复律治疗失败等患者予以排除。共纳入 522 例患者,按照 2∶1 的比例将患者随机分入 adaptive CRT 组(aCRT)和超声优化的双心室起搏

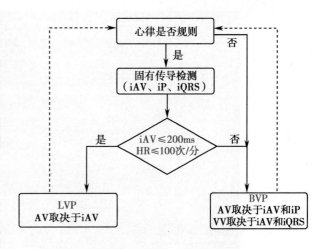

图 6-3-2　aCRT 算法流程
IAV 固有房室间期;iP 固有 P 波时限;iQRS 固有 QRS 波时限;HR 固有心率;LVP:左室起搏;BVP:双室起搏;AV:设定的房室间期;VV:设定的双室间间期

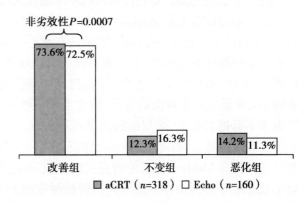

图 6-3-3　两组患者 CRT 术后 6 个月时临床综合评分(CCS)改善情况

组(Echo),随访 12 个月。研究的一级终点:至术后 6 个月时,①aCRT 组患者心衰临床综合评分(CCS)改善比例与 Echo 组类似;②aCRT 组患者心功能指标的改善与 Echo 组类似;③aCRT 组患者未出现不恰当的装置设定。研究的二级终点:至术后 6 个月时,右心室起搏比例、左心室收缩末容积指数(LVESVI)、LVEF、NYHA 分级、6MWD、QoL 的改善情况。结果显示:①至术后 6 个月时,aCRT 组患者 CCS(aCRT73.6% *vs.* Echo72.5%,*P*=0.0007)及心功能相关的超声心动图指标(术后 6 个月时两组患者的主动脉速度-时间积分(AoVTI)的一致性相关系数(CCC=0.90)的改善程度与 Echo 组相似,同时 aCRT 组患者未发现不恰当的装置设置。同时,两组患者的二级终点亦有类似的改善,且 aCRT 组患者其右心室起搏比例降低了 44%。②针对研究结果的亚组分析发现,同步化左室起搏的比例与患者的临床预后直接相关;同时,在 AV 间期正常的心衰患者,与 Echo 组相比,aCRT 组死亡和心衰住院的风险更低(HR 0.52,*P*=0.044),CCS 改善更显著(6 个月:aCRT 81% *vs.* Echo 69%,*P*=0.041;12 个月:aCRT 77% *vs.* Echo 66%,*P*=0.076)。

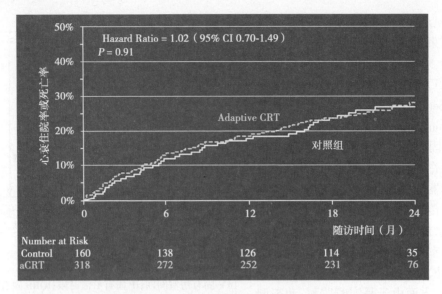

图 6-3-4　AV 间期正常的 aCRT 组和对照组（Echo 组）患者 CRT 术后 24 个月心衰住院或全因死亡的 Kanplan-Meier 生存曲线

（三）单独左心室起搏治疗心衰机制及适应人群探讨

CRT 通过恢复心脏运动的同步性,达到控制心衰症状、提高生活质量、改善心功能、逆转心室重构的目的,而右心室起搏,特别是右室心尖部起搏,由于造成了"人为"的 LBBB,破坏了左右心室间收缩的同步性,对心脏整体的收缩功能具有明显的损害作用。与右心室起搏形成对照,一方面,单独左心室起搏可提前激动左室游离壁(在 LBBB 患者,此部位激动最为延迟),消除 LBBB 造成的左室激动延迟,使左室游离壁与室间隔同步收缩;另一方面,单独左心室起搏由于不起搏右心室,窦房结的激动可通过正常的心脏传导系统激动右心室,保留了右室的生理性收缩功能,同时避免了不恰当的右心室起搏对心脏整体收缩功能的不利影响。Leclercq等通过对伴有 LBBB 心衰犬的研究发现,双心室起搏可同时改善犬心脏电机械收缩的同步性,而单独左心室起搏虽亦可改善犬心脏机械收缩的同步性,但却增加其电学失同步(电离散度electrical dispersion:BVP-13% *vs.* LVP+23%,$P<0.01$),故提出心脏血流动力学及收缩功能的改善并不依赖于心脏电学同步性,心脏机械收缩同步性的恢复对心脏起搏疗效具有决定性的影响。随后,Bordachar 等借助脉冲频谱多普勒及组织多普勒等超声新技术对两种起搏模式下心脏电机械同步性的研究发现,两种起搏模式虽均可改善心衰患者心脏收缩的同步性,但方式却不同:双心室起搏对心衰患者室间和室内失同步均有显著的改善作用,而单独左心室起搏则主要是通过使左心室各节段收缩更均匀以改善左心室内机械收缩同步性。依据早先 Bader 等的研究结果——心室内失同步,而非心室间失同步是判断心衰患者远期预后的独立预测因子,推测单独左心室起搏正是由于对心衰患者左室内同步性的改善,使其可获得与双心室起搏类似的血流动力学效果。而新近开发的自适应心脏再同步化治疗算法则较好的避免了单独左心室起搏对改善左右心室间失同步效果不佳的弊端,对左室内和左右心室间同步性均有显著的改善作用。

早在 21 世纪初,Kurzidim 等的研究即发现相较于 PR 间期延长者,单独左心室起搏在 PR间期正常(≤200 毫秒)者的血流动力学(LV+dP/dt)获益类似,甚至超过双心室起搏。而刚刚发表的自适应心脏再同步化治疗研究的亚组分析则进一步证实,相较于 PR 间期延长者,单独左心室起搏在 PR 间期正常者有更高的同步化左室起搏比例,及由此带来的更大的临床获益。联想到单独左心室起搏治疗充血性心力衰竭的机制,不难发现,其治疗效果的获得有赖于窦房结—房室交界区—右心室的正常传导,其中任何一个环节出现传导障碍,均可导致单独左心室起搏治疗效果的大打折扣,甚至使患者心衰病情恶化。基于已有研究,窦性心律、完全性左束支阻滞(LBBB)、房室传导正常(PR 间期≤200 毫秒),同时无右束支阻滞者应用单独左心室起搏可能有更大获益。

(四)单独左心室起搏临床应用的优势和局限

单独左心室起搏作为心脏再同步化治疗一种可能的起搏模式,除了维持正常的右心室功能,避免右心室起搏对心脏整体收缩功能的不利影响外,不难发现,不需要右心室起搏的心脏再同步治疗(单独左心室起搏)完全可能用价格低得多的双腔起搏器(其费用约为三腔起搏的1/4)来完成,尤其在我们这样的发展中国家,其具有非常现实的卫生经济学意义,同时,由于不需要起搏右心室,起搏器寿命也会相应延长(有研究显示其寿命可延长 20%),并且随着电极导线植入数的减少(3 根→2 根),导线相关并发症发生率的降低也是一个非常重要的优势。然而,不可否认,心衰患者作为心脏性猝死的高危人群,带有除颤功能的 CRT 装置(CRT-D)的植入在很多患者是很有必要的,而 CRT-D 装置除颤功能的实现又有赖于右室电极。因此,如何在经济性和治疗效果间权衡需要患者和医务工作者共同来把握。

Bordachar 等研究发现单独左心室起搏通过使左室各节段收缩更均匀以改善左室内机械收缩同步性,然而,该研究亦显示,单独左心室起搏可使患者左室舒展期充盈时间缩短,因而,在心室率较快的心衰患者,单独左心室起搏时由于左室舒展期充盈时间显著缩短,其治疗效果可能并不理想,对临床医生而言,对伴有快速房颤的心衰患者,为了维持较高的心室起搏比例(95% 以上),笔者认为可首先考虑:①通过射频消融去除房颤,或②通过房室结消融阻断快速的心房激动下传心室,亦或③通过 β 受体阻滞剂等药物维持较慢的心室率,若上述方法仍无法将患者心室率控制在合适水平,可否考虑通过不植入右心房电极或关闭其感知功能避免快速心房率对心室起搏的干扰值得考虑。

二 左室多位点起搏

(一)左室多位点起搏的临床疗效

1. 对急性血流动力学影响　Pappone 等纳入 14 例 NYHA 分级 Ⅲ~Ⅳ级,窦性心律,左束支阻滞(LBBB)和 QRS 时限 >150 毫秒的心衰患者,左室电极植入后壁基底部、侧壁或同时植入(双位点起搏)。结果显示,与单位点起搏(后壁基底部或侧壁)相比,左室双位点起搏的 LV+dP/dt 显著提高。而 Padeletti 等研究则发现,在房室(AV)间期最优的情况下,左室双位点起搏与单位点起搏的血流动力学指标改善(LV+dP/dt 和搏出功)无明显差别。Peschar 等对 11 只犬的研究亦显示,与左室心尖部起搏相比,左室多位点起搏的 LV+dP/dt 和搏出功无明显差别。

2. 对临床症状、心功能及心脏重构的影响　在一个随机、双盲、交叉设计的临床研究中,Dominic 等发现,与传统双心室(BiV)起搏相比,左室双位点(TriV)起搏可显著改善心衰患者的 6MWD(451 ± 112 vs. 425 ± 119, $P=0.008$)、QoL(32 ± 19 vs. 38 ± 24, P=0.036)、LVESV(158 ± 79 vs. 168 ± 76, $P<0.05$)和 LVEF [(30 ± 8)% vs. (27 ± 8)%, $P<0.05$]。Lenarczyk 等的研究亦显示,左室双位点起搏较传统双心室起搏在 NYHA 分级(1.4 vs. 1.0)、VO_{2max} [2.9 vs. 1.1ml/(kg·min)]及 6MWD(98.7 米 vs. 51.6 米)改善更显著($P<0.05$)。

3. 特殊人群的左室多位点起搏 有学者报告,在伴有永久性房颤的心衰患者,左室多位点起搏可获得与传统单位点起搏相似,甚至更好的临床及逆重构效果。TRIP-HF 研究亦证实在伴有较慢心室率的永久性房颤的心衰患者,左室双位点起搏较传统单位点起搏可取得更好的心功能及心脏重构相关指标的改善。Ogano 等研究发现,与传统的单位点起搏相比,左室双位点起搏组其室性心律失常的发生率明显降低(9.1% *vs.* 38.9%,*P*=0.044)。Acosta 和 Itoh 等亦有类似报告。提示左室多部位起搏有潜在的抗室性心律失常作用。

4. 左室多位点起搏的几个大型研究

(1) TRIP-HF 研究:为多中心、单盲、交叉设计研究。患者入选标准:NYHA 心功能分级Ⅲ~Ⅳ级,LVEF≤35%,伴永久性房颤,心室率较慢需要心脏起搏治疗或准备行房室结消融治疗。共入选 40 例符合条件的患者植入 CRT 装置,其中 34 例成功在左室植入两根电极导线,经过 3 个月的磨合期,上述患者被随机分入左室双部位起搏(3-V,3 个月),而后左室单部位起搏(2-V,3 个月),或先行左室单部位起搏,再行左室双部位起搏。研究的一级终点为 Z 值(反映心室收缩同步性),二级重点为左心室逆重构、生活质量、6 分钟步行距离等。至试验结束时,共有26 例患者的数据纳入分析,结果显示,两种起搏方式组患者的 Z 值、6 分钟步行距离(6WMD)和生活质量评分(QoL)虽未见明显差异,但左室双部位起搏组患者的 LVEF[(27±11)% *vs.* (35±11)%,*P*=0.001]和 LVESV[(157±69)cm³ *vs.* (134±75)cm³,*P*=0.02]则有显著改善。基于上述结果,Rennes 等认为左室多位点起搏显著优于传统双心室起搏。然而,由于该研究的对象为伴永久性房颤的心衰患者,并且该研究的一级终点 Z 值(反映心脏整体机械同步性的超声指标)在两种起搏方式间无明显差别,因而有学者认为其并不足以说明左室多位点起搏较传统双心室起搏更有优势。

(2) TRUST-CRT 研究:为单中心、单盲、随机对照研究。患者入选标准:NYHA 心功能分级Ⅲ~Ⅳ级、LVEF≤35%、窦性心律、QRS≥120 毫秒、有机械不同步证据。共入选 98 例符合条件的患者,按 1∶1 比例随机分为左室双位点起搏组(*n*=48)和左室单位点起搏组(*n*=50),植入CRT-D 装置,随访 1 年。结果显示:①左室多位点起搏的 NYHA 心功能分级较单一位点起搏明显下降(*P*<0.05);②与左室单一位点起搏相比,左室双位点起搏组的手术时间(125 分钟 *vs.* 96分钟,*P*<0.001)和 X 射线照射时间(25.9 分钟 *vs.* 14.4 分钟,*P*<0.001)均显著延长,而两组患者的手术成功率则相似(94% *vs.* 98%,*P*=NS);③至术后 1 年时,两组患者手术相关不良事件发生率亦无显著差别(20.8% *vs.* 30%,*P*=NS)。因而,研究者认为左室多位点起搏与传统的单一位点起搏一样安全、有效。

(二) 左室多位点起搏治疗心衰机制及适应人群探讨

研究显示心肌瘢痕、左室电极导线位置等均可对 CRT 术后心衰患者左心室同步性产生重要影响。一般认为,在左束支阻滞的患者,左心室侧壁或侧后壁为激动最延迟部位,因而目前主流的 CRT 左室电极植入位点一般在左心室侧壁或侧后壁,然而,由于不同患者间显著的个体差异,尤其是心肌梗死后瘢痕组织形成等对激动传导的影响,左心室侧壁或侧后壁单一位点起搏常常不能达到最佳的左心室再同步效果,基于上述原因,左室多位点起搏的概念应运而生。相比于单独左心室侧壁或侧后壁起搏,左室多位点起搏主要通过两方面机制发挥作用:一方面,左室多位点起搏由于是多个位点起搏,因而可以在很大程度上避免心肌瘢痕、传导阻滞等对激动传导的不利影响,有更大几率获得最佳的左心室起搏位点,因而也更容易获得较佳的左室再同步起搏效果;另一方面,左室多位点起搏由于是多个位点同时或先后起搏,因而能够更快激动整个心室,使心室收缩更同步,更接近生理状态。缺血性心肌病的 CRT 疗效较非缺血性心肌病差,心肌瘢痕是重要原因,而左室多位点起搏由于可以很好的避免瘢痕组织对 CRT 疗效的影响,因此在心肌梗死所致慢性心力衰竭患者,左室多位点起搏可能有更好的效果。

　　研究发现左室多位点起搏可减少室性心律失常发作,有潜在的抗心律失常作用。Acosta等研究认为左室多位点起搏的抗心律失常作用涉及下述机制。①增加一根左室电极可提前激动大片左室心肌,使得左室不同部位除极更均匀,同时降低复极离散度,室性心律失常失常发生率自然降低;②左室多位点起搏使得左心室收缩的同步性显著改善,血流动力学改善,心室内张力及交感神经活性降低,室性心律失常发生率降低。而 Ogano 等的研究除了进一步证实左室多位点起搏的抗心律失常作用与上述因素有关外,他们还发现在 CRT 术后无室性心律失常发生的患者,左室多位点起搏可产生显著的左心室逆重构,而在发生了室性心律失常的患者则未见明显的左心室逆重构,提示左室多位点起搏的抗心律失常作用与其所致的左心室逆重构可能有关。

(三) 左室多位点起搏的实现方式及其优缺点

　　左室多位点起搏由于需要在左心室不同位点实现左室的再同步,因而相比于传统的左室单一位点起搏,其手术难度明显增加,因而需要借助于多种方法以实现左室电极导线的植入,总结起来左室多位点起搏可通过以下方式实现:

　　1. 经冠状窦途径在左心室先后植入多根电极导线,该方式的优点是微创,同时由于与传统 CRT 植入技术完全相同,因而在有传统 CRT 植入经验的医生均可开展,但该方式需要有合适的靶静脉,因而有相当比例的患者可能无法很好地实施(图 6-3-5)。

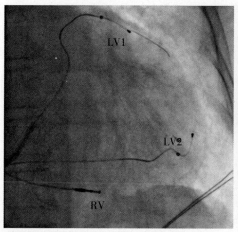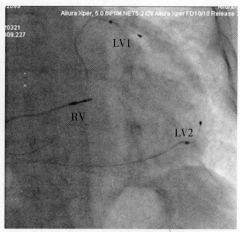

图 6-3-5　左室多位点起搏,左室同时植入 2 根电极(左前斜位,LV_1 前侧静脉,LV_2 后侧静脉)

　　2. 通过开胸手术于患者心外膜放置多根电极导线或通过经静脉途径加开胸途径相杂交的方式植入多根左室电极,该种方式理论上可实现 100% 植入,且可将电极导线置入术者认为的最佳部位,但由于需要开胸,因而手术创伤大,在某些病情较重的心衰患者可能无法耐受。

　　3. 随着生物工程技术的发展,通过将多个电极串联在一根导线上,亦可实现左室多部位起搏,并且由于只需要植入一根左室导线,手术难度与传统双心室起搏几乎相同,较好兼顾了微创和较高的手术成功率。新近开发的左室四极导线(Quartet model 1458Q,St Jude Medical,Inc.)通过在一根左室电极的两个不同位点进行起搏,经研究证实有较好的可操作性及临床效果,并且由于可以程控左室四个电极的不同组合(M2,M3,P4电极距头端电极(D1)的距离分别为20mm,30mm和47mm)及左右心室间起搏顺序的改变,使得临床医生有较多选择,以有效避免较高的起搏阈值和膈神经刺激,是目前左室多位点起搏较理想的选择之一(图6-3-6、图6-3-7)。

4. 理论上,经房间隔穿刺植入多根左室心内膜电极亦可实现左室多位点起搏,但目前尚未见报道。

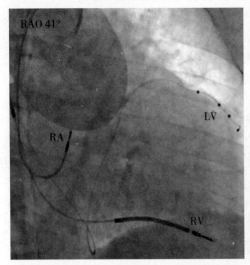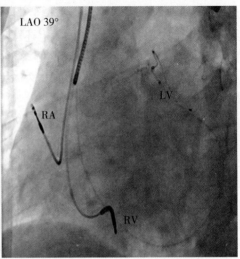

图 6-3-6　左室多位点起搏,左室四极导联(RAO:右前斜位,LAO:左前斜位)

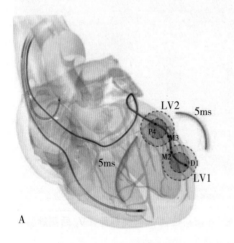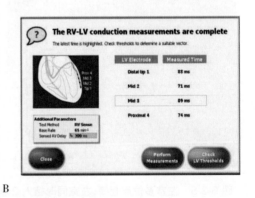

图 6-3-7　左室四极导线多点起搏程控方法

A. 依据解剖结构进行的起搏程控:①调整左室电极组合向量,使电流回路尽可能分离,找到可以接受的左室起搏阈值和膈神经刺激(PNS)位点;②首先程控起搏左室电极头 D1-M2(LV₁),然后起搏电极中段 M3-P4(LV2);③在 LV₁ 和 LV2 起搏之间,设置 5 毫秒延迟;④在 LV2 和 RV 起搏之间,设置 5 毫秒延迟。B. 依据电学传导进行起搏程控:①运行 RV-LV 传导时间测量,通过右室电极感知判断左室激动传导到右室的最长时间和最短时间;分别使用最长时间传导向量和最短时间传导向量,测试起搏阈值和 PNS,得到可行的起搏向量;②首先使用最长传导时间向量作为阴极起搏(LV₁),然后用最短传导时间向量作为阴极起搏(LV2);③在 LV₁ 和 LV2 起搏之间,设置 5 毫秒延迟;④在 LV2 和 RV 起搏之间,设置 5 毫秒延迟

（四）左室多位点起搏临床应用的优势和局限

相比于传统的双心室起搏，左室多位点起搏旨在避免心肌瘢痕等对 CRT 疗效的影响，更好的实现左心室收缩的再同步，因而有更好的血流动力学效果及临床症状、心脏重构方面的优势。Ploux 及 Clementy 等报告，在部分对传统双心室起搏无反应的心衰患者，将装置升级为左室双位点起搏后患者心功能可获得显著改善，提示在对传统 CRT 无反应者，增加一根左室电极可能有效。同时有研究显示，左室多位点起搏有潜在的抗心律失常作用，提示其可进一步降低心衰患者 ICD 放电次数及猝死发生率，改善患者远期预后。

左室多位点起搏由于需要将多根电极植入左心室不同部位，一方面，研究显示其手术时间及 X 线曝光时间均较传统双心室起搏明显延长，提示手术及 X 线相关并发症发生率可能增加；另一方面，在某些靶血管位置不佳的患者，经静脉途径在左室植入多根电极导线可能不易实现，当然，随着左室四极导线的开发应用，相信可以在很大程度上解决这一问题。

三 展望

作为大部分心血管病的终末阶段，充血性心力衰竭一直是临床治疗的难题，CRT 作为心衰治疗的新技术，由于疗效确切，在临床得到了广泛应用。然而，由于心衰本身的复杂性及不同患者间显著的个体差异，在接受 CRT 的患者中仍有约 30% 对治疗无反应，对于此类患者，在传统的双心室起搏治疗无效的情况下，可以考虑行同步化左室起搏（单独左心室起搏或左室多位点起搏）治疗，配合 AV 和 VV 间期优化，可能取得意想不到的效果。

临床实践不同于各个变量得到严格控制的科学研究，同一种疾病的患者间尚且千差万别，更何况是作为许多疾病发展终末阶段的心力衰竭？ CRT 作为心功能不全者的一种替代治疗手段，其终极目标是根据每位患者不同的病理生理状态、以尽可能接近生理的形式维持患者正常的心脏功能，即所谓的"个体化治疗"和"生理性起搏"。然而，现阶段学界对心衰发病机制还没有完全认识，CRT 治疗心衰的确切机制还有待进一步研究，同步化左室起搏治疗虽进行了一系列卓有成效的探索，但由于大部分研究样本量、实验设计及随访时间的限制，其距离获得普遍认可和推广到临床还有很长的路要走。

（严激 刘志泉）

参 考 文 献

[1] Vichova Z, Hénaine R, Basto Duarte MC, et al. Impact of biventricular and left ventricular pacing on hemodynamics and left ventricular dyssynchrony compared with right ventricular pacing in the early postoperative period following cardiac surgery// Annales francaises d'anesthesie et de reanimation. Elsevier Masson, 2011, 30:403-409.

[2] Eitel C, Gaspar T, Bode K, et al. Temporary left ventricular stimulation in patients with refractory cardiogenic shock and asynchronous left ventricular contraction: A safety and feasibility study. Heart Rhythm, 2013, 10:46-52.

[3] Thibault B, Ducharme A, Harel F, et al. Left ventricular versus simultaneous biventricular pacing in patients with heart failure and a QRS complex ≥ 120 milliseconds. Circulation, 2011, 124:2874-2881.

[4] Boriani G, Gardini B, Diemberger I, et al. Meta-analysis of randomized controlled trials evaluating left ventricular vs. biventricular pacing in heart failure: effect on all-cause mortality and hospitalizations. European journal of heart failure, 2012, 14:652-660.

[5] Krum H, Lemke B, Birnie D, et al. A novel algorithm for individualized cardiac resynchronization therapy: Rationale and design of the adaptive cardiac resynchronization therapy trial. American heart journal, 2012, 163:747-752. e1.

[6] Martin D O, Lemke B, Birnie D, et al. Investigation of a novel algorithm for synchronized left-ventricular pacing and ambulatory optimization of cardiac resynchronization therapy: results of the adaptive CRT trial. Heart Rhythm, 2012, 9:1807-1814. e1.

[7] Birnie D, Lemke B, Aonuma K, et al. Clinical outcomes with synchronized left ventricular pacing: analysis of the adaptive CRT trial. Heart Rhythm, 2013, 10:1368-1374.

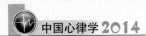

［8］ Ogano M, Iwasaki Y, Tanabe J, et al. Antiarrhythmic effect of cardiac resynchronization therapy with triple-site biventricular stimulation. Europace, 2013, 15:1491-1498.

［9］ Itoh M, Yoshida A, Takei A, et al. Electrical storm after cardiac resynchronization therapy suppressed by triple-site biventricular pacing and atrioventricular nodal ablation. Heart Rhythm, 2012, 9:2059-2062.

［10］ Lenarczyk R, Kowalski O, Sredniawa B, et al. Implantation Feasibility, Procedure-Related Adverse Events and Lead Performance During 1-Year Follow-Up in Patients Undergoing Triple-Site Cardiac Resynchronization Therapy: A Substudy of TRUST CRT Randomized Trial. Journal of cardiovascular electrophysiology, 2012, 23:1228-1236.

［11］ Ploux S, Whinnett Z, Bordachar P. Left ventricular endocardial pacing and multisite pacing to improve CRT response. Journal of cardiovascular translational research, 2012, 5:213-218.

［12］ Niederer S A, Shetty A K, Plank G, et al. Biophysical modeling to simulate the response to multisite left ventricular stimulation using a quadripolar pacing lead. Pacing and Clinical Electrophysiology, 2012, 35:204-214.

［13］ Rinaldi C A, Kranig W, Leclercq C, et al. Acute Effects of Multisite Left Ventricular Pacing on Mechanical Dyssynchrony in Patients Receiving Cardiac Resynchronization Therapy. Journal of cardiac failure, 2013, 19:731-738.

［14］ Thibault B, Dubuc M, Khairy P, et al. Acute haemodynamic comparison of multisite and biventricular pacing with a quadripolar left ventricular lead. Europace, 2013, 15:984-991.

［15］ Rinaldi C A, Leclercq C, Kranig W, et al. Improvement in acute contractility and hemodynamics with multipoint pacing via a left ventricular quadripolar pacing lead. Journal of Interventional Cardiac Electrophysiology, 2014, 1-6.

4. CRT:AV 间期与获益

慢性心力衰竭(chronic heart failure, CHF)是大多数心脏病的终末阶段和心脏病患者的主要死因。随着心血管患病人数逐年递增、心血管死亡率的减低及人口老龄化, CHF 发病率升高。尽管近阶段来 β 受体阻滞剂、血管紧张素转换酶抑制剂、血管紧张素受体阻断剂、醛固酮受体拮抗剂、利尿剂、强心剂及心房钠尿肽等药物的广泛应用, CHF 治疗取得了长足进步, 但对于顽固性心衰的疗效仍然不佳。非药物治疗, 特别是心脏再同步治疗(cardiac resynchronization therapy, CRT)日益受到重视。CRT 在临床应用治疗心衰已有 10 余年, 越来越多的患者从中获益, 积累了丰富的证据。CARE-HF 研究显示 CRT 可以改善 CHF 患者的临床症状和生活质量, 降低再住院率和全因死亡率。欧洲心脏病学会(ESC)及美国心脏病学会 / 美国心脏病协会(ACC/AHA)已将 CRT 列入心衰合并心室收缩不同步、QRS 波时限增宽患者的 I 类适应证。然而, 20%~30% 患者对 CRT 治疗无应答。提高 CRT 应答是 CRT 治疗的重要部分。本文笔者将从房室间期程控的角度浅谈 CRT 优化治疗。

一 CRT 无反应原因及解决方法

目前关于 CRT 无应答的定义及标准尚缺乏统一评价, 总体而言, 在 CRT 置入后 6 个月患者心衰症状无明显改善, 纽约心功能分级(NYHA 分级)未提高, 甚至恶化, 死于心衰, 接受心脏移植或 6 分钟步行距离无明显增加, 则提示 CRT 无反应。临床上如何提高 CRT 的疗效, 切实改善终末期心衰患者的生活质量, 降低死亡率, 避免过度治疗和不必要的医疗资源浪费显得十分重要, 同时也成为现代 CRT 治疗心衰的研究热点。多项国内外随机对照试验结果表明, 造成 CRT 无反应的主要原因包括:CRT 患者入选不当, 患者解剖差异, 双室起搏比例偏低, 左心室起搏疗效不佳, 药物治疗和心理干预缺位, 电极脱位与起搏导线选择不当, 电极定位不满意, 过早撤除长鞘, 及 CRT 软硬件未优化。

CRT 无反应原因复杂,目前提高疗效的方法主要包括:严格把握适应证和手术时机,改进植入技术,优化术后管理,动态优化 CRT 系统硬/软件。其中,确定最佳房室起搏间期(atrioventricular delay,AVd)和室间起搏间期(interventricular delay,VVd)是软件优化的关键之处。

对于术后的动态程控,AVd 优化具有简便、易于操作等优势(图 6-4-1)。不恰当 AVd 可导致房室持续不同步,二尖瓣关闭不全,每搏量和心输出量减少,从而降低 CRT 应答。研究显示,CRT 术后 3 个月及后续随访过程中,借助程控仪在 12 导联同步体表心电图和超声监测下,优化 AVd 指标,可明显改善患者症状。多个前瞻性、回顾性临床研究均证实优化 AVd 不仅能有效解决 CRT 患者无应答,还可使患者长期获益。国内外多中心临床试验结果已表明,AVd 优化在解决 CRT 无应答,增加患者获益方面的安全性及有效性。

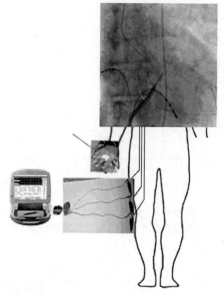

图 6-4-1　美敦力起搏器程控及美敦力公司的 InSync Ⅲ 8042 起搏器 AV 优化系统

二　AVd 优化

(一) AVd 优化的临床意义

传统 CRT 弃用自身房室传导可能是患者无应答原因之一。CRT 患者有自身的基础节律,左室起搏失夺获不易被心电图识别。AVd 过长可使左室或双室失夺获,进一步导致无反应。AVd 优化的本质是优化左室的前负荷,通过 AVd 优化在确保双室(或左室)被起搏夺获的前提下,允许房室结下传的激动与来自心室的起搏刺激较好融合,实现生理及人工多部位心室起搏,可获得比传统 CRT 模式更窄的 QRS 波,更好地改善患者临床表现和心功能,增加 CRT 患者获益。Andrew Brenyo 等学者在对 CRT 植入患者进行 1 年后随访发现,AVd 优化可以提高患者的左室射血分数,改善房室间不同步性。进一步分析显示,缩短 AVd 较延长 AVd 能降低33% 患者心衰和死亡的发生风险。Andreas Kyriacou 等的研究显示,AVd 优化增加了患者心肌耗氧量,较未优化 AVd 患者,提高约 1/3 心脏机械效能,从而改善心功能。同时,有研究表明,部分 CRT 患者表现出左房结构重构的逆转可能受益于 AVd 的优化。经典的 PATH-CHF 试验证实,双室起搏的血流动力学效应很大程度上取决于程控的 AVd。相对短以及过长的 AVd 都能使双室起搏带来的左室收缩性 dp/dt 值和主动脉压获益明显减少。相关研究证实,理想的 AVd 能够使 CRT 植入患者获益增加,提高生活质量评分,增加 6min 步行距离。

Andrew Brenyo 等学者在新近一项研究中,对合并完全左束支阻滞(LBBB)的 CRT 植入患者进行 1 年随访后发现,AVd 优化可以提高患者的左室射血分数,改善房室间不同步性。进一步分析显示,缩短 AVd 较延长 AVd 能降低 33% 患者的心衰和死亡发生风险(图 6-4-2、图 6-4-3)。此项多中心的心脏再同步化治疗研究(MADIT-CRT)纳入了 1235 例合并 LBBB 的患者。研究者分别将患者分为 AVD 缩短至 120 毫秒以下(S-AVD)及延长至 120 毫秒(L-AVD)两组,研究终点为心衰或死亡。通过超声指标对 CRT 应答进行随访,同时还与仅植入体内植入式除颤器(ICD)组患者进行了比较。多因素分析显示,CRT 程控为 S-AVD 组的患者与程控为 L-AVD 组的患者降低了 33%(HR 0.67,95%CI 0.44~0.85,P=0.037)的心衰或死亡率及 47%(HR

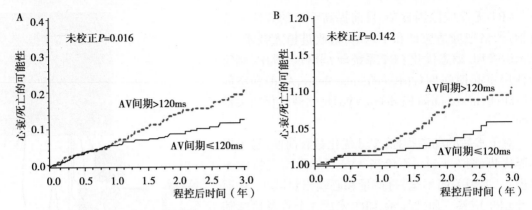

图 6-4-2 通过 Kaplan-Meier 算法评估合并 LBBB 接受 CRT 的患者在程控 AVD 后心衰或死亡（A）及单因死亡率（B）发生的累积概率（引自参考文献 11）

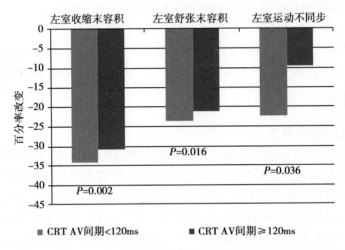

图 6-4-3 合并 LBBB 患者植入 CRT 通过基线超声评估程控 AVD 后平均心室容积及失同步性百分比变化（引自参考文献 11）

0.53, 95%CI 0.29~0.94, $P=0.031$）的单因死亡率。同时，程控为 S-AVD 或 L-AVD 的患者与仅植入 ICD 组的患者相比分别降低了 63%（HR 0.37, 95%CI 0.26~0.53, $P=0.001$）及 46%（HR 0.54, 95%CI 0.31~0.96, $P=0.001$）的心衰或死亡发生风险。进一步研究发现：程控为 S-AVD 或 L-AVD 与左室收缩末期容积明显减少（34.2% *vs.* 30.8%, $P=0.002$）从而与进一步改善不同步性有明显相关性（22.3% *vs.* 9.4%, $P=0.036$）。

Nishimura 等证实，心衰患者未经优化 AVd 较长时，心房收缩的辅助泵作用降低，同时主动脉收缩可以引起舒张期二尖瓣反流和舒张期心室充盈受损；相比之下，AVd 过短则导致左室充盈时间缩短，使前负荷及心输出量明显降低。理想的 AVd 是使左心室达到完全充盈，搏出量最大，二尖瓣反流量最少的最短 AVd。目前 AVd 优化主要依靠超声心动图，而体表起搏心电图和心腔内电图则提供另外两种可靠、简单的新方法。

（二）AVd 优化的方法

1. 超声心动图指导下的 AVd 优化 超声心动图指导 AVd 优化主要依据动态下监测跨二尖瓣和跨主动脉瓣的血流多普勒，先程控缩短 AVd 确保起搏刺激 100% 夺获双侧心室，使心房充盈波完整，并且心房充盈结束和主动脉射血之间无过长的间隔，然后"滴定式"增减 AVd，以获得最佳血动学效应（LVEF、VTI、EA 峰间距和峰值尽可能大，左室充盈时间尽可能长，左室舒张末期容量负荷二尖瓣反流尽可能小，左/右室同步性尽可能好、QRS 波尽可能窄）的 AVd 为最优，从而达到左心室完全充盈，搏出量最大，二尖瓣反流量最少的目的。Melzer 等研究显示：通过超声指导最佳 AVd，可以使左心室充盈增加 10%~20%。目前比较成熟的超声优化方法包括 Ritter 法及 Ishikawa 法。

（1）Ritter 法：主要采用超声脉冲多普勒测量经二尖瓣血流以反映左室充盈，测得最佳 AVd 为 100~120 毫秒。具体操作为：先程控一个较短的 AVd 值（AV1），测量 QRS 波起点到 A 波切尾现象终点之间的间期（QA1）；然后程控一个较长的 AVd 值（AV2），其保证心室夺获，又能使二尖瓣在主动脉射血之前关闭，然后测量 QRS 波起点到非切尾心房充盈波终点之间的间期（QA2），根据 Ritter 法计算出的最佳 AV 间期值 =AV1+［（AV2−AV1）−（QA1−QA2）］。但该种方法较为繁琐。

（2）Ishikawa 法：Ishikawa 等提出一种相对简化的优化 AVd 的方法。先设置一个相对较长的 AVd，然后测量二尖瓣血流多普勒，即测量心房充盈波终点到主动脉射血点之间的间期（收缩期前反流的时间），最佳 AV 间期即为相对较长的 AVd- 收缩期前反流时间。

（3）最长舒张期法：最长舒张期时间（LVFT）是二尖瓣 E 峰起始至 A 峰结束的时间，确保 100% 双室夺获前提下，将程控获得最大 LVFT 的 AVd 判为最佳。其缺点是需要检测多个 AVd。

（4）反复实验法：该方法曾在 CARE-HF 试验中适用，具体方法为：程控一个较长的 AVd，然后以每次 20 毫秒的间隔来缩短 AVd，直至出现 A 峰被迫提前结束，即被二尖瓣关闭讯号所截断，此时再以每次 10 毫秒的间隔来增加程控的 AVd，直至 A 峰完整，其结束与二尖瓣关闭讯号重叠，为最佳 AVd。

（5）二尖瓣反流法：Meluzin 等采用的二尖瓣反流法与上述 Ritter 法、Ishikawa 法原理一样，祛除心房收缩结束与心室收缩开始之间的间隔时间，具体的做法是：程控最长的 AVd（AV 长）后测量 A 峰结束与收缩期二尖瓣反流开始之间的时间（Δt），得出最佳 AVd= AV 长 −Δt，这种方法仅适用需要在 A 峰结束非常清楚的情况下同时要有一定程度的二尖瓣反流。

（6）最大主动脉瓣血流速度时间积分（VTI）法：Riedlbauchova 等用超声脉冲多普勒测量经主动脉瓣血流，测得左室 dP/dT$_{max}$，评价以下 4 种优化 AVd 的多普勒指标，分别为跨二尖瓣 VTI、舒张充盈时间、主动脉 VTI 和 Ritter 公式，结果分析得出二尖瓣最大 VTI 最精确，此法在多个程控间期测量二尖瓣前向血流频谱的速度时间积分，获得最大的二尖瓣 VTI 的 AVd 为最佳 AVd。测得最佳 AVd 值大约为 120 毫秒，同 Ritter 算法的结果基本一致。但此法相对耗时可重复性不好。主动脉 VTI 需要由"最长"AV 间期开始，程控的 AVd 每次缩短 20 毫秒直至出现 A 峰被迫提前结束，在增加 10 毫秒多检测一次，测得最大心输出量时 AVd 为最佳 AVd，其局限在于主动脉 VTI 测量的变异度较大，耗时多。故目前随着超声技术的发展，涌现出大量评价参数，如何得出一公认评价参数仍需探讨。

目前应用较多的 Ritter 法及 Ishikawa 法的局限性在于仅适用于存在二尖瓣收缩期反流的患者，其他方法多作为以上两种计算法的补充手段。总体来说，超声指导下 AVd 优化，不仅能快速获得血流动力学改变，其效果至少可以持续至 1 个月以后。最佳 AVd 值有较大的个体差异性，有房间阻滞者常有较长的最佳 AVd 值，在超声心动图下获取患者的最佳 AVd 仍是目前最可靠的手段。超声指导下 AVd 优化存在的缺陷在于：优化耗时长，主观性较强，远期疗效评

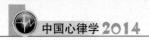

价目前仍然缺乏明确的支持证据。

2. 腔内心电图指导下的 AVd 优化　Baker 等学者提出了一种新的 AVd 优化方法,通过腔内心电图(IEGM)指导优化 AVd。该研究以左心室流出道 VTI 为评价指标,以超声心动图指导作为对照,最终证实超声指导下的最大 VTI 对应的 AVd 值同 IEGM 指导下最大 VTI 对应的 AVd 值相关系数为 0.975。近期一项研究在对 CRT 植入患者分别进行 IEGM 与超声引导下的 AVd 优化比较后发现通过 IEGM 指导下的 AVd 优化效果明显好于超声引导。两组患者 AVd 优化后,心功能、6 分钟步行距离及左室射血分数均显著改善。综上,IEGM 指导下的 AVd 优化是一种方便、快速、简单的优化方法,其与超声指导下优化相比具有类似的临床效应。然而该项检查为侵入性检查,一定程度上限制了其临床应用。

3. 体表心电图指导下的 AVd 优化　Van Gelder 等提出以左心室最大 dp/dt 值为评价指标,CRT 术后在心房感知,心室起搏的模式下,使用 12 导心电图同步记录,逐步优化 AVd,起搏 QRS 波形也随之改变;当起搏的 QRS 波形同最佳优化 QRS 波形等同时,此时感知的 AVd 便是最佳优化 AVd。通过上述方法,16 例 CRT 术后患者的左心室最大 dp/dt 值经过 AVd 优化后显著提升。而且研究发现:不同患者间 AVd 的离散度大,有较大的个体差异性,AVd 在一个较大范围内改变时均可表现为窄 QRS 波,但其中仅有一个最佳 AVd 值可使二尖瓣反流最小及 LVEF 值最大。即窄 QRS 波并不都一定对应于好的 EF 值和更少的二尖瓣反流,窄 QRS 波时仍有必要使 AVd 最佳优化。所以心电图指导下的 AVd 优化简便易行,可以作为超声优化的一种辅助方法,但是使用该方法必须建立在房室传导正常的基础上,且忽略了心肌各部位之间的电机械延迟,长期疗效有待进一步评价。

三　局限性

目前 AVd 优化尚存在以下局限性:①未充分考虑个体差异。心室除极和心室收缩均受心肌代谢、前后负荷、神经体液调节。因此,最优 AVd 都不应是固定值,而是某个范围。现行各种方法经验性设置的"最佳 AVd"似有不妥,个体化设置最佳 AVd 可进一步改善患者生活质量。②未充分考虑动态变化,随着心率的增加,最佳 AVd 也随之延长。既往相关 AVd 优化的临床研究多在患者静息状态下进行,但是缺乏 CRT 患者运动下心率变化后的 AVd 优化对左室功能的影响的相关数据。国外学者在分别对 41 例窦性心律 CRT 植入患者分别在静息下及仰卧自行车运动试验下进行 AVd 优化后发现运动下随着患者心率增加,血流动力学最佳的 AVd 在逐渐缩短。同一患者不同阶段 AVd 数值不同,对 CRT 植入后临床反应亦存在差异,因此植入 CRT 患者的筛选和 AVd 优化时机可能对 CRT 获益有一定影响。故未来需要就这些变量进行个体化的动态优化程控。但比较困难的是未找到能反映患者自身情况及动态测量的电生理变量。③未兼顾"房室结(AVN)优先"的原则。现行指南要求设置偏短的 AVd 以确保起搏刺激100% 夺获左 / 右心室,废弃生理性起搏的"房室结优先"原则,双室起搏的偏心激动并不能完全仿真天然的心室"中心型激动",有可能导致 CRT 患者的 QRS 波"缩窄"不明显甚至较术前增宽,而术后 QRS 波变窄程度均是预测患者对 CRT 有无应答的指标。阻止心房激动经房室结下传参与激动心室,理论上将部分抵消 CRT 的益处,可能是部分 CRT 患者无应答的原因之一。④由于随访的繁杂和认识的不足,目前临床医生对于 CRT 植入患者术后的 AVd 优化重视程度远远不够,一项对 CRT 植入中心的国际性调查显示,来自不同国家的 108 名患者在植入 CRT 后未进行规律程控,约 17.3% 的患者未进行任何优化。

总之,术后优化 AVd 是提高 CRT 疗效的一项重要措施。超声心动图指导下优化 AVd 仍是目前临床常用的方法,但其缺乏动态变化,仍存在很多局限性。未来需进一步强化 CRT 术后随访和动态程控,开展更多大规模临床试验探讨动态优化参数和变量,提高和简化优化技术,使更多心衰患者通过 CRT 最大获益,改善临床症状,提高远期疗效。

(常栋　周淳)

参 考 文 献

[1] Qamruddin S,Rafie R,Naqvi TZ. Discordant left and right ventricular optimal atrio-ventricular and inter-ventricular delays during biventricular pacemaker optimization. Echocardiography,2013,30:751.

[2] Andrew Brenyo,Valentina Kutyifa,et al. Atrioventricular delay programming and the benefit of cardiac resynchronization therapy in MADIT-CRT. Heart Rhythm,2013,10:1136-1143.

[3] Andreas Kyriacou,Punam A,et al. Cardiac resynchronization therapy and AV optimization increase myocardial oxygen consumption,but increase cardiac function more than proportionally. International Journal of Cardiology,2014,171:144-152.

[4] Andrew Brenyo,Valentina Kutyifa,et al. Atrioventricular delay programming and the benefit of cardiac resynchronization therapy in MADIT-CRT. Heart Rhythm,2013,10:1136-1143.

[5] Melzar C,Barges AC,Knebel F,et al. Echocardiographic AV-interval optimization in patients with reduced left ventricular function. Cardiovasc Ultrasound,2004,2:30.

[6] Singh JP,Abraham WT,et al. Clinical response with adaptive CRT algorithm compared with CRT with echocardiography-optimized atrioventricular delay:a retrospective analysis of multicentre trials. Europace,2013,15:1622-628.

[7] Dongmei Wang,Haibo Yu,et al. Long-term clinical effects of programmer- guidedatrioventricular and interventricular delay optimization:Intracardiac electrography versus echocardiography for cardiac resynchronization therapy in patients with heart failure. Journal of International Medical Research,2013,41:115-122.

[8] Jing Ping Sun,Alex Pui-Wai Lee,et al. Optimisation of atrioventricular delay during exercise improves cardiac output in patients stabilised with cardiac resynchronisation therapy. Heart,2012,98:54-59.

[9] Auger D,Hoke U,et al. Effect of atrioventricular and ventriculoventricular delayoptimization on clinical and echocardiographic outcomes of patients treated with cardiac resynchronization therapy:a meta-analysis. Am Heart J,2013,166:20-29.

[10] Gras D,Gupta MS,Boulogne E,et al. Optimization of AV and VV delays in the real world CRT patient population an international survey on current clinicalpractice. PACE,2009,32(Suppl1):S236.

5. CRT:参数优化的新认识

心脏再同步治疗(CRT)可显著改善特定心力衰竭人群的预后。然而在严格选择的病例中,仍约 30% 对 CRT 无应答。在诸多因素中,起搏参数的优化被认为是提高应答率的重要措施之一。近年来,在基本参数和最佳间期的优化策略、临床意义及发展前景等方面有些新的认识和进展,本文拟对起搏参数的优化内容和方法学新进展作一综述。

一　基本参数优化

1. 下限起搏频率与频率应答　目前下限起搏频率的设定多采取默认值。有些研究称,设置较高的下限频率或运用频率应答性心房起搏功能可获得更大的心排出量,延长运动时间和峰值氧耗量。但更多的研究倾向于尽量减少右心房起搏,认为后者不仅不利于血流动力学和心室同步性,还可增加心房颤动(房颤)风险。最新的 PEGASUS CRT 多中心临床试验初步结果显示,提高下限频率或启动频率应答均不能对 CRT 患者带来额外的临床获益。

2. 上限跟踪频率与不应期　由于心力衰竭患者容易发生窦性心动过速,对于窦房结和房

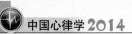

室结功能正常的患者,上限频率应相对较高,以减少由于上限频率反应导致自身激动下传心室。某些起搏器的心房跟踪功能可自动缩短心室后心房不应期,以减少P波落入不应期中不被跟踪,保证双心室起搏。

3. 保证心室起搏的特殊功能　目前,各公司的CRT/CRTD产品都具有尽力提高心室起搏比例的算法,如对房颤自身QRS波反应和心室感知后反应等。前者据房颤时感知的自身QRS波,不断提高心室起搏频率和比例,最终达到起搏为主的心律;后者在右心室导线感知自身QRS波后8毫秒时,由双心室同步发放起搏脉冲而保证房颤和室性早搏时的双心室同步起搏。遗憾的是,此时通常为融合波或伪融合波,并非真正的起搏夺获。然而,CRT应答率却与真正心室起搏比例有关,这使该功能对提高CRT疗效的作用显得有限。

二　CRT中房室间期的新认识

1. 感知和起搏房室间期间的补偿值　现代CRT装置的房室(AV)间期包括右心房至右心室AV间期(右侧AV间期)和右心房至左心室AV间期,其中左侧心脏的电-机械活动更加重要。心房起搏通常起始于右心耳,起搏信号离开心房内特有传导系统,经心房肌间缓慢传导。由于左心房激动明显延迟会导致左心房至左心室AV间期(左侧AV间期)的缩短,甚至左心房与左心室的同时收缩,出现潜在的血流动力学障碍。因此,起搏AV间期(PAV)应当长于感知AV间期(SAV),以避免不同形式的左侧房、室活动不协调和不生理现象。目前多数采取在优化的PAV或SAV基础上减去或加上一定的经验补偿值(30~40毫秒)来确定相应的SAV或PAV。然而,有学者发现PAV和SAV差值个体间变异性大(20~80毫秒),经验性补偿值远不能满足全面优化AV间期的需要。该学者还提出以心房起搏时获得最佳血流动力学的QRS波形态为模板,不断调整SAV直至出现最类似的QRS波形态,此时的左心室内压变化速率(derivative of left ventricular pressure,LVdp/dt)最佳,且与心房起搏时的最大LV dp/dt值相当,由此确定最佳SAV。然而,尚缺乏采用无创方法优化该补偿值的报道。

2. 房间传导延迟　心力衰竭患者中房间传导延迟并不少见,却容易被忽视。由于左心房的延迟激动可使左心AV间期缩短,这类患者是优化的重点对象。学者们提出可以根据房间传导延迟时间估计超声优化AV间期。但是,在某些CRT患者中,房间传导延迟甚至可能超过右心房室传导时间,而延长AV间期会造成心室起搏失夺获。对这类患者进行AV间期优化相当困难,选择房间隔起搏、心房多部位起搏或房室结消融可能更加合适。

3. 运动对房室间期的影响　一项小型研究发现,与传统起搏器不同,CRT患者在运动中最佳AV间期较静息时有一定延长,而不是缩短。这意味着或应关闭装置的频率应答性AV间期功能,因为后者在运动时使AV间期自动缩短,而不是延长。

4. 心室融合波问题　众所周知,普通起搏器都应避免室性融合波的出现(不生理且耗电)。虽然学者们认为最佳心室泵血功能是在让双室起搏充分夺获心室AV间期下出现,但在窦性心律、PR间期正常或较短的CRT患者中,自身传导的QRS波和起搏激动产生的融合往往不可避免,且可能有益。这类患者中,经微调AV间期产生的融合条带内进行心脏再同步起搏可显著改善急性血流动力学。另外,经超声优化的双心室起搏与自身激动出现融合者6个月后的CRT应答率显著高于无融合者。在长达1年的随访里,前者左心室收缩功能、左心室逆重构以及心功能、6分钟步行实验、生活质量、再住院率等临床指标均显著改善。我国学者经6个月随访研究也得出了类似的结论。学者们提出,经优化相关间期使得左心室起搏与自身QRS波恰好融合可以大大减少心室激动时间,尽可能保留生理的心室激动模式。因此,自身激动和心室起搏的融合在 AV 间期优化中的作用不容忽视。另一方面,PR 间期随疾病进展、昼夜变化以及运动等因素有较大变异性。固定 AV 间期的设定可能导致间歇性假性融合波,甚至心室起搏失夺获等问题。此时,不仅无法获得预期的真性融合波,又会带来双室起搏比例的下降。因此,如何动态优化 AV 间期以持续保证最优融合状态是该方法最大的挑战性问题。

三　间期优化的方法

CRT 患者最佳间期变异性大,个体化 AV 间期优化可带来更大的血流动力学益处。室间(VV)间期的个体化程控不仅在左、右心腔 AV 间期的优化中发挥重要作用,还可纠正心室不同步,弥补左心室导线位置的不足。目前,在层出不穷的无创方法中,尚无普遍接受的金标准。

1. 超声心动图　二尖瓣血流频谱法利用脉冲多普勒技术,调整 AV 间期以减少二尖瓣血流 E 峰、A 峰融合,且不会因二尖瓣提早关闭出现 A 峰切尾,使得左心室充盈最佳。最初的 Ritter 法虽然简便,但在房室传导正常或心率较快的 CRT 患者中的应用受到限制,而迭代法和 EA 时限法目前较为常用。近来研究证实,二尖瓣血流速度时间积分(velocity-time integral,VTI)指导下的 AV 间期与有创性 LV dp/dt 优化的 AV 间期高度相关,EA 时限法次之,Ritter 法最差。另外,使用连续多普勒技术可避免脉冲多普勒测量误差大,重复性差的不足。主动脉瓣血流频谱法通过测定主动脉瓣口 VTI 来估计左心室每搏量,选择最佳 AV 间期和 VV 间期。学者们发现,主动脉瓣口 VTI 指导下的 AV 间期优化值和有创性 LV dp/dt 法的相关性与 EA 时限法相当。临床上,该法目前最常用于 VV 间期优化。

2. 超声新技术　随着超声技术的不断发展,已有不少新方法显示出良好的应用前景。连续多普勒技术根据二尖瓣反流的血流速度曲线估计 LV dp/dt,且与有创 LV dp/dt 表现良好的相关性。因此,多普勒 LV dp/dt 可指导 AV 间期优化。新近也有关于三维超声心动图和心腔内超声技术用于优化 AV 间期的报道。与 AV 间期不同,VV 间期优化更侧重于心室内同步性的改善。越来越多的研究表明组织多普勒显像(TDI)及其衍生技术可用于优化 VV 间期,以改善心室间和心室内的同步性,通过心室同步性指标和主动脉 VTI 确定的 VV 间期间有相当高的一致性。

3. 基于腔内心电图的自动优化算法　CRT 患者最佳 AV 间期随时间和病情而不断变化,利用 CRT 的自动程序实时调整 AV 间期不失为理想的措施。QuickOpt(St. Jude Medical)旨在设置最佳 AV 间期使左心室起搏恰好在心房激动和机械收缩完成后出现。它根据右心房腔内心电图自身除极时间的长短,给予一定的经验补偿值,两者之和即为优化的 SAV。PAV 则在此基础上延长 50 毫秒。临床试验证明,该法与超声方法确定的 AV 间期具有可比性,但尚无与介入性 LV dp/dt 法的比较。另外,QuickOpt 还可自动调整 VV 间期,以将来自左、右心室的激动波恰好在室间隔相遇。该算法与传统主动脉 VTI 法比较有良好的相关性,相应的 LVdP/dT 与有创优化法获得的 LVdP/dT 有良好的相关性。Smart Delay(Boston Scientific)则根据腔内心电图起搏和感知时的自身 AV 传导时间以及左右心室的激动传导时间确定最佳 AV 间期,使得自身激动和来自左心室激动最延迟部位的起搏激动对向传播并恰好融合。另外,该算法能单独优化 SAV 和 PAV,还可兼顾左心室单独起搏或双室起搏模式以及左心室导线位置等多个因素作不同的调整,但它不提供 VV 间期优化。现已证实,Smart Delay 算法优于传统超声优化方法,且与有创性 LV dp/dt 法有极好的相关性。

4. 其他无创优化技术　近年来,学者们相继报道心音图法可以快速、有效进行间期优化。

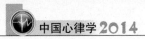

通过调整 AV 间期和 VV 间期,使得自 QRS 波起始至心音图所描记的第一心音二尖瓣成分间的电机械延迟时间最短,可获得良好的急性血流动力学效应和短期临床获益。该法不仅与传统多普勒方法指导下的优化结果具有可比性,且操作便捷,重复性更好。其他用于无创优化技术还有光电容积描记法、心阻抗图法、反射性核素显像、体表描记法和体表心电图法等。上述无创技术使用简便,在理论上有广泛的应用前景。但临床经验有限,需要进一步的随机对照临床试验,明确其可靠性和应用价值。

四　心脏再同步治疗起搏参数优化的临床获益

虽然 CRT 起搏参数的优化对改善患者急性血流动力学及短期临床症状方面的获益在许多小规模临床研究中得到了证实,但新近数个大规模临床试验的结果却令人失望。InSync Ⅲ是最早评估 CRT 优化的多中心大型临床试验,对双心室顺序起搏和同步起搏患者 6 个月的疗效比较发现,经 VV 间期优化患者心排出量和 6 分钟步行距离较对照组改善,但未能显著提高心功能分级和生活质量。随后的 RHYTHM Ⅱ 试验经 6 个月的随访也证实,VV 间期优化产生的急性血流动力学变化最终并不对 CRT 的心室逆重构以及改善心功能、生活质量和运动耐力等方面的作用带来额外的益处。DECREASE HF 研究报道了更令人意外的结果:经 VV 间期优化的双心室顺序起搏患者 6 个月左心室逆重构程度并不优于,甚至略逊于双心室同步起搏者。SMART AV 和 FREEDOM 是最近两项评估基于腔内心电图自动间期优化算法长期获益的临床试验。SMART AV 的初步结果也不约而同地提示,无论是传统超声还是自动程序的间期优化并不优于经验性设置。目前,FREEDOM 试验的结果令人期待。虽然现有的证据并不支持在所有 CRT 人群中常规、定期进行参数优化,但尚不能完全否认起搏参数优化在 CRT 无应答或欠应答患者中的应用价值。最近一项研究证明,在 CRT 无应答的人群中,经过纠正多个潜在因素(心律失常,导线位置,用药依从性)后,进行起搏参数优化可进一步提高临床获益。

五　起搏参数优化的局限性

如前所述,起搏参数优化无统一标准。首先,参考指标至今不明确。优化前负荷的 AV 或 VV 间期可能与优化同步性的 AV 或 VV 间期不同。在血流动力学和同步性指标中,还没有确凿的证据明确哪个指标更重要。其次,尚无最佳方法。超声心动图虽然应用广泛,但费时费力、考验操作者的测量准确性。从成本效益角度,很大程度上限制了 CRT 优化,而这对 CRT 无应答的患者可能是不利的。虽然其他无创优化方法不断涌现,但需要更多的临床实践和"头对头"的比较。最后,最佳起搏间期不仅具有个体变异性,还随着病情、运动、自主神经活性等变化而改变,静息时的单次优化显然不可取。

六　前景

虽然现有的大型临床试验倾向于否认起搏参数常规优化对 CRT 人群的长期获益,但需要对 CRT 无应答的对象进行更多的专门研究。另外,心房起搏频率,房内、房间传导延迟以及运动对最佳间期的不同影响尚不明确。与自身 QRS 波产生融合的 CRT 起搏模式对特定患者心室同步性的改善以及长期临床获益需要更高级别的循证证据。开发更多有效的起搏器自动程序以实现起搏参数的动态优化将是未来的发展方向。

(沙来买提·沙力　宿燕岗　葛均波)

参 考 文 献

[1] 程中伟,方全.心脏再同步化治疗的研究进展.中国心脏起搏与心电生理杂志,2012,24:540-543.

[2] Adelstein E,Saba S. Right atrial pacing and the risk of post implant atrial fibrillation in cardiac resynchronization therapy recipients. Am Heart J,2008,155:94-99.

[3] Martin DO,Day JD,Lai PY,et al. Atrial support pacing in heart failure:Results from the multicenter PEGASUS CRT trial. J Cardiovasc Electrophysiol,2012,23:1317-1325.

[4] Kamath GS,Cotiga D,Koneru JN,et al. The utility of 12-lead holter monitoring in patients with permanent atrial fibrillation for the identification of nonresponders after cardiac resynchronization therapy. J Am Coll Cardiol,2009,53:1050-1055.

[5] Van Gelder BM,Brake FA,Van Der Voort PH,et al.Optimal sensed atrioventricular interval determined by paced QRS morphology. Pacing Clin Electrophysiol,2007,30:476-481.

[6] Levin V,Nemeth M,Colombowala I,et al. Interatrial conduction measured during biventricular pacemaker implantation accurately predicts optimal paced atrioventricular intervals. J Cardiovasc Electrophysiol,2007,18:290-295.

[7] Vatasescu R,Berruezo A,Mont L,et al. Midterm 'super-response' to cardiac resynchronization therapy by biventricular pacing with fusion:Insights from electro-anatomical mapping.Europace,2009,11:1675-1682.

[8] Wang RX,Guo T,Hua BT,et al. Initial experiences of maintaining atrioventricular intrinsic conduction during cardiac resynchronization therapy in non-responders. Chin Med J,2009,122:2455-2460.

[9] Porciani MC,Rao CM,Mochi M,et al. A real-time three-dimensional echocardiographic validation of an intracardiac electrogram based method for optimizing cardiac resynchronization therapy. Pacing Clin Electrophysiol,2008,31:56-63.

[10] Saksena S,Simon AM,Mathew P,et al. Intracardiac echocardiography guided cardiac resynchronization therapy:Technique and clinical application. Pacing Clin Electrophysiol,2009,32:1030-1039.

[11] Adelina D,Barbara V,Etelvino S,et al. Comparison of hemodynamic versus dyssynchrony assessment for interventricular delay optimization with echocardiography in cardiac resynchronization therapy. Pacing Clin Electrophysiol,2011,34:984-990.

[12] 梁义秀,宿燕岗,巩雪.心脏再同步治疗术后采用超声心动图指导与QuickOpt功能进行间期优化的相关分析.中国心脏起搏与心电生理杂志,2010,24:397-400.

[13] Van Gelder BM,Meijer A,Bracke FA. The optimized VV interval determined by interventricular conduction times versus invasive measurement by LVdP/dt max. J Cardiovasc Electrophysiol,2008,19:939-944.

[14] Ellenbogen KA,Gold MR,Meyer TE,et al. Primary results from the Smart Delay determined AV optimization:A comparison to other AV delay methods used in cardiac resynchronization therapy(SMART-AV)trial:A randomized trial comparing empirical,echocardiography-guided,and algorithmic atrioventricular delay programming in cardiac resynchronization therapy. Circulation,2010,122:2660-2668.

[15] Mullens W,Grimm RA,Verga T,et al. Insights from a cardiac resynchronization optimization clinic as part of a heart failure disease management program. J Am Coll Cardiol,2009,53:765-773.

6. CRT:无反应的预测因子

　　心脏再同步治疗(CRT)因其疗效确切现已成为治疗慢性心力衰竭的重要方法。CRT不仅能降低心力衰竭患者的心肌代谢能耗,提高生活质量,而且可以逆转心室重构,降低心力衰竭衰竭再入院率与病死率。尽管CRT治疗慢性心力衰竭效果明显,但30%术后无反应发生率长期以来困扰着临床医生与患者。为降低CRT无反应发生率,术前应对患者病情进行全面评估,尤其要明确患者是否具有无反应相关特点。现就CRT无反应患者的重要预测因子加以综述。

一　心脏再同步治疗无反应的定义

　　目前无反应定义标准主要有以下3种:①术后临床症状无改善,如心功能等级(NYHA

分级）不变或上升；6 分钟步行距离较前缩短；因心力衰竭再入院或死亡等；②评价心脏结构和功能的指标如左心室射血分数（LVEF）、左心室收缩末期容积、二尖瓣反流程度等，无明显变化或恶化；③临床症状以及心脏结构均无改善或较前加重。多数文献所道的无反应发生率在 20%~30%，也有报道高达 50%，无反应发生率不同与定义标准不同有很大关系。Fornwalt 等根据 17 个不同标准对 PROSPECT 研究中的患者进行分类，应用某一种标准时有 99% 为反应者，而用另外一种标准分类，则无反应者可以达 94%，提示目前 CRT 术后反应定义标准一致性很差。因而，进一步明确无反应发生率还应以科学统一的无反应定义标准作为前提。

二 心脏再同步化治疗无反应患者的预测因子

1. 心脏机械性运动失同步程度　机械性运动失同步是 CRT 的靶点，也是影响术后疗效的关键因素。相关回顾性研究提示基线左心室同步性相对较好是无反应的独立预测因子。另外，有学者认为，静息与运动时的左心室机械不同步性并不一定同时出现，运动状态下的左心室不同步性对于术后症状改善及逆重构更有预测价值，仅仅评价术前静息时左心室运动不同步是不够的，需要两种状态下的综合分析。因此，术前对心脏非同步性的部位、范围及程度进行准确评价对于患者的选择至关重要。不同的评价手段在实际应用中各有优势，超声心动图在评价心脏非同步性上因其操作简便且无创，在临床应用最为广泛，但也因其图像质量及可重复性较差，正逐渐被新的影像学检查手段所替代。实时三维超声心动图（RT3DE）通过左心室所有 16 个节段 - 容积曲线的离散度反映左心室收缩不同步，左心室 16 个节段到达最小容积时间的标准差被称为收缩失同步指数（SDI）。有研究显示 SDI 随左心室收缩功能恶化而增加，CRT 有反应者 SDI 较术前显著下降。门控单电子发射计算机体层扫描心肌灌注显像技术（GSPECT-MPI）可以"一站式"对心室非同步性、左心室功能、瘢痕负荷与位置、左心室最晚激动部位等进行评估，并且该技术评价左心室失同步与三维组织多普勒同样具有良好相关性。GSPECT-MPI 还可以对左心室失同步进行量化，且具有自动性、高度精确性、重复性和稳定性。另外也可以应用心脏磁共振（CMR）对左心室失同步性进行评价。有报道显示在评价左心室失同步性上，CMR 测得的组织同步性指数（TSI）较超声心动图评价失同步的检测方法更能准确筛选出失同步的心力衰竭患者，且该指标亦可预测 CRT 术后疗效。鉴于目前检测心脏机械失同步性尚无统一金标准，医生需根据具体情况选择检查手段对患者进行心脏同步性评价。

2. QRS 时限宽度、波形与 QRS 波碎裂导联数量　QRS 时限延长能够反映心室内电学传导延迟，且与左心室机械性收缩失同步及心室收缩功能下降密切相关。2012 年《ESC 急慢性心力衰竭诊断与治疗指南》（指南）有关 CRT 适应证中推荐 QRS 时限至少应 > 120 毫秒。但也有研究报道 QRS 时限增宽与机械性不同步并非平行出现，QRS 时限 ≥ 120 毫秒的心力衰竭患者中有 1/3 患者无机械性失同步现象，而 QRS 时限 < 120 毫秒的心力衰竭患者中表现为机械性失同步的患者占 40%~50%，因此有人认为较 QRS 时限而言，左心室机械失同步的程度对 CRT 术后反应的预测价值更大。但也有观点认为机械性失同步评价指标在选择窄 QRS 时限心力衰竭患者进行 CRT 治疗上没有参考作用，CRT 对窄 QRS 时限心力衰竭患者的治疗可能无反应。对于左束支阻滞（LBBB）患者，CRT 导线的左心室起搏脉冲从最晚激动点发出以纠正心室失同步情况，多个临床试验现已证实，与非 LBBB 图形相比，伴有 LBBB 的心力衰竭患者 CRT 术后反应良好，因此，指南已将 LBBB 列为慢性心力衰竭患者 CRT 的适应证。另外，最近有研究表

明术前心电图表现为 QRS 波碎裂的导联数量与 CRT 的预后密切相关,导联数量越多,术后无反应的发生率越大。

3. 心肌瘢痕负荷程度　PROSPECT 研究显示,在非缺血性心肌病患者中,临床综合评分提高者占 76%,而缺血性心肌病的患者中仅占 64%,同时非缺血性心肌病患者 CRT 术后左心室逆重构较缺血性心肌病患者显著,提示缺血性心肌病患者 CRT 效果较差。心肌瘢痕负荷和瘢痕位置可以解释缺血性心肌病患者 CRT 无反应的原因,左心室导线位置的瘢痕干扰了心室夺获,进而阻碍了心室的再同步运动导致术后无反应,尤其是存在于左心室后外侧壁的瘢痕。Alpen- durada 等研究显示心肌瘢痕负荷是 CRT 无反应的独立预测因子。应用心肌核素显像技术计算心脏总静息评分(SRS)可以评价心肌瘢痕负荷程度,CRT 无反应患者的 SRS 平分明显增高(>27 分),提示此类患者心肌瘢痕负荷程度大。目前,CMR 是评价心肌存活情况的金标准,它不仅可以发现 SPECT-MPI 所忽略的微小心肌梗死灶,也可以避免其对心室肌瘢痕的过度评估,亦可评价坏死心肌的透壁程度。CMR 也可以对瘢痕负荷进行量化,有助于对 CRT 术后反应的预测;18- 氟脱氧葡萄糖 - 正电子发射计算机断层扫描(18-FDG-PET)也是判断心肌存活较为准确的方法,其通过比较心肌血流和代谢之间的匹配情况对心肌是否存活进行评价;单光子发射计算机断层成像(SPECT)心肌位相分析技术可以同时显示瘢痕负荷、位置和室壁各部位机械收缩时间分布,在心肌存活评估中也广泛应用,侯小峰等研究发现,CRT 无反应者瘢痕负荷较重(平均值为 36.5%),有反应者瘢痕负荷较轻(平均值为 24.6%),提示应用位相分析法检测瘢痕负荷较高者可能无法从 CRT 中获益。

4. 进展性重症心力衰竭　术前心功能Ⅳ级的慢性心力衰竭患者较其他患者无反应发生率高,提示心力衰竭早期 CRT 植入会有更大获益。MADIT-CRT、RAFT 两项试验共纳入了 3618 例心功能Ⅰ~Ⅲ级的轻中度心功能不良患者,两组试验中心功能Ⅱ级者分别占 85% 和 80%,研究结果证实,与重度心功能不良患者一样,轻中度心功能不良心力衰竭患者亦可获益于 CRT,CRT 可降低轻度心功能不良患者的死亡和心力衰竭住院率,而且 RAFT 还观察到 CRT 降低全因病死率 25%。基于上述研究结论,指南将心功能Ⅱ级列为 CRT 适应证。但也有结论认为伴有左心室不同步的终末期心功能Ⅳ级收缩依赖性心力衰竭患者可以从 CRT 中长期获益,左心室功能也会得到提高,因此,即使至终末期心力衰竭时再考虑 CRT 也为时不晚。

5. 心房颤动　房颤因降低房室同步性以及降低双心室起搏比例而影响 CRT 术后疗效。能否将 CRT 用于伴有房颤的心力衰竭患者以及 CRT 术后的长期疗效如何? 由于很多大型随机对照临床试验都未将合并房颤患者列入研究目标,导致 CRT 在这类特殊人群中的应用证据不足。Wilton 等的研究认为房颤与 CRT 术后临床无反应以及死亡密切相关。鉴于目前缺乏足够的临床证据,指南对房颤患者的 CRT 适应证做如下推荐:心功能Ⅲ~Ⅳ级的心力衰竭患者系房颤节律,仅在固有心室率缓慢需要起搏、或者房室结消融后起搏依赖、或者静息心率≤60 次 / 分,而活动时心率≤90 次 / 分时方可考虑 CRT,但上述 3 种情况均列为Ⅱ类适应证。

6. 右心室功能不良　右心室功能对中 - 重度慢性心力衰竭患者的临床症状改善程度以及生存率具有重要的影响,未受损的右心室功能是双心室起搏患者术后良好效果的必要条件,Alpendurada 等应用 CMR 对 60 例植入 CRT 患者右心室功能进行检测,结果显示,右心室射血分数(RVEF)<0.30 患者中 CRT 有反应率仅为 18.2%,提示右心室功能不良是 CRT 术后无反应的重要预测因子。早期评价右心室功能常用超声心动图或者放射性核素显像技术,但是心脏

的解剖定位以及复杂的立体结构使得上述方法并不能十分准确测定右心室容量以及功能,而CMR可以提供高品质的右心室三维结构图像,因而在评价右心室功能方面具有高度准确性及可重复性。

7. 二尖瓣反流与功能性二尖瓣反流　Cabrera-Bueno等证实伴有重度二尖瓣反流的非缺血性扩张型心肌病的患者CRT术后心室重构无逆转现象。同样有研究证实,与轻度二尖瓣反流患者相比,持续性的中-重度二尖瓣反流患者CRT术后大多临床症状加重、恶性心律失常发生率增加以及心室逆转重构程度降低。另外,即使心力衰竭患者二尖瓣结构正常,仍有20%~25%CRT患者存在功能性二尖瓣反流(FMR)的现象,且中-重度的FMR使得CRT术后反应降低,甚至出现无反应。

8. 脑钠肽和B型脑钠肽前体　脑钠肽(BNP)是心源性死亡以及心力衰竭再入院的独立预测因子,同时基线BNP也是CRT术后反应独立预测因子,CRT反应预测的截断值为447pg/ml,诊断敏感性与特异性分别为62%和79%。CARE-HF研究表明,B型脑钠前体(NT-pro-BNP)在CRT过程中仍具有判断预后的价值,但并不有助于术前患者选择,但是CRT有反应者的术后NT-pro-BNP值较术前下降幅度会更大。

9. 肺动脉收缩压　慢性心力衰竭患者常合并不同程度的肺动脉高压,Stern等对68例接受CRT的慢性心力衰竭患者进行相关研究,结果提示基线肺动脉压力对左心室逆重构程度没有预测作用,但与肺动脉收缩压较低组相比,肺动脉收缩压≥50mmHg(1mmHg=0.133kPa)患者在CRT术后1年的临床状况改善较差。2008年,Shalaby等研究证实较高的基线肺动脉收缩压是CRT患者全因死亡、心力衰竭再入院以及心脏移植的独立预测因子。

10. 肾功能不良　很多有关CRT的研究中并未涉及肾功能不良的患者,导致对这类高危人群的CRT缺乏循证医学证据。根据统计结果,即使肾小球滤过率(GFR)<30ml/min的心力衰竭患者CRT术后LVEF值有明显提升,但其生存率仍旧很低,CAR-HF研究的亚组分析结果显示基线肾功能是CRT最终临床结果的预测因素,有研究也证实肾功能不良与CRT术后较差的临床预后密切相关。但CARE-HF、RAFT以及REVERSE研究的亚组分析均认为与肾功能正常的患者相比,肾功能不良的患者CRT术后反应没有明显差别,因此,基线肾功能并不能作为CRT术前患者的筛选指标,但有助于推测患者术后反应的大致情况。目前关于接受血液透析的慢性肾脏病患者的CRT植入情况以及CRT术后反应状况,临床上仍缺乏足够的证据。

11. 新的预测指标　近两年有报道涉及多个无反应预测因子,如较高的基线摄氧效率斜率(OUES)、男性和慢性阻塞性肺疾病(COPD)、基线红细胞分布宽度(RDW)等。上述指标的发现为我们进一步研究无反应患者的特点提供了新的研究方向,但其多为单中心回顾性研究,尚缺乏足够的循证医学证据,每种预测因子的预测价值需大型、多中心、随机临床试验结果的有力支持。

慢性心力衰竭患者CRT术前不仅要严格掌握手术适应证,更应重视寻找与无反应密切相关的预测因子,同时要善于评价各预测因子对无反应的预测价值(图6-6-1),这样才有助于CRT的科学决策。另外,术中要尽量避免无反应的促发因素,如确定最佳的导线植入位置,最大限度避开心肌瘢痕组织等。同时要意识到双心室导线的植入只是CRT的开始,术后定期优化起搏参数、并发症的发现及处理、规范抗心力衰竭药物治疗等对降低无反应发生率,改善患者长期预后同样至关重要。

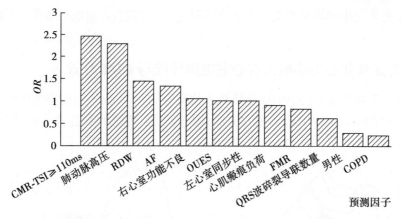

图 6-6-1　心脏再同步治疗无反应预测因子 OR 值比较

CMR-TSI：心脏核磁组织同步性指数；RDW：红细胞分布宽度；AF：房颤；
OUES：摄氧效率；FMR：功能性二尖瓣反流；COPD：慢性阻塞性肺病

（张峰　侯小峰　邹建刚）

参考文献

［1］Bax JJ，Gorcsan J 3rd. Echocardiographic and noninvasive imaging in cardiar resynchronization therapy：result of the PROSPECT（Predictors of Response to Cardiac Resynchronization Therapy）study in perspective. J Am Coll Cardiol，2009，53：1933-1943.

［2］Shanks M，Delgado V，Ng AC，et al. Clinical and echocardiographic predictor of nonresponse to cardiac resynchronization therapy. Am Heart J，2011，161：552-557.

［3］Rocchi G，Bertini M，Biffi M，et al. Exercise stress echocardiography is superior to rest echocardiography in predicting left ventricular reverse remodeling and functional improvement after cardiac resynchronization therapy. Eur Heart J，2009，30：89-97.

［4］Kapetanakis S，Kearney MT，Siva A，et al. Real-time three-dimensional echocardiography：a novel technique to quantify global left ventricular mechanical dyssynchrony. Circulation，2005，112：992-1000.

［5］Yu CM，Lin H，Zhang Q，et al. High prevalence of left ventricular systolic and diastolic asynchrony in patients with congestive heart failure and normal QRS duration. Heart，2003，89：54-60.

7. CRT-D：右室电极位置的影响

　　心脏再同步治疗（cardiac resynchronization therapy，CRT）是药物难治性心衰患者的优化治疗方式，随着对 CRT 研究的深入，适应证亦不断拓展和优化，但仍有 30% 左右的患者对 CRT 疗效不佳（无反应），无反应的发生与患者的年龄，性别，器质性心脏病病因，束支阻滞类型，左心室电极导线植入起搏位置等因素有一定的相关性。关于 CRT 术中起搏电极导线的植入部位，2013 年 ESC 指南明确提出左心室电极导线的植入位置应尽量避免植入在心尖部（Ⅱa），建议植入在最晚机械收缩部位（Ⅱb），而对于 CRT 手术中右心室电极导线的植入位置无明确的推荐。

　　目前关于右心室电极导线的优化起搏部位尚有较多争议：右心室电极导线位置是否与 CRT 的疗效相关；不同的右心室电极导线位置是否带给 CRT 患者不同程度的心功能及心脏形态学改善；不同的右心室电极导线位置对心衰患者 CRT 术后的预后，如因心衰再住院率、死亡

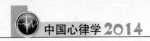

率及恶性心律失常发生率等是否会有影响尚不确定,本文就右心室电极导线与CRT疗效方面进行综述。

一　心尖部及非心尖部植入右心室电极导线与CRT疗效

目前临床研究通常将右心室电极导线植入位置分为三个部分:右心室流出道、右心室间隔部(高位间隔,中间隔,心尖间隔部)和心尖部(图6-7-1)。传统的右心室电极导线植入位置在右心室心尖部。

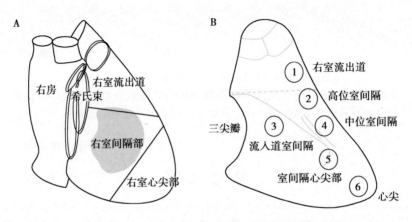

图 6-7-1　右心室电极导线植入位置分区

1. 支持右心室电极导线植入位置对CRT疗效无影响的证据　Christophe等分析了Reverse多中心临床研究,通过术后的胸部X光片判定右心室电极导线的位置,分为右心室心尖部(n=237)和右心室非心尖部(n=108)两组,左室电极导线多定位于侧壁或后侧壁,两组基线水平无明显的差异,术后12个月的临床及超声联合终点,两组的改善率分别为55%和56%,左室收缩末容积的改善同样在心尖部组和非心尖部组无明显差别。

Hans等的前瞻性随机对照临床研究,以右心室电极导线植入位置为变量,85个连续入选的CRT患者,通过二维的斑点示踪超声技术进行评定,将左室电极尽量植入在最晚机械收缩部位(n=61),右室电极则随机定位在右室心尖(n=43),和右室高位间隔(n=42),观察随访6个月,左室重塑的参数左室收缩末容积(LVESV)缩小 >15% 患者,在心尖组和高位间隔组无明显的差异[25(63%)$vs.$ 24(62%);P=0.93],右心室电极导线位置的改变并没有带来血流动力学变化的差异。

2. 支持右心室电极导线植入位置对CRT疗效有影响的证据　有研究表明,右心室电极导线位于心尖部或非心尖部会带来不同的CRT临床疗效,右心室间隔部植入电极导线优于右心室心尖部植入电极导线。Lucie等总结观察了99例症状性心衰的CRT患者,右心室电极导线优先定位于中间隔(74例),对照组右心室电极导线植入在心尖部(25例),每三个月评估NYHA分级,最大氧摄取(VO_{2max}),左室舒张末径(LVEDD)及左室射血分数(LVEF)。研究发现中间隔组NYHA分级及VO_{2 max}明显改善,而且仅在中间隔组观察到12个月的LVEDD明显缩小(-3.4 ± 6.5mm $vs.$ 1.7$\pm$6.4mm,P=0.004)。提示中间隔定位植入右心室电极导线可能改善CRT的左室重塑。

近期Valentina等回顾性分析了MADIT-CRT临床研究资料,评估不同部位右室电极导线定位对CRT-D患者的临床预后的影响。探讨了MADIT-CRT临床研究中742个患者的右心室电极导线位置,评估右心室电极导线位置在心脏事件上的影响,一级终点是心衰或死亡,二级终点包括室速,室颤或死亡和单纯的室速或室颤。结果发现,86 个患者右室电极导线定位在右心室间隔部或右心室流出道区域,为非 RV 心尖部组,656 患者 RV 电极定位在心尖部。二组在一级终点事件上无差别,(HR 0.98;95% CI 0.54~1.80;P=0.983),两组 CRT-D 患者术后超声心动图的变化比较亦无明显差别,超声心动图检测指标包括左室舒张末容积(LVEDV)左室收缩末容积(LVESV)和左房容积(LAV)。然而,右室电极导线定位植入在非心尖部与术后第一年高危的室性心动过速(VT)/心室颤动(VF)/死亡明显相关(HR 2.45;95%CI 1.36~4.41;P=0.003)和单独的 VT/VF 亦明显相关(HR 2.52;95%CI 1.36~4.65;P=0.002)(图 6-7-2),尤其在左束支阻滞的患者。提示 CRT-D 患者,非心尖部植入右心室电极导线在临床预后和超声心动图反应上没有获益,而非心尖部电极导线位置与增加的室性心律失常风险相关,尤其在植入术后的第一年。提示右室电极导线植入位置对 CRT 疗效仍有一定的影响。

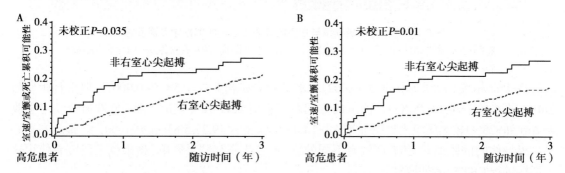

图 6-7-2　右室电极导线植入在心尖部和非心尖部的 VT/VF/death 累积可能和 VT/VF 事件

A. 右室电极导线定位植入在非心尖部术后第一年高危的室性心动过速(VT)/心室颤动(VF)/死亡率增高;B. 右室电极导线定位植入在非心尖部术后第一年 VT/VF 发生率亦明显增高

上述的结果为从少数几个大规模临床实验研究中的回顾性分析得到的结论,虽然亦有小规模的前瞻性随机对照研究,但样本例数较少,尚不足以确定右心室电极导线究竟应该植入在何位置更佳。

二　左右心室电极导线间的关系与 CRT 疗效

对于 CRT 患者右心室电极导线植入位置与 CRT 疗效的研究,有很多的干扰因素,尤其是左室电极导线的植入位置,左右心室电极导线间的不同空间和激动时间的关系,很大程度影响 CRT 疗效的结果。目前针对右心室电极导线优化的研究多以左心室电极与右心室电极导线之间的解剖学空间距离或电学激动的时间差异为切入点进行探讨,这可能是未来研究右心室电极导线优化的较好方向。

1. 左右心室电极导线之间的解剖学空间距离与 CRT 疗效　通常左室电极导线与右室电极导线之间的解剖学距离通过测量 X 射线胸片上的距离分为三部分,侧位评定水平距离(HD)和直线距离(DD),正位评定垂直距离(VD)(图 6-7-3)。

2005 年的一项针对左室与右室电极间空间距离和急性血流动力学改变的研究中,共入选了 51 例 CRT 的患者,通过超声心动图观察二尖瓣反流的情况来评价 CRT 术后 dP/dt 的变化(ΔdP/dt),通过术后的胸片测量左室与右室电极导线尖端的距离,即直接距离,水平和垂直距离通过术后的左侧位和后前位影像获得。侧位上测量的直接左心室 - 右心室电极间的直接距

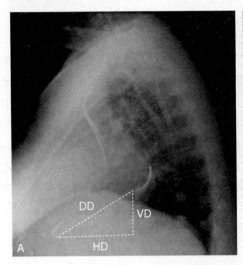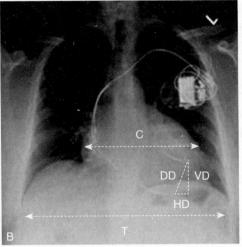

图6-7-3　左室电极导线与右室电极导线之间的解剖学距离测量
A.侧位X射线胸片;B.正位X射线胸片。HD:水平距离,DD:直接距离;VD:垂直距离

离与ΔdP/dt相关(n=51,r=0.43,P=0.002)。水平距离亦相关(r=0.58,P<0.0001),但垂直距离与ΔdP/dt不相关(r=0.28,P=NS)。侧位的空间距离在对CRT有反应的人群(急性血流动力学改善ΔdP/dt>25%)较无反应人群明显增大[(14.4±5.4)cm $vs.$ (9.2±5.8)cm,P=0.002]。提示左右心室电极导线间的距离对CRT疗效有不同的影响,受此研究结果影响,越来越多研究者使用这一指标进行CRT疗效的研究。

2. 左右心室电极导线间的电激动时间差异与CRT疗效　左右心室电极导线间的电激动时间差异可以描述为左右心室电极导线间的电学距离。有研究证实,左右心室电极导线间的电学距离与CRT疗效有相关性,Biagio等进行52例患者左右心室电极导线间的电学距离与术后半年CRT反应性的研究(LVESV缩小≥15%),多因素分析的结果表明电学距离越远,CRT疗效越佳(图6-7-4)。

Rodeigo等将左右心室电极导线之间的电学距离作为研究指标,探讨优化右心室电极导线植入部位。该研究前瞻性的入选了50例接受CRT的患者,首先将左室电极植入在冠状窦的后侧分支,然后左室电极以600毫秒起搏,记录右室心腔内6个点包括:RVOT、高位间隔、中位间隔、低位间隔,心尖间隔部和心尖部)的平均电学距离(图6-7-5),研究发现右心室中间隔[(161.2±23.7)毫秒]与流出道[(154.1±20.8)毫秒]和心尖部[(148.0±25.5)毫秒;P<0.001]相比较,电学距离明显增大。最大的电学距离多发生在中间隔(n=40,80%),很少在RVOT(n=5,10%)和心尖(n=5,10%,P<0.01)(图6-7-5)。此研究提示,在CRT术中将右室电极导线植入在间隔部可能较心尖部能更好地改善电学和机械学的不同步,左右心室电极导线之间的电学距离的研究为未来对右心室间隔部电极的植入提供了新的证据和思路。

目前有众多的循证医学证据表明左室电极应植入在最晚收缩激动部位并避免植入在心尖部,且指南亦给予了明确的推荐,但针对右心室电极导线的理想植入部位尚无明确的循证医学证据,现有的证据提示,左右心室电极导线之间的空间距离越远,电学距离越大,CRT疗效越佳,若将左心室电极植入在最优化部位,通过最大化空间或电学距离的方式选择右心室电极导线的位置,可能成为未来优化右心室电极导线植入部位的办法,但尚需循证医学研究证实。

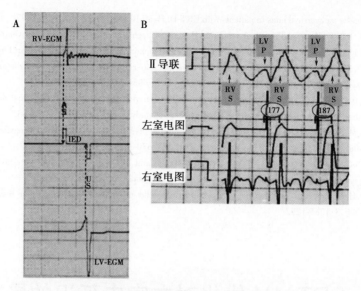

图 6-7-4　左右心室电极导线的电学距离(即两者电激动的时间差异)
A. 窦性心律下通过左右心室电极的腔内心电图测量两者的电激动时间差;B. 左室起搏下通过腔内心电图测量左右心室电极导线的电激动时间差

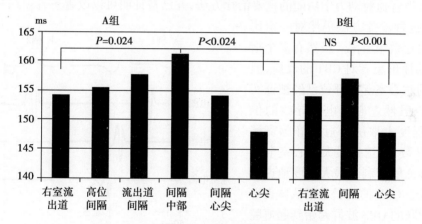

图 6-7-5　左室或右室流出道起搏的电学距离
A 组. 左室起搏时测量每个右心室位置的电学距离,中间隔表现出最大的电学距离(80%);B 组. 比较右心室流出道和全部间隔部位和心尖部的电学距离的差别

(于海波　梁延春)

参 考 文 献

[1] Thebault C,Donal E,Meunier C,et al. Sites of left and right ventricular lead implantation and response to cardiac resynchronization therapy observations from the REVERSE trial. Eur Heart J,2012,33:2662-2671.

[2] Kristiansen HM,Hovstad T,Vollan G,et al. Clinical implication of right ventricular to left ventricular interlead sensed electrical delay in cardiac resynchronization therapy Europace,2012,14:986-993.

[3] Riedlbauchova L,Cihak R,Bytesnik J,et al. Optimization of right ventricular lead position in cardiac resynchronisation therapy. Eur J Heart Fail,2006,8:609-614.

[4] Kutyifa V,Bloch Thomsen PE,Huang DT,et al. Impact of the right ventricular lead position on clinical outcome and on the

incidence of ventricular tachyarrhythmias in patients with CRT-D. Heart Rhythm,2013,10:1770-1777.

[5] Kristiansen HM,Vollan G,Hovstad T,et al. A randomized study of haemodynamic effects and left ventricular dyssynchrony in right ventricular apical vs.high posterior septal pacing in cardiac resynchronization therapy. Eur J Heart Fail,2012,14:506-516.

[6] Heist EK1,Fan D,MeArzolala T,et al. Radiographic left ventricular-right ventricular interlead distance predicts the acute hemodynamic response to cardiac resynchronization therapy. Am J Cardiol,2005,96:685-690.

[7] Sassone B,Gabrieli L,Saccà S,et al. Value of right ventricular -left ventricular interlead electrical delay to predict reverse remodelling in cardiac resynchronization therapy:the INTER-V pilot study. Europace,2010,12:78-83.

[8] Miranda RI,Nault M,Simpson CS,et al. The right ventricular septum presents the optimum site for maximal electrical separation during left ventricular pacing. J Cardiovasc Electrophysiol,2012,23:370-374.

[9] Merchant FM,Heist EK,Nandigam KV,et al. Interlead distance and left ventricular lead electrical delay predict reverse remodeling during cardiac resynchronization therapy. Pacing Clin Electrophysiol,2010,33:575-582.

[10] Singh JP,Fan D,Heist EK,et al. Left ventricular lead electrical delay predicts response to cardiac resynchronization therapy. Heart Rhythm,2006,3:1285-1292.

8. CRT:AV 优化对左室电延迟的影响

心脏再同步化治疗(cardiac resynchronization therapy,CRT)是改善充血性心力衰竭合并传导系统异常患者血流动力学功能的重要治疗方法,并已被证明可以改善患者短期和长期的心脏功能,但这种治疗方法仍然对一定比例的患者治疗效果有限。虽然有多个指标可以帮助评价患者对 CRT 的反应,但选择最佳的左心室起搏部位已经被证实是重要的。虽然左心室电极导线的位置在很大程度上取决于冠状静脉窦解剖和起搏参数,但选择最大左心室电延迟(QLV)被证明有利于最大限度地提高 CRT 的反应。QLV 的测量是指从体表心电图标 II 导联的 QRS 波群起始到起搏腔内左心室电图第一个波峰之间的时间间隔(图 6-8-1)。左心室电延迟表明左心室电极选择的起搏部位与心室激动开始的时间间隔,测量左心室电延迟有助于预测 CRT 患者术后血流动力学反应和长期的临床结果。

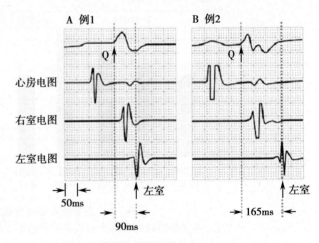

图 6-8-1 左心室导线电延迟的测量:QRS 波群起始到感知的左心室(LV)电极波峰之间的距离
A. 测量的 QLV 的数值是 90 毫秒;B. 测量的 QLV 的数值是 165 毫秒

一 CRT 起搏参数的优化对 CRT 治疗反应性影响

CRT 间期的优化是指通过调整电学参数来影响心脏的收缩和舒张活动。需要设置适当的间期参数,主要包括 AV 间期和 VV 间期。理想的 AV 间期允许心房充分完成射血过程,即在心室开始收缩之前心房能充分完成收缩,最大限度使心室充盈,多普勒超声中表现为 E 峰和 A 峰。E 峰代表心室的被动充盈,即血液流入舒张期的心室。A 峰代表心房收缩时产生的跨二尖瓣血流。用多普勒超声优化 AV 间期的目的是设置允许完整的心室充盈的最短感知和起搏的 AV 间期,即出现完整而清晰的 E 峰和 A 峰的最短感知和起搏 AV 间期(图6-8-2)。

(一)AV 间期优化方法

1. 叠加法 是 AV 间期优化技术中常用方法,是通过测量跨二尖瓣血流实现的,叠加测试方法是指按程序从相对较长的房室间期(一般从 220 毫秒开始)依次减少 10 毫秒或 20 毫秒,直至 A 峰变得清晰可见。AV 间期设置为 200 毫秒或 220 毫秒时,E 峰和 A 峰是融合的。随着 AV 间期的逐渐缩短,E 峰和 A 峰开始分开,最后出现分开的 E 峰和切尾的 A 峰。切尾是指 A 峰的形态发生变化,降支被等容收缩期所切;当 A 峰轻微变短或变平时即出现切尾,A 峰出现被"切尾"时应当停止测试,在此 AV 间期基础上再每次递增 10 毫秒,直到 A 峰不在切尾。理想的 A 峰应对称,升支和降支形态相同(图 6-8-3)。

2. 主动脉速度 - 时间积分法 是最常用的方法,用主动脉速度 - 时间积分法(velocity-time integral,VTI)代表心脏每搏输出量,寻找最大 VTI 时的 AV 间期为最佳间期。该方法操作从最长起搏间期开始程控,逐次递减直到出现 A 峰切尾,在逐次 10 毫秒递增使 A 峰不在切尾,此时最大的 VTI 下的 AV 间期为最佳,该方法复杂,个体差异大,重复性欠佳;还可以通过寻找最大的跨二尖瓣血流的 VTI 得到最佳 AV 间期。

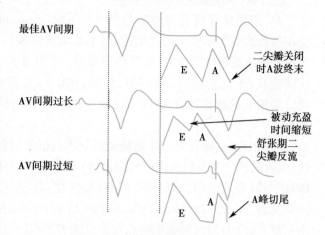

图 6-8-2　多普勒超声优化 AV 间期
设置允许完整的心室充盈的最短感知和起搏的 AV 间期,出现完整而清晰的 E 峰和 A 峰的最短感知和起搏 AV 间期

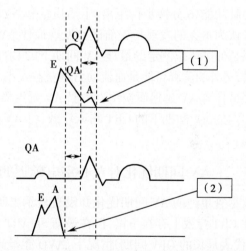

图 6-8-3　理想的 A 峰应对称,升支和降支形态相同
(1)AV 间期过短:A 峰被切尾,E 峰 +A 峰(有效舒张期)缩短;
(2)AV 间期过长:E 峰被 A 峰切尾(EA 融合),E 峰 +A 峰(有效舒张期)缩短

3. QuickOpt[TM] 算法 Saint Jude 公司是基于某些机械事件与特殊的心电电位相关理念,应用腔内电图的关键标志来计算 E 峰、A 峰、P 波间期和 R 波尖峰,并由此计算最佳的 AV 间期值。具体讲,如果 P 波时间 >100 毫秒,在此基础上加 30 毫秒作为感知 AV 间期数值;如果 P 波 <100 毫秒,则在此基础上加 60 毫秒作为感知 AV 间期数值。起搏 AV 间期 = 感知 AV 间期 + 50 毫秒。增加的数值为固定值,不可被程控。

4. Smart Delay[TM] 是 Boston Scientific 公司推出的 CRT 程控参数 AV 自动优化程序。利用心腔内心电图测定自身感知的和起搏的 AV 间期,测定心室间传导时间,即通过右心室电极感知到左心室电极感知的间期(RVS-LVS)。如果 QRS 波宽度 >150 毫秒,AV 间期 =(AS–VS)×

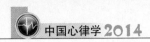
70%–55 毫秒,如果 QRS 波宽度 <150 毫秒,AV 间期 =(AS–VS)×70%。

(二)AV 间期优化的临床获益

AV 间期优化或者得到最佳的 AV 间期(atrioventricular optimization,AVO)对 CRT 临床获益在多数的临床试验中尚无定论,较早临床试验显示 AV 优化只能获得急性血流动力学益处,而较少临床资料支持 AVO 长期临床获益。为什么会有明显差异的结论,究其原因是不同的临床试验其 AV 间期程控方法各异,例如,MIRACLE 和 CARE-HF 使用美国超声学会推荐的依据跨二尖瓣血流频谱计算 AV 延迟;而 COMPANION 使用基于自身 AV 间期及 QRS 波宽度算法计算 AV 延迟。

SMART-AV 研究为一项前瞻随机试验,比较三种不同的 AV 延迟心衰对 CRT 治疗的反应性,患者随机分为预定或固定间期的 AV 延迟(120 毫秒)、ECHO 指导优化的 AV 延迟或 Smart Delay™(以心内电图为基础的 AV 间期优化)决定的 AV 延迟,1014 名植入 CRT-D 患者入选。68% 男性,年龄平均(66±11)岁,LVEF(25±7)%;最终筛选 980 名患者以 1∶1∶1 方式随机分入三组。6 个月时主要临床终点左室收缩末期容积(LVESV)改变在 Smart Delay™、ECHO 和预定数值组分别为 –21ml(–45ml 和 6ml)、–19ml(–45ml 和 6ml)和 –15ml(–41ml 和 6ml)。6 个月时 LVESV 改变在 Smart Delay™ 和 ECHO 两组比较(P=0.52)或 Smart Delay™ 和 AV 间期固定数值组比较(P=0.66)均没有差别。次要研究终点,包括心脏结构(左室舒张末期容积和 LVEF)和心脏功能(6 分钟步行距离、生活质量和 NYHA 分级)改善在两组均没有明显差别。文章的作者认为本文的发现与先前试验发现最佳 AV 间期改善静息血流动力学结论不一致,其潜在原因是仰卧体位测定的最佳 AV 间期下的 CRT 获益在患者站立体位时部分抵消,产生其次的结果,另外的解释可能是血流动力学获益太小不至于产生长期的临床获益,因此作者建议我们摈弃最佳的 AV 延迟而换用“满意”AV 延迟概念。鉴于目前尚无最佳 AV 间期下 CRT 疗效优于固定的 AV 间期下的 CRT 临床疗效,将 AV 间期程控为 120 毫秒仍不失为一个满意的解决方案。

二 AV 间期优化对左心室电延迟的影响

尽管单纯的 AV 间期优化并没有显示出明确的提高 CRT 应答性及疗效,且最佳的 AV 间期在 CRT 疗效上存在争议,但在最新 SMART-AV 试验亚组分析中发现,在左室最延迟部位起搏(代表最长的 QLV 间期)情况下,AVO 能提高 CRT 反应性,即 AVO 联合 QLV 间期能使 CRT 疗效最大化,下面我们就 AV 间期优化对左室传导电延迟影响及两者对 CRT 疗效的作用做如下综述。

(一)QLV 与 QRS 波宽度及 LBBB 相关性

QLV 代表左室电延迟,伴有 LBBB 心衰患者其左心室延迟激动部位通常在左室侧壁或侧后壁,因此如果将左室电极植入到该部位将会产生较好的预期结果,由此推测 OLV 与 QRS 波宽度及 LBBB 是否存在相关性。在文献中发现,在 QRS 波时限 >150 毫秒与 <150 毫秒两组 QLV 分别是(133+33)毫秒 *vs.*(78+30)毫秒(P<0.001),LBBB 组与 non-LBBB 比较 QLV 分别是(100+35)毫秒 *vs.*(73+30)毫秒(P<0.001),但是 QRS 间期并非与 QLV 较好的相关性(r^2=0.35,P<0.001),多因素变量分析模型,QLV 有较强的 CRT 疗效的预测价值。

(二)AV 间期优化对左心室电延迟影响

有研究进一步探讨了左室电延迟(QLV)在改善 CRT 患者临床预后中的作用,结果提示对于左室电极位于左室侧后壁的患者,QLV 是改善患者生活质量的强烈地独立地预测因子,然而对于左室电极放置不理想,如放置在左室心尖部的患者,QLV 能否改善临床预后目前还不清楚。研究旨在探讨心尖部左室电极的电延迟能否改善临床预后。

SMART-AV 亚组研究对 426 名植入 CRT-D 的心衰患者测量左心室电延迟,测量基线和植入 CRT-D 后 6 个月 ECHO 测量左心室收缩末期容量的变化,标准问卷调查评价生活质量(QOL)。基于 QLV 间期按四分位分为 <70 毫秒;70~95 毫秒;95~120 毫秒;120~195 毫秒四组,代表心室重构 LVESV(LVESV>15% 为阳性判断值)进行性增加,从 38.7% 至 68.4%;QOL 反应率(降低 >10 点为阳性)从 50% 增至 72%。最高 QLV 患者,校正 QRS 间期、束支阻滞类型和临床特征后,可逆性心室重构反应率增加 3.21 倍。

进一步 SMART-AV 亚组研究结果显示入组 280 名 CRT-D 植入术后患者在测量左心室电延迟基础上,同时随机分为 Smart Delay™ 和预定 AV 间期延迟 120 毫秒两组,分析 AV 间期的优化对于左心室电延迟的影响,将左心室电延迟进行四分位 70 毫秒、95 毫秒、120 毫秒。结果(图 6-8-4)表明,对于 QLV 小于 95 毫秒的患者 AV 间期的优化并不能从中获益,差异无显著性;而对于 QLV 大于 95 毫秒的患者,按照 Smart Delay™ 方法进行 AV 间期优化能显著获益,多因素回归分析进一步确认了上述结果。

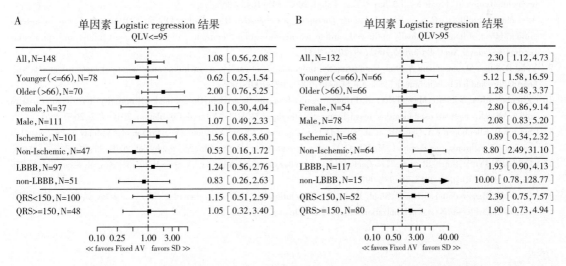

图 6-8-4 AV 间期优化和 QLV 左心室电延迟对左心室舒张 / 收缩末容积的影响
单变量回归分析 LVESV 与 QLV 相关性,OLV<95 毫秒(A)及 OLV>95 毫秒(B)各亚组分析。LVESV:左室收缩末容积,SD:SmartDelay

Smart Delay™ 算法的 AV 间期优化和左心室电延迟的相关性分析发现,以左心室收缩末期容积变化来评价心室重构的 CRT 患者,无论是预定的 AV 间期优化还是 Smart Delay™ 算法的 AV 间期优化,QLV 延长都与 CRT 的反应性密切相关;而且 Smart-Delay 算法的 AV 间期优化比固定的 AV 间期在 QLV 延长的患者中获益更明显,但以上研究仅限于非缺血性心肌病患者。Smart Delay™ 算法的设计是用来最大限度的改善 CRT 患者的血流动力学;算法中提及的 AV 间期优化是基于起搏和感知的 AV 间期和 QRS 波群的时限和形态。左心室起搏部位的电延迟越明显,表明 CRT 术后所带来的电同步获益也越大;这也就可以解释为什么随着 QLV 的递增,AV 间期优化后的心功能改善也越明显。

因此,基于 QLV 测量评价的电同步性越差,CRT 术后左心室容积改善也越明显,应用 Smart-Delay 算法进行 AV 间期优化可以进一步获益,并且这种获益会随着 QLV 的递增而加强。

同时应用 QLV 测量和 AV 间期优化指导下的左心室电极置放有待于进一步研究。

（李树岩 杨洋）

参 考 文 献

[1] Abraham WT, Hayes DL. Cardiac resynchronization therapy for heart failure. Circulation, 2003, 108:2596-2603.

[2] Bristow MR, Saxon LA, Boehmer J, et al. Comparison of Medical Therapy, Pacing Defibrillation in Heart Failure Investigators. Cardiac-resynchronization therapy with or without an implantable defibrillator in advanced chronic heart failure. N Engl J Med, 2004, 350:2140-2150.

[3] Reuter S, Garrigue S, Barold SS, et al. Comparison of characteristics in responders versus nonresponders with biventricular pacing for drug-resistant congestive heart failure. Am J Cardiol, 2002, 89:346-350.

[4] Yu CM, Abraham WT, Bax J, et al. Predictors of left ventricular reverse remodeling after cardiac resynchronization therapy for heart failure secondary to idiopathic dilated or ischemic cardiomyopathy. Am J Cardiol, 2003, 91:684-688.

[5] Singh JP, FanD, HeistKE, et al. Leftventricularleadelectricaldelaypredicts response to cardiac resynchronization therapy. Heart Rhythm, 2006, 3:1285-1292.

[6] Gold MR, Birgersdotter-Green U, Singh JP, et al. The relationship between ventricular electrical delay and left ventricular remodeling with cardiac resynchronization therapy. Eur Heart J, 2011, 32:2516-2524.

[7] Abraham WT, Fisher WG, Smith AL, et al. MIRACLE Study Group; Multicenter InSync Randomized Clinical Evaluation. Cardiac resynchronization in chronic heart failure. N Engl J Med, 2002, 346:1845-1853.

[8] Auricchio A, Stellbrink C, Sack S, et al. Pacing Therapies in Congestive Heart Failure (PATH-CHF) Study Group. Long-term clinical effect of hemodynamically optimized cardiac resynchronization therapy in patients with heart failure and ventricular conduction delay. J Am Coll Cardiol, 2002, 39:2026-2033.

[9] Vidal B, Sitges M, marigliano A, et al. Optimizing the programation of cardiac resynchronization therapy devices in patients with heart failure and left bundle branch block. Am J Cardil, 2007, 100:1002-1006.

[10] EllenbogenKA, GoldMR, MeyerTE, et al. Primary results from the SmartDelayDetermined AV optimization: a comparison to other AV delay methods used incardiac resynchronization therapy (SMART-AV) trial. Circulation, 2010, 122:2660-2668.

[11] Stein KM, Ellenbogen KA, GoldMR, et al. Smart Delay determined AV optimization: a comparison of AV delay methods used in cardiac resynchronization therapy (SMART-AV): rationale and design. Pacing Clin Electrophysiol, 2010, 33:54-63.

[12] Gold MR1, Yu Y, Singh JP, et al. The effect of left ventricular electrical delay on AV optimization for cardiac resynchronization therapy. Heart Rhythm, 2013, 10:988-993.

[13] Gold MR, Birgersdotter-Green U, Singh JP, et al. The relationship between ventricular electrical delay and left ventricular remodeling with cardiac resynchronization therapy. Euro Heart J, 2011, 10:1-9.

9. CRT:电机械和血流动力学作用

心脏再同步化治疗（CRT）是慢性心力衰竭有效的治疗方法，大量临床研究已经证明 CRT 可纠正电机械不同步、改善血流动力学功能，进而提高患者的心功能、生活质量以及运动耐量，逆转左心室重构，降低死亡率，提高生存率。本文就 CRT 治疗慢性心力衰竭对电机械和血流动力学作用作一阐述。

一 心衰电机械失同步和血流动力学紊乱

机械失同步主要涉及两种情况，第一种是左右心室之间的收缩和舒张时间的不同步（室间失同步），主要是由于左心室收缩的延迟；第二种是心室不同部位之间收缩和舒张时间的不同步即室内不同步，主要是因为左心室侧壁收缩延迟引起。因此，心衰患者容易出现电机械不同步,特别是伴左束支阻滞的心衰患者心脏的电和机械不同步更加明显。图6-9-1显示的伴左束支阻滞的心衰犬与伴左束支阻滞的正常犬心脏电机械延迟三维标测图谱。心衰时电机械失同步的结果将导致心脏收缩功能的下降;同时,心室的重构是慢性心力衰竭发生发展过程中重要的病理生理过程,可引起心肌功能异常、泵血功能下降,导致心衰患者血流动力学的紊乱。

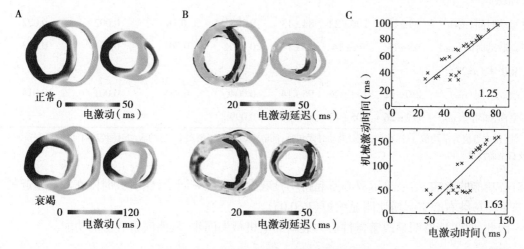

图6-9-1 正常和心衰心室短轴电机械延迟图谱

A. 心室短轴横断面电激动图:心衰状态下,心室电激动延迟明显长于正常心脏;B. 心室短轴横断面电机械延迟图:最晚激动位于左室侧壁,心衰时左室侧壁激动(红色显示)比正常心脏(绿色显示)明显延迟;
C. 心室电激动和机械激动相关性曲线:电激动时间延长与机械激动延长呈正相关

二 CRT的电机械作用

电机械同步是心脏维持正常功能的重要条件。正常心脏左右心室的同步性使心脏收缩能够有序、有力地进行,发挥有效的泵血功能。心脏收缩从心底向心室尖部进行,左右心室同步扩散,但慢性心衰时心室的病理改变以及传导系统异常导致不同程度的电机械失同步,最终导致左心室功能减退。

纠正心脏的电机械失同步是CRT发挥作用的一个主要机制。Lothar等研究显示双心室起搏对左室-右室延迟以及左室内延迟均具有明显的改善,通过超声随访评估左心室的同步性,结果显示与基础状态相比,58%患者超声证实为有反应;而42%患者未能显示出左心室的再同步化,其中16例患者术前左室未表现出明显的失同步,另外16名患者尽管CRT治疗但左室失同步未能明显改善。Joost Lumens比较了心衰犬和心衰患者行双心室起搏和单独左心室起搏对左心室电机械同步性的影响,结果显示只有双心室起搏能明显降低电的失同步,单纯左室起搏未能改善左心室同步性;犬的心衰模型显示双心室起搏的心室激动时间较单纯左心室起搏明显缩短,而心衰患者双心室起搏仅有总的激动时间缩短(表6-9-1)。

另一项有关CRT对心脏电机械作用的研究,21例植入CRT的心衰患者,将CRT"关闭"和"开启"并在静息与运动状态下评估心脏电机械同步性,结果显示,CRT"关闭"状态下,心室间机械延迟从(21±18)毫秒增加至(49±24)毫秒,室内同步性受损;CRT"开启"状态下,室间以及室内最大电机械延迟明显降低。Thambo等通过肺动脉狭窄以及反流的模拟修复性法洛氏四联症的小猪模型以及8例修复性法洛四联症的病例研究,比较右心室起搏和双心室起

表 6-9-1　左室和双心室起搏对心衰犬与心衰患者电机械参数的影响

	基础值	左室起搏	双室起搏	P 值			
				ANOVA	基础值 vs. 左室起搏	基础值 vs. 双室起搏	左室起搏 vs. 双室起搏
犬（n=6）							
总激动时间（ms）	95±16	106±22	84±13	0.008	0.16	0.002	0.022
左室激动时间（ms）	95±16	96±14	83±13	<0.0001	0.701	0.001	0.003
心衰患者（n=24）							
总激动时间（ms）	130±12	131±26	96±14	0.004	0.915	0.001	0.014
左室激动时间（ms）	112±26	105±15	89±18	0.099	—	—	—

注：图中数值为平均值 ± 标准差；左室激动时间包括：间隔部以及左室游离壁；总的激动时间包括：间隔部、左室游离壁以及右室游离壁

搏对心功能的影响，结果显示双心室起搏明显减少电机械失同步，QRS 波时限在双心室起搏的状态下与单纯右心室起搏比明显缩短（$P<0.05$）。

因此，CRT 能够明显改善慢性心力衰竭的电机械失同步，从而改善心脏的功能。

三　CRT 的血流动力学作用

血流动力学恶化是心力衰竭预后恶劣的标志。慢性心衰心室电机械不同步，左右心室间、左心室内均表现失同步，泵血功能下降。

CRT 可以纠正心室间失同步、室内失同步，提高心脏泵血功能，改善血流动力学。众多研究表明，CRT 术后可以明显改善左心室收缩功能。

1. CRT 不同起搏模式对血流动力学的影响　Joost Lumens 等研究了心衰患者和实验犬双心室起搏对左室功能和血流动力学的影响，结果显示左心室内压最大变化速率（LVdP/dt$_{max}$）明显增加，心衰患者增加（16±11）%，实验犬增加（19±17）%，动物研究数据显示双心室起搏后左室每搏输出量增加、泵血功能改善同时收缩期压力的峰值提高，但是左室舒张末期压力和容积并没有明显改变。相反，右心室收缩期压力峰值以及右室内压力最大变化速率（RVdp/dt$_{max}$）降低。

Micheal 等研究了不同模式下 CRT 对于左心室功能的影响，在心房感知模式下，双心室起搏使 LVdP/dt$_{max}$ 提高了（9.5±8.8）%，单纯的左心室起搏时 LVdP/dt$_{max}$ 提高（10.0±9.2）%；心房起搏模式时，双心室起搏和单纯右心室起搏分别提高 LVdP/dt$_{max}$（16.0±10.8）% 和（15.3±11.1）%。上述研究结果报道单纯的右心室起搏使修复性法洛四联症的动物模型左心功能下降，而双心室起搏能够同时提高左心室和右心室功能，并且临床研究的 8 例患者双心室起搏后 LVdP/dt$_{max}$ 和 RVdP/dt$_{max}$ 明显提高（$P<0.05$）。

Cinzia 等的研究，CRT"关闭"后左心室收缩功能明显减退，主要表现为左心室射血分数（LVEF）降低，同时 62% 患者出现二尖瓣反流并伴随 LVdP/dt 的明显下降，当 CRT 有"开启"转为"关闭"状态时左心室充盈时间从（400±110）毫秒下降至（367±92）毫秒；CRT"开启"时，LVEF、CO 以及 LVdP/dt 明显增加。同样在 Thambo 的研究中双心室起搏提高了 LVdP/dt$_{max}$ 和 RVdP/dt$_{max}$，而单纯的右心室起搏仅仅提高了 RVdP/dt$_{max}$。

Linde 等分别研究左心室射血分数（LVEF）>30% 以及 ≤30% 的心衰患者并进行 12 个月的

随访,结果显示在 LVEF>30% 的亚组,CRT 明显降低左心室收缩末期容积指数(LVESVI)和左室心肌质量。

2. 右心室对 CRT 血流动力学效益的影响 Joost Lumens 等研究了心衰患者和心衰犬双心室起搏和单独左心室起搏对左室功能和血流动力学的影响,结果显示:与双心室起搏相比,单独左心室起搏尽管不能改善心脏的电机械失同步,但双心室起搏和单独左心室起搏对提高左心室内压最大变化速率(LVdP/dt$_{max}$)有等同的作用,产生这一效应的主要原因是右心室做功是提高 LVdP/dt$_{max}$ 的重要因素;单独左心室起搏时,血流动力学的改善更多地依赖右心室的做功,而双心室起搏时,血流动力学的改善同时依赖左右心室的做功。

3. QRS 形态对 CRT 血流动力学效益的影响 CRT 对右束支阻滞患者的血流动力学反应明显差于左束支阻滞患者;并且研究显示,这一部分患者 CRT 的血流动力学作用和 QRS 时程无相关性($r=0.3, P=0.1$),可能的原因是由于右束支阻滞所占比例较大。单独的左束支阻滞患者的队列研究中,CRT 对血流动力学的影响更加明显($r=0.6, P=0.005$)。诸多临床研究显示伴右束支阻滞心衰患者不能从 CRT 获益。2013 年 ESC/HRS 心衰 CRT 指南已将右束支阻滞心衰患者的 CRT 植入指证列为 Ⅱb 类。

四 CRT 优化对电机械同步性和血流动力学效益的影响

1. CRT 优化对电机械同步性的作用 尽管 CRT 对慢性心衰以及心室失同步的患者疗效较好,但是大约 20%~30% 患者在植入 CRT 并没有理想的效果,甚至心功能会发生进一步恶化。因此,近年来 CRT 优化相关的研究报道较多,CRT 优化后可能达到最佳的治疗效果,使一部分原本无反应的患者获益。

Cinza 等研究中将左室起搏位置分为四个点(图 6-9-2),研究了起搏部位的优化对于心脏同步性的影响,并评估间隔部至侧壁的延迟时间及全心纵向张力;结果显示 D1-P4 和 D1-右室线圈的起搏方式间隔部至侧壁的延迟时间明显降低($P=0.003, P=0.033$),而全心纵向张力仅在 D1-P4 时明显提高。

虽然 CRT 术后无反应的患者达到 30% 左右,没有明确的结论指导左心室起搏导线的位置。MADIT-CRT 研究显示左心室导线位于心尖部会使心功能恶化,故目前建议左室导线应避免置于心尖部。另外有研究证实最迟电激动部位或者最晚机械激动部位能够提供 CRT 最大的效益。但近期又有部分研究报道显示最晚电、机械激动部位作为左室起搏位点存在较大的争议。CRT 具有改善电机械失同步,相反电机械延迟能否指导 CRT 的左室导线放置部位。Jason 等报道提出了有关左室起搏部位的建议,即最长电机械延迟作为左室起搏区域,他们的研究结果证实 LVdP/dt$_{max}$ 的升高与最长电机械延迟具有

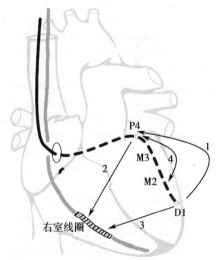

图 6-9-2 四个环形电极位置以及右室起搏线圈示意图
1. 远端(D1)至近端(P4);2. P4 至右室线圈;3. D1 至右室线圈;4. P4 至 M2

明显的相关性($r=-0.86, P<0.05$),左室起搏部位放置在最长电机械延迟区域时可以使提高心功能的获益。

上述几项临床研究结果告诉我们 CRT 优化可以改善电机械失同步,而反过来电机械延迟

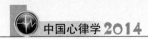
部位的确定又可以指导 CRT 左室起搏部位的放置,达到 CRT 优化的状态。有关 CRT 优化与电机械同步性关系的研究报道不多,还需进一步研究。

2. CRT 优化对血流动力学效益的影响　Urbanek 等研究 20 例心衰患者,植入 CRT 24 小时至 48 小时后在患者的固有节律下评估心脏输出(CO),房室间期从 80 毫秒调整至 140 毫秒,心室间期从 –60 毫秒调整至 60 毫秒,增幅设置为 20 毫秒,同时评估 CO,结果显示在房室延迟时间增加后 CO 明显增加 21%〔(3.8±1.0)L/min vs. (4.6±0.1) L/min,P<0.05〕,而左心室预激或双心室起搏刺激下的房室/室间优化将 CO 提高 32%〔(3.8±1.0)L/min vs. (5.04±1.0)L/min,P<0.05〕。

房室优化能够提高 CO,改善慢性心衰心脏血流输出,而房室/室间优化结合能够更好发挥血流动力学调节功能。众多研究已经证实了室间延迟优化能够明显改善血流动力学作用;但是部分研究证实心室间期优化效益呈现多样化,优化参数会发生改变,因此研究结果中血流动力学效应也有相应的变化,同时研究建议心室间期需要进行多次优化,其原因可能与起搏导线位置不同、心肌纤维化、瘢痕程度不一有关。

总之,众多研究已经证实 CRT 能够纠正心衰患者心脏电机械失同步,改善血流动力学作用,提高心脏功能,改善心衰患者的临床症状,降低死亡率,提高生存率。

(邹建刚　王垚)

参 考 文 献

［1］Constantino J,Hu Y,Trayanova NA. A computational approach to understanding the cardiac electromechanical activation sequence in the normal and failing heart,with translation to the clinical practice of CRT. Progress in biophysics and molecular biology,2012,110:372-379.

［2］Faber L,Vlachojannis M,Oldenburg O,et al. Long-term follow-up of cardiac resynchronization therapy:mechanical resynchronization and reverse left ventricular remodeling are predictive for long-term transplant-free survival. The international journal of cardiovascular imaging,2012,28:1341-1350.

［3］Lumens J,Ploux S,Strik M,et al. Comparative electromechanical and hemodynamic effects of left ventricular and biventricular pacing in dyssynchronous heart failure:electrical resynchronization versus left-right ventricular interaction. Journal of the American College of Cardiology,2013,62:2395-2403.

［4］Valzania C,Gadler F,Eriksson MJ,et al. Electromechanical effects of cardiac resynchronization therapy during rest and stress in patients with heart failure. European journal of heart failure,2007,9:644-650.

［5］Thambo JB,Dos Santos P,De Guillebon M,et al. Biventricular stimulation improves right and left ventricular function after tetralogy of Fallot repair:acute animal and clinical studies. Heart rhythm:the official journal of the Heart Rhythm Society,2010,7:344-350.

［6］Gold MR,Leman RB,Wold N,et al. The Effect of Left Ventricular Electrical Delay on the Acute Hemodynamic Response with Cardiac Resynchronization Therapy. Journal of cardiovascular electrophysiology,2014,〔Ahead of print〕.

［7］Linde C,Daubert C,Abraham WT,et al. Impact of ejection fraction on the clinical response to cardiac resynchronization therapy in mild heart failure. Circulation Heart failure,2013,6:1180-1189.

［8］Clyde W. Yancy,Mariell Jessup,Biykem Bozkurt,et al. 2013 ACCF/AHA Guideline for the Management of Heart Failure:Executive Summary:A Report of the American College of Cardiology Foundation/American Heart AssociationTask Force on Practice Guidelines. Circulation,2013,128:1810-1852.

［9］Valzania C,Eriksson MJ,Biffi M,et al. Acute changes in electromechanical parameters during different pacing configurations using a quadripolar left ventricular lead. Journal of interventional cardiac electrophysiology:an international journal of arrhythmias and pacing,2013,38:61-69.

［10］Howard EJ,Covell JW,Mulligan LJ,et al. Improvement in pump function with endocardial biventricular pacing increases with activation time at the left ventricular pacing site in failing canine hearts. American journal of physiology Heart and circulatory physiology,2011,301:H1447-1455.

［11］Suffoletto MS,Dohi K,Cannesson M,et al. Novel speckle-tracking radial strain from routine black-and-white echocardiographic images to quantify dyssynchrony and predict response to cardiac resynchronization therapy. Circulation,2006,113:960-968.

[12] Urbanek B,Chudzik M,Klimczak A,et al. Whether noninvasive optimization of AV and VV delays improves the response to cardiac resynchronization therapy. Cardiology journal,2013,20:411-417.

10. 类本位曲折预测 CRT 疗效

心脏再同步化治疗(cardiac resynchronization therapy,CRT)可恢复左右心室的同步起搏,是药物治疗无效的充血性心力衰竭的有效治疗方法。多个临床试验均证实CRT能够改善CHF患者的症状,提高患者运动能力,增加左室射血分数,促进左室逆重构(reverse remodeling,RR)、降低死亡率。目前欧美的最新指南已将CRT列为心衰治疗的I类适应证,然而,尽管CRT有诸多优势,但仍有1/3的患者并未得到预期获益(CRT无反应)。最有预测价值的QRS时限被广泛研究,除此之外,尚未发现一个简单可靠的指标。

目前认为,影响CRT反应性的因素包括:左室失同步,心脏的瘢痕负荷,心脏的存活心肌或梗死心肌的位置和范围,左室电极植入的部位以及电极是否位于瘢痕区域等。

一　提高 CRT 反应性的筛选手段和预测指标

CRT患者的筛选主要包括术前左室失同步和瘢痕程度的评估。常用的方法有心脏超声成像、MRI和核医学方法。现阶段应用最广泛的是心脏超声检查(二维组织多普勒成像TDI和斑点跟踪技术STI)。心脏超声的优势在于可以评价瓣膜和室壁的运动情况及LVEF值,不足之处在于不能很好地显示所有心肌节段的活动情况,亦无法直接了解心肌血流灌注减低或梗死的部位;同时,不同检查者或同一个检查者在不同时间内对同一受检者的测量值存在较大差异,导致心脏超声的重复性差。PROSPECT(Predictors of Response to Cardiac Resynchronization Therapy)试验证实,目前的心脏超声技术不能作为预测临床CRT反应性的常规技术。MRI检查成像时间长,可行性差,在装有心脏起搏装置的患者中应用受限。心脏核素技术由于其重复性及稳定性好,特别是来源于门控心肌灌注单电子发射计算机X线断层摄影术(GSPECT MPI)及其相位分析技术,通过一次检查,在获得常规的LVEF、左室收缩末期容积(LVESV)和舒张末期容积(LVEDV)、血流灌注的影像图等定量指标的同时,还可以全面评估患者的左室失同步,心肌瘢痕负荷的位置和范围以及最迟激动的部位。目前已经广泛应用于需要行CRT患者的术前筛选及术后CRT效果的评估。

GSPECT MPI可以在心动周期的不同时间点采集并得到一系列三维左室图像。使用相关软件从时相相位分布中自动计算出五个定量参数,可用于评价左室失同步,即相位标准差(PSD)、相位直方图带宽(PHB)、相位峰值(peak phase)、相位直方图偏度(phase histogram skewness)和相位直方图陡度(phase histogram kurtosis)。相位标准差是指相位分布的标准差;相位直方图带宽是指相位分布的95%;相位峰值是指频率最高的相位;相位直方图偏度是指相位直方图的对称性;相位直方图陡度是指相位直方图的斜率。荷兰莱顿大学的Henneman等运用相位分析技术对42例心力衰竭患者进行了研究,其根据CRT是否有效将患者分为有效组和无效组,两组比较发现,PSD和PHB这两种相位分析参数有显著统计学差异,说明这两种参数对 CRT 预后有预测价值。Boogers 等应用 GSPECT MPI 相位分析技术对 40 例植入 CRT 的严重心力衰竭患者进行研究,治疗后 6 个月随访检查临床症状、LVEF 和左心室容积,其中 24 例(60%)CRT 有效,16 例(40%)CRT 无效。CRT 术前 GSPECTMPI 相位分析中有效组 PSD 和 PHB 大于无效组,且差异有统计学意义。

除了心脏失同步对 CRT 的反应性有影响以外,其他因素也能影响 CRT 的反应性。心肌瘢痕的存在部位及范围就是其中之一。Adelstein 和 Saba 等研究了瘢痕负荷和 CRT 反应性之间的关系,入选了 50 例药物治疗无效的重度心力衰竭并经冠状动脉造影证实为冠心病的患者,植入 CRT6 个月后,28 例 CRT 有反应,22 例 CRT 无反应。两组比较发现,有反应组的灌注缺损积分更低,左室电极周围瘢痕负荷更轻;而且,心脏的总瘢痕负荷、邻近左室电极的心肌瘢痕的存在均与 LVEF 的改善呈负相关。也有研究证实,左室电极邻近透壁心肌梗死部位的患者对 CRT 的反应性明显降低。

左室电极放置是 CRT 有反应的主要决定因素,理论上应该置于左心室收缩的最迟部位。目前还没有一项完善的技术能做到完全识别最迟激动部位,左室最迟激动的部位往往变化较大,如果患者的左室电极植入的位置远离最迟激动部位,那么该患者对 CRT 反应不佳或无反应。

另外左室电极要放在最晚激动部位,还需要有合适的侧后静脉,同时还要注意局部心肌瘢痕、起搏满意度、电极稳定性和膈肌刺激的问题。因此,目前临床上还有关于心内膜起搏、左心室多部位起搏、外科心外膜左室电极植入等的研究,但有效性和安全性均有待进一步证实。同时,术后进行 AV 和 VV 参数的优化和药物的再优化将会进一步提高 CRT 的疗效。

目前,对心脏失同步的评价,尽管有上述一些方法用于临床的指导,但由于各种方法缺乏统一的标准,还得不到广泛的使用。因此,在最新的欧美心脏病学会关于 CRT 适应证的入选指南中,主要强调心电图的 QRS 时限和形态学,如果 QRS 波时限超过 150 毫秒而且呈左束支传导阻滞,则列为 I a 类适应证,提示这类患者 CRT 疗效最优。

二 心电图侧壁导联类本位曲折

类本位曲折(intrinsi-coid deflection,ID)和本位曲折(intrinsic deflection)都为经典的心电学概念,与室壁激动时间(ventricular activation time,VAT)具有相同含义,至今本位曲折的概念在现代心电图学中仍有重要意义。

本位曲折一词由 Wilson 提出,他指出,将心电图的探查电极开胸后直接放置在心外膜处可直接记录的 QRS 波,其从 QRS 波起始到 R 波到达顶峰时突然发生向下转折的时间间期,代表探查电极下的局部心室壁从心内膜向心外膜的全部激动时间。即面对探查电极而来的除极电位,形成向上的 R 波。

类本位曲折的概念也由 Wilson 提出,其认为,胸前单极胸导联的探查电极并非直接与心肌接触,应属于半直接导联(semi-direct lead),为了与直接导联记录的本位曲折相区别,该同样的间期又被称胸前导联 R 波顶峰前后曲折。

室壁激动时间的概念与类本位曲折为同义语,是指从 QRS 波起点到 R 波顶点垂线之间的时间为 VAT(图 6-10-1)。一般只测量 V_1 及 V_5 导联的 VAT。V_1 导联的 VAT 反映探查电极下的右室壁心肌完全除极所需时间,正常时不超过 30 毫秒,而 V_5 导联的 VAT 反映了探查电极下的左室壁心肌完全除极时所需时间。男性 <50 毫秒,女性 <45 毫秒,当 VAT 时间延长时,则考虑因心肌肥厚、预激综合征及室内传导阻滞等引起。

在心电学史中,VAT 的意义原本很大,曾是心电图诊断心室肥厚的辅助标准,即正常人 V_1 导联的 VAT 延长或 R/S>1 时则提示患者有右心室肥厚,而 V_5 导联的 VAT 异常时,其 R 波反映左室壁的除极电动力,而 S 波反映右室除极的电位影响,当 V_5 导联 R/S<1 或 VAT 值异常时则反映左室或右室存在肥大,至今 VAT 指标虽然已不列入心室肥厚的诊断标准,但仍有一定的实用意义。

类本位曲折的概念在现代心电图学中仍有重要意义,例如起源于心室外膜室速的诊断中,其 QRS 波的 VAT 时间明显长于心内膜起源室速的 VAT 值。

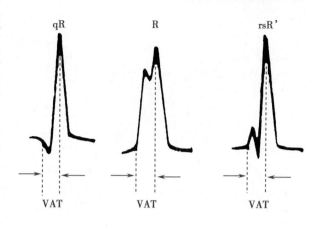

图 6-10-1　VAT 测量方法示意图

三　心电图侧壁导联类本位曲折延迟对 CRT 疗效的预测价值的研究

对于心力衰竭患者来说,心室不同步是非常有害的。对于心肌病的患者,心室不同步的水平与异常电传导激活有关。从电生理角度讲,CRT 的原理是通过在左室侧壁植入 LV 导线来恢复电失同步。QRS 时限是心室激活的粗略综合,这也是它主要的局限所在。

当探测电极直接与心肌接触时,本位曲折显示精确的电激活时间。类本位曲折是体表 ECG 的衍生,目的是用于测量到体表 ECG 导联位置的电激活时间。

我们假设侧壁 ECG 的 ID 是心力衰竭患者接受 CRT 治疗后左室逆重构的简单有效预测指标。我们希望证明侧壁导联的类本位曲折时间可作为 QRS 时限的更好替代标准。

首次应用 ID 作为 CRT 后反应的预测治疗的研究由明尼苏达州罗彻斯特市 Mayo Clinic 的 Freddy Del-Carpio Munoz 等完成,发表在 2013 年的 Heart Rhythm 上,设想通过简单的 ID 时间来预测 CRT 后 RR 反应。通过测量 135 例 CRT 后患者 I 、aVL、V_1、V_2、V_5、V_6 导联 ID 值(图 6-10-2、图 6-10-3),探讨对 CRT 后反应的预测价值,研究中 CRT 反应定义为术后 6 个月时的左室收缩末容积下降大于 15%。研究发现可以概括为:①ID 时间在左侧和右侧 ECG 导联是不同的。②LV 侧壁的延迟激活,表现在 I 和 aVL 导联的 ID 延长、I 导联 ID/QRS 时限比率、I 和 V_1 的 ID 差异,与 CRT 6 个月后容积性 RR 有关。③预测价值优于植入前、植入后 QRS 时限的改变,尤其是在 LBBB 或非特异性室内阻滞(nonspecific intraventricular conduction delay,NSIVCD)患者。体表心电图 ID 测量是一种无创、术前即可进行的判断左室激动延迟的指标,对 CRT 反应具有的良好的预测价值。

研究发现,ID 的时间因不同传导异常而不同。因此,患有 RBBB 的患者,ID 时间在 V_1 和 V_2 导联(RV 激活延迟)中延长了;在 LBBB 患者中,ID 在左侧导联时间延迟(包括 I 、aVL、V_5、V_6 导联),与 LV 的延迟激活是一致的,主要是 LV 侧壁。对于 RV 起搏时,LV 激活同样延迟(I 、aVL),但是与 LBBB 激活不同,与 RV 心尖部电极导线激动顺序有关。对于 NSIVCD 的患者,ID 也有所改变,有些患者 RV 延迟、LV 延迟,或二者都延迟,但具体模式不清楚。

判定 CRT 后 ID 时间不像植入前那么直接。这可能是因为双室起搏与 RBBB 或 LBBB 交互影响,在 CRT 工作期间,RV 和 LV 起搏顺序、时间、部位不同产生不同的激动顺序。

患有心肌病和 LBBB 的患者心室激活序列的研究显示出一个复杂多样的模式。Auricchio

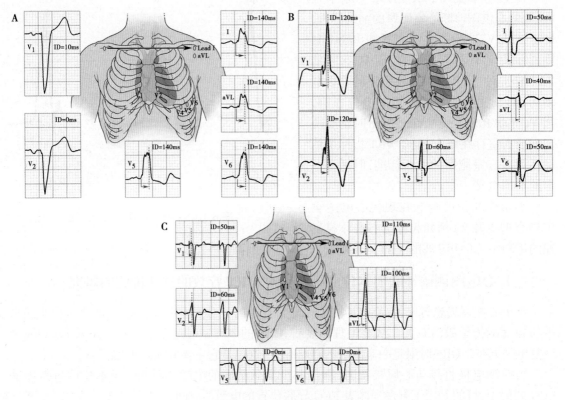

图 6-10-2　不同心脏电激动模式下的 ID 时间

A. CLBBB 的 ID 时间,ID 在左侧导联较长,而在右侧导联较短;B. RBBB 的 ID 时间,ID 在右侧导联较长,而在左侧导联较短;C:心室起搏节律下 ID

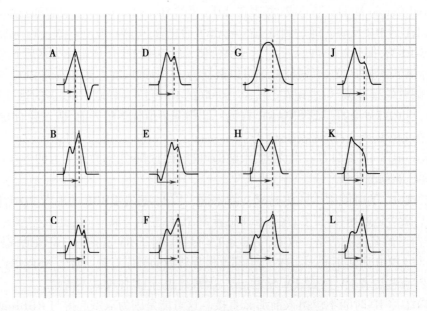

图 6-10-3　不同 QRS 波形态的 ID 时间测量

从 QRS 起始至 R 波顶峰或顶峰后(相对于基线的最大的偏移处)

等通过使用接触和非接触的三维电解剖构图研究 LBBB 的心室电激活顺序。经过多变的 LV 间隔激动突破后,激活波以 U 型方式围绕心尖部和前壁进行,这是由心底部至心尖部多变的功能屏障有关。可以推断,测量 QRS 时限不能阐明心肌病患者的不同激活序列。根据我们的发现,导联 I 和 aVL 的 ID 值能够测量 U 型波峰前 LV 延迟激活,因此他们可以预测 CRT 反应。

Singh 研究中也使用 LV 激活延迟预测 CRT 反应。心内 LV 导联延迟指从 QRS 起始到心内 LV 导联电波起始,与急性血流反应和 CRT 后长期临床预后有关。类似的,Gold 等将 Q-LV 延迟描述为心内 LV 导联感应到心电延迟,用以预测 CRT 后 RR 反应。而通过测量侧壁导联 ID 时间来计算 LV 激动延迟可操作性强。将来的研究可以将两者结合,LV 导联延迟或 Q-LV 延迟与 QRS 时限无关,而与侧导联 ID 时间有关。

侧壁导联 ID 时间预测 CRT 反应不适用于 RV 起搏升级为双室起搏的患者,RV 心尖部起搏的左室激动顺序和 LV 最晚激动部位更复杂。心内膜电解剖标测表明 RV 心尖部起搏产生的激动顺序与 LBBB 时完全不同。RV 心尖部起搏时,左室最晚激动部位转移到更前的部位,与 LBBB 时的侧基底部延迟激动不同。

未来研究可以不断补充侧壁导联 ID 时间用来预测心室延迟激动及 CRT 反应的数据,或许会通过三维电解剖构图将以上因素关联起来,并且在其他临床情景下用来评估室性心律失常的起源。

(褚现明)

参 考 文 献

［1］Epstein AE,Dimarco JP,Ellenbogen KA,et al. ACC/AHA/HRS 2008 guidelines for device-based therapy of cardiac rhythm abnormalities:executive summary. Heart Rhythm,2008,5:934-955.

［2］Bristow MR,Saxon LA,Boehmer J,et al. Cardiac-resynchronization therapy with or without an implantable defibrillator in advanced chronic heart failure. N Engl J Med,2004,350:2140-2150.

［3］Cleland JG,Daubert JC,Erdmann E,et al. The effect of cardiac resynchronization on morbidity and mortality in heart failure. N Engl J Med,2005,352:1539-1549.

［4］Mehta S,Asirvatham SJ. Rethinking QRS duration as an indication for CRT. J Cardiovasc Electrophysiol,2011,23:169-171.

［5］Stavrakis S,Lazzara R,Thadani U. The benefit of cardiac resynchronization therapy and QRS duration:a meta-analysis. J Cardiovasc Electrophysiol,2012,23:163-168.

［6］Miyazaki C,Redfield MM,Powell BD,et al. Dyssynchrony indices to predict response to cardiac resynchronization therapy:a comprehensive prospective single-center study. Circ Heart Fail,2010,3:565-573.

［7］Auricchio A,Fantoni C,Regoli F,et al. Characterization of left ventricular activation in patients with heart failure and left bundle-branch block. Circulation,2004,109:1133-1139.

［8］Sweeney MO,van Bommel RJ,Schalij MJ,et al. Analysis of ventricular activation using surface electrocardiography to predict left ventricular reverse volumetric remodeling during cardiac resynchronization therapy. Circulation,2010,121:626-634.

［9］Singh JP,Fan D,Heist EK,et al. Left ventricular lead electrical delay predicts response to cardiac resynchronization therapy. Heart Rhythm,2006,3:1285-1292.

［10］Gold MR,Birgersdotter-Green U,Singh JP,et al. The relationship between ventricular electrical delay and left ventricular remodelling with cardiac resynchronization therapy. Eur Heart J,2011,32:2516-2524.

［11］Hsing JM,Selzman KA,Leclercq C,et al. Paced left ventricular QRS width and ECG parameters predict outcomes after cardiac resynchronization therapy:PROSPECT-ECG Sub-Study. Circ Arrhythm Electrophysiol,2011,4:851-857.

［12］Vatasescu R,Berruezo A,Mont L,et al. Midterm "super-response" to cardiac resynchronization therapy by biventricular pacing with fusion:insights from electro-anatomical mapping. Europace,2009,11:1675-1682.

11. 左心衰竭患者右心功能的评估

充血性心力衰竭是临床最常见的慢性致死性疾病之一,其中左心衰患者占大多数。近年研究发现,左心衰患者右心衰发病率增加,且右心衰是左心衰患者预后不良的独立危险因素,但临床更加关注心衰患者的左心收缩功能和舒张功能,对右心室功能评估的重视程度不足。本文主要对左心衰患者左右心室相互联系的机制、右心功能评估的方法及右心衰对预后的影响进行综述。

一　左右心功能的相互影响

1. 心力衰竭患者左右心功能下降变化趋势　通常二者下降变化趋势是一致的。有研究对 65 例心力衰竭患者进行的运动平板试验中,运动后左心射血分数(left ventricular ejection factor,LVEF)显著下降者常伴有运动后右心射血分数(right ventricular ejection factor,RVEF)下降。不仅如此,左心衰伴右心功能减退对心肌病变类型亦有一定提示意义。有研究入选了缺血性心肌病 61 例,扩张型心肌病 92 例,结果显示扩心病组患者 RVEF 显著低于缺血性心肌病组,两组右心衰比例分别为 65% 和 16%,两组左、右心室一致性(RVEF 与 LVEF 差异 <10%)比例分别为 74% 和 33%;RVEF 下降是缺血性心肌病强有力的预测因子(OR 0.91)。右心衰诊断扩心病的阳性、阴性预测值分别为 75% 和 78%,RVEF 与 LVEF 差异 <10% 诊断扩心病的阳性、阴性预测值则为 81% 和 69%。该研究提示,扩心病患者右心衰发病率较高,左心衰伴 RVEF 下降患者中扩心病较缺血性心肌病更多见。

2. 左心衰可通过多种机制影响右心功能　充血性左心衰时肺静脉压增加,继而导致肺水肿,影响肺动脉压最终增加右心室后负荷;缺血性心力衰竭患者的心肌缺血事件常常同时累及双侧心室;严重左心衰心输出量下降时可伴低血压,低灌注状态影响右冠状动脉供血,而右冠状动脉缺血或痉挛是导致右心室收缩力下降、继而影响右心功能的重要决定因素之一;缺血、传导阻滞等多种原因使室间隔收缩功能下降,导致右心室不同节段收缩不同步,影响右心输出量;充血性心力衰竭时左心室扩张,而心包容量限制导致右心舒张功能受损;最终,左心衰进展至全心衰竭、失代偿性心力衰竭。故右心衰参与构成心力衰竭共同的最后通路,出现右心衰提示生存期较短及预后较差。

3. 右心疾病同样会影响左心功能,尤其是右心室起搏依赖患者及致心律失常性右室心肌病(arrhythmogenic right ventricular cardiomyopathy,ARVC)患者。一项对 367 例经右心室心尖部起搏患者随访(113±69)个月的研究中,因心力衰竭再入院需要静脉抗心力衰竭药物治疗患者共 60 例(16%),其器质性心脏病、心胸比、基线左心房大小、左心室舒张末容积、左心室收缩末容积、左心室质量指数以及基线和起搏时 QRS 时限均显著高于无心力衰竭组(307 例),而 LVEF 显著低于无心力衰竭组;长期随访证实,右心室起搏患者远期左心功能可能受到影响。此外,虽然 ARVC 主要影响右心,基因或分子结构异常却会同时累及左心及右心系统。某研究对比 21 例可能 ARVC 及 11 例健康对照者的心脏磁共振结果,发现 11 例 ARVC 患者及 10 例 ARVC 疑似患者均存在节段性左心收缩功能减退(所占比例分别为 37.5% 和 18.7%),与对照组比较差异有统计学意义;且左心衰程度与右心衰程度平行。

4. 静脉压对左右心功能的评价　鉴于左心衰与右心衰血流动力学的内在联系,临床常用颈静脉压来估测左心衰患者前负荷及容量状态。一项多中心研究对 4079 例拟行心脏移植的收缩性心力衰竭患者随访 14 年,临床资料及血流动力学资料显示,右心房压与肺毛细血管楔压(pulmonary capillary wedge pressure,PCWP)在多数心力衰竭患者中变化一致,颈静脉压估测 PCWP 有显著临床价值,且(右心房压 +1)/PCWP 比值与心脏移植后死亡率显著相关(RR 1.2)。此外,某右心导管研究中,66 例 EF 正常的心力衰竭患者右心房压与 PCWP 一致性达 79%,两者之间总体相关系数为 0.86。综上所述,无论 LVEF 正常与否,临床均可通过右侧充盈压(颈静脉压)来评估左侧充盈压(PCWP)。

二　左心衰患者对右心功能影响的其他因素

脑钠肽 / 氮末端脑钠肽前体(N-terminal pro-brain natriuretic peptide,NT-proBNP)是左心衰的独立危险因素,而合并右心功能不全时脑钠肽可能进一步升高。回顾性研究发现,NT-proBNP 与左心衰患者右心室壁运动下降程度、三尖瓣反流速度及程度显著相关。NT-proBNP 及右心扩大均为影响左心衰患者死亡率的独立危险因素。长期随访发现,合并右心收缩功能不全(三尖瓣环收缩期位移,tircuspid annular plane systolic excursion,TAPSE≤14mm)的左心衰患者血浆 NT-proBNP 水平更高,且脑钠肽浓度有助于反映右心衰严重程度。某入选 106 例有症状收缩性心力衰竭(LVEF<35%)患者的研究中,脑钠肽升高与右心功能恶化呈正比,右室收缩功能不全是脑钠肽升高的独立预测因素。

虽然慢性肾病和右心衰均为心力衰竭患者预后的重要预测因素,但右心功能与慢性肾病的相关性仍未明确。某研究入选 373 例收缩性心力衰竭患者(LVEF≤45%),随访(31±24)个月,TAPSE 评估右心功能,肾小球滤过率(estimated glomerular filtration rate,eGFR)评估肾功能。结果显示 TAPSE 与 eGFR 显著相关(R 0.38),TAPSE≤14mm 与右心房压及 NT-proBNP 增高相关;校正后 TAPSE≤14mm 增加肾功能不全[eGFR<60ml/(min·1.73 m^2)]风险(OR 2.51),并可预测全因死亡率(HR 1.8)。该研究提示右心衰与慢性肾病相关,并对收缩性心力衰竭患者生存率有一定预测价值,右心系统可能参与心衰和慢性肾病相互作用的致病机制。

三　其他类型心力衰竭患者的右室功能

与左心收缩性心力衰竭患者一样,EF 正常的心力衰竭(heart failure with normal left ventricular ejection fraction,HFNEF)患者右心室收缩及舒张功能不全同样常见,右心室收缩及舒张功能不全是 HFNEF 的重要原因之一。一项二维斑点追踪技术超声心动图比较 HFNEF (n=201)与无症状左心舒张功能不全(n=364)患者左右心功能差异的研究中,通过左右心室的长轴收缩及舒张期应变来评估左室及右室心内膜下心肌纤维的收缩及舒张功能。结果发现 HFNEF 组患者的右心室长轴舒张早期应变率(常用来评估右室心内膜下心肌纤维的舒张功能)及右心室长轴收缩期应变(常用来评估右室心内膜下心肌纤维的收缩功能)受损更为显著。多元回归分析中,左心室长轴收缩期应变是右心室长轴收缩及舒张功能最重要的独立预测因子;HFNEF 患者左心室及右心室心内膜下功能受损比例相当;同时合并右心室收缩及舒张功能不全的患者纽约心功能分级较差。

四　左心衰患者右心功能评估常用方法及临床意义

1. 右心容积和压力　测定右心室舒张末内径有助于无创简便地判断左心衰是否合并低

心输出量,并预测左心衰长期预后。某入选122例慢性左心衰急性失代偿患者(LVEF<40%)的研究中,根据右心室舒张末内径进行分级(<32mm、32~40mm、>40mm),则不同级别患者脉压、总血清胆红素等提示低心输出量综合征的指标存在显著差异;随着右心室舒张末内径增加,心脏相关存活率显著下降。Cox风险比分析提示,入院时右心室舒张末内径及血清肌酐是心血管相关死亡的独立预测因子。

右心房容积指数(right atrial volume index,RAVI)也是反映右心功能的重要指标。在ADEPT试验入选的192例慢性收缩性心力衰竭(LVEF≤35%)患者中,RAVI随着右心收缩功能不全加重、LVEF下降及左心舒张功能不全恶化而增加。RAVI与右心舒张功能参数,包括三尖瓣早/晚期流速、肝静脉收缩/舒张期比相关。在校正了年龄、脑钠肽、LVEF、右心收缩功能不全以及三尖瓣 E/Ea 等影响因素后,RAVI增高对死亡、心脏移植、心力衰竭住院等事件仍有显著预测价值。

右心或肺动脉压力增高可能也是左心衰预后的独立危险因素。在一项评估肺高压对左心衰患者预后影响的研究中,388例左室收缩性心力衰竭或舒张性心力衰竭患者通过三尖瓣反流速度估测右心室压及肺动脉压,平均随访5.5年。结果显示左心收缩性心力衰竭及舒张性心力衰竭患者肺动脉压增高与短期及长期死亡率增加均显著相关。在Cox风险比模型中,右心室压每增高5mmHg,死亡率增加9%,该显著性独立于年龄、慢性阻塞性肺病、心力衰竭、肾功能不全之外。在Kaplan-Meier生存曲线分析中,无论LVEF≥50%还是<50%,右心室压≥39mmHg患者生存期均显著短于右心室压<39mmHg患者。

2. 右心收缩功能　鉴于右心室复杂的解剖结构,心肌磁共振成为客观评价右心功能的金标准。但临床上超声心动图更加经济、方便,且各种新的超声技术不断发展,美国超声心动图协会更于2010年发布了首份成人右心超声心动图诊断指南,为超声准确评价右心功能带来了希望。

TAPSE是最常用的评估右心室收缩功能的超声参数。TAPSE与LVEF、室壁运动指数、二尖瓣环收缩期位移等反映左心全部及节段功能的参数呈正相关(n=634),左心衰常伴TAPSE下降。TAPSE还对左心室收缩不同步有显著提示意义。一项研究记录了心力衰竭患者基线及静脉给予重组脑钠肽30分钟后血流动力学参数变化及左右心室间收缩不同步性,结果显示校正了LVEF、RVEF及重组脑钠肽治疗等影响因素后,TAPSE与左心收缩不同步仍强烈相关。

TAPSE是慢性心力衰竭尤其LVEF下降患者预后不良的独立危险因素(n=1547);TAPSE下降与短期及长期生存率下降、心力衰竭患者死亡率增加均显著相关;TAPSE是各种类型心力衰竭的独立危险因素(n=817,平均随访4.1年)。TAPSE亦有助于心力衰竭伴功能性二尖瓣反流的预后评估。某研究对107例中重度二尖瓣反流的慢性心力衰竭患者(LVEF≤45%)平均随访21个月,发现TAPSE≤14mm较TAPSE>14mm患者存活率显著下降(45% vs. 82%);TAPSE≤14mm是全因死亡率(HR 2.83)及心力衰竭再入院率(HR 1.96)的独立预测因子。

RVEF是另一项临床应用较为广泛的右心功能评估参数,分别可通过超声心动图、心肌核素显像及心脏磁共振进行测定。BEST研究(n=2008,NYHA Ⅲ~Ⅳ级,LVEF<35%)采用超声心动图评估患者RVEF,结果显示严重收缩性心力衰竭患者右心功能下降与左心衰程度呈正相关;RVEF是左心衰的独立危险因素;其中RVEF<20%与LVEF<17%相关性尤为显著(OR 16.67),LVEF下降对RVEF异常有提示价值。心肌核素显像也证实,RVEF是心力衰竭患者生存率的预测因素。某研究通过核素造影评价右心及左心收缩功能(NYHAⅡ级140例,NYHAⅢ级65例,平均随访755天),发现RVEF<25%、25%≤RVEF<35%及RVEF≥35%患者1年无

事件(心血管死亡 + 紧急心脏移植)生存率分别为 80%、90% 及 95%;2 年无事件生存率分别为 59%、77% 及 93%。另一研究通过心脏增强磁共振对 147 例心肌梗死 30 天后患者平均随访 17 个月,发现 RVEF<40% 与死亡率强烈相关(HR 4.02),校正 LVEF 等危险因素后 RVEF<40% 仍 为死亡率的独立预测因子。故心肌梗死后 RVEF 是冠心病患者预后的重要预测因素,磁共振 测定 RVEF 有利于心肌梗死后危险分层,早期识别潜在高危人群。

此外,组织多普勒三尖瓣环收缩期峰速度(tissue Doppler imaging-tricuspid annulus systolic peak velocity,TDI-STr)作为一种新的右心功能参数,对终点事件预测价值优于右心室面积减少 分数。某研究对 100 例心力衰竭患者平均随访 527 天,以心血管死亡或心力衰竭再入院率为 一级终点,发现终点事件组 RAVI 高于无事件组,而 TDI-STr 低于无事件组,TDI-STr 是预后的 独立预测因子。

3. 联合右心参数评估　联合右心室收缩和舒张功能参数评估是左心衰危险分层的有效 工具。某研究对 527 例心力衰竭患者平均随访 1268 天,RVEF、STr、TAPSE 最佳界值分别为 37%、9.7cm/s 及 18.5mm;发现 RVEF 为心脏生存率强有力的预测因子(RR 2.05),STr 对判断预 后有一定价值(RR 1.56),联合 STr 及 RVEF 对心血管死亡预测价值最强,STr 联合 RVEF 有助 于心力衰竭患者危险分层。另一对有症状心力衰竭患者的研究中(n=140,LVEF<40%,平均随 访 17 个月),STr≤10.8cm/s、三尖瓣环舒张早期峰速度≤8.9cm/s、三尖瓣环等容收缩期加速度 ≤2.52m/s^2 及 Tei 指数≥1.2 与较短生存时间及无事件生存时间显著相关;其中前 3 项联合可 预测最短生存期;而 STr、三尖瓣环舒张早期峰速度及 Tei 指数联合可预测最短无事件生存时 间。另一项研究对失代偿左心收缩性心力衰竭患者平均随访 829 天(n=156),各 TDI 参数中 只有联合反映右心收缩舒张功能的参数(S'r+E'r<18.5cm/s)是心血管预后的独立预测因子(HR 1.99)。

4. 心力衰竭治疗前后右心参数变化　急性失代偿心力衰竭患者强化药物治疗后,右心室 血流动力学参数改善可能有助于降低长期不良事件发生率。但目前评估抗心力衰竭治疗前后 右心功能变化的试验甚少。某前瞻性研究入选 62 例急性失代偿心力衰竭患者,比较强化药物 治疗前后右心超声参数的变化,并随访终点事件发生情况(死亡、心脏移植、起搏器、心力衰竭 再入院)。结果显示各项右心功能参数中,强化治疗 48~72 小时后仅右心收缩期应变峰值显著 改善,且与随访中不良事件下降显著相关。

左心衰竭患者合并右心功能不全提示预后较差,对死亡率、心血管死亡率、心力衰竭再入 院率、心脏移植等终点事件有一定预测价值。临床判断右心功能的金标准为心脏磁共振,其他 如二维超声、TDI、SPECKLE TRACKING、实时三维心脏超声等心脏超声技术,心脏核素造影、右 心漂浮导管等技术亦能评估右心收缩 / 舒张功能、右心容积及右心压力;联合运用多种技术参 数有利于更为准确地判断右心功能状态并对预后进行预测。鉴于右心衰竭的重要临床意义, 对所有因心力衰竭急性加重入院的患者,完善治疗前后右心功能评估可能有助于筛选高危患 者、制订治疗方案、评估药物 / 器械治疗反应、预测临床终点。

(方全　刘颖娴)

参 考 文 献

[1] Silva-Tinoco R,Castillo-Martínez L,Orea-Tejeda A,et al. The effect of left ventricular dysfunction on right ventricle ejection fraction during exercise in heart failure patients:Implications in functional capacity and blood pressure response. Cardiol J,2009, 16:127-132.

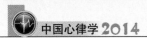

［2］Hori Y,Tada H,Nakamura K,et al. Presence of structural heart disease and left ventricular dysfunction predict hospitalizations for new-onset heart failure after right ventricular apical pacing. Europace,2011,13:230-236.

［3］Jain A,Shehata ML,Stuber M,et al. Prevalence of left ventricular regional dysfunction in arrhythmogenic right ventricular dysplasia:a tagged MRI study. Circ Cardiovasc Imaging,2010,3:290-297.

［4］Drazner MH,Brown RN,Kaiser PA,et al. Relationship of right- and left-sided filling pressures in patients with advanced heart failure:A 14-year multi-institutional analysis. J Heart Lung Transplant,2012,31:67-72.

［5］Drazner MH,Prasad A,Ayers C,et al. The relationship of right- and left-sided filling pressures in patients with heart failure and a preserved ejection fraction. Circ Heart Fail,2010,3:202-206.

［6］Dini FL,Demmer RT,Simioniuc A,et al. Right ventricular dysfunction is associated with chronic kidney disease and predicts survival in patients with chronic systolic heart failure. Eur J Heart Fail,2012,14:287-294.

［7］Morris DA,Gailani M,Vaz Pérez A,et al. Right ventricular myocardial systolic and diastolic dysfunction in heart failure with normal left ventricular ejection fraction. J Am Soc Echocardiogr,2011,24:886-897.

［8］Maekawa E,Inomata T,Watanabe I,et al. Prognostic significance of right ventricular dimension on acute decompensation in chronic left-sided heart failure. Int Heart J,2011,52:119-126.

［9］Sallach JA,Tang WH,Borowski AG,et al. Right atrial volume index in chronic systolic heart failure and prognosis. JACC Cardiovasc Imaging,2009,2:527-534.

［10］Rudski LG,Lai WW,Afilalo J,et al. Guidelines for the echocardiographic assessment of the right heart in adults:a report from the American Society of Echocardiography endorsed by the European Association of Echocardiography,a registered branch of the European Society of Cardiology,and the Canadian Society of Echocardiography. J Am Soc Echocardiogr,2010,23:685-713.

［11］Damy T,Kallvikbacka-Bennett A,Goode K,et al. Prevalence of,Associations With,and Prognostic Value of Tricuspid Annular Plane Systolic Excursion(TAPSE) Among Out-Patients Referred for the Evaluation of Heart Failure. J Card Fail,2012,18:216-225.

［12］Desai RV,Meyer P,Ahmed MI,et al. Relationship between left and right ventricular ejection fractions in chronic advanced systolic heart failure:insights from the BEST trial. Eur J Heart Fail,2011,13:392-397.

［13］de Groote P,Fertin M,Goéminne C,et al. Right ventricular systolic function for risk stratification in patients with stable left ventricular systolic dysfunction:comparison of radionuclide angiography to echoDoppler parameters. Eur Heart J,2012,33:2672-2679.

［14］Olson J,Samad BA,Alam M. The prognostic significance of right ventricular tissue Doppler parameters in patients with left ventricular systolic heart failure:an observational cohort study. Heart,2012,98:1142-1145.

［15］Verhaert D,Mullens W,Borowski A,et al. Right ventricular response to intensive medical therapy in advanced decompensated heart failure. Circ Heart Fail,2010,3:340-246.

12. 左房容积指数

　　左心房容积指数(left atrial volume index,LAVI)是经体表面积校正的衡量左心房大小的可靠参数,其计算公式为最大左心房容积/体表面积,正常值<28ml/m²。左心房容积反映一段时间左心室充盈压的平均水平。近年国内外众多学者对左心房容积与心血管疾病预后的关系进行了较多的研究,认为左心房容积指数增高是慢性心力衰竭、稳定性冠心病、急性心肌梗死、糖尿病、严重主动脉瓣狭窄等疾病不良预后的一个强有力指标。

　　左心房在心动周期中相对于左室充盈所起的作用包括储存功能、通道功能、收缩功能。左心房大小受其压力负荷、容量负荷、心肌动力学状态及房性心律等多种因素影响。左心房与左心室功能密切关联又相互影响。因左心房直接面对左心室舒张压,且为薄壁心腔,故左心室充盈压的升高容易损坏左心房弹性性能,导致左心房扩大。左心房大小与功能的重构可反映与左心室舒张压升高相关的一个谱系疾病的病理生理改变。

在心室舒张晚期,心房收缩对抗心室压力,将血液泵入心室。左心房的"收缩"功能,约占左心室射血容量的20%。研究表明,左心房的"泵"功能在左心室的舒张功能不全中的作用越来越重要,1971年就有学者指出,左心房扩大是左心室收缩功能正常而舒张功能降低的患者最早期的表现,当左心室僵硬度增加、顺应性降低时,左心房压为了维持足够的左心室充盈压而升高,所以增加的心房壁张力导致心房腔扩大,心房肌伸展延长,即心房重构,因此在没有房性心律失常(心房颤动、心房扑动)及瓣膜疾病、先天性心脏病的患者中,左心房大小主要与房室间压力阶差状态有关,当左室收缩功能无明显异常时左心房增大可反映左心室舒张功能损害及左心室充盈压增高的程度。

　　2003年发表的一项关于急性心肌梗死的研究中,左心房容积指数是临床表现、左室收缩功能、左室舒张功能之外的强有力的死亡预测因子。这项研究共入选了314例急性心肌梗死的患者,全部接受超声心动图检查,根据左心房容积指数分成两组,分别为$\leq 32ml/m^2$组和$>32ml/m^2$组,观察终点为所有原因的死亡。在平均15个月的随访中,46例患者死亡,占全部入选人群的15%。结果显示左心房容积指数是临床表现、左室收缩功能、左室舒张功能之外的强有力的、独立的死亡预测因子。

　　在2010年发表的一项社区窦性心律人群的研究中发现,左心房容积指数独立预测心血管死亡、心衰、心房颤动、卒中、心肌梗死。这项研究入选了483例社区患者,平均年龄47.3岁,全部为窦性心律,平均左心房容积指数为$24ml/m^2$,平均随访8.3年。主要观察终点为心血管死亡、心衰、心房颤动、卒中、心肌梗死。97.3%患者完成了随访,86例(18.3%)患者发生终点事件。左心房容积指数$\geq 24ml/m^2$是独立的超声心动图预测因子,在其他临床危险因素的基础上,增加终点事件的风险。

　　对于社区人群中怀疑心力衰竭的患者,左心房容积指数独立预测死亡率。一项在社区人群怀疑心力衰竭患者的研究中显示,左心房容积指数$>20ml/m^2$预测死亡率的敏感性79%,特异性54%,阳性预测值18%,阴性预测值95%。

　　在没有心血管疾病的2型糖尿病患者中,左心房容积指数与糖尿病患者心血管疾病的患病率、死亡率相关,是糖尿病患者心血管疾病患病、死亡的独立预测因子。这篇发表于2013年的文章共入选305例不伴有明显心血管疾病的2型糖尿病患者,平均年龄58.3 ± 11.3岁,平均糖尿病病史2年。所有患者入选时均进行超声心动图检查和心肌灌注显像。根据左心房容积指数进行分组,分别为$\geq 32ml/m^2$组和$<32ml/m^2$组。患者平均随访5.6年,主要终点事件为各种原因的死亡和心血管事件(包括非致死性心肌梗死、不稳定心绞痛、急性心衰、缺血性卒中、冠脉或外周血管再血管化)。结果显示,随访期间,共有60例(20%)患者发生复合终点事件,其中主要心血管事件为41例(15%),左心房容积指数$\geq 32ml/m^2$的患者事件发生率明显高;28例(9%)患者死亡,左心房容积指数$\geq 32ml/m^2$的患者总体生存率明显低。校正年龄和血压危险因素后,只有左心房容积指数是复合终点事件的预测因子。在这个研究中,心肌缺血并非复合终点的预测因子。

　　关于左心房容积指数的正常值,业界一般采用美国超声心动图学会推荐的$(22\pm 6)ml/m^2$。但2013年发表了一篇文章对此提出质疑。该研究入选966例患者,平均年龄48.0~15.7岁,均没有明显心血管疾病及危险因素,射血分数正常,舒张功能正常或1级舒张功能异常,平均左心房容积指数$(23\pm 8)ml/m^2$。在此人群中,如果采用$34ml/m^2$作为界值,10%患者心房扩大或有结构性心脏病,如果采用$28ml/m^2$作为界值,约20%患者有左房扩大或结构性心脏病,不同年龄、性别和舒张功能之间左心房容积指数类似。作者指出:此人群中患者均没有明显心血管

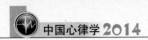

疾病和危险因素,如果采用 $28ml/m^2$ 作为界值,可能"误伤"10%~20% 的相对正常人群,因为左心房容积指数与预后不良相关。这篇文章的作者提出,应制定更加细致的左心房容积指数界值。

在心动周期和血流动力学中左心房有非常重要的作用,左心房容积指数测量方便,可以准确反映左心房的大小,是多种疾病的预后因子和生物标志物。在临床工作中,动态观察左心房容积的变化,针对病因积极治疗,对改善患者的预后有积极的意义。

(齐 欣)

参 考 文 献

[1] Jacob E Møller,Graham S Hillis,Jae K Oh,et al. Left atrial volume a powerful predictor of survival after acute myocardial infarction. Circulation,2003,107:2207-2212.

[2] Dominic Y Leung,Cecilia Chi,Christine Allman,et al. Prognostic implications of left atrial volume index in patients in sinus rhythm. Am J Cardiol,2010,105:1635-1639.

[3] TK Lim,G Dwivedi,S Hayat,et al. Independent value of left atrial volume index for the prediction of mortality in patients with suspected heart failure referred from the community. Heart,2009,95:1172-1178.

[4] Mikael K Poulsen,Jordi S Dahl,Jan Erik Henriksen,et al. Left atrial volume index relation to long-term clinical outcome in type 2 diabetes.J Am Coll Cardiol,2013,62:2416-2421.

[5] Wael AlJaroudi,M Chadi Alraies,Carmel Halley,et al. Effect of age,gender,and left ventricular diastolic function on left atrial volume index in adults without known cardiovascular disease or risk factors. Am J Cardiol,2013,111:1517-1522.

第七篇

心脏电生理进展

1. 导管消融 4D 新技术

心律失常导管消融的进展很大程度上依靠技术和器械的进步。目前,心律失常导管消融已经进入了三维时代,而技术的发展并没有止步于此。近年来,以新近研发成功的 MediGuide (MGT) 系统为标志的 4D 技术开始逐渐应用于临床。该技术在三维空间成像基础上加以时间维度,从而实现三维实时成像,被视为心律失常导管消融技术的又一次革新。

一 4D 技术产生的历史背景

在传统的心脏电生理手术中,导管操作及定位主要依赖于传统的 X 线透视成像。X 线透视能实时确定导管方向及位置,对提高手术的安全性极为关键。然而,X 线透视不仅存在辐射问题,且仅能提供二维影像,不能很好反映心脏实际三维情况,因此在房颤、房速等复杂心律失常消融中应用价值有限。直至以 Carto 及 Ensite 系统为代表的三维电解剖标测(electroanatomical mapping,EAM)技术的成功研发,对上述复杂心律失常消融才有质的提升。但是,即便被视为心脏电生理标测技术发展的一个里程碑,EAM 技术本身仍存在明显缺陷。首先,EAM 系统与 X 线成像系统互无关联,故无法实现真正意义上的整合。其次,EAM 系统仅能提供静态图像,但心腔内导管位置无时无刻均受心脏本身跳动及患者呼吸运动的影响,EAM 系统显然无法反映出导管的这些实时位置变化。而新近研发成功的 MediGuide 系统,作为一种导管三维实时追踪定位的新技术,能很好克服 EAM 系统上述固有缺陷。

二 4D 技术工作原理

MediGuide 系统由以下三部分组成(图 7-1-1):①用以产生低强度(200T)交互式电磁场的发生装置;②可置于多种心脏介入器械之上的微型被动单线圈感应器,体积约 1mm;③贴于患者胸骨中上段的电磁场参考感应器,亦称患者参考感应器(patient reference sensor,PRS),PRS 大小仅如一般心电图(ECG)电极,其功能相当于一个锚,将患者"锚定"于电磁场发生装置。

当配置有 MGT 被动感应器的器械置入电磁场中时,在磁场作用下,其上的感应器将产生电压;系统根据该电压值仅需 1 毫秒即可计算出感应器在磁场中相对于磁场发生装置的位置及指向,从而实现对感应器的三维实时追踪定位。模拟人体心脏跳动及呼吸运动的体外测试装置表明,MediGuide 系统定位误差为 0.5mm,方向误差为 1°。而在临床实际应用中,为代偿心脏跳动及呼吸运动的影响,系统会持续不断地接收及存储来自 PRS、心腔内感应器及实时心电图的所有数据,进而分别计算出"感应器位置变动与 PRS"及"感应器位置变动与 ECG"间的交互相关(cross-correlation)关系,从而将与 ECG 相关度高的感应器位置变动成分(对应于心脏跳动)、与 PRS 相关度高的感应器位置变动成分(对应于患者呼吸运动)及与感应器位置变动相关的其他成分(如感应器所在导管本身的操作)分离开来。如此,对于感应器每时每刻的位置变动,哪些是由患者本身心脏跳动或呼吸运动引起,哪些是由手术者对导管的操作所致,均可明确,从而使三维实时成像得以实现。此外,MediGuide 系统与传统 X 线成像系统能达到硬件水平的整合,因为前者的磁场发生装置就安装在后者的射线探测器上,故 X 线透视区域与三维电磁场可完全对齐,配置有 MGT 感应器的导管不但能在 X 线透视下可见,其上的感应器还能被三维电磁场追踪定位。因此,在非透视情况下,由 MGT 感应器所获取的导管实时位置数据可在事先已采集好的循环播放的透视影像中显示出来。而通过调整透视影像的循环播放速度,使之与实时心电图记录速度相匹配,即可校正导管随心动周期发生的位置变化。系统追踪定位磁场中的 MGT 感应器需约 1 毫秒;然而,系统从获取 X 线透视影像数据到最终在 MGT 显示屏上显示出来需约 80 毫秒。为此,系统会特意将感应器追踪定位数据延迟 80 毫秒再显示,以与透视影像时间相一致。这样,MGT 导管的三维图标显示时间实际上延迟约为 80 毫秒。如上所述,PRS 相当于 MediGuide 系统的一个"锚",而因为电磁场发生装置是位于 X 线探测器上,故实际上患者亦被"锚定"于 X 线探测器。正是因为有了 PRS,即使 MGT 感应器与 X 线探测器的相对位置由于 X 线机器 C 臂成角变化、患者呼吸或操作台移动等而发生改变,系统也能将 MGT 感应器(及其所在导管)的位置及方向在 X 线影像上如实显示出来。

　　简而言之,MediGuide 系统工作原理与全球定位系统(global positioning system,GPS)工作原理相似(图 7-1-1)。与传统心脏电生理导管手术相比,引入 MediGuide 技术,整个手术流程几乎没有改变,仅是在手术开始时需额外在右前斜(RAO)及左前斜(LAO)体位分别采集 2~3 秒的心脏透视影像,用于术中循环播放以提供一个 X 线透视影像;在随后的手术操作中,所有配置有 MGT 感应器的导管操作理论上均无需再透视,而能直接在事先已获取的循环播放的"虚拟" X 线透视影像中进行,并可对上、下腔静脉及三尖瓣峡部等任何关键解剖部位进行标记(图 7-1-2)。值得一提的是,MediGuide 系统能很好与 EnSite™ 三维电解剖标测系统相整合,因此二者间可持续进行数据交换。譬如,配置有 MGT 感应器的冠状窦导管可作为 EAM 系统的位置参考电极。这样,即使在非透视情况下,该导管亦可被 MediGuide 系统持续追踪定位并显示,一旦发生位置偏移,即可被及时发现并重新调整。这点很重要,因为 EAM 系统的准确标测依赖于参考电极位置的稳定。

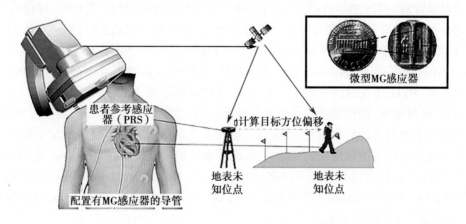

图 7-1-1　MediGuide(MGT)系统工作原理
其工作原理与全球定位系统(GPS)相似:"锚"在 X 线探测器上的电磁场发生装置如同 GPS 中的卫星,患者参考感应器(PRS)如同地面位置已知的固定位点,配置有 MG 感应器的待定位导管则如同 GPS 中待定位的目标。注意右上角图为 MG 感应器的大小与硬币局部凹槽经过放大的比较

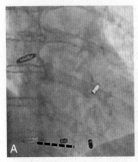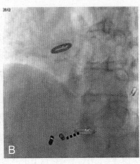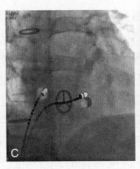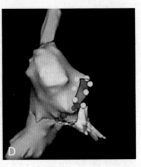

图7-1-2　MGT系统的实际应用

图A、B分别为非透视情况下,应用MGT技术于右前斜(RAO)21°及左前斜46°在事先已获取的X线透视环境中的成像:可见上腔静脉(粉红圈)、下腔静脉(浅蓝圈)、冠状窦导管头端(黄图标)、心尖导管头端(深蓝图标)及消融导管头端(红图标)的标志,黑色虚线为三尖瓣峡部消融线。图C为RAO透视下的成像图,注意透视时整根导管均可显示图D为EnSite™三维电解剖成像图

三　4D技术在心脏电生理导管手术的应用

MediGuide系统在体外模拟器及动物实验积累了大量研究数据后,开始应用于临床。其第一例病例是为一名26岁男性患者进行心脏电生理检查,最后心电生理诊断为不恰当窦性心动过速。研究相关结果不出所料又令人鼓舞:手术全程非透视情况下,所有配备有MGT感应器的导管在心腔内均可视;整个电生理检查透视时间仅为30秒——仅用于获取手术开始时的透视影像数据及术中研究方案本身规定的需在透视下确定导管位置。自此,MediGuide技术也拉开了临床应用的序幕。

自2011年至2012年5月,仅有冠状窦导管等诊断导管配置有MGT感应器,即便如此,应用MGT技术对10例三尖瓣峡部依赖型房扑(CTI-AFL)患者进行消融,透视时间也比利用X线透视及EAM系统进行消融的传统方法显著减少(2.5分钟vs.7.7分钟)。2012年5月,配置有MGT感应器的消融导管开始投入临床使用,Sommer等报道,在不延长手术时间的前提下,应用该消融导管对一名CTI-AFL患者进行消融仅需6秒的透视时间。类似的,即使在早期,仅应用配置有MGT感应器的诊断导管指导房颤消融,透视时间亦可减少将近一半(从31分钟减至16分钟);随着配置有MGT感应器的消融导管的问世,房颤消融手术透视时间可进一步减少至4.6分钟。根据德国Leipzig心脏中心的数据,对经验丰富的术者而言,应用MGT技术行肺静脉隔离术(PVI),透视时间可小于2分钟,手术时间则不到120分钟。此外,对非特发性室性心动过速,众所周知,即使借助三维电解剖标测技术,消融仍然复杂困难;而应用MGT技术,不仅可以减少术中射线辐射暴露,还可配以心脏相关造影从而实现实时显示左室室壁瘤、乳头肌及冠状动脉走行等关键解剖或病变结构,提高手术成功率及安全性。Sommer等则应用MGT技术对24名室上速患者进行标测及消融,结果亦显示,MGT组患者的透视时间[(0.5±1.4)分钟vs.(10.2±9.6)分钟;$P<0.001$]及射线暴露剂量[(187±554)cGy/cm vs.(996±2593)cGy/cm,$P<0.05$]均明显少于传统对照组。

四　4D技术优缺点

显而易见,MGT技术在心脏电生理介入手术中最突出的优点为:在保证手术有效性及安全性且不延长手术时间的前提下,能显著减少术中患者及术者所受的射线辐射。尤值一提的是,MGT 技术能明显减少术中射线辐射而不增加手术时间,这点与近年来研发的另一个亦是旨在减少心脏电生理介入手术射线辐射剂量的导管导航系统——遥控磁导航(remote magnetic navigation,RMN)系统相比有很大优势。后者虽然也能显著减少手术射线暴光,但无论手术时间,还是消融时间均比传统电生理手术要明显延长,这也是迄今 RMN 系统在心脏导管消融手术中难以广泛推广的主要原因之一。此外,如上所述,MediGuide 系统不仅可与 EAM 系统很好整合,而且能与传统 X 线成像系统达到硬件水平的高度整合,使得电磁场与 X 线透视野能很好对齐,从而真正实现非透视情况下的三维实时显像。再者,MGT 感应器体积很小(见图 7-1-1),理论上可广泛配置到诸如穿刺鞘管等多种心脏介入器械之上,因此应用前景十分广阔。

当然,MediGuide 系统本身亦有明显缺陷。首先,在非透视情况下,MGT 系统对导管的准确追踪定位依赖于贴在患者胸前的 PRS 位置的固定,而在肥胖患者或皮肤松弛的患者,PRS 极有可能会发生位移,从而影响导管定位的准确性。其次,手术过程中,过长时间不透视,无法直接观察心影轮廓的改变,因此,若术者警惕性不高,可能无法及时发现急性心包填塞等致命并发症,耽误抢救时机。再次,MediGuide 系统仅能显示内部埋有 MGT 感应器的导管头端部分而不能显示整根导管,后者的实现仍然需借助于传统的 X 线透视(见图 7-1-2)。最后,MediGuide 系统本身及其需要配备专门导管,均会增加手术成本;而且时至今日,该系统在心脏电生理手术中的应用时间尚短,本身很多缺点可能尚未发现;此外,术者熟练操作也需要一定的学习曲线等。

五 未来展望

未来,MGT 系统将可进一步更好整合到现有的心脏电生理手术流程中去,使其不仅只是为了用于减少射线暴光。譬如,可开发新软件,将 MGT/NavX-EnSite 平台进一步整合,以实现非透视情况下对整根导管的显像及对 EAM 图像的动态显像。而另一方面,MGT 技术迄今不仅只用于导管消融手术,也业已应用于心脏同步化治疗器械植入术及冠状动脉内相关器械的操作。可以展望,通过研制开发更多的配置有 MGT 感应器的心脏介入器械,即可将 MediGuide 技术更广泛地应用到心脏器械植入、瓣膜病介入治疗及冠脉介入等各种心血管介入手术中去。期待不久的将来这项新技术可以使心律失常的治疗迈上新的台阶。

(马长生 邓文宁)

参 考 文 献

[1] Ben-Haim S A,Osadchy D,Schuster I,et al. Nonfluoroscopic,in vivo navigation and mapping technology. Nat Med,1996,2(12):1393-1395.

[2] Novak PG,Macle L,Thibault B,et al. Enhanced left atrial mapping using digitally synchronized NavX three-dimensional nonfluoroscopic mapping and high-resolution computed tomographic imaging for catheter ablation of atrial fibrillation. Heart Rhythm,2004,1(4):521-522.

[3] Flugelman M Y,Shiran A,Nusimovici-Avadis D,et al. Medical positioning system:a technical report. EuroIntervention,2008,4(1):158-160.

[4] Piorkowski C,Hindricks G. Nonfluoroscopic sensor-guided navigation of intracardiac electrophysiology catheters within prerecorded cine loops. Circ Arrhythm Electrophysiol,2011,4(4):e36-e38.

[5] Sommer P,Wojdyla-Hordynska A,Rolf S,et al. Initial experience in ablation of typical atrial flutter using a novel three-dimensional catheter tracking system. Europace,2013,15(4):578-581.

[6] Hindricks G,Willems S,Kautzner J,et al. Effect of electroanatomically guided versus conventional catheter ablation of typical atrial flutter on the fluoroscopy time and resource use:a prospective randomized multicenter study. J Cardiovasc Electrophysiol,2009,20(7):734-740.

［7］Sommer P,Eitel C,Hindricks G,et al. "Conventional" isthmus ablation without fluoroscopy. J Interv Card Electrophysiol,2013,37(2):205-206.

［8］Rolf S,Sommer P,Gaspar T,et al. Ablation of atrial fibrillation using novel 4-dimensional catheter tracking within autoregistered left atrial angiograms. Circ Arrhythm Electrophysiol,2012,5(4):684-690.

［9］Rolf S,John S,Gaspar T,et al. Catheter ablation of atrial fibrillation supported by novel nonfluoroscopic 4D navigation technology. Heart Rhythm,2013,10(9):1293-1300.

［10］Sommer P,Richter S,Hindricks G,et al. Non-fluoroscopic catheter visualization using MediGuide technology:experience from the first 600 procedures. J Interv Card Electrophysiol,2014.

［11］Gaspar T,Kircher S,Arya A,et al. Enhancement of intracardiac navigation by new GPS-guided location system(MediGuide Technologies). Europace,2012,14 Suppl 2:i24-i25.

［12］Dagres N,Hindricks G,Kottkamp H,et al. Complications of atrial fibrillation ablation in a high-volume center in 1,000 procedures:still cause for concern?. J Cardiovasc Electrophysiol,2009,20(9):1014-1019.

［13］Arya A,Kottkamp H,Piorkowski C,et al. Initial clinical experience with a remote magnetic catheter navigation system for ablation of cavotricuspid isthmus-dependent right atrial flutter. Pacing Clin Electrophysiol,2008,31(5):597-603.

［14］Vollmann D,Luthje L,Seegers J,et al. Remote magnetic catheter navigation for cavotricuspid isthmus ablation in patients with common-type atrial flutter. Circ Arrhythm Electrophysiol,2009,2(6):603-610.

［15］Valderrabano M,Greenberg S,Razavi H,et al. 3D cardiovascular navigation system:accuracy and reduction in radiation exposure in left ventricular lead implant. J Cardiovasc Electrophysiol,2014,25(1):87-93.

2. 第二代冷冻消融技术

　　冷冻球囊消融治疗心房颤动(简称房颤)逐渐成为导管消融治疗阵发性房颤(PAF)的重要手段之一。2013年北美STOP AF临床试验结果证实PAF患者接受冷冻消融治疗效果优于抗心律失常药物治疗,1年随访结果显示冷冻消融治疗成功率达69.9%,而抗心律失常药物的有效性仅有7.3%。2014年德国房颤消融登记研究进一步证实冷冻球囊消融与射频消融一样具有同样高的安全性,主要并发症发生率均为4%。目前,在国内几个大的房颤中心也逐渐开展冷冻球囊消融手术。阜外医院自2012年在国内开展首例冷冻消融治疗房颤手术。目前我们的团队已经完成冷冻消融手术近50例,初步研究结果显示冷冻球囊消融简化肺静脉隔离(PVI),缩短消融手术时间,临床随访结果与射频消融效果相似。

　　目前国内采用的冷冻球囊为第一代冷冻球囊(Arctic Front),而欧美国家已经开始使用第二代冷冻球囊(Arctic Front Advance™)。笔者在德国学习期间深刻体会到第二代冷冻球囊更加"强力、迅速"完成肺静脉隔离,缩短了手术时间,提高了冷冻消融疗效。本文将介绍第二代冷冻球囊的设计与临床应用效果。

一　第二代冷冻球囊的设计改进

　　与第一代冷冻球囊相比,第二代冷冻球囊在器械设计方面的改进主要表现在下列几个方面(图7-2-1、图7-2-2):①冷源能量释放孔由4孔增加到8孔,加快了冷源能量释放速度,并使得冷冻球囊表面温度一致率由47%提高到83%。与此同时,冷源的组织渗透能力明显提高,使用第二代冷冻球囊持续冷冻2~3分钟即可达到第一代球囊冷冻消融持续冷冻4分钟的冷冻深度。②球囊表面有效冷源释放面由带状面改为半球面,增加了球囊有效冷冻面与肺静脉口部组织的接触面积,避免了第一代冷冻球囊消融术中PVI"缝隙"现象。③球囊内芯伸缩杆距

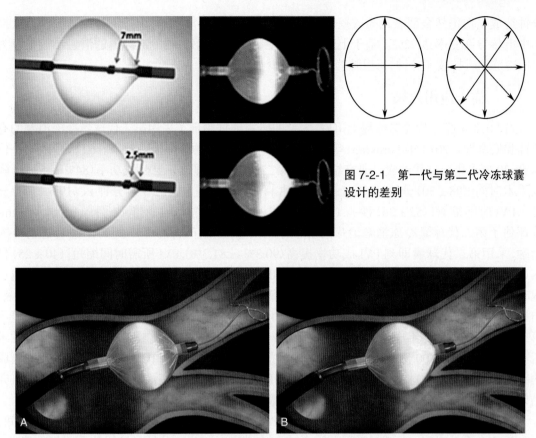

图 7-2-1　第一代与第二代冷冻球囊设计的差别

图 7-2-2　第一代冷冻球囊的有效冷冻面为带状面

A. 由于肺静脉口部形态常常非椭圆形,消融过程中容易导致上下肺静脉之间的区域未能消融,导致环肺静脉消融线的不完整性;B. 第二代球囊球囊的有效冷冻面为球囊的前半球面,避免了消融过程中的缝隙现象,环肺静脉消融线更加完整

离由 7mm 缩小至 2mm,增加了球囊前半部分的变形能力,提高了对肺静脉口部形态的适应性。④冷冻输送鞘前端可折叠段的弯曲度由 90° 增加至 135°,提高了导管的柔韧性,使得球囊更加容易与下肺静脉接触。

二　动物实验结果

临床前期的动物实验证实了第二代冷冻球囊的冷冻效力。Andrade JG 等采用二代球囊比较了持续 2 分钟与 4 分钟的冷冻消融效果。采用直径 23mm 的冷冻球囊消融 32 只犬的左侧肺静脉。研究结果发现:持续冷冻 4 分钟的消融深度明显增加($223.8\mu m$ $vs.135.6\mu m$),但冷冻温度和复温时间、急性 PVI 成功率和 30 天透壁性环形病灶无差异(70.0% $vs.86.2\%$);二代球囊的主动变形能力缩短了球囊复温时间,但对消融损伤的深度无差异。在狗和猪不同动物的试验结果证实:①单循环、持续 4 分钟冷冻消融结果比较显示采用第二代球囊形成的损伤范围比第一代球囊明显增加,环形透壁性损伤由 60% 提高至 100%;②采用第二代冷冻球囊、单循环消融效果显示冷冻持续 2 分钟与冷冻持续 4 分钟造成损伤的环形完整性和透壁性相似;③采用第二代球囊、双循环消融效果显示冷冻持续 2 分钟与冷冻 4min 持续造成损伤的环形完整性和透壁性相似,部分损伤存在一定程度的重叠性;但是术后 30 天的病理学检查发现冷冻持续 4

分钟造成损伤仍然全部表现为透壁性损伤和持久电传导隔离状态,而冷冻持续2分钟造成损伤中电传导恢复率达22%。基于上述动物实验结果,采用第二代冷冻球囊的消融参数推荐为每次冷冻消融持续4分钟,每根肺静脉消融至少2次。

三 临床应用效果

自2012年第二代冷冻球囊上市后,大量的研究证据验证了采用第二代球囊冷冻消融的有效性和安全性。2013年Furnkranz等首先比较了两代球囊的冷冻消融效果。60例采用第一代球囊,30例采用第二代球囊。研究结果发现第二代球囊明显改善PVI成功率(84% vs.51%)、降低手术时间[(98±30)分钟 vs.(128±27)分钟]和透视时间[(13.4±5.3)分钟 vs.(19.5±7.4)分钟],PVI时间缩短[(52±36)秒 vs.(79±60)秒],手术并发症发生较低(2例 vs.1例)。Martins等评估了第二代球囊冷冻消融治疗的手术即刻安全性和有效性。147例PAF患者进行冷冻消融,采用第二代球囊即刻PVI成功率提高(90.3% vs.81.3%),PVI所需时间缩短[(40±25)秒 vs.(52±34)秒],PVI即刻温度更低[(−36.1±10.3)℃ vs.(−32.3±10.2)℃],整个手术的X线透视时间和手术时间均缩短。Furnkranz等对105例PAF患者分别进行第一代和第二代球囊消融,结果亦证实第二代球囊提高了PVI成功率(100% vs.98.2%);平均随访(416±75)天结果亦显示第二代球囊提高了1年成功率(83.6% vs.63.9%),Pedro Brugada等比较了两代球囊单次消融术后1年随访结果。100例阵发性房颤患者先后接受两代球囊消融,单次消融术后第二代球囊成功率明显高于第一代球囊(78% vs.58%),但PNP发生率增高(16% vs.8%)。综合上述临床研究结果,第二代冷冻球囊增强了冷冻消融治疗房颤的即刻效力和术后临床随访效果。

基于第二代冷冻球囊完成PVI的高效性,Pedro Brugada团队正在尝试缩短每次消融时间,以降低整个手术时间。标准冷冻消融参数中每次消融时间为4分钟。该团队采用每次消融3分钟的策略对52例房颤患者进行冷冻消融。结果显示:平均手术时间(96±15)分钟,平均透视时间(13.2±8.3)分钟;每支肺静脉平均进行1.5次、持续3分钟的冷冻消融;急性PVI成功率为91%,所有208根肺静脉均完成PVI。在平均5.7个月的随访期内,82%患者无房颤发作。尽管该研究的样本量较少、随访时间较短,但结果提示采用第二代冷冻球囊明显缩短手术时间和消融时间。

然而,第二代冷冻球囊消融的安全性仍需关注,特别是与冷冻消融相关的膈神经麻痹(PNP)。Martins等的研究尽管证实了二代球囊提高冷冻效力,但是PNP发生率亦增加(24.4% vs.10.6%)。Furnkranz等的研究亦显示使用第二代球囊增加PNP发生率较高(5.4%/3例 vs.4%/2例)。Pedro Brugada等的报道亦提示使用第二代球囊冷冻消融中PNP发生率增高(16% vs.8%)。Casado-Arroyo等前瞻性比较了新旧两代冷冻球囊消融术中PNP的差异。该研究发现第二代球囊冷冻消融中PNP发生率明显增加(19.5% vs.6.25%);第一代球囊引起的PNP在出院前均已恢复,但是第二代球囊引起的PNP中7%出院时仍未恢复,其中1例在术后7个月仍未恢复。通过比较相关资料显示PNP的发生与冷冻温度、封堵程度、肺静脉内径、球囊大小均无关。德国汉堡Metzner等分析了第二代球囊冷冻消融术中PNP的发生风险。115例房颤(PAF 81%)接受第二代球囊消融治疗。尽管PVI成功率高达99%,但PNP发生率3.5%(4/115)。4例PNP均发生在RSPV消融过程中。其中2例发生在PVI成功后的继续巩固消融过程中,另外2例发生在首次消融的第99秒和第223秒,即刻腔内温度均达−49℃以上。这些患者发生膈神经损伤时均未发现膈肌运动异常。尽管发现膈神经损伤后立即停止了冷冻消融,但是在观察40分钟后膈神经功能均未能恢复。通过比较相关资料显示PNP的发生与冷冻温度、RSPV直径无关,而且 PNP 发生时 RSPV 均已隔离。这些患者在住院期间 PNP 均未恢复。术后随访显示:1 例患者在术后 10 个月才恢复;1 例在术后 7 个月仍未改善;1 例在术后 6 个月不仅未恢复而且出现临床症状;1 例术后 1 个月未恢复并出现活动后呼吸困难。由此可见,第二代球囊在提高冷冻效力的同时其主要并发症 PNP 的发生率增加,而且 PNP 一旦发生常常难以恢复。这一点与既往一代冷冻球囊消融并发 PNP 后临床恢复病程不一样。因此,第二代球囊是一把"双刃剑"。采用第二代冷冻球囊消融右侧肺静脉的过程中必须在持续膈神经起搏下进行,严密监测膈肌运动。一旦膈肌运动减弱则需立即停止冷冻消融。

四 未来展望

随着冷冻球囊消融治疗房颤技术在国内逐步开展,临床医生对冷冻球囊消融的认识逐步提高,冷冻消融治疗房颤必将成为未来房颤消融治疗的常规措施。第二代冷冻球囊将提高冷冻消融治疗房颤的疗效,将成为未来导管消融治疗阵发性房颤的主流手术。

(方丞华 刘俊)

参 考 文 献

[1] Packer DL,Kowal RC,Wheelan KR,et al. Cryoballoon ablation of pulmonary veins for paroxysmal atrial fibrillation:first results of the North American Arctic Front(STOP AF)pivotal trial. J Am Coll Cardiol,2013,61:1713-1723.

[2] Schmidt M,Dorwarth U,Andresen D,et al. Cryoballoon versus RF ablation in paroxysmal atrial fibrillation:results from the German Ablation Registry. J Cardiovasc Electrophysiol,2014,25:1-7.

[3] Andrade JG,Dubuc M,Guerra PG,et al. Pulmonary vein isolation using a second-generation cryoballoon catheter:a randomized comparison of ablation duration and method of deflation. J Cardiovasc Electrophysiol,2013,24:692-698.

[4] Coulombe N,Paulin J,Su W. Improved in vivo performance of second-generation cryoballoon for pulmonary vein isolation. J Cardiovasc Electrophysiol,2013,24:919-925.

[5] Furnkranz A,Bordignon S,Schmidt B,et al. Improved procedural efficacy of pulmonary vein isolation using the novel second-generation cryoballoon. J Cardiovasc Electrophysiol,2013,24:492-497.

[6] Martins RP,Hamon D,Cesari O,et al. Safety and efficacy of a second-generation cryoballoon in the ablation of paroxysmal atrial fibrillation. Heart Rhythm,2014,11:386-393.

[7] Giovanni GD,Wauters K,Chierchia GB,et al. One-Year Follow-Up After Single Procedure Cryoballoon Ablation:A Comparison Between the First and Second Generation Balloon. J Cardiovasc Electrophysiol,2014,25:8-15.

[8] Chierchia GB,Di Giovanni G,Sieira-Moret J,et al. Initial experience of three-minute freeze cycles using the second-generation cryoballoon ablation:acute and short-term procedural outcomes. J Interv Card Electrophysiol,2014,39:145-151.

[9] Casado-Arroyo R,Chierchia GB,Conte G,et al. Phrenic nerve paralysis during cryoballoon ablation for atrial fibrillation:a comparison between the first-and second-generation balloon. Heart Rhythm,2013,10:1318-1324.

[10] Metzner A,Rausch P,Lemes C,et al. The Incidence of Phrenic Nerve Injury During Pulmonary Vein Isolation Using the Second-Generation 28 mm Cryoballoon. J Cardiovasc Electrophysiol,2014,25:466-470.

3. 激光球囊消融技术

激光消融治疗心律失常已有 20 余年。由于其极高的精准性和持久性透壁损伤特点,激光成为替代射频消融的潜在能源,但在早期临床应用中激光消融饱受高并发症的诟病。2009 年一种新的内镜指导下激光球囊消融系统(endoscopic-guided laser balloon ablation system,ELBAS)

可在直视下完成肺静脉隔离(pulmonary vein isolation,PVI),激光消融治疗房颤再次引起广泛关注。本文将介绍 ELBS 消融房颤技术及临床应用进展。

一 激光球囊消融系统

ELBAS 由一个可调弯长鞘、球囊导管、内镜光纤和激光发射器光纤构成(图 7-3-1)。导管远端可顺应性球囊呈椭圆形设计,提高了球囊与肺静脉口部贴靠的紧密性。球囊内近端三个孔分别为光纤孔、内镜孔、冷却液释放孔,远端为冷却液回收孔。冷却液释放孔释放重水(D$_2$O)后将球囊逐渐充盈起来。球囊最大内径可达 35mm,可根据球囊与肺静脉口部接触情况决定充盈量大小。光纤孔释放白色冷光,提供整个视野所需光源。内镜孔直径为 500μm,可提供 270° 的视野范围。术中将一根可重复使用的内窥光纤通过内镜孔,可直接观察与球囊接触的肺静脉口部组织消融前后的形态变化。激光发射器是一根可释放 980nm 激光的纤细光纤。该光纤可通过中空的球囊导管送至其远端,通过操作杆旋转光纤以调整激光释放的位置。消融结束后通过回收孔回收 D$_2$O。

在实际操作中,房间隔穿刺成功后更换专用的可调弯长鞘,通过长鞘将球囊导管远端送至肺静脉口部,然后释放 D$_2$O 将球囊充盈起来。当球囊与肺静脉口部紧密贴靠时可观察到肺静脉口部形成了一个白色的圆圈。在白圈内红色代表淤滞在肺静脉内的血液。绿光区代表拟消融的组织区域,激光消融后该组织区域变成一条白色的光带(图 7-3-2)。每次消融后可在圆圈上形成大约 30°~50° 弧度的组织损伤带。通过旋转激光发生器的光纤调整激光释放的位置,最终完成 PVI。

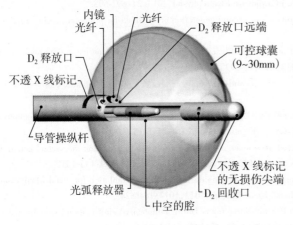
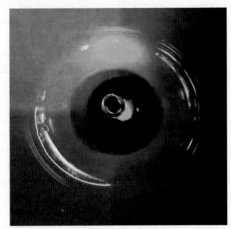

图 7-3-1 激光球囊的内部构造和激光释放效果模拟图

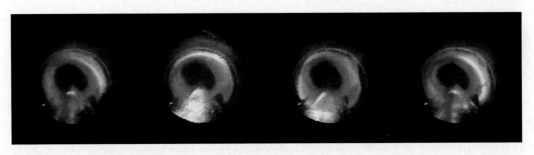

图 7-3-2 激光消融过程通过旋转导管操作杆逐段进行消融(白色光带),最终完成环肺静脉消融

二 激光球囊消融系统技术应用

由于 ELBAS 消融的特殊性,在手术操作过程中需要注意以下几点。

1. 术中需要维持较高的抗凝强度 推荐活化凝血时间(ACT)维持在 300 秒以上,以预防血栓形成。术中抗凝强度要求比射频消融和冷冻消融(ACT 200~300 秒)更高。

2. 术中需要应用食管电极连续监测食管内温度变化 由于食管与左房紧密毗邻,导管消融术后可引起损伤性食管炎和心房食管瘘。而心房食管瘘一旦发生,无论是采用支架覆盖还是外科手术补片缝合,其预后均较差,死亡率高。因此,采用 ELBAS 进行房颤消融仍需监测消融过程中食管内温度。Schmidt 等对 ELBAS 治疗术后胃镜检查发现食管没有损伤、轻微损伤和发生溃疡患者的食管温度分别为 (38.7 ± 1.2)℃、(39.5 ± 0.7)℃和 (40.6 ± 3)℃。因此,食管温度一旦超过 38.5℃食管损伤风险骤然增加。此时可通过终止消融、降低消融功率、调整激光释放方向至肺静脉前庭或偏离消融线更外的心房组织以降低食管损伤风险。

3. 膈神经麻痹(PNP) 是导管消融中需要警惕的并发症。右侧肺静脉消融时仍需要持续起搏膈神经,监测膈肌跳动,以预防 PNP 发生。目前在大多数临床报道中都有发生 PNP 的病例。在一组 200 例房颤患者接受 ELBAS 的报道中 PNP 发生率高达 3%。另外,激光消融导致 PNP 不仅难以恢复,且易导致手术失败。有报道显示消融术后发生症状性 PNP 随访 1 年仍未恢复。

4. 房间隔穿刺 宜采用两次穿刺,分别放置肺静脉标测导管和 ELBAS 导管。采用单次房间隔穿刺由于在验证 PVI 时需要交换激光球囊导管与肺静脉标测导管,这可能增加气体栓塞等微栓塞和医源性房间隔缺损的风险。Hammersting 等对房颤患者房间隔穿刺术后随访 9 个月,显示医源性房间隔缺损均发生在单次房间隔穿刺患者(发生率 29.6%),特别是合并肺动脉高压患者还容易发生右向左分流(发生率为 22.6%)。两次房间隔穿刺可无需导管交换,可在消融前后快速将标测导管放置到靶静脉口部验证 PVI。但是在手术过程中应绝对避免在肺静脉标测导管附近释放激光能量,以免因标测导管过热损伤球囊导致球囊破裂。

5. 消融过程 尽量避免在血液淤滞处(即红色区域)释放激光,以免血栓形成。动物实验显示在淤滞血液处消融即使采用低能量消融也可以看到血栓形成。Yokoyama 等比较了不同能量设置(6W 和 7.2W)时在流动血液与淤滞血液中激光消融深度与血栓形成的差异。消融能量设置为 7W 时在淤滞区消融深度虽增加 $[(18.9 \pm 2.1)mm \, vs. (14.2 \pm 2.2)mm]$,但是血栓风险亦增加 $[33\%(1/3) \, vs. 5\%(1/21)]$;消融能量降低到 6W 时在淤滞血液区域消融深度同样增加 $[(12.7 \pm 1.9)mm \, vs. (11.5 \pm 1.2)mm]$,但是血栓形成风险亦明显增加 $[44\%(8/18) \, vs. 0]$。因此,在淤滞血液中应避免释放激光能量。

6. 消融损伤范围 由于消融过程中需要旋转激光导管逐段消融,最终完成 PVI,因此消融损伤灶范围存在一定程度重叠。目前推荐的病损重叠范围大约为 30%~50%,以免出现消融损伤带之间残余缝隙和过度消融。ELBAS 还可通过 Light Track™ 软件自动计算病损重叠范围,有效降低消融漏点发生概率。

7. 由于内镜固有的缺陷,在视野范围内会有一个黑色的视野缺损"盲区"。通过球囊导管近端不透 X 线的标志可以识别确定该点位于肺静脉口部前后上下位置,然后通过旋转球囊可将激光释放在盲点处。

8. 上下肺静脉消融过程中需要采用不同的消融技术完成 PVI。常见的技术包括上肺静脉可控旋转(controlled rotation)技术和下肺静脉下弯(flex-down)技术。上肺静脉消融开始前将球囊定位在上下肺静脉口之间的嵴部,此时该处位于"盲区"。当完成上肺静脉前、上、后部节段消融后旋转球囊系统180°,即可暴露"盲区",完成上肺静脉环形消融线。下肺静脉消融开始时将球囊顶向下肺静脉上部(即嵴部),完成下肺静脉前、下、后部消融后向下拖拽球囊和外鞘,使球囊贴靠下肺静脉下缘,即可暴露"盲区"进行嵴部消融,完成下肺静脉环形消融线。

9. 消融能量设置目前更倾向于高能量释放 早期的研究均要求低能量(5W)和短时间(30秒),但是近期的研究结果表明高能量能增加消融治疗的有效性。Metzner 等将30例阵发性房颤患者平均分配到三组不同能量设置中(5.5~7W、7~8.5W 和 8.5~10W)。三组患者急性PVI成功率依次为69%、73%和90%,食管并发症依次为0%、10%和10%,手术时间和透视时间没有明显差异。这意味着采用高能量消融可提高的PVI成功率,而并发症无明显增加。Bordignon等研究发现采用高能量还能减少消融操作时间,提高单次环形消融PVI即刻成功率(89% vs.69%),降低术后房颤复发率(17% vs.40%)。但是,高能量消融需警惕局部温度过热引起的心脏穿孔和食管热损伤。

前期动物实验结果表明,应用ELBAS完成PVI具有极高的成功率和持久性隔离的优势。Reddy 等报道的PVI急性成功率高达88%,术后4~8周90%肺静脉仍保持PVI状态;病理学检查显示环形消融线完整和内膜损伤轻微。Dukkipati 等报道的PVI急性成功率为88%,平均每根肺静脉仅需时间277秒和4.1次消融;病理学检查显示平均消融深度1.8mm,平均消融宽度8mm,85%病灶达到透壁性损伤,局部无出血、肺静脉狭窄和心包穿孔;4~8周后90%肺静脉仍保持PVI状态,轻度肺静脉狭窄发生率25%,无肺脏、心包、肺动脉、食管、膈神经等周围脏器损伤。Gerstenfeld 等对ELBAS和射频消融完成PVI后1个月再次行病理学检查发现ELBAS具有更好的透壁性损伤(88% vs.75%)和更完整的消融线(99% vs.90%)。

三 激光球囊消融系统临床应用

1. 手术成功率 在临床应用中,大多数临床报告显示ELBAS术中PVI急性成功率可达90%以上,临床随访治疗成功率在70%左右(表7-3-1)。2013年Dukkipati SR 等报道15个中心33位术者应用ELBAS治疗200例阵发性房颤的临床效果。术中即刻PVI成功率高达98.8%,随访12月房颤治疗平均成功率60.2%(52.7%~67.4%);其中单次手术治疗成功率58.5%,二次手术成功率63.8%。这表明采用ELBAS消融治疗房颤可以取得与射频消融同样好的疗效。

2. 肺静脉形态对PVI的影响 肺静脉形态对PVI所需消融次数和能量略有差异,但并不影响PVI的成功率。Schmidt 等研究显示左侧肺静脉消融次数多于右侧肺静脉,平均左上、左下、左侧共干、右上、右下肺静脉各需要47、34、55、36、33次激光消融。Dukkipati 等的报道中左上、左下、左侧共干、右上、右下、右侧共干肺静脉激光消融PVI即刻成功率分别为86.7%、100%、100%、88.2%、82.4%、100%。Reddy 等报道中左上、左下、右上、右下肺静脉PVI即刻成功率分别为89%、100%、93%、86%。另外,既往的射频消融治疗房颤的经验提示肺静脉共干增加PVI难度,然而采用ELBAS消融肺静脉共干不再是难题。由于激光球囊内径的可变性,激光消融肺静脉共干的PVI成功率均为100%。Metzner 等的研究进一步验证了ELBAS术中PVI即刻成功率与肺静脉形态、内径、变异和与左房汇合的形态均无关,右下肺静脉插入左房水平较低也与消融次数或消融失败无关。

3. 消融方法的比较 应用ELBAS进行房颤消融时,采用逐个肺静脉依次消融完成PVI的策略优于连续大环环肺静脉隔离(wide circumferential pulmonary vein, WCPVI)。德国汉堡Wissner E 等将38例阵发性房颤或持续时间较短的持续性房颤患者随机分为两组,一组进行

表 7-3-1 ELBAS 消融治疗房颤的临床效果汇总

年份	作者	病例数	房颤类型	PVI 急性成功率	手术时间（分）	X 线透视时间（分）	主要并发症	平均随访时间	治疗成功率
2009	Reddy 等	30	PAF	91%	278±91	53±23	CT,PNP 和脑卒中各 1 例	12 个月	67%
2010	Schmidt 等	30	PAF	98%	250±62	30±18	CT,PNP 各 1 例,食管溃疡 4 例	168 天	80%
2011	Reddy 等	200	PAF	98.7%	200±54	31±21	CT,PNP 各 6 例	≥6 个月	54%
2011	Metzner 等	40	PAF	99%	240±62	30±17	PNP1 例	402 天	60%
2012	Dukkipati 等	56	PAF	98%	113±38	23±15	CT,PNP 和 SGH 各 1 例	12 个月	71%
2012	Schade 等	20	PAF:6 例,CAF:14 例	98%	194±41	29±10	TIA 1 例		
2012	Schmidt 等	35	PAF:31 例,CAF:4 例	98%	154±38	16±6	CT,PNP 各 1 例	266 天	77%
2012	Metzner 等	30	PAF	79.3%	212	32	SGH1 例	186 天	70%
2012	Metzner 等	51	PAF	98%	237±60	31±17	CT 2 例,PNP 1 例	364 天	63%
2012	Bordignon 等	60	PAF:50 例,CAF:10 例	79.1%	128±54	14±6	CT 1 例,PNP 2 例	311 天	72%
2012	Bordignon 等	70	PAF	98.9%	144±33	15±6	CT 和 TIA 各 1 例,PNP 3 例	363 天	82%
2013	Dukkipati 等	200	PAF	98.8%	200±54	31±21	PNP5 例,CT4 例	≥12 个月	60.2%
2014	Wissner E 等	38	PAF:29 例,CAF:9 例	94.5%	204±56	28±10	PNP1 例	381 天	73.7%

注:PAF:阵发性房颤;CAF:持续性房颤;CT:心包压塞;PNP:膈神经麻痹;TIA:短暂性脑缺血发作;SGH:严重腹股沟血肿

逐个 PVI,另一组进行环肺静脉隔离(WCPVI)。当在上肺静脉进行消融过程中如果在内镜视野范围内能够看见同侧下肺静脉,则进行 CPVI,否则逐个完成 PVI;反之亦然。逐个 PVI 组 RSPV、RIPV、LSPV、LIPV 完成 PVI 成功率依次为 100%、100%、95%、95%,首次消融后 PVI 成功率依次为 95%、85%、68%、95%,每根肺静脉消融次数依次为(1.1±0.2)、(1.2±0.5)、(1.5±0.9)、(1.2±0.7);仅有 5%LSPV 和 LIPV 需要进行额外 RFCA 完成 PVI;平均手术时间为(188±26)分钟和 X 线透视时间为(26±7)分钟。然而在采用 CPVI 组右侧肺静脉首次消融 PVI 成功率仅为 11%,其余均需要采用逐个肺静脉消融完成 PVI;而在左侧肺静脉首次消融 PVI 成功率仅为 54%,左侧肺静脉共干首次消融 PVI 成功率仅为 20%;其余肺静脉均需要逐个肺静脉消融完成 PVI,5 例患者左侧肺静脉均需要逐个肺静脉消融完成 PVI;而且 9% 肺静脉仍需采用 RFCA 完成肺静脉隔离;平均手术时间[(204±49)分钟]和 X 线透视时间[(28±10)分钟]均延长。尽管临床随访 1 年的结果显示逐个 PVI 组成功率为 65%,而 CPVI 组为 83%(P=0.2778),但是单一采用 CPVI 策略完成 PVI 的成功率低,大多数肺静脉仍需采用逐个 PVI 策略,额外需要 RFCA 补点消融的比例高,手术时间和 X 曝光时间延长。因此,应用 ELBAS 进行 PVI 手术时采用 CPVI 策略并不优于逐个 PVI 策略。

4. 疗效评价　ELBAS 消融术后的二次标测结果显示 ELBAS 治疗患者 PVI 仍具有较好的持久性。Dukkipati 等报道 52 例患者在首次消融后平均(105±4)天后再次行心内标测,结果显示 86% 肺静脉和 62% 患者维持 PVI。然而,肺静脉传导恢复仍是远期复发的主要原因。Schmidt 等研究发现急性电传导恢复常常发生在左上肺静脉前壁、左下肺静脉下壁、右上肺静脉后壁,而且仍有 65% 肺静脉传导恢复无法定位。Metzner 等研究发现复发患者中 68% 可见肺静脉传导恢复,左侧肺静脉前壁、右上肺静脉顶部和下肺静脉的下壁是容易发生电传导恢复的部位;但是,采用高能量能降低电传导恢复几率。Bordignon 等对复发患者的再次标测显示高能量(>8.5W)消融肺静脉电传导恢复比例明显低于低能量(5.5~8.5W)消融(14% $vs.$54%)。因此,采用高能量消融可提高临床效果。

ELBAS 与其他能量消融治疗房颤的临床比较中亦显示出良好的效果。2012 年欧洲心脏病年会中 Bordignon 等报道冷冻球囊与 ELBAS 治疗阵发性房颤效果的比较。140 例患者 1∶1 分配接受 ELBAS 和冷冻球囊治疗。两种球囊急性 PVI 成功率均达到 99.6% 和 98.9%;平均随访 363 天,ELBAS 单次消融治疗房颤成功率高于冷冻球囊(73% $vs.$63%),多次消融后治疗房颤成功率略高于冷冻球囊(82% $vs.$80%);复发患者再次标测显示 ELBAS 组肺静脉传导恢复发生率明显低于冷冻球囊(42% $vs.$68%,P=0.006)。

5. ELBAS 消融治疗房颤的学习曲线　目前 ELBAS 消融治疗房颤仍存在明显的学习曲线效应。Dukkipati 等的报道显示消融经验不足 10 例患者的术者单个肺静脉 PVI 成功率(73% $vs.$89%,P=0.01)和所有肺静脉达到 PVI 的比例(57% $vs.$66%)均较低。Schmidt 等的报道亦显示开始的 10 例患者操作时间远长于后 20 例患者[(310±59)分钟 $vs.$(220±37)分钟,P=0.001],在开始的 12 例患者消融操作时间明显长于后 12 例患者[(175±48)分钟 $vs.$(138±26)分钟,P=0.05]。尽管随着手术经验增加手术时间和透视时间减少,但是最近 Dukkipati 等的研究发现学习曲线并不影响消融效果,消融经验(15 例以上)并不能明显提高急性 PVI 成功率(77% $vs.$82%,P=0.462)。

6. 消融术的安全性　ELBAS 消融术的安全性仍需警惕。几乎所有的研究中都有严重并发症的报道。常见的并发症为心包压塞、PNP、食管灼热损伤等。心包压塞的原因常常与手术中机械性创伤有关。由于激光球囊尖端较硬,故容易损伤心房顶部或心耳引起心包压塞。未来 ELBAS 若能采用导引钢丝（over-the-wire）技术将可能降低心包压塞发生率。在右侧肺静脉消融过程中仍需警惕发生 PNP。一段发生 PNP 常常导致消融不得不终止，影响 PVI 的成功率。PNP 有时可无症状，但却难以恢复。ELBAS 治疗引起的食管热损伤值得注意。Metzner 等比较射频与 ELBAS 治疗房颤患者急性期食管损伤的差异。ELBAS 组食管损伤发生率高于射频消融（18% *vs*.15%），食管溃疡的比例明显高于射频消融（57% *vs*.0%）。因此，ELBAS 术后患者可预防性口服食管黏膜保护剂，降低食管并发症发生。

导管消融房颤术后无症状脑梗死是近期临床关注的热点。Wissner E 等比较射频消融、冷冻球囊消融和 ELBAS 消融术后无症状脑梗死的发生率差异。88 例患者在术前和术后进行脑核磁共振成像检查以筛查导管消融相关的无症状性脑梗死。研究结果发现冷冻球囊消融术后无症状脑梗死的发生率最低（5.0%），ELBAS 位居其次（11.4%），而射频消融术后最高（18.2%）。尽管消融术后无症状脑梗死发生与患者卒中风险积分有关，与消融导管无关，但是在 ELBAS 组仍有 1 例发生症状性脑梗死，而且 ELBAS 消融术后无症状脑梗死灶直径（8mm）明显大于冷冻球囊（2mm）和射频消融（4mm）。Schmidt 等随机比较了三种消融导管术后无症状脑梗死的发生风险，结果显示 ELBAS 和射频消融术后无症状脑梗死发生率最高（均为 24.2%），而冷冻消融术后为 18.3%。因此，采用 ELBAS 进行房颤消融术后脑梗死风险仍较高。

目前 ELBAS 消融治疗房颤术后持久性 PVI 的特点极具诱惑力，但是其治疗房颤的临床应用中尚缺乏大样本研究结果，其在房颤消融治疗中的地位仍需进一步研究。新的 ELBAS 器械将简化手术操作，缩短学习曲线，提高手术安全性。

（刘俊　李劲宏　方丕华）

参 考 文 献

［1］ Schmidt B，Metzner A，Chun KR，et al. Feasibility of circumferential pulmonary vein isolation using a novel endoscopic ablation system. Circ Arrhythm Electrophysiol，2010，3：481-488.

［2］ Dukkipati SR，Neuzil P，Kautzner J，et al. The durability of pulmonary vein isolation using the visually guided laser balloon catheter：multicenter results of pulmonary vein remapping studies. Heart Rhythm，2012，9：919-925.

［3］ Reddy VY，Dukkipatl S，Neuzil P，et al. Pulmonary vein isolation using the visually guided laser balloon：the first 200-patient multicenter clinical experience. Heart Rhythm，2011，8：S80.

［4］ Metzner A，Wissner E，Schoonderwoerd B，et al. The influence of varying energy settings on efficacy and safety of endoscopic pulmonary vein isolation. Heart Rhythm，2012，9：1380-1385.

［5］ Wissner E，Metzner A，Reissmann B，et al. Wide Circumferential versus Individual Isolation of Pulmonary Veins Using the Endoscopic Ablation System. J Cardiovasc Electrophysiol，2014，25：253-258.

［6］ Schmidt B，Gunawardene M，Urban V，et al. Visually guided sequential pulmonary vein isolation：insights into techniques and predictors of acute success. J Cardiovasc Electrophysiol，2012，23：576-582.

［7］ Bordignon S，Chun KR，Gunawardene M，et al. Energy titration strategies with the endoscopic ablation system：lessons from the high-dose vs. low-dose laser ablation study. Europace，2013，15：685-689.

［8］ Dukkipati SR，Kuck KH，Neuzil P，et al. Pulmonary vein isolation using a visually guided laser balloon catheter：the first 200-patient multicenter clinical experience. Circ Arrhythm Electrophysiol，2013，6：467-472.

［9］ Metzner A，Kivelitz D，Schmidt B，et al. Impact of pulmonary vein anatomy assessed by cardiac magnetic resonance imaging on endoscopic pulmonary vein isolation in consecutive patients. Europace，2012，14：474-480.

［10］ Metzner A，Schmidt B，Fuernkranz A，et al. One-year clinical outcome after pulmonary vein isolation using the novel endoscopic ablation system in patients with paroxysmal atrial fibrillation. Heart Rhythm，2011，8：988-993.

［11］ Bordignon S，Chun K，Gunawardene M，et al. Laser or cryo？Prospective comparison of balloon based PVI technologies. ESC CONGRESS2012，P1493.

［12］ Metzner A，Schmidt B，Fuernkranz A，et al. Esophageal temperature change and esophageal thermal lesions after pulmonary vein isolation using the novel endoscopic ablation system. Heart Rhythm，2011，8：815-820.

［13］Wissner E, Metzner A, Neuzil P, et al. Asymptomatic brain lesions following laser balloon-based pulmonary vein isolation. Europace, 2014, 16: 214-219.

［14］Schmidt B, Gunawardene M, Krieg D, et al. A prospective randomized single-center study on the risk of asymptomatic cerebral lesions comparing irrigated radiofrequency current ablation with the cryoballoon and the laser balloon. J Cardiovasc Electrophysiol, 2013, 24: 869-874.

［15］Schade A, Krug J, Szollosi AG, et al. Pulmonary vein isolation with a novel endoscopic ablation system using laser energy. Expert Rev Cardiovasc Ther, 2012, 10: 995-1000.

4. 转 子 消 融

  心房颤动是临床上最常见的快速性心律失常,也是患者致残和致死的重要原因。1997 年法国 Haissaguerre 首次消融肺静脉治疗阵发性房颤,经过 10 余年的发展,房颤导管射频消融术不断完善,成功率不断提升,但较高的复发率仍不断困扰着国内外电生理医师。治疗效果不满意的根本原因仍然在于我们对房颤的发生及维持机制并不完全清楚。目前关于房颤的发生及维持机制主要有两个主流学说,即"局灶驱动学说"和"多子波折返学说"。早在 19 世纪初,Lewis 及 Mines 即提出了房颤的维持机制是折返。此后,Cox 等的离体动物研究提示房颤可由局灶电激动及转子所诱发和维持。19 世纪 40 年代,Wiener 等认为房颤的维持需要有障碍物的存在,房颤波围绕障碍物折返;20 世纪 60 年代,Moe 等提出了多子波折返学说,认为大量随机游走的子波是房颤的维持基础。但实际上,在心房往往很少能观察到房颤的折返环路和障碍物的解剖基础,而多子波折返学说也无法解释在某些情况下通过对破坏少数位点(例如肺静脉)房颤便可以终止的现象。尽管支持两个学说的各自证据越来越多,但房颤的具体机制似乎仍不明朗。近来,Narayan 等发表的 CONFIRM 试验研究结果显示 FIRM 消融联合传统房颤消融效果明显优于单纯传统消融,该研究使用一种新型的电标测系统指导房颤消融,结果证实了转子在房颤维持中的重要作用以及转子消融治疗房颤的有效性。该研究将房颤转子消融推上了一个新的历史高度,引起了国内外学者的广泛重视。

一 房颤转子

  局灶驱动学说认为房颤是由自律性增强、触发活动或局部微折返所致的相对稳定的局灶高频电活动驱动。精密的标测发现局灶高频电活动的本质是相对规则而快速的微折返,被称之为"转子"。有学者在转子持续过程中给予早搏刺激,可使转子发生重整,进一步证明转子的本质是折返(图 7-4-1)。转子现象在自然界中广泛存在,在平面称螺旋波,在三维则称回卷波。回卷波可用于描述在考虑心肌厚度时心肌的三维电活动情况,而通常情况下房颤转子指的是平面的螺旋波。房颤转子可形象比喻为一个螺旋叶片,螺旋的顶点固定在电动机的机轴上。将叶片的前进端称为波峰,另一端为波尾,波峰与波尾相汇合处成为相位奇点。当叶片(转子)旋转时,房颤转子的传导速度及动作电位时程长短与其距机轴中心的距离成正比。

  Po 等的研究发现,在离体的房颤模型中确实存在相对孤立、稳定的优势频率区域,即转子所在区域,也是维持房颤的关键区域。阵发性房颤患者主频主要位于肺静脉,而持续性房颤患者主频遍布肺静脉及心房。既往研究认为转子具有不稳定性的特点,包括空间不稳定性和时

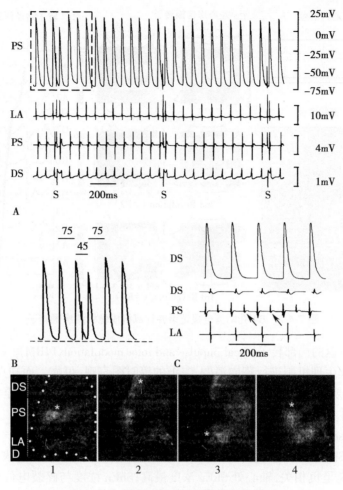

图 7-4-1 动物实验揭示房颤维持的机制

转子是维持房颤的关键,转子的本质是微折返

间不稳定性。前者指转子可以游走、扭曲甚至破裂,后者指转子并不是持续存在,而是不断被新的转子取代。而 Jalife 等的研究结果显示,转子可以稳定的存在于结构正常或扩大的心脏,成为时间和空间上高度集中的核心,Jalife 称之为主导折返环或母环(mother rotor)。2012 年 Narayan 等的 CONFIRM 实验研究结果亦提示房颤转子具有一定的时间稳定性及空间稳定性,该研究发现房颤由 2~3 个转子及局灶驱动维持,而这些转子常局限于 (2.2 ± 1.4)cm 空间范围内且多数是稳定而持续存在的,经过几千个周期仍无终止的迹象,但其稳定的原因仍不清楚。有学者认为,局部心肌的纤维化和解剖结构异常使得驱动灶得以维持。

二 转子的标测

1. 腔内标测方法 最近,Narayan 等发表的 CONFIRM 试验研究结果引起了各国电生理医师的注意,该中心使用了一种新型的电标测系统指导房颤消融(图 7-4-2)。该系统使用 2 个 64 孔篮状电极在左右心房对自发或诱发的房颤进行多点同步标测。基于"房颤连续激动的频率越快,驱动灶传导速度越慢"的特性,系统自带的软件(RhythmView,Topera Medical,Lexington,Massachusetts)可以自动分析标测记录的电位,找到房颤维持的"根源"(快速放射状传导的局

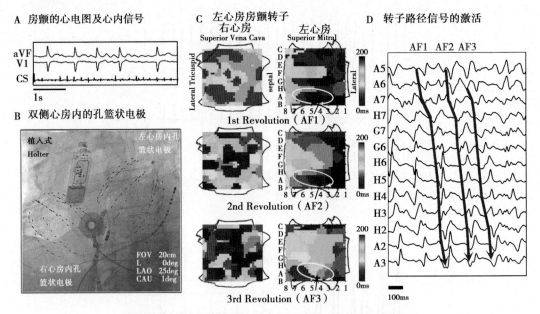

图 7-4-2　64 孔网篮电极记录并计算机成像标测房颤转子

灶电激动或快速折返的局部转子,focal impulse and rotor modulation,FIRM)。该方法最大的优点是针对房颤的病理生理机制进行靶向消融,二维的等时图直观、可靠。而缺点则是篮状导管成本较高,电极贴靠要求严格,经验不足者操作过程中可能出现贴靠不良甚至漏点等情况;数据分析需配套的软件支持,算法复杂且尚未获得广泛认可。

2013 年 Ganesan 等 发表了另一种关于腔内标测房颤转子的方法——双极信号香农熵(Shannon entropy,ShEn)浓度计算标测法。Ganesan 等的研究发现,ShEn 浓度分布与其距转子轴心位置的距离呈负相关,轴心处 ShEn 浓度最高;ShEn 浓度与碎裂电位分布呈负相关,而 ShEn 浓度最高处与碎裂电位分布无明显相关。与传统的双极信号标测相比,该方法可以延长标测时长,且对标测导管的要求较低。但该方法并非直接标测转子,而是通过电压强度间接标测转子,其应用可能受限。

2. 体外标测方法　1998 年,Holm 等发表了通过体表心电图一系列数学变换和滤波分析心房波周长的方法,并对其进行了频谱分析,他们认为在通过对 V_1 导联进行分析的心房频谱图中,持续性房颤的主导频率能量显著大于阵发性房颤。随后,Everett 等应用类似的方法对右房 - 左房的宽双极所记录的电图进行分析,定义有序指数为频谱中四个最大的谐波的能量之和占全部能量的比例,其中有序指数较大的经起搏复律后维持率较高。最近,Jones 等通过体表 12 导联心电图中的 3 个导联:V_1,Ⅰ 和 aVF 导联进行综合处理后所得类似有序指数的一个参数锁相(Phase Lock,PL)分数对房颤有一定预测价值。其中 PL 分数越高的患者在单纯 FIRM 消融中更容易达到急性终止或不易再引出。另外,PL 分数较高的患者病灶原发位点更可能在右心房而不是左心房。但与之前主导频率和有序指数所声明相反的是,PL 分数并不能鉴别阵发性房颤和持续性房颤。类似体表心电图分析所用的数学方法通常较为复杂,难以解释其与心房颤动相关机制的直接关系。但其所用设备简单易得,如果得以简化,很可能成为一种有效的预标测方法。

Rudy 等通过体表心电图记录单极信号及心脏 CT 平扫精确定位心脏结构的方法可基本确定心律失常起源的部位。在此基础上,Haissagurre 等作了一些改进,其将体表心电图电极数增加至 252 导联并制成背心,并通过无创性全方位 3D 心电成像、数字模拟重建、QRST 波滤过等

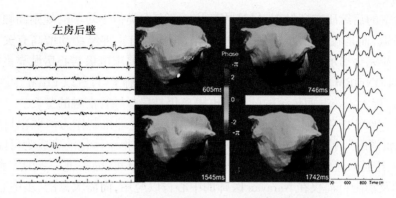

图 7-4-3 3D心电成像并数字模拟重建标测房颤转子

技术处理后获得具有高分辨率的心房全景标测电图(图7-4-3)。此项技术虽属无创,但其与腔内方法标测电位的关系、其标测的可重复性仍有待进一步研究。

三 FIRM 消融

FIRM消融主要针对房颤起源进行靶向消融。与传统房颤消融相比,FIRM消融具有以下特点:①第一次针对房颤的病理生理机制进行消融,一改传统的"盲目"地"基质消融",使个体化消融成为可能;②消融所需时间明显缩短,FIRM消融仅需10分钟左右、最短不足1分钟,而传统的肺静脉隔离术约需60~90分钟;③与传统消融相比,大多数患者在FIRM消融后即可直接转为窦性心律,无需先转为房扑或房速;④由于不一定需要隔离肺静脉,心房全景标测指导下的房颤消融损毁的心房面积($2cm^2$左右)也远小于传统消融术式($15~20cm^2$)。

2012年Narayan等发表的CONFIRM试验为首个应用FIRM消融的实验研究。该研究采用随机分组方法,将92例房颤患者分为转子消融后隔离双侧肺静脉的FIRM组和仅隔离双侧肺静脉的对照组,结果显示97%病例可标测到稳定的局部转子;术中房颤终止的比例在FIRM组和对照组为分别86% vs.20%;术后随访273天维持窦律比例为82.4% vs.44.9%。2014年Narayan等发表了延长随访时间至890天的研究结果,结果显示FIRM组和对照组窦律维持比例为77.8% vs.38.5%;在单次消融的结果中,FIRM组对阵发性房颤和持续性房颤的术后无房颤率几乎相同(83.3% vs.82.1%),而传统消融组则差距较大(59.1% vs.37.8%)。随后Shivkumar等发表了第一项多中心FIRM消融研究的结果。该研究共纳入14名房颤患者,其中持续性房颤11例,阵发性房颤4例。对12名患者进行心房全景标测,共发现23个驱动灶,其中21个为转子。而后进行与FIRM方法类似的消融方法,其中有8例最终转复为窦性心律、房速和房扑,4例房颤周长延长10%以上。平均消融时间为(12.3 ± 8.6)分钟,其中有1例患者半分钟后即转为窦律。

尽管CONFIRM等研究已证实了FIRM消融的有效性及高效性,但FIRM消融的应用尚存在一定的局限性:①Narayan等用心房全景标测系统在大多数房颤均可标测到转子,但该种方法和标测系统仅在Narayan医师的中心采用且为非随机对照试验,这一结果尚在其他研究中并未得到重复。Haissaguerre等的研究中,即使在高度选择的患者中,转子也仅在76%患者中存在,而Cuculich等报道在阵发性房颤中从未标测到转子,而在持续性房颤中也仅22%。这些研究的差异可能归因于标测手段的不同。②即使转子普遍存在,其是否能担当维持房颤的重任也有待研究。Patterson等利用高密度的篮状电极记录肺静脉口部的电激动,的确发现快速的小折返存在,但维持时间相当短,最短仅数秒钟,而房颤持续存在,提示转子并不是维持房颤所必需。该实验室的后续研究还发现,尽管肺静脉口部存在类似于转子的规则高频电活动,但其本质却不是折返,而是触发活动,这种触发活动与局部的自主神经活动增高有关。因此,转子可能并不一定能完全揭示房颤的关键机制。③FIRM标测要求电极与心房贴靠良好,对操作者要求较高。④CONFIRM研究中两组患者均进行了彻底的肺PVI,所以FIRM消融可能只是肺静脉电隔离的"锦上添花",而传统的肺静脉电隔离仍是房颤导管消融的基石。

综上所述,CONFIRM试验首次成功地将房颤的病理生理机制作为消融靶目标,使传统的"盲目"地"基质消融"转变成针对房颤靶向起源的消融,使得个体化消融成为可能。然而转子在房颤的起始、维持及终止过程中的作用尚未得到广泛的认可,尚需进一步的实验来证明。此外,FIRM标测及消融目前仅在Narayan医师的中心得以应用,尚需大量的、多中心的随机对照实验来验证该方法的可重复性以及其在房颤患者中的治疗价值。因此,面对这一令人鼓舞的结果,我们仍需保持审慎的态度。

(王松云　鲁志兵　江洪)

参 考 文 献

[1] Narayan SM,Krummen DE,Shivkumar K,et al. Treatment of atrial fibrillation by the ablation of localized sources:CONFIRM(Conventional Ablation for Atrial Fibrillation With or Without Focal Impulse and Rotor Modulation)trial. Journal of the American College of Cardiology,2012,60:628-636.

[2] Kalifa J,Jalife J,Zaitsev AV,et al. Intra-atrial pressure increases rate and organization of waves emanating from the superior pulmonary veins during atrial fibrillation. Circulation,2003,108:668-671.

[3] Ganesan AN,Kuklik P,Lau DH,et al. Bipolar Electrogram Shannon Entropy at Sites of Rotational Activation Implications for Ablation of Atrial Fibrillation. Circ-Arrhythmia Elec,2013,6:48-57.

[4] Everett TH,Akar JG,Kok LC,et al. Use of global atrial fibrillation organization to optimize the success of burst pace termination. Journal of the American College of Cardiology,2002,40:1831-1840.

[5] Jones AR,Krummen DE,Narayan SM. Non-invasive identification of stable rotors and focal sources for human atrial fibrillation: mechanistic classification of atrial fibrillation from the electrocardiogram. Europace:European pacing,arrhythmias,and cardiac electrophysiology:journal of the working groups on cardiac pacing,arrhythmias,and cardiac cellular electrophysiology of the European Society of Cardiology,2013,15:1249-1258.

[6] Haissaguerre M,Hocini M,Shah AJ,et al. Noninvasive Panoramic Mapping of Human Atrial Fibrillation Mechanisms:A Feasibility Report. Journal of cardiovascular electrophysiology,2013,24:711-717.

[7] Narayan SM,Baykaner T,Clopton P,et al. Ablation of rotor and focal sources reduces late recurrence of atrial fibrillation compared to trigger ablation alone. Journal of the American College of Cardiology,2014,63(17):1761-1768.

[8] Haissaguerre M,Hocini M,Sanders P,et al. Localized sources maintaining atrial fibrillation organized by prior ablation. Circulation,2006,113:616-625.

[9] Cuculich PS,Wang Y,Lindsay BD,et al. Noninvasive characterization of epicardial activation in humans with diverse atrial fibrillation patterns. Circulation,2010,122:1364-1372.

[10] Patterson E,Jackman WM,Beckman KJ,et al. Spontaneous pulmonary vein firing in man:relationship to tachycardia-pause early afterdepolarizations and triggered arrhythmia in canine pulmonary veins in vitro. J Cardiovasc Electrophysiol,2007,18:1067-1075.

5. 体表三维标测:心电学的又一里程碑

Einthoven发明的心电图技术于1903年用于临床,110年来心电图久盛不衰。在其漫长的应用与发展中,里程碑式的新技术接踵而来,包括动态心电图、心脏电生理检查、射频消融术、腔内三维标测等。显然,这些具有划时代意义的新技术不断为心电学领域注入了新活力,丰富了其学术内涵,提高了心电学的临床应用价值。近 10 年,新被提出并逐渐完善的体表三维标测技术,又是该领域一项里程碑式的创新技术,其学术价值和应用前景让人再次震撼与兴奋。

一 腔内三维标测

直流电与射频消融术 1980 年用于临床,随之,种类越来越多的心律失常得到根治,这大大激发了心律失常检测技术的发展。相应之下,体表心电图及传统的腔内二维标测技术已不能满足治疗上的需求,新的腔内三维标测技术的问世已成必然。

(一)腔内三维标测概述

1995 年,Insite 3000 三维标测系统最早用于临床,1996 年,Carto 标测系统也在临床开始应用。两者的工作原理相似,并标志着心律失常诊断技术又跨入一个新时代。

1. 广泛采集心内膜心电信号 心内膜心电标测时,最终要构建心内膜心电活动的标测图,因此,需要广泛采集这些部位的心电信号,需要用接触式或非接触式心内膜标测电极经周围血管进入体内,通过推送最终放置在特定心腔进行心内膜心电活动的采样(图 7-5-1),采集的多为心内膜单极导联电图。

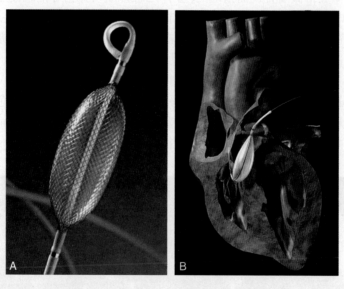

图 7-5-1 腔内三维标测应用的球囊电极

2. 构建三维电解剖模型 将各标测电极采集到的密集心内膜单极电图,经自动处理把各采集点自动连成线,再经两点构线及三点构面的原理,使更多的点组成更多的面,再用融合充填技术进行充填,最终得到需要标测的心腔相对精确的电解剖三维模型(图 7-5-2)。

3. 最终完成供诊断应用的各种标测图 心腔电解剖三维模型构建后,将采集的患者各种心律除极时各标测点的单极导联电图再经相关程序进行进一步处理。因不同位点采集的单级导联电图的形态、振幅、相对时间均不同,最终能得到意义不同、观察内容不同的各种标测图,包括等时线标测图、电压标测图、激动顺序标测图、碎裂电位、阻抗标测图等。

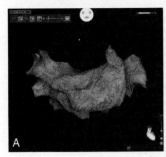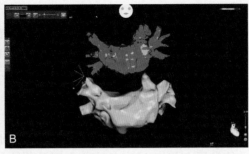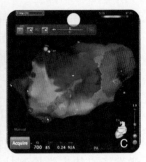

图 7-5-2 三维标测系统的影像建模功能

A. 连续在心内膜多点采样并构建电三维模型,黄点为实际采样位点,灰区是处理系统根据分辨率自动填充的区域;B. 上方为 CT 建立的左房三维解剖学图像,下方为构建的左房结构三维模型;C. 心电信息投影到已构建的左房电解剖三维模型上,成为电激动顺序标测图

(二) 腔内三维标测图的临床应用

　　各种心律失常患者在三维心电标测过程中,腔内标测电极经采样、信号后处理而得到不同类型的三维标测图供分析,进而能判断其心律失常的发生机制是局灶性还是折返性,最早激动点的所在部位,激动传导的方向与路径,缓慢传导区部位,心电活动的低电压区、瘢痕区部位与特点等,最终对心律失常做出直视而精确的"立体三维诊断",并指导消融治疗。

　　1. 揭示室内电激动顺序　不同类型的心律失常,在心肌病变不同时,心室内存在着不同的激动模式及顺序,其对心室肌的机械功能有着直接影响。三维标测图能提供直观的心室电活动顺序的图像,进而能了解各种病理性电激动的临床意义(图 7-5-3)。

　　图 7-5-3A 是一帧单极等电位激动顺序标测图,显示了左室的除极波峰(wave front)围绕着左室心尖部旋转,最后激动左室侧壁的过程。图中白色代表激动的波峰,紫色代表心肌还处于未被激动的静息状态,两者之间的其他颜色代表激动正在扩布与传导中。而紫色区域中白点组成的圆圈代表左束支传导的阻滞区,其使整个左室激动过程形成 U 字形。这是一例心衰伴

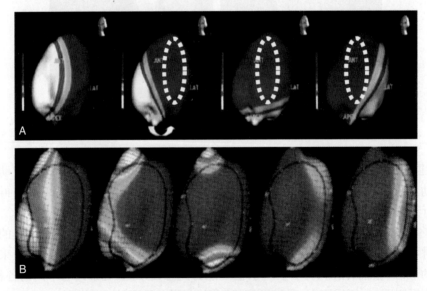

图 7-5-3 室内不同的激动顺序

A. 左束支阻滞时的心室激动过程;B. 心衰伴室内阻滞时的心室激动顺序

左束支阻滞患者的心室激动顺序与特征。

图 7-5-3B 中也有一个类似的传导阻滞区并用黑圈表示,从图看出,左室激动的波峰遇到传导阻滞区时,分裂成两个激动波,分别围绕心室的基底部、心尖部旋转、最终激动又汇合在左室侧壁。可见,等电位激动顺序标测图能直观显示心衰患者伴室内传导阻滞时,左室整体电激动的不同步性。

2. 确定心律失常的局灶性机制　激动顺序标测图常用于房性心动过速、心房扑动、室早、室速等心律失常发生机制的判断。标测时,需确定心动过速或心律失常是局灶性还是折返性,在传统二维标测图上很难直观地鉴别两者,但在三维标测图上则一目了然。

先在标测图上设定时间零点:可选择冠状窦电极记录的 A 波起点为零点,或以体表心电图 QRS 波的起点为零点,或以心室起搏的钉样信号为零点。零点设定后,再依次分析邻近及周围位点的心电信号,并与零点比较,再转换成代表先后不同时间的各种颜色。红色代表最早激动部位,即激动的起源点,紫色代表最晚激动点,其他中间颜色越靠近红色代表激动的时间早,越靠近紫色代表除极较晚而靠后。

在构建的心脏激动顺序标测图中,如果红色部位到紫色地区的电活动形成同心圆式的扩布、辐射状传导(图 7-5-4),而且标测的时间段小于心动过速周长的 50% 时,则提示该心律失常为局灶机制引起。

图 7-5-4 为一帧电解剖三维标测图,图中红色区域位于中间,代表最早激动部位,然后外圈为白圈,再外是绿圈,最外的紫圈代表激动最晚的部位。因此,该图的特点是一个起源于红色区域的局灶性激动,并向外逐渐扩布与传导。图 7-5-4 的标测部位为上腔静脉和右房后侧壁,在红色区域中还有一个灰区,代表低电压的瘢痕区。本例最终诊断为右房瘢痕性、局灶性房速。图中红棕色的圆点为该房速成功消融的靶点。

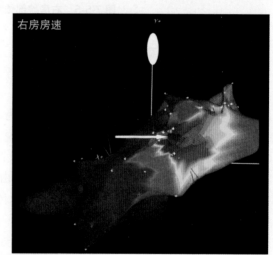

图 7-5-4　局灶性右房房速

3. 确定心动过速的大折返机制　图 7-5-5 有两帧心房激动标测的三维图,图中红色代表最早电激动部位,紫色代表最晚激动部位,而红、紫两色在其中一个部位紧紧相邻时代表电活动的首尾相连。其他方向两者之间的各种颜色,代表前后不同时间被激动区域。正像图中白箭头的指示:A 图是一帧顺钟向大折返的心房扑动,B 图为逆钟向大折返的心房扑动。两种不同类型的折返都环绕着三尖瓣,最终诊断为典型的右房峡部依赖性房扑,这两种不同的激动方式在图 7-5-5 都以电解剖的方式显示,心房内的激动传导沿红色 - 橙色 - 黄色 - 绿色 - 蓝色 - 最终传到紫色,随后再从紫色区传到红色区而形成房内大折返。最晚激动的紫色区与下一周期最早激动的红色区域的连接处用暗红色表示。这些激动标测图用 5 毫秒的等时线标注,并清晰显示了两种环形大折返。

4. 局部折返性房速　三维标测除了能揭示图 7-5-5 心房扑动这样的大折返外,对房内发生的小折返也能一眼识破。图 7-5-6 是一例局部房内小折返引起左房房速的三维标测图,其不仅是右房和左房的电解剖标测图,还用 5 毫秒的等时线标记。激动最早点仍用红色表示,激动最晚点用紫色表示,最晚和下一周期最早激动的交汇处用暗红色表示。白箭头显示局部的房

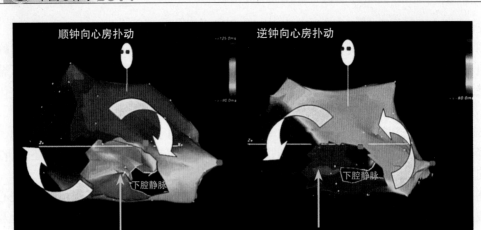

图 7-5-5　右房峡部依赖性房扑的电解剖标测图

内折返环位于二尖瓣环之间,消融靶点定位后仅一次放电就将房速终止,且不再被诱发。如果本例最初仅做了右房三维标测,很可能将其误诊为间隔起源的局灶性房速,并能导致消融失败而损伤房室传导系统。

5. 证实特殊的 8 字折返　三维标测作为心脏电活动的现代检测技术,还能揭示或证实很多心电现象,验证心脏电生理领域的一些假说或理论。

多年前,史蒂文森就提出,在心肌梗死患者的心脏,在存活心肌与坏死心肌混杂区域内,电活动可围绕心肌坏死区发生 8 字折返,这是由两个经典的面包圈样的环形折返环组合成 8 字折返,其有共同的缓慢传导区,有共同的折返传出口,同时因存在折返的内环与外环,故患者的室速十分顽固。

图 7-5-7 是 1 例下后壁陈旧心梗患者的等时线电位图,经左室激动顺序标测后,证实室速起源于下侧壁。而经彩色等时线图分析可清晰显示室速的折返环。红色区代表最早激动点,随后依次传导到黄区、绿区、蓝区和紫区。紫区是折返环的最晚激动区,紫区与红区之间的深

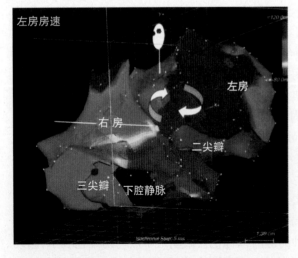

图 7-5-6　局灶折返性左房房速

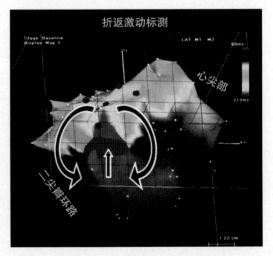

图 7-5-7　心梗患者的 8 字折返

红色区是最晚激动与下一心动周期最早激动的混合区。正如箭头指示，心室发生了内环、外环同时运行的 8 字折返。

6. 揭示器质性心脏病心电功能的病理学改变　三维心电标测还能间接证实心血管病的病理改变程度。以致心律失常性右室发育不良（ARVC）为例，这种特殊的心肌病，是心室肌，尤其是右室心肌出现了进行性被脂肪与纤维组织替代的病理学改变，而新出现的非心肌组织不仅无收缩功能，还存在异常的低电压区，最终发展成极薄的"羊皮纸样心"，右室扩张肥大，合并心功能不全及室速、室颤等。在三维标测图上直接能看到心电活动不同程度的功能改变，而背后是心肌组织的病理学改变。

图 7-5-8 为一例男性、35 岁的 ARVC 患者。图 7-5-8A、B 两图都是该患者的三维电压标测图，红色区域代表被纤维脂肪组织替代心肌后的异常低电压区，紫色区域代表正常心肌组织及电压正常的电活动。注意心尖部，游离壁的基底部及流出道等区域存在广泛的电压异常区，提示该患者的心肌病变广泛。此外，还存在右室室壁瘤及运动障碍。患者临床表现为多种形态，反复发生的持续性室速。

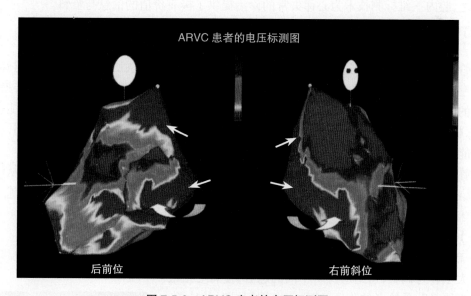

图 7-5-8　ARVC 患者的电压标测图

总之，腔内三维电标测技术在临床应用广泛而有着重要诊断价值。

（三）腔内三维标测技术的评价

三维标测技术临床应用已 20 年，尽管这一技术仍处于快速发展中，仅目前在心律失常诊治中的重要作用已使学术界刮目相看。

1. 从三维水平认识心电现象　心脏的电活动，包括各种心律失常的起源与传导，实际都在整体心脏的三维空间进行。但过去受技术限制，使临床医生习惯把一个点的线性运动视为心电活动的基本模式，或在一个平面上观察和研究心脏的电活动。而三维标测则让医生以三维的视角洞察和考虑立体心电现象的发生与传导，这能充分考虑心脏电活动的跨室壁和跨空间的离散度。

2. 心律失常的诊断与鉴别诊断　临床心律失常的诊断常存在误区，比如依据经典定义诊断的完全性左束支阻滞患者中，就有相当比例的患者左束支仍残存传导功能，而真性左束支阻滞时QRS波将更宽,这些特征在三维心电标测图上都能客观直视。

3. 心律失常发生机制的鉴别 心律失常的发生机制有局灶性(触发或自律性)及折返性两种,而折返又存在大折返和局部小折返。这些不同的发生机制在三维心电标测图上都能各自清晰地显示,进而指导消融治疗。

4. 显示患者心律失常的发生基础 以ARVC患者为例,这是一种心室肌进行性被脂肪与纤维组织替代的心肌病,患者常发生室速及心脏性猝死,原因何在呢?在ARVC患者进行电压标测时,可清晰地看到患者右室心肌存在着广泛而弥漫的低电压区及瘢痕区,这些能直视看到的心电功能损伤和障碍就是患者发生恶性心律失常的基础。

有学者给特发性室速患者做三维标测,结果70%的患者有潜在的低电压区,甚至瘢痕区。在该区域进行的心肌活检证实,患者室速发生的原因是程度不同的心肌炎或心肌其他病变引起。

5. 证实心电理论及心电现象 目前,很多心电现象和经典理论都能经三维心电标测图得到证实,例如史蒂文森的心肌梗死患者的8字折返现象,心房扑动的大折返现象等。

总之,腔内三维标测技术为心律失常的诊治提供了极有价值的信息与资料。

二 体表三维标测的基本技术与方法

尽管腔内三维标测为心律失常的诊治与研究提供了其他方法所不能替代的作用,但这一技术仍存在重要的缺憾需要解决。其属有创检查,存在一定的合并症,检查所需仪器昂贵,术中需要的标测电极导管都为一次性使用,使检查费用更高。另外,每次的腔内标测只能在单心腔进行,标测结果仍属于心脏局部电活动的记录与分析,而且受标测电极导管的限制,有些心腔暂不能进行三维标测。

为弥补和解决腔内三维标测存在的问题,近10年,体表三维标测技术逐渐崛起,从设想到实践,从最初的尝试到技术的提高与完善,历经10年,这项技术已日臻完善,并越来越广泛地用于临床。

(一) 体表三维标测的基本技术

1. 高密度的电极背心 体表三维标测时,受检者须穿戴一个数量多、密度高的电极背心,该背心大小容易调整,可适应身材不同的患者,使背心上的众多电极能紧贴受检者的胸廓,减少心电图记录时的伪差。研究中心不同,体表三维标测所用的电极数目略有不同,从224~256个数量不等,但每个电极片均有单独的编号及CT标记。电极背心穿戴后,可依次记录各个电极的单极导联电图(图7-5-9)。

2. 构建心脏电解剖模型 记录所有电极的单极导联电图后,患者将穿戴着电极背心进行分辨率为3mm的非增强性胸部CT扫描(图7-5-10A),确定每个电极导联与CT扫描获得的心外膜几何形态的相对位置,通过CT图像确定每个电极的空间部位及两者间的对应关系(图7-5-10B)。最终将体表电极记录的心电信号与CT获得的心脏解剖几何图形的信息整合,并构建包含1500个心外膜心电信号的三维电解剖模型(图7-5-10C)。

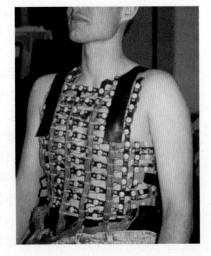

图7-5-9 电极背心

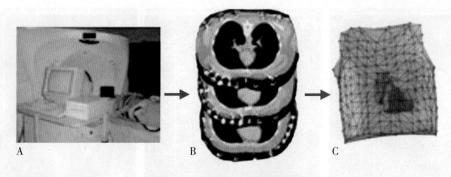

图 7-5-10　构建心脏电解剖模型

A. 先进行高分辨率的 CT 扫描;B. 确定每个体表电极导联与 CT 心外膜解剖学的对应
关系;C. 构建心脏心外膜三维模型

3. 完成心脏电活动的各种标测图　CT 检查并构建心脏电解剖模型后,患者穿戴着电极背
心继续活动,体表电极阵将以 1~2kHz 的采样率连续记录每次心搏时的电位变化,并通过无创
体表三维标测系统进行图形处理,最终合成各种参数特征不同的三维标测图(图 7-5-11),其中
最重要的是电位标测图、激动顺序标测图、等时线标测图等。

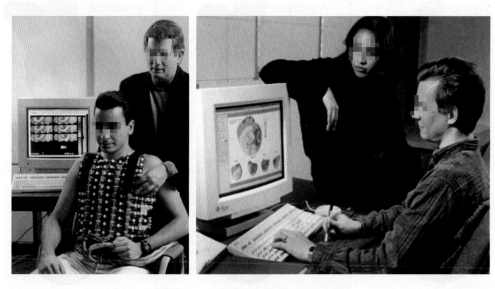

图 7-5-11　完成各种体表三维标测图

4. 常用的体表三维标测图

(1) 电位标测图(potential MAP):电位标测图是一种动态心电标测图,可显示起源于最早除
极点的波峰(wave front)在整个心外膜的传导情况,即检测到的最早 QS 波为除极波峰,最终显
示电激动在心动周期中某时段的情况(图 7-5-12)。

(2) 激动顺序标测图(activation sequence MAP):激动顺序标测图显示心动周期中某时段电
激动顺序的静态图。该图能显示心外膜各单极导联电图的激动时间(图 7-5-13)。激动顺序是
通过电脑对最大负向电位变化的速率与邻近部位信号的形态计算后获得。激动时间用多种颜
色表示,红色代表激动早,紫色代表激动晚,并以最早的除极电位做参考。通过激动顺序标测
图容易识别一次电激动中的最早激动点、激动传导方向及特征,进而能鉴别心律失常是局灶

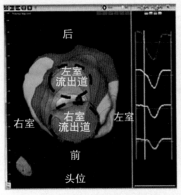

A 在间隔出现最早电激动

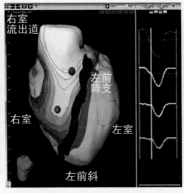

B 随后激动右室流出道的前壁和右室

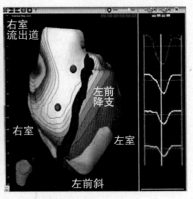

C 最终整个右室除极

图 7-5-12 起源于右室流出道室早的体表三维电位标测图

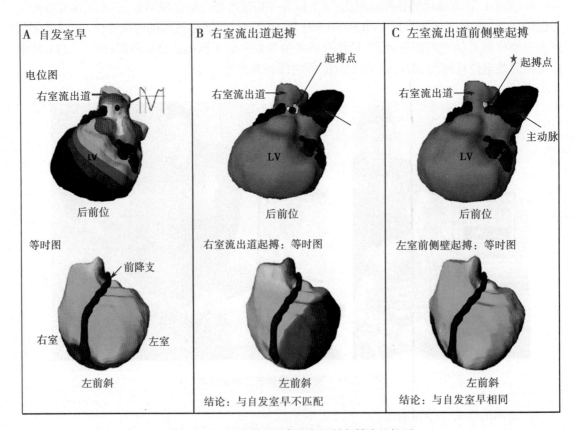

图 7-5-13 流出道室早起源部位的起搏定位标测
★成功消融位点

性、还是折返性机制。

(3) 电压标测图(voltage MAP):顾名思义,电压标测图能清晰地在构建的心脏电解剖模型上显示心外膜每个标测点的电压幅度。显然,正常心肌除极活动的电压幅度高,而有病变的心肌除极电压降低,形成低电压区,更低者形成瘢痕区。在电压标测图中,各采样点除极的峰值电压将用不同颜色表示,红色为振幅最低,紫色为振幅最高,灰色为瘢痕区(峰值电压 <0.5mV)。

在电压三维标测图上可直视不同部位的心电活动幅度,识别低电压区、瘢痕区,进而了解病变心肌的分布。

(4)等时线标测图(isochronal MAP):等时线标测图是局部激动顺序标测图派生的一种体表三维标测图。其首先得到各标测点局部激动时间这一参数,并用不同颜色表示,红色代表最早激动部位,紫色代表最晚激动部位,其他的黄色区、绿色区位于红色与紫色之间,代表激动在两者之间的传导过程。在上述电激动顺序标测图的基础上,将激动的传导过程用时间标记线标记出,将电活动的传导过程给予时间量化后则成为等时线图。在等时线标测图上可定量测量电激动的传导时间,可确定那些部位存在传导缓慢,那些部位存在传导阻滞区。

(二)体表三维标测图的诊断理念与术语

1. 最早激动点　可在等时线标测图确定最早激动点(激动顺序标测图上也能确定),而在心外膜电位标测图上可确定心外膜局部的最早激动部位。

2. 心外膜起源的激动　起源于心外膜的室早、室速是指在体表标测图上单极导联电图呈QS形,又与邻近所有电图相比为激动的最早部位。

3. 心内膜起源的激动　体表三维标测图上,最早激动点的单极导联电图呈rS形态时提示激动起源于心内膜。

4. 缓慢传导　在等时线标测图上,时线密集的部位代表传导缓慢。

5. 传导阻滞　在邻近的组织区域,心电活动的时间间期>50毫秒时,则诊断该局部的电活动存在传导阻滞。

6. 局灶性机制　激动顺序标测图上,最早与最晚电激动部位之间有解剖学分隔(电传导呈辐射状),当最早与最晚激动的时间间期<心动过速周长的60%时为局灶性机制。

7. 折返机制　在三维激动顺序标测图上,最早与最晚部位电活动的传导时间>90%的心动过速周期时为折返机制。

8. 间隔部位的最早激动点　因室间隔壁薄,有时体表三维标测图上不易识别室间隔部位的最早激动点位于左室侧还是右室侧时,可参考最早的激动传导方向,进而确定最早激动点部位,因为最早激动点与激动最早传导方向的部位常常一致。

三　体表三维标测的临床应用

近几年,体表三维标测的临床应用逐渐拓宽,其诊断结果多数与腔内三维标测做了对比,并有射频消融的最后结果做验证。

(一)预激综合征的应用

Cakulev等报告了一组预激综合征患者体表三维标测的结果,其中4例患者的体表心电图提示其房室旁路的心室插入端位于间隔,但心电图不能确定插入部位在间隔的左侧还是右侧。经体表三维标测后,房室旁路的心室插入端最终都能做出明确的左右侧的定位诊断,并经心内电生理标测得到验证。其中1例旁路从心外膜插入心室,该病例最终也得到体表三维标测精确的识别与定位(图7-5-14)。

(二)房速与房扑

晚近,有学者给一组快速性房性心动过速患者行体表三维标测检查。结果证实,体表三维标测能很好地确定房性心动过速起源于左房还是右房。10例中经体表三维标测诊断5例为左房房速(图7-5-15、图7-5-16)。

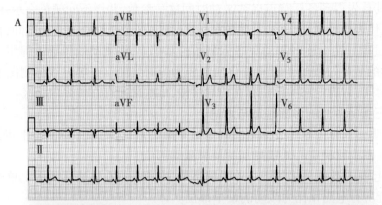

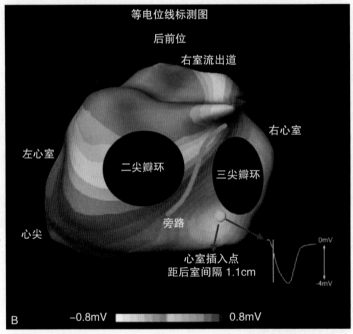

图 7-5-14　预激综合征旁路经体表三维标测确定插入心室部位距右后室间隔 1.1cm

该图为 1 例男性、35 岁的预激综合征患者，A 图为体表心电图，图中两个特点需要注意：①胸前导联 QRS 波的移行区位于 V₁、V₂ 导联之间，I 导联 QRS 波的 R 波 >S 波，这两点都提示为右侧旁路；②QRS 波无充分的心室预激图形，使体表心电图确定旁路所在部位模棱两可。B 图是患者体表三维标测的等电位线标测图，显示心室最早激动点或曰旁路的心室侧插入部位距右后间隔 1.1cm，该心室最早激动点就是随后射频消融的有效靶点

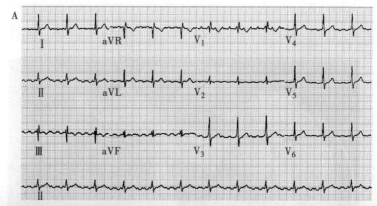

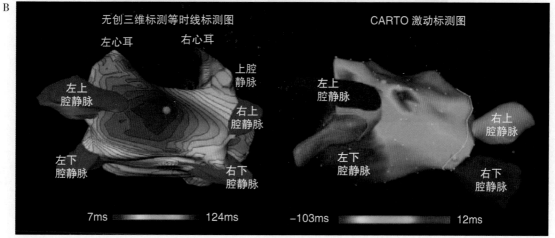

图 7-5-15 左房房速经体表三维标测定位

患者男、72 岁,因特发性肺纤维化做了肺移植,术后发生了无休止性房性心动过速,多种药物治疗无效。体表心电图 P 波形态不能确定房速的起源部位,P 波之间无等电位线而提示为折返机制;B 图的左图为体表三维等时线标测图,提示该左房房速起源于左房后壁,最早激动点靠近左房顶部及左肺移植术的切口处,右图的腔内三维标测也证实房速起源于该部位,放电消融后顽固性房速得到根治

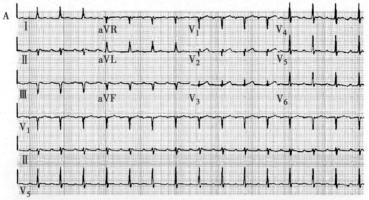

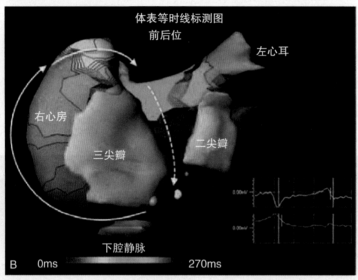

图 7-5-16　峡部依赖性房速的体表三维标测

患者男、67 岁,左房黏液瘤切除术后。心电图显示患者房速在 V_1 导联的 P 波呈正负双向而类似正常窦性心律,下壁导联 P 波直立,提示该房速可能起源于左房或右房,也可能是局灶性或折返性,B 为患者的体表三维等时线标测图,证实本例为围绕三尖瓣顺钟向大折返引起的房扑。三维标测图上折返波峰距折返波尾的时间约为房扑周期的 90%。图中最早与最晚激动部位有相连情况,即头尾相连现象十分清晰。图中彩色点(紫和黄点)代表 2 次记录的电位,随后经有创电生理检查证实本例为三尖瓣峡部依赖的房速并消融成功

(三) 室性早搏

一组 10 例室早患者中,6 例起源于右室或左室流出道。其中 4 例经体表三维标测证实室早的起源及最早激动部位。

图 7-5-17、图 7-5-18 为 2 例典型病例,图 7-5-17 是一例心外膜起源的室早患者,经无创三维标测确定该室早起源于心外膜,即激动最早起源点的单极电图呈 QS 波形态,而且激动明显提前。

有趣的是,该患者有两个同时出现的心外膜激动的突破点,该突破与窦律正常心外膜突破点一样,这支持该室早起源于希浦系统,而且左室、右室都受累。图 7-5-18 为该例的标测图,其应用常规心内膜标测图检测与诊断时都遇困难,但经体表三维标测获得诊断。

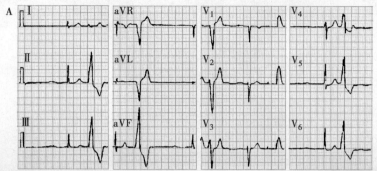

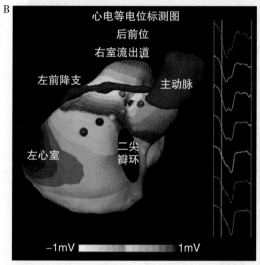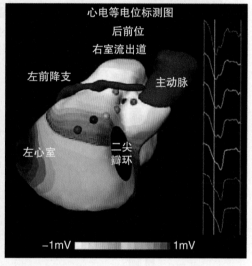

图 7-5-17　心外膜室早的体表三维标测

患者男、44 岁,既往室早位于右室流出道但消融治疗失败。体表心电图显示,胸前导联 QRS 波移行区较晚(V₃ 和 V₄ 导联之间)(A 图),肢导联的电轴下偏,在 I 导联 QRS 波直立,AVR 导联负向,提示室早位于右室流出道,而不在室间隔或后位室间隔处。因 QRS 波移行区较晚而不支持室早起源于左室流出道。但体表三维标测中(B 图),两个等电位线标测图证实其除极波的传导方向,左图显示,其最早激动点位于左前降支近端邻近部位的室间隔左侧,该最早激动点用白点显示,在右侧的标测图中,最早激动点位于心外膜(该部位的单极导联电图表现为 QS 波),且周围没有尖锐的负向波,更支持其为最早激动点,随后在该位点消融成功

另有一例持续性室速患者,运动时室速可复发,因多次发生非持续性室速而做了体表三维标测,并精确诊断该室速起源于左室流出道,后在右和左冠状窦之间消融成功,该心动过速被准确诊断为局灶起源机制。此外,还有两例室早源于左室游离壁处,经体表三维标测精准标出了其激动最早起源点的部位(图 7-5-19)。

四 **体表三维标测技术的评价**

体表三维标测技术正处在快速发展期,其临床应用范围正在不断扩展,技术优势越来越凸显,就已有的资料对其评价如下。

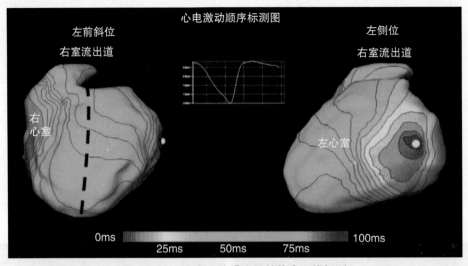

图 7-5-18　左室心外膜室早的体表三维标测

在患者心电激动顺序标测图中,证实室早起源于左室心外膜,室早的最早激动点用黄点代表,心内电图在呈典型 QS 波的位点记录

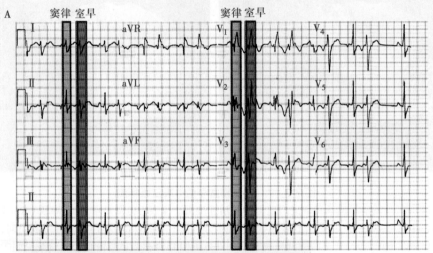

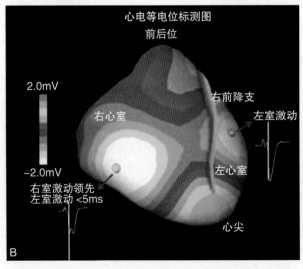

图 7-5-19　双灶性室早的体表三维标测 患者女、22 岁,频发的多源室早,既往消融治疗失败,本次经体表三维标测证实为左、右心室的双灶性室早

(一) 适用的心律失常范围大

如上所述,体表三维标测技术已用于多种心律失常的诊断。就发生机制而言:包括自律性、折返性、触发性心律失常,就心律失常种类而言:包括各种房性和室性心律失常,就心律失常发生特点而言:包括频繁、无休止性或偶发的心律失常均可应用。对于种类如此多的心律失常,其比体表心电图诊断更准确,内容更丰富,更利于诊断治疗。

(二) 诊断信息广泛而丰富

1. 可诊断心律失常的起源部位　明确心律失常最早激动点所在部位有着重要价值,消融局灶性心律失常实际就是消融最早激动点。此外,不少心律失常的起源部位位于左侧还是右侧心腔常存疑问,而一旦定位诊断明确后,则能帮助医生深入认识该心律失常,且利于制订电生理检查和治疗方法,节省时间,可集中标测受累心腔。

2. 可确定激动传导的方向、顺序和特征　经体表三维标测可直视激动从最早激动点向外扩布的方向与顺序,借此能确定心律失常发生的机制是折返,还是触发,是大折返还是小折返,进而有益于治疗方式的选择及疗效评价。

(三) 诊断起源于心外膜的心律失常

体表三维标测能确定某心律的最早激动点位于心内膜还是心外膜,主要分析心外膜单极导联电图,当某标测点能记录到纯粹的 QS 图形时,提示为起源于该部位的心外膜心律失常。

以前被确诊的心外膜室速很少,但应用体表三维标测能以 100% 的准确率诊断心外膜起源的室速。此外,诊断心室壁内起源的室速准确率也能达到 88%,当最早激动点的单极心室电图呈 rS 图形时支持室速起源于心室壁内。

(四) 逐跳则能完成标测

有些心律失常偶尔发生,使其难以捕捉和标测。但体表三维标测技术可在单个心动周期则完成标测的整个过程,进而分析与识别其发生机制及确定诊断。所以标测过程中,只要能捕捉到一个异常的心动周期就能得到其电活动的全过程,这对那些不规律发生或非持续性心律失常的诊断更具优势,能大大缩短标测所用的时间。因此,对那些偶发的心律失常,体表三维标测更具优势。

(五) 与腔内有创标测结果符合率高

尽管目前有创与无创三维标测的对比研究尚少,但已有的资料表明,两者对复杂心律失常的诊断符合率很高。Cakulev 于 2012 年报告应用无创与有创先后标测的 27 例各种心律失常患者,包括预激综合征、室性早搏、室速、房速和房扑,最终两者诊断结果完全一致,而且无创三维标测确定的消融靶点也十分精确。

Jamil-Copley 于 2014 年在 *Heart Rhythm* 杂志发表了 24 例流出道室早的体表和腔内三维标测结果,证实体表三维标测对右室或左室流出道室早的定位准确率高达 100%,依据其标测结果指导的射频消融治疗成功率也达 100%。

(六) 明显优于体表心电图

体表 12 导联心电图在临床心律失常诊断中应用最多,但受到很多技术条件的限制,使不少心律失常的诊断模棱两可。而体表三维标测则凸显优势:例如在预激综合征患者旁路的定位中,尤其当左房、右房初始激动或室间隔初始激动部位位于左或右侧存在疑问时,体表三维标测的诊断将凸显优势。此外,在确认室早起源部位方面也有优势,尤其当室早起源于心室流出道的间隔时,体表三维标测能精准诊断该室早起源的心腔。

此外,每个心动周期的电激动在腔内的传导方向与顺序都在不断变化,12 导心电图对这种

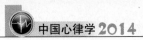

细微变化仅能做大致估计。因心脏解剖与运动方向在胸腔内不断发生着动态变化,使各胸前导联的心电图图形有微细变化与重叠,并使房室旁路引起的心室预激程度也有变化,而多条前传旁路同时存在时能影响诊断的可靠性。因此,为使诊断更明确,不少预激患者需要做体表三维标测。

(七) 比有创三维标测也具优势

有创腔内心电标测技术十分重要,其为多种心律失常的诊治能提供大量重要信息,近年来这一技术应用广泛,推广迅速,目前国内多数医院已有这一设备。但该技术也有一定的局限性,而体表三维标测技术却能克服这些局限性。

1. 其为无创性检查　体表三维标测能经 CT 扫描获得精确的电解剖学图像而替代有创性构建电解剖壳,而且能同样提供十分精细的解剖激动顺序图,解释心律失常的特征与机制。

2. 能明确诊断心电与相关病理学改变的关系　体表三维标测应用结果表明,其可精确定位解剖学与瘢痕相关的低电压区以及心室激动的碎裂波、碎裂电位、心室晚电位区域等。因此,体表三维标测也是器质性心脏病患者心脏病变部位与程度的间接诊断工具,可为心律失常的发生原因提供重要信息。

(八) 体表三维标测的局限性

1. 心外膜激动顺序标测的价值还待验证　体表三维标测的一个弱点是其标测系统的诊断仍然依赖标测术中构建的心外膜电解剖标测图,虽然资料表明,很多心律失常的心内膜激动顺序与心外膜有良好的相关性,但有些心律失常主要累及心内膜,很可能心内膜激动顺序与心外膜激动顺序不太一致。因此,两者诊断的符合率还待积累更多病例。

2. 标测的盲点　该技术通过相关心房、心室的标测可得到电活动的最早激动点,激动的传导方向与激动顺序等信息,进而为诊断提供重要依据。但有些心律失常发生时,其心房激动的 P 波融在心室除极波中,不能进行分别标测,并做各自独立分析,而且两者之间能形成较大干扰,使诊断与鉴别诊断出现困难。

3. 精确定位诊断有时困难　心律失常的诊断常与最早电激动点部位的确定密切相关,但有时最早激动点的确认存在困难,尤其最早激动点位于解剖部位十分靠近但本质又是截然不同的位点时,精确的定位诊断可能出现困难。例如最早激动点位于室间隔的左侧还是右侧有时困难。有学者提出,为确定最早激动部位位于室间隔的右侧或左侧时,可寻找激动的最早传导部位,因最早的激动传导总位于最早激动点的同侧。

4. 放射线损害　体表三维标测时,患者需做胸部 CT 扫描并重建电解剖图,尽管 CT 的 X 线辐射量小,但该过程仍有一定的放射线辐射,未来的体表三维标测可能用心脏 MRI 替代 CT 扫描,这将减少放射线辐射的潜在损害。

5. 特殊情况的标测　体表三维标测能否用于房性心律失常肺静脉隔离术后的患者还需评价,其资料还在积累与研究中。

(九) 结论

体表三维标测技术近十年迅速发展、不断完善,适用范围也逐渐扩大。该技术不仅属无创性、操作简单、易行,而且对心脏电激动的标测准确性高,与腔内三维标测系统相比存在一定的优势。其临床应用价值体现在两方面。

1. 心律失常的治疗　其可作为心律失常消融术前的重要检查,为消融治疗提供重要的直接依据。

2. 心律失常的研究与诊断　当体表心电图诊断某一心律失常存在困难或模棱两可时,可应用体表三维标测明确诊断。

总之,体表心电三维标测技术历经 10 年已日趋成熟,并显示了临床应用的巨大空间与潜力。可以肯定,体表三维标测技术的问世是心电学史上的又一里程碑。

(郭继鸿)

参 考 文 献

[1] Ivan Cakulev, Jayakumar Sahadevan, Mauricio Arruda, et al. Confirmation of novel noninvasive high density electrocardiographic mapping with electrophysiology study: Implications for therapy. Circ Arrhythm Electrophysiol, 2013, 6: 68-75.

[2] Shahnaz Jamil-Copley, Ryan Bokan, Pipin Kojodjojo, et al. Noninvasive electrocardiographic mapping to guide ablation of outflow tract ventricular arrhythmias. Heart Rhythm, 2014, 11: 587-594.

[3] Chengzong Han, Steven M Pogwizd, Cheryl R Killingsworth, et al. Noninvasive imaging of three-dimensional cardiac activation sequence during pacing and ventricular tachycardia. Heart Rhythm, 2011, 8: 1266-1272.

[4] Raja N. Ghanem, Ping Jia, Charulatha Ramanathan, et al. Noninvasive electrocardiographic imaging (ECGI): Comparison to intraoperative mapping in patients. Heart Rhythm, 2005, 2: 339-354.

[5] Raja N Ghanem. Noninvasive electrocardiographic imaging of arrhythmogenesis: insights from modeling and human studies. Journal of Electrocardiology, 2007, 40: S169-S173.

[6] Bokhari F, Alqurashi M, Raslan O, et al. Right atrial appendage tachycardia: A rare cause of tachycardia induced cardiomyopathy with successful radiofrequency ablation using the 3D mapping system. J Saudi Heart Assoc, 2013 Oct, 25 (4): 265-271.

[7] Seo Y, Yamasaki H, Kawamura R, et al. Left ventricular activation imaging by 3-dimensional speckle-tracking echocardiography. Comparison with electrical activation mapping. Circ J, 2013, 77 (10): 2481-2489.

[8] Shah AJ, Hocini M, Xhaet O, et al. Validation of novel 3-dimensional electrocardiographic mapping of atrial tachycardias by invasive mapping and ablation: a multicenter study. J Am Coll Cardiol, 2013 Sep 3, 62 (10): 889-897.

[9] Scheinman M, Gerstenfeld E. Mapping of complex atrial tachycardia circuits by 3-dimensional body surface mapping: the first step in the dawn of a new era. J Am Coll Cardiol, 2013 Sep 3, 62 (10): 898-899.

[10] Carpen M, Matkins J, Syros G, et al. First experience of 3D rotational angiography fusion with NavX electroanatomical mapping to guide catheter ablation of atrial fibrillation. Heart Rhythm, 2013 Mar, 10 (3): 422-427.

[11] Tsuchiya T. Three-dimensional mapping of cardiac arrhythmias—string of pearls. Circ J, 2012, 76 (3): 572-581.

[12] Del Carpio Munoz F, Buescher TL, Asirvatham SJ. Teaching points with 3-dimensional mapping of cardiac arrhythmia: how to overcome potential pitfalls during substrate mapping? Circ Arrhythm Electrophysiol, 2011 Dec, 4 (6): e72-75.

[13] Jang SW, Shin WS, Kim JH, et al. The feasibility and efficacy of a large-sized lasso catheter combined with 3 dimensional mapping system for catheter ablation of atrial fibrillation. Korean Circ J, 2011 Aug, 41 (8): 447-452.

[14] Del Carpio Munoz F, Buescher T, Asirvatham SJ. Teaching points with 3-dimensional mapping of cardiac arrhythmias: taking points: activation mapping. Circ Arrhythm Electrophysiol, 2011 Jun, 4 (3): e22-25.

[15] Del Carpio Munoz F, Buescher TL, Asirvatham SJ. Teaching points with 3-dimensional mapping of cardiac arrhythmias: teaching point 3: when early is not early. Circ Arrhythm Electrophysiol, 2011 Apr, 4 (2): e11-14.

6. 左房结构与折返

左心房是一系列房性快速心律失常的发源地,包括心房颤动、心房扑动、房性心动过速及房性早搏,这些心律失常涉及多种机制,但对于影响人类健康更主要的心房颤动和心房扑动而言,折返是其中最重要的机制。长期以来,人们对折返机制进行了大量研究。目前认为,无论是解剖学折返还是功能学折返,其发生均与局部组织的特定结构相关,左房相关的折返性心律失常也不例外。所以,深入了解左房组织结构对明确左房折返性心律失常的发生至关重要。在此,本文就左房的组织结构以及与折返性心律失常的相关性进行简要的回顾。

一 左房体部

根据 McAlpine 等的建议,左房体部常被划分为顶部、后壁、侧壁、间隔、前壁和下后壁等区域。组织学研究表明,Bachmann 束、间隔肺束和间隔房束等肌纤维组织构成了心房壁的主体结构,肌束间相互交织,或纵向或环形走行于心房壁内。由于心房各壁形成于胚胎发育的不同时期和不同组织,因此各部位间存在着组织学差异。如左房顶部在原始心房发育后形成,与心房下壁相比,该部位心肌细胞存在排列密度低、方向紊乱且细胞膜联接蛋白43排列无序等特点。房间隔由属于间充质组织的心内膜垫发育而来,因此也存在着心肌细胞少、纤维组织多的特点。由于存在上述提及的组织学和细胞学差异,左房体部为折返性心律失常的发生提供了解剖学基质。Chang 等通过电解剖标测和 CT 影像学证实,电活动可以围绕肌束形成折返活动(图 7-6-1)。Matsuyama 等也通过鼠模型证实,左心房结构为折返激动的发生提供了解剖基质(图 7-6-2)。

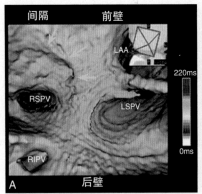
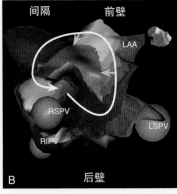

图 7-6-1 肌束与折返活动
A. 多排螺旋 CT 显示的心腔结构,黄色箭头提示肌束区;B. 同一投照体位下 NavX 接触标测的传导阻滞区(灰色区域),激动围绕阻滞区形成折返活动

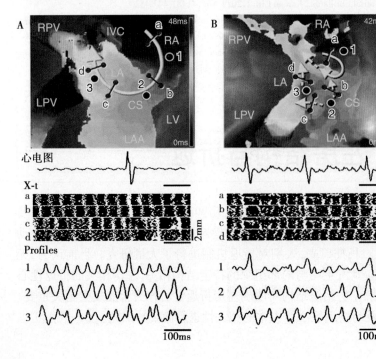

图 7-6-2 起搏刺激诱发房颤 / 房颤 L 时的左房后壁激动标测
A. 房颤 L 时左房后壁规律的折返活动,B. 房颤时左房后壁无规律的折返活动。下方分别为激动时的 ECG、荧光显像图和荧光显像图记录部位的局部 ECG。A 图黄实线代表规律的优势传导路径,B 图中黄虚线代表心房内后冠状窦内无规则的传导路径。A 图的荧光显像图(X-t)呈直线,显示激动沿右房(a)、冠状窦(b)、冠状窦与左房顶交界区(c)、左房顶(d)传导。a 和 b 处激动相对有序。而 c 和 d 处激动相对无序。1、2、3 分别代表右房、冠状窦和左房顶

二 肺静脉及前庭区

肺静脉(pulmonary vein)起源于心脏发育的静脉窦段,并通过背部系膜与心房相连。在人类胚胎发育阶段,心房肌细胞向肺静脉内有不同程度延伸,被称为肺静脉肌袖,其在房颤发生中的作用已被人们熟知。肺静脉和左房连接的过渡区被称为肺静脉前庭(pulmonary vein antrum),通过 20 例心脏结构正常的非心脏病死亡患者标本,Ho 等对该区域解剖结构进行了深入分析。在肺静脉前庭,心房肌向肺静脉延伸的肌束纤维最为明显,并且肌束纤维间排列方向交错、走行各异。在肌束间,可有纤维组织存在,并随年龄的增长而增多。此外,肺静脉前庭和肺静脉内还有神经节细胞及神经纤维的存在(图 7-6-3)。

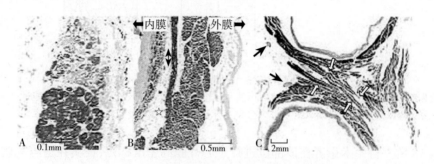

图 7-6-3 肺静脉近端及前庭部组织学图示
A 和 B 是右上肺静脉近端纵轴切片,A 可见肌束组织逐渐退变并被纤维组织替代;
B 环形排列的肌纤维组织,可见一纵行排列的肌束被纤维组织及脂肪组织包绕
(双箭头);C 上下肺之间的区域,白色箭头提示交错的肌束连接上、下肺静脉,该区域有丰富的神经纤维(细箭头)

Cabrera 等通过对 28 例尸检的健康心脏研究,进一步描述了同侧上、下肺静脉间前庭峡部的组织结构。结果发现,53% 患者在左侧肺静脉前庭存在肌束与肺静脉内肌袖直接相连,而在右侧肺静脉前庭或双侧肺静脉前庭存在肌束与肺静脉内肌袖直接相连的患者分别为 33% 和 14%。另外,40% 患者肺静脉间存在连接上、下肺静脉的肌束(图 7-6-4)。

由于该部位肌纤维排列紊乱、走行复杂,因而造成组织结构出现高度各向异性,使得激动在该部位传导时易出现传导延缓和传导阻滞,为折返的发生提供条件。应用篮状电极标测,Kumagai 等对 48 例阵发房颤患者肺静脉前庭和肺静脉的电活动进行了细致研究。通过在肺静脉远端和肺静脉前庭区起搏研究者发现,传导从肺静脉远端传至肺静脉前庭的时间显著长于传导从肺静脉前庭传至肺静脉远端的时间,分别为(73 ± 40)毫秒和(32 ± 17)毫秒,P<0.0001。由于存在传入和传出速度的显著差异,因而为局部折返的形成创造了条

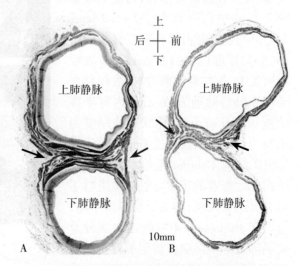

图 7-6-4 Masson 染色示肺静脉峡部交错的肌束连接(黑箭头),并有肌束在外膜下直接连接上、下肺静脉(红箭头)

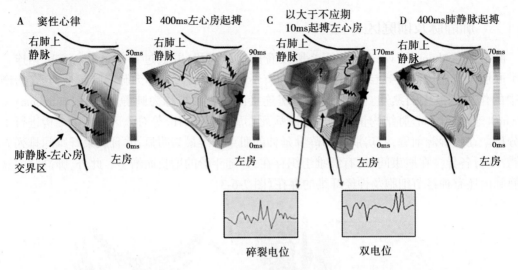

图 7-6-5 肺静脉峡部激动

星号代表起搏点,激动顺序由红到蓝。图示所见,当刺激间期比有效不应期长10毫秒时可在肺静脉 - 心房交界区形成环形激动(C),灰框内分别显示碎裂电位(左)及双电位(右)

件。Lee 对 18 例外科手术患者在该部位进行了心外膜高密度标测,证实在适当的刺激条件下该区域可记录到折返性电活动(图 7-6-5)。

三 左心耳

左心耳(left atrial appendage)是胚胎期原始左心房的残余部分,Üçerler 等通过 56 例尸解心脏标本对左心耳进行了详尽的解剖研究:左心耳形态各异,可呈鸡翅型、风向标型、菜花型和仙人掌型;位于左肺静脉前方,与左上肺静脉开口的平均距离为(7.7 ± 3.2)mm;左心耳与肺静脉开口间存在显著的嵴部,平均厚度(7.1 ± 1.8)mm;大多数嵴部横贯上、下肺静脉前方,少数仅存在于左上肺静脉前方;左心耳内有丰富的梳状肌及肌小梁,梳状肌的厚度为(1.7 ± 0.5)mm,多数超过 1mm。关于嵴部组织结构,Cabrera 等通过 40 例非心脏病死亡患者的正常心脏标本进行了研究。结果发现,嵴部肌层厚薄不均,包含了 Bachmann 束左侧延伸成分及间隔肺束等不同肌纤维组织且排列交错,约 30% 标本存在连接嵴部和二尖瓣前庭的肌小梁(图 7-6-6)。

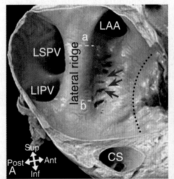
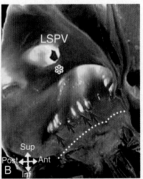
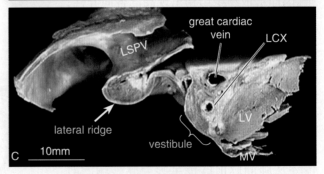

图 7-6-6 左侧嵴解剖

A. 左房侧壁内膜面,a 和 b 代表嵴部测量部位;B. 通过光照方法显示左侧嵴突(*),可见肌小梁连接左侧嵴和二尖瓣前庭(红箭头)。虚线显示二尖瓣环;C.a 处嵴部厚度通过高密度标测,Wu 等发现在起搏诱导的犬慢性房颤模型中不仅存在无序的电活动,还同时存在涉及左心耳的折返活动。标测表明,当左心耳内电冲动遇到传导阻滞区时,可通过其他部位将冲动传出,并围绕阻滞区形成规律的折返(图 7-6-7)。

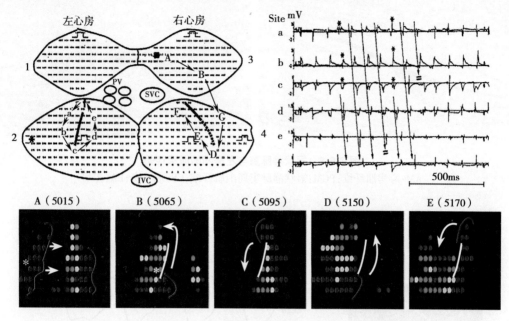

图 7-6-7　房颤时左心耳局部激动顺序

A. 左心房和右心房心外膜标测电极板示意图;B. 左心耳区局部激动顺序标测图;C. 计算机模拟的左心耳区局部激动顺序标测图,图中 A 激动(星号处)在心耳内向右侧传导,B 遇阻滞区后经星号处突破,C~E 激动沿阻滞区折返

四　冠状静脉窦

　　冠状静脉窦(coronary sinus,CS)由原始静脉窦的左角演变而来,是心脏静脉系统的终末部分。CS 走行于左房室沟内,多偏向心房侧,因而位于左房下壁的下方。通常情况下,CS 和左房间被脂肪组织分隔,但病理学研究表明,CS 与左房之间存在肌束连接。Chauvin 等通过对 10 例尸检患者的病理研究发现,虽然连接程度迥异,但所有患者都存在 CS 肌袖与左房间的肌束连接,从而率先在组织学上证实了左房和 CS 间电传导的可能性(图 7-6-8)。我国学者单其俊等人也进行了相似研究,并证实了 Chauvin 等的研究结果。

　　Morita 等通过小鼠模型对连接 CS 和左房肌束的电学特征进行了详尽研究,并有如下发现:与心房肌相比,肌束电传导速度较慢,但表现为全或无特性;肌束更易发生传入阻滞而非传出阻滞;不同部位肌束发生阻滞的不应期不同,且阻滞部位常常随起搏周长的变化而改变,因而易引发折返环不断变化的心动过速,特别是房颤(图 7-6-9、图 7-6-10)。

五　Marshall 韧带

　　Marshall 韧带(ligament of Marshall)为包含少量纤维束、血管、神经及肌束的心外膜退化结构,位于左房后壁,脂肪组织将其与左房后壁分隔。Marshall 韧带起于 CS 远端,向上沿左心耳后方、左肺静脉左侧沿前方走行,终止于左上 LV 左上方的左房游离壁。经过对 26 例尸

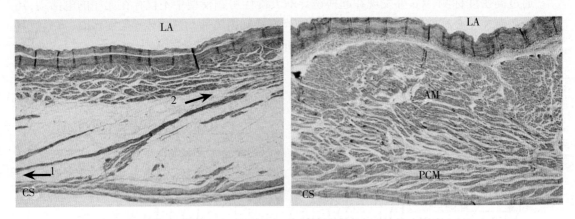

图 7-6-8　冠状静脉窦与左房间的肌束连接
AM:心房肌纤维;PCM:冠状静脉窦周围肌纤维;CS:冠状窦;LA:左房

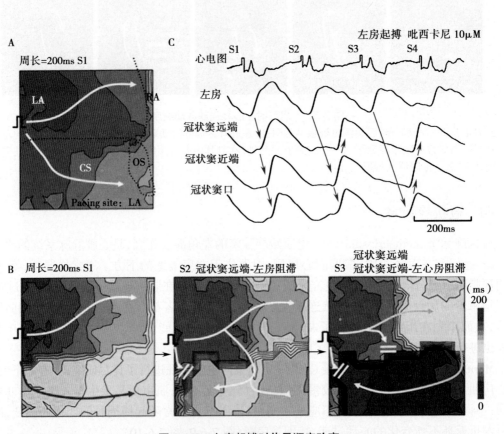

图 7-6-9　左房起搏时传导顺序改变

A. 以慢频率起搏时激动从 CSd 进入 CS;B. 快速起搏时,S1 经 CSd 传入 CS,S2 在 CSd 处发生阻滞
而经 CSp 进入 CS,S3 在 CSd 和 CSp 发生阻滞而经右房 CSo 处进入 CS;C. 体表及腔内心电图,提
示传导顺序发生变化

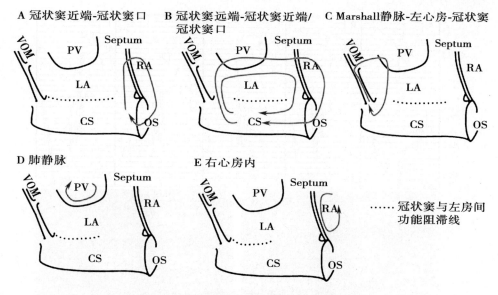

A 冠状窦近端-冠状窦口　B 冠状窦远端-冠状窦近端/　C Marshall静脉-左心房-冠状窦
　　　　　　　　　　　　冠状窦口

D 肺静脉　　　　　　　　E 右心房内

······冠状窦与左房间
　　　功能阻滞线

图 7-6-10　快速起搏时折返环不断发生变化

检心脏进行免疫组化染色研究，Makino 等人发现 Marshall 韧带主要在 3 个区域与左房相连，紧邻 CS 区（<10mm）、远离 CS 区（≥10mm）和左肺静脉 - 心房交界区，其中前两个区域存在肌纤维连接（图 7-6-11）。Kim 等在对 7 例患者尸检后也证实，Marshall 韧带与左房、CS 间存在交错的肌纤维连接，因此认为 Marshall 韧带内结构为折返性心律失常的发生提供了解剖学基质。

　　为证实 Marshall 韧带参与折返过程，Tan 等对犬心脏电活动进行了高密度标测。研究者发现，电冲动可从 Marshall 韧带近端传向 Marshall 韧带远端，然后经远端使肺静脉肌袖激活，激动再由肺静脉传向心房，最终通过冠状静脉窦回到 Marshall 韧带近端。由此可见，Marshall 韧带可作为连接肺静脉和冠状静脉窦的桥梁，有利于折返活动的发生。Han 等在消融患者的研究中发现，Marshall 韧带内电位激动顺序可随起搏部位的变化而变化，提示 Marshall 韧带与左房间存在多部位参与电传导的肌束连接，因而为 Marshall 韧带参与折返活动提供了临床依据（图 7-6-12）。

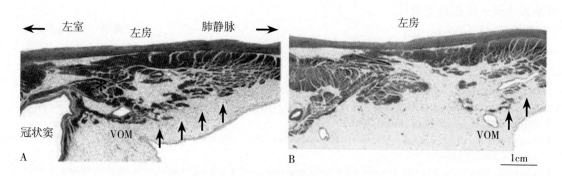

图 7-6-11　Marshall 韧带与左房连接的组织切片（Azan-Mallory 染色）
A. 紧邻 CS 连接区（▯）和远离 CS 连接区（↑）；B. 左肺静脉 - 心房交界区（↑）。CS：冠状窦；VOM：Marshall 静脉

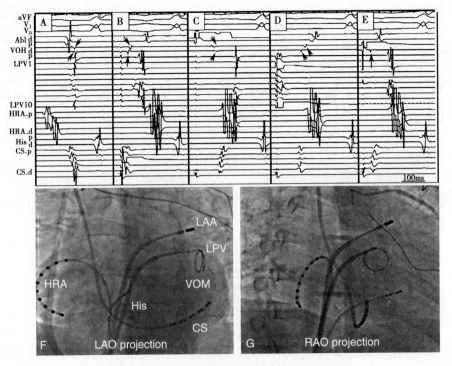

图 7-6-12　不同起搏部位标测 Marshall 电位

A. 窦性心律；B.CS 起搏，最早激动电位在 CS,其后为由近到远的 Marshall 电位,Marshall 电位领先于肺静脉和高右房电位；C. 左心耳内消融电极远端起搏,Marshall 电位与心房及肺静脉电位完全分离；D. 左肺静脉起搏,Marshall 电位与肺静脉电位分离；E.Marshall 静脉远端起搏,近端 Marshall 电位领先于肺静脉电位,提示这些电位并非肺静脉电位；F 和 G.不同投照影像。(Abl= 消融电极；HRA= 高右房；左心耳 = 左心耳；左房 O= 左前斜；L肺静脉 = 左肺静脉；RAO= 右前斜；VOM=Marshall 静脉；CS= 冠状静脉窦；His= 希氏束；箭头：Marshall 电位)

　　通过上述介绍,我们简要回顾了左房内各部位的组织结构与折返的相关性。不难想象,局部错综复杂的肌纤维排列顺序为微折返相关心律失常的发生提供了适宜的形成基础,而心房不同部位电活动特性的差异为大折返相关的心律失常发生提供了必要条件。另外,随着增龄、缺血、机械牵张等一系列因素影响,心房肌逐步凋亡坏死,纤维组织不断增多,为折返性心律失常的发生进一步创造了条件。

（周菁　王禹川）

参 考 文 献

［1］Wang K,Ho SY,Gibson DG,et al. Architecture of atrial musculature in humans. Br Heart J,1995,73：559-565.

［2］Matsuyama TA,Tanaka H,Adachi T,et al. Intrinsic left atrial histoanatomy as the basis for reentrant excitation causing atrial fibrillation/flutter in rats. Heart Rhythm,2013,10：1342-1348.

［3］Lamers WH,Moorman AF. Cardiac septation：a late contribution of the embryonic primary myocardium to heart morphogenesis. Circ Res,2002,91：93-103.

［4］Chang SL,Tai CT,Lin YJ,et al. The role of left atrial muscular bundles in catheter ablation of atrial fibrillation. J Am Coll Cardiol,2007,50：964-973.

［5］Ho SY,Cabrera JA,Tran VH,et al. Architecture of the pulmonary veins：relevance to radiofrequency ablation. Heart,2001,86：265-270.

［6］Cabrera JA，Ho SY，Climent V，et al. Morphological evidence of muscular connections between contiguous pulmonary venous orifices：relevance of the interpulmonary isthmus for catheter ablation in atrial fibrillation. Heart Rhythm，2009，6：1192-1198.

［7］Kumagai K，Ogawa M，Noguchi H，et al. Electrophysiologic properties of pulmonary veins assessed using a multielectrode basket catheter. J Am Coll Cardiol，2004，43：2281-2289.

［8］Lee G，Spence S，Teh A，et al. High-density epicardial mapping of the pulmonary vein-left atrial junction in humans：insights into mechanisms of pulmonary vein arrhythmogenesis. Heart Rhythm，2012，9：258-264.

［9］Üçerler H，İkiz ZA，Özgür T. Human left atrial appendage anatomy and overview of its clinical significance. Anadolu Kardiyol Derg，2013，13：566-572.

［10］Cabrera JA，Ho SY，Climent V，et al. The architecture of the left lateral atrial wall：a particular anatomic region with implications for ablation of atrial fibrillation. Eur Heart J，2008，29：356-362.

［11］Wu TJ，Ong JJ，Chang CM，et al. Pulmonary veins and ligament of Marshall as sources of rapid activations in a canine model of sustained atrial fibriltion. Circulation，2001，103：1157-1163.

［12］Chauvin M，Shah DC，Haïssaguerre M，et al. The anatomic basis of connections between the coronary sinus musculature and the left atrium in humans. Circulation，2000，101：647-652.

［13］单其俊，朱品军，徐云，等 . 冠状窦肌袖及其与左心房肌连接的解剖学研究 . 中华心血管病杂志，2004，32：362-364.

［14］Morita H，Zipes DP，Morita ST，et al. The role of coronary sinus musculature in the induction of atrial fibrillation. Heart Rhythm，2012，9：581-589.

［15］Makino M，Inoue S，Matsuyama TA，et al. Diverse myocardial extension and autonomic innervation on ligament of Marshall in humans. J Cardiovasc Electrophysiol，2006，17：594-599.

［16］Kim DT，lai AC，Hwang C，et al. The ligament of Marshall：a structural analysis in human hearts with implications for atrial arrhythmias. J Am Coll Cardiol，2000，36：1324-1327.

［17］Tan AY，Chou CC，Zhou S，et al. Electrical connections between left superior pulmonary vein，left atrium，and ligament of Marshall：implications for mechanisms of atrial fibrillation. Am J Physiol Heart Circ Physiol，2006，290：H312-322.

［18］Han S，Joung B，Scanavacca M，et al. Electrophysiological characteristics of the Marshall bundle in humans. Heart Rhythm，2010，7：786-793.

7. 房性心律失常的体表三维标测

标准体表心电图作为无创检查手段应用于临床已有一个多世纪，为临床工作开展提供了巨大的帮助，目前仍广泛应用于临床。然而，由于传统的标准体表心电图提供的心脏电活动信息有限，其局限性越来越明显，进而促使了心电图成像（electrocardiographic imaging，ECGI）的出现，从此拉开了心电活动体表三维标测的序幕，其在临床和科研中的应用逐渐受到电生理医生的关注。近年来，随着心房颤动导管和外科消融治疗的大量开展，临床中需要面对更多的复杂房性心律失常，如房性心动过速、心房扑动等，如何无创地识别复杂房性心律失常机制，成为了一个新兴的研究领域。以下简要介绍心电图成像在复杂房性心律失常体表三维标测中的应用。

一 心电图成像

心电图成像是一种通过结合多电极体表心电图记录和心脏、体表三维解剖标测对心外膜和体表电位变化进行重建的非侵入性计算方法，构建包括心外膜和体表的电位、心外膜电图、等时线及复极化模式等心电活动信息。通过心电图成像，可较精确地计算出心外膜及体表电位变化，而通过这种细微的电位变化及对心脏电激动的重新构型，可以更深入地研究正常心脏和病理情况下心脏整体电活动及局部异常电活动,从而更准确的描述某一心电现象的可能电生理机制。由于心电图成像采用非侵入性方法,且理论上采集一个心动周期的心电信息即可完成体表三维标测,故而其应用越来越多。目前,关于心电图成像的临床应用主要包括生理和病理状态下心电现象的电生理机制研究、常见心律失常中的应用、体内植入心脏辅助装置及导管射频消融术中的应用等方面内容。

心电图成像在应用于临床研究至今已有近30年,在不同的研究报道中,心电图成像技术采用的体表电极数目略有不同,从224~256个电极不等,具体的换算方法也有差别。随着相关技术的进展,目前心电图成像仍在不断优化中。图7-7-1为心电图成像技术基本流程示例。

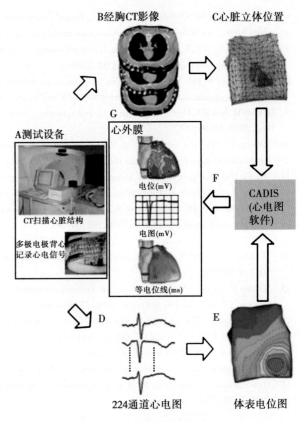

图 7-7-1 心电图成像基本流程

A. 患者穿戴200多个单极电极制成的背心;B. 通过胸部 CT 平扫,获取空间解剖信息;C. 行三维解剖重建,获取高分辨率心脏解剖图像,并明确各电极位置与心脏空间关系;D. 通过各电极记录其对应体表位置心电信息;E. 行体表电势重建;F. 将解剖信息和体表心电信息整合至 CADIS 心电图成像软件;G. 构建包括心外膜电位图、心外膜电图、等时线图等心外膜心电活动信息图

二 心电图成像在房速/房扑中的应用

复杂房性心律失常主要包括心房电活动相对不规律的房颤和相对规律的房速/房扑。随着房颤导管消融和外科消融治疗的广泛开展以及各种器质性心脏病患者预后的改善,房速和房扑包括术后房速/房扑的病例也越来越多。按照房速/房扑的发病机制可将其简单地分为局灶性和大折返性,前者包括局灶触发和局部折返,后者则包括二尖瓣环大折返、三尖瓣环大折返、顶部依赖大折返及瘢痕相关性大折返等常见类型。心电图成像在房速/房扑机制识别中的应用,近年来逐渐受到电生理医生的关注。

Ramanathan 和 Rudy 等在 2004 年首次将心电图成像应用于典型房扑双心房激动顺序的体表标测,证实了其与有创体心腔内激动顺序标测的一致性,该研究拉开了心电图成像应用于复杂房性心律失常的序幕。Wang 和 Rudy 等在 2007 年首次报道了将心电图成像应用于一例房颤环肺静脉电隔离 2 次射频消融术后局灶性房速的病例,对其局灶起源成功进行了定位,发现房速为右上肺静脉与房间隔之间局灶起源,在心腔内 CARTO 三维标测指导下,验证了心电图成像定位的准确性,并应用射频能量消融成功终止了该房性心动过速。Wang 和 Rudy 等在同年还报道了将心电图成像应用于 1 例房颤多次射频消融术后不典型房扑的病例,心电图成像成功识别了心房的瘢痕区,并发现该房扑与瘢痕相关,最终患者行外科迷宫手术时房扑终止转复为窦性心律,术中发现心电图成像提示的瘢痕区与外科手术时的发现一致。这些研究表明,心电图成像能应用于房速/房扑的机制识别,并指导射频消融治疗,但由于病例数较少,故需更大规模的研究来证实其可行性。

近期,Shah 等在一项多中心研究中,将心电图成像应用于房速/房扑的机制识别,并通过三维标测系统 CARTO 或 NavX 行激动标测和消融进一步验证。52 例患者中(包括 27 例患者曾行房颤射频消融术),48 例顺利完成心电图成像检查。另外 4 例患者未能完成对心电图成像准确性的验证,包括 1 例因为术中房速/房扑机制发生了变化,转变为另外一种房速/房扑;1例转变为房颤心律;另外 2 例术中为窦性心律。在最终入选的 48 例患者中,心电图成像对 44 例房速/房扑的机制进行了成功识别,包括 23 例大折返性房速/房扑和 21 例局灶性(包括局灶触发和局部折返)房速/房扑。另外有 4 例患者因房室比例 2:1 下传、P 波振幅较低而未能成功识别其机制,这 4 例患者既往均曾行房颤射频消融术,最终证实均为二尖瓣环大折返性房扑。因而,心电图成像对于房速/房扑机制识别的成功率为 92%,对于大折返性房速/房扑,其成功率为 88%(23/27),局灶性房速/房扑机制识别并成功定位起源点达 100%(21/21)。在 27例既往行房颤射频消融术的患者中,19 例患者成功进行了房速/房扑机制识别,成功率 83%(19/23);另外既往无房颤消融史的患者,房速/房扑机制识别成功率为 100%(25/25)。研究者还提出,如果通过药物使房室结传导比例降低,或采用信号平均心电图解决 P 波振幅较低的问题,则心电图成像识别大折返性房速/房扑的成功率将进一步升高,甚至达 100%。房颤患者行环肺静脉消融术后出现房速/房扑现象较常见,而进一步标测和再次消融有时较为棘手,通过传统 12 导联心电图分析房速/房扑的机制非常困难,而 Shah 等的研究则再次验证了心电图成像应用于房速/房扑机制识别和指导消融的价值。如果其研究结果能被更多的、更有说服力的研究及更多的电生理中心所证明,心电图成像将对推动心脏电生理的进一步发展起到非常大的作用。

三　心电图成像在房颤中的应用

房颤是临床中常见的快速性心律失常,其发病机制非常复杂,包括触发和维持机制。随着对房颤认识的不断加深,先后有不同的学者提出了多种房颤发病机制假说。关于房颤的部分机制已由很多动物实验所证实,但对于人类在体研究采用以往的有创检查具有很大的局限性。房颤时心房电激动顺序一般处于动态变化中,决定了采用导管标测的局限性。而通过心电图成像可以非侵入性地对人类房颤双心房心外膜激动顺序进行连续标测。Cuculich 和 Rudy等通过在房颤患者中与标准 CARTO 标测进行比较来评估心电图成像的精确度。发现即使心房仅表现出极低振幅的颤动波,心电图成像仍能对房颤心房心外膜电位变化进行高分辨率的持续性标测。即不需要手术、麻醉及其他干预,心电图成像能够在一个几乎完全真实环境下对房颤电活动进行标测。且通过心电图成像得出的电位变化数据与导管标测得到的数据几乎一致。通过在双侧肺静脉、左房后壁、左房前壁、二尖瓣峡部、冠状静脉窦、房间隔、窦房结、心耳等心房不同部位进行起搏(共 37 次起搏事件),发现心电图成像对起搏位置的识别率为 100%,与 CARTO 比较其位置精确度在(6.3±3.9)mm 内。2010 年,Rudy 等应用心电图成像技术对 26例房颤患者心房表面的激动模式进行了初步分析,发现多子波折返是最常见的心房激动模式,92% 的患者存在 2 个或 2 个以上多子波折返区域,另外 2 例患者的主要机制为心房大折返;69%(18/26)的患者存在肺静脉局灶触发机制,62%(16/26)的患者存在非肺静脉局灶触发机制;在 4 例患者中发现了转子(15%)的存在。研究者同时发现,房颤持续时间越长,心房激动模式越复杂,可多种发病机制并存。

房颤的驱动灶理论是房颤发病机制学说之一,驱动灶包括转子和局灶激动。2012年美国学者Narayan等在CONFIRM研究中发现,97%的患者存在房颤转子(70%)和局灶激动(30%),转子消融组中86%患者房颤终止或心室率减慢,而传统消融组仅为20%(P<0.001),首次消融后平均随访273天,转子消融组82.4%患者无房颤复发,而传统消融组仅为44.9%(P<0.001)。该研究结果首次临床证实了人类房颤是以转子和局灶性冲动为主要形式的区域性起源维持,并提出了针对转子消融的有效性,引起了房颤转子消融的热潮。2012年,法国学者报道了通过心电图成像标测并指导房颤转子消融的初步结果。研究者通过优化转子分析方法,证实了房颤转子的存在,而且发现多数房颤患者均有转子存在。在阵发性房颤患者,肺静脉处常形成短暂的转子;而在持续性房颤患者,转子往往在一个区域内游走,或者仅仅维持几个周期便碎裂为无序的子波,但一定时间后会在相同的区域再次出现转子。此外,房颤持续的时间越长,出现转子的区域就越多。通过对转子的消融,可以成功终止房颤。鉴于心电图成像能够准确、连续性标测的特点,可用于识别不同房颤患者的主要发病机制并指导消融治疗,未来可能帮助指导房颤消融策略的个体化选择。至于心电图成像识别转子的敏感性和特异性,与Narayan等研究中识别转子的如何达到高度的一致性,仍需进一步研究来明确。

四　心电图成像的前景和局限性

心电图成像经过多年发展,与传统12导联体表心电图及其他有创心内、外膜标测相比具有其自身的特点,作为为无创标测方法,定位较精确、更全面,所受干扰更小,并可进行持续性标测。理论上1个心动周期即可同时获得完整的左右心房激动顺序,而不需要像CARTO一样,通过逐点式的方法获取心房不同部位的激动信息,再进行三维重建,不断耗时长,而且要求心动过速有良好的稳定性。同时,心电图成像还可用于手术指导,通过对心律失常机制的无创分析,可针对性地进行术前准备,减少手术材料的浪费和不必要的手术流程(比较明确是否需要行房间隔穿刺),减少不必要的标测和消融,缩短手术时间,减少不必要的心肌损伤和潜在并发症。另外,还可以帮助识别哪些房颤患者通过导管或外科消融有较大的获益,为个体化消融策略的制订提供可靠的依据,因此具有良好的应用前景。

心电图成像目前仍然未成为用于诊断及管理复杂房性心律失常的主要临床工具,该技术存在的不足之处在于:①由于心电图成像涉及心电生理及数学、物理学等多学科复杂技术的运用,目前仅被极少数心电生理专家熟练掌握,一定程度上阻碍了其在临床上的普及;②心电图成像要求在胸部CT平扫基础上行三维解剖重建,故仅仅限于在大型医院应用,限制了其向基层医院普及的可能性;③体表电位标测和心外膜电位标测不能在相同的环境下同步进行记录,限制了术中标测数据对心电图成像的精确性评估;④心电图成像目前无法准确识别局灶性房性心律失常的可能机制是局灶触发还是局部折返,并对起源于间隔部的局灶性房速精确定位尚有一定局限性;⑤目前关于心电图成像的在复杂房性心律失常中的应用尚缺乏大规模的临床试验证据。

虽然心电图成像目前仍有一些不足,但随着该技术的不断完善及简化,心电图成像也许将逐渐成为心电生理领域的重要方法和工具,甚至部分取代传统的有创或无创检测方法广泛应用于临床。

(刘少稳)

参 考 文 献

［1］Wang Y,Cuculich PS,Woodard PK,et al. Focal atrial tachycardia after pulmonary vein isolation:Noninvasive mapping with electrocardiographic imaging(ECGI). Heart rhythm,2007,4:1081.

［2］Wang Y,Rudy Y. Application of the method of fundamental solutions to potential-based inverse electrocardiography. Ann Biomed Eng,2006,34:1272-1288.

［3］Ramanathan C,Ghanem RN,Jia P,et al. Noninvasive electrocardiographic imaging for cardiac electrophysiology and arrhythmia. Nat Med,2004,10:422-428.

［4］Wang Y,Schuessler RB,Damiano RJ,et al. Noninvasive electrocardiographic imaging(ECGI)of scar-related atypical atrial flutter. Heart Rhythm,2007,4:1565-1567.

［5］Shah AJ,Hocini M,Xhaet O,et al. Validation of novel 3-dimensional electrocardiographic mapping of atrial tachycardias by invasive mapping and ablation multicenter study. J Am Coll Cardiol,2013,62:889-897.

［6］Scheinman M,Gerstenfeld E. Mapping of complex atrial tachycardia circuits by 3-dimensional body surface mapping. J Am Coll Cardiol,2013,62:898-899.

［7］Cuculich PS,Wang Y,Lindsay BD,et al. Noninvasive characterization of epicardial activation in humans with diverse atrial fibrillation patterns. Circulation,2010,122:1364-1372.

［8］Narayan SM,Krummen DE,Shivkumar K,et al. Treatment of atrial fibrillation by the ablation of localized sources confirm (conventional ablation for atrial fibrillation with or without focal impulse and rotor modulation)trial. J Am Coll Cardiol,2012,60:628-636.

［9］Haissaguerre M,Hocini M,Shah AJ,et al. Noninvasive panoramic mapping of human atrial fibrillation mechanisms:A feasibility report. J Cardiovasc Electrophysiol,2013,24:711-717.

 # 8. 消融及心耳微创切除联合治疗心耳房速

房性心动过速(房速)是一种相对少见的室上性心动过速,右房房速多起源于界嵴、三尖瓣环、冠状窦口和希氏束旁区域,左房房速多起源于肺静脉。心耳起源的房速更为少见。相关研究显示,左心耳起源房速的发生率约占房速的3%,右心耳起源房速发生率约占房速的2.4%。

一 心耳的解剖

左心耳是胚胎时期左心房的残余附属结构,其内壁有大量分布不均的梳状肌。左心耳外形上呈长管状,通过一个狭窄的颈部与左房腔相连,开口直径约10~40mm,容积为0.7~19.2ml。近期,有研究进一步将左心耳根据形态特征分为菜花型、鸡翅型、仙人掌型和风向标型,其中"菜花型"左心耳卒中发生率更高。心耳内壁由梳状肌形成小梁,小梁之间有缝隙。左心耳相对位置较高,因此对左房的收缩、舒张功能贡献甚大;此外,左心耳有一定的内分泌功能,在调节压力和容量的关系,维持机体内环境平衡方面具有一定的作用。

右心耳在胚胎发育过程中由原始心房发生而成,是位于右心房前壁上部的三角形结构,内侧梳状肌交织成网状。右心耳通常基底较为宽大,早期的尸检发现其开口直径平均(2.0±1.0)cm,深度平均(1.2±0.7)cm,且70岁以上者测量深度显著小于70岁以下者。右心耳形态变异较左心耳少,近期一些文献报道了右心耳存在瘤样扩张,可能与房速的发生相关。

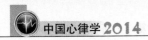

二　心耳房速的临床和心电图特征

心耳房速多见于较年轻患者,常呈持续性或无休止性发作,抗心律失常药物治疗效果差,可导致心动过速性心肌病。Medi等报道心耳房速中84%呈无休止性发作,且42%的患者导致左室收缩功能异常。国内学者报道了18例心动过速型心肌病患者,其中10例起源于心耳。

心耳起源的房速体表心电图具有一定的特征性表现。左心耳起源的房速I导联和aVL导联P波倒置较深,下壁导联P波为正向,V_1导联P波正向波。$V_2 \sim V_6$导联P波振幅较低或位于等电位线。左心耳起源的房速需要与左上肺静脉和二尖瓣环上部起源的房速相鉴别。右心耳起源的房速V_1导联P波呈负向,V_2、V_3导联形态多样,$V_4 \sim V_6$导联直立但振幅较低,下壁导联P波为正向。右心耳房速心电图需与三尖瓣环上部起源房速相鉴别。

三　心耳房速的标测和射频消融

在三维标测系统和冷盐水灌注导管应用之前,心耳房速的消融是电生理工作者的重要挑战。由于心耳处于游离状态且心耳壁很薄,盲目的导管操作或过高的射频能量可能会引起穿孔和心包填塞。而心耳本身缺乏收缩力,穿孔很难自行闭合,多数患者需接受紧急开胸手术治疗。此外,心耳内膜面有着丰富的梳状肌交错、内部血流缓慢也使得贴靠较困难,消融能量受限。心耳消融过程中应谨慎操作,消融前行心耳造影确定心耳的形状和边缘,应用较低射频能量,密切监测温度和阻抗,以防止穿孔的发生。

近年来,随着Carto和Ensite等三维标测技术的广泛应用,国内外心耳房速消融的报道逐渐增多。Wang等报道了7例左心耳房速,并根据左心耳造影将其分为基底部、中部和尖部,结果发现2例起源于左心耳远端,3例位于基底部,2例位于中部,另外2例位于尖部。其中2例在放置消融导管时即终止,显示出左心耳房速易受牵拉影响的特点。7例患者均消融成功,术后随访24个月无复发。Yamada等报道了13例左心耳房速,均位于左心耳基底部,电生理检查判断11例为自律性增高,2例为触发活动。术后随访8年,所有患者均无复发。Yang等报道了14例起源于左心耳远端房速,其中13例消融成功,1例行外科手术切除左心耳,平均随访5年无心律失常复发。右心耳房速的消融也有相关文献报道。Roberts-Thomson报道了10例右心耳起源的房速,其中5例伴不同程度的心动过速性心肌病;电生理标测示9例位于心耳基底部,1例位于心耳尖部,术后随访8个月均无心律失常复发。Freixa等报道了15例右心耳房速,其中9例位于心耳尖部,6例位于心耳基底部。Zhang等报道了6例右心耳房速,其中4例位于心耳基底部,2例位于心耳尖部,术后随访24个月无复发。

尽管不同中心的研究结果均显示出心耳房速导管消融有较高的成功率,但仍有部分病例难以消融成功。消融失败的病例多位于心耳尖部;部分心耳房速起源点位于心外膜,消融能量无法透壁,因而术后复发几率增高。Raczka等应用心腔内超声整合系统(Carto-sound system™)指导心耳房速的消融以期减少穿孔的发生。部分中心采用心耳隔离的方法消融心耳相关心动过速。Di Biase等对266例房颤二次消融中发现左心耳异常激动的患者进行消融,结果发现消融实现左心耳隔离较局灶消融长期窦性心律维持率高(68% *vs.*74%)。Karen等对2例左心耳房速经心内膜消融失败的患者进行经皮心包穿刺心外膜消融成功,随访1年以上无复发。Chun等报道了一例右心耳房速,经心内膜射频消融和心包穿刺心外膜消融均失败,后应用冷冻球囊隔离右心耳实现成功。然而,这些消融方法均有其固有的缺陷。左心耳隔离患者不仅血栓风险增加,而且对心功能的影响也不可忽视,尤其对于心力衰竭和肥厚型心肌病的患者更为明显。经皮心外膜消融并发症发生率较高,可能会导致心包积血、膈神经损伤和冠状动脉损伤等。此外,经皮心外膜消融一旦失败,由于可能造成心包粘连等原因,进一步的外科处理心耳可能会变得困难。

四 心耳微创切除治疗心耳房速

近年来,微创外科手术的进步使患者避免了接受开胸手术的风险,患者损伤小,术后恢复快,在房颤外科消融和左心耳切除方面已被证明了良好的有效性和安全性。微创外科手术切除左心耳也为导管消融失败的心耳房速治疗带来了新的希望。2006年日本学者报道了第一例心耳微创切除治疗左心耳房速,患者术中成功恢复窦律,无手术相关并发症,术后随访24个月左室功能恢复正常。Furushima等2009年报道了一例右心耳尖部起源房速射频消融失败后外科微创切除左心耳成功。另外一些病例报道也同样显示了胸腔镜微创外科切除左心耳的有效性和安全性。

我国学者近期对42例心耳房速患者接受导管消融的患者进行分析,其中30例消融成功(6例两次消融后成功),12例接受胸腔镜微创心耳切除术。所有患者术中心动过速终止(图7-8-1),无手术相关并发症,回归分析显示心耳尖部起源和心动过速终止需要较长放电时间的患者射频消融术后更易复发,需要接受外科心耳切除术。研究者指出,导管消融和心耳微创切除联合是治疗心耳房速的一种有效策略。研究样本量较大,结果也令人鼓舞。外科手术成功有赖于术前电生理检查的明确诊断,而心耳房速持续发作的特征可以便于术中即刻判断手术效果。

左心耳切除后左房对左室充盈的辅助泵作用减弱,对于左室收缩功能减弱或舒张功能受限的患者可能会导致或者加重心衰。而心耳切除后其内分泌功能的丧失对于循环功能的影响也有待临床研究予以验证。无论是内科导管消融还是外科心耳切除均有其应用的局限性。在不久的将来,由心脏电生理医生和心脏外科医生共同参与的"一站式"杂交手术将对心耳房速的治疗发挥越来越重要的作用。

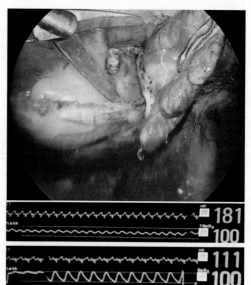

图 7-8-1 胸腔镜指导下左心耳切除治疗左心耳起源房速

上图:心耳已经与左心房部分分离;下图:左心耳切除后心动过速即刻终止:上为心耳切除前心电图,下为心耳切除后心电图

(马长生 郭雪原)

参考文献

[1] Zhang T, Li XB, Wang YL, et al. Focal atrial tachycardia arising from the right atrial appendage: electrophysiologic and electrocardiographic characteristics and catheter ablation. Int J Clin Pract, 2009, 63(3):417-424.

[2] Kimura T, Takatsuki S, Inagawa K, et al. Anatomical characteristics of the left atrial appendage in cardiogenic stroke with low CHADS2 scores. Heart Rhythm, 2013, 10(6):921-925.

[3] Aryal MR, Hakim FA, Giri S, et al. Right atrial appendage aneurysm: a systematic review. Echocardiography, 2014, 31:534-539.

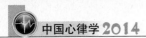

［4］Medi C,Kalman JM,Haqqani H,et al. Tachycardia-mediated cardiomyopathy secondary to focal atrial tachycardia:long-term outcome after catheter ablation. J Am Coll Cardiol,2009,53:1791-1797.

［5］Ju W,Yang B,Li M,et al. Tachycardiomyopathy Complicated by Focal Atrial Tachycardia:Incidence,Risk Factors and Long-Term Outcome. LID-10. 1111/jce. 12428［doi］. J Cardiovasc Electrophysiol,2014.

［6］Yang Q,Ma J,Zhang S,Hu JQ,Liao ZL. Focal atrial tachycardia originating from the distal portion of the left atrial appendage:characteristics and long-term outcomes of radiofrequency ablation. Europace,2012,14:254-260.

［7］Freixa X,Berruezo A,Mont L,et al. Characterization of focal right atrial appendage tachycardia. Europace,200,10:105-109.

［8］Raczka F,Granier M,Mathevet L,Davy JM. Radiofrequency ablation of a left appendage focal tachycardia using intracardiac ultrasound image integration to guide catheter:minimizing the risk of left appendage perforation,Europace. 2009,11:1253-1254.

［9］Di BL,Burkhardt JD,Mohanty P,et al. Left atrial appendage:an under recognized trigger site of atrial fibrillation. Circulation,2010,122:109-118.

［10］Phillips KP,Natale A,Sterba R,et al. Percutaneous pericardial instrumentation for catheter ablation of focal atrial tachycardias arising from the left atrial appendage. J Cardiovasc Electrophysiol,2008,19:430-433.

［11］Chun KJ,Ouyang F,Schmidt B,Kuck KH. Focal atrial tachycardia originating from the right atrial appendage:first successful cryoballoon isolation. J Cardiovasc Electrophysiol,2009,20:338-341.

［12］Furushima H,Chinushi M,Hosaka Y,Aizawa Y. Focal atrial tachycardia refractory to radiofrequency catheter ablation originating from right atrial appendage. Europace,2009,11:521-522.

［13］Guo XG,Zhang JL,Ma J,et al. Management of focal atrial tachycardias originating from the atrial appendage with the combination of radiofrequency catheter ablation and minimally invasive atrial appendectomy. Heart Rhythm,2014,11:17-25.

9. 右室流出道室早、室速消融失败原因

　　右室流出道（RVOT）室性心律失常的导管消融是目前室性心律失常治疗领域公认的成熟技术,其约占特发性室早/室速的90%。经过多年的不懈探索和经验积累,流出道室早的消融治疗取得了丰硕的成果。时至今日,早已从操作技术的初步探索进入到高效消融的新时代。

　　但必须承认,对RVOT治疗失败原因的探索几乎与射频消融技术的发展相生相伴。早在射频消融的"二维时代",许多术者已经发现约有5%~10%心电图表现为ROVT室早的患者无法成功消融。限于当时的认知水平,人们更多将失败的原因归结为术者导管操作的经验不足、起搏标测图形鉴别的误差、消融功率不足以及术前心电图定位的不准确。随着对特发性左室流出道室早/室速认识的深入,尤其是三维技术的日益成熟,众多学者逐渐意识到多数消融失败的RVOT室速实际起源于左室流出道,只是两者在体表心电图中难以鉴别。因此,将两者的体表心电图鉴别作为提高RVOT室速/室早消融成功率的重点,也将其认定为消融失败的主要原因,这一认识一直持续到今天。

一　RVOT室早/室速的术前定位

　　自20世纪80年代室性心律失常的导管消融开始应用临床,人们对RVOT室早/室速认识迅速加深,其也成为室性心律失常导管消融最主要的疾病。当时正处于导管消融的"二维时代",体表心电图的准确定位是影响消融成功率的重要因素,也成为众多学者关注的焦点。1995年,美国宾夕法尼亚大学医学院的Jadonath医生根据临床研究结果提出了著名的RVOT

室早/室速分区方法(图7-9-1),这一方法沿用至今,成为术前RVOT室早/室速体表心电图定位的重要手段。近二十年的临床应用结果证实了这一方法的准确性和实用性,迄今为止,其在导管消融术前诊断中的地位仍然无可替代。

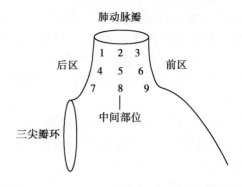

图 7-9-1　Dr.Jadonath 提出 RVOT 室早 / 室速分区

二　术前体表心电图定位的局限性

20世纪90年代后期,大量的临床研究结果显示,约有5%~10%术前体表心电图诊断为RVOT室早/室速的患者导管消融失败,而且其往往起源于3区附近,起搏标测显示该位点在右室流出道间隔面最早激动,起搏的腔内电图形态也与心律失常相似。随后也有学者发现,部分患者的起搏电图与发作心电图存在一定差异。但当时并没有给予进一步认定。21世纪初,三维重建技术开始应用临床,随着电激动标测技术的成熟,人们注意到首次消融失败的起源于RVOT 3区的室早/室速,其真实的起源点往往来自对侧的左室流出道。而由于两者解剖部位邻近,体表心电图常常难以鉴别,导致术前诊断出现误差,进而消融失败(图7-9-2)。

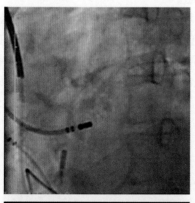

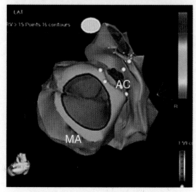

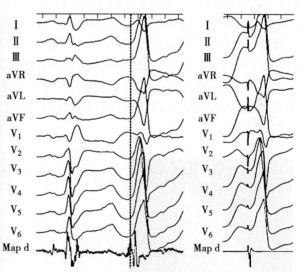

图 7-9-2　主动脉窦室早的心电图及定位
左上:消融导管位于左冠窦;左下:褐色原点为电激动标测最早激动点;右图:术前心电图呈现RVOT室早特征,术中左冠窦起搏显示起搏电图形态与发作心电图一致,证实为左冠窦起源室早

三　体表心电图鉴别新方法

2005年,Tanner医生提出了室早移行导联早于V$_3$可鉴别左室和右室流出道室早/室速。

2010年,Brain Betensky医生再次基础上进一步提出了V₂导联R/S比值0.6这一鉴别诊断比值(详见中国心律学2012)。但是由于这一方法较为复杂,并没有在临床中广泛应用。同年,日本的Yoshida教授创立了"移行区指数"的新方法,以其较高的准确性和较强的可操作性受到了电生理医生的关注,一时间成为临床中最为常用的鉴别诊断方法(详见中国心律学2011)。

可以看出,以上三种方法均将"移行导联"作为考察指标,充分的考虑了"右室和左室流出道毗邻"这一解剖学特征,也成为近十年来,多数电生理医生进行鉴别诊断共同遵循的理论基础。

四 最新研究进展

近期,美国心律杂志发表了题为 *Reasons for failed ablation for idiopathic right ventricular outflow tract-like ventricular arrhythmias* 的文章,再次引发了人们对RVOT室早/室速消融失败原因的关注。该文章的临床结果显示:在首次消融失败的病例中,室性心律失常最主要的起源部位的确位于左室系统,但仍有26%心律失常起源于RVOT。

1. RVOT起源比例 在纳入的病例中,再次进行电激动标测确认,26%起源于RVOT,所占比例最高。而起源于主动脉窦的病例为16%。而且,所有病例中,72%的患者体表心电图显示移行导联早于V₃,而在RVOT组,这一比例也达到40%。换言之,无论采取何种体表心电图鉴别方法,都难以准确区分RVOT和左室流出道室早/室速。

2. 起源部位分散 除RVOT和主动脉窦这一常见区域外,其起源部位还可位于主动脉壁内、肺动脉甚至心外膜,这在此前的研究中并不多见。对于肺动脉起源的室速表现为RVOT的体表心电图特征我们并不惊讶(图7-9-3),毕竟两者的解剖部位毗邻,而且,文中的标测结果也显示,主要起源于肺动脉根部。作为心肌组织和血管组织的交界区域,往往是心律失常的好发部位,这与房颤的肺静脉触发机制具有相似的生理学基础。

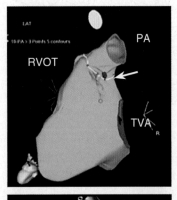
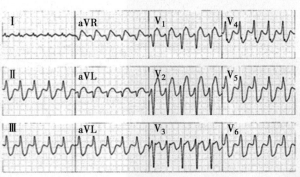
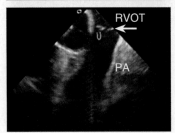

图7-9-3 肺动脉起源室速的标测

但是对于心外膜室速与RVOT室速的鉴别则是我们极少涉及的课题。首先,心外膜室速的发生率较低,也是心律失常导管消融的难点之一,往往需要经心包腔穿刺途径进行消融。其次,心外膜室速多起源于左心室游离壁外侧近二尖瓣环处,几乎是左心室的最左侧,因此,其心电图往往表现为I导联完全负向。这与经典的RVOT室早/室速心电图具有明显差别,所以临床中需要进行两者鉴别的情况十分罕见。该文中提及13%病例起源于心外膜,但通过其提供的心电图发现,其体表心电图I导联完全负向,根据我们的经验应该能够确定为心外膜室速,而不需要与RVOT室速相鉴别(图7-9-4)。这可能与术者的经验有关。

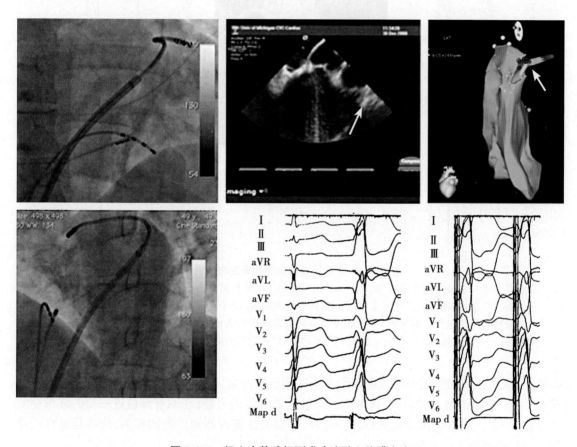

图7-9-4 经心大静脉标测成功消融心外膜室速

3. 主动脉壁内室速的消融 本文最引人注意的是对于主动脉壁内起源室速的消融。这一类型的室速占该研究病例总数的21%,仅次于右室流出道(26%),而且标测、诊断和消融步骤也更为繁复。首先,应该明确所谓的"主动脉壁内室速"的确切含义,它是指在右室和左室流出分别标测,确定了室速的最早激动点,但是进行起搏验证时,两者的起搏图形与室速发作图形的吻合率均小于10个导联。这就提示,左右流出道所标测出的最早激动点均不是真正的起源部位。从解剖结构上推测,可能位于主动脉血管壁内,而非传统的主动脉窦区域。按照常规方法,我们通常选择更加提前的激动点作为消融靶点,但该研究显示,在主动脉侧消融有效(图7-9-5)。

通过上述资料我们不难看出,作为最常见的RVOT室速/室早,其诊断与消融仍然面对严峻挑战。首先,在肯定"移行导联"作为主要鉴别手段的前提下,必须意识到其存在一定的误差,

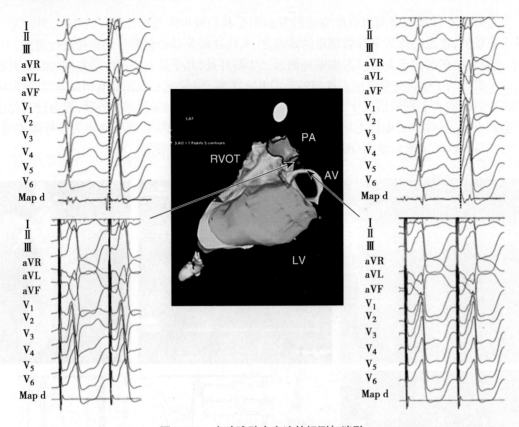

图 7-9-5　主动脉壁内室速的标测与消融

灰色部分为右室流出道重建模型,绿色为左室重建模型;蓝点圆点表示右肺动脉标测的最早激动点,领先37毫秒;褐色圆点表示主动脉标测的最早激动点,位于左冠窦和右冠窦之间,领先20毫秒。分别在两处进行起搏标测,可见起搏图形与室速图形的吻合率均小于10导联。术者首先在肺静脉内(即蓝点处)放电,无效。然后在主动脉侧(即褐色圆点处)放电,消融成功

即使 V$_1$ 呈现 R 波为主的右束支阻滞形态也并不能完全肯定起源点位于左侧。其次,当 RVOT 室速/室早初步消融无效时,应该考虑到多种起源部位的可能,在原有部位进一步的详细标测非常必要,而且应该尝试肺动脉标测。此外,需要关注壁内起源室速的标测,这将是室性心律失常导管消融的又一个焦点。

(王　龙)

参 考 文 献

[1] Ouyang F, Fotuhi P, Ho SY, et al. Repetitive monomorphic ventricular tachycardia originating from the aortic sinus cusp: electrocardiographic characterization for guiding catheter ablation. J Am Coll Cardiol, 2002, 39:500-508.

[2] Tanner H, Hindricks G, Schirdewahn P, et al. Outflow tract tachycardia with R/S transition in lead V3: six different anatomic approaches for successful ablation. J Am Coll Cardiol, 2005, 45:418-423.

[3] Timmermans C, Rodriguez LM, Crijns HJ, et al. Idiopathic left bundle-branch block-shaped ventricular tachycardia may originate above the pulmonary valve. Circulation, 2003, 108:1960-1967.

[4] Tada H, Nogami A, Naito S, et al. Left ventricular epicardial outflow tract tachycardia: a new distinct subgroup of outflow tract tachycardia. Jpn Circ J, 2001, 65:723-730.

[5] Yokokawa M, Good E, Chugh A, et al. Intramural idiopathic ventricular arrhythmias originating in the intraventricular septum: mapping and ablation. Circ Arrhythm Electrophysiol, 2012, 5:258-263.

［6］Ebrille E，Chandra VM，Syed F，et al. Distinguishing ventricular arrhythmia originating from the right coronary cusp，peripulmonic valve area，and the right ventricular outflow tract：utility of lead I. J Cardiovasc Electrophysiol，2014，25：404-410.

［7］Koestenberger M，Ravekes W，Nagel B，et al. Reference values of the right ventricular outflow tract systolic excursion in 711 healthy children and calculation of z-score values. Eur Heart J Cardiovasc Imaging，2014.［Epub ahead of print］

［8］Yoshida N，Yamada T，McElderry HT，et al. A novel electrocardiographic criterion for differentiating a left from right ventricular outflow tract tachycardia origin：The V2S/V3R index. J Cardiovasc Electrophysiol，2014.［Epub ahead of print.］

［9］Hai JJ，Desimone CV，Vaidya VR，et al. Endocavitary structures in the outflow tract：anatomy and electrophysiology of the conus papillary muscles. J Cardiovasc Electrophysiol，2014，25：94-98.

［10］Hutchinson MD，Garcia FC. An Organized Approach to the Localization，Mapping，and Ablation of Outflow Tract Ventricular Arrhythmias. J Cardiovasc Electrophysiol，2013.［Epub ahead of print.］

［11］Pytkowski M，Maciąg A，Sterliński M，et，al. Novel algorithm for arrhythmogenic focus localization in patients with right ventricular outflow tract arrhythmias. Cardiol J.2014，［Epub ahead of print.］

［12］Lamba J，Redfearn DP，Michael KA，et al. Radiofrequency catheter ablation for the treatment of idiopathic premature ventricular contractions originating from the right ventricular outflow tract：a systematic review and meta-analysis. Pacing Clin Electrophysiol，2014，37：73-78.

［13］Szydło K，Wnuk-Wojnar AM，Trusz-Gluza M，et al. Differentiation of arrhythmia originating from the right or left ventricular outflow tract based on the QRS morphology of premature ventricular beats and duration of repolarisation. Kardiol Pol，2013，71：723-729.

10. 新型食管调搏仪与应用

自 1957 年食管心房调搏技术成功地应用于临床后，经食管心脏起搏经历了起搏心室、测定心房不应期、进行心脏电生理检查以及用于各种快速性心律失常的治疗的不同阶段。

我国经食管心脏电生理检查于 1978 年由蒋文平教授率先开展。1983 年方祖祥教授设计的我国第一台经食管心脏调搏仪问世。次年(1984 年)由徐大栋工程师设计，蒋文平、郭继鸿等教授参与研发，由苏州东方电子仪器厂生产的第一代经食管心脏电生理刺激仪(XD-1 型)问世，并开始应用于临床。其采用模拟电路产生刺激波，使用变压器隔离人体和网电源，随机发放的模式。之后为了迎合临床的需求，国内各种品牌、型号的刺激仪如雨后春笋般地出现，食管心房调搏技术进入了临床鼎盛期。此后，绝大多数品牌的刺激仪因各种原因，逐渐退出历史舞台。然而，生产我国自己的心脏刺激系统一直是坚持者的信念。在自主研发理念的推动下，苏州东方电子仪器厂先后推出了 XD-2、DF-3、DF-4、DF-5 型心脏刺激仪(图 7-10-1)。内部设计也从早期的数模混合程控电路，逐步发展为程控电路；从原来电路复杂，故障率高，进展到现在使用精密激光微调技术的集成电路，使数字处理与医学数据分析成为一体，系统技术指标完全符合 12 导联心电图行业标准的高新技术产品。

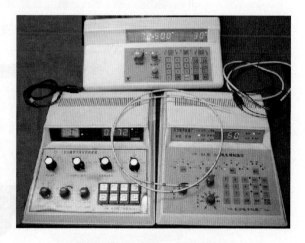

图 7-10-1 早期的食管调搏仪

一 新型食管心脏电生理刺激、记录仪的功能与特点

1. 解决落后的存储方式　长期以来,食管心房调搏检查中的心电图一直沿用传统的纸质记录方法,整理和分析资料耗费了大量的时间和人力,纸质资料的存储需要大量的空间(图7-10-2),这些因素成为食管调搏技术发展的瓶颈。为了破除瓶颈,从 2005 年起,历时 3 年由我国自行设计、生产的集刺激、记录技术为一体的新型心脏电生理刺激仪 DF-5 问世,该仪器采用嵌入式系统和计算机联机系统,融合数 - 模混合电路、数字处理技术以及医学数据分析等先进技术。实现了集心脏电生理刺激、记录、分析、报告、存档等一系列功能的一体化(图 7-10-3)。经反复的临床试验与不断完善仪器的硬件与软件,新一代食管心脏电生理刺激仪成功华丽转

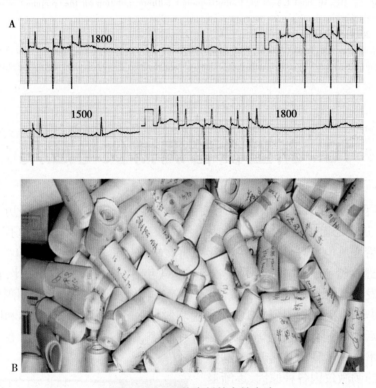

图 7-10-2　以往资料的存储方法

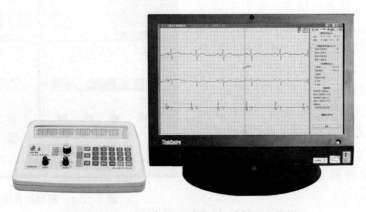

图 7-10-3　新型食管心脏电生理刺激、记录仪

身,从原来依赖纸质记录、存储变为计算机数字储存方式,完整地保存患者检查过程中所有的心电图资料,完成了保存纸质资料到数字储存的飞跃式发展。

2. 操作界面简便、直观、实用 一体机操作界面简单、直观,多项功能通过转换界面即可完成(图 7-10-4)。图 7-10-4 为 4 种功能界面,分别显示了:设置、刺激、测量和文档功能。通过不同功能的界面完成检查中的各项需求。在设置一项的界面可以选择记录心电图图纸的颜色、心电图导联和纸速的选择、分别调整记录电压。在刺激与测量界面可以选择刺激模式与刺激联律间期,发放刺激的数量、测量各种间期、自动显示所测量间期的数值。文档界面则可编写检查记录与诊断、生成诊断报告等(图 7-10-4)。

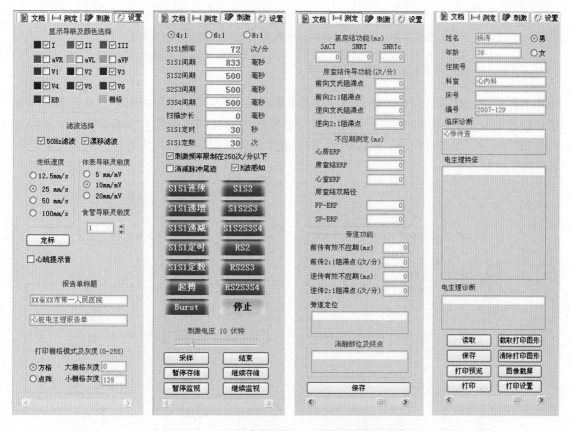

图 7-10-4 新型食管调搏仪不同功能的操作界面

3. 简化记录方法,提高记录质量 早期应用普通心电图机采用单极胸导联或双极肢导联记录食管心电图,虽然 P 波也高大、清晰,但同步记录心电图时必须舍弃某一胸导联,或出现肢导联均为食管导联心电图的弊病。新型无创心脏电生理仪设有独立的 12 导联心电图记录系统与双极食管导联心电图记录系统,彻底改变了以往的繁复的记录方式,摒弃了由此带来的弊病。图 7-10-5A 为新型无创心脏电生理仪记录的体表与食管导联心电图,图中食管导联 P 波呈 3 相波,高大清晰,具有类左房电图和 / 或类心内冠状窦电图的特点与作用。图 7-10-5B 为相同纸速记录的体表与心内冠状静脉窦电图,比较食管与心内冠状静脉窦电图极为相似。

4. 增设刺激时同步记录食管导联心电图的功能 刺激时不能同步记录食管导联心电图一直是困扰食管调搏多年的难题,新型心脏电生理刺激仪的记录系统破解了这道难题。该系

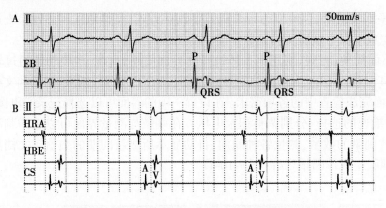

图 7-10-5　食管导联心电图与心内电图的比较

A. EB 代表双极记录的食管导联心电图；B. 窦性心律时的心内电图，CS 代表导管在冠状窦记录的双极冠状窦电图，将冠状窦电图与 A 图的食管导联心电图比较，二者极为相似

统除了在自主心律时可同步记录食管导联心电图外，还可在发放刺激的同时记录到清晰的食管导联的 P 波（图 7-10-6），解决了长期以来对诱发出的短暂心律失常不能确诊或无法进行鉴别诊断的问题。如果进行横向比较的话，新型电生理刺激仪的记录系统有与心内多道记录仪异曲同工之妙。

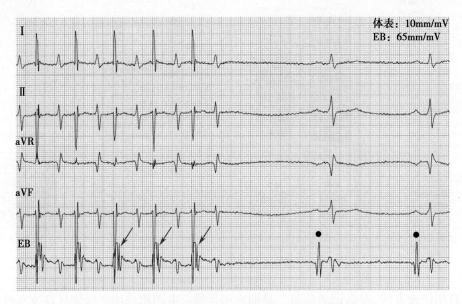

图 7-10-6　刺激时同步记录食管与体表心电图

图中刺激脉冲后的食管导联（EB）箭头指示处可见明显的起搏的 P 波，其与窦律时记录的食管导联心电图的 P 波（圆点指示）形态一致

　　5. 增加了人性化的分析与诊断功能　新型心脏电生理刺激仪吸纳了多通道心内电生理记录仪的精华部分，增加了记录或分析时随意调整心电图电压、增减心电图导联和随意改变心电图显示与记录速度的功能，对检查结果的分析与诊断提供了极大便利。图 7-10-7 为 1 例经食管调搏诱发心动过速的心电图。分析时，采用了增高电压、加快显示速度、剔除无用导联，并采用自动测量的方法，通过准确测量 RP⁻ 间期（90 毫秒），轻松地做出房室折返性心动过速的诊

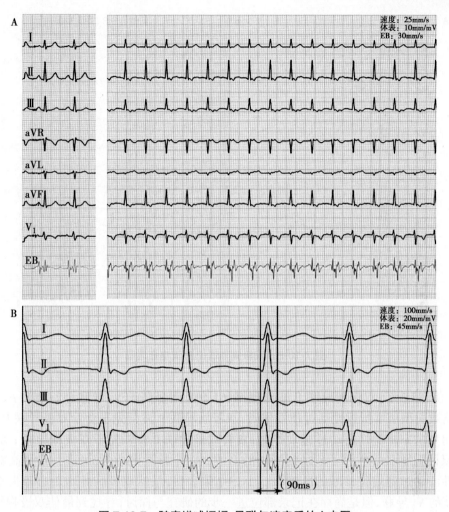

图 7-10-7 随意增减振幅、导联与速度后的心电图
A. 窦性心律与心动过速时记录的常规肢体 6 个导联、V_1 导联和食管导联心电图。B. 在
A 图的基础上减少了导联、增加了导联振幅、提高纸速,使测量更清晰,诊断更便捷

断,进一步比较 V_1 与食管导联心电图 P′ 波的位置,确定旁路位于左侧。食管心房调搏的最后诊断:左后壁隐匿性旁路伴房室折返性心动过速。

6. 增设同步记录双极胸导联心电图的功能 Fontaine 发现双极胸导联(Fontaine 导联)可增加 Epsilon 波的检出率。利用 Fontaine 提出的原理,新型无创心脏电生理刺激仪增加了同步记录双极胸导联心电图功能。在体表心电图 P 波不清楚时,选择该功能可提高对 P 波的识别能力。图 7-10-8A 为开启双极胸导联功能后记录的常规 12 导联心电图、双极胸导联(BC)和食管导联心电图(EB)。与普通 12 导联相比,双极胸导联记录的 P 波振幅明显增高。特别是在发放刺激信号后食管导联 P 波与脉冲信号十分贴近时(图 7-10-8B),双极胸导联记录的 P 波可明确标识出有效夺获,使对夺获的判断变得更加容易。如果双极部位靠近右胸部位,对诊断隐匿性旁路的部位、测量窦性心律或起搏时的房间传导时间等有更大的临床价值。

晚近有人对 51 例食管调搏诱发出顺向型房室折返性心动过速的患者发作前及发作时常规 12 导联、食管双极导联和双极胸导联心电图进行分析,观察各导联 P 波形态及发生先后顺序。结果:心动过速发作时,双极胸导联 P 波清晰者 21 例(41.2%)明显高于体表心电图 V_1

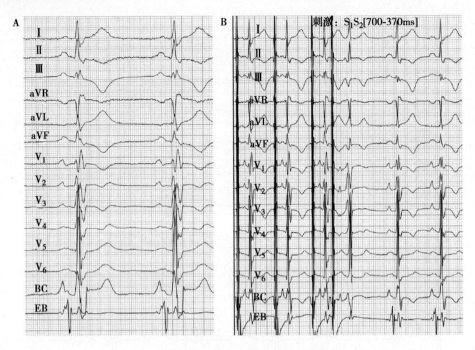

图 7-10-8　双极胸导联使 P 波电压增高

导联(17 例,33.3%);双极胸导联 P 波出现率(61.4%)明显高于 V_1 导联(52.9%)($P<0.05$);且右侧旁路顺向型房室折返性动过速发作时,双极胸导联 P 波领先于食管双极导联 P 波,左侧旁路顺向型房室折返性心动过速发作时,食管双极导联 P 波领先于双极胸导联 P 波。该研究证实双极胸导联心电图可记录到清晰的 P 波,与 V_1 导联相结合,可进一步提高顺向型房室折返性心动过速定位诊断的准确率。上述结果表明,虽然双极胸导联对心律失常的诊断优于单纯的 V_1 导联,但是尚存在记录部位进一步的研究与探讨,寻找到最佳双极胸导联的记录位置。

二 新型食管心脏电生理刺激、记录仪的临床应用

食管心房调搏的临床应用可用 8 个字概括:复制、诊断、治疗、急救。

(一)复制

心脏电生理与心电图本质上区别在于:心电图是对心脏电活动的被动记录,有些心律失常因发作时间短,不能及时捕捉到常使诊断陷入困境。而心脏电生理则是对心脏电活动,特别是心律失常进行复制。因此,在心律失常没有发作的情况下,通过心脏电生理的手段能够使绝大多数的快速性(折返性)和缓慢性心律失常、特殊心电现象、心肌缺血得到准确复制。食管心房调搏是无创性心脏电生理检查技术,无需严格消毒的导管室、价格高昂的血管造影机及复杂的心内多导生理记录仪,即可进行心律失常的复制,特别适用于各级医院对心律失常的筛查。

1. 复制缓慢性心律失常

(1)复制窦房结自律性降低:窦房结是心脏主导起搏点。窦房结的起搏细胞属于慢反应电位型,其动作电位的特点之一是没有稳定的静息电位。当舒张期除极达到一定阈值时,即可引起扩布动作电位。窦房结自律性除了受自动化除极的去极化速率、最大舒张期电位和阈电位的影响外,还受自主神经、药物、电解质、内分泌激素及温度等等影响。大量的实验和观察认为

窦房结恢复时间（SNRT）是揭示潜在窦房结功能失常的一种很有价值的方法。但是如果采用心内电生理单纯对窦房结功能进行检测，则是医疗资源的极大浪费。图 7-10-9 为男性患者，反复晕厥，体表心电图诊断：窦性心动过缓。为了解窦房结功能，行食管心房调搏测定窦房结自律性，给予连续 S_1S_1 刺激，停止刺激后出现长达 6.1s 的停搏（SNRT 正常值 1500 毫秒）。高度提示患者出现晕厥的原因极可能与窦房结自律性降低，引起长时间的窦性停搏有关。给予心脏永久起搏器植入后，患者晕厥症状未再重现。

（2）复制房室传导功能异常：临床有时可见心电图显示房室传导正常，但动态心电图却记录到夜间出现房室阻滞，为了解房室结的功能可通过食管调搏复制房室阻滞，协助临床进行鉴别诊断。图 7-10-10 为老年男性患者，平素心率较慢，心电图未记录到房室阻滞，行食管心房调搏给予 110 次 / 分的 S_1S_1 刺激时出现房室文氏传导。提高刺激频率到 130 次 / 分时出现 2：1 传导，进一步检查无房室结双径路与迷走神经张力增高的证据，提示患者存在隐匿性房室结前传功能低下。

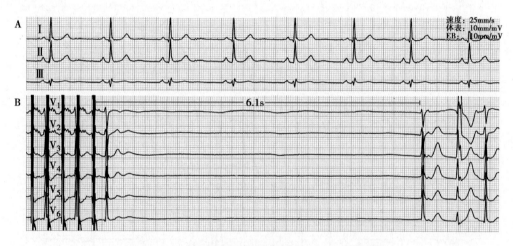

图 7-10-9　测定窦房结自律性引起 6.1s 的窦性停搏

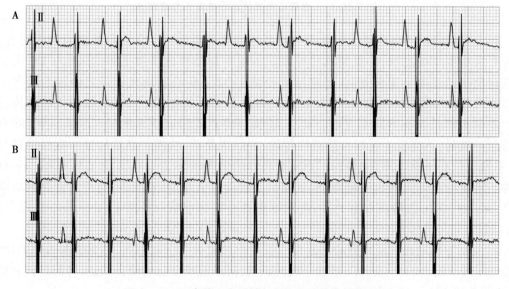

图 7-10-10　食管心房调搏复制房室结前传功能不良

2. 复制快速性心律失常　食管心房调搏复制折返性室上性心动过速已广为人知,其可复制房室结前传功能好的特发性室速尚较少有人知晓。图7-10-11A、B同为经食管心房调搏诱发特发性左室室速的心电图,不同的是所使用的记录仪有别,A图无同步记录食管导联心电图,B图为新型食管心脏电生理刺激仪同步记录了食管导联心电图,显然,B图对心动过速的诊断更直接,也更明确。

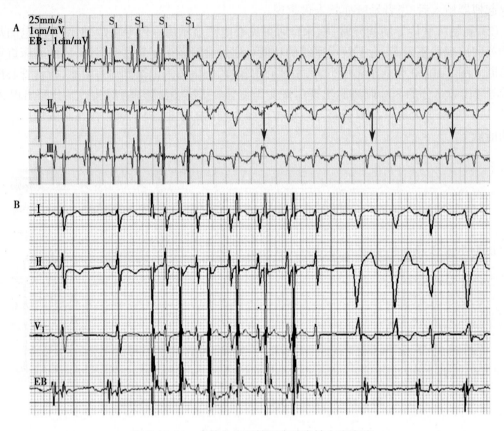

图7-10-11　食管心房调搏诱发特发性左室室速

3. 复制特殊的心电现象　心电图中的多种特殊现象均可经食管心脏电生理进行复制。随着心脏电生理的发展,心脏特殊传导系统的电生理特性逐步被更多的医生了解,更多的心电现象也通过电生理被复制,房室结双径路1∶2下传心室现象即是之中较为突出的特殊心电现象。房室结双径路1∶2下传心室需具备2个条件:其一,慢径路与快径路传导时间的差值必须长于心室的不应期。其次,快慢径路之间没有更多的相互联系,两者间有充分的保护机制,不会发生连续性隐匿性传导、蝉联现象等,快慢径路的传导一直保持各自独立,不发生相互干扰。图7-10-12A为反复心悸的患者的体表心电图,P波后跟随2个QRS波群。给予经食管调搏 S_1S_2 刺激,S_2 刺激后出现连续2个QRS波群,同步食管导联心电图证实,第2个QRS波群前没有P波,提示该患者存在房室结双径路1∶2下传心室现象(图7-10-12B)。

4. 复制心肌缺血　经食管心房起搏心脏负荷试验可用于冠心病、心肌缺血的辅助诊断,其通过提高被检者的心(室)率,增加心肌耗氧量,揭示冠状动脉的储备功能,可部分代替运动试验(图7-10-13)。

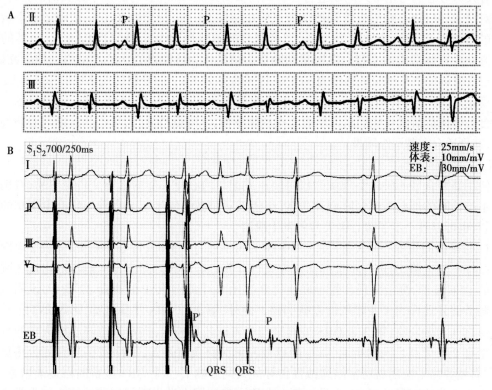

图 7-10-12　食管心房调搏复制并诊断房室结双径路 1∶2 下传心室现象

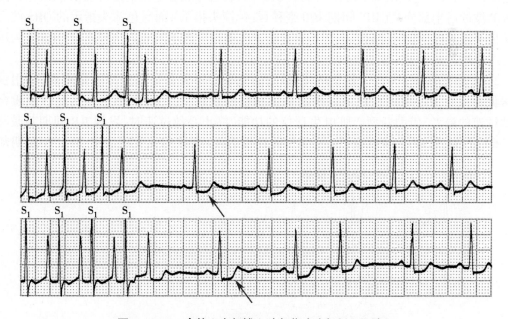

图 7-10-13　食管心房起搏心脏负荷试验复制心肌缺血

起搏频率 90 次 / 分（图 A），停止刺激后 ST 段下移 <0.05mV，随起搏频率增快到 120 次 / 分（图 B），停止刺激后 ST 段水平下移≥0.2mV；再次增加起搏频率到 140 次 / 分（图 C），停止刺激后 ST 段水平≥0.2mV。食管心房起搏心脏负荷试阳性，成功复制心肌缺血状态时的心电图

有人对冠心病与正常人同期进行食管调搏负荷试验(186例)与运动平板负荷试验(178例)进行对照,结果:冠心病组食管调搏负荷试验敏感性86.3%,特异性81.6%;活动运动平板负荷试验的敏感性85.3%,特异性78.9%。二者联合的敏感性98.9%,特异性98.8%。遗憾的是该项研究缺少冠脉造影的支持。以冠状动脉造影结果作为诊断冠心病标准的另一项研究显示:单纯行食管调搏负荷试验敏感性为57.1%,特异性为77.8%。而静脉使用多巴胺$10\mu g/(kg\cdot min)$血压稳定后,再行食管调搏负荷试验的敏感性提高到81.0%,特异性88.9%。结果提示多巴胺联合食管调搏负荷试验能提高诊断冠心病的敏感性,不降低特异性,可作为诊断冠心病的有效方法,特别适合在基层医院推广。

(二)诊断

使用新型食管心脏电生理刺激仪对复制或记录的心律失常的诊断变得更容易,特别是对以往不能诊断的那些瞬间短阵心律失常,更能展示刺激时同步记录食管导联心电图功能的优势,同时也可以进一步了解心律失常的发生机制。

1. 诊断瞬间短阵心律失常　图7-10-14为男性患者,有阵发性心悸病史,体表心电图有显性预激伴右侧旁路,为进一步选择治疗方案行食管心房调搏。图中S_1S_2刺激后出现3跳频率增快的QRS波群,测量发现食管导联逆传P波比V_1导联逆传P波提前32毫秒,说明该患者除右侧旁路外还存在1条隐匿性左侧旁路。此外,第2个QRS波群增宽,形态介于正常与预激图形之间为融合波,第3个QRS波群则与窦律时几乎一样,提示该短阵心律失常的机制为房室结和2条旁路之间的折返,其中隐匿性左侧旁路负责逆传,而房室结与右侧旁路负责前传,在右侧旁路不应期与房室结递减性传导的共同影响下,3个QRS波群时限逐渐增宽,最终折返终止于前传。图7-10-15为另1例在食管心房调搏中发生瞬间短阵快速心律失常患者的心电图,S_2刺激后连续出现3跳快频率窄QRS波,食管导联心电图清楚时显示QRS波群之后紧跟P波的后半部分,且RP^-间期 <70毫秒(红色箭头指示),而绿色箭头指示的QRS波后没有逆传P波。根据食管导联心电图不难诊断这阵刺激后出现的短阵快频率窄QRS波为房室结折返所致。

2. 诊断复杂心律失常　多旁路、多机制的复杂心律失常是临床诊断是难点,利用食管心房调搏或食管心电图往往可以确定事半功倍的效果。图7-10-16为1例显性预激合并心动过速的患者,借助新型心脏电生理仪的功能,终止心动过速时,发现RR间期刺激脉冲前(360毫秒),脉冲后(400毫秒),在RR间期仅有40毫秒的变化时,RP^-和P^-R间期却发

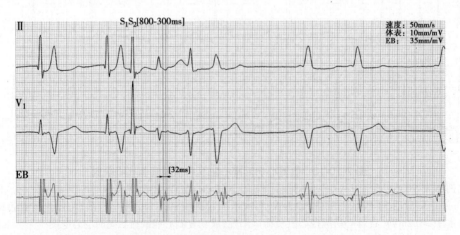

图7-10-14　新型食管心脏电生理刺激、记录仪诊断瞬间短阵心律失常

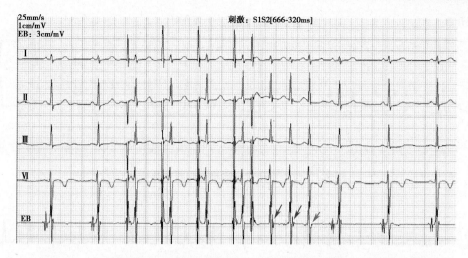

图 7-10-15　新型食管心脏电生理刺激、记录仪揭开瞬间短阵心律失常的机制

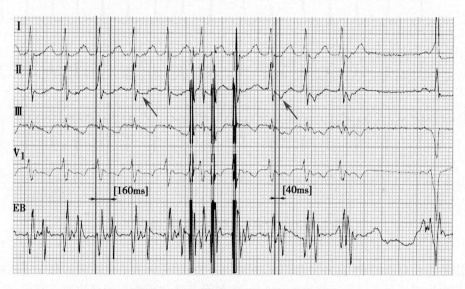

图 7-10-16　食管调搏诊断复杂心律失常

生明显改变。刺激前 RP′ 间期 160 毫秒，P′R 间期 200 毫秒。刺激后 RP⁻ 间期 120 毫秒。提示该患者心动过速的前传和逆传都有 2 条或 2 条以上的传导通道，即房室结双径路伴有双旁路或多旁路。

3. 同步食管、双极胸定位旁路　隐匿性预激伴房室折返性心动过速的定位，特别是 V₁ 导联逆传 P 波不清楚时，是临床诊断的难点。新型心脏电生理仪增设的同步记录食管与双极胸导联心电图功能可解决近半数隐匿性预激伴房室折返性心动过速的初步定位问题，随着双极胸导联位置的进一步改进，可能受益比例更大。图 7-10-17 为 47 岁的女性患者，发生顺向型房室折返性心动过速时同步记录 V₁、食管与双极胸导联心电图。图中 V₁ 导联逆传 P 波不清，而比较心动过速时 2 个导联逆传 P 波出现的时间，食管导联 P 波明显领先于双极胸导联，提示为左侧旁路。

4. 心律失常不同发生机制的诊断　应用体表心电图无法对频率相似而机制迥异的快速性心律失常的机制进行鉴别诊断，同步记录食管导联心电图这一问题则可迎刃而解。图 7-10-18

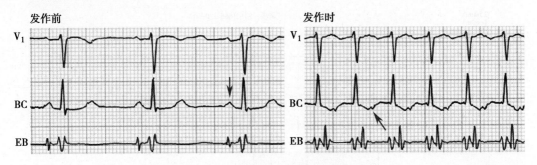

发作前　　　　　　　　　　　　　　　　发作时

图 7-10-17　应用双极胸导联判断旁路位置

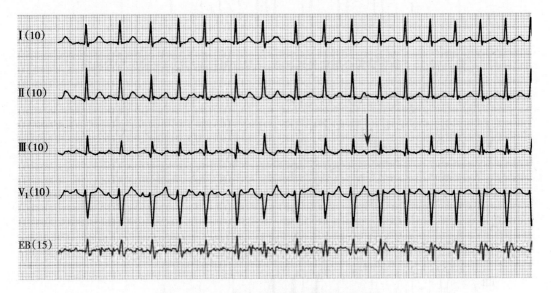

图 7-10-18　食管心电图诊断复杂心律失常

为 1 例因心悸而急诊的 65 岁男性患者,心率略有不齐,单凭体表心电图确诊有一定困难,所幸应用新型电生理仪同步记录了食管导联心电图,红色箭头之前为房颤伴快速心室率;箭头之后则转换为房室结折返性心动过速。之后应用超速刺激终止了心动过速。该病例提示食管导联心电图不仅适用于心内科,而且特别适用于急诊对快速性心律失常的诊断,是打开临床疑难心律失常心电图诊断之锁的金钥匙。

(三) 治疗

1. 终止心动过速　食管心房调搏对心律失常的治疗主要是终止折返性心动过速,应用超速抑制终止房室结和房室折返性心动过速的有效率可高达 95% 以上,采用频率 500 次/分的刺激,终止 I 型房扑的有效率也可达 88.9%,除电转复之外,食管心房调搏终止 I 型房扑是最有效的方法。食管心房调搏也可终止部分房室结前传功能好的特发性室速,终止室速的刺激频率不能过快。特别应该提及的是,食管心房调搏对不能或不适用药物终止心动过速的人群而言是不二的选择,特别适用于急诊。图 7-10-19 患者女,30 岁,妊娠 6 个月,反复心悸。经食管心电图示:房室结折返性心动过速。患者多次因心动过速急诊,均以食管心房调搏终止心动过速。

2. 在非心脏手术中代替临时起搏器　如何处理严重窦性心动过缓患者安全度过非心脏

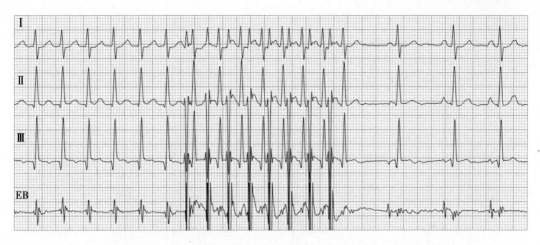

图 7-10-19　妊娠女性应用食管心房调搏终止房室结折返性心动过速

手术是临床心脏内科和麻醉科经常遇到的问题,一般多采用有创的方法—植入临时心脏起搏器,而对不能或不便植入临时起搏器的患者,过缓的心率成为术中处理的难题。不断有应用食管调搏代替临时心脏起搏器的方法在非心脏手中保驾护航。因报告的病例数量少,没有引起临床更多的关注。晚近有作者报告,对 158 例阿托品试验无效的严重窦性心动过缓患者,在行非心脏手术时应用食管心房调搏代替临时心脏起搏器,术中血流动力学均稳定,安全度过手术期,且无任何并发症。提示:在非心脏手术中,应用食管心房调搏代替临时心脏起搏器,不仅安全有效,还消除了植入临时心脏起搏器带来的合并症,值得在基层医院推广应用。

(四) 急救

食管心房调搏在 20 世纪 90 年代曾是抢救因窦性停搏引起晕厥患者不错的选择,之后因临时起搏技术的日臻完善,食管心房调搏用于急救的案例已越来越少。2013 年发表在吉林医学的短篇报告,经食管心房起搏抢救 19 例患者的临床体会,说明经食管临时心脏起搏对没有条件植入临时心脏起搏器的基层医院,仍然是严重过缓心率急救时的重要手段之一。应该提及的是,经食管心室起搏的电压高,稳定性差,因此,对三度房室阻滞患者的抢救不能作为首选方法。

三　新型食管心脏电生理刺激、记录仪的技术优势

新型食管心脏电生理刺激、记录仪的体表与食管心电图同步记录功能极大地提升了其在临床应用的范畴,特别是对体表心电图无法或不能诊断的问题得以有效解决。

1. 食管心电图诊断房间传导阻滞　体表心电图对房间传导阻滞的诊断仅能依赖 II 导联 P 波时限(>120 毫秒),或呈双峰样改变,两峰之间时限 >40 毫秒诊断,而左房确切的起点体表心电图根本无法得知,因此,若想得到房间传导的准确时限,进而诊断房间传导阻滞,其难度可想而知。

同步记录体表与食管导联心电图为准确测量房间传导时间提供了最直接和便捷的方法。食管导联心电图记录的心房电活动(P 波)为左房后壁的电位,可以找到明确的起点,以体表心电图 P 波最早除极的 II 及 V_1 导联确定最早起点测量到食管心电图 P 波起点,即为房间传导时间(图 7-10-20)。

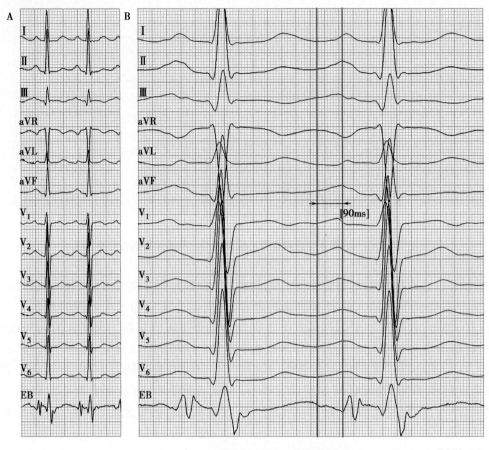

图 7-10-20　食管心电图诊断房间传导阻滞

　　患者女,60 岁,因阵发性心悸行食管心房调搏,体表心电图基本正常,Ⅱ导联 P 波时限 120 毫秒,未见双峰与切迹,仅凭体表心电图不能诊断房间传导阻滞。同步记录体表与食管导联心电图并将纸速增加到 100mm/s,电压增大到 20mm/mV,通过Ⅱ及 V₁导联选定体表心电图 P 波起点,并测量至食管心电图 P 波的起点,房间传导时间 90 毫秒(正常房间传导时间约 60~70 毫秒),显然该患者房间传导时间延长,提示存在隐匿性房间传导阻滞

　　2. 食管心电图诊断起搏器术后隐匿性左房室不同步(图 7-10-21)　临床应用最普遍的右心房起搏部位为右心耳,而右心耳与左房之间,主要通过传导速度缓慢的心房肌之间传导,电激动的传导路径延长,房间传导时间随之也明显延长。结果,使原来没有房间传导阻滞患者的房间传导间期延长,使原来就有房间传导阻滞者,房间传导阻滞更为严重。Claude 的资料表明,房间传导阻滞患者在右房起搏时房间传导时间平均延长达 200 毫秒,且随起搏频率增高,传导延缓的程度更大。以往资料表明:起搏器植入后房室间期(AV 间期)调整为 175 毫秒时可获得最佳血流动力学。因此,在自身房室结传导功能差,需要心室起搏的患者当普通双腔起搏器植入后,房室间期(AV 间期)通常被调整到 200 毫秒左右。以其获得最佳血流动力学。如果仅用体表心电图或腔内电图显然不能了解或准确测量左房室间期,可以说,左房室间期是体表心电图和起搏器记录的腔内电图的盲区。

　　应用食管心电图观察起搏器术后左房室间期,指导 AV 间期调整,以取得最佳血流动力学,不仅可防止 AV 间期过短对血流动力学的影响,还可对起搏 AV 间期调整到 300 毫秒或更长者的血流动力学改变进行间接的判断。同步记录体表和食管心电图弥补了单纯记录体表

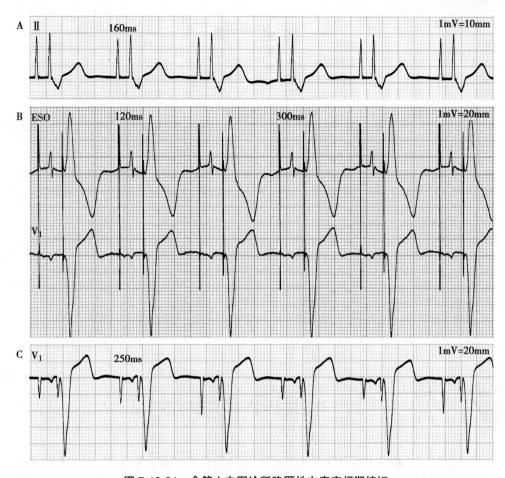

图 7-10-21　食管心电图诊断隐匿性左房室间期缩短

患者男,79 岁。因病窦综合征双结病变植入双腔起搏器,术后 AV 间期设置为 160 毫秒。出院前复查起搏器,患者自述偶有胸闷不适感,体表心电图呈双腔起搏,心房起搏脉冲后无起搏的 P 波,疑似心房起搏不良(A)。为观察心房起搏状态,将 AV 间期调整到 300 毫秒,提高电压 20mm/mV 记录食管心电图,显示心房起搏脉冲至左房时间为 120 毫秒,按照 AV 间期 160 毫秒计算,左房室间期仅有 40 毫秒(B)。文献显示:<100 毫秒的左房室间期不能保证左房的收缩射血功能,左房辅助泵作用严重受损,使左房、左室的机械同步性下降。长期过短的左房室间期还可导致左房扩大而易发房颤。为改善患者左房室间期过短,又考虑到右室起搏至左室还有一定的传导时间,故将 AV 间期调整到 250 毫秒,患者不适症状消失

表心电图和起搏器记录的腔内电图的不足,其成为超声心动图之后测量左房室间期的唯一的无创方法。当然,AV 间期的长短还应根据患者的情况进行取舍。总之,同步记录食管心电图,观察食管导联的左房室间期对植入起搏器患者术后个体化治疗是一种安全、有效、便捷的方法。

综上,新型食管心脏电生理刺激、记录仪在原有刺激仪功能的基础上,将集成电路、数字处理与医学数据分析等功能整合在一起,使其成为类心内多道心脏电生理记录仪的高新技术产品。在该仪器的技术支持下,食管心脏电生理技术与临床应用的广度与深度必将得到更进一步的拓展。

(许　原)

参 考 文 献

［1］惠杰.食管心脏电生理刺激仪的种类及特点.临床心电学杂志,2011,20:221-222.

［2］王志鹏,赵京,郭继鸿.新型经食管心房调搏仪的临床应用.临床心电学杂志,2008,17:150-152.

［3］李忠杰,屈百鸣.食管心脏电生理技术与临床实例精选.天津:天津科学技术出版社,2013,4:6-9.

［4］许原.食管心房调搏.北京:北京大学医学出版社,2010,10:5-42.

［5］申继红,李世锋,李中健.右胸双极导联在顺向型房室折返性心动过速中的定位价值.中国心脏起搏与心电生理杂志, 2013,3:216-218.

［6］许原,程峻.心电图房室1∶2传导的少见现象.临床心电学杂志,2002,11:189-192.

［7］郭丽,江志忠,陈刚.运动平板与食道调搏心脏负荷试验诊断冠心病的临床应用.中国医药导报,2009,6:79-80.

［8］李健豪,宋明才,梁嘉永,等.多巴胺联合食管心房调搏负荷试验在诊断冠心病中的应用.实用医学杂志,2010,26:1777-1779.

［9］郭继鸿.左房室间期.临床心电学杂志,2008,17:382-388.

［10］邓金龙,覃绍明,卢军,等.经食管心房调搏急诊转复心房扑动83例分析.陕西医学杂志,2005,34:446-461.

［11］张永庆.紧急经食道心房起搏抢救严重心动过缓一例.临床心血管病杂志,1986,1:77-78.

［12］张长海,杨天和,蒋清安,等.经食道临时心房起搏在非心脏手术中的应用.贵州医药,2009,33:888-889.

［13］杨作富,刘兰,郑朝军,等.经食道心房临时起搏在非心脏手术中的应用.中南医学科学杂志,2013,41:207-208.

［14］王宏欣.经食道临时起搏抢救危重患者应用体会.吉林医学,2013,34:4509.

［15］许原,刘建.经食管心电图检出起搏器术后隐匿性左房室间期过短.心电图杂志(电子版),2014:3.

11. 心电不同步显像

CRT无反应是长期以来心衰非药物治疗中关注的焦点。此前近十年,由于CRT在心衰治疗中的显著作用,其适应证曾经得到较大幅度的扩展,心功能、心电图形态、QRS波群宽度等指标的限制曾一度放宽。但是随后的临床研究发现,相当部分的患者存在"CRT无反应"现象。为此,2012年欧洲心脏病协会(ESC)和美国心脏病协会(AHA)先后修改CRT指南,将完全性左束支阻滞和(或)QRS时限≥150毫秒作为CRT治疗心衰的Ⅰ类适应证,再次回到了早期严格适应证的时代。这一修改建议的理论和临床基础就是CRT无反应现象的增多,而对于CRT疗效显著的人群,绝大多数表现为完全性左束支阻滞和(或)QRS时限≥150毫秒。可以推测,这一标准实施后,植入CRT的患者中"无反应"的发生率将会显著降低。

但是需要考虑,遵循这一标准后,可能将一部分"非典型心电图表现(即非左束支阻滞、QRS时限<150毫秒)"患者排除,而使其无法从CRT中获益。因为此前的一些研究也表明,约有40%"非典型心电图表现"患者植入CRT后疗效显著。所以,预先准确筛查CRT无反应患者将更有利于适应证人群的确定。

正是在这一背景下,心电生理医生不断探索除左束支阻滞和QRS时限之外能够筛查CRT无反应患者的有效指标。心电不同步(ventricular electrical uncoupling,VEU)是目前这一领域的最新研究成果。

一 技术来源

VEU的检测来源于心电标测技术(electrocardiographic mapping,ECM),这是一项开始于20世纪90年代的无创心电技术。其目的是了解心脏精确的激动顺序,以此进行心律失常的诊断。

主要方法是在患者体表密集贴放数百个电极,收集心外膜电位,然后绘制心脏激动顺序图。这一技术的优势在于心电信号收集的数量巨大,观察心脏激动顺序更加准确,而且作为无创技术,避免了心腔内导管操作的风险。但是,由于需要贴放大量的电极片,操作较为复杂,因此并未在临床中得到广泛应用。

近期,欧洲学者在 CRT 无反应患者心脏激动特征的研究中再次使用了这一无创技术,以期准确了解 CRT "有反应" 和 "无反应" 患者之间的电学差异,进而选择准确筛查 CRT 适应人群的新方法。通过临床研究,确定了 VEU 这一新指标。

二　VEU 的定义与理论基础

VEU 是指左心室与右心室激动时间的差值,即左心室完全激动所需的时间减去右心室完全激动所需的时间。这一指标直接反映了左右心室之间的 "心电不同步"。

以此不难看出,VEU 是对 CRT 指南中 "QRS 时限≥150 毫秒" 这一标准的进一步 "细化"。以指南中图形和时限标准为例,CRT 治疗的理论基础在于,心衰患者发生完全性左束支阻滞,将直接导致左右心室激动时间的差异增大,而心电图则表现为心脏的整体激动时间延长,即 QRS 时限≥150 毫秒。其时间延迟主要发生在左室,因此,植入左室电极后,提前激动左室将减少左右心室激动时间的差异,心电图则表现为 QRS 时限缩短,其时间缩短也主要发生在左室。这是 CRT 治疗心衰的理论基础,也是 CRT "有反应" 的主要机制。需要指出,此时 CRT 作用表现为 "左室激动时间的缩短",而其实质则是 "左右心室激动时间差异的缩小",也就是恢复了左右心室的同步性。所以,QRS 时限缩短是 "表象",而 "消除不同步" 是 "本质"。

三　VEU 与完全性左束支阻滞

在 VEU 研究中,首先通过 ECM 技术确定了左束支阻滞的心脏激动特征(图 7-11-1)。首先,左束支阻滞时心室的最早激动起源于右心室,表现为右心室的最早突破点,进而快速激动全部右心室。然后,激动通过室间隔激动左室,而左心室存在四条缓慢传导区:前室间隔区、前侧壁区、后侧壁区和后间隔区。这四条缓慢传导区决定了左心室激动时间的延长,从而左右心室的激动时间差值增大,即 VEU 值增大。

这一研究结果与指南中突出 "完全性左束支阻滞" 形态指标和 "QRS 时限≥150 毫秒" 时间指标是一致的。也肯定了符合上述标准的患者是最有可能从 CRT 治疗中获益的人群(图 7-11-2)。

四　VEU 与 CRT 无反应

前期的研究结果表明,CRT 无反应患者往往表现为 "非典型左束支阻滞" 或 QRS 时限 <150 毫秒。正是基于这一研究结果,CRT 指南进行了修订,更加强调了形态和时限的严格标准。但是,这一建议缺乏有力的理论验证。而 VEU 这一指标对此进行了直观说明。以图 7-11-3 为例,这是一位 CRT 无反应患者,其心电图不符合左束支阻滞表现,但 QRS 时限 ≥150 毫秒,因此植入 CRT,但疗效较差。通过 ECM 发现,

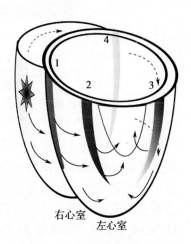

图 7-11-1　左束支阻滞的心脏激动特征

右心室存在最早突破点,左心室存在四条缓慢传导区:1.前间隔区;2.前侧壁区;3.后侧壁区;4.后间隔区

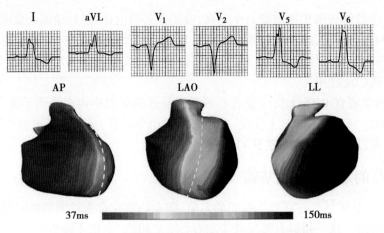

图 7-11-2　完全性左束支阻滞的心脏心电不同步

白色虚线代表冠状动脉前降支,即前室间沟、间隔;完全激动时间 155 毫秒,VEU 为 74 毫秒;CRT 疗效显著

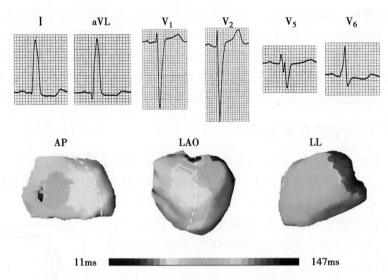

图 7-11-3　CRT 无反应患者心脏激动特征

白色虚线代表冠状动脉前降支,即前室间沟、间隔;完全激动时间 166 毫秒,VEU 为 35 毫秒,提示无"失同步现象";CRT 无反应

该患者的心室总体激动时间为 166 毫秒,但左右心室的激动时间差值即 VEU 仅为 35 毫秒。提示该患者尽管心脏总体激动时间延长,但是并未出现明显的心电不同步。换言之,尽管该患者左室激动时间明显延长,但是由于同时存在右心室激动时间的延长,反而使得左右心室的"心电不同步"不够显著,所以,无法通过植入 CRT、改善心室同步的方法达到预期的治疗效果。

五　VEU 对"非典型人群"的筛查作用

如前所述,一些研究表明,约有 40% "非典型心电图表现"患者植入 CRT 后疗效显著。这提示,一部分非左束支阻滞的心衰患者也存在明显的心电不同步,因而能够从 CRT 治疗中获益。而重要的是,需要在心电图左束支形态和 QRS 时限以外寻找新的指标筛查出这一部分患者。以图 7-11-4 为例,该患者心电图并非左束支阻滞,但是,左右心室之间的 VEU 达到 82 毫秒,存在明显的心电不同步,提示可能从 CRT 治疗中获益。植入 CRT 后,经过 6 个月的随访发现,该患者心衰症状改善明显。验证了 VEU 的筛查价值。

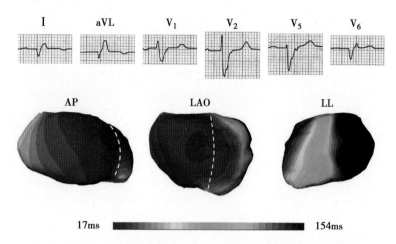

图 7-11-4 非左束支阻滞的 CRT "有反应"患者心脏激动特征

白色虚线代表冠状动脉前降支,即前室间沟、间隔;心电图 QRS 形态非左束支阻滞;完全激动时间 167 毫秒,VEU 为 82 毫秒,提示存在"失同步现象";与图 7-11-2 中左束支阻滞患者的激动特征相同;CRT 疗效显著

总之,VEU 作为一项 CRT 适应人群筛查的新指标,是对原有 CRT 患者心电图形态和 QRS 时限标准的有力补充。研究中,将 VEU 界值定为 50 毫秒能够准确的鉴别 CRT 有反应和无反应患者。当然,需要指出,这一指标建立在 ECM 这一技术的基础上,而尽管这一技术具有无创等优势,其操作的复杂以及相关仪器的缺少同时极大地限制了这一指标的应用。但是,随着研究的逐渐深入,其完全可能成为临床中 CRT 适应证评估的重要方法。

(田轶伦)

参 考 文 献

[1] Sylvain Ploux,Joost Lumens,Zachary Whinnett,et al. Noninvasive Electrocardiographic Mapping to Improve Patient Selection for Cardiac Resynchronization Therapy:Beyond QRS Duration and Left Bundle Branch Block Morphology. J Am Coll Cardiol,2013,61:2435-2443.

[2] Ramanathan C,Jia P,Ghanem R,et al. Activation and repolarization of the normal human heart under complete physiological conditions. Proc Natl Acad Sci USA,2006,103:6309-6314.

[3] Dickstein K,Bogale N,Priori S,et al. The European cardiac resynchronization therapy survey. Eur Heart J,2009,30:2450-2460.

[4] Tang AS,Wells GA,Talajic M,et al. Cardiac resynchronization therapy for mild-to-moderate heart failure. N Engl J Med,2010,363:2385-2395.

第八篇

房颤的现代观点

1. 舒张性心衰患者房颤的消融

舒张性心力衰竭(舒张性心衰;diastolic heart failure,DHF)指在心室收缩功能正常或轻度减低的情况下,心室肌松弛性和顺应性减低使心室充盈减少和充盈压升高,从而导致肺循环和体循环淤血的一组临床综合征。心房颤动(房颤)是临床上最常见的快速性心律失常,是诱发心力衰竭的重要原因之一。著名心血管病专家 Braunwald 教授曾指出,心衰和房颤是 21 世纪心血管疾病领域里两种新的流行病。心衰和房颤这两种疾病关系密切,具有相同的人口学特征,其危险因素多数也相同,如高龄、女性、高血压、肥胖、糖尿病、心肌梗死和瓣膜性心脏病等。且心衰和房颤互为因果关系,心衰使左房压力升高,使交感神经激活,促进心房间质纤维化改变,这些病理生理变化都促使房颤发作;与其相对应,房颤后心房收缩功能丧失,射血分数减低,加重心功能不全;房颤时快速心室率会导致快速心律失常性心肌病。大约 25%~30% 新发舒张性心衰的患者有房颤的证据,随心衰进展房颤发生率可达 40%,合并舒张性心衰的房颤患者其死亡和心血管事件危险明显增加。近年来更有研究表明房颤是心衰包括舒张性心衰死亡增加的独立预测因子。目前,舒张性心衰房颤的治疗仍存在不少分歧,本文将对其治疗策略和进展,尤其是近年来导管消融的进展作一简要评述。

一 舒张性心衰房颤的病理生理机制

1. 舒张性心衰的病理生理机制　舒张性心衰是指心室舒张功能异常导致心室充盈不良而引发的心力衰竭。心室舒张功能不良可以是松弛功能不全使心室充盈变慢或不完全及(或)由于心室顺应性不良、膨胀受限导致心室充盈障碍。为增加心室的充盈,需要增加静脉回流的压力,从而导致肺静脉压升高而引起的一系列症状。所以从病理生理学来看,舒张性心衰是左室必须用提高左室充盈压的办法来获得正常的心室充盈和心搏量的一种代偿状态。其血流动力学的特点是左室容积减少和舒张末压升高,而 LVEF 正常或轻度减低。

2. 不同病因下舒张性心衰的病理生理改变　①心室肥厚(体积和重量)、心肌缺血、年龄等因素导致的心室快速充盈期障碍;②心肌浸润病变、心内膜心肌纤维化等导致的心肌僵硬;③右室容量或压力负荷变化导致的左、右心室间的相互作用;④急性容量负荷增加、右室梗死或大面积肺栓塞导致的心室腔急性扩张;⑤窦性心动过速,房速、房扑或房颤伴快速心室率、室速等导致的左室充盈时间缩短;⑥左束支阻滞、频发室早等导致左室充盈时间缩短,二尖瓣反流等。

3. 舒张性心衰房颤的病理生理改变　症状性舒张性心衰患者发生房颤的比例较高(20%~40%)。房颤和舒张性心衰存在相同的病理机制,互相促进,形成恶性循环,故房颤既是舒张性心衰患者的病情发展结果,也是其病情进展的诱发因素。舒张功能不全导致心房的压力和容量负荷过重,引起心房肌肥厚,最终心房扩大,增加了房颤发生的可能;而房颤心室率增快和节律的不规则及心房收缩功能的丧失导致心输出量下降,进一步影响心脏功能。心房扩大还激活了离子通道,改变了心房的电生理特性,使心房不应期不均一缩短,减慢了心房传导及增加触发活动,导致多子波折返,促进房颤的发展;此外,舒张功能不全时肺静脉心肌袖的延伸可能也参与了房颤的发生。舒张功能不全过程中过度激活的神经内分泌变化在房颤发生中也起着重要作用,其中肾素 - 血管紧张素 - 醛固酮系统(RAAS)尤为重要;RAAS 激活导致心房的结构重构和电重构,同时促进了间质纤维化,导致缓慢传导,心房复极不均一,促进房颤的发生和维持。有实验证实阻断 RAAS 可减轻心房的纤维化。目前房颤上游治疗的药物之一即为应用 RAAS 拮抗剂,可能抑制舒张功能不全和房颤的进展。

二　舒张性心衰合并房颤的诊断

目前舒张性心衰合并房颤的诊断主要依靠舒张性心衰的证据(包括病因、临床表现和客观检查证据)和房颤的证据。

1. 舒张性心衰的病因和临床表现　是否存在导致舒张性心衰的病因,如高血压性心脏病、肥厚性心肌病及主动脉瓣狭窄等原发病;是否存在舒张性心衰的临床表现(如劳累性心悸、不同程度的呼吸困难等症状;体征有颈静脉怒张、肝大、水肿、两肺底湿啰音、交替脉、舒张期奔马律以及第四心音)。严重左室舒张功能不全通过室间隔等影响右室,可致右室舒张功能不全。查体多无心脏明显扩大。

2. 舒张性心衰的客观检查证据　①X 线片有肺淤血征象,而无心脏扩大或轻度扩大。②超声心动图:左室舒张末期内径不大,室壁厚度正常或增厚,左室内径缩短率 >25%,左室充盈速度减慢;超声心动图可以通过二尖瓣舒张早期血流峰速度 E 与晚期血流峰速度 A 之比(E/A)及 E 峰减速时间(deceleration time,DT)无创评估舒张功能及判定有无左室充盈压(LVFP)升高,因其简便、可重复,在临床得到广泛应用。③有创、无创检查示左室射血分数正常。④放射性核素造影:左室舒张末期容量、峰值、射血前期、峰充盈率、至高峰充盈时间和舒张末期前 1/3 充盈分数等参数异常。⑤心导管检查与心血管造影:肺毛细血管楔压(PCWP)>2.0kPa(18mmHg),而无舒张末期容量增加。

上述客观检查中,超声心动图是诊断舒张功能不全的简单可靠的方法,除能明确心室收缩和舒张功能外,尚能诊断或排除基础疾病,同时可以发现心房增大、室间隔运动异常等。需要指出舒张性心衰房颤时由于心房缺乏有效收缩,A 峰消失,无法用 E/A 评价。可通过其他不依赖心房的指标评定左心室舒张功能,如 E/E' 值 >10(E' 为组织多普勒检测二尖瓣环舒张早期运动峰速度),IRP(isovolumic relaxation period,等容舒张时间)延长 >110 毫秒,DT<150 毫秒,和 S 波(systolic wave,肺静脉血流的收缩波)减小等,但上述指标的价值仍需进一步研究评估。

3. 房颤的诊断　除心悸、气短、心律绝对不规则、超声心动图检查时发现心跳不规则等线索外,房颤确诊主要依靠体表心电图和(或)动态心电图检查,对于某些阵发性房颤患者,有时需要多次心电图和(或)动态心电图检查方能明确诊断。

三　舒张性心衰房颤的治疗

心衰合并房颤的治疗较为复杂,需要针对舒张性心衰和房颤进行病因治疗、药物治疗和非药物治疗等,需针对两者治疗的异同、协同、风险评估、适应证、禁忌证等因素综合评估。同时,心脏舒张性心衰可单独存在,也可同收缩功能不全并存,舒张性心衰的病因、病理生理、诊断及治疗与收缩功能不全有显著不同。舒张性心衰房颤的治疗原则主要包括:基础疾病的治疗,在控制心室率的基础上积极争取恢复窦性心律,房颤血栓栓塞的危险因素评估和抗凝治疗,利尿治疗,是否及如何应用洋地黄类药物,如何合理使用可能改善心脏舒张功能的三大主要药物

（CCB，ACEI 和 β 受体阻滞剂），何时采用房颤的非药物治疗（如房颤导管消融、房室结消融＋双心室或单心室起搏器治疗等）。目前尚无大规模的临床试验评价药物和非药物治疗对舒张性心衰房颤预后的影响。

（一）舒张性心衰房颤的预防和药物治疗

1. 危险因素、病因和（或）基础疾病的治疗　①预防易患因素：高血压、血脂代谢异常、血糖代谢异常以及肥胖等因素均可通过不同机制使心脏舒张功能受损，故控制血压、调整血脂、优化血糖及保持正常体重，能防治舒张功能不全；②保持心房有效收缩：优化房 - 室传导，转复房颤，房 - 室顺序型起搏有利于心室充盈，改善舒张功能不全；③病变的机械改善：对瓣膜性心脏病及心包疾病可分别行球囊扩张成形或瓣膜置换及心包剥离术，肥厚梗阻性心肌病采用药物、化学消融或切除肥厚心肌等治疗，冠心病行血运重建手术。

2. 舒张性心衰药物治疗　包括 β 受体阻滞剂、钙离子拮抗剂（CCB）、血管紧张素转换酶抑制剂（ACEI）或血管紧张素转换酶受体拮抗剂（ARB）、非洋地黄类强心药、心肌能量优化剂、洋地黄、利尿剂、血管扩张剂、他汀类药物等治疗。但上述多数药物的疗效尚有待证实。

3. 舒张性心衰房颤治疗　包括血栓栓塞危险因素评估和抗凝治疗（需进行出血风险的评估），控制房颤心室率（包括 β 受体阻滞剂、钙离子拮抗剂中的地尔硫䓬和维拉帕米、地高辛和胺碘酮等）、转复并维持窦性心律的药物（如胺碘酮）。在舒张性心衰房颤药物治疗方面，仍存在较多争议或注意事项：①药物治疗的心室率和节律控制之争目前仍无定论，应个体化采用不同的治疗方案。②目前抗心律失常药物对于舒张性心衰房颤的治疗作用尚未明确，胺碘酮是目前心衰合并房颤唯一可用的抗心律失常药物，但 2005 年公布的 SCD-HeFT 研究发现对于心功能 NYHA≥Ⅲ级患者，服用胺碘酮使死亡相对危险增加 44%。AF-CHF 研究也发现，应用胺碘酮控制节律并不能使心衰患者受益，加之长期应用胺碘酮副作用明显且不能降低死亡率，使其在临床的广泛应用失去了立足之本。尤其应密切注意心功能不全、利尿剂使用后低血钾和低血镁等电解质紊乱等临床情况对抗心律失常药物副作用的影响，以上研究多针对收缩性心衰，但抗心律失常药物在舒张性心衰房颤患者中（尤其是在心衰明显患者中）的使用，尚无临床试验证据，应谨慎应用。③洋地黄对单纯舒张性心衰治疗不利，多在舒张性心衰合并收缩性心衰或舒张性心衰房颤合并快速心室率时使用。

（二）舒张性心衰房颤的非药物治疗

包括房室结消融＋双心室或右心室起搏器治疗，房颤导管消融等。

1. 房颤合并心力衰竭的心脏起搏治疗　Wood 等对发表于 1989—1998 年间关于房室结消融＋起搏治疗房颤的 21 项研究进行了荟萃分析，结果显示心室率控制不佳，症状严重的房颤患者行房室结消融并植入心脏永久起搏器能够显著减轻患者的主观症状、提高生活质量、改善心脏收缩功能，且不增加死亡率。2004 年公布的 PAVE 试验显示，对于接受房室结消融的房颤合并心衰患者，进行双心室同步起搏的效果显著优于右心室起搏。由于心衰患者中合并房颤，特别是持续性房颤的比例较大，因此，房室结消融＋双心室起搏在此类患者中占有相当大的比例。2008 年 HRS/EHRA/ESC 心律失常器械治疗指南指出，LVEF<35%、NYHA 心功能Ⅲ～Ⅳ级、QRS 波≥120 毫秒的房颤患者，在接受优化药物治疗基础上，接受 CRT 或 CRT-D 植入是恰当的（Ⅱa 类适应证）。2010 年欧洲的指南里面心衰合并房颤患者 CRT 或者 CRT-D 治疗的建议为，心功能Ⅲ～Ⅳ级，房室结消融导致的起搏器依赖或者心动缓慢的患者，假如左室 EF<35%，QRS 波 >130 毫秒，作为Ⅱa 类的适应证。近年，欧美应用 CRT/CRT-D 治疗心衰合并房颤的患者明显增多。欧洲采用 CRT 治疗的患者中，20% 是永久性房颤。但是植入双室起搏的患者如果心室率过快,需要消融房室结,至少确保超过 85%(近期指南要求比例更高)的双心室起搏。2014年 AHA/ACC/HRS 房颤处理指南中指出对于房颤伴快速心室率,药物不能控制或不能耐受的患者,可行房室结消融 + 心室起搏(Ⅱa 类适应证)。

2. 收缩性心衰合并房颤的导管消融　目前对心衰中房颤患者消融的研究并不多,主要研究多在收缩性心衰伴房颤的患者中进行。有限的研究结果表明,心衰伴房颤患者常需要 1 次以上的消融手术,但术后可以维持窦律、部分改善左室功能、增加运动耐量并提高生活质量,而且消融的严重并发症与心功能正常者相比并没有明显的增加。Hsu 等报道了对 58 例收缩性心衰伴房颤患者的消融术,在末次手术后对患者 1 年的随访期间(50% 的患者需要 2 次手术),78% 患者仍维持窦律,69% 患者不需服用抗心律失常药物,平均左室射血分数由 35% 提高至 56%,左室舒张末径和收缩末径分别缩短 7mm 和 9mm,生活质量和运动耐量均有改善。Gentlesk 等报道,合并心力衰竭的持续性房颤患者消融后复发率与未合并心力衰竭的持续性房颤患者相似,而合并心力衰竭的持续性心房颤动患者,消融后 LVEF 值明显改善。Tondo 等及 Gentlest 等的研究结果亦表明,导管消融术后房颤合并心衰患者左心功能明显改善。然而,上述研究人选病例中均包括较大比例的阵发性房颤患者,对于单纯持续性房颤患者人群未作亚组分析。2010 年发布的关于房颤消融安全性有效性的荟萃分析中,其中包括 7 个观察性研究和 1 个随机研究,总共 1851 例,进行 6 至 27 个月的随访。汇总分析显示:有心衰的患者需要多次消融,消融之后房颤和房性心律失常复发率不高。经过多次消融之后,复发的最终相对危险是 1.2,跟左室功能正常的差不多。两组之间有无心衰的并发症发生率同样没有太大差别。若有左室收缩功能不全的患者,导管消融之后 LVEF 的绝对值仍然还有升高。故导管消融对心衰合并房颤患者是一个较好的选择。2011 年的指南里提出,对于左房显著扩大,或是左室功能严重减低的症状明显的阵发性房颤,导管消融属于Ⅱb 类的适应证。

目前已经证实,房室结消融 + 双室起搏以及经导管消融均显著优于单纯应用抗心律失常药物。但两者究竟孰优孰劣?Hsieh 等对比导管消融与房室结消融 + 心室起搏治疗持续性房颤合并心衰的研究显示,消融房室结 + 心室永久性起搏的患者,房颤症状的控制率优于导管消融组,但患者发生心力衰竭和持续性房颤的比例显著高于消融组,且随访期间起搏器组患者 LVEF 值下降明显。2008 年发表的 PABA-CHF 前瞻性多中心随机试验比较了持续性房颤合并心衰患者消融与房室结消融加双室起搏的疗效,结果显示导管消融组在 LVEF 值、6 分钟步行距离和生活质量评分方面明显优于房室结消融加双心室起搏组,射频消融治疗者随访 6 个月时射血分数由 27% 增加至 34%。PABA-CHF 试验证实持续性房颤导管消融作为节律控制的一种形式,具有较高的成功率,较之最佳的心率控制策略"房室结消融 + 双心室起搏"能提供更好的形态学和功能改善。

3. 舒张性心衰房颤导管消融治疗　既往已经有多个研究证实,低射血分数的收缩性心衰患者如果合并房颤,导管消融治疗有效。然而,既往导管消融对于舒张性心衰房颤患者的有效性和安全性并不可知。曾有研究表明房颤射频导管消融术后一年,患者舒张功能不全改善,但此研究并非在舒张性心衰房颤患者中所进行,故其意义有限。2013 年底发表在美国心脏病学院杂志(JACC)上的"EF 正常心衰患者并发房颤导管消融治疗安全有效"研究,首次明确导管消融在舒张性心衰房颤中的作用。此研究是为评估导管消融术对于合并舒张性心衰房颤的安全性和有效性而设立。研究人员对 74 例舒张性心衰房颤患者施行导管消融术,术后观察房颤消融成功率以及与维持窦性心律相关的因素。此外,研究人员还利用超声心动图监测患者术前以及术后 12 个月时的左室应力和应力率。研究随访时间为(34 ± 16)个月,单次导管消融与多次导管消融（均无额外使用药物）治疗的成功率分别为27%和45%，多次导管消融联合药物治疗的成功率为73%，随访期间未发现主要并发症。Cox多因素分析显示，房颤类型（非长程持续性房颤）以及无高血压病史与患者维持窦性心律存在相关性。随访中，只有维持窦性心律的患者左室收缩功能相关指数（LVEF和左室收缩时应力/应力率）以及舒张功能相关指数（E/E′，即舒张早期二尖瓣血流频谱测得的左室应力率比值）得到改善（图8-1-1）。该研究表明，多次导管消融联合药物治疗，对于合并舒张性心衰房颤患者安全有效。但是这项研究结果只是来自一个小型分析，目前仍需大型随机对照研究来证明导管消融术对于舒张性心衰房颤患者的有效性和安全性。

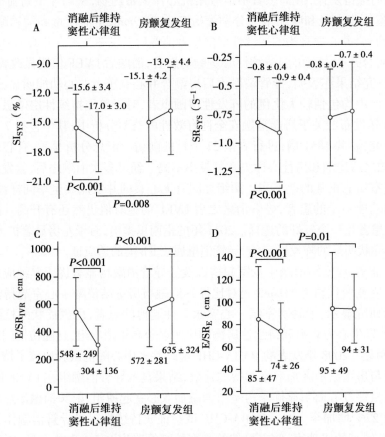

图8-1-1　舒张性心衰患者房颤导管消融术后左室功能的变化

左室应力和应力率的测量分别在导管消融后维持窦性心律组（SR post-CA group）和房颤复发组（AF post-CA group）的患者中进行。SI_{SYS}（A）和SR_{SYS}（B）为左室收缩功能指标，E/SR_{IVR}（C）和E/SR_E（D）为左室舒张功能指标

Ⅰ 基线　Ⅰ 随访

（王祖禄）

参 考 文 献

[1] Hirai T, Cotseones G, Makki N, et al. Usefulness of left ventricular diastolic function to predict recurrence of atrial fibrillation in patients with preserved left ventricular systolic function. Am J Cardiol, 2014. [Epub ahead of print]

[2] Kosiuk J, Breithardt OA, Bode K, et al. The predictive value of echocardiographic parameters associated with left ventricular

diastolic dysfunction on short-and long-term outcomes of catheter ablation of atrial fibrillation. Europace,2014.[Epub ahead of print]

[3] Kohári M,Zado E,Marchlinski FE,et al. Left atrial volume best predicts recurrence after catheter ablation in patients with persistent and longstanding persistent atrial fibrillation. Pacing Clin Electrophysiol,2014,37(4):422-429.

[4] Machino-Ohtsuka T,Seo Y,Ishizu T,et al. Efficacy,safety,and outcomes of catheter ablation of atrial fibrillation in patients with heart failure with preserved ejection fraction. J Am Coll Cardiol,2013,62(20):1857-1865.

[5] Canpolat U,Özeke Ö,Çay S,et al. Worsened diastology after radiofrequency catheter ablation in AF patients:more touches more stiff left atrium. Int J Cardiol,2013,168(5):4801-4802.

[6] Kosiuk J,Buchta P,Gaspar T,et,al. Prevalence and predictors of worsened left ventricular diastolic dysfunction after catheter ablation of atrial fibrillation. Int J Cardiol,2013,168(4):3613-3615.

[7] Alings M,Smit MD,Moes ML,et,al. Routine versus aggressive upstream rhythm control for prevention of early atrial fibrillation in heart failure:background,aims and design of the RACE 3 study. Neth Heart J,2013,21(7-8):354-363.

[8] Morris DA,Parwani A,Huemer M,et al. Clinical significance of the assessment of the systolic and diastolic myocardial function of the left atrium in patients with paroxysmal atrial fibrillation and low CHADS(2)index treated with catheter ablation therapy. Am J Cardiol,2013,111(7):1002-1011.

[9] Sotomi Y,Inoue K,Ito N,et al. Cause of very late recurrence of atrial fibrillation or flutter after catheter ablation for atrial fibrillation. Am J Cardiol,2013,111(4):552-556.

[10] Kosiuk J,Van Belle Y,Bode K,et al. Left ventricular diastolic dysfunction in atrial fibrillation:predictors and relation with symptom severity,2012,23(10):1073-1077.

[11] Ejima K,Shoda M,Arai K,et al. Impact of diastolic dysfunction on the outcome of catheter ablation in patients with atrial fibrillation. Int J Cardiol,2013,164(1):88-93.

[12] Machino-Ohtsuka T,Seo Y,Tada H,et al. Left atrial stiffness relates to left ventricular diastolic dysfunction and recurrence after pulmonary vein isolation foratrial fibrillation. J Cardiovasc Electrophysiol,2011,22(9):999-1006.

[13] den Uijl DW,Delgado V,Tops LF,et al. Natriuretic peptide levels predict recurrence of atrial fibrillation after radiofrequency catheter ablation. Am Heart J,2011,161(1):197-203.

[14] Houltz B,Johansson B,Berglin E,et al. Left ventricular diastolic function and right atrial size are important rhythm outcome predictors after intraoperativeablation for atrial fibrillation. Echocardiography,2010,27(8):961-968.

[15] Crawford T. Left atrial diastolic dysfunction:a new complication after catheter ablation for atrial fibrillation? Heart Rhythm,2011,8(9):1372-1373.

2. 预测房颤消融效果的临床因素

近30年来心房颤动(房颤)的发病率不断上升,已成为21世纪的心血管流行病。我国现有房颤患者约1000万,房颤增加脑卒中发生率5~7倍,增加死亡率1倍。导管消融术是治疗房颤的有效方法,多项随机对照研究显示导管消融显著优于抗心律失常药物。但是房颤导管消融术有发生严重并发症的可能(4.54%),且在不同人群中成功率有显著差异。许多患者一次消融即可治愈房颤,而部分患者反复消融后仍不能恢复窦性心律。美国心律学会房颤导管及外科消融专家共识指出房颤导管消融成功率预测因素的研究是房颤导管消融研究的重点。如能在术前将反复消融不能成功的患者筛选出来,就能避免这些患者接受导管消融手术带来的风险和手术费用。因此,寻找影响房颤导管消融成功率的因素具有重要的临床意义。

一 影响房颤导管消融术后复发的临床因素

目前,已有大量的研究探讨了房颤导管消融术后复发的危险因素。传统的危险因素包括年龄、房颤类型、左房大小、左室功能不全、房颤持续时间等。近年研究也提出了一些新的预测因素。Combes 等对 40 例持续性房颤行导管消融患者随访 1 年,提出较高的左心耳峰值流速是持续性房颤导管消融即刻和长期随访手术成功率的独立预测因素。Chao 等对阵发性房颤导管消融术后患者平均随访 17 个月发现,$CHADS_2$ 积分是手术成功率的独立预测因素。之后 Letsas 等证实在预测导管消融成功率方面,CHA_2DS_2-VASc 与 $CHADS_2$ 积分的价值相当,但是两者的预测能力均较弱。另外,由增强核磁评价的左房球形化指标是消融术后成功率新的预测因素。den Uij 等报道,组织多普勒测定的心房总传导时间(PA-TDI)较心房容积指数能更好地预测消融术后的复发。Kuppahally 等报道左房长轴应变及应变率与 MRI 评价的左房纤维化相关,在预测房颤成功率方面很有价值。另外,BMI、呼吸睡眠暂停综合征、代谢综合征、肾功能不全、血清高敏 C- 反应蛋白(hs-CRP)、TGF-β_1 等指标也都有报道可预测房颤导管消融术后的复发。然而这些研究都是针对性有限的指标,截至目前尚无对这些因素的共同作用进行综合评价的研究。

二 Utah 分级预测房颤导管消融效果的价值

早在 10 余年前,尸检及临床病理研究就已经发现房颤与心房纤维化有密切关系。此后动物实验研究进一步发现,心房间质纤维化进展造成的心房异常传导是房颤发生发展的基础。近年来随着对房颤病理生理学认识的突破,人们认识到左房纤维化与房颤是互相促进、互为因果的,而且左房纤维化也是影响房颤导管消融术后复发的主要因素之一。但是无创方法评估心房纤维化的范围和部位一直是个难题。直到 2009 年,Marrouche 等证实了影像学新技术 DE-MRI 在评价心房纤维化程度方面具有独特优势,他们发现房颤患者延迟增强的心肌范围与术中电解剖标测的低电压区一致。之后他们又根据 DE-MRI 延迟增强面积比例的不同提出 Utah 分级系统(图 8-2-1),并发现导管消融成功率与 Utah 分级高低显著相关。他

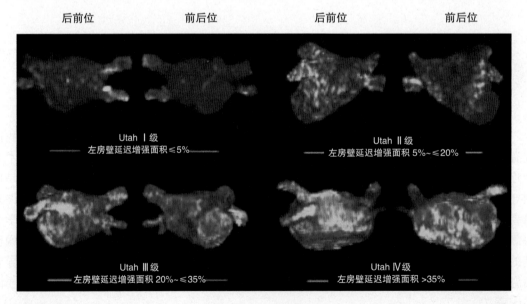

图 8-2-1　Utah 分级

图中蓝色结构为三维重建的左房,绿色部分为延迟增强的左房壁。根据左房延迟增强面积占左房面积比分为 Utah Ⅰ 至 Ⅳ级。Utah Ⅰ 级为:左房壁延迟增强面积≤5%,Utah Ⅱ 级为 5%~≤20%,Utah Ⅲ 级为 20%~≤35%,Utah Ⅳ 级为 >35%(PA:前后位;AP:后前位)

们还认为在高度心房纤维化（Utah Ⅳ级）的房颤患者中，DE-MRI 心房纤维化程度是术后复发的唯一预测因素。

但是这一系列的研究是在同一中心完成的、没有与其他报道的预测因素进行综合比较。另外，DE-MRI 评价心房纤维化存在固有缺陷：价格昂贵、检查时间长、应用尚不广泛等。而且他们进行导管消融的策略以环肺静脉消融为主，部分病例进行基质消融。这与笔者单位和目前大多数国内中心采取的策略有很大区别。笔者所在的中心首创的持续性房颤消融的 2C3L 策略，具有方法固定、操作简化及更符合心房生理结构的特点。在这种策略下，DE-MRI 心房纤维化分级与预后的关系还不明确。

三　房颤波周长和振幅预测房颤导管消融效果的价值

对于持续时间较长或者持续时间不清楚的房颤患者，房颤波周长（AFCL）和振幅可帮助医生判断患者是否适合行导管消融治疗。AFCL 的评价可以通过测量体表心电图 f 波，或者在电生理检查中直接描记心房组织电位来获得（图 8-2-2）。O'Neill 等发现标测导管在左心耳测得的 AFCL 是持续性房颤术中即刻终止的一个预测因素。Marco 等发现在 CS_{7-8} 测得 AFCL>166 毫秒的患者较容易在术中转复为窦性心律。但是由于术中才能获得这一指标，限制了其预测价值。此后，Matsuo 等发现在体表心电图 V_1 导联手工测得的 AFCL 与从腔内电图测得的左心耳和右心耳 AFCL 显著相关（图 8-2-3）。他们通过多因素分析发现，体表心电图 AFCL 与持续性房颤术中的即刻终止率独立相关。体表心电图 AFCL 越短，手术消融过程越复杂，手术时间越长。动物实验发现，犬房颤模型中急性房颤与慢性房颤相比，前者 AFCL 更短、心房有效不应期更短；AFCL 与心房局部不应期高度相关，消融过程中 AFCL 延长提示消融组织参与房颤维持，而 AFCL 无变化提示基质改良不足。临床研究也发现，持续性房颤患者体表心动图 AFCL

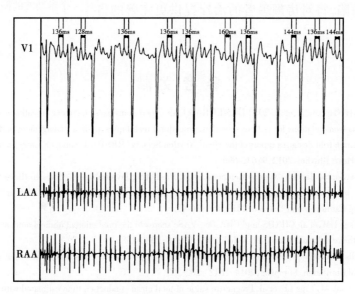

图 8-2-2　体表心电图 V_1 导联及心耳中测量房颤波周长

f 波的测量需要在心室率较慢时测量多个心房电活动平均得到。在电生理记录仪上，测量 10 个颤动波在 V_1 导联上的时限（除外电压 <0.01mV 的病例）后平均，走纸速度 50mm/s。在左右心耳中测量方法相同（LAA：左心耳；RAA：右心耳）

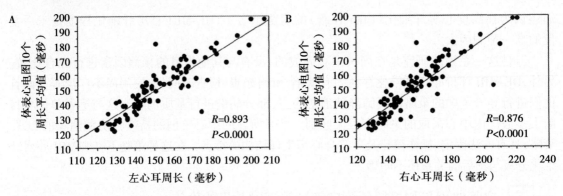

图 8-2-3　体表心电图 AFCL(10 个周长的平均值)与左心耳和右心耳测得的 AFCL 显著相关(LAA:左心耳;RAA:右心耳)

比阵发性房颤更短。基线体表心电图中 AFCL>140 毫秒的病例,消融术中房颤容易终止;而基线体表心电图 AFCL<140 毫秒提示消融难度较高,需要更广泛的消融。另外,V_1 和 Ⅱ 导联 f 波振幅测量也有助于预测导管消融成功率(图 8-2-4),振幅越高术中房颤即刻终止率及长期随访成功率越高。体表心电图的房颤波周长和振幅在预测房颤导管消融成功率方面简单方便、容易推广。

房颤导管消融术适应证的选择与临床决策密切相关,也是国际上近年研究的热点和难点。对血清学、心电图、DE-MRI 及超声等提供多重变量的综合评估有助于弥补单个评价手段的缺陷,将对房颤患者的治疗提供更完善的指导意义。

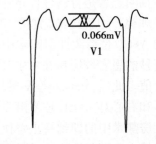

图 8-2-4　体表心电图房颤波振幅的测量
在心室率较慢的时段,测量颤动波从波峰到波谷的距离,计算 10 个颤动波的振幅的平均值

(董建增　宁曼)

参 考 文 献

[1] Calkins H,Kuck KH,Cappato R,et al. 2012 HRS/EHRA/ECAS expert consensus statement on catheter and surgical ablation of atrial fibrillation:recommendations for patient selection,procedural techniques,patient management and follow-up,definitions,endpoints,and research trial design:a report of the Heart Rhythm Society(HRS)Task Force on Catheter and Surgical Ablation of Atrial Fibrillation. Heart Rhythm,2012,9:632-696.

[2] Stéphane Combesa,Sophie Jacobb,Nicolas Combesa,et al. Predicting favourable outcomes in the setting of radiofrequency catheter ablation of long-standing persistent atrial fibrillation:A pilot study assessing the value of left atrial appendage peak flow velocity. Archives of Cardiovascular Disease,2013,106:36-43.

[3] Chao TF,Lin YJ,Tsao HM,et al. CHADS$_2$ and CHA$_2$DS$_2$-VASc scores in the prediction of clinical outcomes in patients with atrial fibrillation after catheter ablation. J Am CollCardiol,2011,29;58:2380-2385.

[4] Letsas KP,Efremidis M,Giannopoulos G,et al. CHADS$_2$ and CHA$_2$DS$_2$-VASc scores as predictors of left atrial ablation outcomes for paroxysmal atrial fibrillation. Europace,2014,16(2):202-207.

[5] den Uijl DW,Gawrysiak M,Tops LF,et al. Prognostic value of total atrial conduction time estimated with tissue Doppler imaging to predict the recurrence of atrial fibrillation after radiofrequency catheter ablation. Europace,2011,13:1533-1540.

[6] Kuppahally SS,Akoum N,Burgon NS,et al. Left atrial strain and strain rate in patients with paroxysmal and persistent atrial fibrillation:relationship to left atrial structural remodeling detected by delayed-enhancement MRI. Circ Cardiovasc Imaging,2010,3:231-239.

[7] Everett TH 4th,Olgin JE,et al. Atrial fibrosis and the mechanisms of atrial fibrillation. Heart Rhythm,2007,4(3 Suppl):S24-27.

［8］Oakes RS,Badger TJ,Kholmovski EG,et al. Detection and quantification of left atrial structural remodeling with delayed-enhancement magnetic resonance imaging in patients with atrial fibrillation. Circulation,2009,119:1758-1767.

［9］Mahnkopf C,Badger TJ,Burgon NS,et al. Evaluation of the left atrial substrate in patients with lone atrial fibrillation using delayed-enhanced MRI:implications for disease progression and response to catheter ablation. Heart Rhythm,2010,7:1475-1481.

［10］Akoum N,Daccarett M,McGann C,et al. Atrial fibrosis helps select the appropriate patient and strategy in catheter ablation of atrial fibrillation:a DE-MRI guided approach. J Cardiovasc Electrophysiol,2011,22:16-22.

［11］O'Neill MD,Jais P,Takahashi Y,et al. The stepwise ablation approach for long-lasting persistent atrial fibrillation-evidence for a cumulative effect. J Interv Card Electrophysiol,2006,16:153-167.

［12］Luigi Yuri Di Marco,Daniel Raine,John P. Bourke,et al. Characteristics of atrial fibrillation cycle length predict restoration of sinus rhythm by catheter ablation. Heart rhythm,2013,10:1303-1310.

［13］MeoM,ZarzosoV,MesteO,et al. Spatial variability of the 12-lead surface ECG as a tool for noninvasive prediction of catheter ablation outcome in persistent atrial fibrillation. IEEET rans Biomed Eng,2013,60:20-27.

［14］Matsuo S,Lellouche N,Wright M,et al. Clinical predictors of termination and clinical outcome of catheter ablation for persistent atrial fibrillation. J Am Coll Cardiol,2009,25:54:788-795.

［15］Nault I,LeloucheN,MatsuoS,et al. Clinical value of fibrillatory wave amplitude on surface ECG in patients with persistent atrial fibrillation. J Interv Card Electrophysiol,2009,26:11-19.

3. 相性消融治疗持续性房颤

自从 20 世纪 90 年代后期导管消融用于心房颤动(房颤)治疗以来,已取得巨大进展。对于无结构性心脏病的阵发性房颤,以肺静脉隔离(PVI)为消融终点成功率可达 80% 以上(部分患者需要 2 次或更多次消融)。目前持续性房颤导管消融策略以肺静脉隔离为基石,辅之碎裂电位、线性消融及自主神经节消融等,但成功率较低,多数患者需要多次消融。有研究表明,持续性房颤单次导管消融后随着时间延长,窦性心律维持率持续下降,第 5 年时仅 20%~30%,多次消融后成功率增加至 45%~63%。尽管如此,研究中仍有约 2/3 患者在长期随访中有所改善(45% 成功 +23% 改善),与以前无法治疗相比,导管消融给此类患者提供了一个治疗选择,并可能使其从中获益。2014 年最新房颤指南也提出"对至少 1 种 I 类或 III 类抗心律失常药物无效或不耐受的有症状的持续性房颤,可以使用经导管消融(IIa 类推荐,A 级证据)"。

目前房颤的发生机制不明确、病因学和相关因素高度复杂、个体化病例选择和成功率预测的困难、远期消融成功率不确定等都限制了房颤导管消融的应用,在不断深入探讨房颤发生机制的同时,消融策略及新技术的不断发展,如标测系统升级、新型消融导管和新技术的不断涌现,将有助于改善持续性房颤导管消融的现状。

为解决传统逐点消融、点连成线的不足,如操作复杂、X 线曝光时间长、手术时间较长、学习曲线长等,临床上需要更快、更简单的消融技术,多电极标测消融系统(multielectrode duty-cycled radiofrequency ablation system)即相性消融(phased radiofrequency)就是其中之一。

多极消融导管的代表产品为 Medtronic 公司的系列多极消融导管,包括多极肺静脉消融导管(GENius,pulmonary vein ablation catheter,PVAC)、多极左房间隔消融导管(multiarrayseptalcatheter,MASC)和多极左房体部消融导管(multiarray ablation catheter,MAAC)。其中,PVAC 用于肺静脉标测和隔离,其螺旋构型及环状导管外径均可调整以紧密贴靠心腔。每个电极均内设置独立的温度传感器并通过反馈环路调整自身功率;导丝可以固定于特定肺静脉分支,较好解决了肺静脉共干的问题。GENius多通道射频电能发生器可提供5种不同的能量输出以调控消融的范围及深度；单个电极功率上限仅为10W，最大程度地减少了邻近组织损伤。临床研究表明PVAC形成的消融线主要位于肺静脉管部外，对房颤基质有较好的改良作用。PVAC可通过一次放电达到多点消融，一般只需数次放电即可达到单根肺静脉的完全隔离；MASC和MAAC则分别制成适于左房间隔部和左房体部的形状，用于这些部位的碎裂电位消融。自2008年以来，PVAC已应用于世界上数十个国家的上万名患者（图8-3-1、图8-3-2）。

对阵发性房颤患者，多个研究表明PVAC成功率与环肺静脉式成功率相似，使用该系统可减少手术时间及X光透视时间，即刻消融成功率接近100%；其中2个试验随访6个月成功率分别为83%和84%。另1个随访1年成功率为60.8%。而欧洲一项多中心研究，入选2748例房颤患者（其中2128例为阵发性，620例为持续性），随访1年单次手术成功率达72%（阵发性）及58%（持续性），并发症（3.9%）与传统消融相似。而且PVAC长时间的随访也有不俗的表现。

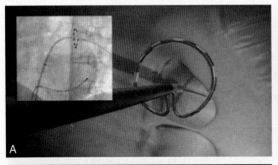
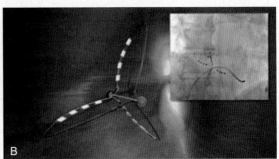
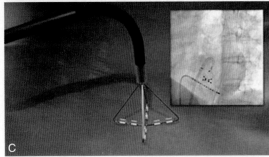

图 8-3-1　PVAC

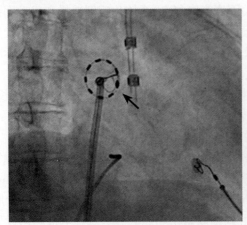
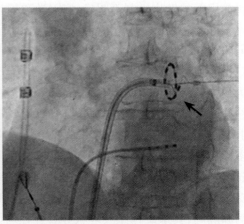

图 8-3-2　PVAC 的 X 线影像

Y.De Greef 等发表研究:经过平均 3 年随访,与传统的环肺静脉(CPVI)逐点消融相比,PVAC 成功率与复发率均无明显差别,但手术时间明显缩短。

一项针对长程持续性房颤应用 PVAC/MASC/MAAC 导管消融的单中心临床研究表明:89 例长程持续性房颤,行肺静脉隔离、左房间隔面碎裂电位(CFAE)消融、顶部、底部、后壁及二尖瓣峡部线性消融,随访 1 年总成功率达 56%,还有 20% 转为阵发性房颤,没有出现严重并发症。提示应用多电极导管对长程持续性房颤患者进行消融是安全有效的。

最近的 TTOP-AF 是一项评估 PVAC 用于持续性或长程持续性房颤的安全性和有效性的随机临床试验,共入选 210 例患者,对照组接受药物治疗。以术后 6 个月不服用抗心律失常药物房颤负荷下降 90%(以 48 小时动态心电图评估)作为有效性终点,PVAC 组明显优于药物治疗(55.8% *vs.*26.4%,*P*<0.0001);如计入继续服用抗心律失常药的患者,则 PVAC 组有效率达 67.4%。

但 PVAC 也存在不足:①其消融线容易偏深,导致肺静脉狭窄;② PVAC 消融各点常有功率不足,导致肺静脉传导易恢复和房颤复发;③ PVAC 亦会导致无症状血栓栓塞。

一项研究提示,62 例房颤患者行 PVAC 治疗,随访 1 年,219 支肺静脉中,37% 出现轻度狭窄(25%~50%),中度狭窄(50%~70%)约 9%,重度狭窄(>70%)达 3%。研究提示可能与 PVAC 消融偏深相关,贴近心房侧消融可减少肺静脉狭窄。J.C.Balt 等研究显示 817 例房颤患者应用 PVAC 治疗,82 例(10%)接受二次消融,其中 80 例(98%)患者出现肺静脉传导恢复,各肺静脉比例无明显差异,而在左肺静脉前缘较后缘更易出现。DeGreef 等研究显示肺静脉的急性传导恢复与消融能量及温度相关,增加功率可使肺静脉隔离成功率增加,但伴随温度的升高,并发症如食道损伤会增加。如果应用较低功率达到肺静脉隔离,应用腺苷及延长观察时间有助于发现肺静脉传导恢复。

PVAC 导致血栓栓塞等并发症引起了较多的关注,但确切机制尚不清楚。在 TTOP-AF 研究中,PVAC 组并发症发生率达 12.3%,其中脑卒中发生率达 2.3%。由于 PVAC 并发症发生率可达 19%,超出了美国食品药品监督管理局(FDA)认定的 16% 上限,因此,虽然 FDA 认可 PVAC 的有效性,但其安全性受到了质疑,还有待于进一步的探索和改进。

Herrera Siklódy C 等比较盐水灌注消融导管(RF)、冷冻球囊和 PVAC 进行 PVI 的围手术期脑卒中的发生率。结果提示,PVAC 导管增加脑卒中发生率。其可能的原因如下:①DavidE Haines 等研究显示近端和远端电极靠近,且两者之间缺乏组织的接触,可能产生微栓子碎片并由此产生无症状脑梗死(图 8-3-3)。因此重新设计导管及避免近端和远端电极同时消融,可能会减少 ACE 的发生。②Helena Malmborg 等的研究则从病理生理方面进行了阐释。与冷冻球囊相比,PVAC 虽然损伤心肌范围小,但总体上对凝血及炎症系统的激活程度与之相似,即

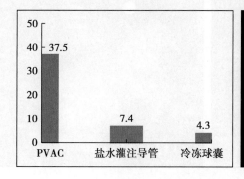

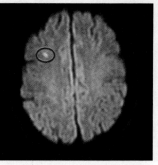

图 8-3-3 PVAC 增加脑卒中发生率

PVAC 单位面积的损伤产生的炎症反应显著高于冷冻球囊,而与急性脑梗死相关的指标可溶性 P-选择素,PVAC 也显著高于冷冻球囊。③Alexandra Kiss 等最近发现能量发生器系统的更新显著减少了 ACE 的发生率,可能与能量的产生方式相关,即近端、远端电极不同时放电,双极/单极消融比例调整为 2∶1。④Marcus Wieczorek 等研究也表明 ACE 是多种因素综合的结果,除上述原因外,术中规范抗凝及鞘管操作也能有助于减少 ACE 的发生。⑤也有研究表明血痂或气体的形成更多见于 MASC/MAAC 导管消融时。

新型盐水灌注环形消融导管 nMARQ 似乎更有优势,但 ThomasDeneke 等的研究结果表明应用 nMARQ 导管产生无症状脑损伤(SCL)的概率高达 33%。且食管热损伤发生率较高,当功率为 25W 时,食管热损伤的发生率为 42%,当功率降低到 20W,食管热损伤的发生率降低到 20%。但此时,急性肺静脉传导恢复率由 29% 上升到 50%(图 8-3-4)。

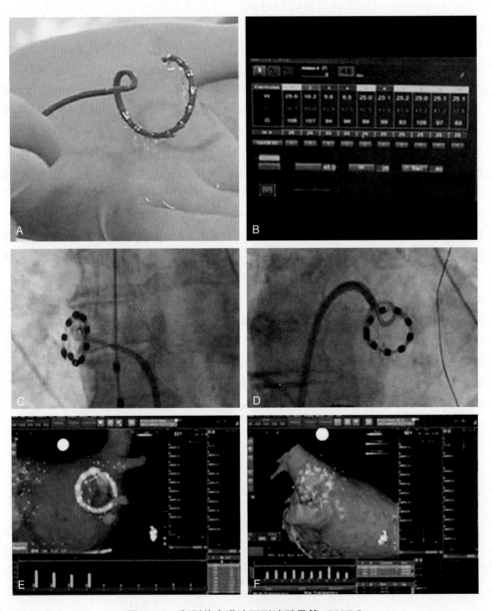

图 8-3-4　新型盐水灌注环形消融导管 nMARQ

环状标测消融导管的缺陷在于,它们的形状和直径相对有限,不能与周围不规则形状和尺寸的组织形成均匀一致的接触,没有"完美接触",即会产生血痂或气泡造成 ACE,或贴靠过紧增加食管损伤。相信随着技术及设备的不断更新进步,房颤消融"one shot"的时代会很快到来。

(吴永全　王泽峰)

参 考 文 献

[1] Wieczorek M,Lukat M,Hoeltgen R,et al. Investigation into causes of abnormal cerebral MRI findings following PVAC duty-cycled,phased RF ablation of atrial fibrillation. J Cardiovasc Electrophysiol,2013,24:121-128.

[2] Wieczorek M,Hoeltgen R,Tajtaraghi S,et al. Pulmonary vein re-isolation for atrial fibrillation using duty-cycled phased radiofrequency ablation:safety and efficacy of a primary 2:1 bipolar/unipolar ablation mode. J Interv Card Electrophysiol,2013,36:55-60.

[3] Scharf C,Ng GA,Wieczorek M,et al. European survey on efficacy and safety of duty-cycled radiofrequency ablation for atrial fibrillation. Europace:European pacing,arrhythmias,and cardiac electrophysiology:journal of the working groups on cardiac pacing,arrhythmias,and cardiac cellular electrophysiology of the European Society of Cardiology,2012,14:1700-1707.

[4] Mulder AA,Wijffels MC,Wever EF,et al. Early recurrence of atrial fibrillation as a predictor for 1-year efficacy after successful phased RF pulmonary vein isolation:evaluation of complaints and multiple Holter recordings. Int J Cardiol,2013,165:56-60.

[5] Mulder AA,Wijffels MC,Wever EF,et al. Pulmonary vein isolation and left atrial complex-fractionated atrial electrograms ablation for persistent atrial fibrillation with phased radio frequency energy and multi-electrode catheters:efficacy and safety during 12 months follow-up. Europace:European pacing,arrhythmias,and cardiac electrophysiology:journal of the working groups on cardiac pacing,arrhythmias,and cardiac cellular electrophysiology of the European Society of Cardiology,2011,13:1695-1702.

[6] Malmborg H,Christersson C,Lonnerholm S,et al. Comparison of effects on coagulation and inflammatory markers using a duty-cycled bipolar and unipolar radiofrequency pulmonary vein ablation catheter vs. a cryoballoon catheter for pulmonary vein isolation. Europace,2013,15:798-804.

[7] Hummel J,Michaud G,Hoyt R,et al. Phased RF ablation in persistent atrial fibrillation. Heart Rhythm,2014,11:202-209.

[8] Herrera Siklody C,Deneke T,Hocini M,et al. Incidence of asymptomatic intracranial embolic events after pulmonary vein isolation:comparison of different atrial fibrillation ablation technologies in a multicenter study. J Am Coll Cardiol,2011,58:681-688.

[9] Haines DE,Stewart MT,Dahlberg S,et al. Microembolism and catheter ablation I:a comparison of irrigated radiofrequency and multielectrode-phased radiofrequency catheter ablation of pulmonary vein ostia. Circul Arrhythm Electrophysiol,2013,6:16-22.

[10] Deneke T,Schade A,Muller P,et al. Acute safety and efficacy of a novel multipolar irrigated radiofrequency ablation catheter for pulmonary vein isolation. J Cardiovas Electrophysiol,2014,25:339-345.

[11] Debruyne P,Rossenbacker T,Vankelecom B,et al. Formation of thermal coagulum on multielectrode catheters during phased radiofrequency energy ablation of persistent atrial fibrillation. PACE,2014,37:188-196.

[12] De Greef Y,Tavernier R,Schwagten B,et al. Impact of radiofrequency characteristics on acute pulmonary vein reconnection and clinical outcome after PVAC ablation. J Cardiovasc Electrophysiol,2013,24:290-296.

[13] De Greef Y,Buysschaert I,Schwagten B,et al. Duty-cycled multi-electrode radiofrequency vs. conventional irrigated point-by-point radiofrequency ablation for recurrent atrial fibrillation:comparative 3-year data. Europace,2014[Ahead of print].

[14] Compier MG,Leong DP,Marsan NA,et al. Duty-cycled bipolar/unipolar radiofrequency ablation for symptomatic atrial fibrillation induces significant pulmonary vein narrowing at long-term follow-up. Europace,2013,15:690-696.

[15] Balt JC,Karadavut S,Mulder AA,et al. Conduction recovery in patients with recurrent atrial fibrillation after pulmonary vein isolation using multi-electrode duty cycled radiofrequency ablation. J Interv Card Electrophysiol,2013,37:197-204.

4. 导管消融降低卒中率

　　心房颤动(简称房颤,AF)是临床最常见的心律失常。房颤的发生率在一般人群中为

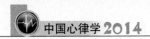

0.4%~2.0%。欧洲房颤流行病学的研究显示：一般人群房颤的患病率为1%~2%，超过600万欧洲人患有房颤，随着社会的老龄化，预计在未来的50年房颤至少增长2.5倍。

一 房颤致高卒中风险

心房颤动的主要危害包括缩短寿命，导致心力衰竭、卒中、节律异常有关症状、老年痴呆等。房颤是所有卒中尤其是缺血性卒中的首要病因之一，研究表明，房颤是发生脑卒中的独立危险因素，房颤患者年卒中发生率在1%~7%之间，45%左右的脑栓塞是房颤引起的。非瓣膜病慢性房颤患者中脑栓塞发病率是正常人的5倍，而在瓣膜病慢性房颤患者中脑栓塞发病率达到正常人的17倍。

房颤时由于心房丧失了节律性机械收缩，使舒张期左房血流速度明显下降，血流淤滞，左房扩大，左室功能障碍；心房内膜损伤、凝血和纤溶系统失衡、血小板活化等因素均在左房血栓的形成过程中发挥了重要的作用。因此，房颤患者卒中发生率明显高于非房颤患者，而且与非房颤人群相比，房颤卒中具有较高的致死率和致残率。

二 导管消融降低房颤患者卒中率

房颤最严重的并发症之一是脑卒中，其因临床危害大，致残率高，疾病负担重而受到广大医生的重视。房颤的首要治疗目标是预防卒中以及改善症状，其中预防卒中对房颤患者尤为重要。

房颤导管消融以恢复窦性心律为治疗目的，近年来大量的研究表明导管消融在控制房颤发作，降低房颤负荷方面显著优于抗心律失常药物。从理论上说，恢复窦律可以避免或减少房颤有关的卒中等全部危害，因此，对卒中发生率的影响也成为房颤导管消融的主要研究内容。

(一) 相关研究

Pappone等通过对比589例行导管射频消融术的房颤患者与582例药物治疗的房颤患者，发现行导管射频消融术的房颤患者，心衰和缺血性脑卒中的发生率降低50%。

Hunter等应用英国和澳大利亚多中心注册研究数据分析了1273例接受导管消融治疗的患者，匹配药物治疗组和正常人群，结果发现成功的导管消融组可以明显降低缺血性脑卒中的发生率及临床心血管病的死亡率，与一般人群发生率相似。

近期，Heart Rhythm上发表了美国犹他州默里Intermountain医疗中心的T. Jared Bunch博士及其同事进行的一项研究，更表明房颤消融可降低远期卒中风险。以往的研究显示消融可降低房颤患者卒中发生率，但不同CHADS$_2$评分水平的患者结果是否一致尚不确定。为了探索这一问题，Bunch博士等进行了Intermoutain房颤研究。由于没有房颤（特别是亚临床房颤）消融长期成功率及复发率的准确数据，因此，无论房颤患者是否经消融治疗，该研究都继续依据CHADS$_2$评分进行长期卒中预防治疗。

该研究纳入1984-2009年期间，4212名已接受导管消融的房颤患者，并且按1：4的配比分别纳入16 848名年龄、性别匹配的未接受导管消融治疗的房颤患者，以及16 848名年龄、性别匹配的无房颤患者。所有37 908名患者（平均年龄65.0岁±13岁）采用多因素分析排除了其他因素的影响，随访3年以上。

在所有患者中，4.4%无房颤患者、6.3%房颤未消融患者及4.5%房颤消融患者既往有卒中病史（P<0.0001）。三组患者的基线CHADS$_2$评分水平相似，只是无房颤组患者CHADS$_2$<2分的比例较未消融组和消融组稍高：0~1分（无房颤组69.3%；房颤未消融组62.3%；房颤消融组

63.6%),2~3 分(无房颤组 26.5%;房颤未消融组 29.7%;房颤消融组 28.7%),≥4 分(无房颤组 4.3%;房颤未消融组 8.0%;房颤消融组 7.7%)。

随访期间,共有 1296 名(3.4%)患者发生卒中。在不同的 CHADS$_2$ 积分及年龄层,房颤消融组长期随访卒中发生率显著低于未消融组,与无房颤组相似(表 8-4-1)。

表 8-4-1 三组不同 CHADS$_2$ 评分之间长期随访的卒中发生率比较

CHADS$_2$	No AF	AF, no ablation	AF, ablation	P score
0	2.6%(178 of 6902)	3.7%(220 of 6017)	1.6%(26 of 1628)	<0.0001
1	3.0%(144 of 4772)	5.4%(243 of 4477)	1.9%(20 of 1050)	<0.0001
2	4.3%(129 of 3015)	7.1%(217 of 3072)	2.2%(15 of 696)	<0.0001
3	7.4%(108 of 1452)	9.0%(174 of 1939)	6.1%(31 of 512)	0.06
4	10.7%(52 of 484)	17.6%(152 of 864)	9.1%(20 of 220)	<0.0001
≥5	13.9%(31 of 223)	18.6%(89 of 479)	13.2%(14 of 106)	0.18

因此,研究者认为:与未消融的患者相比,接受导管消融治疗可显著降低房颤患者的远期卒中发生风险,且结果独立于患者的基线卒中风险积分。而未经消融的房颤患者卒中发生率明显高于上述两组(图 8-4-1~ 图 8-4-3)。

导管消融降低卒中风险的机制尚不明确,该研究指出可能与下列因素相关:在疾病早期,消融治疗可能通过维持窦性心律或显著降低房颤负荷,阻止心房解剖结构及功能的进行性改变,同时可减少抗心律失常药物对代谢的影响;也有可能与患者的选择有关,接受消融的患者

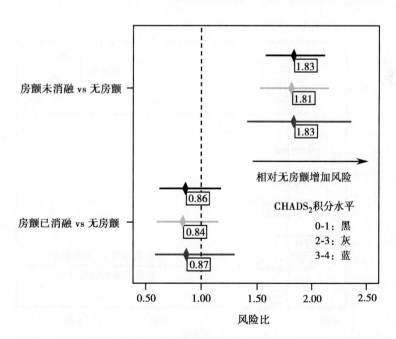

图 8-4-1 多元风险比率(HRs)显示未消融房颤和已消融房颤患者分别与无房颤病史患者比较

未消融房颤患者(上三行)HR>1.0,显示在所有 CHADS$_2$ 积分水平,没有接受射频消融治疗的房颤患者卒中的风险高于无房颤病史者。已消融房颤患者(下三行)HR 在 1.0 以内,显示在所有 CHADS$_2$ 积分水平,接受射频消融治疗的房颤患者与无房颤病史者风险无差异

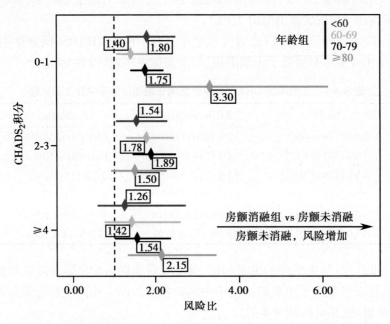

图 8-4-2　多元风险比率(HRs)显示未经消融的心房颤动患者与已行导管消融的房颤患者比较

HR>1.0,显示在所有 $CHADS_2$ 积分和年龄水平,没有接受射频消融治疗的房颤患者卒中的风险均高于房颤消融患者

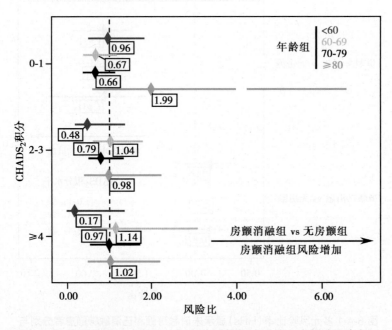

图 8-4-3　多元风险比率(HRs)显示接受射频消融的心房颤动患者与没有房颤病史的患者比较

显示在所有 $CHADS_2$ 积分和年龄水平,接受射频消融治疗的房颤患者与无房颤病史者的卒中风险无明显差异

可能更注重降低他们的卒中风险,或者总体的健康状况好于未经消融的房颤患者。

(二)研究局限性

需要指出的是,上述研究均存在一些不足或局限性,可能对研究结果的判定有一定的影响。

Bunch 博士的研究是非随机对照研究,不同组入选患者时间跨度很大,而不同时代房颤患者的抗凝治疗差别较大,难免会对研究结果产生影响。另外,研究缺乏导管消融成功率的相关数据,三组患者中华法林的应用率和 INR 达标率亦不清楚,因此,无法准确推断卒中率的降低是归功于窦性心律的维持还是良好的抗凝治疗。

Nademanee 等曾通过对 674 例行导管射频消融术的高危房颤患者术后临床结果分析,得出结论:导管射频消融术后对窦性心律的维持可以有效地降低死亡率和缺血性脑卒中风险发生率,但是并没有足够的证据评价导管射频消融术后复发房颤或房扑的患者的临床结果。

三 导管消融的临床地位提高

由于房颤导管消融领域的发展,循证医学证据越来越充分,在欧美指南中导管消融的临床地位均取得显著的提高。随着房颤消融策略日臻成熟、术者经验的积累以及消融器械的进步,导管消融治疗房颤的适应证也在不断扩展。近年来临床研究显示,房颤患者应用导管消融治疗不仅可以改善临床症状,更能改善患者预后,减少终点事件,成功的消融治疗可显著降低卒中风险。尽管如此,目前的临床研究仍存在着一定的局限性,导管消融在降低卒中率方面的获益程度还需更大规模的随机对照研究进一步证实。

(董 蕾)

参 考 文 献

[1] Hu D,Sun Y. Epidemiology,risk factors for stroke,and management of atrial fibrillation in china. J Am Coll Cardiol,2008,52:865-868.

[2] Wolf PA,Dawber TR,Thomas HE Jr,et al. Epidemiologic assessment of chronic atrial fibrillation and risk of stroke:the Framingham study. Neurology,1978,28(10):973-977.

[3] 吴明. 预防房颤患者的脑卒中:进展和争议. 海南医学,2011,23(3):1-7.

[4] Pappone C,RosanioS,Augello G,et al. Mortality,morbidity,and quality of life after circumferentialpulmonaryvein ablation for atrial fibrillation:outcomes from a controlled nonrandomized long-term study. J Am Coll Cardiol,2003,42:185-197.

[5] Hunter RJ,McCready J,Diab I,et al. Maintenance of sinus rhythm with an ablation strategy in patients with atrial fibrillation is associated with a lower risk of stroke and death. Heart,2012,98(1):48-53.

[6] Bunch TJ,May HT,Bair TL,et al. Atrial fibrillation ablation patients have long-term stroke rates similar to patients without atrial fibrillation regardless of CHADS2 score. Heart Rhythm,2013,10:1272-1277.

[7] Nademanee K,Schwab MC,Kosar EM,et al. Clinical outcomes of catheter substrate ablation for high-risk patients with atrial fibrillation. J Am Coll Cardiol,2008,51(8):843-849.

5. 左心耳形态与脑卒中

脑卒中是心房颤动(房颤)患者,致残、致死的主要原因。一项对门诊阵发性房颤患者进行的连续 21 天心电监测显示,大约 20% 的患者发生了隐匿性脑卒中。另一项研究表明,脑卒中患者中,约 20% 的栓塞与房颤有关。早在 1996 年,Blackshear 和 Odel 对 23 项包括 4800 例房颤患者手术、食管超声和(或)尸检的研究发现,非瓣膜性房颤患者中,91%的左心房血栓来源于左心耳(left atrial appendage,LAA),瓣膜性房颤患者中 57% 的左心房血栓来自左心耳。由此可见,左心耳血栓是房颤患者发生脑卒中的主要原因,并认为"封闭左心耳"可以预防非瓣膜性房颤患者的脑卒中发生。研究表明,外科手术使左心耳完全闭合后,发生脑栓塞的危险降低了近 12 倍。目前 ACC/AHA 指南推荐在进行二尖瓣手术同时切除或封闭左心耳。相对于瓣膜性房颤,非瓣膜性房颤的发生机制与其不同。而对非瓣膜性房颤患者的左心耳形态的研究,有助于揭示非瓣膜性房颤患者卒中发生的原因。

从胚胎学来讲,左心耳是左心房发育过程的残余部分,呈狭长、弯曲的管状形态,有一狭窄的尖顶部,类似人的大拇指。起源于左心房前部,与冠状动脉的回旋支、左侧膈神经、左侧肺静脉相邻。左心耳内有丰富的梳状肌及肌小梁。1997 年,Veinot JP 等通过尸体解剖发现正常左心耳的形态是"一个窄的、类似风向袋的主体,带有不同数量的分叶或者钩状附属物和梳状肌"。随后的研究通过对尸体解剖、CT 和磁共振成像对左心耳的形态进行进一步研究证实,房颤患者和非房颤患者,以及阵发性房颤和持续性房颤患者的左心耳形态,如左心耳曲度、左心耳容积以及左心耳颈部、左心耳开口等形态各异,这些不同类型的左心耳结构所导致的卒中风险也不尽相同。由此认为,了解左心耳的形态不仅可以帮助确定房颤患者的卒中风险,也可以指导临床进行左心耳封堵治疗。

赵宏伟等利用 CT 比较正常人群和房颤患者的左心耳形态,发现房颤患者的左心耳容积、左心耳开口面积、左心耳的长短径较非房颤的人群明显增加。Park HC 等比较了阵发性房颤和持续性房颤的左心耳形态,发现持续性房颤患者的左心耳容积较阵发性房颤患者明显增加。

Wang 等利用多排螺旋 CT 对 612 例房颤和非房颤患者的左心房进行了三维重建发现,左心耳的外形可大致分为以下的四类(图 8-5-1):鸡翅型(18.3%,chicken wing)、风向袋型(46.7%,windsock)、仙人掌型(5.9%,cactus)、菜花型(29.1%,caulflower)。左心耳开口可分为五型:卵圆型(68.9%),类足样型(10%),三角型(7.7%),水滴型(7.7%)和圆型(5.7%)。左心耳的平均长度,从开口到心耳尖部为(45.8 ± 12.1)mm,左心耳的平均容积为(8.8 ± 5.6)ml,左心耳脊部平均长度为(5.0 ± 2.2)mm。这些左心耳形态的差异对临床进行左心耳封堵和房颤脑卒中的预测具有现实的指导意义。随后 Di Biase L 等对 932 例药物转复失败准备行房颤射频消融术的患者,进行术前左心耳多排螺旋 CT 或磁共振三维重建发现。仙人掌型 278 例(30%),鸡翅型 451 例(48%),风向袋型 179 例(19%),菜花型 24 例(3%)。进一步对性别、年龄、高血压、糖尿病、左心房大小、房颤类型、CHADS$_2$ 评分、左心耳形态等与脑卒中进行多因素分析研究发现,鸡翅型较其他三种类型的左心耳形态患者,脑卒中风险减少近 79%。随后对四种类型的左心耳形态进行细致分析,并以鸡翅型作为参照,发现其他三种类型左心耳形态患者发生脑卒中风险依次为仙人掌型

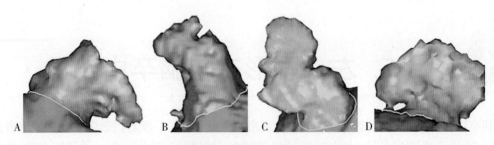

图 8-5-1 左心耳形态分类
A. 鸡翅型;B. 仙人掌型;C. 袋型;D. 菜花型

4倍、风向袋型5倍、菜花型8倍;综上所述,非鸡翅型左心耳形态患者患脑卒中的风险是鸡翅型的2.95倍。Kimura T等分析了80例CHADS$_2$评分较低的房颤患者与30例有脑卒中的房颤患者,CHADS$_2$评分两组间无明显的差异。但是菜花型左心耳形态即使在较低CHADS$_2$评分的基础上,仍然有较高的脑卒中发生率,发生脑卒中的几率是其他非菜花型左心耳的3.875倍。因此认为,左心耳形态可以预测非瓣膜病房颤患者脑卒中的发生率,即使在CHADS$_2$评分较低的情况下也适用。但也有不同的意见,Ren JF等认为该结果不可靠,首先这种分型不能代表经典的左心耳形态,即"一个窄的风向袋的主体,带有不同数量的分叶或者钩状附属物和梳状肌",且这种分型可能临床应用价值有限;再者,虽然Di Biase L等得到了有意义的结果,但可能并不是一个真正的因果关系。最后认为,左心耳的功能状态对脑卒中的预测可能更具有意义,如左心耳血流速度。

尽管不同左心耳形态的患者临床可能具有不同的结局,但在实际工作中这一分型临床指导意义具有一定的局限性。由于不同的阅片者的认知不同,可能会得出不同的分型结果。临床进行不同研究结果的差异证实了这一结论,如菜花型左心耳在Wang等的研究中占29%,Di Biase L等的研究中占3%,Kimura T等的研究中占40%,Irfan M等的研究中占10%。是否有其他可预测左心耳形态与房颤卒中的发生呢?Irfan M等对673例房颤患者的左心耳CT影像,通过单因素分析发现,心功能不全、短的左心耳开口、短的左心耳长度、左心耳过多的肌小梁与脑卒中相关,而左心耳的四种类型与脑卒中无关。多因素分析发现,较小的左心耳开口直径、较多的左心耳肌小梁是导致脑卒中的独立危险因素。三维CT成像可清晰的了解左心耳的解剖、左心耳血栓和肌小梁的范围。较多的左心耳肌小梁和较小的左心耳开口可能是左心耳血液滞留和血栓形成的重要潜在因素。但另有研究却持有不同的结论,Beinart R等对144例非瓣膜病房颤患者左心耳MRI影像进行了研究,分析左心耳容积、左心耳长度、左心耳开口长短径、左心耳分叶的数量等因素。进行多因素分析显示,左心耳容积越大、开口越大,脑卒中的几率越高。他们认为,既往的左心耳食道超声所发现的左心耳自显影状态、较低的左心耳血流速度可能增加左心耳血栓形成的机会,也增加了脑卒中的风险。较大的左心耳开口可能减慢左心耳血流排空的速率,容易导致血流淤滞、血栓形成。Burrell LD等的研究也支持左心耳容积可预测脑卒中,认为左心耳容积大于34cm^3,脑卒中风险增加7.11倍。但左心耳容积是否能预测脑卒中也有争议。Kamp O等利用食道超声了解左心耳形态和功能与脑卒中关系时,未发现左心耳容积与脑卒中有关,而支持左心耳血流速度和左心耳自显影状态可预测房颤患者脑卒中的发生。Park HC等研究更是认为左心耳的形态参数不能预测脑卒中的发生,只有左心耳收缩功能才能预测脑卒中。

目前测量左心耳形态的方法大致为经胸超声、经食管超声、CT或MRI的三维重建。而对于各项参数的测量尚缺乏像解剖或外科直视的"金标准"。Budge LP等在人体上实时比较了三维食道超声、二维CT成像、三维CT成像对左心耳开口的测量结果,发现三组数据间存在统计学差异,认为三维CT成像更接近实际的数据。但三维超声也具有自身的优点,它可以动态的观察左心耳的形态以及血栓的大小、形态、附壁面积等,并且可评价左心耳的功能。

尽管目前的研究普遍的认为左心耳是房颤患者发生脑卒中的危险因素,但这些研究基本来自于回顾性研究,尚缺乏前瞻性的随机对照研究证实这一结论。但随机对照研究证实的左心耳封堵装置所具有的与华法林类似或优于华法林减少卒中风险的事实,从另一个侧面证实了左心耳是卒中发生的主要影响因素。由此可见,对房颤患者左心耳进行积极干预,有助于减少房颤患者脑卒中的发生。

(汤宝鹏 张疆华 周贤惠)

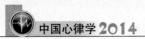
参 考 文 献

［1］Miller DJ,Khan MA,Schultz LR,et al. (2013)Outpatient cardiac telemetry detects a high rate of atrial fibrillation in cryptogenic stroke. J Neurol Sci,324:57-61. doi:10. 1016/ j. jns. 2012. 10. 001.

［2］Kannel WB,Wolf PA,Benjamin EJ,et al. Prevalence,incidence,prognosis,and predisposing conditions for atrial fibrillation:population-based estimates. Am J Cardiol,1998,82(8A):2N-9N.

［3］Blackshear JL,Odell JA. Appendage obliteration to reduce stroke in cardiac surgical patients with atrial fibrillation. Ann Thorac Surg,1996,61(2):755-759.

［4］Madden J. Resection of the left auricular appendix. JAMA,1948,140:769-772.

［5］Manning WJ,Silverman DI,Katz SE,et al. Impaired left atrial mechanical function after cardioversion:relation to the duration of atrial fibrillation. J Am Coll Cardiol,1994,23(7):1535-1540.

［6］Douglas YL,Jongbloed MR,Gittenberger-de GAC,et al. Histology of vascular myocardial wall of left atrial body after pulmonary venous incorporation. Am J Cardiol,2006,97(5):662-670.

［7］Veinot JP,Harrity PJ,Gentile F,et al. Anatomy of the normal left atrial appendage:a quantitative study of age-related changes in 500 autopsy hearts:implications for echocardiographic examination. Circulation,1997,96(9):3112-3115.

［8］赵宏伟,王照谦,尹晓盟,等. 应用多层螺旋计算机断层摄影术技术对比分析心房颤动及非心房颤动患者左心耳的形态学特征. 中国循环杂志,2007,(06):440-443.

［9］Park HC,Shin J,Ban JE,et al. Left atrial appendage:morphology and function in patients with paroxysmal and persistent atrial fibrillation. Int J Cardiovasc Imaging,2013,29(4):935-944.

［10］Wang Y,Di BL,Horton RP,et al. Left atrial appendage studied by computed tomography to help planning for appendage closure device placement. J Cardiovasc Electrophysiol,2010,21(9):973-982.

［11］Di BL,Santangeli P,Anselmino M,et al. Does the left atrial appendage morphology correlate with the risk of stroke in patients with atrial fibrillation? Results from a multicenter study. J Am Coll Cardiol,2012,60(6):531-538.

［12］Kimura T,Takatsuki S,Inagawa K,et al. Anatomical characteristics of the left atrial appendage in cardiogenic stroke with low $CHADS_2$ scores. Heart Rhythm,2013,10(6):921-925.

［13］Ren JF,Callans DJ,Marchlinski FE. What is the natural relationship between left atrial appendage morphology and history of stroke. J Am Coll Cardiol,2013,61(6):689-690.

［14］Ozer N,Kilic H,Arslan U,et al. Echocardiographic predictors of left atrial appendage spontaneous echocontrast in patients with stroke and atrial fibrillation. J Am Soc Echocardiogr,2005,18(12):1362-1365.

［15］Goldman ME,Pearce LA,Hart RG,et al. Pathophysiologic correlates of thromboembolism in nonvalvular atrial fibrillation:I. Reduced flow velocity in the left atrial appendage(The Stroke Prevention in Atrial Fibrillation［SPAF-Ⅲ］study). J Am Soc Echocardiogr,1999,12(12):1080-1087.

［16］Khurram IM,Dewire J,Mager M,et al. Relationship between left atrial appendage morphology and stroke in patients with atrial fibrillation. Heart Rhythm,2013,10(12):1843-1849.

［17］Hur J,Kim YJ,Nam JE,et al. Thrombus in the left atrial appendage in stroke patients:detection with cardiac CT angiography—a preliminary report. Radiology,2008,249(1):81-87.

［18］Hur J,Kim YJ,Lee HJ,et al. Cardioembolic stroke:dual-energy cardiac CT for differentiation of left atrial appendage thrombus and circulatory stasis. Radiology,2012,263(3):688-695.

［19］Tani T,Yamakami S,Matsushita T,et al. Usefulness of electron beam tomography in the prone position for detecting atrial thrombi in chronic atrial fibrillation. J Comput Assist Tomogr,2003,27(1):78-84.

［20］Patel A,Au E,Donegan K,et al. Multidetector row computed tomography for identification of left atrial appendage filling defects in patients undergoing pulmonary vein isolation for treatment of atrial fibrillation:comparison with transesophageal echocardiography. Heart Rhythm,2008,5(2):253-260.

［21］Beinart R,Heist EK,Newell JB,et al. Left atrial appendage dimensions predict the risk of stroke/TIA in patients with atrial fibrillation. J Cardiovasc Electrophysiol,2011,22(1):10-15.

［22］Zabalgoitia M,Halperin JL,Pearce LA,et al. Transesophageal echocardiographic correlates of clinical risk of thromboembolism in nonvalvular atrial fibrillation. Stroke Prevention in Atrial Fibrillation Ⅲ Investigators. J Am Coll Cardiol,1998,31(7):1622-1626.

［23］Ohara K,Hirai T,Fukuda N,et al. Relation of left atrial blood stasis to clinical risk factors in atrial fibrillation. Int J Cardiol,2009,132(2):210-215.

［24］Burrell LD,Horne BD,Anderson JL,et al. Usefulness of left atrial appendage volume as a predictor of embolic stroke in patients with atrial fibrillation. Am J Cardiol,2013,112(8):1148-1152.

[25] Kamp O,Verhorst PM,Welling RC,et al. Importance of left atrial appendage flow as a predictor of thromboembolic events in patients with atrial fibrillation. Eur Heart J,1999,20(13):979-985.

[26] Budge LP,Shaffer KM,Moorman JR,et al. Analysis of in vivo left atrial appendage morphology in patients with atrial fibrillation: a direct comparison of transesophageal echocardiography,planar cardiac CT,and segmented three-dimensional cardiac CT. J Interv Card Electrophysiol,2008,23(2):87-93.

[27] 吴治胜,穆玉明. 左心耳三维超声心动图研究进展. 中国医学影像技术,2010,(08):1589-1591.

6. 急性转复房颤的血栓栓塞

心房颤动(atrial fibrillation,AF)是临床上最常见的持续性心律失常,在普通人群中房颤的发生率约1%,85岁以上老年人群为18%。据估计目前美国有220万人患阵发性或持续性房颤,而实际的数量可能会更高(因为房颤可以持续很长时间而无症状出现,即无症状性房颤),到2050年,预测将有1600万美国人患房颤。房颤的患病率随年龄增长而升高,且与脑卒中、心衰、高死亡率相关疾病的风险增加有关,尤其在女性。Framingham研究数据显示房颤比非房颤患者的死亡风险高出约2倍。房颤可引起心房的机械功能障碍而促进血栓形成,尤其是在左房增加心内血栓和随后血栓栓塞风险性。除此,房颤转复后可合并血栓栓塞并发症,包括电复律、药物转复及自然转复。如果房颤患者未给予抗凝治疗,转复后的血栓栓塞发生率约为1.5%~3%。这些血栓事件可能发生在复律时,但更常见于复律后数小时或数天。其中,年龄、女性、心衰和糖尿病是复律后血栓栓塞事件的独立预测因子,而无心衰及年龄<60岁的患者血栓栓塞风险低0.2%。早在1969年,Bjerkelund和Orning即证明了抗凝治疗可以减低房颤复律后血栓事件的发生率。本篇综述将对急性房颤复律后血栓栓塞并发症流行病学、发病机制及栓塞的预防及处理进行介绍。

一 急性房颤转复后血栓栓塞事件的流行病学

(一)房颤围复律期血栓栓塞事件总的发生率

20世纪60年代已有研究表明,房颤复律干预治疗时伴随1.5%~6%的血栓栓塞并发症。如果房颤患者未给予抗凝治疗,转复后的血栓栓塞发生率约为1.5%~3%。而Byekerland和Orning报道的未给予抗凝治疗的患者转复后的血栓栓塞发生率约为5.3%。经抗凝治疗的房颤患者转复后血栓栓塞事件的发生率为0.8%。其中,大多数栓塞事件发生在成功复律及心律失常发生后的短时间内(复律后数小时或数天),也可能发生在复律时。即使复律前左房无血栓也不能确定复律是安全的,因为恢复窦性心律后心房顿抑容易导致左心耳血流速度的减慢,促进新鲜血栓形成和栓塞。事实上,急性房颤未经抗凝治疗的患者有4%经食管超声心动图显示有左房血栓。另一项报告显示,心律失常持续>72小时时应用经食管超声心动图检查(transesophageal echocardiography,TEE)显示左房血栓发生率为14%,而慢性房颤患者中有27%形成血栓。另外,房颤后自发转复为窦性心律者似乎与1天内出现血栓有关。但急性房颤患者复律后30天内发生血栓事件极其罕见,即使围术期未使用抗凝药。有趣的是,急性房颤和慢性房颤两者脑卒中危险评分在急诊状态下都对血栓栓塞事件具有高度预测性。

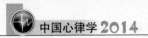

(二) 直流电复律后血栓栓塞事件的发生率

房颤的直流电复律具有发生血栓栓塞的危险性,尽管抗凝治疗可以降低其发生率,但不能完全消除这种危险性,而心房扑动(房扑)的电复律后发生栓塞的危险性则相对较低。如果没有给予抗凝治疗,电复律后的1周以内发生在体循环的血栓栓塞事件发生率为1%~4%,这与持续1年的房颤发生血栓栓塞事件发生率相同,而出血的危险性没有任何增加。

(三) 射频消融术后血栓栓塞事件的发生率

最近几年,导管射频消融术已成为房颤的有效的非药物治疗方法,但导管消融本身有并发脑卒中危险性,有报道称当左房行导管消融术后,脑卒中发生率增加1.8%~2%。但依据世界范围调查和回顾性研究结果显示,房颤导管消融术后出现有症状的血栓栓塞并发症的发生率0.5%~0.9%。而导管射频消融术的主要目标不仅是改善症状,而且是维持窦律以降低血栓栓塞事件的发生率。还有报道显示,导管消融术后转复为窦律的患者其血栓栓塞危险性增加至26%,而术中为窦律的患者血栓栓塞危险性为9%。也有作者报道导管消融术后转复为窦律的患者,血栓栓塞危险性增加至14%。

Fiorenzo Gaita等研究显示:①左房导管消融房颤可引起无症状的脑血栓栓塞;②导管消融过程中出现有症状的脑血栓栓塞(短暂脑缺血发作)仅占少数(有症状者0.4%,无症状者14%);③血栓栓塞与临床指标无关,包括年龄、高血压、糖尿病、房颤类型、既往脑血栓栓塞事件病史、导管消融术前抗血小板治疗及以前的消融治疗;④单因素和多因素分析显示,脑栓塞相关的最重要因素是药物转复或电复律转复。即使在抗血小板治疗过程中,也可发生血栓栓塞事件。

(四) 药物复律后血栓栓塞事件的发生率

鉴于其整体安全性和有效性,短期房颤发作的患者在没有并发症情况下,可以考虑使用药物转复,而长期房颤患者的药物复律成功率仅20%~30%,仅作为电复律的辅助治疗。已有研究显示,400例使用奎尼丁转复的患者,其血栓并发症的发生率是1.5%,这一数据与未抗凝的电复律发生血栓事件的平均发生率相似。除此,还有其他研究也报道了奎尼丁复律后左房血栓形成。此外,有1例个案报道显示,口服胺碘酮转复房颤时出现栓塞性脑卒中。另外,还有研究证实药物复律后心房机械功能恢复缓慢并且逐渐恢复。因此,我们倡导药物复律与电复律同样需要使用抗凝治疗。

二 急性房颤转复后血栓栓塞事件的危险因素及发生机制

(一) 急性房颤转复后发生血栓栓塞事件的危险因素

年龄、女性、心衰和糖尿病是血栓事件发生的独立预测因子,而无心衰及年龄<60岁的患者血栓栓塞风险较低。随着年龄增长、女性、心衰和糖尿病明显增加了血栓栓塞风险,且多重因素存在情况下,风险变得更高了,并显著高于复律前和复律后常规抗凝治疗择期电复律者。此外,房颤消融术后发生血栓栓塞事件的独立危险因素是术中转复,而抗凝治疗影响极小,临床指标与之无关。

(二) 急性房颤转复后血栓栓塞事件的发生机制

1. 房颤过程中形成血栓栓塞的发生机制　房颤可引起心房的机械功能障碍,这与致炎因素有关。非瓣膜性房颤患者中大多数患者其基础血浆vWF-Ag和因子Ⅶ:C水平升高,内皮依赖性凝血系统被激活,而这与左心耳排空速度、左室射血分数及自然超声对比结果无关。其中,vWF-Ag在介导血小板黏附功能方面十分重要,同时也是内皮功能障碍的标记物,因而具有明显的致血栓形成作用。因此,房颤患者有发生心内血栓和随后栓塞的危险性。

房颤如何引起心房内血栓形成的呢?其一是持续的房颤引起左房血流停滞,然后形成血凝块;另一个原因是房颤转复过程中,无论是自发性还是药物或电复律转复,转复窦性心律后左房机械功能障碍从而导致血凝块形成。

2. 房颤复律后形成血栓栓塞的发生机制 最初人们认为血栓形成与持续性房颤引起血流停滞有关,并在一些房颤患者观察到凝血因子增加和心房利钠肽水平的升高(可引起血容量增高)可能也与血栓形成有关。不过,房颤转复后绝大多数栓塞并不是发生在最初 24 小时内,而是发生在最初几天内,其原因并不与转复为窦律本身成因果关系,而是在转复后左房收缩功能恢复时发生,最大可能是以前存在的血栓发生移位或新的血栓形成。除此,左房收缩功能障碍的持续时间部分取决于房颤持续的时间。房颤转复前形成的心房血栓可能由于复律后机械性心房收缩恢复造成的移位而脱落。如果房颤持续时间 <48 小时,左房的收缩功能在转复后最初 24 小时内恢复,而持续时间较长的房颤转复后,尽管有协调的心房电活动在复律后立即发生,但机械性心房收缩恢复正常需要更久,常需要 1 个月左右时间才能恢复左房收缩功能。基于这些原因,电复律后通过成像技术恰当评价可能发现没有症状的栓塞事件。有作者认为,只有当心房收缩更强时血栓才能移位,因此,认为只有预先形成血栓的患者才有血栓栓塞的风险。然而这些理论,与观察到的结果不一致,因为阵发性房颤患者与持续性房颤患者的血栓栓塞事件的发生率相同,表明阵发性房颤每次转窦期间心房机械收缩的增强增加了心房血栓移位的威胁,从而有很高的血栓事件发生率。

3. 房颤电复律引起血栓栓塞事件的发生机制 房颤电复律过程中发生血栓栓塞并发症,其中主要是脑卒中。这些事件有两个发生机制:①由于转复前左房血流速度减慢,房颤转复时左心耳已存在血栓,并在转复后由于左房收缩功能恢复而发生血栓移位或碎裂。这种危险性可通过转复前几周应用抗凝剂或经食管超声心动图排除血栓而减小。②心房收缩功能恢复发生在房颤电复律转复窦律后(转复后心房顿抑),使左房和左心耳的功能在房颤转复后即刻出现矛盾性降低。心房顿抑持续时间约 4 周。其左房功能降低可以通过经食管超声心动图测量的左心耳排空速度下降来评估。

4. 房颤导管消融术引起血栓栓塞的发生机制 房颤导管消融术中发生血栓栓塞事件的可能机制是多方面的,包括内皮损伤、射频能量对循环血的加温等。这些因素可引起血小板激活。除此,由于心房收缩功能的机械损伤恢复可使左房微血栓移位而导致脑栓塞。除此,导管消融过程中发生的脑卒中的可能原因还包括消融前已存在左房血栓而没有被食管超声心动图检出、射频消融导管或消融组织形成的烧焦物、左房导管及鞘套内血栓形成、空气栓子及房颤转复为窦律后新的心房血栓形成等。

三 急性心房颤动转复后血栓栓塞事件的预防及处理

房颤转复后即使恢复窦律,但心房血流淤滞和血栓形成危险性可能持续几周时间,因而转复过程中抗凝治疗的目标有两方面。

1. 降低房颤转复时左房已存在的血栓不稳定的可能性 2011 年心脏病学一项研究表明,NT-proBNP 水平可以帮助判断是否患者在短期或长期内出现房颤发作时,心房内是否有血凝块。这是一项小型研究,可能根本上让我们对那些不知道房颤持续多久的患者进行复律,但还没有足够证据支持在临床实践中 NT-proBNP 的预测作用。除此,D-dimer 监测心房血凝块的方法已有不同成功案例的报道,但是证据仍不具有说服力。

　　TEE 是对房颤患者电复律前排除左房血栓形成的可选择方法,迄今为止还没有其他影像学方法能有类似的检查准确性。但即使应用 TEE 和替代参数如自然超声对比和多普勒测量左房血流,电复律后仍有 1% 的栓塞发生率。TEE 对转复评估的多项研究(Assessment of Cardioversion Using Transesophageal Echocardiography,ACUTE)显示,TEE 检查方法评估的血栓栓塞的发生率为 0.8%,而常规方法评估的血栓栓塞发生率为 0.5%,两者虽无显著性差异,但应用 TEE 方法可以缩短复律时间。若房颤持续时间不足 24 小时,则转复后血栓栓塞的危险性降低 0.8%。而对于有些病例,房颤持续时间不足 48 小时也可形成血栓,因而建议转复后给予抗凝治疗。为了最大程度地减低复律时不稳定血栓存在的可能性,可采取以下两种方法:经验性抗凝治疗 3 周或者短期抗凝治疗,然后 TEE 指导下复律。推测不稳定血栓大约需要 2 周时间形成,并附着在心房壁上,因而对房颤患者复律前至少用华法林或依诺肝素经验性抗凝治疗 3 周(目标 INR 2.5,范围 2.0~3.0)。经 3 周的治疗时间可允许甚至解决潜在血栓的发生,同时也将新生血栓形成风险降至最低。

　　2. 预防房颤转复后左房内新的血栓形成

　　(1) 心房顿抑与房颤发作时间对预防血栓治疗方案的影响:心房顿抑与转复后数天内发生血栓栓塞事件有关。为了预防由心房顿抑引起的血栓栓塞事件,房颤转复后抗凝治疗十分重要。若不给予抗凝治疗,房颤转复后发生血栓栓塞的危险性高达 5%~7%。如果房颤转复前给予 2~4 周或短期的抗凝治疗及 TEE 检查正常的患者其总的血栓栓塞事件危险性降至 0%~1.6%。房颤转复后心房顿抑持续时间约 4 周,因此国际指南推荐房颤转复后有效抗凝治疗至少 4 周。其中有几个参数影响左房功能的恢复,例如转复前房颤的持续时间,这点最重要,若转复前房颤时间 <2 周,心房顿抑恢复较快;若房颤持续时间非常短如 15 分钟,则不会出现明显的心房顿抑。但房颤持续多长时间我们应该考虑转复后血栓形成的危险性最低而不需要给予抗凝治疗?直到现在,还缺乏足够的资料能回答这个问题。一般来讲,持续 48 小时应该是阈值,而且指南强调对于超过 48 小时的房颤转复前和转复后必须给予有效的抗凝治疗。

　　(2) 房颤发作 <48 小时围复律期预防血栓栓塞的治疗原则:房颤发作在 48 小时之内的患者复律如何常规抗凝治疗呢?房颤发作持续时间不足 48 小时时,转复后发生血栓形成和随后的栓塞事件的发生率很低。对于明确房颤持续时间小于 48 小时的患者,仅常规复律而不用长期复律前抗凝。也有的患者临床上没有明显的左室功能障碍、二尖瓣疾病或之前存在栓塞时,甚至不需要抗凝而直接复律。不过,由于房颤经常是无症状的,所以应该重视个别患者房颤持续的准确时间,但在临床实践中很少能确定房颤发作的准确时间。Weigner 及其同事观察了 357 例房颤发作 48 小时内没有预先抗凝治疗的住院人群 30 天的血栓发生率,仅有 3 例患者有临床血栓事件。这 3 例并没有房颤或血栓栓塞病史,且所有人左室收缩功能正常。另外,美国胸科医师对于房颤发作 48 小时之内复律的患者也不推荐抗凝治疗。他们认为近期房颤发作的患者不太可能发生复律后血栓,因为恢复到正常机械性心房收缩依赖于房颤持续时间的长短,房颤发作 48 小时之内复律的患者恢复窦律一般在复律后 24 小时之内,不过作者的基本策略是对所有存在急性房颤的患者给予肝素抗凝治疗。除此,这类患者常接受控制心率药物,并观察 24~36 小时,期间有大量患者能够自发转复为窦律。但欧美还没有关于 48 小时内房颤抗凝治疗的可靠建议,通常对拟计划复律的 48 小时内房颤患者,房颤转复且不需要复律后口服抗凝药物。这一实践对 2010 年欧洲指南推荐脑卒中危险因素的患者进行有效的围术期和长期抗凝治疗这一说法上引起质疑,因而指南的履行一直缓慢进行,因为指南推荐的证据是依照具体情况来定的,并且只被小规模回顾性复律后研究支持。不过,持续使用低分子肝素序贯华

法林治疗对重症监护室房颤患者的治疗效果有意义。

(3) 房颤发作超过 48 小时围复律期预防血栓栓塞事件的治疗原则：对于超过 48 小时或时间不详的房颤患者，包括有心功能障碍、脑血栓形成高危的患者，推荐服用华法林治疗，因为华法林抗凝治疗可使血栓栓塞危险性从 6% 降至 1% 以下，还可选新的口服抗凝药达比加群和利伐沙班。而且达比加群对预防房颤患者的脑卒中疗效至少不亚于华法林。达比加群是凝血酶直接抑制剂，起效快速，服用后 30 分钟至 2 小时达到血浆峰浓度，而且不需要监测 INR 水平。而华法林抗凝治疗达到 INR 2~3 的靶目标，在转复前服用 3 周，转复后继续服用 4 周。直流电转复会增加血栓栓塞事件的危险性，即使房颤患者没有发现血栓，也要在转复前给予肝素，并在转复后给予华法林 4 周抗凝治疗。当服用华法林时，复律前必须每周监测 INR 以评价抗凝效果。对于持续性房颤患者，转复前停用抗凝治疗进行体内转复，转复后发生血栓栓塞事件的危险性并不高。但是转复过程中给予肝素治疗可增加出血并发症的危险性。有一项回顾性研究调查了 1435 例持续时间超过 48 小时的房颤患者接受华法林治疗并接受直流电复律，这些患者中 INR 1.5~2.4 的患者其血栓事件高于 INR≥2.5 的患者 (0.93% *vs.*0%，*P*<0.012)。当房颤的持续时间不能确定或 >2 天时，电复律时应该使 INR≥2.5 (INR 2.0~3.0)。也有文献报道称老年人接受抗栓治疗后出血风险升高，INR 应控制在 1.6~2.6。ACC/AHA 实行的房颤超过 48 小时治疗指南：INR 2.0~3.0 维持 3 周，电复律后维持 4 周；TEE 排除左心耳血栓后使用普通肝素或低分子肝素序贯抗凝。如果 INR<2.0，需加用肝素（普通肝素或低分子肝素）。患者使用肝素治疗性抗凝后可选择 TEE 筛查，如果 TEE 没有发现血栓，就可以进行复律。TEE 引导下复律的优势是复律时间缩短，明显缩短了总抗凝治疗时间。除此，还有一项入选 1222 例房颤患者的随机临床试验表明了 TEE 引导下复律的有效性。对于要求复律的房颤患者复律前随机分配到普通肝素 24 小时组及然后 TEE 引导下复律组合经验型抗凝 3 周组，两组患者复律后均抗凝 4 周。结果显示，8 周后两组血栓栓塞发生率没有显著性差异。不过，华法林组出血事件发生率明显减低 (2.9% *vs.*5.5%，*P*<0.03)，而且复律时间较短 (3.0 *vs.*30.6 天，*P*<0.001)。另外，一项小型的随机对照试验将低分子肝素和普通肝素加口服抗凝药进行对比，496 例患者入选试验中，其中 431 例接受 TEE 引导下复律，其余 65 例给予经验性抗凝 3 周后复律。而且复律后均接受抗凝治疗 4 周。结果显示，经验性抗凝后 TEE 引导下低分子肝素治疗并不比普通肝素加口服抗凝治疗差，主要终点是预防缺血、血栓事件、出血并发症和死亡，此外，不论房颤发作时间是否超过 48h，凡采用常规抗凝治疗的患者转复后 1 个月内血栓栓塞的危险性 0.13%~0.2%，而其危险性比非转复患者高 3~6 倍。另外，由于绝大多数转复是直流电复律，因而还不清楚电转复和药物转复是否有同样的血栓栓塞危险性。即使转复后不常发生血栓栓塞并发症，但应该清楚转复后其危险性增加这一事实。房颤转复后的最初 10~14 天严格的抗凝 (INR>2.5) 可降低血栓栓塞的危险性。

最新来自 7 个研究群体的 18 篇观察性研究的系统性综述结论显示，房颤复律前使用 TEE 筛查结果发现围复律期抗凝与复律后 10 天内脑卒中或血栓栓塞的风险比没接受抗凝治疗的风险低 (0.33% *vs.*2.00%，*P*<0.01)。其中，一项直流电复律回顾性调查中，754 例围复律期 INR 控制在 1.5~2.4 的房颤患者中有 7 例出现血栓栓塞并发症，而 779 例 INR 控制在 ≥2.5 的房颤患者中没有出现血栓栓塞并发症。另外，房颤复律不久后血栓栓塞风险是最高的，但恢复窦律后这种风险会持续数周。还有一些观察性研究中，脑卒中和血栓栓塞风险最高是在复律后最初的 72 小时内，大多数血栓栓塞并发症发生在复律后 10 天内。TEE 研究证实尽管窦律已经恢复，但左房机械功能的恢复可能会延迟数周，这取决于转复前的房颤持续时间。这一观察结

果可能解释了血栓栓塞发生在复律数周后而在复律时还没有血栓的情况。

对于急性房颤围复律期抗凝治疗,ACCP指南推荐准备复律前即刻给予足量低分子肝素或普通肝素。ACCF/AHA指南的推荐是根据患者血栓栓塞的风险给予抗凝治疗,但同时也指出很少有数据支持使用低分子肝素。另外,为了降低房颤导管消融过程中血栓栓塞事件发生,通常采取的措施包括消融术前TEE检查、抗凝治疗及术中使用肝素、持续的鞘套冲洗及应用灌注导管等,而且射频消融术后出现无症状的脑微小血栓栓塞和心包积血的发生率在围术期服用华法林治疗的患者明显低于服用达比加群治疗的患者。对于房颤射频消融术后以及特别是房颤转复后的患者,达比加群的疗效不如华法林,因而不能替代华法林。

急性房颤患者转复窦律后出现血栓栓塞事件是一种常见并发症,其中脑卒中风险最高。急性房颤转复前左房已存在血栓发生移位及转复后心房顿抑可能是复律后血栓栓塞事件的发生机制。根据已有研究得出的结论表明,短期内房颤(发作时间<48小时)且为低危栓塞人群可不考虑复律前抗凝治疗,而对于时间不确定或时间超过48小时的房颤患者复律前3周及复律后4周均建议常规华法林抗凝治疗以预防血栓栓塞事件发生。抗凝治疗方案有口服抗凝、注射抗凝及注射序贯口服抗凝治疗三种,新型口服抗凝药物达比加群、利伐沙班及阿派沙班的安全性及出血风险等尚待评估。总而言之,对于急性房颤的患者,需重视并警惕复律后血栓栓塞事件并发症的发生。

(刘元生　程呈)

参 考 文 献

［1］Choo WK,Fraser S,Padfield G,et al. Dabigatran improves the efficiency of an elective direct current cardioversion service. Br J Cardiol,2014,21:29-32.

［2］Lee P. Antithrombotic therapy in atrial fibrillation. Hosp Med Clin,2013,2:e1-e31.

［3］Vinson DR,Hoehn T,Graber DJ,et al. Managing emergency department patients with recent-onset. J Emerg Med,2012,42:139-148.

［4］Lee P. Antithrombotic therapy in atrial fibrillation. Hosp Med Clin,2013,2:e1-e31.

［5］Airaksinen KE,Grönberg T,Nuotio I,et al. Thromboembolic complications after cardioversion of acute atrial fibrillation-The FinCV study. J Am Coll Cardiol,2013,62:1187-1192.

［6］Airaksinen KE,Grönberg T,Nuotio I,et al. Thromboembolic complications after cardioversion of acute atrial fibrillation,The FinCV(Finnish CardioVersion)Study. Am J Cardiol,2010,105:502-510.

［7］Gallagher MM,Hennessy BJ,Edvardsson N,et al. Embolic complications of direct current cardioversion of atrial arrhythmias:association with low intensity of anticoagulation at the time of cardioversion. J Am Coll Cardiol,2002,40:926-933.

［8］Wochenschr DM,Klein HH. Electrical cardioversion for non-valvular atrial fibrillation--underestimated risk for thromboembolic complications? Epub,2013,138:1309-1311.

［9］Anter E,Callans DJ. Pharmacological and electrical conversion of atrial fibrillation to sinus rhythm is worth the effort. Circulation,2009,120:1444-1452.

［10］Kamathl GS,Herweg B,Cotigal D,et al. Activation of the endogenous coagulation system in patients with atrial flutter:Relationship to echocardiographic markers of thromboembolic risk. Cardiol J,2010,17:390-396.

［11］Dagres N,Kornej J,Hindricks G. Prevention of thromboembolism after cardioversion of recent-onset atrial fibrillation:brief is not always safe. JACC,2013,62:1193-1194.

［12］Kim SS,Knight BP. Electrical and pharmacologic cardioversion for atrial fibrillation. Cardiol Clin,2009,95-107.

［13］Ibebuogu UN,Salah AK,Malhotra S,et al. The D-dimer assay:A possible tool in the evaluation of atrial thrombosis. Can J Cardiol,2008,24:517-519.

［14］Fuster V,Ryde'n LE,Cannom DS,et al. ACCF/AHA/HRS focused updates incorporated into the ACC/AHA/ESC 2006 guidelines for the management of patients with atrial fibrillation:a report of the American College of Cardiology Foundation/American Heart Association Task Force on practice guidelines. Circulation,2011,123:e269-e 367.

［15］Herna'ndez-Madrid A,Svendsen JH,Lip GY,et al. Cardioversion for atrial fibrillation in current European practice:results of the European Heart. Europace,2013,15:915-918.

[16] Ichiki H,Oketani N,Ishida S,et al. The incidence of asymptomatic cerebral microthromboembolism after atrial fibrillation ablation:comparison of warfarin and dabigatran. Pacing Clin Electrophysiol,2013,36:1328-1335.

7. 房颤与功能性二尖瓣反流

二尖瓣反流(mitral regurgitation,MR)是临床常见的瓣膜功能异常,相关指南将其分为原发性或器质性二尖瓣反流和继发性二尖瓣反流,后者根据病因不同可以进一步分为缺血性二尖瓣反流和功能性二尖瓣反流(functional mitral regurgitation,FMR)。其中,功能性二尖瓣反流是指瓣膜本身无病变而继发于左心功能或几何结构改变发生的二尖瓣关闭不良,通常是指继发于心功能不全、扩张型心肌病等的二尖瓣反流。二尖瓣的主要功能为保证血液舒张期由左心房流入左心室而收缩期不逆流入左心房,其关闭功能的异常可加重左心房及左心室的前负荷,使左心房和左心室扩大,从而导致反流进行性加重,即所谓的"二尖瓣反流加重二尖瓣反流"。

心房颤动是临床最常见的持续性心律失常。许多非瓣膜性房颤患者合并中重度功能性二尖瓣反流,其存在可导致心脏重构进展加速,进一步加重反流、增加住院率和死亡率。关于房颤患者合并功能性二尖瓣反流的原因及治疗策略的选择,许多学者提出了不同的看法。本文就房颤与功能性二尖瓣反流的关系、房颤合并功能性二尖瓣反流的临床评价方法及治疗策略进行综述。

1. 房颤合并功能性二尖瓣反流的发病率 虽然目前尚无房颤患者合并功能性二尖瓣反流的大规模流行病学数据,许多学者认为房颤合并功能性二尖瓣反流是很常见的临床现象。EVEREST Ⅱ研究发现,在279例中重度及重度功能性二尖瓣反流患者中,27%的患者合并有房颤。其中合并房颤较无房颤功能性二尖瓣反流患者的年龄更大、左心房面积更大。一项关于房颤合并功能性二尖瓣反流的研究入选了为行导管射频消融术就诊的828例房颤患者,其中54例(6.5%)患者合并中度以上功能性二尖瓣反流。而且与无显著功能性二尖瓣反流的患者相比,中度以上功能性二尖瓣反流患者中持续性房颤的比例更高。Sharma等利用经食管超声对57名孤立性房颤患者和100名窦性心律者进行对比后发现,孤立性房颤患者合并中度及以上功能性二尖瓣反流者显著多于窦性心律组(66% *vs.*6%,*P*<0.001)。

2. 房颤与功能性二尖瓣反流的关系 二尖瓣反流的产生和加重往往是多种因素共同作用的结果,房颤可以从左心房、左心室、瓣环等多个方面影响心脏的结构和功能,理论上可以导致或加重功能性二尖瓣反流。房颤可以导致左心房的扩大,而左心房后壁与二尖瓣后叶相延续,因而左心房的扩大可以进一步导致二尖瓣后叶向后下方移位,进而引起瓣膜关闭不全。因此,左心房因素在导致二尖瓣反流方面具有一定作用,有研究者将其称为"心房功能性二尖瓣反流",以区别于继发于左心室结构或功能异常的功能性二尖瓣反流。除心房重构因素外,Naito等通过房颤模型犬发现,二尖瓣反流仅出现在不规则节律起搏心室组,故心室节律的不规则可能也是房颤导致功能性二尖瓣反流的因素之一。而二尖瓣反流的存在可以促使左心房进一步扩大,使患者房颤易于发生和维持,并导致不良预后。

还有研究认为二尖瓣环扩大是导致房颤功能性二尖瓣反流的主要原因,而二尖瓣环面积的缩小能改善功能性二尖瓣反流。但是 Otsuji 等却发现瓣环大小一样的患者中,只有部分患者合并功能性二尖瓣反流,因此,除瓣环大小之外必定存在其他导致功能性二尖瓣反流的重要因素。Soyama 等发现左心室乳头肌附近心肌节段的收缩不协调可以造成瓣膜对合不良导致功能性二尖瓣反流。Tigen 等应用超声二维斑点追踪应变分析的方法,评价了乳头肌运动协调性与功能性二尖瓣反流严重程度的相关性。他们发现,乳头肌运动不协调是预测非缺血性心肌病患者中重度到重度功能性二尖瓣反流的独立危险因素(图 8-7-1)。总之,目前很多研究认为左心房增大及瓣环扩大可能只是功能性二尖瓣反流的相关因素,而不是决定性因素。而左心室扩大和左心室功能不全等造成的左心室整体或节段运动不协调使瓣叶应力失衡,导致的瓣叶闭合不全才是重要机制。

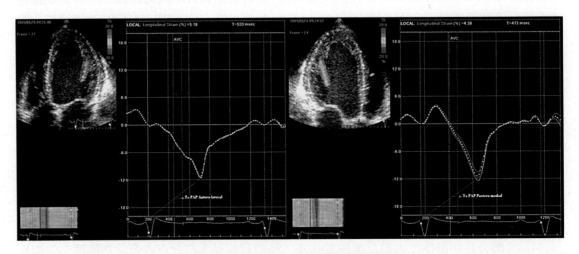

图 8-7-1　乳头肌运动协调性的评价

以 QRS 波起点为参照,测量各乳头肌长轴收缩期峰值应变,通过对比前侧乳头肌和后中部乳头肌的长轴收缩期峰值应变来评价乳头肌收缩的协调性

房颤患者转复并维持窦性心律后,功能性二尖瓣反流程度可以得到改善。Dell'Era 等通过对 73 例经电复律治疗的持续性房颤患者复律前后超声心动指标的比较发现,复律后随访 1 个月仍维持窦性心律者,其二尖瓣反流束面积较术前明显下降。除电复律外,导管射频消融也是临床上房颤转复窦性心律的有效治疗方法。转复窦性心律对二尖瓣反流的改善作用在进行射频消融术(RFCA)的房颤患者中同样可以观察到。Reant 等观察房颤患者在消融术前后的超声心动指标变化并指出,无论在阵发性还是持续性房颤患者中,术后二尖瓣反流程度分级均有明显下降。Gertz 等通过对合并中重度二尖瓣反流的房颤患者的回顾性研究也发现,接受消融术后 1 年维持窦性心律患者的二尖瓣反流束面积与左心房面积的比值(RJA/LAA)明显下降(0.16 vs.0.28,$P=0.005$),但在术后复发患者中没有观察到类似改善(图 8-7-2)。

由于房颤与二尖瓣反流间存在相互作用,两者间的因果关系有时难以判断。对于临床上房颤合并二尖瓣反流的患者,除外风湿、钙化、黏液样变性等原发性二尖瓣装置病变,若不合并左心室扩大或功能显著异常,且转复并维持窦性心律后反流程度能得到改善,可以认为是房颤导致功能性二尖瓣反流的主要原因。

3. 房颤患者二尖瓣反流的评价　对于二尖瓣反流患者,反流程度的准确评价对于未来治疗策略的选择及预后的判断十分重要,应包括定性评价及定量评价。目前临床评价二尖瓣反

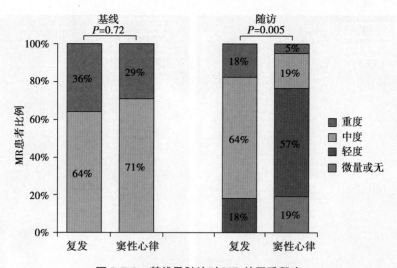

图 8-7-2　基线及随访时 MR 的严重程度

1 年随访时按照是否复发将患者分组。基线时所有患者为中到重度 MR。
随访时，维持窦性心律组只有 24% 患者为中到重度 MR

流的方式很多，常用的无创方法如超声心动、磁共振显像等。这些评价方法各有特点，临床应用时还需就患者的具体情况进行综合分析。

超声心动在临床评价二尖瓣反流应用最为广泛。传统彩色血流图法可以对反流进行实时显示，但在定量评价二尖瓣反流程度方面往往不够准确，指南建议将其作为诊断而非定量评价方法。通过近端等速表面积法得到的有效反流瓣口面积及反流量无论是半定量分级，还是定量评价均比较准确，也是指南推荐的定量评价二尖瓣反流的方法（图 8-7-3~ 图 8-7-5）。新近出

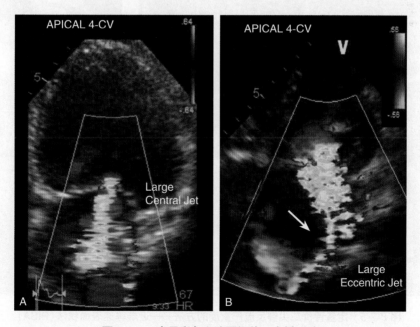

图 8-7-3　应用彩色血流图评价二尖瓣反流

两例重度 MR 的患者。A. 大量中心型反流；B. 大量离心型反流（Apical 4-CV：心尖四腔心切面；Apical 2-CV：心尖两腔心切面）

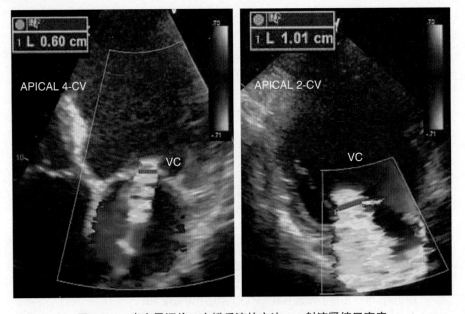

图 8-7-4 半定量评价二尖瓣反流的方法——射流紧缩口宽度
心尖四腔和两腔心切面,计算平均的射流紧缩口宽度[(6+10)/2=8mm]。(Apical 4-CV:心尖四腔心切面;Apical 2-CV:心尖两腔心切面)

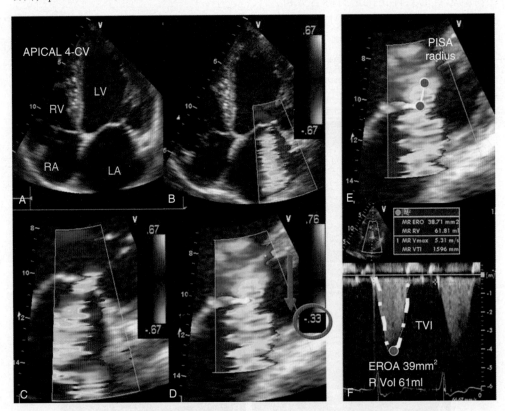

图 8-7-5 定量评价二尖瓣反流严重度的方法——近端等速表面积法(PISA)
A.心尖四腔心切面;B.彩色血流图;C.放大所选区域;D.下移基线得到半球形的近端等速表面积;
E.测量近端等速表面积半径;F.应用连续血流多普勒计算有效反流孔面积(EROA)和反流容积
(RVol)(Apical 4-CV:心尖四腔心切面;Apical 2-CV:心尖两腔心切面)

现的实时三维超声心动图（RT-3DE）为从立体角度评价二尖瓣反流及探讨机制提供了新方法，对于反流口长短轴宽度比值较大的功能性二尖瓣反流患者更具优势。MRI 也是目前临床用于二尖瓣反流评价的重要辅助检查手段，显示心脏解剖结构清晰、准确且不受患者声窗情况的限制。电影 MRI 技术可以对二尖瓣反流进行直观、准确定量评价，由于其通过三维重建技术可以获得任意角度图像，因而评价功能性二尖瓣反流更为准确。

房颤患者心室律绝对不齐，RR 间期绝对不等，这使得房颤患者不同心动周期间用于评价心脏结构、功能及血流的指标产生差异，进而导致合并二尖瓣反流者每个心动周期的反流量不同。因此对于房颤患者二尖瓣反流的评价有其特殊之处，应与窦性心律者不同，但指南中并没有特殊说明。鉴于房颤患者不同心动周期间指标的差异，早期利用超声心动评价房颤患者二尖瓣反流研究中主要采用的方法是较窦性心律者多取几个心动周期指标进行平均，如窦性心律者取 3 个心动周期，房颤律者取 5 个心动周期。这是实际临床工作常用的方法，但操作起来相对费时。另有研究采用的方法是等待一段相对匀齐的心室率后再采集数据和测量。而 Govindan 等在测量房颤患者左心房相关参数时提出了新方法，即连续记录 2 个 RR 间期相近的心动周期分析，结果与记录 17 个连续心动周期分析结果的差异不大，这可以适当减少测量的次数，也是可以借鉴的方法。

三维成像检查，如 RT-3DE、三维电影 MRI 等对二尖瓣反流，特别是功能性二尖瓣反流的评价更为准确且被推荐，但其在房颤患者中的应用受到了一定限制。由于房颤患者不同心动周期间的差异，若需要利用连续多个心动周期数据进行重建，就可能造成重建的三维图像质量下降，进而导致结果不可靠。少数新近超声心动仪可以通过单心动周期进行三维成像，如 GE Vivid E9 型超声心动仪，在房颤患者中的应用并无限制。在 MRI 检查方面，Stork 等在对二尖瓣脱垂患者进行电影 MRI 检查时，特别对心律失常者采用心电图门控前瞻性诱发模式，而不同于窦性心律者的回顾性门控模式，获得了与窦性心律者同样高质量的图像，提示采用特殊方法后，电影 MRI 对于房颤患者二尖瓣反流的评价同样适用。

4. 功能性二尖瓣反流的治疗策略　功能性二尖瓣反流属于继发性二尖瓣反流，其病因是左心的重构，因此，通过药物及辅助装置改善左心的结构及功能是治疗功能性二尖瓣反流的基础。关于二尖瓣反流的手术指征，目前指南将合并心功能不良的慢性重度二尖瓣反流列为 I 类适应证（证据级别：B），而在经验丰富的医疗中心，对心功能正常的慢性重度二尖瓣反流进行手术也是合理的，轻度及中度二尖瓣反流患者则不建议手术治疗。治疗功能性二尖瓣反流的主要术式为二尖瓣成形术而非置换术，同时辅以改善左心室重构的手术，可以使部分患者的预后得到改善，但手术风险相对较高，因此应更为谨慎。然而，关于单纯由心房因素引起的功能性二尖瓣反流的手术指征，即前述的"心房功能性二尖瓣反流"，相关指南并无特别说明，目前临床常将重度二尖瓣反流作为手术指征。

总之，随着全球老龄化进程，房颤和继发性瓣膜功能异常越来越多见。研究已经发现房颤是导致或加重功能性二尖瓣反流的原因之一，并且对于房颤的治疗同时有助于减轻功能性二尖瓣反流程度。二尖瓣反流的准确诊断及反流程度的精确评价对于治疗决策的选择十分重要，超声心动图及 MRI 是临床常用的辅助检查手段，但未获得准确结果，在房颤患者中应采用特别的方法，我们也期待更为先进的技术或检查手段的问世。在治疗方面，目前倾向于对重度功能性二尖瓣反流患者进行外科手术。然而，近期研究发现，单纯继发于房颤的功能性二尖瓣反流在房颤转复并维持窦性心律后，其程度可以得到改善，不仅改善了患者的预后，还可能改变房颤患者的治疗策略，甚至使部分患者免于外科手术。但目前针对"心房功

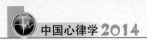

能性二尖瓣反流"的研究相对较少,复律治疗对于功能性二尖瓣反流改善的程度及预后的影响尚需要更多大型研究证实。此外,房颤患者继发功能性二尖瓣反流的真正机制尚不明确,也还有待进一步的研究。

(宁曼 董建增)

参 考 文 献

[1] Lancellotti P, Moura L, Pierard LA, et al. European Association of Echocardiography recommendations for the assessment of valvular regurgitation. Part 2: mitral and tricuspid regurgitation (native valve disease). Euro J Echocardiogr, 2010, 11: 307-332.

[2] Neilan TG, Ton-Nu TT, Kawase Y, et al. Progressive nature of chronic mitral regurgitation and the role of tissue Doppler-derived indexes. Am J Physiol Heart Circ Physiol, 2008, 294: H2106-2111.

[3] Ducas RA, White CW, Wassef AW, et al. Functional mitral regurgitation: current understanding and approach to management. Can J Cardiol, 2014, 30: 173-180.

[4] Herrmann HC1, Gertz ZM, Silvestry FE, et al. Effects of atrial fibrillation on treatment of mitral regurgitation in the EVEREST II (Endovascular Valve Edge-to-Edge Repair Study) randomized trial. J Am Coll Cardiol, 2012, 59: 1312-1319.

[5] Gertz ZM, Raina A, Saghy L, et al. Evidence of atrial functional mitral regurgitation due to atrial fibrillation: reversal with arrhythmia control. J Am Coll Cardiol, 2011, 58: 1474-1481.

[6] Sharma S, Lardizabal J, Monterroso M, et al. Clinically unrecognized mitral regurgitation is prevalent in lone atrial fibrillation. World J Cardiol, 2012, 4: 183-187.

[7] Kizer JR, Bella JN, Palmieri V, et al. Left atrial diameter as an independent predictor of first clinical cardiovascular events in middle-aged and elderly adults: the Strong Heart Study (SHS). Am Heart J, 2006, 151: 412-418.

[8] Vohra HA1, Whistance RN, Magan A, et al. Mitral valve repair for severe mitral regurgitation secondary to lone atrial fibrillation. Eur J Cardiothorac Surg, 2012, 42: 634-637.

[9] Otsuji Y1, Kumanohoso T, Yoshifuku S, et al. Isolated annular dilation does not usually cause important functional mitral regurgitation: comparison between patients with lone atrial fibrillation and those with idiopathic or ischemic cardiomyopathy. J Am Coll Cardiol, 2002, 39: 1651-1656.

[10] Tigen K1, Karaahmet T, Dundar C, et al. The importance of papillary muscle dyssynchrony in predicting the severity of functional mitral regurgitation in patients with non-ischaemic dilated cardiomyopathy: a two-dimensional speckle-tracking echocardiography study. European Journal of Echocardiography, 2010, 11: 671-676.

[11] Dell'Era G, Rondano E, Franchi E, et al. Atrial asynchrony and function before and after electrical cardioversion for persistent atrial fibrillation. Eur J Echocardiogr, 2010, 11: 577-583.

[12] Reant P, Lafitte S, Jaïs P, et al. Reverse remodeling of the left cardiac chambers after catheter ablation after 1 year in a series of patients with isolated atrial fibrillation. Circulation, 2005, 112: 2896-2903.

[13] Shanks M, Siebelink HM, Delgado V, et al. Quantitative assessment of mitral regurgitation: comparison between three-dimensional transesophageal echocardiography and magnetic resonance imaging. Circ Cardiovasc Imaging, 2010, 3: 694-700.

[14] Buchner S, Poschenrieder F, Hamer OW, et al. Direct visualization of regurgitant orifice by CMR reveals differential asymmetry according to etiology of mitral regurgitation. J Am Coll Cardiol Img, 2011, 4: 1088-1096.

[15] Govindan M, Kiotsekoglou A, Saha SK, et al. Validation of echocardiographic left atrial parameters in atrial fibrillation using the index beat of preceding cardiac cycles of equal duration. J Am Soc Echocardiogr, 2011, 24: 1141-1147.

[16] Macron L, Lim P, Bensaid A, et al. Single-beat versus multibeat real-time 3D echocardiography for assessing left ventricular volumes and ejection fraction: a comparison study with cardiac magnetic resonance. Circ Cardiovasc Imaging, 2010, 3: 450-455.

[17] Bonow RO, Carabello BA, Chatterjee K, et al. 2008 Focused update incorporated into the ACC/AHA 2006 guidelines for the management of patients with valvular heart disease: a report of the American College of Cardiology/American Heart Association Task Force on Practice Guidelines (writing committee to revise the 1998 guidelines for the management of patients with valvular heart disease): endorsed by the Society of Cardiovascular Anesthesiologists, Society for Cardiovascular Angiography and Interventions, and Society of Thoracic Surgeons. Circulation, 2008, 118: e523-e661.

[18] Authors/Task Force Members, Vahanian A, Alfieri O, et al. Guidelines on the management of valvular heart disease (version 2012): The Joint Task Force on the Management of Valvular Heart Disease of the European Society of Cardiology (ESC) and the European Association for Cardio-Thoracic Surgery (EACTS). Eur Heart J, 2012, 33: 2451-2496.

8. PR 间期与房颤

目前房颤研究的焦点问题之一就是在临床上寻找发生和复发房颤风险的预测指标,以期能够对房颤的发生或复发进行早期预测,对房颤高危患者尽早进行有效的药物治疗,从而期望防止或延缓阵发性房颤的发生或阻止阵发性房颤进展为持续性房颤,改善患者的心脏功能,防止心力衰竭及栓塞的发生。近年多项临床研究发现,心电图 PR 间期(PQ 间期)异常的患者易于发生房颤,由此提出一些新的概念和研究结果。

一 PR 间期的概念

PR 间期是一个心电学指标,由两个不同元素组成,P 代表心房激动,R(Q)代表是心室激动。因此,PR 间期是指自心电图 P 波起始到 QRS 波群起始的时间间期。PR 间期包括 P 波和 PR 段,代表心脏激动由窦房结传递至心房肌,并依此经房室结、希氏束、左右束支及浦肯野纤维传递到达心室肌的总时间(图 8-8-1)。正常成人 PR 间期为 120~200 毫秒;若其值≤110 毫秒,称为 PR 间期缩短;若其值 >200 毫秒,称为 PR 间期延长(图 8-8-2)。小儿各年龄组 PR 间期短于成年人,但会随年龄增长而延长,最短为 80 毫秒,最长为 180 毫秒。老年人的 PR 间期可相应延长。PR 间期受窦性心率影响,心率越快,PR 间期越短,反之则越长,这一特性在儿童中表现更为突出。

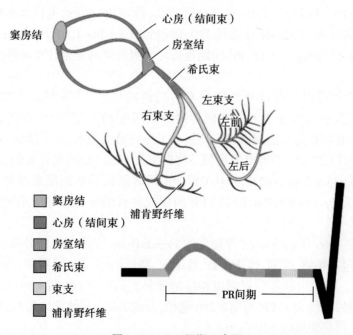

图 8-8-1 PR 间期示意图

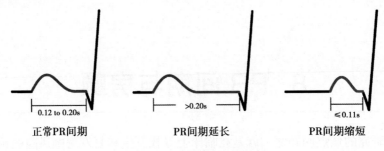

图 8-8-2　PR 间期延长与缩短

二　PR 间期延长与房颤

PR 间期延长主要以 PR 段延长为主,最常见的一度房室传导阻滞,多数为病理性改变,常发生在心肌炎、心肌梗死、老年性房室结退行性改变以及介入或外科治疗的并发症。也可见于某些药物作用和迷走神经张力增高。许多临床研究已经证实 PR 间期延长可增加房颤的发生和复发风险。

Cheng 等对 Framingham 心脏研究中的有基线心电图资料的 7575 例研究对象进行了随访,结果发现,481 例发生了房颤,124 例需要植入起搏器,1739 例死亡;分析表明,PR 间期延长(>200 毫秒)患者房颤风险增加 2 倍,HR 2.06(95% CI 1.83~4.57,$P<0.001$)。Nielsen 等发现,新发房颤患者的 PR 间期较正常对照明显延长(分别为 175.1 毫秒和 160.9 毫秒,$P<0.001$)。随后他们进行了一项大规模的临床流行病学调查,即 Copenhagen 心电图研究,共选入 288 181 例研究对象,入选标准是既往无房颤病史,未接受抗心律失常药物治疗,未安装起搏器或 ICD。整个入选的研究对象约占 Copenhagen 地区人口的 1/3,随访中位数 5.7 年后,11 087 人发生了房颤;PR 间期延长(PR 间期大于第 95 百分位数,即女性≥196 毫秒,男性≥204 毫秒)患者房颤发生风险增高;多变量调整 HR 在女性为 1.18(95% CI 1.06~1.30,$P=0.001$),在男性为 1.30(95%CI 1.17~1.44,$P<0.001$)。因此,PR 间期延长可预测房颤的发生,PR 间期越长,房颤发生的风险就越高。

PR 间期延长还可以预测经导管消融术后房颤的复发。Wu 等对 112 例 PR 间期延长(>200 毫秒)的阵发性房颤患者和 112 例年龄性别匹配的正常 PR 间期的阵发性房颤患者进行对照研究。PR 间期延长的房颤患者均接受了经导管消融术,术后随访了 3~18 个月(平均10.9 个月 ± 5.5 个月),27.2% 患者复发房颤。房颤复发率在 PR 间期延长组要明显高于 PR 间期正常组(分别为 33.9% 和 20.5%,$P=0.018$),PR 间期延长是房颤复发的独立预测因素(HR为 1.81,95% CI 为 1.07~3.05,$P=0.027$)。PR 间期或许有助于在经导管消融术前选择合适的阵发性房颤患者。

事实上,早在 2009 年,Schnabel 等制定的 Framingham 房颤危险评分指标中就包括了 PR间期。这些指标包括年龄、性别、体重指数、收缩压、降压治疗、PR 间期和有临床意义的心脏杂音以及心力衰竭。每项指标都分层对应相应的评分。其中 PR 间期 <160 毫秒,分值为 0;PR间期 160~190 毫秒,分值为 1;PR 间期≥200 毫秒,分值为 2。总体评分越高,房颤风险就越大。若整体评分≥10,则房颤风险 >30%。

PR 间期延长增加房颤发生风险的确切机制目前尚不明确。PR 间期是窦房结激动心房,由心房除、复极时间和经房室结传导至心室肌的总时间所构成。PR 间期延长应该包括心房动作电位时程延迟,心房与双房间传导延迟,房室结传导延迟,和(或)希氏束 - 浦肯野系统传导延迟所致。尽管 PR 间期延长通常是由于房室结传导延迟所致,但经常也会伴有心房传导延迟。心房总的激动与传导时间即 P 波宽度或持续时间可以反映心房除极过程,其测量相对直观,是房颤的一个有力预测因素。P 波时程越长,房颤风险就越高。

心房复极波即 Ta 波通常无法在心电图上显现和测量,而复极对临床电紊乱是至关重要的部分。尽管在正常人,P 波和 Ta 波所占时程的差距并不大,但是在病理状态下,心房复极成分可能是更重要的部分,Ta 波可以明显延长至 R 波中,Ta 波离散度异常增加理论上可能导致房性心律失常。然而,由于 PR 间期是多项时间因素构成的整体时程,要笼统地分析其延长的细枝末节是一项很难解决的技术难题,故测量 PR 间期变异度方法实际上缺乏可靠性。

为了避免 PR 间期中多项时间因素构成的影响,单独测定 P 波离散度是可行的。P 波离散度指在同步记录 12 导联心电图中,不同导联中测定的 P 波最大持续时间与 P 波最短持续时间的差值,多数人小于 40 毫秒。当 P 波离散度大于 40 毫秒时提示心房内不同部位存在非均质性电活动,进而能够引发房性心律失常和房颤。目前认为,P 波离散度能够反映出 PR 间期异常的程度,并能够准确预测心房电不稳定的兆头,最终可提示房颤发生风险的高低。众所周知,各种原因如高血压病或老年人退行性病变等引起的心房扩大和纤维化构成了房颤的基质,而心房扩大和纤维化就会引起心房传导延迟并出现非均质电活动,进而诱发房颤。

PR 间期过长还会引起二尖瓣闭合不良,致舒张晚期二尖瓣反流,尤其是当 PR 间期超过230 毫秒时,就会发生明显的舒张晚期二尖瓣反流,致使左心房压力增高,甚至发生 PR 间期延长综合征,患者出现心功能不全的临床表现,有些患者可发生房颤。同理,当起搏器自动 AV 延迟功能开启后,房室起搏间期可自动延长至 300 毫秒以上,以求更多的心房起搏经房室结自身下传心室。然而,临床实验证实,当起搏器 AV(PR)间期大于 300 毫秒时,并没有得到良好的房室顺序起搏效果,反而心功能不全和房颤的事件增加。因此,目前认为房室起搏间期小于260 毫秒为宜。

P on T 的现象现象在临床上也不少见,即异位 P 波重叠在前一个 QRS 波后的 T 波上。同 R on T 导致心室电不稳定一样,此时 P on T 会导致心房电不稳定的。频发的房性早搏伴 P on T(无论伴或不伴长 PR 现象)则可诱发房性心律失常如房性心动过速、心房扑动和房颤。异位 P 波落在 T 波位置越靠前,就越易引发房颤(图 8-8-3)。

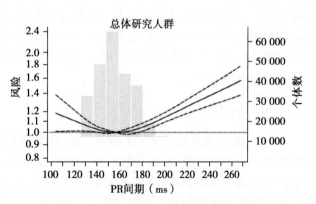

图 8-8-3 心电图 P on T 现象诱发心房颤动

正是因为 PR 间期延长和房颤可能有相同的病因,如高血压病、动脉粥样硬化、冠心病、心肌病等,高龄人群的 PR 间期逐渐延长,在这些患者房颤发病率也明显增高,故 PR 间期延长与房颤关系较为复杂且相互影响。一方面,PR 间期延长可能与房颤同时存在,两者都是多种疾病作用或发展的共同结果。另一方面,PR 间期延长本身包括心房激动形成与传导延迟的表现,故在腔静脉和肺静脉存在异位电激动时,左、右心房易于发生电活动紊乱,进而发生房颤。此外,房颤本身还可以使心房进一步扩张,电活动进一步紊乱,也就是所谓的"房颤致房颤"学说,若患者为阵发性房颤,这一过程发生的心房结构重构和电重构就有可能在窦性心律时在心电图仅反映为 PR 间期延长。PR 间期延长与房颤之间的关系仍有待于进一步阐明。新的研究学方法,例如对 PR 间期延长和房颤共同基因的研究可能会提供有用的线索。

三　PR 间期缩短与房颤

PR 间期缩短也可能会增加房颤风险。在 Copenhagen 心电图研究中,他们同样发现和 PR 间期延长一样,PR 间期缩短(PR 间期小于第 5 百分位数,即 ≤123 毫秒)的患者房颤风险同样增高,HR 为 1.21,95% CI 为 1.06~1.37(图 8-8-4),女性 PR 间期缩短更易发生房颤。这项研究之所以能发现 PR 间期缩短可增加房颤风险,可能与其样本量足够大有关。因此,作为对 Framingham 心脏研究的一个验证和补充,Framingham 房颤风险评分也应注重 PR 间期缩短,而不应笼统地将 PR 间期 <160 毫秒评为 0 分,尤其是在女性患者中。

PR 间期缩短使房颤风险增加的原因有待于进一步研究。Lown、Ganong 和 Levine 于 1952 年报道了一种呈现短 PR 间期(<120 毫秒)和无 δ 波的正常 QRS 图形心电图表现,可伴有阵发性室上性心动过

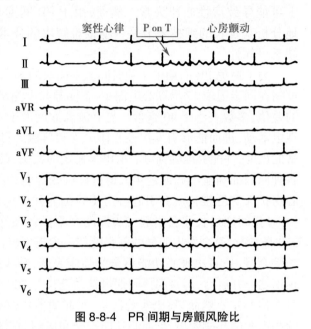

图 8-8-4　PR 间期与房颤风险比

速、心房扑动和房颤伴以快速心室率,故称为短 PR 综合征,亦称 James 束型预激综合征或 LGL 综合征。这种综合征多见于女性,可能与先天性房室结发育不良有关。Nielsen 等也发现 PR 间期缩短的女性房颤风险要高于男性。WPW 综合征患者也易发生房颤,但具体机制尚不明确,尚不清楚房颤是否与旁道之间有潜在的联系。PR 间期缩短会引起房室不协调,也可在一定程度上解释房颤的发生。

四　展望

PR 间期异常在临床上并不少见。PR 间期延长通常仅以心电图上显示一度房室传导阻滞的现象为首发临床表现,而传统的观点常常以为 PR 间期延长并无多大危害,但越来越多的临床研究证据表明 PR 间期延长患者的预后不良,尤其是患者的房颤风险增加。PR 间期延长使房颤风险增加的机制尚待研究,基因组学的研究或许能够揭示更多的信息。无论如何,在临床实践中,对于 PR 间期延长的患者,要尽早给予重视,定期随访患者的心电图变化,早期预防、早期发现房颤。然而,迄今尚无有效的药物干预的方法,对于严重的症状性长 PR 间期综合征患者,将按照起搏器植入的适应证治疗。但是关于起搏器治疗纠正 PR 间期延长后,能否影响对房颤的发生尚无报告。同样,也不能忽视 PR 间期缩短的患者,尤其是女性患者,这些患者同样存在较高的发生房颤的风险。

(万征　杜鑫)

参 考 文 献

［1］Cheng S,Keyes MJ,Larson MG,et al. Long-term outcomes in individuals with PRolonged PR interval or first-degree atrioventricular block. JAMA,2009,301:2571-2577.

［2］Nielsen JB,Olesen MS,Tangø M,et al. Incomplete right bundle branch block:a novel electrocardiographic marker for lone atrial fibrillation. Europace,2011,13:182-187.

［3］Nielsen JB,Pietersen A,Graff C,et al. Risk of atrial fibrillation as a function of the electrocardiographic PR interval:results from the Copenhagen ECG Study. Heart Rhythm,2013,10:1249-1256.

［4］Wu JT,Dong JZ,Sang CH,et al. PRolonged PR interval and risk of recurrence of atrial fibrillation after catheter ablation. Int Heart J,2014,55:126-130.

［5］Schnabel RB,Sullivan LM,Levy D,et al. Development of a risk score for atrial fibrillation(Framingham Heart Study):a community-based cohort study. Lancet,2009,373:739-745.

［6］Magnani JW,Williamson MA,Ellinor PT,et al. P wave indices:current status and future directions in epidemiology,clinical,and research applications. Circ Arrhythm Electrophysiol,2009,2:72-79.

［7］Ishikawa T,Kimura K,Miyazaki N,et al. Diastolic mitral regurgitation in patients with first-degree atrioventricular block. Pacing Clin Electrophysiol,1992,15:1927-1931.

［8］Israel CW. The role of pacing mode in the development of atrial fibrillation. Europace,2006,8:89-95.

［9］杨丽君. P on T 现象房早诱发房颤. 实用心电学杂志,2004,13:75.

［10］Kolek MJ,Parvez B,Muhammad R,et al. A common variant on chromosome 4q25 is associated with PRolonged PR interval in subjects with and without atrial fibrillation. Am J Cardiol,2014,113:309-313.

9. 漏斗胸与房颤

　　心房颤动(atrial fibrillation,AF,简称房颤)是临床最常见的心律失常,与严重的临床致残率及增高的致死率有关。房颤的发生随着年龄的增加及心血管的异常而增加,孤立性房颤或60岁前没有心血管危险因素而发生的房颤比较少见且也没认识清楚。目前,普通人群房颤的发生率约1%~2%,而发生了房颤的患者中,约10%~20%是孤立性房颤。

　　尽管孤立性房颤的病理机制没有完全阐明,但认为是多因素的,有基因易感体质的患者在内外因素的刺激下触发了房颤。无论是局部还是全身炎症,都认为与孤立及非孤立房颤有关,炎症在孤立性房颤的发展中可能起了扳机作用。而且潜在的结构性因素也可能使个体易患孤立性房颤。

　　漏斗胸是最常见的先天性胸廓畸形,新生儿中发生率约为1∶800到1∶1000,它可以使右心房、右心室、及右心室流出道受压,从而导致心脏异常,如心搏量下降,静息性心动过速。漏斗胸患者中二尖瓣脱垂的发生率也增加,这些心脏异常已明确与活动耐量下降有关,经手术矫正后可改善(图8-9-1)。猜测漏斗胸可能是通过心脏受压或某个共同基因的异常而与孤立性房颤的发生有关。为了证实这个假设,Nicole T.Tran 等回顾了SMART(Symptom Mitigation in Atrial Fibrillation)研

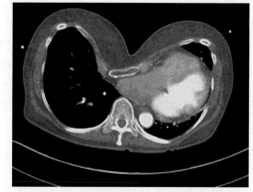

图 8-9-1　孤立性房颤患者存在严重漏斗胸改变

究,该研究纳入患者的胸部 CT 结果,比较了其在孤立性房颤、非孤立性房颤,及对照组中漏斗胸的发生率及严重程度。

一 SMART 研究特点

SMART 研究是关于美国北卡罗来纳院外患者房颤症状和健康结果的前瞻性队列研究。来自 2008—2012 年,于美国北卡罗来纳心电生理中心就诊,共 525 位参加者纳入 SMART 研究,其中 220 位接受了射频消融术治疗房颤,每位接受消融治疗的患者术前均查胸部 CT,这些图像分析可明确每位患者漏斗胸的发生率及严重程度。所有接受消融治疗的患者均纳入该研究。对照组 225 例要求 18 岁以上,均接受胸部 CT 检查,排除房颤史,明确每位入选患者的基础临床特征。

孤立性房颤主要的预测变量,孤立性房颤定义为没有其他房颤危险因素且在 60 岁前发生了至少 1 次有记录的房颤。房颤危险因素为:心力衰竭、高血压、糖尿病、冠心病、甲状腺疾病、慢性阻塞性肺病、睡眠呼吸暂停综合征、低氧血症或其他包括先天性异常在内的心肺疾病,排除心脏瓣膜病。

患者分为 3 组:孤立性房颤组,非孤立性房颤组,对照组。对 SMART 研究队列中的不符合上述孤立性房颤定义的患者归类为非孤立性房颤组。

二 漏斗胸畸形程度指数(PSI)

漏斗胸畸形程度指数(pectus severity index,PSI)作为主要的连续性结果变量,有以下四种表现:无、轻、中、重度漏斗胸(图 8-9-2)。

三 SMART 研究的结果

从 2008—2012 年,在 SMART 研究中确认了连续纳入 220 例接受射频消融术治疗的房颤患者,再确认 225 例对照组,房颤组患者年龄较对照组大(60.8 岁 ±11.7 岁 vs.56.1 岁 ±16.3 岁)而且男性更多(70.5% vs.36.4%)。房颤组患者白种人更多(91.5% vs.66.5%,P<0.01)。房颤患者并发症发生率更高,包括高血压、冠心病、心衰、心脏瓣膜病和阻塞性睡眠呼吸暂停症。和非孤立性房颤组患者比较,如前定义的孤立性房颤组患者没有如上的并发症。孤立性房颤组患者年龄也较非孤立性房颤

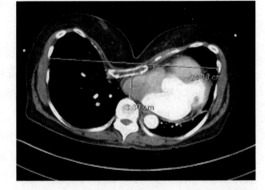

图 8-9-2　用 Haller 方法计算 PSI(漏斗胸严重程度指数),即最大跨胸廓横向内径除以胸廓压迫最低点处前后内径

组患者轻(49.5 岁 ±12.0 岁 vs.63.4 岁 ±10.0 岁)。与对照组比较,孤立性房颤组和非孤立性房颤组患者男性更多(分别是 68.3% 和 71.0%)。有严重漏斗胸患者(PSI>3.25)与没有严重漏斗胸患者的基线特点如冠心病、高血压、糖尿病、脑血管病、CABG、PCI、心力衰竭、慢性阻塞性肺病等没有差异。

四 孤立性房颤与漏斗胸分型

漏斗胸患者:轻度 PSI 值 >2.5,中度 PSI 值 >2.8,重度 PSI 值 >3.25。SMART 研究表明与非孤立性房颤组及对照组比较,孤立性房颤组患者至少存在轻度漏斗胸的百分比例明显增高

（$P<0.01$）。孤立性房颤组患者存在中度漏斗胸（PSI 值 >2.8）的百分比例也有统计学意义的显著增高（$P<0.01$）。而且，孤立性房颤组患者存在重度漏斗胸的百分比例也有显著增高（$P<0.01$）。

在所有房颤患者的队列中，存在严重漏斗胸中，孤立性房颤的发生较非孤立性房颤或对照组更普遍。而在非严重漏斗胸患者中，孤立性房颤的发生较非孤立性房颤则更少。在没有中度漏斗胸的患者中，孤立性房颤的发生远较非孤立性房颤少。综合比较，没有轻度漏斗胸的患者中孤立性房颤的发生远较非孤立性房颤少。

五　孤立性房颤心脏结构改变

SMART 研究对 174 例房颤患者经心脏超声评价了射血分数，左房大小，二尖瓣关闭不全严重程度，二尖瓣脱垂等情况的数据。在孤立性房颤组和非孤立性房颤组射血分数没有显著差异。非孤立性房颤组左房大小较孤立性房颤组显著较大（4.6 ± 0.75 *vs.* 3.7 ± 0.61，$P<0.01$）。非孤立性房颤组患者二尖瓣反流分级程度较孤立性房颤组显著较高（0.69 ± 0.52 *vs.* 0.48 ± 0.47，$P=0.04$）。在孤立性房颤组中，尽管二尖瓣脱垂的情况有增加的趋势，但没有达到显著的统计学差异（分别为 37.5% 和 21.8%；$P=0.063$）。

SMART 研究分析了 445 例患者，发现较非孤立性房颤组和对照组比较，孤立性房颤组明显更易于合并根据 PSI 值限定的轻中重程度的漏斗胸。与非孤立性房颤组和对照组比较，孤立性房颤组 PSI 值明显增高。即使校正了潜在的干扰因素，与非孤立性房颤组和对照组比较，孤立性房颤组严重漏斗胸（PSI>3.25）的发生率高达 5 倍以上。在有轻中重程度漏斗胸的患者中，孤立性房颤的比例较没有漏斗胸的患者明显增高。尽管曾经报道二尖瓣关闭不全与漏斗胸伴发，在我们的研究中，这种关联不能够用二尖瓣关闭不全解释。据我们所知，这是首次报道漏斗胸与孤立性房颤间潜在的联系。

六　漏斗胸与孤立性房颤展望

漏斗胸与孤立性房颤进展的联系有几种可能的解释，漏斗胸可导致右心房和右心室流出道被胸骨压迫，左心房被脊椎压迫，心脏向左侧横向移位。无论患者有无这种心律失常的易患性，左心房的机械性压迫可以激活房颤的发生，这类似于有人提出的吞咽性房颤，可能的机制是由于吞咽过程中对左心房的机械刺激导致的迷走反射有关。

还有认为二尖瓣反流可能与孤立性房颤的进展有关，Sharma 等用经食管超声评价 57 例孤立性房颤患者与 100 例对照组发现，66% 孤立性房颤患者存在未被临床识别的二尖瓣反流。几项研究证实漏斗胸患者中二尖瓣脱垂的发生率较高。我们猜测未被认识的漏斗胸患者发生二尖瓣反流的机制可能与这些患者中房颤的进展有关。然而，我们用经胸心脏超声分析房颤组中在二尖瓣反流程度和二尖瓣脱垂表现情况上，孤立性房颤与非孤立性房颤两者间没有显著差异。所有孤立性房颤患者有轻到中度二尖瓣反流归因于心律失常的进展。

漏斗胸患者由于右心房右心室受压，右心室充盈量减少导致右心室收缩功能和搏出量下降，为了维持正常心排量，漏斗胸患者交感神经系统激活而产生代偿性静息性窦性心动过速，漏斗胸患者增加的交感神经系统活性可能激活了易感患者孤立性房颤的进展。

还有一可能是漏斗胸和孤立性房颤存在潜在的共同基因突变。如胶原蛋白的产生异常可导致骨骼异常和心房纤维化。目前的看法是孤立性房颤的进展是由于患者这种未被完全理解的心律失常进展的遗传倾向性激活的过程。依据亲属受影响数目和年龄不同，有阳性家族病史个体易发展为孤立性房颤的危险性约为 3.5 倍到 >80%。Olesen 等发现 40 岁以前为孤立性房颤者与 3 个单核苷酸多态性有关。尽管目前在孤立性房颤和非孤立性房颤的基因研究中,已经识别出与心肌形态学,体外发育,心肌离子通道表达有关的候选基因,对房颤遗传学基础更加全面的了解,可能会有助于揭示由潜在基因突变连接的漏斗胸与房颤的联系。

研究证明在漏斗胸患者中,孤立性房颤比率较非孤立性房颤比率是增加的。另外,今后需要漏斗胸患者孤立性房颤进展的大型前瞻性队列研究来进一步证实这些发现。

总之,孤立性房颤患者、非孤立性房颤患者及没有房颤病史的对照组患者,将近 2/3 的孤立性房颤患者经胸部 CT 发现合并最少轻度的漏斗胸,17% 患者发现合并重度的漏斗胸,即使校正了潜在的干扰因素,与非孤立性房颤组及对照组相比这种患病率的显著不同仍然持续存在。这种联系的潜在机制包括共同的基因异常,心脏结构的直接压迫,或由于心腔受压后交感神经活性的增加。然而,还需要进一步的研究来证实这种联系和阐明潜在的机制。

(柳茵 孔祥明)

参 考 文 献

[1] Olesen MS,HolstAG,JabbariJ,et al. Genetic loci on chromosomes 4q25,7p31,and 12p12 are associated with onset of lone atrial fibrillation before the age of 40 years. Can J Cardiol,2012,28:191-195.

[2] Oyen N,Ranthe MF,Carstensen L,et al. Familial aggregation of lone atrial fibrillation in young persons. J Am Coll Cardiol,2012,60:917-921.

[3] Henningsen KM,Olesen MS,Pedersen M,et al. Singlenucleotidepolymor-phisms in inflammatory genes and the risk of early onset of lone atrial fibrillation. Inflamm Res,2010,59:965-969.

[4] Daunt SW,Cohen JH,Miller SF. Age-related normal ranges for the Haller index in children. Pediatr Radiol,2004,34:326-330.

[5] Wu TH,Huang TW,Hsu HH,et al. Usefulness of chest images for the assessment of pectusexcavatum before and after a Nuss repair in adults. Eur J Cardio Thorac Surg,2013,43:283-287.

[6] Brochhausen C,Turial S,Muller FK,et al. Pectus excavatum:history,hypotheses and treatment options. InteractCardiovascThoracSurg,2012,14:801-806.

[7] Fonkalsrud EW. 912 open pectus excavatum repairs:changing trends,lessons learned:one surgeon's experience. World J Surg,2009,33:180-190.

[8] Saxena AK,Willital GH. Valuable lessons from two decades of pectus repair with the Willital-Hegemann procedure. J Thorac Cardiovasc Surg,2007,134:871-876.

[9] Dean C,EtienneD,HindsonD,et al. Pectus excavatum(funnel chest):a historical and current prospective. Surg Radiol Anat,2012,34:573-579.

[10] Frantz FW. Indications and guidelines for pectus excavatum repair. Curr Opin Pediatr,2011,23:486-491.

10. 去自主神经与肺静脉隔离联合治疗房颤

心房颤动(房颤)是临床上最常见的心律失常之一,可致血流动力学改变而诱发血栓栓塞,严重危害人类健康,轻者影响生活质量,重者可致残、致死,因此积极治疗房颤的意义重大。

目前房颤治疗方法主要有药物治疗、电复律、起搏治疗、外科手术和导管消融。自主神经调节功能失衡在房颤发生与维持过程中所起的作用是不能被忽视的,而心房电生理特性受到交感神经和副交感神经的激活的调节。本文主要讨论自主神经系统(autonomic nervous system,ANS)在房颤发生发展中的重要性以及通过肾交感去神经化治疗和心房神经节丛(ganglionated plexus)消融来治疗房颤的效果。

一 心脏自主神经在心房和肺静脉内的分布

自主神经对于心脏的支配是由心脏外在(中央)和内在自主神经系统共同作用的。心肌及心脏传导组织受左右侧迷走神经(心传出副交感节前神经元)及左、右星状颈中神经节(心传出交感神经元)的支配。心脏外在自主神经系统由来自大脑和脊髓支配心脏的迷走交感干组成。心脏内在自主神经系统包括左房及右房心外膜表面的自主神经节。心脏内在自主神经系统接受来自外在神经系统的传入纤维,同时也能独立发挥作用来调节心脏的各种功能,包括自律性、收缩性、传导性。心脏内在自主神经系统包括位于心脏表面、大血管附近的神经结丛、连接神经结丛的神经纤维及 Marshall 韧带内的自主神经节聚集丛。双侧心自主神经在支配心房前,常会聚在心房表面一定位置,构成神经结丛,然后再发出轴突支配心房,从而构成心房的自身神经网络,经组织学检查发现,这些神经结丛存在于心外膜的脂肪组织中。

与心房活动相关的心房神经节丛主要有 4 个,分别是前右心房神经节丛,位于右上肺静脉前,存在于右肺静脉与右心房之间的脂肪垫内,发出的神经纤维主要支配窦房结及周围心房的活动,刺激该心房神经节丛,可减慢窦性心律时的心率;下右心房神经节丛,位于右下肺静脉下,主要支配房室结及周围心房的活动,刺激该心房神经节丛可减慢房室结的传导;左上心房神经节丛,位于 Marshall 韧带心外膜插入点附近、左上肺静脉根部;左下心房神经节丛,位于左下肺静脉之下。不少研究已证实,心脏自主神经系统参与了房颤的发生与维持,而消融心房神经节丛可以有效地消除肺静脉的快速放电,从而消除房颤,由此,心房神经节丛消融成为房颤导管消融单独或辅助的治疗手段之一。

二 心脏自主神经的电生理效应

神经因素在房颤中的作用十分复杂,但不论整个神经系统发生何种结构或功能的改变,对心脏的作用最终体现为交感神经和迷走神经张力平衡的表现(图 8-10-1)。单纯由交感神经或迷走神经张力改变引起的房颤在临床上并不多见。研究根据房颤发作与迷走神经或交感神经的关系,分为迷走型房颤和交感型房颤。其中迷走型房颤多见于年轻男性,房颤发生于夜间、休息时或进餐后,阿托品治疗有效;而交感型房颤多见于年长者,多有器质性心脏病,房颤发生于白天运动时或情绪激动后,β 受体阻滞剂治疗有效。

目前认为自主神经功能紊乱是房颤发生和维持的重要影响因素。Oliveira 等发现阵发性房颤患者心房内激动传导时间延长、局部电活动延长,而迷走神经兴奋能增强乙酰胆碱依赖性钾离子流,延长心房内传导时间及心房完全兴奋时间和延长心房激动时间间期,有利于心房内折返激动发生及稳定。而 Dobrev 等研究表明,房颤患者出现交感神经功能增强,肾上腺素受体依赖性舒张期钙释放增加,导致迟后去极化相关的异位兴奋除极增加,这可能是迷走神经及交感神经参与房颤发生的重要机制。这些作用引起心房肌不同区域内传导快慢的差异,在心房和肺静脉内形成折返或微折返的电生理基质,而迷走、交感自主神经重构的恶性循环则促进房颤的发生和持续。

组织学检查发现肺静脉内有丰富的副交感及交感神经支配,副交感神经与交感神经均可影响该异位灶的放电。左心房心肌延伸至肺静脉内形成肌袖组织,肌袖组织中存在着异位放电的兴奋灶,该兴奋灶的异常放电可形成房性早搏及引发阵发性房颤,消融该异位兴奋灶可用于治疗阵发性房颤,心自主神经的活动可促使该异位灶的放电,并诱发和维持阵发性房颤。

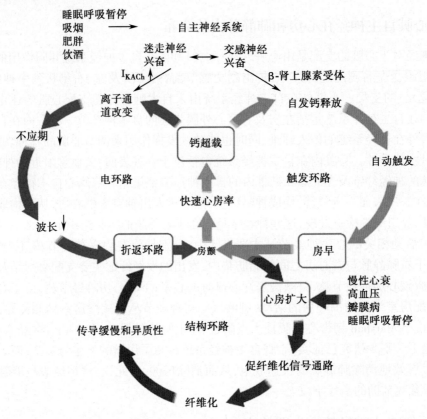

图 8-10-1　自主神经系统与房颤不同机制之间的联系

1. 迷走神经与心房颤动　迷走神经对心脏的总体作用是降低窦房结自律性,降低房室结传导能力。迷走神经纤维在心房内分布不均匀,可能由神经末梢和乙酰胆碱受体分布不均匀造成的。迷走神经兴奋能诱发心房颤动,可能通过缩短心房动作电位持续时间和有效不应期,同时缩短心房激动的波长,从而导致多波折返。迷走神经还能使心房有效不应期离散度增加,促使心房产生异位激动。

2. 交感神经与心房颤动　交感神经对心脏的总体作用是影响窦房结和房室结的传导性以及自律性。交感神经纤维在心房内分布较迷走神经更为均匀,空间一致性较好。交感神经也能缩短心房动作电位持续时间和有效不应期,诱发心房异位激动,促使房颤发生。但刺激交感神经并不增加心房有效不应期的离散度。

3. 去自主神经和肺静脉隔离联合治疗房颤　自主神经通过影响心房不应期、参与心房电重构等使房颤更易于发生和维持。近年来在房颤的治疗中通过干预自主神经取得一定的成效,因此心房神经节丛消融是目前提高房颤消融成功率的研究方向之一。尽管心房自主神经活动与房颤的发生和维持密切相关,但若仅行心房神经节丛消融却不能取得如期效果,因此肺静脉电消融和去自主神经化的联合治疗可减少房颤的复发率。

Vollmann 等报道了 1 例应用肾动脉去神经化治疗替代肺静脉隔离治疗合并难治性高血压的持续性房颤患者,术后随访 6 个月,患者成功维持窦性心律,无房颤复发,同时患者的症状及运动耐量得到显著改善。Pokushalov 等报道一个前瞻性、随机研究,观察了肾动脉去神经化治疗和肺静脉隔离对合并顽固性高血压的房颤患者的影响(图 8-10-2)。27 例经≥2 种抗心律

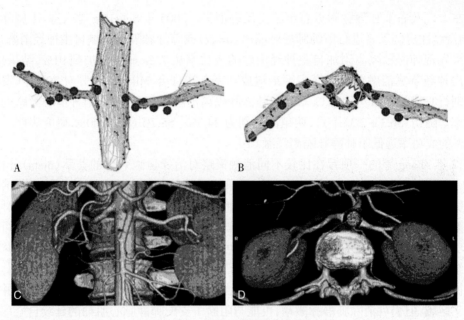

图 8-10-2　肾动脉消融前、后影像图

失常药物无效的症状性阵发或持续性房颤,合并顽固性高血压(3 种降压药物情况下,收缩压>160mmHg)患者被随机分为单纯肺静脉隔离组(14 例)和肺静脉隔离附加肾脏去神经化治疗组(13 例),术后影像学证实肾脏去神经化治疗没有引起肾动脉狭窄。术后随访 1 年,肺静脉隔离联合肾动脉去神经化治疗组患者收缩压(从 181 ± 7mmHg 至 156 ± 5mmHg,$P<0.001$)和舒张压(从 97mmHg ± 6mmHg 至 87mmHg ± 4mmHg,$P<0.001$)明显下降,而肺静脉隔离组没有明显变化,且其中 69% 患者无房颤复发,而仅行肺静脉隔离组患者血压无明显改变,仅有 29% 患者无房颤复发。该研究给了房颤导管消融提供了一个新思路,即可能因为局部的去自主神经化导致了总体自主神经调定点的重调,在合并有高血压的患者,在肺静脉隔离治疗的基础上,对肾动脉去神经化治疗能减少房颤的复发。

目前对于肾动脉消融对高血压合并房颤的患者是不是一定能够减少房颤的发生,尚未有定论。此外 Pokushalov 等的研究还引发了一些值得思考的问题:肾动脉去神经化治疗能否取代肺静脉隔离?当前导管消融房颤是否选错了靶器官?对于高血压合并房颤的患者,房颤导管消融后应用药物使血压得到良好控制能否减少房颤复发?

尽管肾动脉去神经化治疗潜在的血压控制,同时因其对交感神经活性的影响,可能潜在起着房颤的治疗作用,但由于房颤的发病机制较为复杂,干预因素较多,确切的效果仍需更大规模的临床研究证实。因此我们期待,即使不合并高血压,房颤患者也可以通过肾动脉消融得到一定的控制。

研究表明,在房颤消融中联合去迷走神经消融,可显著提高房颤的治愈率并减少复发。Pappone 等对 297 例行导管消融的阵发房颤患者进行回顾性分析,发现导管消融术中有 100 例患者于肺静脉隔离过程中出现了迷走反射,术后上述反射消失。随访 12 个月,术中出现迷走反射的患者 99% 无房颤复发,而没有诱发出迷走反射的患者成功率为 85%。

自主神经系统被认为在房颤发作中起有一定的作用。Scherlag 等在犬的动物实验中,在肺静脉基底部脂肪垫内高频刺激心房神经节丛可诱发房颤和房室阻滞。进而通过心内膜导管射频消融左上以及右上肺静脉附近直至迷走反射消失。2005 年 Scherlag 等入选 31 例阵发房颤和 29 例持续性房颤患者进行单纯肺静脉隔离(n=27)或肺静脉隔离附加自主神经消融(n=33)，研究结果发现肺静脉隔离附加自主神经消融的成功率从 71% 显著增加到 91%，结果提示 PV 联合心房神经节丛消融可以提高房颤治愈成功率。2011 年 Mikhaylov 等对 70 例阵发性房颤患者分别行心房神经节丛消融(n=35)和肺静脉隔离消融(n=35)，评估两种消融策略的成功率和复发率。随访(36.3 ± 2.3)个月，两组的分别为 34.3%、65.7%(P= 0.008)，研究表明心房神经节丛消融的成功率远低于肺静脉隔离消融。

2012 年 Zhang 等的一项旨在比较不同消融策略对治疗房颤效果的荟萃(meta)分析，纳入了 1147 例房颤导管消融的 15 个临床试验，结果显示肺静脉隔离附加去迷走神经化治疗可显著提高房颤导管消融成功率。然而，当两者单独比较时，心房神经节丛消融并不优于肺静脉隔离消融策略；亚组分析显示对于阵发房颤和非阵发房颤，附加的去迷走神经化治疗均可提高其窦律成功维持率。上述研究显示干预迷走神经可以显著提高房颤治疗的成功率并减少复发。

该结果提示肺静脉心房电隔离进一步中断了延续自心房神经节丛的轴突的作用，这部分在心房神经节丛消融过程中尚未被损毁(在消融范围之外)。既往研究中肺静脉隔离并未针对激动的靶区域，但仍可消除肺静脉激动，可能与阻断了支配肺静脉心肌袖的延续自心房神经节丛的轴突的作用有关。肺静脉心肌袖在交感及副交感同时激活下产生局灶激动。肺静脉隔离后轴突可再生，所以肺静脉隔离可能不是永久性的办法，轴突再生可能就是一些患者术后肺静脉激动或房颤复发的原因。而心房神经节丛消融损毁了心房神经节丛细胞体，作用可能更持久，可作为肺静脉隔离的补充。

2012 年 Calò 等的研究显示，右心房神经丛在房颤的始动和维持中具有潜在作用，右房去迷走神经能有效治疗迷走神经阵发性房颤。该研究共纳入 34 例无结构性心脏病的房颤患者，随机分配给予以消除高频刺激(HFS)所诱发的迷走神经反射为目标的选择性消融操作，或以神经丛(心房神经节丛)解剖位置为目标的广泛消融。所有患者均在基线以及 3、6、12 和 18 个月时接受 Holter 心电图和心率变异性(HRV)评估。在平均随访(19.7 ± 5.2)个月时，解剖消融组 17 例患者中有 5 例出现房颤复发，选择性消融组 17 例患者中高达 13 例复发房颤。消融后初始 6 个月内存在显著的去副交感(和交感)效应，并且在解剖学心房神经节丛消融和无房颤复发的患者中上述现象更为显著。研究证实在伴有迷走神经阵发性房颤患者中，右心房内神经丛解剖学消融具有较好的疗效，心房去迷走神经是消除房颤的有效治疗手段。

单次消融过程中，联合传统的肺静脉隔离和心房神经节丛消融的成功率是否能高于单独肺静脉隔离或心房神经节丛消融。最近 Katritsis 等研究共入选了 242 例有症状的阵发性心房颤动患者，随机分入 3 种不同消融策略组：4 个主要心房神经节丛的解剖消融后行肺静脉隔离组(n=82)、仅肺静脉隔离组(n=78)、仅心房神经节丛解剖消融(n=82)。随访 2 年，肺静脉隔离 + 心房神经节丛组无房颤或其他持续性房性心动过速的患者比例较高。研究表明在阵发性房颤患者中，与单独肺静脉隔离或心房神经节丛相比，肺静脉隔离加心房神经节丛消融显著提高成功率(图 8-10-3)。

2013 年，Pokushalov 等行肺静脉隔离加线性消融(LL)和肺静脉隔离加心房神经节丛消融两种不同消融策略的随机对照研究，该研究共入选了 264 名连续收治的持续性及长程持续性房颤患者，随机分入两种消融策略组：肺静脉隔离 +LL 组(n=132)或肺静脉隔离 + 心房神经节丛组(n=132)，其中心房神经节丛消融靶点通过导管高频刺激来观察其迷走神经反应的定位点，以对 HFS 呈现阳性迷走反应(定义为超过 50% 的房颤 RR 间期延长及有创性动脉血压突

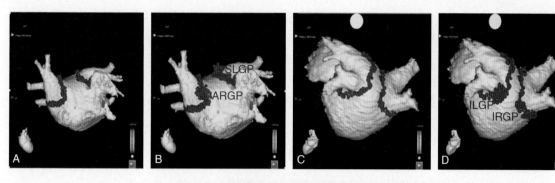

图 8-10-3 肺静脉电隔离和神经节丛解剖消融图

完成肺静脉电隔离后,进一步性神经节丛消融。SL 心房神经节丛:左上神经节丛,AR 心房神经节丛:右前神经节丛,IL 心房神经节丛:左下神经节丛,IR 心房神经节丛:右下神经节丛

然下降超过 20mmHg)的区域为靶点,主要心房神经节丛分布区包括:左上、左下、Marshall 韧带区、右下、右前心房神经节丛区。术后通过植入性监护设备随访 3 年,评估其无抗心律失常药物下的窦律维持情况。随访 12 个月,肺静脉隔离 +LL 组和肺静脉隔离 + 心房神经节丛组的单次手术的成功率差异不明显(47% *vs.*54%,*P*=0.29);但随访 3 年时,肺静脉隔离 + 心房神经节丛组成功率显著高于肺静脉隔离 +LL 组(49% *vs.*34%,*P*=0.035)。肺静脉隔离 +LL 组的术后房扑发生率更高(18% *vs.*6%,*P*=0.002)。肺静脉隔离 +LL 组中的 78 例及肺静脉隔离 + 心房神经节丛组中的 55 例患者经二次消融后,其远期成功率分别提高至 52% 和 68%(组间仍存在差异,*P*=0.006)。因此,从 3 年严格随访的临床结果来看,肺静脉隔离 + 心房神经节丛消融策略无论是在减少房颤复发方面还是减少术后左房房扑发生率方面都优于肺静脉隔离 +LL 消融策略(图 8-10-4)。

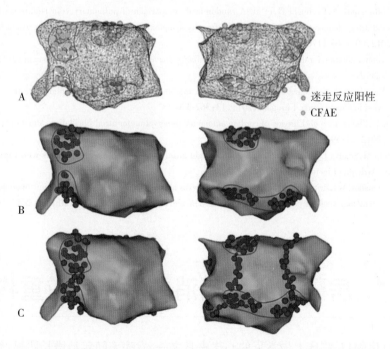

图 8-10-4 A. 迷走反应区域(黄点)位于或靠近复杂碎裂心房电位(CFAE)区域(蓝点);B. 迷走反应区域和 CFAE 区域的消融点,C. 神经节丛消融后进行肺静脉电隔离

　　心脏的自主神经即迷走神经和交感神经系统在房颤的发生、发展中起着重要的作用,可以改变心房传导和不应期,导致自律性异常、折返和触发活动,从而影响房颤的发生、维持和终止。对心脏自主神经进行消融联合环肺静脉电隔离术可以有效地提高房颤消融成功率并能降低复发率,已显示出其潜在的临床应用价值;但单纯去自主神经化效果不佳,且存在较高的复发率和并发症。未来随着房颤电生理研究的深入,干预自主神经在房颤治疗中将起到重要的作用。

(吴书林　李腾)

参 考 文 献

[1] 王曦敏,侯应龙.心房颤动去神经治疗的临床效应.中华老年多器官疾病杂志,2014,13:20-22.

[2] Linz D,Ukena C,Mahfoud F,et al. Atrial autonomic innervation:a target for interventional antiarrhythmic therapy? J Am Coll Cardiol,2014,63:215-224.

[3] Lim P B,Malcolme-Lawes L C,Stuber T,et al. Stimulation of the intrinsic cardiac autonomic nervous system results in a gradient of fibrillatory cycle length shortening across the atria during atrial fibrillation in humans. J Cardiovasc Electrophysiol,2011,22:1224-1231.

[4] Lim PB,Malcolme-Lawes LC,Stuber T,et al. Intrinsic cardiac autonomic stimulation induces pulmonary vein ectopy and triggers atrial fibrillation in humans. J Cardiovasc Electrophysiol,2011,22:638-646.

[5] Katritsis D G,Pokushalov E,Romanov A,et al. Autonomic denervation added to pulmonary vein isolation for paroxysmal atrial fibrillation:a randomized clinical trial. J Am Coll Cardiol,2013,62:2318-2325.

[6] Oliveira M,Da S N,Cunha P,et al. Effects of acute autonomic modulation on atrial conduction delay and local electrograms duration in paroxysmal atrial fibrillation. Int J Cardiol,2011,149:290-295.

[7] Dobrev D,Voigt N,Wehrens XH. The ryanodine receptor channel as a molecular motif in atrial fibrillation:pathophysiological and therapeutic implications. Cardiovasc Res,2011,89:734-743.

[8] Nishida K,Maguy A,Sakabe M,et al. The role of pulmonary veins vs. autonomic ganglia in different experimental substrates of canine atrial fibrillation. Cardiovasc Res,2011,89:825-833.

[9] Vollmann D,Sossalla S,Schroeter MR,et al. Renal artery ablation instead of pulmonary vein ablation in a hypertensive patient with symptomatic,drug-resistant,persistent atrial fibrillation. Clin Res Cardiol,2013,102:315-318.

[10] Pokushalov E,Romanov A,Corbucci G,et al. A randomized comparison of pulmonary vein isolation with versus without concomitant renal artery denervation in patients with refractory symptomatic atrial fibrillation and resistant hypertension. J Am Coll Cardiol,2012,60:1163-1170.

[11] Verdino R J. Catheter ablation for the treatment of atrial fibrillation:have we been targeting the wrong organ? J Am Coll Cardiol,2012,60:1171-1172.

[12] Mikhaylov E,Kanidieva A,Sviridova N,et al. Outcome of anatomic ganglionated plexi ablation to treat paroxysmal atrial fibrillation:a 3-year follow-up study. Europace,2011,13:362-370.

[13] Zhang Y,Wang Z,Zhang Y,et al. Efficacy of cardiac autonomic denervation for atrial fibrillation:a meta-analysis. J Cardiovasc Electrophysiol,2012,23:592-600.

[14] Calo L,Rebecchi M,Sciarra L,et al. Catheter ablation of right atrial ganglionated plexi in patients with vagal paroxysmal atrial fibrillation. Circ Arrhythm Electrophysiol,2012,5:22-31.

[15] Pokushalov E,Romanov A,Katritsis D G,et al. Ganglionated plexus ablation vs linear ablation in patients undergoing pulmonary vein isolation for persistent/ long-standing persistent atrial fibrillation:a randomized comparison. Heart Rhythm,2013,10:1280-1286.

11. 房颤性心肌病消融后左室逆重构

　　心房颤动(房颤)是临床上最常见的心律失常之一,发病率随年龄增长明显增加,主要临床表现为心悸,脑栓塞以及心功能下降。目前对房颤导致栓塞的流行病学以及预防的研究较多,但对于房颤导致心功能下降的程度以及房颤转为窦律后心功能改善相关性报道较少。房颤与心衰在临床实践中经常并存，互为因果，一方面心衰使心房扩张，导致心房结构和电生理重构，从而增加房颤的发生，约30%左室功能不全患者有房颤发作；另一方面房颤产生的快速心室律，心室率不规则及心房收缩功能的丧失等进一步损害心功能，房颤及心衰均会增加心血管病死亡率。

近10余年来，随着导管消融技术的进步和器械设备的更新，导管消融治疗房颤已经取得突破性进展，并在临床广泛应用，由此积累了充分证据，在最新房颤治疗指南中的地位也得到不断提升。房颤研究热点也逐渐由追求"消融成功率"转向追求"临床受益"，由追求"症状改善"转向追求"生存获益"。本文主要综述房颤相关性心肌病的发生及消融对左室重构的影响。

一　房颤相关性心肌病

1. **房颤相关性心肌病机制**　房颤相关性心肌病和心动过速性心肌病，房颤时心室率不规则及心房收缩丧失导致房室失同步等因素有关，最主要的原因是心动过速性心肌病（tachycardia-induced cardiomyopathy，TCM）。长时间的心动过速可导致左室结构和功能的改变，使左室扩大，收缩功能显著降低，发生组织重塑。其机制为：心动过速导致的心肌结构蛋白异常，心肌细胞拉伸、肥大、发生纤维化，基底膜损害，毛细血管减少、血流减少、冠脉储备功能降低；神经体液系统的改变，RAAS系统激活；心肌细胞出现凋亡，一些蛋白基因也发生改变；细胞外基质改变，胶原成分减少，基质金属蛋白酶激活进而降解基质蛋白；氧化应激及炎症。在心肌细胞结构发生变化的同时，其电生理特征也发生改变：L型钙离子通道功能发生异常导致心肌收缩功能损害，而β肾上腺素能受体下调，心肌细胞对β肾上腺素能刺激反应减弱；心肌细胞动作电位时程延长导致复极异常；肥大细胞对牵张激活通道的敏感性发生异常。

2. **房颤相关性心肌病的发生、临床表现及预后**　房颤人群中每年、每1000人中约有33人出现心力衰竭，大约25%~50%为房颤相关性心肌病。一项日本研究显示，日本房颤相关心力衰竭患者中至少14%（30/213）为房颤相关性心肌病。房颤相关性心肌病的临床表现无特异性，且个体差异较大。这种心肌病一般依赖于心室率，心室率越快心肌病发生越快。与其他心脏病所致的心衰一样，表现为不同程度的胸闷、憋气、咳嗽、咳痰，尿少，运动耐力下降，严重时甚至出现急性左心衰，双下肢水肿等表现。超声心动图提示左室增大，收缩功能减低，左室射血分数下降，常常合并出现左房扩大。

房颤控制后左室功能的明显改善通常出现在心动过速终止后1个月，且恢复过程缓慢，一般6~8个月达最大恢复程度。其心功能恢复程度亦有较大差异，可以是完全性、部分或不能恢复，这与病史长短，心脏的基础状态等有关。

3. **房颤相关性心肌病的诊断**　目前尚无明确的关于房颤相关性心肌病的指南或共识。由于其发病机制尚不完全清楚，至今没有一个特异的指标来确定其存在。因此病史和临床特征仍然是诊断房颤相关性心肌病的唯一途径。一般诊断房颤引起心肌病的依据是首先出现房颤，逐渐出现心功能异常，在房颤控制住后这种左室功能异常逐渐恢复。但心功能不能完全改善也不能完全排除房颤相关性心肌病的可能，因为房颤相关性心肌病晚期左室重构可能不可逆，这种情况诊断上比较困难。

虽然心动过速性心肌病的病因中心房颤动被列为最常见的病因，但是由于既往对于房颤很难根治，因而丧失了该类心肌病诊断最主要的依据——可逆性。临床上房颤合并左室射血分数降低患者在排除冠心病和瓣膜病后,大多诊断为扩张性心肌病,这实际上可能低估了房颤相关性心肌病的发生率,尤其是当房颤为阵发时,大多数临床医生更倾向于扩张性心肌病的诊断。临床上很多心功能下降的患者,尤其是很多扩张性心肌病的患者,房颤的发生率较高,这种心衰与房颤因果关系的判定成为目前该两种疾病并存患者临床诊断和治疗选择的主要瓶颈。对于房颤相关性心肌病,有效地进行节律控制或者心室律的控制将可以逆转心室重构以及心功能下降,对于患者的预后大有裨益,因此尽早识别和治疗这一类型心肌病,并进行积极治疗具有极大的临床价值。

二 射频消融对房颤相关性心肌病左室重构的影响

房颤引起的心肌病当转为并长时间的维持窦律能明显改善左室重构,同时这种改变也见于之前良好的心室率控制患者,诸多试验(包括 AFFIRM、RACE 及 AF-CHF)均显示心功能不全患者维持窦律有着更高的生存率和生活质量,因此应把节律控制作为这类患者的理想治疗目标。然而,在单独应用抗心律失常药物作为转复和维持窦律的治疗手段下,存在高复发率和药物的不良反应。临床医生迫切寻找能够提高转复和维持窦律而又降低副作用的治疗手段。近年来,随着房颤导管消融技术的成熟、成功率的提高和并发症的降低,射频消融的适应证逐渐扩大到了伴有结构型心脏改变及心功能不全的患者群中。近年来一系列的临床试验和研究,评价射频消融在房颤伴心衰患者中应用的有效性和安全性。

1. 射频消融治疗房颤伴心衰患者的成功率 Chen 等在 2004 年的研究中入选了 377 例房颤患者,其中 94 例患者的左室射血分数(LVEF)≤40(平均 LVEF36%),NYHA 分级≥Ⅲ~Ⅳ级。研究者对所用病例进行了环肺静脉隔离,随访 14 个月时 LVEF≤40 组患者有 73% 维持窦律,对照组为 87%。同年 2004 年 Haissaguerre 等报道 58 例房颤合并心动能不全的患者(LVEF≤45%,NYHA 分级≥Ⅱ级)的患者行射频消融治疗,术后随访(12±7)个月,结果显示78% 患者维持窦律,对照组的成功率则为 84%。两个试验均显示了射频消融在伴有心衰的房颤患者的成功率并没有受到心脏结构及心功能的影响。

De Potter 等在 2010 年的研究中对 72 例伴随心功能不全的房颤患者及心功能正常对照组患者进行射频消融治疗,平均随访(16±13)个月,结果显示治疗的成功率及并发症发生率无统计学差异,回归分析显示左房内径增大是房颤复发的唯一独立预测因素,而左室收缩功能障碍本身并不影响房颤消融的疗效。Tondo 和 Gentlesk 等的报告同样显示射频消融治疗在伴有心衰的房颤患者中的手术成功率与心功能正常的房颤患者无显著差异。但 Gentlesk 和 Khan 的研究结果显示合并结构性心脏病的房颤患者射频次数要多于对照组。

射频消融技术在合并心衰的患者群中显示了不低于孤立性房颤患者的治疗成功率,研究结果表明心衰对于房颤射频消融治疗的成功率的影响主要来自于心房的结构改变,而左室收缩功能障碍本身并没有影响治疗的成功率。

2. 射频消融治疗对房颤相关性心肌病左室重构的影响 房颤相关性心肌病与房颤快速心室率,心室率不规则及房室不同步有关。与传统抗心律失常药物的毒副作用和较低的转复成功率比较,射频消融治疗在转复房颤的治疗成功率上显示了令人鼓舞的结果。临床医生亦希望通过应用射频消融技术控制房颤的同时,对心功能及左室重构也能取得一定的改善。

2004 年 Haissaguerre 等首先报道 58 例房颤合并心动能不全的患者行射频消融治疗,术后随访(12±7)个月,结果显示 78% 患者维持窦律,患者的左室功能明显提高(LVEF 提高21%±13%,左室舒张末期内径缩短 6mm±6mm)。患者左室功能提高不仅见于术前不充分心室率控制患者,而且术前心室率控制良好患者消融后左室功能亦明显提高,作者认为术前房颤患者左室功能的降低除了与心动过速性心肌病有关外,也与房颤时心房收缩的丧失,房室收缩不同步有关,而消融后窦律的维持不仅有良好的心室率控制,而且心房功能的恢复有利于维持良好的血流动力学。

Andrew D. 等研究显示和药物治疗相比,射频消融能够明显提高房颤合并心衰患者的左室功能和 NYHA 分级。该研究分为两组,一组为单纯 PVI 组(67% 为阵发房颤),另一组为药物治疗对照组(70% 为阵发房颤),随访(16 ± 13)个月后结果显示单纯 PVI 明显提高心功能(LVEF 由 34% ± 11% 提高至 50% ± 13%,NYHA 分级由 2.0 ± 1.0 提高至 1.3 ± 0.5),而药物组则心功能无明显改善。

2008 年 PABA-CHF 试验比较了消融房颤和房室结消融后双室起搏治疗治疗房颤合并心衰患者的疗效。试验入选 81 例药物治疗效果不佳的房颤患者,LVEF 40%,NYHA 分级 Ⅱ~Ⅲ级。患者随机分组接受环肺静脉消融手术或房室结消融后双室起搏治疗。评价终点为 6 分钟步行试验,LVEF,及明尼苏打生活质量评分。结果显示在各项终点评价中,环肺静脉消融组患者获益均大于房室结消融后双室起搏的患者。环肺静脉消融组 LVEF 由 27% 增至 34%,而房室结消融加双室起搏组则未显示 LVEF 改善。该试验结果显示环肺静脉消融治疗房颤比房室结消融加双室起搏治疗,在改善心室功能,减轻症状等方面均表现出明显的优势。研究者认为射频消融治疗房颤应作为房颤合并低 LVEF 患者的优先选择。

对 9 项临床试验共 354 例合并收缩性心功能不全房颤患者的荟萃分析结果显示,合并左室收缩功能不全的房颤患者导管消融的成功率与左室功能正常患者相似,消融成功患者左室功能明显改善,但冠心病患者获益低于非冠心病患者。

另一项荟萃分析入选 8 项临床试验共计 1851 例患者,研究显示尽管合并左室收缩功能不全的房颤患者常需多次消融,但术后房颤和房速复发率与无心功能不全房颤患者相似,而且合并左室收缩功能不全的房颤患者术后左室射血分数显著改善,这些为合并心功能不全的房颤患者导管消融提供新的依据,也提示不同心功能不全病因的房颤患者消融治疗获益不同。在目前合并心功能不全患者房颤患者消融治疗方面,尚未细化合并心功能不全房颤患者的入选标准。

射频消融治疗改善房颤相关性心肌病的左室重构的潜在机制归因于更好的心室率控制,心房功能的恢复。相比而言,虽然药物或房室结消融加双室起搏来控制心室率也可以改善心功能,但大部分对比节律控制与心室率控制的试验中,则显示出节律控制组在逆转左室重构方面有着更明显的作用。

3. 射频消融治疗在房颤相关性心肌病中的安全性 房颤合并心衰的患者的心房重构增加了射频消融的靶点区域及消融次数,有增加手术时间和潜在风险的可能。4 项研究报告了心衰组与非心衰组患者的安全数据,meta 分析显示,共 228 例接受射频消融治疗的合并心衰的房颤患者中,共发生了 8 例严重不良事件,发生率 3.5%,而无心衰的 442 例房颤患者中共出现了 11 例不良事件,发生率为 2.5%,提示伴有心衰的房颤患者接受射频消融治疗不良事件发生率并没有显著增加。

AFFIRM 研究显示频率和节律控制对临床预后无明显差异,但其节律控制组主要基于抗心律失常药物研究,而抗心律失常药物本身就有毒副作用,对预后有不良作用,因此只能说药物控制节律与药物控制频率基本等效。而当前射频消融治疗房颤的成功率越来越高,显然 AFFIRM 研究的结果需要重现认识。在后 AFFIRM 时代,多个比较消融和药物治疗房颤的临床研究为导管消融提供了新的证据。2012年美国ACC/AHA/HRS发布的房颤治疗指南更新大大提高了导管消融的地位：心房正常或轻度增大，心功能正常或轻度心功能不全，不合并严重肺部疾病、症状明显的阵发房颤患者，在应用1种抗心律失常药物失败后在有经验的电生理中心可选择导管消融治疗（Ⅰ类，证据级别A），同时指南还建议：对于左房显著扩大和左心功能显著降低、临床症状明显的阵发性房颤也可选择导管消融治疗（Ⅱb，证据级别A）。

尽管射频消融能够提高房颤合并心功能不全的左室功能，运动耐力，生活质量等，但合适的患者选择，复杂的消融策略，消融并发症等因素均限制消融的广泛开展。对于原发性扩张心肌病患者，左房压力增加，加重心房电重构，从而导致房颤发生，临床常见房颤与心衰并存，但心功能损害的根本原因为心室纤维化，区域型瘢痕形成，这种患者即使恢复窦律，其心功能改善也很微弱，因此这种患者的房颤消融对左室重构的逆转作用很差。临床上常见部分患者房颤和心衰并存，如何从中筛选出房颤相关性心肌病并建议患者行射频消融治疗，这是一个尚未解决的问题。最近Liang等使用心脏增强MR来观察房颤患者心室肌的瘢痕（图8-11-1），研究显示对于心室无瘢痕的房颤患者消融后左室功能恢复良好，而增强MR提示心室有瘢痕存在的患者消融后左室功能无明显改善，因此作者建议可以使用增强MR检查作为预测消融后能否改善左室重构的一种手段。

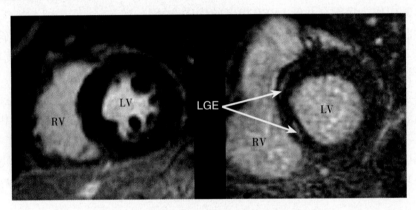

图8-11-1　代表性的左室延迟增强显像MRI
左图，左室短轴切面示正常左室显像；右图，左室短轴切面显示延迟增强（引自
Liang 等 .Heart Rhythm2013；10：1334-1339）

目前射频消融对于阵发性房颤有较好的疗效，而对于持续性房颤，尤其是长程持续性房颤射频消融疗效尚待提高，因此对于房颤合并心功能不全的患者适应证的选择还要根据房颤的类型，左房的大小，左房纤维化程度等来综合判断，要充分考虑房颤消融的成功率，因为消融不成功，不能长时间维持窦律则不会产生左室心肌的逆重构。因此，目前仍然不适合将射频消融作为常规治疗手段应用于所有合并心衰的房颤患者中。随着导管消融技术的发展，研究更加有效和安全的消融方法和消融策略，降低并发症的发生率，也是该技术有可能成为临床一线治疗策略之前人们需要努力的方向。

（王云龙）

参 考 文 献

［1］Chen MS，Marrouche NF，Khaykin Y，et al. Pulmonary vein isolation for the treatment of atrial fibrillation in patients with impaired systolic function. J Am Coll Cardiol,2004,43:1004-1009.

［2］Hsu L-F,Jaïs P,Sanders P,et al. Catheterablation for atrial fibrillation in congestive heart failure. N Engl J Med,2004,351: 2373-2383.

［3］Avitall B,Bi J,Mykytsey A,et al. Atrial and ventricular fibrosis induced by atrial fibrillation:evidence to support early rhythm control. Heart Rhythm,2008,5:839-845.

［4］Choi AD,Hematpour K,Kukin M,et al. Ablation vs medical therapy in the setting of symptomatic atrial fibrillation and left ventricular dysfunction. Congest Heart Fail,2010,16:10-14,26.

［5］Efremidis M,Sideris A,Xydonas S,et al. Ablation of atrial fibrillation inpatients with heart failure:reversal of atrial and ventricular remodelling. Hell J Cardiol,49(1):19-25. ,

［6］Talajic M,Khairy P,Levesque S,et al. Maintenance of sinus rhythm and survival in patients with heart failure and atrial fibrillation. J Am Coll Cardiol,2010,55:1796-1802.

［7］Roy D,Talajic M,Nattel S,et al. Rhythm control versus rate control for atrial fibrillation and heart failure. N Engl J Med,2008, 358:2667-2677.

［8］Ling LH,Taylor AJ,Ellims AH,et al. Sinus rhythm restores ventricular function in patients with cardiomyopathy and no late gadolinium enhancement on cardiac magnetic resonance imaging who undergo catheter ablation for atrial fibrillation. Heart Rhythm,2013,10:1334-1339.

12. 迷走神经刺激对房颤影响的双重作用

　　心房颤动（房颤）是临床上最常见的心律失常，自主神经系统在房颤的发生、发展中起着重要作用，因此迷走神经和交感神经对房颤的作用也受到重视。迷走神经刺激（VNS）在临床上已经成为药物难治性癫痫的有效治疗手段，目前也逐渐认识到 VNS 对房颤的诱发、维持有重要作用。然而近期研究却表明 VNS 是把双刃剑，它既可以致心律失常，在一定条件下对房颤也有治疗作用，笔者就 VNS 对房颤的作用做一概述。

一　VNS 对房颤的诱发、维持作用

　　大量研究表明 VNS 可以诱发、维持房颤，Zhao 等发现 VNS 主要通过影响心耳的电生理活动诱发房颤，最近又有研究显示 VNS 还可以改变肺静脉部位的电生理活动，诱发起源于肺静脉的局灶性房颤。只要 VNS 持续不断，房颤也会不断维持，因此 VNS 成为诱发、维持房颤动物模型的常用方法之一。心脏去迷走效应则可以消除房颤的诱发和维持，这种现象也从反面支持了 VNS 可以诱发、维持房颤。

　　临床上越来越多的患者使用 VNS 治疗药物难治性癫痫，如果 VNS 确实有致房颤作用，那么理论上这些患者发生房颤的风险会增加。但是，至今只有 1 例癫痫患者植入迷走神经刺激仪后出现短暂房颤的报道，而且该患者在慢性 VNS 治疗过程中并没有出现持续的房颤。Zhang 等通过对犬进行不同强度 VNS 研究房颤诱发情况，发现 VNS 诱发房颤是有强度依赖的，只有在高强度刺激下才可以诱发房颤，这可能是临床上未见治疗性 VNS 诱发房颤的原因。

二　VNS 诱发、维持房颤的机制

　　1. VNS 缩短心房有效不应期（AERP）和动作电位时程（API）　VNS 使心迷走神经节后

纤维末梢释放乙酰胆碱（ACh），ACh 作用于心房的 M_2 受体，通过所耦联的 G 蛋白，最终激活 ACh 依赖的 K^+ 通道（K_{ACh}）同时抑制 Ca^{2+} 通道电流（I_{Ca}），这些离子通道的改变可缩短 AERP 和 APD。Wu 等通过对离体犬右房灌注 ACh，研究持续 APD 缩短对心房折返波阵面的影响，发现持续的 APD 缩短可致折返环的缩短同时心房内形成多重的、孤立的折返波，使得复杂的折返环共存于心房内。Allessie 等首次证实这种多重折返环的共存可增加持续性房颤发生的可能性，验证了多子波学说。以上研究说明 VNS 通过缩短 APD 和 AERP 最终诱发房颤，但是 Zhang 等却发现房颤诱发率的增加与 AERP 缩短并无关系，即使增加 VNS 强度使 AERP 显著缩短，也未见房颤诱发率的增加，因此推测当 AERP 缩短到某一阈值时才可以增加房颤诱发率。

2. VNS 增加 AERP 和 APD 离散度 由于心房组织内迷走神经末梢分布密度以及 ACh 受体密度不同，导致迷走神经对不同部位 AERP 的影响不一致，因此 VNS 可以增加 AERP 和 APD 离散度。Lu 等通过研究自主神经干预对心房恢复性质的影响，发现心脏自主神经节（GP）消融前 VNS 使心房各部位 APD 不均一性扩大，不应期离散度增加，易诱发房颤，GP 消融后则相反，证明 APD 离散度增加是诱发房颤的重要因素。Oliveira 等则发现 AERP 离散度增加导致房颤诱发率升高，但房颤的维持除了与 AERP 不均一有关，还与许多其他因素有关。

3. VNS 促进心房电重构 长期 VNS 不仅释放 ACh 通过以上两种机制引发心房电重构，而且还能释放血管活性肠肽（VIP）促进电重构，使得房颤得以维持和发展，但是 VIP 致电重构的具体机制尚未阐明，推测可能与 VIP 激活环腺苷酸 - 蛋白激酶 A（cAMP-PKA）通路造成心房肌细胞内钙超载有关。此外，根据 Wijftels 等提出的房颤诱发房颤（AF begets AF）理论，VNS 诱发的房颤本身也会促进心房电重构，这也可能是房颤得以维持的重要机制。

三 VNS 对房颤的治疗作用

1. 低强度 VNS 抑制房颤的诱发 传统观念认为 VNS 是致心律失常的，Zhang 等却发现只有高强度 VNS 才可易化房颤的诱发，而持续轻度至中等强度刺激则对房颤的诱发没有影响，这说明 VNS 并不只有致心律失常作用。Takei 等先对犬进行双侧 VNS（强度为能使心率下降 30%），然后进行 7 小时的心房快速起搏，发现经过 VNS 后快速起搏并不能使 AERP 缩短，说明 VNS 可能具有抗心律失常作用。随后有实验证明，低强度 VNS 可以降低犬房性心动过速的发生频率。Sheng 等对犬进行低强度 VNS，发现其不仅能预防和逆转 6 小时心房快速起搏引起的心房电重构，还可以抑制大量胆碱诱发的房颤。有报道显示低强度 VNS 可上调星状神经节细胞表面的小电导钙激活钾通道和增加酪氨酸羟化酶阴性的神经节细胞数量，推测这是低强度 VNS 抗心律失常的基础，但具体机制仍不清楚。

2. 选择性 VNS 控制房颤心室率 控制心室率在房颤的治疗中起着重要的作用，房室结有效不应期与心室率呈反比，因此药物可以通过延长房室结有效不应期来控制心室率。Korrtet 等用电极刺激羊心内支配房室结的迷走神经，发现这种选择性 VNS 也可以缩短房室结有效不应期，高频刺激 3 个月后房颤羊模型心室率减慢，而且对心房、心室、His 束有效不应期以及窦房结和血流动力学都没有影响。Rossi 等则进行了临床实验，对入选的 18 例房颤患者植入迷走神经刺激仪，对房室结迷走神经进行高频刺激，随访 18 个月后房颤快速心室率也得到了控制。这提示房室结 VNS 可能成为控制房颤心室率一种有效的非药物治疗手段。

四 VNS 治疗房颤面临的问题

1. 刺激强度 不同刺激强度对房颤产生不同的作用,如果不控制好强度,在 VNS 治疗房颤过程中反而会使房颤恶化。尽管实验证实低强度 VNS 可以抑制房颤的诱发,但这些实验中所用的低强度水平都是人为规定的,把能减缓窦性心律或者房室传导速度的最低 VNS 强度定为阈值,将低于阈值 10% 或 50% 的电压定为低强度刺激,用该强度对实验动物进行 VNS,那么到底有没有标准来划分低强度,在何种强度下才能获得最佳效果?适用于动物的刺激强度是否也适用于人类,解决这些问题应该对比不同低强度 VNS 对动物房颤的影响并进行临床实验,有待于进一步研究。

2. 刺激位置的选择 在低强度 VNS 的实验中,存在着颈部左右侧迷走神经选择的问题,右侧及双侧低强度 VNS 可抑制房颤都有实验验证。Shen 等则认为左侧 VNS 不易引起心率变化和房性心律失常,因此选择了左侧低强度 VNS。尽管临床治疗药物难治性癫痫的 VNS 多为左侧刺激且被证实较安全。但这不能说明左侧 VNS 最适用于房颤治疗,由于缺乏同一条件下的对比研究,这三种刺激方式哪种效果最佳不得而知。关于刺激电极置放的问题,大多数实验组通过解剖将电极直接置于颈部迷走神经,属于有创操作,最近,Yu 等实现技术上的创新,他们在最容易接近迷走神经的右侧耳屏处进行低强度耳屏经皮刺激,同样具有抑制犬房颤诱发的作用,提示其有可能成为房颤的无创性治疗方法但该方法在房颤患者身上效果未知。

在选择性房室结 VNS 的实验中,将电极置放于房室结迷走神经的位置有两种方式,有些学者直接将电极置于富含房室结迷走神经节后神经元的房室结脂肪垫(AVN fat pad),另一种方式是在高频刺激下对右后间隔进行标测,通过测量 AV 间期确定具有最大负性传导作用的位置,即为电极置放的位置。这两种方式都能减慢心室率,但是没有实验对比两者效果、安全性等,理论上后者通过电生理标测出的位置应更加准确,效果应较好,但其操作复杂,安全性有待于验证。

3. 副作用 虽然实验显示低强度 VNS 对心率影响不大,但是实验中刺激时间仅为一周,没有长时间监测心率的变化,因此其对心率的长期影响还不清楚。还需注意的是,由于 VNS 具有负性传导作用,选择性房室结 VNS 很容易造成房室传导阻滞,在对房颤患者进行房室结 VNS 的临床实验中,统计结果显示能够减慢心室率的平均刺激强度与造成完全性房室传导阻滞的平均刺激强度并无显著性差异,这提示即使房室结 VNS 可用于控制房颤心室率,但其造成房室传导阻滞的可能性很大。

可见,VNS 在不同条件下对房颤的作用不同,虽然 VNS 可以通过多种机制诱发和维持房颤,但有越来越多的研究显示低强度 VNS 可抑制房颤的诱发,选择性房室结 VNS 可以有效减慢房颤时快速心室率,此外 VNS 不仅在临床早已用于治疗药物难治性癫痫,且其作为治疗心力衰竭的一种新技术也开始了大规模的多中心临床试验,这都提示 VNS 有望成为治疗房颤的非药物手段,但 VNS 用于治疗房颤仍面临上述问题,需要大规模临床研究进一步验证 VNS 的治疗作用。

(陈颖敏 陈傲 李敏 宋磊)

参 考 文 献

[1] Connor DJ,Nixon M,Nanda A,et al. Vagal nerve stimulation for the treatment of medically refractory epilepsy:a review of the

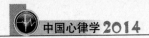

current literature. Neurosurg Focus, 2012, 32 (3): E12.

[2] Lee S, Sahadevan J, Khrestian CM, et al. High density mapping of atrial fibrillation during vagal nerve stimulation in the canine heart: restudying the Moe hypothesis. J Cardiovasc Electrophysiol, 2013, 24 (3): 328-335.

[3] Pokushalov E, Romanov A, Artyomenko S, et al. Ganglionated plexi ablation directed by high-frequency stimulation and complex fractionated atrial electrograms for paroxysmal atrial fibrillation. Pacing Clin Electrophysio, 2012, 35 (7): 776.

[4] Yu L, Scherlag BJ, Li S, et al. Low-level transcutaneous electrical stimulation of the auricular branch of the vagus nerve: A noninvasive approach to treat the initial phase of atrial fibrillation. Heart Rhythm, 2013, 10 (3): 428.

[5] Zhang Y, Popovic ZB, Kusunose K, et al. Therapeutic effects of selective atrioventricular node vagal stimulation in atrial fibrillation and heart failure. J Cardiovasc Electrophysiol, 2013, 24 (1): 86.

第九篇

遗传性心律失常

1. 短 QT 综合征的热点问题

一 特发性短 QT 综合征对心电图学的重要意义

特发性短 QT 综合征（idiopathic short QT syndrome，简称 SQTs）是最晚被发现和命名的一种异质性、遗传性心肌细胞离子通道病。其以心电图 QT 间期异常缩短为主要特征，可致房性和室性快速心律失常以及心脏性猝死。多发于青年后期和成年早期，偶发于婴儿和老年期。

本综合征心电图的临床应用约 100 年后才被发现，晚于长 QT 综合征 40 余年，已报告的病例也较少，全球英文文献记载至今不过 60 余例。短 QT 综合征心电图的临床应用提示心电图虽已是历史悠久的诊断手段，却仍是一个值得继续发掘的宝库。

二 我国学者对命名短 QT 综合征的贡献

2000 年 Gussak 等首先提出特发性的 QT 间期缩短可能是一个新的临床综合征。2003 年 Gaita 等将其正式命名为短 QT 综合征。但早在 1993 年 Algra 等就发现 6693 份动态心电图中，QT 间期延长（QTc>440 毫秒）和缩短（QTc<400 毫秒）者均增加 2 年随访期内猝死的危险，分别是 QT 间期正常者的 2.3 倍和 2.4 倍。1994 年我国学者傅勇等报告 1 例 QT 间期短的 24 岁女性患者发生尖端扭转型室性心动过速、心室颤动和晕厥、抽搐。1997 年张绍良等报告 1 个 QT 间期短伴多形性室性心动过速的家系，3 代 41 人中 11 人患病，男女均有，其中共 9 人猝死。这几位学者在 2000 年前就报告了短 QT 期间这一伴有严重快速心律失常的情况，对本综合征的发现作出贡献，然而他们都错过了命名或参与命名这一新病种"短 QT 综合征"的机会。

三 特发性短 QT 综合征的临床和心电图表现

临床表现取决于其并发的各种心律失常类型的严重程度。轻者无症状或仅有心悸、头晕，重者可致晕厥、抽搐和猝死。常见的心律失常有：心脏停搏（发生率约 34%）、心房颤动（发生率约 24%）、家族有心脏性猝死史（发生率约 30%）。后者为多形性室性心动过速（室速）和心室颤动（室颤）所致，且在运动（44%）和休息（56%）时都可发生。

心电图表现主要是 QT 间期缩短。而在 QT 间期之内包括了 QRS 间限、J 点、ST 段、T 波升支和降支、T 波间期等一些间期和波形，它们会有下列一些变化：ST 段短或缺失，J 点至 T 波顶峰的间期短（80~120 毫秒），T 波狭、陡、高而尖。此外，QT 间期相对固定，不随心率增快而再缩短。

可见本综合征的临床和心电图表现都颇具特征性。

四 如何定义短 QT 间期

QT 间期是从 QRS 波开始到 T 波终止之间的时间，它代表心室除极开始到复级完毕的整个过程。一般认为其正常值为 320~440 毫秒。正常情况下它随性别、年龄和心率不同而有变化，从不同导联测得的数值也不完全一样。因此。实际测得的数值要查心电图学书籍中心率与 QT 间期对照表，与表中相同性别和心率的正常值比较才能判定其是否正常。曾经认为心率在

80 次 / 分以下时 QT 间期 <300~320 毫秒即定为缩短。但对判定其为短 QT 间期综合征的 QT 间期值而言,目前国际上尚未取得共识。我国有学者提出以实测 QT 间期值≤300 毫秒定为短 QT 间期的标准较为可取。

按心率来纠正 QT 值是常用的表达 QT 间期的方法。以 Bazett 公式来计算,QTc(纠正的 QT 间期)=QT 间期 / $\sqrt{\text{RR}}$ 间期。目前以人群为基础的关于短 QT 间期的研究多数采用 QTc 值作为指标,但 QTc 值常被过度测算。根据 21 世纪 10 年代芬兰、日本、美国、瑞士各 10 822 例、12 149 例、79 743 例、41 676 例正常心电图的分析,男性 QTc<350 毫秒,女性 QTc<365 毫秒可被视为缩短。Vislein 等认为 QTc 男性≤360 毫秒,女性 QTc≤370 毫秒应考虑为短 QT。Priori 等则认为诊断短 QT 综合征时,QTc 应≤350 毫秒。2008 年 Bierregaard 等分析全球报告的短 QT 综合征患者,其 QTc 间期为 248~345 毫秒,平均 305±42 毫秒;其 QT 间期则为 210~340 毫秒,平均为 282±62 毫秒。

Rautaharju 等基于对 14 379 位健康人的研究,提出了 QT 间期的心率预计值(QTp)的公式。QTp=656/(1+ 心率 /100),认为 QTp×88% 值为 QT 间期正常值的下限。按此公式计算,心率为 60 次 / 分、100 次 / 分和 150 次 / 分时,短 QT 的判定标准分别为 QT 间期≤361 毫秒、≤289 毫秒和≤231 毫秒。

五　Gollob 的特发性短 QT 综合征积分诊断标准是否合理

鉴于判定 QT 间期短或正常的参考范围仍未统一,而各家提出的异常和正常值又常有交叉。Gollob 等在 2011 年提出一个用积分来表达的特发性短 QT 综合征的诊断标准(表 9-1-1)。以此诊断标准对比过去报告被诊断为短综合征的 61 例病例,发现 58 例为阳性,其敏感度达 95%。应该说此诊断标准结合临床情况、家族史、基因型等来作判断是比较合理的。

表 9-1-1　Gollob 短 QT 综合征的积分诊断标准

标准	积分	标准	积分
QTc		家族史	
<370 毫秒	1	一级或二级亲属高度可能患短 QT 综合征	2
<350 毫秒	2	一级或二级亲属患心脏性猝死但尸检阴性	1
<330 毫秒	3	婴儿猝死综合征	1
J 点至 T 波波峰间期 <120 秒	1	基因型	
临床病史		基因型阳性	2
心脏骤停史	2	受累基因重要性尚不明确的突变	1
有多形性室速或室颤记录	2	总计	
有原因未明的晕厥发作	1	患短 QT 综合征的几率	
有心房颤动	1	高	4 分
		中	3 分
		低	2 分

然而诊断特发性短 QT 综合征时还得先要排除后天性的原因导致继发性的 QT 间期缩短。后者常见于:①高钾血症:其最常见的早期变化是 QT 间期缩短,可伴有 T 波高尖,其升支和降支对称,基底部狭窄呈帐篷状,此时血钾多在 5.5~7.5mmol/L 之间。如血钾继续增高 QRS 波将

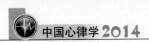
增宽、P 波变小、PR 间期延长、P 波消失呈窦 - 室传导、R 波降低、S 波加深、ST 段压低、QRS 波与 T 波融合形成正弦波、随后发生室性快速性心律失常或心室自主心律、心室停搏。此时血钾常达 10mmol/L 以上。②高钙血症：可见 QT 间期缩短、ST 段缩短或消失、T 波低平或倒置、U 波明显、房室传导阻滞、QRS 波增宽、发生快速室性心律失常或心脏停搏。③洋地黄类药物作用或中毒：最常见的变化是 R 波为主的导联 ST 段下坠性压低与 T 波前支融合呈鱼钩状，以后 T 波可完全倒置，以 S 波为主的导联则呈相反改变。还可有 QT 间期缩短、P 波降低、U 波增高等。洋地黄中毒时可引起传导阻滞并致缓慢性心律失常，或发生各种快速性心律失常。④其他：如酸中毒时（细胞内钾外流增多）、迷走神经张力增高、恶性高热综合征、低温、雄激素滥用、心室颤动后（细胞内钙增多）、慢性疲劳综合征时的自主神经功能异常等心电图都会有 QT 间期缩短。

六 特发性短 QT 综合征的遗传学基础和分子生物学机制

特发性短 QT 综合征属常染色体显性遗传疾病，但也有散发病例的报告。迄今已先后发现 5 个致病基因，按其被发现的顺序分别命名为 1 至 5 型短 QT 综合征（SQT1、SQT2、SQT3、SQT4、SQT5）。钾通道编码基因 KCNH2 的突变导致功能获得时使钾离子通过快通道（I_{Kr}）外流增加，导致动作电位复级 2 相和 3 相期间缩短，是为 SQT1。钾通道编码基因 KCNQ1 的突变导致功能获得时使钾离子通过缓慢通道（I_{Ks}）外流增加，导致动作电位间期缩短，是为 SQT2。钾通道编码基因 KCNJ2 的突变导致功能获得时使钾离子通过内向整流通道（I_{Kl}）外流增加，导致动作电位间期缩短，是为 SQT3。L 型钙通道 α 和 β 亚单位相应编码基因 CACNA1C 和 CACNB2b 的功能丧失突变，导致内向钙离子流 I_{Ca-L} 减少，与钾离子外流之间失去平衡，动作电位间期缩短，是为 SQT4 和 SQT5。后两型 SQTs 的心电图还显示有类似 Brugada 综合征的表现（表 9-1-2）。

表 9-1-2　特发性短 QT 综合征基因型

类型	基因	蛋白	位点	突变的影响
SQT1	KCNH2	HERG	7q35-36	功能获得 I_{Kr} 钾外流 ↑
SQT2	KCNQ1	KVLQT2	11p15.5	功能获得 I_{Ks} 钾外流 ↑
SQT3	KCNJ2	Kir2.1	17q23	功能获得 I_{Kl} 钾外流 ↑
SQT4	CACNA1C	CaV1.2	12p13.3	功能丧失 I_{ca-L} 外流 ↓
SQT5	CACNB2b	10p12	10p12	功能丧失 I_{ca-L} 外流 ↓

影响 QT 间期的因素，在器官和组织水平上体现主要是兴奋在心肌间传导速度的快慢和距离的长短；在细胞水平上体现主要是细胞动作电位的持续时间长短；在分子水平上动作电位的持续时间取决于细胞膜的内向钠和钙离子流以及外向钾和氯离子流的流量、特性和它们相互间的平衡。

七 短 QT 间期引起心律失常的机制

QT 间期缩短反映心肌细胞膜离子流的改变和失衡，导致心肌动作电位和不应期缩短。在外界和内在因素影响下，心肌兴奋性恢复不均匀，离散度增大，容易形成冲动起源和传导异常。产生折返激动和各种心律失常。

20 世纪末发现了心肌 M 细胞。目前认为心肌由外层（心外膜层）、中层和内层（心内膜层）所构成，中层心肌细胞主要是 M 细胞。它结构上兼具心室肌工作细胞和心室内传导细胞（浦肯野细胞)的特点,电生理学上具有动作电位曲线呈尖峰圆顶形、0位相最大的增长速率(Vmax)快。动作电位间期较长呈频率依赖性、静息电位低等特点。上述不同层面的心肌细胞其细胞膜离子通道的密度不同,而且受各种综合征的影响也不同。当不同层面的心肌细胞复级速度有差别时。其各自的不应期就有差别,有构成折返路线的潜在危险。目前认为短 QT 综合征患者的内层心肌细胞和中层 M 细胞复级较外层心肌细胞快。诱致折返和引起心律失常这一"透壁复极离散度"增大既是短 QT 间期,也是长 QT 间期和 Brugada 综合征的心律失常发生机制。

因此,对所有心脏性猝死幸存的患者,都要进行 QT 间期的研究,对其亲属作心电图检查。青年人发生房颤或原因不明室颤者是潜在的短 QT 间期综合征患者,也要注意加以检查发现。

八　如何防治特发性短 QT 综合征

对特发性短 QT 综合征迄今尚无符合循证医学原则的防治建议。主要因为文献报告的患者数少,难以进行多中心随机对照试验。同样地荟萃分析和系统综述也难以进行,专家共识和指南也就难以制定。

最佳的防治措施应该是针对病因的治疗,但目前对纠正基因突变的基因治疗措施尚未能在临床中实际应用。目前对本综合征的防治目标主要是延长 QT 间期、消除心律失常并防止其发作和预防心脏性猝死。

Gaita 等曾比较 4 种延长 QT 间期和有效不应期的药物(氟卡尼、索他洛尔、伊布利特和奎尼丁)的疗效,显示只有奎尼丁使 QT 间期从(263±12)毫秒延长至(362±25)毫秒。心室有效不应期延长 >200 毫秒。且诱发试验不能再引起室颤。Giustett 等长期随访,发现服奎尼丁维持者不再发生心律失常,不服奎尼丁者心律失常年发生率为 49%。其他曾用过但有人认为有效有人认为无效的药物尚有维拉帕米、利多卡因、丙吡胺、胺碘酮、普罗帕酮。新制剂 nifekalant 为选择性 I_{Kr} 阻滞剂,被认为能有效纠正短 QT 间期。

郭成军等 2005 年报告 1 例 22 岁男性特发性短 QT 综合征患者,电生理检查在左室后乳头肌与室间隔相交处可诱发室速和室颤,经射频消融后,随访 2 年余未再发生室速或室颤。

有过室颤、室速或心脏性猝死而幸存者,或家族中有同样情况者可考虑安置埋藏式心脏复律除颤器(ICD),以感知心脏骤停的发作及时行电除颤复律治疗避免猝死。但应用 ICD 对本综合征患者存在一个共同问题是心电图中有高而尖的 T 波出现在 R 波之后,常被 ICD 误认为 R 波而诱发放电。

(陈灏珠)

参 考 文 献

［1］Iribarren C,Round AD,Peng JA,et al. Diagnosis and management of patients with inherited arrhythmia syndromes in Europe:results of the European Heart Rhythm Association Survey. Europace,2014,16(4):600-603.

［2］Tristani-Firouzi M. The Long and short of it:Insights into the short QT syndrome. J Am Coll Cardiol,2014,63(13):1309-1310.

［3］Villafañe J,Fischbach P,Gebauer R. Short QT syndrome manifesting with neonatal atrial fibrillation and bradycardia. Cardiology,2014,128(3):236-240.

［4］Brugada J,Gussak I,Brugada P. Short QT syndrome:A predictable story. Cardiology,2014,128(3):231-233.

［5］Ambrosini E,Sicca F,Brignone MS,et al. Genetically induced dysfunctions of Kir2.1 channels:implications for short QT3 syndrome and autism-epilepsy phenotype. Hum Mol Genet,2014,pii:ddu201.

［6］Tülümen E,Giustetto C,Wolpert C,et al. PQ segment depression in short QT syndrome patients:A novel marker for diagnosing short QT syndrome? Heart Rhythm,2014,S1547-5271.

［7］Chhabra L,Kluger J,Spodick DH. PQ-depression in short QT syndrome:a commendable observation,yet some facts need further

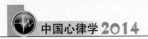
exploration! Heart Rhythm,2014,S1547-5271.

［8］Maltret A,Wiener-Vacher S,Denis C,et al. Type 2 short QT syndrome and vestibular dysfunction:mirror of the Jervell and Lange-Nielsen syndrome? Int J Cardiol.,2014,171(2):291-3.

［9］Mazzanti A,Kanthan A,Monteforte N,et al. Novel insight into the natural history of short QT syndrome. J Am Coll Cardiol,2014, 63(13):1300-1308.

［10］Abriel H,Rougier JS. β-blockers in congenital short-QT syndrome as ion channel blockers.

［11］J Cardiovasc Electrophysiol. 2013 ;doi:10.

［12］Adeniran I,Hancox JC,Zhang H. In silico investigation of the short QT syndrome,using human ventricle models incorporating electromechanical coupling. Front Physiol,2013,4:166.

［13］Pérez Riera AR,Paixão-Almeida A,Barbosa-Barros R,et al. Congenital short QT syndrome:landmarks of the newest arrhythmogenic cardiac channelopathy. Cardiol J,2013,20(5):464-471.

［14］Deo M,Ruan Y,Pandit SV,et al. KCNJ2 mutation in short QT syndrome 3 results in atrial fibrillation and ventricular proarrhythmia. Proc Natl Acad Sci U S A,2013,110(11):4291-4296.

［15］El Harchi A,Melgari D,Zhang YH,et al. Action potential clamp and pharmacology of the variant 1 Short QT Syndrome T618I hERG K⁺ channel. PLoS One,2012,7(12):e52451.

［16］Wolpert C,Veltmann C,Schimpf R,et al. Short QT syndrome. Herzschrittmacherther. Elektrophysiol,2012,23(3):220-224.

2. 遗传性心律失常新视野

遗传性心律失常可分为两大类:原发性心电疾病与致心律失常性心肌病。其中原发性心电疾病指无心脏结构异常的一类以心电紊乱为主要特征的疾病,包括长 QT 综合征(LQTs)、Brugada 综合征、儿茶酚胺敏感性多形性室速(CPVT)、短 QT 综合征(SQTs)、特发性室颤、遗传性心脏传导阻滞和婴儿猝死综合征等;另一类为致心律失常性心肌病,如致心律失常性右室心肌病(ARVC),肥厚型心肌病(HCM)与扩张型心肌病(DCM)等。近十多年来,分子遗传学、基因技术的发展与心脏病学的结合使这些疾病的分子致病机制得以阐明。目前已知绝大多数的原发性心电疾病都是由编码各离子通道亚单位的基因突变引起的,因此这类病可通称为"离子通道病"。而在致心律失常性心肌病中发现的致病基因主要影响肌纤维膜和细胞骨架蛋白。

1. Brugada 综合征　Brugada 综合征主要表现为右束支阻滞与右胸导联 ST 段抬高,常发生室速或室颤而导致晕厥与猝死。其心电图无 QT 间期延长,与 Tdp 发作前长 - 短序列不同,很少发作前有此现象。也与儿茶酚胺依赖性多形性室速不同,发作前无心率加速现象。2 相折返被认为是 Brugada 综合征发生室性心律失常的机制。Brugada 综合征发病主要与 SCN5A 突变有关。此外,还有钠通道 β- 亚基突变(SCN1B 和 SCN3B),钾通道 KCNE3 突变,L- 型钙通道的 α 和 β 亚基(CACNA1C 和 CACNB2B)突变。另外,GPD1L 突变产生异常转运蛋白,可抑制细胞膜上钠离子通道的正常表达。Widle 等将其分为三型,Ⅰ 型即典型 Brugada 综合征心电图改变:突出表现为 ST 段抬高呈"穹隆型",J 波或抬高的 ST 段顶峰≥2mm,伴随 T 波倒置,ST 段与 T 波之间极少有或无等电位线;Ⅱ 型:ST 段抬高顶峰位于起始部,J 点抬高≥2mm,产生下斜型 ST 段抬高(终末部分抬高仍在基线上方≥1mm),伴随直立或双向 T 波,形成"马鞍型"图形;Ⅲ 型:右胸前导联 J 点抬高≥2mm,但 ST 段终末部抬高 <1mm,T 波直立,形成"低马鞍型"图形。三种心电图特征可以独立存在,亦可以不同时间在同一个患者身上出现。然而,仅有 Ⅰ型心电图特征才可以作为诊断 Brugada 综合征的必备条件。钠通道阻滞剂、迷走神经兴奋或发

热可使 Brugada 波更加明显。电生理检查对 Brugada 综合征危险分层的价值尚不确定。

目前没有任何药物能治愈 Brugada 综合征,奎尼丁能减少 I$_{to}$ 电流,进而减少心律失常的发生。及时退热治疗是一个重要的辅助治疗。ICD 治疗已成为主要的治疗方案,尤其对于曾有心搏骤停、室速或晕厥的患者以及自发或药物诱发的 I 型 Brugada 综合征患者。仅心电图呈现 Brugada 波样改变而无任何症状,不是植入 ICD 的高危患者。有报道,30%~40% 植入 ICD 的 Brugada 综合征患者,ICD 存储心电图呈现心室颤动,室性期前收缩。2008ACC/AHA/HRS 指南关于 Brugada 综合征植入 ICD 的治疗建议:伴有晕厥的 Brugada 综合征患者和 Brugada 综合征患者伴有室速发生但无心脏骤停发作为 ICD 治疗的 IIa 类推荐。相关多中心随访研究结果显示,Brugada 综合征患者 ICD 术后心律失常发生率较低,不恰当放电的发生率明显增加。这一研究结果对于 Brugada 综合征患者 ICD 的一级预防价值提出质疑,尤其对于未发生过心脏骤停的患者。电生理检测用于无症状 Brugada 综合征患者的危险分层存在争议,这需要大样本研究结果进一步论证。鉴于 Brugada 伴室颤发作与 2 相折返导致的短联律间期室早有关,有学者对此进行了临床研究,Nodemanee 等对 Brugada 综合征患者 RVOT 前壁心外膜部位行电生理标测,在显示低电压或碎裂电位的部位进行射频消融,获得了较好的临床效果。

2. LQT 综合征 LQT 综合征(LQTS)为常染色体显性遗传性疾病,其主要表现为 QT 间期延长,易发生尖端扭转型室速而致患者晕厥或猝死。目前 LQTS 共有 13 个亚型(LQT1-LQT13),临床上最常见的类型是 LQT1、LQT2 与 LQT3,其基因 KCNQ1(LQT1)突变占 30%~35%,KCNH2(LQT2)突变占 25%~25%,SCN5A(LQT3)突变占 5%~10%。LQT1 的特征是心电图 T 波基底较宽,运动可诱发晕厥和猝死;LQT2 的特征是 T 波振幅较小、有切迹,精神受刺激或听到突然尖叫声时易发晕厥或猝死;LQT3 的特征是 ST 段延长、低平,可伴心动过缓,睡眠时可发生猝死。LQTS 的危险分层取决于患者的性别、年龄、病史(是否发生过晕厥或心脏骤停)、QT 间期及 LQTS 的基因型。

LQTS 的治疗要结合其基因型,避免使用延长 QT 间期的药物与剧烈运动。β 受体阻滞剂是多数 LQTS 患者的一线治疗。研究表明第一次晕厥后服用 β 阻滞剂患者发生恶性心律失常事件的概率要低于不服用 β 受体阻滞剂患者及服用 β 受体阻滞剂期间发生晕厥者;在服用 β 受体阻滞剂患者中,14~40 岁男性发生晕厥概率要明显低于同年龄段女性及 0~13 岁儿童。在 3 种主要亚型中,β 阻滞剂对 LQT1 最有效,对 LQT2 疗效中等,而对于 LQT3 效果较差。钠通道阻滞剂美西律常用于 SCN5A 突变患者。美西律联合非选择性 β 受体阻滞剂如普萘洛尔可能是 LQT3 有效的治疗方案。有研究证实,LQTS 在 β 受体阻滞剂治疗下仍然有 6%~8% 的猝死发生。ICD 可有效预防猝死的发生,但是否应对所有的 LQTS 患者使用 ICD 尚有争议。相关研究结果表明,只有 <10% 患者首选 ICD 治疗。根据 2008 ACC/AHA/HRS 指南,ICD 推荐用于 β 受体阻滞剂治疗下仍有晕厥、持续性室性心律失常或心脏骤停者。ICD 用于 SCD 的一级预防只考虑那些不能耐受药物治疗或有 SCD 家族史的 LQTS 患者。2010 年欧洲对 ICD 治疗 LQTS 患者的注册研究结果显示,入选的 233 例患者中 9% ICD 植入前无症状,91% ICD 植入前有症状,但仅 44% 患者有室速/室颤,这对所谓的高风险患者 ICD 治疗提出质疑,这需要重新考虑 ICD 植入标准。左心交感神经去除术,有助于降低心交感神经系统的肾上腺素刺激,减少 ICD 放电,尤其适合年轻 LQTS 患者。

3. 儿茶酚胺敏感性多形性室速 儿茶酚胺敏感性室速(CPVT)为遗传性疾病,其定位于染色体 Iq42-q43(常染色体显性遗传)和染色体 Iq31-21(常染色体隐性遗传)。发病主要与 RyR2 基因突变有关,呈常染色体显性遗传。部分患者与 CASQ2 突变有关,导致更罕见的常染色体隐性遗传 CPVT。儿茶酚胺敏感性多形性室速的诊断主要根据临床症状、家族史以及运动试验。

传统的 CPTV 治疗一直依赖于高剂量的非选择性 β 阻滞剂,服用 β 阻滞剂期间如发生晕厥,则推荐 ICD 治疗。最近的研究表明,CASQ2 型 CPVT 如药物无效,应推荐 ICD 治疗,虽 ICD 可能终止不了室速,但室速转为室颤的可能性不大。症状持续的患者可考虑左侧心脏交感神经切除术。最新研究表明,在年轻患者中行左侧心脏交感神经切除术可明显减少室性心律失常的负荷。

4. 致心律失常性右室心肌病　致心律失常性右室心肌病(ARVC)最初可能表现为室性心律失常,晕厥、甚至心脏性猝死,而心脏形态学变化常常较晚出现。ARVC 的主要病理学改变为正常心肌组织被脂肪组织和纤维组织所取代,病变主要发生在右心室,也可累及左心室。

ARVC 有 14 种类型,其中 2 种为 Naxos 病和 Carvajal 综合征,其余被命名为 ARVC1 至 ARVC12。RyR2 缺陷和 ARVC2 相关。近来还发现与 ARVC 相关的 7 个基因突变位点:桥粒斑珠蛋白(JUP)、桥粒斑蛋白(DSP)、斑菲素蛋白 -2(PKP2)、桥粒芯蛋白 -2(DSG2)、桥粒胶蛋白 -2(DSC2)、转化生长因子 ß3(TGF3)和 TMEM43。环境因素在疾病发展中起重要作用,钝化这些环境因素可能会减缓疾病的进展。运动可能会加剧疾病的进展,推测是由于桥粒突变增加心室压和室壁压力。

ARVC 的危险分层主要依据:既往有过心脏性猝死事件发生;有晕厥或伴血流动力学障碍的室速;严重右心室扩张伴右室功能减退;病变累及左室,如局限性左室壁运动异常或扩张伴有收缩功能异常;年轻患者;疾病早期即有明显症状,特别是有晕厥前症状者;动态心电图监测有非持续性室速,或电生理检查诱发出临床室速;心前导联复极化异常。值得一提的是电生理检查阳性预测价值有限,考虑电生理反应与疾病程度相关,常用于复制临床室速指导射频消融。

ARVC 的抗心律失常药物治疗缺乏循证医学证据,药物治疗往往根据经验。新近有人推荐首选索他洛尔,但需监测 QT 间期;也可以应用胺碘酮或 β 受体阻滞剂联合其他抗心律失常药物。ICD 作为 SCD 的二级预防可降低死亡率,增加患者生存率,但到目前为止,还没有关于 ARVC 患者 ICD 与药物或射频消融治疗的前瞻性随机对照研究。关于 ICD 作为 SCD 的一级预防问题,目前尚无统一的认识。对于 ARVC 的导管消融治疗研究近年来并不少见,但其消融成功率各心脏中心报道相差较大。单纯经心内膜消融室速成功率低,复发率较高。近来有人将心内膜与心外膜联合消融,提高了射频消融的成功率,但也增加了心肌穿孔、心包填塞的发生率。ARVC 为进展性疾病,长期随访,室速可能复发或新出现室速,往往需要 ICD、导管消融与抗心律失常药物联合治疗。

(曹克将)

参 考 文 献

[1] Priori SG, Wilde AA, Horie M, et al. HRS/EHRA/APHRS expert consensus statement on the diagnosis and management of patients with inherited primary arrhythmia syndromes: document endorsed by HRS, EHRA, and APHRS in May 2013 and by ACCF, AHA, PACES, and AEPC in June 2013. Heart Rhythm, 2013, 10(12): 1932-1963.

[2] Hocini M, Pison L, Proclemer A, et al. Diagnosis and management of patients with inherited arrhythmia syndromes in Europe: results of the European Heart Rhythm Association Survey. Europace, 2014, 16(4): 600-603.

[3] Shimizu W. Current status and future perspective in inherited cardiac arrhythmias. Nihon Rinsho, 2014, 72(3): 553-563.

[4] Mazzanti A, O'Rourke S, Ng K, et al. The usual suspects in sudden cardiac death of the young: a focus on inherited arrhythmogenic diseases. Expert Rev Cardiovasc Ther, 2014, 12(4): 499-519.

[5] Voskuil M, van der Heijden JF. Left cardiac sympathetic denervation for the treatment of inherited arrhythmia syndromes: salvation for the desperate? Neth Heart J, 2014, 22(4): 158-159.

［6］Chockalingam P,Wilde AA. Inherited arrhythmia syndromes leading to sudden cardiac death in the young：A global update and an Indian perspective. Indian Heart J,2014,66S1：S49-S57.

［7］Olde Nordkamp LR,Driessen AH,Odero A,et al. Left cardiac sympathetic denervation in the Netherlands for the treatment of inherited arrhythmia syndromes. Neth Heart J,2014,22（4）：160-166.

［8］Zumhagen S,Strutz-Seebohm N,Seebohm G,et al. Pharmacological targeting in inherited arrhythmia syndromes. Curr Med Chem,2014,21（11）：1308-1319.

［9］Shimizu W. Update of diagnosis and management of inherited cardiac arrhythmias. Circ J,2013,77（12）：2867-2872.

［10］Chugh SS,Huertas-Vazquez A. Inherited arrhythmia syndromes：exome sequencing opens a new door to diagnosis. J Am Coll Cardiol,2014,63（3）：267-268.

［11］Priori SG,Wilde AA,Horie M,et al. Executive summary：HRS/EHRA/APHRS expert consensus statement on the diagnosis and management of patients with inherited primary arrhythmia syndromes. Europace,2013,15（10）：1389-1406.

［12］Priori SG,Wilde AA,Horie M,et al. Executive summary：HRS/EHRA/APHRS expert consensus statement on the diagnosis and management of patients with inherited primary arrhythmia syndromes. Heart Rhythm,2013,10（12）：e85-108.

［13］Jesty SA,Jung SW,Cordeiro JM,et al. Cardiomyocyte calcium cycling in a naturally occurring German shepherd dog model of inherited ventriculararrhythmia and sudden cardiac death. J Vet Cardiol,2013,15（1）：5-14.

［14］Remme CA,Wilde AA. Late sodium current inhibition in acquired and inherited ventricular（dys）function and arrhythmias. Cardiovasc Drugs Ther,2013,27（1）：91-101.

［15］Priori SG,Napolitano C,Di Pasquale E,et al. Induced pluripotent stem cell-derived cardiomyocytes in studies of inherited arrhythmias. J Clin Invest,2013,123（1）：84-91.

3. 13 型 LQTS

先天性长 QT 综合征（LQTS）是遗传性离子通道病,具有家族聚集性发病的特点,临床表现为晕厥、猝死、QT 间期延长和尖端扭转型室性心动过速。作为一种遗传性猝死综合征,LQTS 是引起儿童和青少年猝死的主要疾病之一,因此一经发现就引起了心内科医生的广泛关注。至今,临床研究经历了家族调查、国际注册研究、基因突变检测、基因分型诊断、基因诊断和临床诊断相结合等研究阶段,新基因的发现和基因治疗可能是将来的方向。目前基因型和临床型相结合的研究初见成效,成为基因学研究和临床研究相结合的研究热点。

根据不同的基因突变,LQTS 已经划分为 13 种类型（表 9-3-1）,在已知基因型的患者中,LQT1、LQT2 与 LQT3 约占 90%~95%,而 LQT4~13 比较罕见。不同的基因型临床表现和心电图表现都有其特征性,LQT1 患者通常因运动,特别是游泳诱发心脏事件。在 LQT2 患者的心脏事件中,仅 13% 发生在运动时,大部分由情绪应激诱发,突然的声音刺激可以引起 TdP 发作。在 LQT3 患者中,猝死通常发生在睡眠中。LQT1 和 LQT2 患者发生心脏事件比 LQT3 患者高,但是 LQT3 患者一旦发生心脏事件往往是致命性的。QT 间期延长和尖端扭转型室速是 LQTS 的共同心电图表现,不同的基因型的心电图表现主要体现在 T 波形态改变,QTc 长短没有本质性差别。1995 年,Moss 等首先报道了 3 种与 LQT1~3 相关的特殊 T 波形状。2000 年美籍华人张莉等最终确认了 10 种特异的 ST-T 复极波波形,其中包括 4 种 LQT1,4 种 LQT2 和 2 种 LQT3。LQT4 临床表现除了晕厥和猝死之外还包括病态窦房结综合征、原发性室颤等其他临床表现,因而又称为 Ankyrin-B 综合征。同样 LQT7 另外还合并其他心脏以外的畸形,典型病例表现为低钾周期性瘫痪、双眼距离过远、矮小体型、并指、指（趾）弯曲、腭裂、脊柱侧突等畸形,双向型室速等,又称 Anderson-Tawil 综合征。LQT8 还有并指（趾）及动脉导管未闭、卵圆孔未闭、室缺、法洛氏四联征等其他遗传性心脏异常,临床又称 Timothy 综合征。LQT9~13 只是在个别家系中发现的基因突变,临床特点多限于单个家系研究的结果。

表 9-3-1　遗传性长 QT 综合征的基因突变分型、编码蛋白质和影响的离子通道

临床表型	突变基因	编码蛋白质	影响的离子电流
LQT1	KCNQ1	KvLQT1	I_{Ks}
LQT2	KCNH2	HERG	I_{kr}
LQT3	SCN5A	Nav1.5	I_{Na}
LQT4 Ankyrin-B syndrome	ANK2	Ankyrin-B	I_{Ks}
LQT5	KCNE1	Mink	I_{Kr}
LQT6	KCNE2	MiRP1	I_{Ks}
LQT7 Anderson-Tawil syndrome	KCNJ2	Kir2.1	I_{Ks}
LQT8 Timothy syndrome	CACNA1C	Cav1.2	I_{K1}
LQT9	CAV3	Caveolin-3	I_{Na} 的辅助部分
LQT10	SCN4B	Navβ4	I_{Na} 的 β 亚基
LQT11	AKAP9	AKAP9	I_{Ks} 对 cAMP 的反应
LQT12	SNTA1	SNTA1	I_{Na} 的 NO 调节
LQTS13	KIR3.4	Kir3.4	$I_{K\text{-}Ach}$ 的 α 亚基

　　我们中心有幸在国际上首先发现了 LQT13 家系,并与国内陈义汉教授团队共同发现了国际上第一个 LQT13 基因突变:KIR3.4 基因突变,2013 年再度与丹麦 Olsen 教授、美国张莉教授一起合作在 LQT13 的心电图特点上做了深入的研究。LQT13 是我们中心 2005 年注册研究的家系之一,家系研究包括先证者在内 44 人(图 9-3-1),直系成员 32 例,根据国际 LQTS 家系注册研究评分标准,6 例 LQTS 评分大于 4 分,QTc:460~490 毫秒,确诊 LQTS;8 例评分 2.5~3 分,疑似 LQTS 诊断。其他 18 例直系家族成员评分 1.5 分,诊断 LQTS 依据不足。基因诊断 9 例阳性,包括 6 例临床确诊病例和 3 例疑似病例。

　　基因学研究发现该家系的基因突变为 KIR3.4 基因 Gly387Arg 突变(图 9-3-2),该基因又名 KCNJ5 基因,KIR3.4 基因编码乙酰胆碱和腺苷敏感性钾通道($I_{K\text{-}ACh}$),突变导致 G 蛋白耦联内向整流钾电流的蛋白亚基异常,导致整个通道功能异常,表现在蛋白亚基向细胞膜定向转移功能障碍,影响了该通道在细胞膜上的组装,导致该通道在细胞膜上的数量和功能障碍。从而导致该通道功能缺失性改变,对乙酰胆碱刺激不再产生反应。$I_{K\text{-}ACh}$ 通道由纯合或者杂合的 Kir3.4 和 / 或 Kir3.1 亚基组成四聚体,通过 G 蛋白受体耦联途径激活通道,Kir3.4 蛋白又称为 GIRK4 蛋白,$I_{K\text{-}ACh}$ 通道由称为 GIRK4 通道(图 9-3-3)。以往的研究证实 $I_{K\text{-}ACh}$ 通道主要分布于窦房结细胞和房室结细胞,对心率影响很大,我们的研究发现在人的心室肌中也存在 $I_{K\text{-}ACh}$ 通道的表达,对心房肌细胞的影响可能引起心房肌细胞的复极化离散。KIR3.4 基因敲除小鼠心率加快,对迷走神经刺激不再发生反应,心室复极化延迟。

　　本研究的 LQT13 家系家族遗传倾向明显,先证者母亲 72 岁死于肺癌,生前有晕厥史,疾病可能来源于母亲的遗传。父亲 38 岁死于车祸,生前没有晕厥病史。该家系临床表现相对良

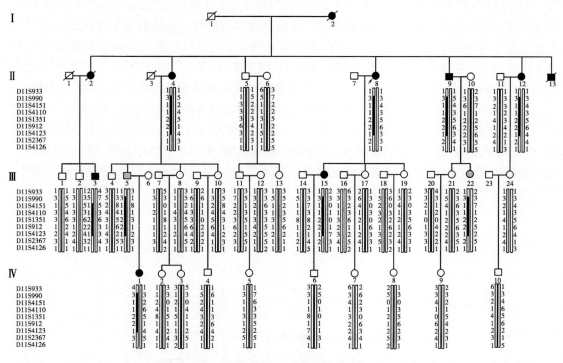

图 9-3-1 LQT13 家系图和连锁分析基因定位图

□、○分别代表正常男性和女性家系成员，■、●代表有长 QT 综合征的男性和女性家系成员，■、●代表可疑有长 QT 综合征的男性和女性家系成员，/代表该家系成员已故，↗代表先证者。黑色条形图表示基因突变位点，位于 11q24.3

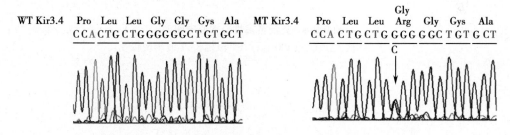

图 9-3-2 KIR3.4 基因 Gly387Arg（G→C）杂合突变型序列图

左图为无突变基因序列图，右图为突变基因序列图，图中箭头所指之处为突变点

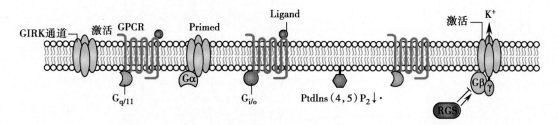

图 9-3-3 KIR3.4 基因编码的 Kir3.4 通道（GIRK 通道）示意图

蓝颜色的四聚体是 GIRK 通道，该通道通过 G 蛋白受体耦联途径激活，即 Gβγ 复合体结合后，通道开放

性,只有 1 例男婴出生后反复晕厥,7 天后死亡,当时没有去医院就诊,没有临床诊断证据,因为反复晕厥,又有家族史,LQTS 诊断不除外。其他患者没有猝死。先证者为女性,62 岁,反复发作持续数分钟的短暂心悸、晕厥 40 余年,多在安静和休息时发作心悸,22~40 岁发作频繁,1 年 2~3 次或者 2~3 年 1 次;因亲人亡故精神刺激,晕厥 2 次,40 岁以后发作减少。11 年前患者出现阵发性房颤伴心前区闷痛,持续 7~8 小时,房颤缓解期没有劳累性胸痛发作。冠脉造影提示:左右冠脉未见狭窄,但右冠脉血流速度缓慢。心电图示窦律 54 次 / 分,QTc:490 毫秒,ST 段延长,T 波出现较晚(图 9-3-4)。8 年前确诊 LQTS 开始口服美托洛尔治疗(100mg/d),晕厥不再发作,但是房颤发作(图 9-3-5)逐渐频繁,合并窦性心动过缓,美托洛尔治疗受限,建议 ICD 治疗,由于经济原因拒绝,植入起搏器之后继续美托洛尔和地尔硫䓬口服治疗,以后没有晕厥发作,但是房颤发作依然频繁。

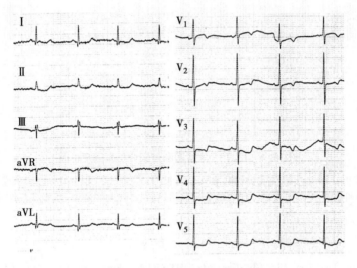

图 9-3-4　先证者窦性心律心电图

心率:54 次 / 分,QTc:490 毫秒,ST 段延长,T 波出现较晚

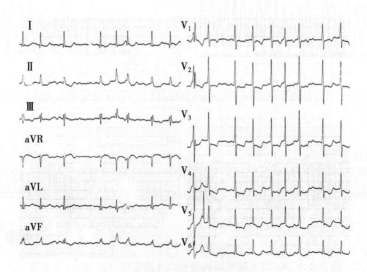

图 9-3-5　先证者房颤心电图

房颤律,平均心室率 109 次 / 分

该家系女性发病率较高(6/9,67%),女性症状重,好发晕厥,QT间期偏长。悲伤易诱发晕厥,有时有夜间发作。QT间期在450毫秒到460毫秒的患者没有或者只有1次晕厥发生,QTc490毫秒的2例女性患者反复发作晕厥,该家系患者的晕厥首发均发生20岁以后,在20岁到50岁期间晕厥发作频繁,50岁以后不再发作。2例患者植入起搏器,1例为先证者,1例持续性房颤合并三度房室阻滞。6例患者接受β受体阻滞剂治疗,每日口服美托洛尔100~150mg,3例年轻女性患者(1例11岁无晕厥病史,1例32岁无晕厥病史,1例37岁有1次晕厥病史)拒绝β受体阻滞剂治疗。随访至今9年,9例患者均无晕厥发作,无猝死。家族其他直系成员没有新发晕厥和新发病例。该家系中第一代母亲房颤,第二代2例LQT13患者确切合并房颤,1例房速。说明该家族中房颤可能是遗传的,但是目前的基因功能研究尚不能证明KIR3.4基因与LQTS并发房颤相关。9例LQT13患者中5例合并高血压,都是在50岁以后发病,经过系统的血尿标本检测除外原发性醛固酮增多症等继发性高血压原因。

该家系心电图特点表现为:LQT13患者的QTc不是很长,QTc:450~490毫秒(455±13毫秒)。与正常对照相比QT延长主要表现在QTp的延长,所谓的QTp是指从Q波起点到T波最高峰处的长度。从T波峰值到T波终点的长度没有改变,即Tp-Te没有改变。T波形状的评分研究发现,与健康对照组相比T波起始部分的面积增加,T波幅度没有改变。24小时动态心电图心率变异性分析,发现LQT13患者低频事件和高频事件的比值(LF/HF)比正常对照组降低。2例QT间期偏长(490毫秒)的患者均植入起搏器,1例为先证者因为严重窦性心动过缓合并阵发性房颤,1例持续性房颤合并Ⅲ度房室阻滞(图9-3-6)。

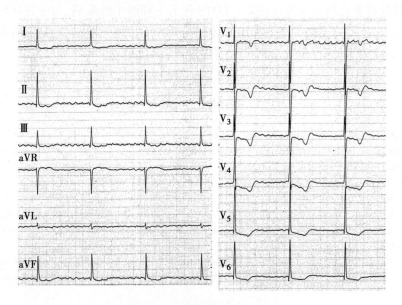

图9-3-6 先证者姐姐的心电图
房颤合并Ⅲ度AVB伴交界性逸搏,心率40次/分,QTc:490毫秒

该家系女性基因携带者占67%,除了1例新生儿猝死外没有死亡病例,预后相对较好,QT间期延长不显著。国际大规模家族注册研究也证实:LQTS女性好发,65%的先证者是女性,65%~69%的携带者也是女性;成年患者中女性比男性好发晕厥和猝死。该家族发生猝死的患者很少,主要原因可能因为QTc不是非常长,晕厥大多数发生在成人以后,β受体阻滞剂治疗有效。成人LQTS的研究证实QTc超过550毫秒、18岁以前有晕厥史是猝死的独立预测指标,

而本家族患者均没有上述危险因素,所以预后相对好。

基因诊断尚不能解释所有的临床情况,KIR基因敲除小鼠,表现为心动过速,但该家系LQT13患者心率相对较慢,去除2例植入起搏器的患者其他患者心率与完全匹配的正常人相比没有显著差异。基于基因敲除动物学和细胞学研究的基因功能研究,尚不能证明KIR3.4基因突变与LQTS并发房颤相关。可能原因除了种属差异性之外,还有以下几点:①部分LQTS患者,其特异的心电图表现受一些因素的影响而表现出一定的阵发性,每年有限次数的心电图和动态心电图检查并不能捕捉到异常的心电图表现,对这些阵发性LQTS患者来说,可能需要更长时间的心电随访资料;②延迟显性:LQTS发生受年龄影响,某些突变携带者还未到发病年龄;③KIR3.4基因Gly387Arg突变引起的LQT13外显不全;④KIR3.4基因Gly387Arg虽为LQTS的致病基因,但最终表型仍在一定程度上受环境因素的影响;⑤不规则显性:即杂和子显性基因由于某种原因而不表现出相应的症状,但他们可以生出具有该性状的后代;⑥不完全显性。即杂合子的表现型介于显性纯合子和隐性纯合子的表现型之间;⑦等位基因的特异性表达如遗传印迹等。

LQTS临床很容易误诊和漏诊,我们的这例先证者就曾经误诊为癫症多年,因此临床医生需要加强对该病的认识。家族注册研究有利于发现新的患者,防患于未然,而且为进一步基因学研究提供突破点,另一方面,基因学研究也会构建基因型与表型之间的关系,指导临床实践。对于临床表型阴性的基因携带者的长期随访可以丰富我们对LQTS的认识,也有助于鉴定基因诊断的真伪,作为一种检测方法是允许有假阴性结果的,出现这种情况应该以临床诊断为主,假阳性的患者只有靠长期临床随访决定。LQTS作为一种终生性疾病,对于该病的基因诊断和临床经过的认识,是致力于遗传病研究的医生们需要长期持续关注的课题,随着基因学研究的进步,我们对LQTS的认识和研究进展将与时俱进。

(刘金秋 杨延宗)

参 考 文 献

[1] Shimizu W. Update of diagnosis and management of inherited cardiac arrhythmias. Circ J,2013,77:2867-2872.
[2] Wang Fan,Liu Jinqiu,Hong Li,et al. The phenotype characteristics of type 13 long QT syndrome with mutation in KCNJ5(Kir3.5-G387R). Heart Rhythm,2013,10:1500-1506.
[3] Yang Y,Yang Y,Liang B,et al. 2010. Identification of a Kir3.4 mutation in congenital long QT syndrome. Am J Hum Genet,2010,86:827-880.
[4] 刘金秋,夏云龙,杨东辉,等.遗传性长QT综合征合并房颤家系的临床研究.大连医科大学学报,2008,30:329-333.
[5] Zareba W,Moss AJ,Schwartz PJ,et al. Influence of genotype on the clinical course of the long QT syndrome. N Engl J Med,1998,339:960-965.
[6] Ackerman MJ. Genotype-phenotype relationships in congenital long QT syndrome. J Electrocardiol,2005,38:64-68.
[7] 李翠兰,胡大一,李运田,等.76个长QT综合征先证者临床特征和治疗情况研究.中国心脏起搏与电生理杂志,2004,18:414-418.
[8] Zhang L,Timothy KW,Vincent GM,et al. Spectrum of ST-T-wave patterns and repolarization parameters in congenital long-QT syndrome:ECG findings identify genotypes. Circulation,2000,102:2849-2853.
[9] Zareba W,Moss AJ,Locati EH,et al. Modulating effects of age and gender on the clinical course of long QT syndrome by genotype. J Am Coll Cardiol,2003,42:103-109.
[10] Imboden M,Swan H,Denjoy I,et al. Female predominance and transmission distortion in the Long-QT syndrome. N Engl J Med,2006,355:2744-2751.
[11] Sauer A,Moss AJ,McNitt S,et al. Long QT syndrome in adults. J AM Coll Cardiol,2007,49:329-337.
[12] Godenberg I,Moss AJ,Bradley J,et al. Long-QT syndrome after 40. Circulation,2008,117:2192-2201.
[13] Priori SG,Schwartz PJ,Napolitano C,et al. Risk stratification in the Long-QT syndrome. N Engl J Med,2003,348:1866-1874.

4. 隐匿性 1 型 LQTS

先天性长 QT 综合征（LQTS）是常见的遗传性心律失常综合征，其发病率为 1/2000，心电图表现为 QTc 延长和各种心律失常。目前已发现 13 种与先天性长 QT 综合征相关的基因型，分别由钾、钠、钙离子通道相关基因及膜连接蛋白编码基因变异所致。LQTS 的诊断包括临床症状、心电图 QTc 间期延长和基因诊断。然而，部分 LQTS 患者并未完全满足上述 3 个条件，具有隐匿性，这使得 LQTS 的诊断复杂化。临床上采用一些激发试验揭示 LQTS，其具有重要的价值。

一　LQTS 的隐匿性

LQTS 的隐匿性表现在临床症状、基因诊断和心电图诊断的隐匿性。①临床症状的隐匿性：某些家系 LQTS 患者的外显率很低，家系成员通常无 LQTS 相关的临床症状，为突变基因携带者，但其中部分为猝死高危患者；②基因突变类型的隐匿性：部分 LQTS 患者心电图有 QTc 延长及各种心律失常（常见尖端扭转型室速），但未能确定患者的基因型；③心电图的隐匿性：部分确定基因型的 LQTS 患者表现为静息心电图 QTc 间期正常，而在运动或药物激发试验或其他一些情况下 QTc 间期延长，或伴发尖端扭转型室速，此类患者又称隐匿性 LQTS。

二　隐匿性 LQTS 的定义

1. 隐匿性 LQTS　是指在基因型确诊的 LQTS 患者中，部分患者静息心电图 QTc<460 毫秒，称为隐匿性 LQTS。下列情况可能显露 QT 间期延长：①激发试验：平板运动试验，小剂量肾上腺素诱发试验等；②活动激发：特定日常活动，如游泳、噪音和精神刺激等；③药物激发：某些药物，如Ⅲ类抗心律失常药物等。

2. 隐匿性 LQT1　约 30%~40% LQT1 患者表现为隐匿性 LQT1，远高于 LQT2（19%）和 LQT3（10%）。当患者在肾上腺素激发试验［0.10μg/（kg·min）］时，QTc 间期较基础状态下延长（ΔQTc）≥30 毫秒，可确定为隐匿性 LQT1，临界定义为 QT 间期延长 1~29 毫秒（图 9-4-1），当运动试验终止后恢复安静状态心率时，延长的 QTc 间期缩短或至激发试验前。LQT1 患者肾上腺素试验过程中 QTc 延长的现象又称为 QTc 间期的矛盾延长。

三　隐匿性 LQTS 的发生机制

LQT1 由编码 Kv7.1 通道 α 亚单位 KCNQ1 基因错意突变、无意突变、移码突变或剪切突变，至钾通道功能丧失，占基因阳性 LQTS 患者约 40%。LQT2 和 LQT3 的发生机制分别与 I_{Kr} 和 I_{Na} 基因突变相关。LQT1 患者激发试验的 QTc 间期延长更加显著。隐匿性 LQT1 相关的基因突变包括以下几种：

1. I235N-Kv7.1　约 25% 基因型阳性 LQT1 个体静息状态下 QTc<460 毫秒，表现为隐匿性 LQT1。Kv7.1 通道 α 亚单位是四聚体，形成 I_{Ks} 通道复合体的孔，人类心脏中，β 肾上腺素激活

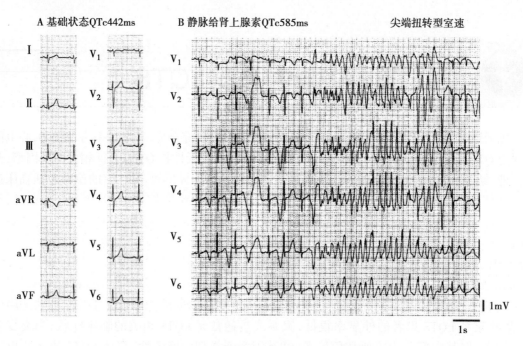

图 9-4-1　隐匿性 LQT1 患者心电图表现

A. LQT1 基因突变携带者静息时心电图 QTc 间期正常；B. 给予肾上腺素后，平均 QTc 间期显著延长，随后发作尖端扭转型室速，提示为隐匿性 LQT1 患者

状态下，蛋白激酶 PKA 激活，使 I_{Ks} 上调，进而缩短动作电位时程，避免 QT 间期过度延长。当编码的 Kv7.1 通道 α 亚单位 KCNQ1 基因突变时，β 肾上腺素激活状态下，蛋白激酶 PKA 激活，不能使 I_{Ks} 上调，动作电位时程不能随心动周期缩短而缩短，反而延长，患者表现为静息状态下，QTc 正常，但运动状态下，QTc 延长，患者在运动过程中更易出现猝死。2014 年，Bartos 等发表的研究选择 LQT1 家系，包括几代人，79% 患者基因型阳性 [p.Ile235Asn-KCNQ1（编码 I235N-Kv7.1）]，表现为隐匿性 LQT1，作者采用体外分析和计算机模拟评价 I235N-Kv7.1 对 I_{Ks} 和心室复极时程的影响。研究结果表明，KCNQ1 突变能产生相对正常的 Kv7.1 通道，但使通过激活 PKA 的 I_{Ks} 上调功能受限，进而在 PKA 激活过程中，使 I_{Ks} 不能上调而表现为相对降低，进而心室复极时程延长，动作电位时程延长，QT 间期延长。

2. KCNQ1-A341V　80% 患者有症状，其中 >30% 经历心脏骤停或猝死。在培养表达 KCNQ1-A341V 的心肌细胞，KCNQ1 S6 区域的 N 末端 S27 磷酸化障碍，不能实现 cAMP 依赖的 I_{Ks} 上调。

3. KCNQ1-G269S　位于 I_{Ks} 通道 S5 部位，G269S 中等程度影响 I_{Ks}，但在 PKA 磷酸化激活或类似情况下，例如运动或情绪激动等，几乎完全阻断 I_{Ks}，I_{Ks} 不能上调。因而 KCNQ1-G269S 突变的患者在运动过程中出现 QT 间期显著延长（图 9-4-2）。

四　隐匿性 LQTS 的激发试验

不同类型 LQTS 患者小剂量肾上腺素试验过程中的 QTc 改变显著不同，进而可以揭示隐匿性 LQTS。例如，LQT1 患者 I_{Ks} 通道功能异常，QTc 显著延长，给小剂量肾上腺素后 ΔQTc≥30 毫秒提示为隐匿性 LQT1，其诊断的敏感性和特异性均较高。LQT2 患者 I_{Kr} 通道功

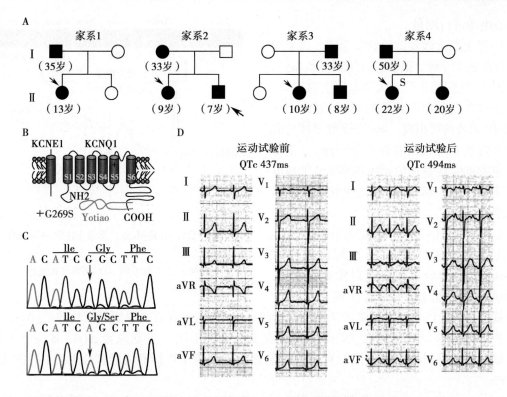

图 9-4-2 KCNQ1-G269S 基因突变 LQTS 患者的基因检测结果和临床特点

A. KCNQ1-G269S 基因突变 LQTS 家系 4 个;B. I_{Ks} 通道结构,红色的星点表示 G269S 基因突变;
C. 脱氧核糖核酸序列分析;家系 2 成员,红色的箭头表示杂合子突变;D. 家系 2 中 1 例 7 岁男孩
(A 图黑色粗箭头指示)的 12 导联心电图(左:静息心电图;右:运动后)

能异常,患者表现为一过性 QTc 延长,T 波切迹更加显著。LQT3 患者表现为 QTc 缩短(图 9-4-3)。目前肾上腺素激发试验有 Mayo 和 Shimizu 两种试验方案及判断标准。

(一)肾上腺素激发试验

1. Mayo 方案 休息 5 分钟后,开始心电图记录及测量。肾上腺素起始剂量 0.025μg/(kg·min),持续 10 分钟,记录和测量心电图参数。随后每阶段持续 5 分钟。肾上腺素剂量增加至 0.05,0.1 和 0.2μg/(kg·min),

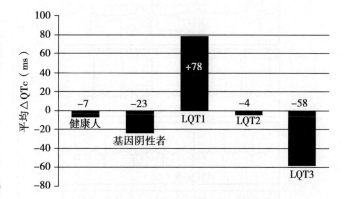

图 9-4-3 不同人群对小剂量肾上腺素的反应

不同类型 LQTS 患者,健康人和基因阴性 LQTS 患者给予肾上腺素后,QTc 间期的改变。LQT1 患者 QTc 延长最显著,提示肾上腺素试验对揭示隐匿性 LQT1 患者具有重要意义

各阶段结束时和输注结束后 5 分钟和 10 分钟分别记录测量心电图参数。整个试验持续 45~60 分钟(图 9-4-4)。

2. Shimizu 方案 此方案首次给予肾上腺素 0.1μg/kg 静推,随后继以 0.1μg/(kg·min)静滴。持续静脉应用肾上腺素 5 分钟,分别于给药前、持续给药 5 分钟和给药终止后 5 分钟,记录 12 导联心电图。静脉给予肾上腺素后 2~3 分钟,心率到达稳态,采用给予肾上腺素 3~5 分钟稳态时的心电图进行测量。

3. 肾上腺素激发试验的安全性　该实验具有较高的安全性。很多患者感到心跳加强,心率加快,特别是在给予大剂量肾上腺素时。10%受试者出现单发性室性早搏,健康个体和LQTS患者均可出现。4%有室性早搏二联律,2%发生非持续性室性心动过速,与正常人群中非持续性室速的发生率相同。T波电交替非常少见。尽管如此,仍建议常规备体外除颤器。

4. 不同LQTS激发试验结果分析

（1）LQT1：LQT1患者肾上腺素激发试验:Shimizu等的研究将研究对象分为4组,QTc≥460毫秒组LQT1患者（1组）,QTc<460毫秒基因携带者组（2组）,非基因携带者和对照组。1组患者在肾上腺激发试验前后,ΔQTc显著延长≥30毫秒,其延长程度大于其他组。在1组和2组中,有症状患者ΔQTc延长更显著。激发试验阴性可以排除隐匿性LQT1的可能,而激发试验阳性诊断为隐匿性LQT1的敏感性为75%。

（2）LQT2：Khositseth等的研究选择30例LQT1、28例LQT2患者和32例对照组,尽管LQT2患者在给予肾上腺素后未表现为QTc间期显著延长,但绝大多数患者表现为具有LQT2特点的T波形态,具有诊断价值（图9-4-5）。

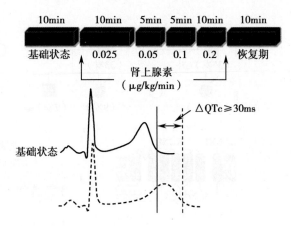

图9-4-4　肾上腺素试验方案及LQT1患者QTc间期的改变

低剂量肾上腺素时,QT间期显著延长

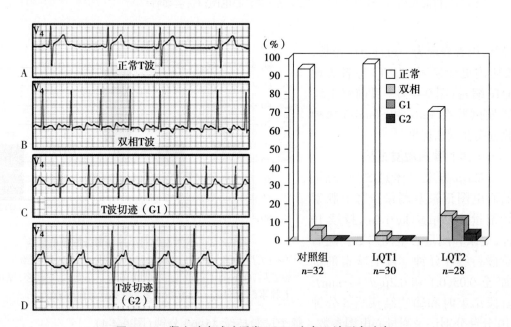

图9-4-5　肾上腺素试验诱发LQT2患者T波形态改变

T波改变在Ⅰ导联和V₂~V₄导联显著。A. 正常T波形态;B. 双相T波;C. G1型T波:T波顶峰或下方T波切迹;D. G2型T波:T波双峰位于T波顶峰

(3) LQT3：目前尚未发现 LQT3 患者对肾上腺素具有特征性反应。LQT3 患者肾上腺素试验通常表现为 QTc 缩短，而未观察到 QTc 延长。

（二）运动激发试验

临床常用平板运动试验，运动终点采用按年龄预计的最大心率（HR_{max}=220– 年龄）或亚极量心率（最大心率的 85%~90%），分别称为极量和亚极量运动试验。恢复期是指运动停止后心率降到其稳定值达 1 分钟，多数在运动停止后 6~8 分钟达到。各种运动方式的试验方案与常规检查时相同。

1. 运动过程中　心率达到预测最大心率的 60% 以上（120~150 次 / 分）时，交感神经活性增强，复极过程主要由 I_{Ks} 介导，LQT1 的复极过程受到明显影响，QTc 间期不能及时缩短，反而延长，LQT1 患者的 QTc 间期延长程度明显长于 LQT2 患者。LQT2 患者心电图多见 T 波下降支出现明显的切迹，QTc 间期延长不显著。

2. 运动后恢复期　LQT1 患者运动后随心率恢复，QTc 间期逐渐缩短，LQT2 患者 QTc 间期反而逐渐延长。运动期间儿茶酚胺水平持续较高，其半衰期约为 3~4 分钟，该作用将持续到恢复早期，以后随心率减慢而消失。恢复早期 LQT1 患者 QTc 间期较 LQT2 患者明显延长。运动停止后，心率进一步减慢，I_{Kr} 在复极过程起到主要作用，LQT2 患者复极过程受损，QTc 间期不能随心率减慢而显著缩短。

总之，隐匿性 LQTS 患者通常无症状，又称沉默基因携带者。尤其是隐匿性 LQT1 患者可能平时无任何不适症状，而在运动过程中或情绪激动时，发生致命性心律失常，甚至猝死。因而，应用激发试验揭示隐匿性 LQTS 具有重要的临床意义。而对于怀疑 LQTS 而无法进行基因筛查的患者，运动试验有助于进一步证实 LQTS 的诊断。

（陈　琪）

参 考 文 献

［1］Sato A，Chinushi M，Sonoda K，et al. Benign premature ventricular complexes from the right ventricular outflow tract triggered polymorphic ventricular tachycardia in a latent type 2 LQTS patient. Intern Med，2012，51：3261-3265.

［2］Walker BD，Krahn AD，Klein GJ，et al. Burst bicycle exercise facilitates diagnosis of latent long QT syndrome. Am Heart J，2005，150：1059-1063.

［3］Crotti L，Lundquist AL，Insolia R，et al. KCNH2-K897T is a genetic modifier of latent congenital long-QT syndrome. Circulation，2005，112：1251-1258.

［4］Jimmy JJ，Chen CY，Yeh HM，et al. Clinical characteristics of patients with congenital long QT syndrome and bigenic mutations. Chin Med J（Engl），2014，127：1482-1486.

［5］Riuró H，Campuzano O，Berne P，et al. Genetic analysis，in silico prediction，and family segregation in long QT syndrome. Eur J Hum Genet，2014［Epub ahead of print］.

［6］Riuró H，Campuzano O，Arbelo E，et al. A missense mutation in the sodium channel β1b subunit reveals SCN1B as a susceptibility gene underlying long QT syndrome. Heart Rhythm，2014［Epub ahead of print］.

［7］Christiansen M，Hedley PL，Theilade J，et al. Mutations in Danish patients with long QT syndrome and the identification of a large founder family with p. F29L in KCNH2. BMC Med Genet，2014，15：31.

［8］Lux RL，Sower CT，Allen N，et al. The application of root mean square electrocardiography（RMS ECG）for the detection of acquired and congenital long QT syndrome. PLoS One，2014，9：e85689.

［9］Chang RK，Lan YT，Silka MJ，et al. Genetic variants for long QT syndrome among infants and children from a statewide newborn hearing screening program cohort. J Pediatr，2014，164：590-5.e1-3.

［10］Torekov SS，Iepsen E，Christiansen M，et al. KCNQ1 long QT syndrome patients have hyperinsulinemia and symptomatic hypoglycemia. Diabetes，2014，63：1315-1325.

5. LQTS 患者的遗传性房颤

先天性长 QT 综合征（long QT syndrome，LQTS）是首个发现的人类心脏离子通道疾病，以心电图上 QT 间期显著延长、T 波异常为特征，易引起多种恶性心律失常，尤其是尖端扭转型室速（torsades de pointes，TdP）、晕厥甚至心脏性猝死。迄今为止，已发现 13 种基因与该疾病相关，相关突变多涉及心脏钾离子通道（如 KCNQ1、KCNH2、KCNJ2）、钾离子通道辅助亚基（如 KCNE1/2）、钠离子通道（如 SCN5A）或 ANK2 等，其中三种最常见的 LQTS 亚型的基因突变（KCNQ1-LQT1、KCNH2-LQT2 及 SCN5A-LQT3）约占临床确诊 LQTS 病例的 75%。

LQTS 患者较正常人易发生早发型房颤（发病年龄 <50 岁）。2008 年 Johnson 等研究显示，明确致病基因的 LQTS 患者队列中早发房颤发生率约为 2%，远高于对照组人群早发房颤 0.1% 的发病率（$P<0.001$，RR 17.5）。此外，Zellerhoff 等对 21 例植入 ICD 或心脏起搏器的 LQTS 患者进行长达（8.5±5.5）年的随访观察，发现有 1/3 的 LQTS 患者发生短阵房性心律失常（心房率大于 240 次/分）。此外，对一系列明确 SCN5A 突变的 LQTS 患者研究亦发现早发型房颤发病率约为 1.6%。

近年来研究显示早发型房颤与多个离子通道基因突变有关。2003 年陈义汉等报道了首例与钾离子通道基因 KCNQ1 功能获得性突变有关的早发房颤家系；2005 年洪葵等发现了第二个 KCNQ1 基因突变，该功能获得性突变可导致房颤和短 QT 综合征。此后陆续发现钾离子通道基因 KCNH2 功能获得性突变及心房特异性钾离子通道基因 KCNA5、钠离子通道基因 SCN5A 功能丧失性突变等基因突变与家族性房颤有关。例如，多个 KCNQ1 突变位点如 S140G、Q147R、R231H、A231H 和 SCN5A 突变位点 S216L、R340Q、T1304Q、D1819N 等均可同时导致 LQTS 和房颤表型。

编码心脏钾离子、钠离子通道或 ankyrin-B 等基因突变通过降低心室肌细胞净余复极电流引起心室肌细胞动作电位时程（action potential duration，APD）延长，引起早后除极（early after depolarization，EAD）或延迟后除极（delayed after depolarization，DAD），发生室速、室颤。相同的基因突变亦可影响心房肌细胞复极过程。

房颤的致病机制之一是心房内存在多个传导性和不应期不同的折返微波，该机制可从心房肌细胞水平上 APD 和有效不应期（effective refractory period，ERP）缩短得以证实。致病基因通过缩短心房 APD 和 ERP 为房颤电传导提供折返环路。编码 I_{Ks}（KCNQ1/KCNE2/KCNE3）和 I_{K1}（KCNJ2）心脏离子通道基因的功能获得性突变均可增加钾电流缩短心房 APD，如图 9-5-1~图 9-5-3 所示。

然而，对 LQTS 患者行电生理检查可见

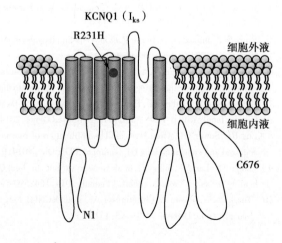

图 9-5-1　钾离子通道 KCNQ1 及突变蛋白位置示意图

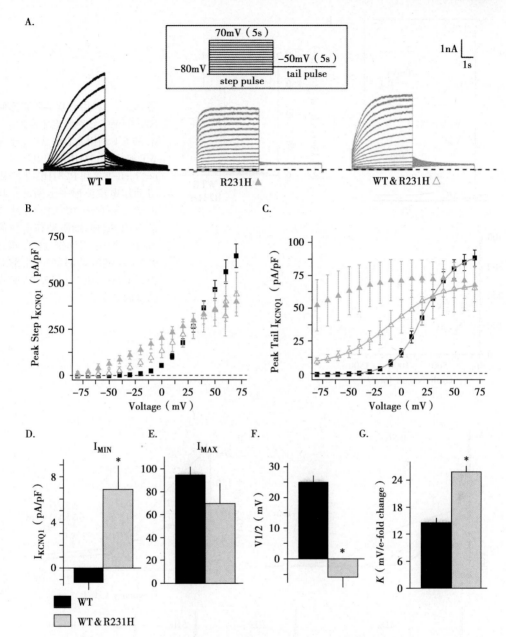

图 9-5-2 共表达 R231H/ 野生型（WT）的 293 细胞膜电流改变

A. 293 细胞膜电流：■WT；▲R231H；△R231H/WT；B、C. 不同电压下 I$_{Ks}$ 膜电流。纵轴：平均峰电流（B）和尾电流（C）（pA/pF），横轴：阶梯膜电位（mV）（WT，$n=18$；R231H，$n=11$；WT 和 R231H，$n=15$）；D~G. 通过 Boltzmann 公式（灰线，C）显示峰尾 I-V 比，计算平均 IMIN（D）、IMAX（E）、V1/2 及斜率 k（G）（*$P<0.05$）

其心房复极时间大大延长，某些患者发生短阵房型心动过速。动物实验显示通过使用药物人为延长犬心房动作电位可以诱发"尖端扭转型"房性心律失常。细胞实验表明，心房特异性 I$_{Kur}$ 编码基因 *KCNA5* E375X 突变可通过负显性效应导致 I$_{Kur}$ 功能丧失，心房动作电位延长，出现 EAD 致房颤。此外，对致 LQTS3 的 SCN5A 失活受损突变（杂合型 ΔKPQ）的小鼠心脏及心肌细胞研究均提示心房 APD、ERP 延长并出现 EAD，如图 9-5-4，图 9-5-5。

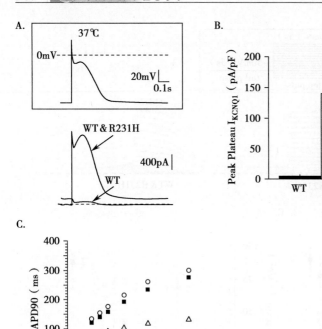

图 9-5-3　利用心房 AP 波形测定 R231H/WT 细胞膜电流增加

A. 37℃下利用人心房 AP 波形记录 WT 和 WT/R231H 细胞电流（$n=10$, $n=11$）；B：WT 和 R231H/WT 细胞心房动作电位波形平台期的平均峰电流 ±SE（*$P<0.05$）；C. 心房 APD 散点图：横轴：细胞动作电位周期（ms），纵轴：心房动作电位复极达到 90%（APD90）的时间（ms），■ 对照组，△R231H 组；引起 I_{Ks} 功能丧失的基因突变组

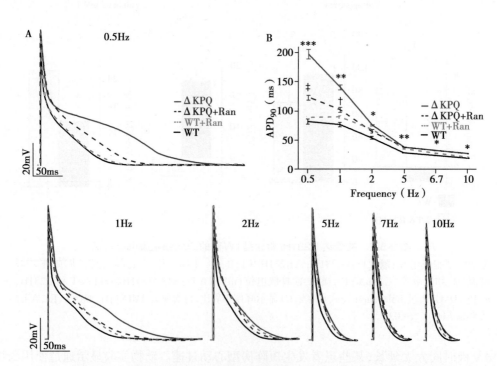

图 9-5-4　利用尖头漂浮微电极技术记录多个左房心肌细胞的动作电位

多个心房细胞出现 APD 延长。左房心肌细胞分别取自 WT 型和 ΔKPQ 小鼠，36℃下培养于 Trode 溶液。（细胞培养液中无/有雷诺嗪：WT 型心肌细胞 $n=10/5$；ΔKPQ $n=18/8$）。A. 分别以 0.5、1、2、5、6、7 和 10Hz 起搏心房细胞，记录细胞稳态动作电位；B. 不同起搏频率下心房细胞 APD 变化。横轴：起搏频率 Hz，纵轴：心房肌细胞复极达到 90% 所需时间（ms）

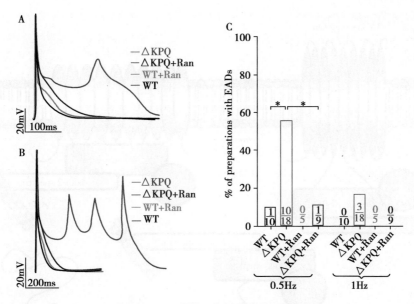

图 9-5-5　小鼠心房细胞发生 EAD

0.5 和 1Hz 起搏时,单个或多个△KPQ 小鼠心肌细胞出现 EAD。(EAD 发生率 = 发生
EAD 心房肌细胞数目 / 全部心房肌细胞数目 ×100%)*P<0.05

此外,Lundby 等对 *KCNQ1* Q147R 突变研究显示该突变可因 IKS 辅助(β)亚基类型不同
而表现出差异的致心律失常作用。*KCNQ1* Q147R 在缺失 β 亚基时并不影响 Kv7.1 的性能;与
KCNE1 共表达时,*KCNQ1* Q147R 表现为功能丧失性突变,复极钾电流减少,APD 延长;而其与
KCNE2 共表达时则为功能获得性突变,复极钾电流增加,APD 缩短;共表达 *KCNE3* 或 *KCNE4*
时 Kv7.1 的性能亦不受影响。已知心脏均表达 *KCNE1-5*,其中心室和心房组织中均可检测到
丰富的 *KCNE1* 翻译产物,然而仅能在心房起搏组织和 Purkinje 组织中检测到少量的 *KCNE2*
的转录产物。故而猜想,各部位心肌细胞离子通道亚基类型及表达不同可能是导致同一基因
突变表现为 LQTS 或房颤不同表型的原因之一。

除心脏离子通道基因,另外一种细胞锚定蛋白基因 *ANK2* 突变亦可导致包括 LQT4 和房
颤在内的多种心律失常,统称"ankyrin B 综合征"。1995 年 Mohler 等在一个遗传性心律失常
家系中发现该突变,该家系四代人共有 25 人(21 位成年病人,4 位未成年病人)出现 QTC 延
长伴窦性心动过缓,其中 12 位成年病例同时存在房颤,对该家系进行遗传学检测发现 *ANK2*
E1425G 突变。此后对该基因进行深入研究发现 ankyrin B 在心肌细胞内负责将 Na/Ca 交换
体、Na/K ATPase 锚定于细胞膜上,将 IP3 受体钙离子释放通道锚定于内质网膜上,如图 9-5-6
所示。

ANK B$^{+/-}$ 可通过影响细胞内离子通道及交换体表达和锚定,最终导致肌质网内钙离子超
载,使细胞在儿茶酚胺刺激下易出现后除极,故而出现 QT 间期延长、儿茶酚胺敏感型室速等
临床表现。此外,ankyrin B 可直接与电压门控钙离子通道 Cav 1.3 的 C 末端功能域结合,研究
显示 *ANK* B$^{+/-}$ 心房肌细胞内 Cav 1.3 的表达、膜分布均减少,功能降低,从而使心房肌细胞 APD
缩短而出现房颤,如图 9-5-7。此外,阵发性房颤患者心房 ankyrin B、Cav 1.3 表达均减少。

综上所述,同一 LQTS 遗传基因亦可表现为房颤,因此早发型房颤可看作 LQTS 的一种少
见心律失常类型,需引起高度重视。LQTS 相关基因突变通过影响离子通道功能改变心房肌细
胞 APD 和 ERP,最终导致房颤及其他房型心律失常发生。因此,建议对发现的 LQTS 和早发型

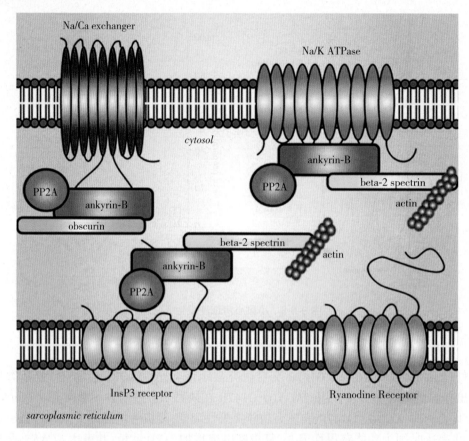

图 9-5-6　ankyrin B 在心室肌细胞内的锚定作用

ankyrinB 分别将 Na/Ca 交换体、Na/K ATPase 连接于细胞膜上,将 IP3 受体锚定在内质网膜上。此外,ankyrin B 同时连接结构蛋白 obscurin、β_2 spectin 和信号通路蛋白 PP2A

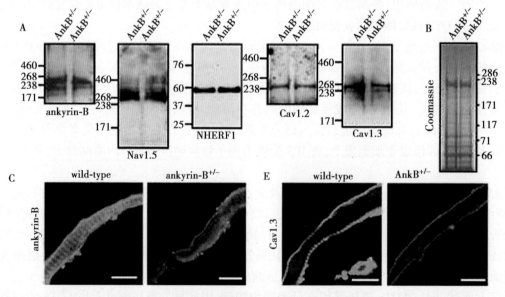

图 9-5-7　*ANK* B$^{+/-}$ 细胞 Cav 1.3 表达和膜分布减少,通道功能降低,细胞 APD 缩短

A. 绿色荧光显示 *ANK* B$^{+/-}$ 细胞 ankyrinB 表达减少;B、C. 绿色和红色荧光显示 Cav 1.3 膜表达、分布减少;
D. *ANK* B$^{+/-}$ 细胞 Cav 1.3 电流减少;E. *ANK* B$^{+/-}$ 细胞 APD 缩短

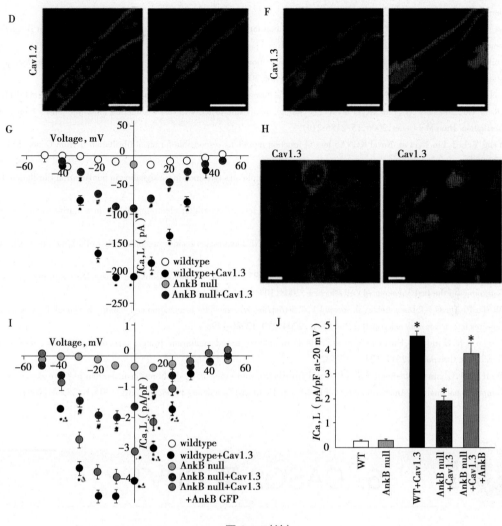

图 9-5-7（续）

房颤患者尽早进行遗传学检测，明确致病基因突变，从而有利于准确诊断疾病、揭示致病机制和个体化治疗。

（浦介麟 刘娜娜）

参 考 文 献

［1］Olesen M S，Yuan L，Liang B，et al. High Prevalence of Long QT Syndrome-Associated SCN5A Variants in Patients With Early-Onset Lone Atrial Fibrillation. Circulation，Cardiovascular Genetics，2012，5：450-459.

［2］El Harchi A，Zhang H，Hancox J C. The S140G KCNQ1 atrial fibrillation mutation affects "I_{KS}" profile during both atrial and ventricular action potentials. J Physiol Pharmacol，2010，61：759-764.

［3］Lundby A，Ravn L S，Svendsen J H，et al. KCNQ1mutation Q147R is associated with atrial fibrillation and prolonged QT interval. Heart rhythm，2007，4：1532-1541.

［4］Bartos D C，Anderson J B，Bastiaenen R，et al. A KCNQ1 mutation causes a high penetrance for familial atrial fibrillation. Journal of cardiovascular electrophysiology，2013，24：562-569.

［5］Olesen M S，Yuan L，Liang B，et al. High Prevalence of Long QT Syndrome-Associated SCN5A Variants in Patients With Early-Onset Lone Atrial Fibrillation. Circulation：Cardiovascular Genetics，2012，5：450-459.

［6］Yang Y，Xia M，Jin Q，et al. Identification of a KCNE2 gain-of-function mutation in patients with familial atrial fibrillation.Am J

Hum Genet,2004,75:899-905.

[7] Xia M,Jin Q,Bendahhou S,et al. A Kir2.1 gain-of-function mutation underlies familial atrial fibrillation. Biochem Biophys Res Commun,2005,332:1012-1019.

[8] Kirchhof P,Eckardt L,Franz MR,et al. Prolonged atrial action potential durations and polymorphic atrial tachyarrhythmias in patients with long QT syndrome. J Cardiovasc Electrophysiol,2003,14:1027-1033.

[9] Kirchhof P,Eckardt L,Monnig G,et al. A patient with "atrial torsades de pointes." J Cardiovasc Electrophysiol,2000,11:806-811.

[10] Olson TM,Alekseev AE,Liu XK,et al. Kv1.5 channelopathy due to KCNA5 loss-of-function mutation causes human atrial fibrillation. Hum Mol Genet,2006,15:2185-2191.

[11] Yang Y,Li J,Lin X,et al. Novel KCNA5 loss-of-function mutations responsible for atrial fibrillation. J Hum Genet,2009,54:277-283.

[12] Yang T,Yang P,Roden DM,et al.Novel KCNA5 mutation implicates tyrosine kinase signaling in human atrial fibrillation. Heart Rhythm,2010,7:1246 -1252.

[13] Lemoine MD,Duverger JE,Naud P,et al. Arrhythmogenic left atrial cellular electrophysiology in a murine genetic long QT syndrome model Cardiovascular research,2011,92:67-74.

[14] Pourrier M,Zicha S,Ehrlich J,et al. Canine ventricular KCNE2 expression resides predominantly in Purkinje fibers. Circ Res,2003,93:189-191.

[15] Kline CF,Cunha SR,Lowe JS,et al. Revisiting ankyrin-InsP3 receptor interactions:ankyrin-B associates with the cytoplasmic N-terminus of the InsP3 receptor. J Cell Biochem,2008,104:1244-1253.

[16] Mohler PJ,Davis JQ,Davis LH,et al. Inositol 1,4,5-trisphosphate receptor localization and stability in neonatal cardiomyocytes requires interaction with ankyrin-B. J Biol Chem,2004,279:12980-12987.

[17] Cunha S R,Hund T J,Hashemi S,et al. Defects in ankyrin-based membrane protein targeting pathways underlie atrial fibrillation. Circulation,2011,124:1212-1222.

[18] Wolf R M,Glynn P,Hashemi S,et al. Atrial fibrillation and sinus node dysfunction in human ankyrin-B syndrome:a computational analysis. American Journal of Physiology-Heart and Circulatory Physiology,2013,304:H1253- H1266.

6. CASQ2 型 CPVT

儿茶酚胺敏感性多形性室性心动过速(catecholaminergic polymorphic ventricular tachycardia,CPVT)是一种较少见的严重的原发性遗传性心律失常,多发生于无器质性心脏病、QT 间期正常的儿童或青少年,以运动或情绪激动诱发双向性室性心动过速(bVT)或多形性室性心动过速(pVT)、可自行恢复抑或恶化为室颤导致晕厥和猝死为特征。

在 CPVT 受累个体中,心脏性猝死发生率较高。CPVT 发病率初步估计为 1/10 000。目前,临床明确诊断 CPVT 的患者中约 55%~60% 存在编码心脏 Ryanodine 受体(RyR2)基因的突变,3%~5% 由编码储钙蛋白 Calsequestrin 2(Casq2)基因突变引起。CPVT 常染色体显性遗传表型是由 *RyR2* 基因突变引起,现命名为 CPVT-1 型;CPVT 常染色体隐性遗传表型与 *Casq2* 突变有关,临床上命名为 CPVT-2 型。本文将对 Casq2 型 CPVT(CPVT-2 型)及相关知识进行综述。

一 正常钙通道调节机制

心肌兴奋 - 收缩耦联过程中,心肌细胞膜及肌浆网上的钙离子通道对胞浆游离 Ca^{2+} 浓度的平衡调节发挥重要作用。细胞膜电压敏感性 L 型钙通道激活后,少量 Ca^{2+} 进入胞浆,激活钙释放单位(calcium release units,CRUs),诱发肌浆网上的 RyR2 通道开放,使储存在肌浆网腔内的 Ca^{2+} 经 RyR2 通道大量进入胞浆,触发细胞收缩,此过程称为"钙触发钙离子释放"。释放入

胞浆的 Ca^{2+} 与肌钙蛋白 C 结合,引起心肌细胞的收缩,进入心肌收缩期。随着肌浆网中钙离子释放的结束,进入心肌舒张期,此时胞浆中约 63% 的钙离子通过肌浆网表面 Ca^{2+}-ATP 酶回收至肌浆网,剩余 37% 的小部分钙离子通过细胞膜表面 Na^+-Ca^{2+} 交换泵（Na^+-Ca^{2+} exchanger,NCX）泵至细胞外。NCX 每排出 1 个钙离子（2 个正电荷）到细胞外,会将 3 个钠离子（3 个正电荷）摄入细胞内,所以,NCX 是不等价交换的,通过净泵入一个正电荷而生成一个净内向去极化电流——瞬时内向电流（I_{ti}）。此外,肌浆网中的 Ca^{2+} 缓冲和储存必须有储钙蛋白 Casq2 参与,Casq2 位于肌浆网终池,它与 triadin 和连接素一起参与调解 RyR2 对胞内 Ca^{2+} 的反应性,并控制肌浆网中游离的钙浓度。Triadin 是一种肌浆网 Ca^{2+} 耦联蛋白,其将 RyR2 锚定于 Casq2,形成了在肌浆网的四聚体复合物 RyR2/triadin/junction/Casq2,triadin 也可以直接调节 RyR2 通道活性。Casq2 与 RyR2 形成的复合物,是肌浆网释放 Ca^{2+} 所必需的（图 9-6-1）。

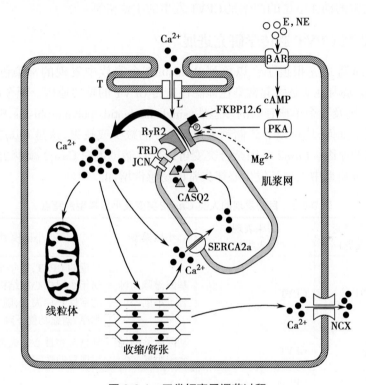

图 9-6-1　正常钙离子调节过程

其中,RyR2 是调节心脏钙稳态的蛋白之一,它调控"钙触发钙离子释放"的进程。RyR2 通道是一种由 4 个同型亚单位构成的大分子信号复合体,RyR2 分子中存在 3 个亮氨酸 / 异亮氨酸重复序列构成的 α 螺旋（LIZ 模体）。每个 RyR2 亚单位通过 LIZ 序列结合 1 个肽酰氨酰异构酶（FKBP12.6）、1 个 cAMP 依赖的蛋白激酶 A（PKA）和 1 个磷酸酯酶（PP1 或 PP2A）。PKA 和磷酸酯酶分别催化的 RyR2 磷酸化和去磷酸化,RyR2 磷酸化后与 FKBP12.6 分离并开放,去磷酸化后与 FKBP12.6 结合并关闭。

二、Casq2 型儿茶酚胺敏感性多形性室速发生机制

在 CPVT 患者中,交感神经兴奋导致血循环中儿茶酚胺浓度 / 敏感性升高,与 β- 肾上腺素能受体结合后激活乙酰环化酶,使 cAMP 增加,继而激活 PKA。活化的 PKA 随后使得多种钙

离子调节蛋白磷酸化激活（如：电压依赖性的 L 型钙离子通道、RyR2 通道、受磷蛋白 PLB 等），引起了 Ca^{2+} 内流增加，提高了肌浆网 Ca^{2+} 储存和转运率。PKA 过度磷酸化使 RyR2 通道异常开放，导致舒张期 Ca^{2+} 外漏，细胞内 Ca^{2+} 超载，引起 NCX 对钙离子清除作用增强，导致 I_{ti} 增大，增大复极离散度，诱发早期和延迟后除极（DAD），从而引发心律失常。

Casq2 突变所致的 CPVT-2 型患者可能存在以下几种致病机制：①Casq2 在肌浆网对 Ca^{2+} 的储存、降低肌浆网内游离 Ca^{2+} 浓度、易化 Ca^{2+}-ATP 酶向肌浆网腔内主动转运 Ca^{2+} 过程中将发挥重要的作用，Casq2 突变后对 Ca^{2+} 的缓冲作用减低；②Casq2 的突变有可能导致肌浆网结构蛋白的重构，导致 RyR2/triadin/junction/Casq2 复合物形成障碍；③有研究表明，Casq2 不仅对钙离子有缓冲作用，还可以影响 RyR2 通道对钙离子的敏感性，Casq2 蛋白功能的变异导致抑制 RyR2 通道异常开放的作用减低。目前认为，肌浆网异常自发钙瞬流、细胞内 Ca^{2+} 超载、DAD 和致心律失常的动作电位的产生是 CPVT 发生的主要机制。

三 Casq2 型 CPVT 遗传学研究进展

2001 年，Lahat 等最先报道了在以色列 Beddouin7 个家族中发现的常染色体隐性遗传的 CPVT，提出 Casq2 基因突变是引起常染色体隐性遗传 CPVT 的重要原因。至今已报道了 Casq2 基因 12 个突变基因及 3 个单核苷酸的多态性（single nucleotide polymorphisms，SNP）（表 9-6-1）。不论基因突变类型如何，均可以导致储钙蛋白 Casq2 的减少或缺失，这是 Casq2 突变引起的临床表型较为相似的原因。Casq2 基因杂合突变可以导致储钙蛋白 Casq2 减少 25% 却不会罹患临床 CPVT，但小鼠模型中发现其发生心律失常的易感性增加。

表 9-6-1　目前发现的人类 Casq2 突变及小鼠模型的特点

突变类型	基因突变（人类）	临床表现（人类）	小鼠模型	小鼠模型特点
错义突变	D307H	CPVT	基因敲除的纯合子小鼠	严重的 CPVT，老年小鼠中左室肥厚；幼年小鼠心脏结构正常，交感诱发的室性心律失常，随着年龄增长心脏肥厚、射血功能下降
错义突变	R33Q	CPVT	基因敲除的纯合子小鼠	静息时室性心律失常，随着交感兴奋出现双向性室速
无义突变	R33X	CPVT		
剪接突变	532+1 G>A	CPVT	基因敲除的纯合子小鼠	严重的 CPVT，较少有左室肥厚，射血功能正常，心脏重量、左室壁厚度微增高
缺失突变	L23fs+14X	CPVT		
缺失突变	G112+5X	CPVT		
	Casq2 基因任何杂合突变	不确定，或许与临床表现关系不密切	基因敲除杂合小鼠模型	轻微的 CPVT：通过交感刺激、程序刺激诱发室早，$Casq2^{+/-}$ 小鼠多于 $Casq2^{+/+}$ 小鼠模型
错义突变	L167H	CPVT（伴有 G112+5X 杂合突变）	-	-
错义突变	Y55C	混合表现为 CPVT	-	-
错义突变	P308L			

续表

突变类型	基因突变 (人类)	临床表现 (人类)	小鼠模型	小鼠模型特点
错义突变	F189L	CPVT	-	-
错义突变	E177Q	无明显特征	-	-
错义突变	K206N	不清楚	-	-
SNP	T66A	-	-	-
SNP	V76M	-	-	-
SNP	D395D	-	-	-

　　为了研究 *Casq2* 基因突变对功能的影响,在靶基因突变小鼠模型中做了大量工作。大部分小鼠模型可以出现 Casq2-CPVT 的典型临床表现,如静息状态下心动过缓、交感兴奋下出现多形性或双向性室速,而心脏无器质性改变。进一步关于 *Casq2* 基因突变引起肌浆网超微结构、肌浆网蛋白水平的改变的研究,将解释 Casq2 在钙释放单位(CRU)中的作用,及 Casq2 蛋白减少或缺失后降低了处理钙离子能力、导致 CPVT 的发生。

四 Casq2 型 CPVT 的临床特征

　　尽管 Casq2 基因突变的类型不同,但是临床表现比较相似。

　　1. 患病年龄　患者首次发病的年龄不定,但是多数患者在 10~20 岁之间确诊。

　　2. 临床表现　可出现反复交感激活诱发后的心悸、晕厥、抽搐。因为患者在静息状态下心电图常无明显异常(PR 间期、QT 间期正常)、心脏无器质性改变,CPVT 的诊断常常较困难。但部分患者可表现为窦性心动过缓、伴有晕厥、猝死家族史时,应考虑进一步检查。

　　3. 诊断金标准　是运动试验诱发室性心律失常。典型的表现是:心率在 110~130 次/分时,出现偶发的联律间期约为 400 毫秒的室性早搏,多呈右束支传导阻滞图形;随着心率增快,单形性室早变为双形性室早,最终出现单形或多形室性早搏二联律,或非持续性室速。有时可以看到双向性室性心律失常的发生,可以把双向性室性心律失常作为 CPVT 的特征,但是其敏感度较低,且应注意鉴别诊断。其中,心律失常心率阈值为在运动试验过程中最早出现室性心律失常时的心率。

　　4. 危险分层　当 CPVT 患者合并晕厥史、运动诱发室性心律失常(exercise-induced ventricular arrhythmias,EIVA)史、或 ICD 恰当放电史则定义为高危患者。

五 Casq2 型 CPVT 的临床治疗

(一)传统治疗

　　1. β 受体阻滞剂　大剂量 β 受体阻滞剂治疗传统作为针对 Casq2 型 CPVT(CPVT-2 型)患者的主要药物,所谓大剂量指患者能耐受静息心率、血压、副作用(虚弱、疲劳、头晕)前提下的最大剂量,平均服用剂量为普萘洛尔 5~6mg/(kg·d)(240~320mg/d)。

　　2. 钙拮抗剂　对于服用大剂量 β 受体阻滞剂仍出现临床症状的患者,加用维拉帕米类钙通道阻滞剂。

　　3. ICD　如上述两种药物联合治疗仍出现室性心律失常、再次发生晕厥/猝死,建议植入心律转复除颤器(implantable cardioverter defibrillator,ICD)治疗。然而,一些患者在植入 ICD

后仍再次出现晕厥、恰当 ICD 放电,同时 ICD 是一把双刃剑,因为 ICD 放电治疗引起 CPVT 患者儿茶酚胺水平升高,形成多形性室性心律失常导致 ICD 反复放电的恶性循环甚至出现死亡,因此,对于 CPVT 患者置入 ICD 后仍需要充分的药物治疗,减少 ICD 放电。

4. 其他 对于 β 受体阻滞剂和非二氢吡啶类钙通道阻滞剂治疗效果欠佳的患者,传统治疗方法选择有限。①基于动物实验模型,研究者提出了电生理标测及射频消融触发心律失常的室性早搏,但是在 CPVT 的患者中进行心内膜标测触发心律失常的室性早搏时,无法重复标测到触发室早。②2008 年第一次报道了左侧交感神经节切除术(LCS)治疗难治 CPVT 的病例,这是治疗史上的一次飞跃。对于药物治疗失败的 CPVT 患者,LCS 可通过阻断去甲肾上腺素在心肌细胞的释放,增加了心律失常发生阈值、减少了 ICD 反复放电。然而,LCS 是有创的、需要术者有充足经验,疗效因人而异,故不能达到令人鼓舞的结果,LCS 用于 CPVT 治疗还需要更多有效性的随机研究证据。

所以,迫切需要另一种可有效控制室性心律失常、减少 ICD 放电治疗的药物。

(二) 治疗进展

2009 年,CPVT 的药物治疗发生了新的突破,Watanabe 等发现 Ic 类抗心律失常药物氟卡胺可以完全抑制肾上腺素介导的多形性室速,这在 $Casq2^{-/-}$ 小鼠模型及 2 例传统药物治疗失败的 CPVT 患者中得到证实。

现有大量的临床数据证明氟卡胺治疗 $RyR2$ 突变的 CPVT 有效性。但对于 $Casq2$ 基因突变所致常染色体隐性遗传的 CPVT 是否有同样疗效研究较少。2013 年,Khoury 等学者在 Heart Rhythm 报道了 10 例 $Casq2$-D307H 突变引起的 CPVT 患者,氟卡胺有效治疗运动诱发的室性心律失常。该研究入选了 10 例 CPVT 患者(平均年龄 17 岁 ±3 岁),这些患者均存在高危因素包括运动诱发的室性心律失常、晕厥或最大药物(β 受体阻滞剂或钙通道阻滞剂)剂量下仍出现 ICD 恰当放电治疗,予以联合氟卡胺[3~4mg/(kg·d)]治疗(表 9-6-2)。在服用氟卡胺药物前后均进行运动平板试验,服用前所有患者均存在运动诱发的室性心律失常(EIVA),而在服用后所有患者的 EIVA 得到抑制(图 9-6-2),这表明氟卡胺提高了触发室性心律失常的阈值心率。在随后平均随访(16±10)(2~29)个月的过程中,8 例患者未再出现心律失常,余 2 例患者虽然在运动试验过程中未出现室性心律失常,但均有 1 次 VT 风暴后的 ICD 多次放电。其中例 7 患者发生的室速风暴是由窦性或房性心动过速(心动周期时间为 330 毫秒)1∶1 房室下传引起,例 2 患者因心房扑动/颤动后快心室率(约 200 次/分)触发形成。但是,这 2 例患者均无临床不适,ICD 程控示除了上述 VT 风暴外无其他心律失常,并进行反复的运动试验检查未发现 EIVA。继续随访此 2 例患者,无特殊不适、未再发生心律失常事件。在所有的患者中,氟卡胺均可耐受并无明显的副作用。

虽然服用氟卡胺前后运动试验评价参数(包括最大心率等)无显著差异(表 9-6-3),但是服药前运动试验终止是因室性心律失常的出现,服用氟卡胺后因疲劳体力不支,这些差异表明氟卡胺可能增加了心律失常阈值心率。

从这篇报道中,我们总结氟卡胺联合 β 受体阻滞剂可完全有效抑制高危 CPVT-2 型患者运动试验诱发的室性心律失常,可有效抑制部分 ICD 的反复放电。因为 CPVT-2 型发病率低,所以 Khoury 等的报道是目前最大样本量关于氟卡胺治疗 CPVT-2 型患者的研究。

氟卡胺治疗 CPVT 的机制可能有两个方面:①氟卡胺可以抑制 RyR2 受体自发性释放钙离子;②阻断钠通道减少触发活动的发生。而在 $Casq2^{-/-}$ 小鼠模型的研究中较为支持后者。临床研究表明,氟卡胺对于不论 $RyR2$ 基因突变、$Casq2$ 基因突变还是基因型阴性的 CPVT 患者均有

表 9-6-2 10 例患者基线及服用氟卡胺临床特点

病例	性别	年龄（岁）	植入 ICD 指征	基线药物治疗	服用氟卡胺指征	服用氟卡胺剂量	基线运动试验结果（心律失常）	服用氟卡胺后运动试验结果（心律失常）	随访时间（月）	随访期间的心律失常
1	女	16	心脏骤停	普萘洛尔+维拉帕米	多次 ICD 放电 +EIVA	100mg*2	频发室早+室早二联律	无	9	无
2	男	16	晕厥	普萘洛尔+维拉帕米	多次 ICD 放电 +EIVA	100mg*2	频发室早+室早二联律	无	27	16 个月时 1 次 VT 风暴
3	男	16	晕厥	普萘洛尔	EIVA	100mg*3	频发室早+室早二联律 +NSVT	无	21	无
4	男	17	一级预防	普萘洛尔	多次 ICD 放电 +EIVA	100mg*2	频发室早+室早二联律	无	23	无
5	男	21	晕厥	普萘洛尔+维拉帕米	多次 ICD 放电 +EIVA	100mg*2	频发室早 +NSVT	无	29	无
6	男	21	晕厥	普萘洛尔	EIVA	50mg*3	频发室早+室早二联律 +NSVT	无	18	无
7	男	14	晕厥	普萘洛尔+维拉帕米	EIVA	50mg*3	频发室早+成对室早	仅有偶发室早	20	4 个月时 1 次 VT 风暴
8	女	15	未植入	普萘洛尔	EIVA	50mg*3	NSVT	无	3	无
9	女	13	晕厥	普萘洛尔+维拉帕米	晕厥 +EIVA	100mg*2	频发室早	无	2	无
10	女	18	未植入	普萘洛尔+维拉帕米	EIVA	50mg*2	频发室早	无	3	无

注：普萘洛尔平均剂量为 5~6mg/（kg·d）(240~320mg/d)
ICD= 植入式心脏除颤器；EIVA= 运动诱发室性心律失常；NSVT= 非持续性的室性心律失常；VT= 室性心动过速

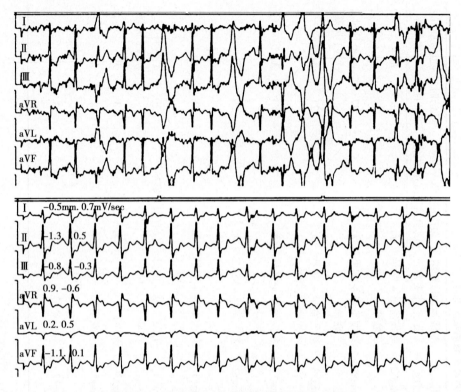

图 9-6-2　运动试验（第 3 阶段结束）时的心电图

A. 服用氟卡胺治疗前出现的室性早搏、室早三联律；B. 服用氟卡胺后未出现室性心律失常

表 9-6-3　服用氟卡胺前后的运动试验参数比较

参数	服用氟卡胺前	服用氟卡胺后	P 值
运动时间（min）	11.43±3.2	11.45±3	0.24
运动阶段	3.92±1.0	3.94±0.8	0.45
运动耐量（METS）	14.9±4.2	14.6±4.2	0.32
最大心率（次/分）	117±15	118±12	0.40

效，表明氟卡胺作用于"最后的共同通路"——RyR2 通道自发的钙离子外漏。

负性心率变时性可能是氟卡胺治疗 $RyR2$ 突变所致 CPVT 的机制。在临床研究中，氟卡胺显著降低了运动试验中的最大心率。然而，Khoury 的研究中的 $Casq2$ 突变患者，氟卡胺服用前后的运动试验评价参数（最大心率）无显著差异。但是，服药后患者在最大心率（118±12）次/分时因疲惫体力不支而停止运动试验，也可表明氟卡胺的负性心率变时性作用。关于降低心率在治疗 CPVT 中的作用、其他具有 β 受体阻滞作用的药物（如普罗帕酮）是否可以对 CPVT 患者有保护作用，需要更多的研究。

对于服用氟卡胺仍出现室速风暴的两例患者，是否依从性差或未达最佳治疗剂量引起尚未明确，因为室速风暴发生后行运动试验证实可完全抑制多形性室性心律失常。由快速房性心律失常引起的室速风暴有待进一步探究。有可能是儿茶酚胺风暴表现为快速的房性心律失常(房速/房扑),超过了氟卡胺联合β受体阻滞剂药物的保护作用,但在运动试验中未能重复此现象。所以,有可能CPVT患者的房性心律失常均需要治疗控制,预防房性心律失常的发生有重要意义。如何通过更好的治疗延长更多CPVT患者的寿命,是一个重要的问题。

尽管Ic类抗心律失常药物给CPVT患者带来了福音,但是避免剧烈运动、必要时植入ICD在CPVT患者的一级、二级预防中有重要作用。同时应注意药物潜在的致心律失常作用及毒性副作用。当药物治疗效果较差时,可以考虑左侧交感神经切除术。

(张萍 杨靖)

参 考 文 献

[1] Leenhardt A,Denjoy I,Guicheney P,et al. Catecholaminergic polymorphic ventricular tachycardia. Circ Arrhythm Electrophysiol,2012,5:1044-1052.

[2] Faggioni M,Kryshtal DO,Knollmann BC,et al. Calsequestrin mutations and catecholaminergic polymorphic ventricular tachycardia. Pediatr Cardiol,2012,33:959-967.

[3] Roses-Noguer F,Jarman JW,Clague JR,et al. Outcomes of defibrillator therapy in catecholaminergic polymorphic ventricular tachycardia. Heart Rhythm,2014,11:58-66.

[4] Hofferberth SC,Cecchin F,Loberman D,et al. Left thoracoscopic sympathectomy for cardiac denervation in patients with life-threatening ventricular arrhythmias. J Thorac Cardiovasc Surg,2014,147:404-409.

[5] Watanabe H,Chopra N,Laver D,et al. Flecainide prevents catecholaminergic polymorphic ventricular tachycardia in mice and humans,Nat Med,2009,15:380-383.

[6] Khoury A,Marai I,Suleiman M,et al. Flecainide therapy suppresses exercise-induced ventricular arrhythmias in patients with casq2-associated catecholaminergic polymorphic ventricular tachycardia. Heart Rhythm,2013,10:1671-1675.

7. Brugada 波患者的房颤

自从西班牙的 Brugada 兄弟在 1992 年首次报道了 8 位伴有室颤发作且心电图表现为右束支阻滞和 V_1~V_3 导联 ST 段抬高的患者以来,这种极具特色的心电图表现已经受到心血管医生越来越多的关注。1996 年,这类疾病被统一命名为 Brugada 综合征,而这种心电图波形则称为 Brugada 波。典型的 Brugada 波表现为:右束支阻滞、V_1~V_3 导联 ST 段呈弓背向上的下斜型抬高以及 T 波倒置。之后随着越来越多"非典型"的 Brugada 波被报道出来,2002 年欧洲心脏病学会(ESC)根据心电图 ST 段的具体表现将 Brugada 波分为 3 个类型:Ⅰ型、Ⅱ型和Ⅲ型。最近又提出将Ⅱ型和Ⅲ型合并,且提出了 0 型 Brugada 波的概念。关于 Brugada 波患者合并其他类型心律失常的研究亦逐渐受到重视,其中最受瞩目的便是 Brugada 波合并心房颤动。

一 Brugada 波合并心房颤动的发病机制

临床上导致心电图呈现出 Brugada 波的情况并不少见,比如 Brugada 综合征、各种原因(如心包积液、电解质紊乱、药物作用、发热等)继发的 Brugada 波,其中很多因素都和房颤有着千丝万缕的联系。现已有研究证实,在 Brugada 综合征和孤立性房颤患者当中都可以检测到编码钠通道蛋白 α 和 β 亚基的 *SCN5A* 和 *SCN1B* 基因突变,这提示两者在遗传学基础上的相似性,这两种基因在诱发室性心律失常的同时或许也会影响到心房电生理的特性。

此外,部分患者的 Brugada 波是在诊断房颤之后出现的,这类心电图的特异性改变可能与房颤患者的用药相关。Pappone 的研究发现,新发房颤患者应用 Ic 类抗心律失常药物之后出现 I 型 Brugada 波的比例为 3.2%,此外,在 190 例孤立性房颤患者应用氟卡尼后有 5.8% 出现 Brugada 波。对这些出现 Brugada 波的患者进行基因学检测并没有发现 SCN5A 等相关基因突变,其中 6 位患者呈现典型 1 型 Brugada 波并可在电生理检查中诱发出室速,从而接受了 ICD 植入术。提示药物继发的 Brugada 波也可以发展为 Brugada 综合征,同时房颤患者发作室性心律失常也可能与潜在的 Brugada 波相关。

Giustetto 等近期发表在 *Heart Rhythm* 上的一项临床研究是目前针对 Brugada 波患者房颤发病特点方面极具参考价值的研究。研究者将患者分为三组:第一组患者为先诊断 Brugada 波,后发生房颤;第二组患者为明确诊断房颤并应用抗心律失常药物之后心电图出现 Brugada 波;第三组患者则仅有 Brugada 波而没有房颤发作。在对每位患者进行超声心动检查之后发现,第一组的左心房大小明显小于第二组,这或许提示我们 Brugada 波患者房颤的发作更依赖于离子通道的异常,而不是左心房的扩大。

二　Brugada 波合并心房颤动的流行病学特点

房颤是目前发病率最高的连续性室上性心律失常,关于 Brugada 波患者的房颤发病率数据至今缺乏明确的统计学结果。由于研究选取样本量的不同,得出的统计数据差别亦较大。早期的调查结果当中,Brugada 波患者房颤的发生率为 25%~39%,但近 10 余年的调查发现这一比例可能并没有那么高。同样来自 Giustetto 等的调查结果,研究者从 2001 到 2012 年期间收集了来自意大利某山区的 560 位 Brugada 波患者,其中 48 人有房颤发作,占总人数 9%;如果单独计算先出现 Brugada 波后发生房颤的人群,则发病率为 4%,这也远高于 55 岁以下其他人群中房颤的发病率;值得注意的是此类人群的心电图中有 72% 表现为典型的 1 型 Brugada 波,高于其他两组人群。在性别差别方面,无论 Brugada 波与房颤发生的先后关系如何,男性患者的比例都远高于女性,总计可达 76%(三组分别为 83%、60% 和 76%),这也和 Brugada 波本身好发于男性有关。

国内该领域的临床研究相对较少,来自北京安贞医院的程艳丽等选取了 206 例孤立性房颤患者,对其窦性心律时的心电图进行回顾性分析,结果发现入选者心电图出现 Brugada 波的概率明显高于健康对照组(3.9% *vs.* 1.0%,*P*=0.03),由此推出 Brugada 波可能是发生孤立性房颤的独立危险因素。

在明确诊断 Brugada 综合征患者房颤发生率方面,目前报道的统计数据显示在 11% 至 53% 之间。目前的最大规模研究是 Moisés Rodríguez-Mañero 等对 611 例入选者的分析,其中 35 例(占 5.7%)既往有房颤病史。在这 35 人当中,有 11 例是在应用 I 类抗心律失常药物后出现 Brugada 波,1 例是在接受全身麻醉后出现了 Brugada 波。这一比例明显低于单纯心电图表现为 Brugada 波患者房颤的发生率。

三　Brugada 波合并心房颤动的心脏事件风险

关于 Brugada 波合并房颤患者室性心律失常发生风险方面,Giustetto 在对前两组曾有房颤发作病人进行长期随访后发现,48 人中有 3 人曾发作室性心律失常,发生率为 6.25%,明显高于在所有入选患者当中的发病率(2.3%)。在此之前,2 个最为著名的来自欧洲的大规模临床试验 FINGER 研究和 PRELUDE 研究,在分别对入选者进行了长达 32 个月和 34 个月的随访后发现,Brugada 综合征患者的室性心律失常发生率分别为 5% 和 4.5%。由此可以得出,Brugada 波患者如果发生房颤,其室性心律失常的发病率将会有明显升高。

Giustetto 等的研究结果对三组患者之间发生室性心律失常、晕厥、心脏性猝死等事件的风险做了比较。在这 48 位房颤患者当中,第一组发生心脏性猝死的风险最高(9% *vs.* 1% 和 0%),该组患者的心电图表现为 1 型 Brugada 波的比例也相对较高(70% *vs.* 0% 和 42%)。这一结果提示我们 Brugada 波患者一旦发生房颤或许预示潜在的心脏事件风险。这一观点和 Bordachar 等所做的研究结果是一致的。因此,如果一个健康人群发生孤立性房颤,必须要除外是否存在 Brugada 波可能,以警惕室性心律失常的风险;另外,在对患者随访中观察是否为 1 型 Brugada 波也很重要。

在晕厥的发生率方面,Giustetto 等的研究结果显示,第二组患者发生率相对较低(4% *vs.* 22% 和 23%)。Rodríguez Mañero 等的研究数据也支持这一结论,35/611 位在发现 Brugada 波前已明确诊断房颤患者中,晕厥发生率高达 38%,而且平均年龄也更小。因此,在房颤后出现 Brugada 波患者当中,晕厥可能是一个特征性的临床表现。

另外一个值得注意的事情是,在 Giustetto 等研究当中,第二组患者年龄明显偏大。这也说明一个问题,在房颤后出现 Brugada 波患者的长期预后较好。对这类人群而言,尽量避免应用可能导致 ST 段抬高的药物对于室性心律失常的预防至关重要。因此我们建议,对于新发房颤患者而言,制定抗心律失常用药方案时应该尽量在院内心电监测条件下进行,以利于及时发现可能导致的心血管不良反应。

四 Brugada 波合并心房颤动的治疗原则

关于房颤患者的药物治疗,无论是节律的维持还是心室率的控制,我们都有很多有效药物可供选择,但是,如果患者同时存在 Brugada 波,那么用药的可选范围将会大大减小。Ic 类抗心律失常药、非二氢吡啶类钙拮抗剂、胺碘酮以及 β 受体阻滞剂都被报道可能造成患者心电图 ST 段异常抬高,增加患者室性心律失常的发生风险,在该类患者当中属于禁忌。目前在药物治疗方面,被认为最安全且有效的药物是奎尼丁。在 Giustetto 等的研究当中,部分入选者尝试了氢化奎尼丁(HQ),结果发现 HQ 不仅可以有效预防房颤复发,而且还不增加室性心律失常风险。

在非药物治疗方面,ICD 在 Brugada 综合征诱发室性心律失常方面的治疗效果已经毋庸置疑,但是针对同时合并房颤的患者而言,ICD 的应用也受到了极大的限制。由于房颤快速的心室率,Brugada 波患者植入 ICD 后极容易发生频繁的不适当放电。考虑到控制心室率的用药选择方面的困难,越来越多的电生理医生把目光投到通过射频消融来控制患者心脏的基本节律上面,并取得了很好的效果。Conte G 等对 9 例 Brugada 综合征合并阵发性房颤的小样本研究发现,肺静脉隔离可以有效防止房颤的再次发作,也能避免 ICD 的不适当放电。因此,这可能将是该治疗领域的未来发展方向。

总之,有关 Brugada 波合并心房颤动的研究还刚刚起步,有待基于更多病例的流行病学、发病机制学、尤其是基因遗传学的研究。在临床工作中,我们不仅要重视 Brugada 波患者的心房颤动事件,更要关注心房颤动患者的 Brugada 波,以积累更多的经验,使患者得到切实、有效

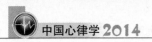

的治疗,减少心律失常性猝死的发生。

(张海澄　孙玉杰)

参 考 文 献

［1］Brugada P,Brugada J. Right bundle branch block,persistent ST segment elevation and sudden cardiac death:a distinct clinical and electrocardiographic syndrome. A multicenter report. J Am Coll Cardiol,1992,20(6):1391-1396.

［2］Darbar D,Kannankeril PJ,Donahue BS,et al. Cardiac sodium channel(SCN5A) variants associated with atrial fibrillation. Circulation,2008,117(15):1927-1935.

［3］Muggenthaler M,Behr ER. Brugada syndrome and atrial fibrillation:pathophysiology and genetics. Europace,2011,13(7):913-915.

［4］Olesen MS,Holst AG,Svendsen JH,et al. SCN1Bb R214Q found in 3 patients:1 with Brugada syndrome and 2 with lone atrial fibrillation. Heart Rhythm,2012,9(5):770-773.

［5］Pappone C,Radinovic A,Manguso F,et al. New-onset atrial fibrillation as first clinical manifestation of latent Brugada syndrome:prevalence and clinical significance. Eur Heart J,2009,30(24):2985-2992.

［6］Giustetto C,Cerrato N,Gribaudo E,et al. Atrial fibrillation in a large population with Brugada electrocardiographic pattern:prevalence,management,and correlation with prognosis. Heart Rhythm,2014,11(2):259-265.

［7］Itoh H,Shimizu M,Ino H,et al. Arrhythmias in patients with Brugada-type electrocardiographic findings. Jpn Circ J,2001,65(6):483-486.

［8］Morita H,Kusano-Fukushima K,Nagase S,et al. Atrial fibrillation and atrial vulnerability in patients with Brugada syndrome. J Am Coll Cardiol,2002,40(8):1437-1444.

［9］程艳丽,马长生. Brugada 心电图征及早期复极综合征与孤立性房颤的关系研究. 第七届北京五洲心血管病研讨会论文集,2013,43.

［10］Antzelevitch C,Brugada P,Borggrefe M,et al. Brugada syndrome:report of the second consensus conference:endorsed by the Heart Rhythm Society and the European Heart Rhythm Association. Circulation,2005,111(5):659-670.

［11］Rodriguez-Manero M,Namdar M,Sarkozy A,et al. Prevalence,clinical characteristics and management of atrial fibrillation in patients with Brugada syndrome. Am J Cardiol,2013,111(3):362-367.

［12］Probst V,Veltmann C,Eckardt L,et al. Long-term prognosis of patients diagnosed with Brugada syndrome:Results from the FINGER Brugada Syndrome Registry. Circulation,2010,121(5):635-643.

［13］Priori SG,Gasparini M,Napolitano C,et al. Risk stratification in Brugada syndrome:results of the PRELUDE(PRogrammed ELectrical stimUlation preDictive valuE) registry. J Am Coll Cardiol,2012,59(1):37-45.

［14］Bordachar P,Reuter S,Garrigue S,et al. Incidence,clinical implications and prognosis of atrial arrhythmias in Brugada syndrome. Eur Heart J,2004,25(10):879-884.

［15］Chinushi M,Tagawa M,Nakamura Y,et al. Shortening of the ventricular fibrillatory intervals after administration of verapamil in a patient with Brugada syndrome and vasospastic angina. J Electrocardiol,2006,39(3):331-335.

8. Brugada 综合征伴 1 型 ST 段抬高

　　Brugada 综合征(BS)是一种家族性、约50%病例为常染色体显性遗传的疾病,外显率不同,于 1992 年由西班牙 Brugada 两兄弟首先报道,患者临床上有多形室速或室颤(VF)发作,心电图表现为正常 QT 间期,右束支阻滞(RBBB)和右胸前导联($V_1 \sim V_3$)ST 段持续性抬高,经心脏超声,心室造影甚至右室心肌活检检查,心脏无异常改变。BS 准确发病率尚不清楚,根据目前的临床资料提示,BS 主要的发病阶段为成人,平均猝死年龄大约是 40 岁,目前最小的确诊患者是出生仅 2 天的婴儿,而最大的患者为 84 岁。它所导致的猝死占所有猝死的 4%~12%,占心脏结构正常患者死亡的 20%。目前已报道的有超过 70 种基因突变,大多与心脏 Na 通道有关。约 20% 的患者是由于 SCN5A 基因突变,导致 Na 通道失活加速。

　　自 BS 首次报道以来,确定了三种心电图类型(图 9-8-1):1 型首先描述于 1992 年,特征为 ST 段起始部分显著抬高:J 点或 ST 段抬高(≥2mm),形成穹隆型 ST 段,继以倒置 T 波,无明显的等电线。2 型也是 ST 段起始部位显著抬高,但在此型中,抬高的 J 点(≥2mm)后为逐渐下降的抬高的 ST 段(比基线抬高≥1mm),继以正向或双向的 T 波。这种 ST-T 改变被称为马鞍型。3 型为穹隆或马鞍型,ST 段抬高 <1mm。

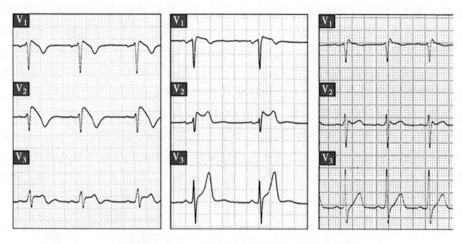

图 9-8-1　Brugada 综合征三种心电图类型

　　一般人群中,2 型及 3 型 Brugada 波的检出率是 1 型 Brugada 波检出率的 5 倍(58/ 万：12/ 万),男性的检出率远远高于女性。在已经确诊综合征的患者中,1 型 Brugada 波阳性者占 60% 以上。言外之意,不到 40%BS 患者的 1 型 Brugada 波不典型,或呈隐匿性,需要进一步做药物激发。3 种类型 Brugada 波的发生率不同,其在 BS 诊断中的意义截然不同。1 型 Brugada 波有较强的诊断意义,而 2 型及 3 型 Brugada 波即使明确存在时也无诊断价值,不能作为 BS 的诊断依据。

　　目前大多的 BS 患者为无症状者(日本 63%,欧洲 64% 的 BS 患者为无症状者)。而且不像长 QT 综合征患者在发生心脏猝死之前常常会有反复晕厥等一些预警症状,BS 患者常在首次发作时就是致命性的。但另一方面,无症状患者自发性 VF 的绝对风险又比之前预测的要低。因此对无症状 BS 患者,需要一个较好的方法来进行危险分层。

　　到目前为止,基于可诱发 VF 患者更易发生自发性心律失常的理论,所有无症状的 BS 患者均建议行电生理检查。可不幸的是,此前支持这一理论的研究都未得到进一步证实。几项大型研究的联合分析显示,可诱发 VF 患者 4~5 年内自发 VF 的几率为 2.6%,而未诱发者为 1.8%,两者并无显著差异。最近一项 PRELUDE 前瞻性研究显示,未诱发 VF 患者自发性 VF 的风险甚至更高:未诱发者 3 年内自发性 VF 风险为 4.9%,可诱发者为 3.9%(未达到统计学意义)。更值得注意的是,即使限定了电生理检查阳性定义为≤2 个心室额外刺激可诱发 VF,或由右室心尖部刺激诱发 VF,也并未提高电生理检查预测的准确性。因此,BS 的 1 型心电图在危险分层中的作用就更加引起了研究者的兴趣。

　　已有研究发现,QT 间期越长,长 QT 综合征患者的风险越高;相反的,短 QT 综合征的 QT

间期越短,风险也越高。因此,以此类推,如果 BS 的 ST 段抬高程度与危险程度相关亦不足为奇了。十余年前 Priori 等就发现,自发 1 型 ST 段抬高的无症状患者其风险高于只有应用 Na 通道阻滞剂才表现出≥2mm 穹隆型 ST 段抬高的患者。2003 年 Brugada 等的研究也显示,自发 1 型 Brugada 波的患者发生心律失常事件的风险是应用药物才能诱发者的 7.7 倍。PRELUDE 研究同样证实了这一观察结果,在该研究中,应用药物才能诱发 1 型 ST 段抬高的无症状患者中,无论 VF 是否可诱发,无一人发生自发性 VF。

而另一方面,BS 的 ST 段抬高具有明显的时间变异性(图 9-8-2)。事实上,自发性 1 型 ST 段抬高患者的心电图中,只有 1/3 的心电图可用于确诊,还有 1/3 的心电图完全正常。那么间歇的自发性 1 型 ST 段抬高如何来预测风险呢? 对于这一矛盾现象,最合理的解释是,在确诊时自发性 ST 段抬高的心电图反映了这样一个事实,即高危风险患者比低危患者更常发生 ST 段抬高。实际上,12 导联 Holter 记录显示,有些患者持续 ST 段抬高,而有些患者只有夜间或饱餐后才发生 ST 段抬高。因此,从预后的观点看,ST 段抬高的经常性与其异常性同等重要。类似于已有的"房颤负荷"概念,即房颤发作的频繁性和持续性会增加栓塞性卒中的风险,可以合理推断具有高"Brugada 负荷"的患者,表现为 ST 段抬高的经常性和抬高程度,具有更加恶性的心律失常基质,在合适的触发条件下,就会增加自发性 VF 的可能性。但是这一假说目前尚难得到证实。虽然 BS 的 ST 段最大抬高程度与自发性心律失常均发生于迷走神经张力升高的时候(多发生于睡眠中),但对于某一特定的患者,VF 的发作可能并非恰好就是最大程度 ST 抬高之时。

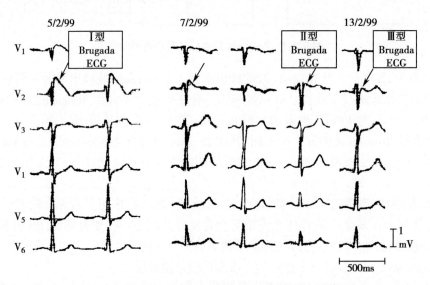

图 9-8-2　同一患者不同时间观察到的三种 Brugada 波动态变化

2013 年一期的 *Heart Rhythm* 中,Rollin 等研究发现了一种新的"Brugada 负荷"的表现形式,即表现出 Brugada 形态心电图的导联数目也与风险呈正相关。在该研究中共有 323 名 BS 患者,其中 9% 的患者自发或应用 Na 通道阻滞剂后不仅右胸导联,还至少一个肢体导联有 1 型 ST 段抬高。30 名胸导及肢导 Brugada 形态心电图的患者中,8 人有自发 VF。而 293 名仅经典导联(即右胸导联)ST 段抬高的患者中,只有 18 人发生 VF,具有显著差异性(27% vs 6%,$P<0.0001$)。多因素分析显示,Brugada 形态心电图存在超过一个部位,与自发致命性室性心律失常的发作具有显著相关性,尤其是对于下壁和侧壁导联表现出 Brugada 形态心电图的患

者,更是如此。更重要的是,234 名起初无症状的患者,4 年内发生自发性 VF 的几率在表现出"胸导加肢导" Brugada 特点的患者中为 13%,而在仅胸导的患者中只有 3%。这种高"空间性 Brugada 负荷"的无症状患者每年自发 VF3% 的风险,是根据现有的知识对无症状患者预测风险的 2~3 倍。

而之前也有研究报道,BS 中下 - 侧壁导联复极异常发生率很高。首先 Sarkozy 等观察到,15% 的 BS 患者表现出有下侧壁导联早复极的异常。Kamakura 等的研究也显示,下侧壁早复极不仅在 BS 中常见(11%),并且使自发性 VF 的风险增加 4 倍。Takagi 等进一步研究证实,如果 BS 患者中,下侧壁早复极为"水平型下降"类型,VF 的风险会增加 11 倍。最后 Kawata 等研究发现,下侧壁早复极为持续性时(存在于连续心电图),BS 的风险最高;为间歇性时(存在于某些心电图而非全部),风险中等;而肢导未观察的早复极时,风险最低。

对于无症状 BS 危险分层的重要新指标(如碎裂 QRS 波,运动后 ST 段抬高)近期均有研究描述。但目前多项有关 1 型 ST 段抬高形态的研究均表明,对于"早复极负荷"在 BS 中危险分层的重要性,我们应该给予更多的关注。

(杨新春　石亮)

参 考 文 献

[1] Brugada P,Brugada J. Right bundle branch block,persistent ST segment elevation and sudden cardiac death:a distinct clinical andelectrocardiographic syndrome. A multicenter report. J Am Coll Cardiol,1992,20:1391.

[2] Antzelevitch C,Brugada P,Borggrefe M,et al. Brugada syndrome:Report of the Second ConsensusConference:Endorsed by the Heart Rhythm Society and theEuropean Heart Rhythm Association. Circulation,2005,111:659-670.

[3] Berne P,Brugada J. Brugada Syndrome 2012. Circ J,2012,76:1563-1571.

[4] Wilde AAM,Antzelevitch C,Borggrefe M,et al.Proposed diagnostic criteria for the Brugada syndrome. Eur Heart J,2002,23:1648-1654.

[5] Priori SG,NapolitanoC,GaspariniM,et al. Natural history of Brugada syndrome:insights for risk stratification and management. Circulation,2002,105:1342-1347.

[6] Richter S,Sarkozy A,Veltmann C,et al. Variability of the diagnostic ECG pattern in an ICD patient population with Brugada syndrome. J Cardiovasc Electrophysiol,2009,20:69-75.

[7] Extramiana F,Maison-Blanche P,BadiliniF,et al. Type 1 electrocardiographic burden is increased in symptomatic patients with Brugada syndrome. J Electrocardiol,2010,43:408-414.

[8] Takigawa M,Noda T,Shimizu W,et al. Seasonal and circadian distributions of ventricular fibrillation in patients with Brugada syndrome. Heart Rhythm,2008,5:1523-1527.

[9] Kaneko Y,Nakajima T,Ota M,Kurabayashi M. Circadian variations in ST-segment elevation surrounding the spontaneous onset of ventricular fibrillation in Brugada syndrome. J Cardiovasc Electrophysiol,2012,23:664-665.

[10] Rollin A,Sacher F,Gourraud JB,et al. Prevalence,characteristics and prognosis role of type1 ST elevation in the peripheral ECG leads in patients with Brugada syndrome. Heart Rhythm,2013,1012-1018.

[11] Sarkozy A,Chierchia GB,Paparella G,et al. Inferior and lateral electrocardio-graphic repolarization abnormalities in Brugada syndrome. Circ Arrhythm Electrophysiol,2009,2:154-161.

[12] Kamakura S,Ohe T,Nakazawa K,et al. Long-termprognosis of probands with Brugada-pattern ST-elevation in leads V1-V3. Circ Arrhythm Electrophysiol,2009,2:495-503.

[13] Takagi M,Aonuma K,Sekiguchi Y,et al. The prognostic value of early repolarization(Jwave)and ST-segment morphology after J wave in Brugada syndrome:multicenter study in Japan. Heart Rhythm,2013,10:533-539.

9. 无症状 ARVC 患者的运动试验

致心律失常性右心室疾病(arrhythmogenic right ventricular cardiomyopathy,ARVC)是一种常染色体显性遗传病。病理上主要表现为右心心肌组织不同程度地被脂肪组织或纤维组织替代,好发于右室漏斗部、心尖部及后基底部的"发育不良三角"(triangle of dyplasia),亦可累及左室及室间隔,因此,目前有学者认为应称为致心律失常性心肌病(ACM)。临床上主要表现为室性心律失常,进行性心力衰竭和心脏性猝死。发病较为隐匿,不易被早期诊断,常并发恶性心律失常,部分病人可无明显症状而以猝死为首发表现,或是只有在尸检中才被确诊。ARVC是青少年心脏性猝死的主要原因之一,特别是运动性猝死。近年来,二代基因检测的出现使得ARVC 突变基因的检出率大大提高。2010 年专家工作组修订新的 ARVC 诊断标准,将致病基因有意义的突变纳入到主要条件。由于 ARVC 临床表型多变,外显率不一,所以无症状 ARVC基因携带者的管理更加困难。值得注意的是,ARVC 最早的潜伏阶段心电图结果无异常,检测不到器质性心脏病,但是运动中心脏性猝死的风险极大。运动试验是目前采用最广泛的心电负荷试验,是临床上筛查和辅助诊断心脏病,评估其治疗效果和预后分析的最常用、最廉价而又相对较安全的重要无创手段之一。因此,运动试验若能暴露 ARVC 潜在的心电基质,可能会有益于指导运动处方和医学监护。

一 遗传学背景

大多数 ARVC 病人表现为家族性的常染色体显性遗传。截至目前已证实有 8 种基因突变与该病有关,其中 5 种编码桥粒蛋白,是 ARVC 的主要致病基因,它编码 3 组独立的桥粒蛋白家族,在细胞间的连接中起着重要作用,包括钙黏连蛋白家族成员 desmogleins(DSGs)和 desmocollins(DSCs),犰狳基因家族成员 plakophillin(PKP)和 plakoglobin(PG),以及血小板溶素蛋白家族成员 desmoplakin(DSP)。目前发现 *PKP2* 是 ARVC 最常见的致病基因,其次是 *DSG2*,PKP2 蛋白对于维系桥粒蛋白的完整性具有重要作用。

二 ARVC 患者的运动试验

目前,很少人研究运动对 ARVC 的影响。1989 年,Furlanello 等研究运动员中 ARVC 患者心律失常的类型,试验对象为 32 名运动员 ARVC 患者,其中 20 人有持续性室性心动过速病史。结果显示,踏车运动试验中 69% 患者出现运动诱导的室性异常活动或心动过速,提示运动可能诱导 ARVC 患者心室异常活动。然而,这一运动实验的结果与持续性室性心律失常病史的关系并未表明。1999 年,Toyofuku 等为了验证 ARVC 患者在运动情况下,右心室壁局部或弥漫运动异常可能导致 ST 段抬高,选择 17 名室壁运动异常但无冠脉病变的 ARVC 患者进行了运动试验。值得注意的是,尽管长期服用抗心律失常药物,11 名(65%)患者出现 ST 段抬高≥0.1mV,14 名(82%)患者有室性异常活动或室性心律失常,而正常人群中 ST 段抬高很少见,这一结果意味着运动试验中 ST 段抬高可能有助于 ARVC 的诊断。

2009 年,Sequeira 等评估了运动试验在青少年 ARVC 患者中的应用,其结果是 16 名

ARVC 患者(平均年龄 <18 岁)运动诱导的室性异常活动类型差异较大,认为运动试验用于诊断青少年 ARVC 是不可靠的。但这一研究的缺点是,试验对象人数过少,没有说明有室性心律失常病史的患者所占的比例,且多于 50% 的运动试验是在服用抗心律失常药物下进行的。

右胸导联 T 波倒置是临床上不太常见的一种心电图表现。既可存在于健康人群中,反应良性复极异常,也可能是潜在 ARVC 的心电图表现。传统观念认为健康人群 T 波倒置在运动试验中可转为正常,被认为是良性复极异常的特征;而在 ARVC 中则表现为持续性 T 波倒置。但上述观念证据有限。2013 年,Dorzi 等研究报道,运动试验诱发右胸导联 T 波倒置、正常或部分正常在 ARVC 及健康对照组中并无显著差异(92% *vs.* 88%),并不能可靠区分 ARVC 及良性复极异常。

Perrin 等研究运动试验能否揭示无症状 ARVC 基因携带者潜在的心电基质。比较 30 例 ARVC 基因携带者、30 例健康队列和 25 例有持续性心律失常或心搏骤停的 ARVC 患者在平板运动试验期间运动诱发的异常表现。与健康对照组相比,无症状基因携带者中除极异常(ε 波、室性期前收缩波和 QRS 终末除极间期 >55 毫秒)发生更为频繁。有症状 ARVC 患者,这些心电异常亦频繁出现。研究者认为在无症状 ARVC 基因携带者中,运动试验暴露了潜在的心电基质,有室性心律失常病史的 ARVC 患者也有同样发现。指出运动试验可能有助于指导无症状 ARVC 基因携带者的治疗。然而,这一试验缺乏可重复性及无长期随访,其临床应用需进一步验证。

ARVC 临床表型多变,外显率不一,虽然基因检测提高了诊断率,但许多国家仍未开展使用,且价格昂贵,因此无症状 ARVC 基因携带者的诊断显得更加困难。综上所述,运动试验可能诱导 ARVC 患者心电图产生某些特异性变化(ST 段抬高、ε 波、室性期前收缩波和 QRS 终末除极间期 >55 毫秒),有助于指导临床诊断,但仍存在一些缺点(如可重复性、试验对象数目、病史、人群等),需进一步研究证明。此外,无症状 ARVC 基因携带者的治疗还不确定,有人建议根据个体情况进行危险分层。目前的措施包括终生临床评估,但是没有明确的时间间隔,也没有关于何时做哪种治疗的具体方案。欧洲心脏病协会建议无临床表现的 ARVC 基因携带者不要参加任何竞技活动。相反,第 36 届贝塞斯达会议指出,当患者无临床表现时,可参加所有运动。一般认为,可考虑服用 β 受体阻滞剂或其他抗心律失常药物来降低风险,而不是完全禁止一切活动,但应尽量避免参加持续剧烈运动。

(刘文玲)

参 考 文 献

[1] Anderson EL. Arrthmogenic right ventficutar dysplasia. Am Fam Physician,2006,73:1391-1398.

[2] Marcus FI,McKenna WJ,Sherrill D,et al. Diagnosis of arrhythmogenic right ventricular cardiomyopathy/dysplasia:proposed modification of the task force criteria. Circulation,2010,121:1533-1541.

[3] Nava,Thiene G,Canciani B,et al. Familial occurrence of right ventricular dysplasia:a study involving nine families.J AM Coll Cardiol,1988,2:1222-1228.

[4] Furlanello F,Bettini R,Bertoldi A,et al. Arrhythmia patterns in athletes with arrhythmogenic right ventricular dysplasia. Eur Heart J,1989,10 Suppl:16-19.

[5] Toyofuku M,Takaki H,Sunagawa K,et al. Exercise-induced ST elevation in patients with arrhythmogenic right ventricular dysplasia. J Electrocardiol,1999,32:1-5.

[6] Sequeira IB,Kirsh JA,Hamilton RM,et al. Utility of exercise testing in children and teenagers with arrhythmogenic right ventricular cardiomyopathy. Am J Cardiol,2009,104:411-413.

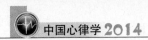

[7] Pelliccia A,Di Paolo FM,Quattrini FM,et al. Outcomes in athletes with marked ECG repolarization abnormalities. N Engl J Med, 2008,358:152-161.

[8] Serra-Grima R,Estorch M,Carrio I,et al. Marked ventricular repolarization abnormalities in highly trained athletes' electrocardiograms:clinical and prognostic implications. J Am Coll Cardiol,2000,36:1310-1316.

[9] Marcus FI. Prevalence of T-wave inversion beyond V1 in young normal individuals and usefulness for the diagnosis of arrhythmogenic right ventricular cardiomyopathy/dysplasia. AmJ Cardiol,2005,95:1070-1071.

[10] Zorzi A,Maghawry ME, Rigato I,et al. Exercise-induced normalization of right precordial negative T waves in arrhythmogenic right ventricular cardiomyopathy. Am J Cardiol,2013,112:411-415.

[11] Perrin MJ, Angaran P,Laksman Z,et al. Exercise testing in asymptomatic gene carriers exposes a latent electrical substrate of arrhythmogenic right ventricular cardiomyopathy. J Am Coll Cardiol,2013,62:1772-1779.

[12] Pelliccia A,Zipes DP,Maron BJ. Bethesda Conference #36 and the European Society of Cardiology consensus recommendations revisited:a comparison of U.S. and European criteria for eligibility and disqualification of competitive athletes with cardiovascular abnormalities. J Am Coll Cardiol,2008,52:1990-1996.

10. ARVC 室速与猝死的季节变化

一 心脏性猝死及季节变化

心脏性猝死(sudden cardiac death,SCD)是指心源性因素使患者短时间内(通常为症状出现的1小时内)发生的意外自然死亡,既往有或无心源性疾病。SCD 严重威胁人类健康,在整体人群中的发病率约为 1/1000。影响 SCD 发生的外在环境因素包括体育运动、精神刺激、过食、睡眠不足、神经兴奋性药物(可卡因、大麻等)等,其中季节变化对 SCD 也有影响,多数研究表明冬季为 SCD 发病高峰,夏季为发病低峰期。其中,Arntz 教授等对 24 061 例 SCD 患者进行了季节的分布分析,发现冬季(12月至2月)有 6493 例为发病高峰期,夏季(6月至8月)有 5472 例患者为发病低谷期(图9-10-1),其中在 >65 岁的老年人群中差异更加明显。这可能与导致 SCD 发生最常见的疾病急性心肌梗死多发于冬季有关。可见季节可以对 SCD 的发生产生影响。

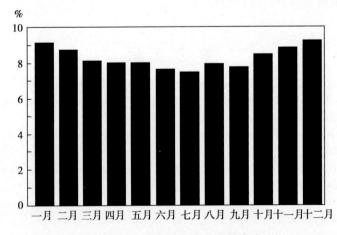

图 9-10-1　SCD 在不同月份的分布

二　ARVC 与 SCD

在引起 SCD 的心源性疾病中,致心律失常性右室心肌病(arrhythmogenic right ventricular cardiomyopathy,ARVC)是引起青少年猝死的常见遗传性心律失常之一,为常染色体显性遗传,50%~70% 为家族性发病,其总体人群发病率约为 1/5000,男性多发。 ARVC 是一种细胞 - 细胞连接性疾病,基因突变导致桥粒蛋白功能不全,心肌细胞萎缩、消失及脂肪纤维组织浸润心肌层或伴炎细胞浸润是 ARVC 的病变基础,可影响心肌收缩,造成传导系统功能异常,引起心律失常和(或)猝死。在临床上 ARVC 患者早期伴或不伴心律失常,而猝死可以是该病的首发表现,确诊需进行系统的尸检。鉴于 ARVC 患者中室性心律失常及猝死的发生率高,对于有室性心动过速或心室颤动发作史的患者建议植入埋藏式除颤器(ICD)。ARVC 不完全的基因外显率及不同表型,使 ARVC 的临床表现可受到环境因素的影响。猝死及急性心肌梗死的季节分布规律已知,但是是否 ARVC 有相似的季节分布未知。故了解 ARVC 室性心律失常、SCD 发生的诱发因素有重要的临床意义。

三　ARVC 的室性心律失常及 SCD 季节相关性研究

2009 年,中国广东医学院赵颖海等教授进行了 86 例猝死尸检的临床病理学研究,其中 58 例由心源性因素所致猝死,6 例明确诊断为致心律失常性右室心肌病(6/58,10.3%),该研究发现夏季是猝死发生的高峰期,可能与炎热有关。除此以外,2013 年台湾 Chung 等教授在 Heart Rhythm 报道了 ARVC 患者中室性心律失常及 SCD 事件发生的季节性。此研究为 ARVC 的发病机制提供了新的视点并为一级预防提供了新的依据,本文将阐述如下。

(一) Chung 的研究方法

1. 研究人群　依据 2010 年制定的 ARVC 诊断指南,该研究入选了 1998 年至 2012 年诊断为 ARVC 的 88 例患者(平均年龄 41.53 岁 ±16.18 岁,66 例为男性),包括 68 例尸检诊断为 ARVC 的死亡患者、20 例(22.7%)在电生理中心诊断为 ARVC 的存活患者。其中,68 例尸检诊断为 ARVC 的患者,猝死是该病的首发表现,尸检发现心肌细胞萎缩、消失,脂肪纤维组织浸润心肌层或伴炎细胞浸润。与存活的 20 例患者相比,尸检的 68 例 ARVC 患者平均年龄较小(38.2 岁 ±13.4 岁 vs. 53.0 岁 ±16.9 岁,$P<0.001$),而且脂肪纤维组织浸润心肌层发生率高。

20 例存活患者中,11 例(55%)有晕厥史,1 例有 SCD 家族史;心电图检查发现 9 例患者右胸导联(V_1~V_3)出现 T 波倒置,8 例患者存在复极异常,其中 5 例存在 Epsilon 波、3 例信号平均心电图阳性;24 小时动态心电图检查 6 例患者记录到了持续性室性心动过速、14 例患者记录到了频发室性早搏 / 非持续性室速;心内电生理检查中 18 例诱发出持续性或非持续性室速 / 室颤;心脏影像学(心脏超声或心脏磁共振)检查发现,12 例患者表现为右室局部运动欠协调或动脉瘤形成,其中 4 例伴有右室射血分数的下降(≤40%);7 例患者基因检测阳性。

2. 数据搜集　ICD 治疗及 SCD 事件发生的季节分布:该研究搜集 ARVC 患者 ICD 治疗室性心律失常、SCD 发生的日期及时间。对 20 例存活患者均进行 ICD 植入的二级预防,植入 ICD 后每隔 3~6 个月进行随访,包括存储的 ICD 资料及腔内图,此 20 例患者均有过≥1 次室性心动过速后的 ICD 恰当治疗史。其中 ICD 治疗包括恰当放电治疗、抗心动过速起搏治疗(anti-tachycardia pacing,ATP);室性心律失常包括室颤 / 室速。室颤定义为心室肌快而不协调的颤动,腔内电图表现为极性、振幅及图形的不规则变化,平均心动周期≤240 毫秒;室速定义为规律的室性快速搏动,平均心动周期 >240 毫秒。

然后对心脏事件发生的季节分布及气候因素进行统计分析,季节的分类依据台湾当地的标准:3月至5月为春季,6月至8月为夏季,9月至11月为秋季,12月至2月为冬季。同时搜集患者发生心脏事件前2~3天内的气候特点及变化。

(二) Chung 的研究结果

1. 研究人群的心脏事件发生概况   该研究对20例存活ARVC患者随访了(21.3±25.3)个月,共记录到41次快速室性心律失常事件,包括27次室速、14次室颤,其中3次发生于同一天。室速及室颤的平均心动周期时间分别为(343.61±34.08)毫秒、(220.00±9.81)毫秒。

对41次ICD事件及68例尸检的ARVC患者进行心脏事件的时间统计,发现分布在不同的106天,其中38次心脏事件是发生在运动之后。致死性心脏事件共有82次,包括14次ICD记录到的室颤及68例猝死事件。

2. ICD治疗/SCD事件发生的季节分布、气候特点   在106个不同的心脏事件发生日中,24次发生于春季,44次发生于夏季,17次发生于秋季,21次发生于冬季,可见夏季为高峰期($P=0.001$),这与单独分析20例存活患者发生ICD治疗、尸检患者发生SCD事件两组的季节分布一致(图9-10-2)。除外高发的夏季后,其他三个季节的发生率无明显差别。同时,除外运动诱发的心脏事件后季节分布类似,夏季仍为发病高峰期(春季发生14次,夏季发生32次,秋季发生8次,冬季发生14次,$P<0.001$)。对致命性心律失常(14次室颤事件、68次SCD事件)的发生季节进行亚组分析,结果显示夏季依然为发病高峰(春季发生19次,夏季发生35次,秋季发生15次,冬季发生13次,$P=0.002$)。

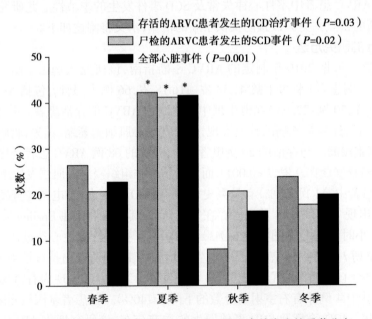

图9-10-2   ARVC患者室性心律失常、SCD事件发生的季节分布

此研究分析的气候因素包括每天的平均气温、相对空气湿度、大气压、日照时间。结果表明心脏事件发生时的平均气温偏高(26.44℃±4.04℃ *vs.* 23.30℃±5.34℃,$P<0.001$),平均日照时间偏长(4.64小时±3.75小时 *vs.* 3.89小时±3.68小时,$P=0.04$),事件发生3天内的相对空气湿度变化明显增加(10.15%±5.41% *vs.* 5.59%±4.89%,$P<0.001$)。其中,92/106次心脏事件的3天内相对空气湿度有明显变化,进一步分析发现事件发生当天相对空气湿度明显高于心脏事件

发生 3 天前 (75.02%±8.77% *vs.* 68.13%±7.79%，*P*<0.001)。然而，对事件发生 2 天内的相对湿度变化与未发生心脏事件时对比，未发现明显的统计学差异。其他气候因素进行分析未发现显著差异。

除外心脏事件多发的夏季后再次进行分析，心脏事件发生时的当天气温、3 天内的相对空气湿度变化仍偏高 (24.60℃±4.12℃ *vs.* 21.38℃±4.70℃，*P*<0.001；10.75%±5.93% *vs.* 5.87%±5.15%，*P*<0.001)，致命性心律失常亚组分析也显示事件当天气温、3 天内的相对空气湿度变化偏高 (26.21℃±4.22℃ *vs.* 23.30℃±5.34℃，*P*<0.001，10.16%±5.49% *vs.* 5.59%±4.89%，*P*<0.001)。同时，进一步分析非运动诱发的心脏事件后两项指标仍差异明显 (26.51℃±4.18℃ *vs.* 23.30℃±5.34℃，*P*<0.001；10.63%±5.36% *vs.* 5.59%±4.89%，*P*<0.001)。

（三）ARVC 患者室性心律失常 /SCD 的触发因素

单因素分析发现，平均气温偏高、长日照时间及 3 天内相对空气湿度变化增大，均直接与心律失常 /SCD 的发生有关。多因素回归分析发现，仅平均气温偏高、3 天内相对空气湿度变化增大，可独立预测心律失常 /SCD 的发生。在除外运动相关的心脏事件后，多因素回归分析发现，平均气温偏高、3 天内相对空气湿度变化增大仍为独立预测因素。对于致命性心律失常事件发生的亚组分析中同样发现，平均气温偏高、3 天内相对空气湿度变化增大为独立预测因素。每日平均气温、事件发生 3 日内相对空气湿度变化对预测心脏事件发生的敏感性及特异性分别为：65.7%、60.8%、64.8%、82.7%。

四 ARVC 患者心脏事件季节分布的可能原因

以上结果表明，夏季为 ARVC 患者室性心律失常及 SCD 的发病高峰，其中高气温、心脏事件发生 3 天内大气相对湿度的变化增大作为心脏事件发生的诱发因素可解释这种季节分布不平衡。这表明外在环境对心律失常发生有一定的诱发作用。

虽然存活的 ARVC 与尸检的 ARVC 患者间临床特点有不同，但是季节分布相似，表明季节因素对两组有共同的影响。这个结果与之前的报道结果 SCD 多发于冬季相反，这表明季节因素对不同的心脏疾病所产生的影响结果不同。

夏季体力活动及运动量相对增加，这是 ARVC 或基因突变携带者发生室性心律失常 /SCD 的外在危险因素。然而，将运动因素排除后，仍存在明显的季节分布不均衡性—夏季为发病高峰期，平均气温、心脏事件发生 3 天内大气相对湿度的变化可作为除运动量增加外的独立预测因素。

（一）ARVC 患者室性心律失常 /SCD 夏季高发的机制

此研究发现高平均气温、心脏事件发生 3 天内大气相对湿度的变化增大作为心脏事件发生的独立预测因素。气候条件对心脏事件的发生影响不能完全用气温解释。事实上，人体感觉欠舒适至少和气温、相对湿度有关。尽管大多数的研究集中在低气温对心血管疾病的影响上，仍有研究表明在热带地区炎热的气候可增加不良心脑血管事件的发生。最新研究表明，寒冷和炎热的气候均可增加心血管事件的死亡率。这和此项研究结果一致：不论何种季节，高气温时心脏事件的发生率升高。

在炎热季节、相对湿度增大时因为高热压、体温调节相对障碍不利于出汗。在潮湿的环境中，心脏事件发生当天相对空气湿度的变化增加将会导致 ARVC 患者感觉到气温升高，在适应环境过程中将会感觉到更加不舒适。心脏事件发生于空气相对湿度变化增加 3 日内，这为心血管系统适应过程中的"时滞效应"表现。Morabito 教授提出过心血管系统在适应炎热环境时

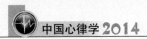
产生的"时滞效应",他还称在热潮到来后的 3 天心肌梗死患者住院率升高。Wyndham 等教授研究了炎热潮湿环境下,中枢循环系统的适应性过程可分为四个阶段：Ⅰ期：心脏每搏输出量(stroke volume,SV)进行性减少、心率增加；Ⅱ期：SV 增加、心率降低；Ⅲ期：伴随着 SV 增加,心脏输出量增加；Ⅳ期：SV 降低。处于高热环境后,心血管系统的调节可维持 6~8 天。

(二)气候因素触发 ARVD/C 患者室性心律失常 /SCD 的机制

关于炎热天气、平均湿度增加可诱发 ARVC 患者发生心律失常 /SCD 的可能机制,有以下几种解释。第一,炎热及潮湿环境增加心脏每搏输出量及心率,心脏处于高输出、高负荷状态,这种心血管系统对于不舒适环境的适应性反应,与运动后的调节反应类似,故它可作为触发致命心律失常发生的重要潜在因素；第二,在不舒适的环境下,自主神经系统功能紊乱,可能诱发了心律失常的发生；最后,Ansari、Burch 等研究发现,心脏疾病患者在炎热、潮湿的环境下,会出现胸前导联的 T 波动态演变、室性早搏,同时,还会出现心电向量图的改变,包括前额面 QRS 向量环体增大、不闭合,左矢状面的 QRS 向量环变小。这些变化表明环境因素可引起心脏除极和复极的变化、传导的不均衡性从而导致心律失常的发生。

总之,ARVC 临床表现各异,SCD 可以发生在没有明显的心室结构或形态异常前出现,目前研究认为夏季为 ARVC 患者心脏事件的发病高峰,其中高气温、心脏事件发生 3 天内大气相对湿度的变化增大作为心脏事件发生的诱发因素。故在临床中识别潜在的可诱发 SCD 发生的危险因素对于预防致命性心律失常的发生有重要作用。然而,仍需要更多的研究来解释气候因素对 ARVC 患者的影响。

(杨　靖)

参 考 文 献

[1] Arntz H R,Willich S N,Schreiber C,et al. Diurnal,weekly and seasonal variation of sudden death. Population-based analysis of 24061 consecutive cases. European heart journal,2000,21：315-320.

[2] Papavramidou N,Tziakas D. Galen on "syncope". International journal of cardiology,2010,142：242-244.

[3] Cannom D S. History of Syncope in the Cardiac Literature. Progress in cardiovascular diseases,2013,55：334-338.

[4] Greene M,Newman D,Geist M,et al. Is electrical storm in ICD patients the sign of a dying heart？ Outcome of patients with clusters of ventricular tachyarrhythmias. Europace,2000,2：263-269.

[5] Montagnana M,Lippi G,Franchini M,et al. Sudden cardiac death：prevalence,pathogenesis,and prevention. Annals of medicine,2008,40：360-375.

[6] Passman R,Goldberger J J. Predicting the Future Risk Stratification for Sudden Cardiac Death in Patients With Left Ventricular Dysfunction. Circulation,2012,125：3031-3037.

[7] 赵颖海,李飞虹,姜汉国,等 . 86 例猝死尸检的临床病理学研究 . 广东医学院学报,2009,27：624-628.

11. 遗传性心律失常诊断的 Exome 程序

遗传性心律失常是一组以恶性心律失常为主要临床表现的遗传性疾病,是引起猝死的常见原因。分为离子通道病和非离子通道病,主要包括长 QT 综合征(long QT syndrome,LQT),短 QT 综合征(short QT syndrome,SQT),Brugada 综合征,儿茶酚胺敏感性多形性室速(catecholaminergic polymorphic ventricular tachycardiac,CPVT),特发性室颤等。近年来,一系列的研究提示遗传性心律失常的发病与相关的基因突变相关,最终引起心肌细胞电生理紊乱,引起各种心律失常。随着测序技术的不断提高,对遗传性心律失常疾病的遗传学方面有了进一步的认知。目前基因测序经过了 3 代的测序技术改革。全基因组(exome)测序是指对整个基因组进行测序。其主要应用了第二代测序技术和第三代测序技术,能高效的获得整个基因组的全部遗传信息。通过对不同个体或群体的比对,可以发现遗传性突变和可疑的致病基因,从而对机制不清楚的疾病的研究提供了较好的平台。本文就长 QT 综合征,短 QT 综合征和特发性室颤和儿茶酚胺敏感性多形性室速四个疾病为例子揭示基因测序在遗传性心律失常综合征的诊断方面的应用。

一　长 QT 综合征

长 QT 综合征是常见的遗传性心律失常综合征,其发病率为 1/2000,心电图上表现为 QTc 的延长和各种心律失常。心律失常以尖端扭转性室速(TdP)最常见。自 1995 年 3 个 LQTS 的致病基因被首次确认以来,分子遗传研究已经揭示了 15 个亚型,这些突变基因分别编码钾离子通道,钠离子通道,钙离子通道以及相关因子和膜调节蛋白。其中,有 92% 患者主要是由于 *KCNQ1*、*KCNH2*、*SCN5A* 基因上的突变造成的,而余下的 15%~20%LQTS 患者致病基因未知。长 QT 综合征可表现为常染色体显性或者隐性遗传,根据相关的基因突变不仅能协助长 QT 综合征患者的确诊还能对其进行分型。LQT1 和 LQT5 为基因突变导致缓慢延迟整流钾电流异常。心肌动作电位 3 相的复极取决于延迟整流钾电流异常,根据激活的速度的不同分为快通道(I_{Kr})和慢通道(I_{Ks})。*KCNQ1* 和 *KCNE1* 基因分别编码 I_{Ks} 蛋白的 α 和 β 亚基,*KCNQ1* 基因突变所致的为 LQT1,为最常见的 LQTS。*KCNE1* 基因突变所致为 LQT5。LQT2 和 LQT6 分别为编码快成分的延迟整流钾电流的基因 *KCNH2* 和 *KCNE2* 突变所致。LQT3 是由于心肌钠通道基因 *SCN5A* 突变所引起。LQT4 为非离子通道突变引起,其致病基因为锚蛋白基因(Ankyrin-B)突变引起。LQT7 是 Andersen 综合征心律失常表现,临床上往往表现为周期性瘫痪,QT 间期延长和各种室性心律失常和特征性躯体畸形。其常见的致病基因为 KCNJ2。LQT8 型又称 Timothy 综合征,是一种由 L- 型钙离子通道基因(CaVI.2)突变所致的多器官异常和心律失常综合征,临床上常表现为 QT 间期延长,并指 / 趾。

二　短 QT 综合征

SQTS 是一种较为罕见的遗传性心律失常综合征。SQTS 的诊断主要依靠心电图,目前认为 QTc≤330 毫秒即可以诊断。SQTS 从婴儿或者老年人均能发病,其临床可以完全无症状,或者由于室性心律失常而导致反复的晕厥甚至猝死。短 QT 综合征是离子通道病,与其发病相关的基因变异全部位于钾离子通道基因上(*KCNQ1*,*KCNH2*,*KCNJ2*)。根据突变基因的不同,短 QT 综合征被分为不同的亚型。*KCNH2*(HERG)为首个报道的 SQTS 突变基因,*KCNHZ*(HERG)基因编码心脏快速激活的延迟整流性钾电流通道。Belloc 等发现了第二个 SQTS 的致病基因 *KCNQ1*,它编码心脏缓慢激活的延迟整流性钾电流通道。2005 年,Priori 等发现新的致病基因为 *KCNJ2*,该型被定义为 SQT3。在致病基因上 SQTS 和 LQTS 有所重叠,但其导致的相关效应有所不同,在 LQTS 患者中,*KCNQ1*、*KCNH2*、*KCNJ2* 三个基因的突变通常会引起相关蛋白功能的缺失,但对于 SQTS 而言,基因突变可能导致相关蛋白的功能亢进。近年来,相关研究法相 SQTS 患者的发病与 L- 型钙通道的 α 和 β 亚基(*CACNA1C* 和 *CACNB2*)的突变相关。

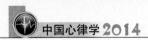

三 儿茶酚胺敏感性多形性室速

儿茶酚胺敏感性多形性室速（CPVT）是非常少见的以儿茶酚胺诱发的多形性室速为特征的致心律失常性疾病。其发病年龄较早，通常首次发病年龄为 10~20 岁，临床表型为运动或情绪激动诱发的晕厥或猝死。根据致病基因的不同，CPVT 分为不同的亚型，CPVT1 主要是由心肌细胞兰尼丁（RyR2）致病基因所导致的，CPVT2 主要是由心肌细胞集钙蛋白（CASQ2）致病基因所导致的，但这两个致病基因只能解释 60% 患者，近年来报道的 KCNJ2 和 7 号染色体的 P1422-P22 两个位点均可能与其发病相关。

四 特发性室颤

特发性室颤是一个重要的临床挑战。因为心脏的结构是正常的，也没有相关的致病基因，因此通过临床和基因检测很难对先证者及其家属进行危险分层。因为室颤的存活率很低，幸存者很少，所以传统的以家系为基础的鉴定新的致病基因的方法并不能很好地适用于特发性室颤。全基因组测序方法的出现成为了遗传性疾病发现突变的一个重要的补充手段。Marsma 等人通过全基因组测序发现在 2 个有特发性室颤和早发猝死的兄妹俩中发现了相关的基因缺陷。他们在钙调蛋白 1（CALM1）上发现了 1 个错义突变。这个发现能和这两个患者的家属的临床症状相关联，这为评估 SCD 风险提供了依据。

该发现也提示了特发性室颤诊断疑难中的一个缺口，这将能更好地定义原发性心律失常综合征，如长 QT 综合征、Brugada 综合征、儿茶酚胺多形性室性心动过速等。钙调蛋白在钙离子信号通路和调节心脏收缩力中起着重要作用，它可以调节多个离子通道和大量的与钙相关的蛋白。在原发性心律失常疾病患者中在 CALM1 和 CALM2 发现了越来越多的突变。Nyegaard 等发现 2 个错义突变：第一个突变 Asn53Ile 是在一个确诊为儿茶酚胺多形性室性心动过速的瑞典家庭中发现，而另一个新的突变 Asn97Ser 是在伊拉克人身上发现的。这些患者功能上的缺陷都与 Ca^{2+} 的减少有明显关系。在低钙的情况下，突变 Asn97Ser 和 RYR2 受体有异常的相互作用。Crotti 等对有反复的心脏骤停和婴儿时期神经系统发育迟缓的 4 名患者进行了全基因组测序。在 CALM1 和 CALM2 基因上发现了 3 个突变，且这 3 个突变都能导致 Ca^{2+} 的减少。Marsman 等的研究为家族遗传性疾病钙调蛋白的突变提供了新的证据，此次他们发现了一个新的可疑的致病突变（Phe90Leu），该突变可能会导致特发性室颤和早发的 SCD。然而，有一点需要注意，这两个特发性室颤的幸存者和他们的母亲都在运动时有轻度的 QT 间期的延长。因为其他家族成员没有进行心电图检查，所以很难确定是否为长 QT 综合征。该研究并没有进行 Phe90Leu 的功能研究。然而，之前有研究提示钙调蛋白中苯丙氨酸残基的改变有可能影响钙离子的结合和激活。尽管如此，还需要对其他的 Phe90Leu 突变家系进行进一步的研究。在同一个基因的不同突变位点可能会通过不同的分子机制产生影响。因此，钙调蛋白是一个重要的可能的致病基因，需要研究者对其分子机制进行进一步的研究。另外，CALM1基因还与严重的冠脉疾病和卒中相关，这提示钙调蛋白可能与常见的复杂的室性心律失常相关，如室性心律失常伴冠状动脉疾病

通过全基因组测序能够很好地协助诊断，但是它能被很好地应用于临床吗？全外显子组测序的过程提供了一个初步的候选基因名单，但是需要一个"过滤"名单，最终确定一个单一的基因变异。这个分析过程需要大量的劳力剔除一些假阳性的结果，分析软件可以帮助提高基因组测序的效率和特异性。全基因组提供了大量的候选基因，同时我们应该进一步对这些突

变的功能意义进行研究以明确其与疾病相关的病理生理过程。最近从 ENCODE consortia 出版的刊物高度强调了对非编码序列的测序,外显子只占了人类全部基因序列的 1.2%。但是,除了将全基因组测序作为一个诊断的工具,越来越多的病例将全基因组测序作为一个准确的治疗方法。Worthey 等人诊断了一例与 X 染色体相关联的细胞凋亡缺陷的儿童,在其身上发现了一个 NOD2 的错义突变。这个发现可以让临床医生通过骨髓移植进行个体化治疗。Marsman 等人因为发现了这个方法而获奖。这些发现说明全基因组的测序可以帮助诊断疾病,即使是在遗传性猝死综合征患者的小人群中。这些方法有助于更好的理解特发性室颤,因为他们能提供关于 CALM1 在室颤和猝死中的作用的相关的证据。然而,需要将这些研究结果进一步在特发性室颤的家族中进行评估和探究这些突变相关的功能改变。

(刘文玲 刘雯)

参 考 文 献

[1] Ackerman MJ,Priori SG,Willems S,et al. HRS/EHRA expert consensus statement on the state of genetic testing for the channelopathies and cardiomyopathies this document was developed as a partnership between the Heart Rhythm Society (HRS) and the European Heart Rhythm Association (EHRA). Heart Rhythm,2011,8:1308-1339.

[2] Schwartz PJ,Stramba-Badiale M,Crotti L,et al. Prevalence of the congenital long-QT syndrome. Circulation,2009,120:1761-1767.

[3] Curran ME,Splawski I,Timothy KW,et al. A molecular basis for cardiac arrhythmia:HERG mutations cause long QT syndrome. Cell,1995,80:795-803.

[4] Wang Q,Shen J,Splawski I,et al. SCN5A mutations associated with an inherited cardiac arrhythmia,long QT syndrome. Cell,1995,80:805-811.

[5] Brugada R,Hong K,Dumaine R,et al. Sudden death associated with short-QT syndrome linked to mutations in HERG. Circulation,2004,109:30-35.

[6] Bellocq C,van Ginneken AC,Bezzina CR,et al. Mutation in the KCNQ1 gene leading to the short QT-interval syndrome. Circulation,2004,109:2394-2397.

[7] Priori SG,Pandit SV,Rivolta I,et al. A novel form of short QT syndrome (SQT3) is caused by a mutation in the KCNJ2 gene. Circ Res,2005,96:800-807.

[8] Antzelevitch C,Pollevick GD,Cordeiro JM,et al. Loss-of-function mutations in the cardiac calcium channel underlie a new clinical entity characterized by ST-segment elevation,short QT intervals,and sudden cardiac death. Circulation,2007,115:442-449.

[9] Priori SG,Napolitano C,Tiso N,et al. Mutations in the cardiac ryanodine receptor gene (hRyR2) underlie catecholaminergic polymorphic ventricular tachycardia. Circulation,2001,103:196-200.

[10] Lahat H,Pras E,Olender T,et al. A missense mutation in a highly conserved region of CASQ2 is associated with autosomal recessive catecholamine-induced polymorphic ventricular tachycardia in Bedouin families from Israel. Am J Hum Genet,2001,69:1378-1384.

[11] Lahat H,Eldar M,Levy-Nissenbaum E,et al. Autosomal recessive catecholamine- or exercise-induced polymorphic ventricular tachycardia:clinical features and assignment of the disease gene to chromosome 1p13-21. Circulation,2001,103:2822-2827.

[12] Marsman RF,Barc J,Beekman L,et al. A mutation in CALM1 encoding calmodulin in familial idiopathic ventricular fibrillation in childhood and adolescence. J Am Coll Cardiol,2014,63:259-266.

[13] Nyegaard M,Overgaard MT,Sondergaard MT,et al. Mutations in calmodulin cause ventricular tachycardia and sudden cardiac death. Am J Hum Genet,2012,91:703-712.

[14] Crotti L,Johnson CN,Graf E,et al. Calmodulin mutations associated with recurrent cardiac arrest in infants. Circulation,2013,127:1009-1017.

12. 奎尼丁治疗 Brugada 综合征的窘境

Brugada 综合征是一种编码离子通道基因异常所致的家族性原发心电疾病。本病于 1992 年由西班牙学者 Brugada P 和 Brugada J 两兄弟首先提出。1996 年日本 Miyazaki 等将此病症命名为 Brugada 综合征。患者的心脏结构多正常，心电图具有特征性的"三联征"：右束支阻滞、右胸导联（$V_1 \sim V_3$）ST 段呈下斜形或马鞍形抬高、T 波倒置。临床上常常因发生室颤或多形性室速而引起反复晕厥甚至猝死。Brugada 综合征多见于男性，主要分布于亚洲，尤以东南亚国家发生率最高，是青壮年心脏性猝死的重要原因之一，是排在艾滋病及车祸之后的第三位死因。

Brugada 综合征的非药物治疗包括植入式心律转复除颤器（ICD）和射频消融术。其中 ICD 是目前唯一被证实十分有效的非药物治疗方法，可用于患者一、二级预防性治疗。指南建议，有恶性室性心律失常的 Brugada 综合征患者应用 ICD 进行二级预防的适应证为 I 类或 IIa 类，而应用 ICD 进行一级预防的适应证为 IIa 类。但是 ICD 植入由于经济原因以及需要频繁更换等原因尚无法推广到所有患者，特别是年轻人。

奎尼丁是从金鸡纳类植物中提取的，早期用于治疗疟疾，直到 1914 年由 Wenkbache 报道了奎宁治疗房颤的疗效，而奎宁的光学异构体奎尼丁问世后，其更加有效地治疗了房颤，并成为抗心律失常药物的先驱。

20 年前，奎尼丁应该是临床中最常用的用于预防室性和房性心律失常的药物之一。然后由于一系列原因，包括奎尼丁晕厥呈非剂量依赖性，可能引起 QT 间期延长和尖端扭转型室速、CAST 研究的公布，荟萃分析提示奎尼丁治疗房颤可能增加死亡率，以及新型抗心律失常药物的研发等，奎尼丁逐渐淡出了房颤复律领域，其用量迅速下滑，最终导致其主要生产厂家阿斯利康公司于 2006 年经停止生产该药物，在我国绝大多数医院已经没有奎尼丁的存在，似乎奎尼丁正在逐步退出历史舞台。然而，近年来应用奎尼丁治疗 Brugada 综合征、短 QT 综合征、特发性室颤等恶性室性心律失常的病例报告层出不穷。

奎尼丁是目前唯一能够持续有效预防和终止由于 Brugada 综合征、短 QT 综合征、恶性早复极综合征引起的反复室颤的药物。即便接受 ICD 治疗的患者，如果缺乏合适的药物治疗也会因此面临生命威胁，他们可能每天会接受多次 ICD 电击，最终导致心源性休克而死亡。目前认为，I_{to} 电流过强是 Brugada 综合征患者发病的主要机制，从理论上讲，心脏选择性的特异 I_{to} 阻滞剂应当治疗有效，但直到目前这类药物尚未研制成功。

传统观点认为奎尼丁属于 Ia 类抗心律失常药物，但近年来众多研究提示奎尼丁是一个多离子通道阻滞剂，除阻滞钠电流外，在低剂量时可阻滞快速整流钾电流（I_{Kr}），较大剂量时阻滞缓慢延迟整流钾电流（I_{Ks}）、瞬时外向钾电流（I_{to}）和晚钠电流。奎尼丁对 I_{to} 电流的阻滞使其能够有效抑制 Brugada 综合征和恶性早复极患者的恶性室性心律失常。I_{to} 主要分布在心外膜，作用在动作电位复极 2 相初始段，与 J 点的产生和 J 波的形成密切相关。生理状态下，心室肌不同部位的 I_{to} 电流就不一致，表现在右室比左室明显，右室心外膜的 I_{to} 电流明显比心内膜强。因此，正常心脏就存在一定程度的跨室壁复极电位差及离散度，只是程度较轻。Brugada 综合征和恶性早复极综合征正是由于局部离子通道的功能发生了改变,使得心外膜 I_{to} 电流相对增强,在动作电位 2 相初始及复极平台期在心外膜和心内膜之间形成显著跨室壁电压梯度(图9-12-1),这一电压梯度足够大时则易形成 2 相折返,连续的 2 相折返导致恶性室性心律失常发生。奎尼丁治疗此类心律失常的原因就在于其能够阻滞 I_{to} 电流、减少其活动性。

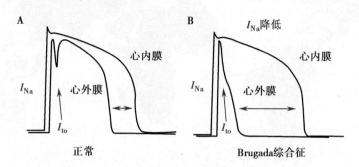

图 9-12-1 Brugada 综合征患者心肌动作电位特点
心外膜 I_{to} 电流相对增强,在动作电位 2 相初始及复极平台期在心外膜和心内膜之间形成显著跨室壁电压梯度,成为 2 相折返的基础

奎尼丁特别适合治疗 Brugada 综合征的原因包括:①在动物模型中,奎尼丁显著减少二相折返和室颤;②经电生理检查可诱发室颤的 Brugada 患者中,76%~88% 经奎尼丁治疗后不再诱发;③奎尼丁可以有效减少高危 Brugada 患者自发恶性心律失常。

早在 1999 年 Belhassen 等最先报道了奎尼丁对 Brugada 综合征患者的作用,其入选 37 例特发性室颤患者,其中 5 例为 Brudaga 综合征,给予奎尼丁治疗后证实可有效预防室速 / 室颤的发生。2004 年 Belhassen 又再次报道对 25 例电生理可诱发室颤的 Brugada 患者(15 例既往有相关症状,10 例无症状)口服奎尼丁治疗,随访 6~219 个月,其中 22 例(88%)无室颤发作。Hermida 等的研究显示氢化奎尼丁可减少 76%Brugada 综合征患者室速室颤的风险。此后,关于奎尼丁治疗 Brugada 综合征的报道不断涌现,先后证实奎尼丁可使具有 Brugada 波的心电图正常化,控制室速电风暴的发生,减少室速室颤的复发。

然而,由于奎尼丁价格便宜,经济价值低,其主要生产厂家停止生产该药物,因此在许多国家处方奎尼丁变得越来越困难。根据新的研究显示,如今该药物在几乎整个非洲、东欧和亚洲等绝大多数国家使用受到限制或已销声匿迹。

来自以色列 Tel Aviv 医学中心的临床医师 Sami Viskin 博士,在过去多年中不断呼吁公众重视奎尼丁缺乏给患者带来的危害。早在 2007 年,阿斯利康刚刚停产奎尼丁时即在 Europace上撰文将奎尼丁列为 "endangered species",提醒广大心内科医生关注。

2012 年 Sami Viskin 博士通过各国心脏病学会组织,以电子邮件问卷调查等方式对全世界131 个国家及地区奎尼丁的使用情况进行了有史以来最大规模的调查,其结果在 JACC 上发表(J Am Coll Cardiol 2013;61:2383-2387)。奎尼丁使用的现状以及带来的危害确实触目惊心。

在 133 个国家中,只有 19 个国家(14%)可以直接处方奎尼丁提供临床使用;与之相反,有 99 个国家(76%)无法处方奎尼丁,有 13 个国家(10%)只有通过严格的监管程序经过 4~90天时间才能获得药物(图 9-12-2)。而在被调查的 273 名医生中,71 人(26%)至少有 1 例因Brugada 综合征或特发性室颤而需要奎尼丁治疗的患者,28 人(10%)报告 1 例或更多因没能够及时处方奎尼丁而后发生了室性心律失常事件。其中报道了至少 22 名患者由于不能及时接

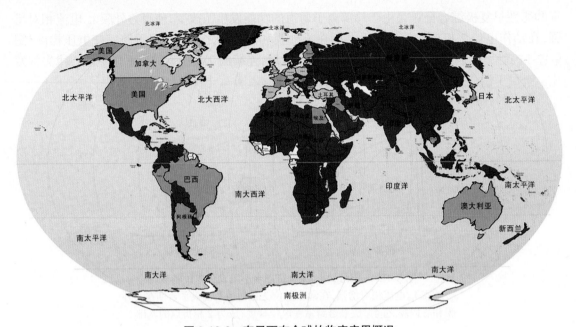

图9-12-2　奎尼丁在全球的临床应用概况

绿色代表有奎尼丁提供,红色代表无奎尼丁提供,黄色代表限制提供,白色代表无数据反馈

受奎尼丁药物治疗而引起严重后果(主要是持续性室颤引起 ICD 反复电击),其中 2 名患者因此死亡。

诚然引起奎尼丁目前使用现状的原因有很多,包括价格低廉和被批准适应证太少,但医药公司应担负责任,为医生提供这种不可替代的药物,即使没有商业利润。同时,大型心律失常诊治中心应储存这种药物。我国幅员辽阔,人口基数巨大,特别是南方地区 Brugada 综合征并不少见,奎尼丁的充分合理应用在我国意义重大,我国相关学术机构应和国家卫生管理部门合作,促进药物生产及审批流程,广大心血管内科医生也应该提高对奎尼丁这一老药的重新认识。

(于波　李阳)

参 考 文 献

[1] Márquez MF,Tonet J. Adverse effects of long-term therapeutic doses of quinidine in asymptomatic　Brugada patients:should low doses be used first? Europace,2014.[Epub ahead of print].

[2] Bouzeman A,Leenhardt A. Side effects could certainly be decreased with lower dose of quinidine in asymptomatic Brugada patients,but what about efficacy? Author reply. Europace,2014.[Epub ahead of print]

[3] Paraskevaidis S,Theofilogiannakos EK,Kamperidis V, et al. Quinidine:an "endangered species" drug appropriate for management of electrical storm in brugada syndrome. Indian Pacing Electrophysiol J,2013,13(5):178-180.

[4] Pellegrino PL,Di Biase M,Brunetti ND. Quinidine for the management of electrical storm in an old patient with Brugada syndrome and syncope. Acta Cardiol,2013,68(2):201-203.

[5] Viskin S,Wilde AA,Guevara-Valdivia ME,et al. Quinidine,a life-saving medication for Brugada syndrome,is inaccessible in many countries. J Am Coll Cardiol,2013,61(23):2383-2387.

[6] Minoura Y,Panama BK,Nesterenko VV, et al. Effect of Wenxin Keli and quinidine to suppress arrhythmogenesis in an experimental model of Brugada syndrome. Heart Rhythm,2013,10(7):1054-1062.

[7] Belhassen B. Is quinidine the ideal drug for brugada syndrome? Heart Rhythm,2012,9(12):2001-2002.

[8] Márquez MF,Bonny A,Hernández-Castillo E,et al. Long-term efficacy of low doses of quinidine on malignant arrhythmias in Brugada syndrome with an implantable cardioverter-defibrillator:a case series and literature review. Heart Rhythm. 2012,9(12):

1995-2000.

[9] Furniss G. Isoprenaline and quinidine to calm Brugada VF storm. BMJ Case Rep,2012,2012.

[10] Ashino S,Watanabe I,Kofune M,et al. Effects of quinidine on the action potential duration restitution property in the right ventricular outflow tract in patients with brugada syndrome. Circ J,2011,75(9):2008-2006.

[11] Zhou P,Yang X,Li C,et al. Quinidine depresses the transmural electrical heterogeneity of transient outward potassium current of the right ventricular outflow tract free wall. J Cardiovasc Dis Res,2010,1(1):12-18.

[12] Schweizer PA,Becker R,Katus HA,et al. Successful acute and long-term management of electrical storm in Brugada syndrome using orciprenaline and quinine/quinidine. Clin Res Cardiol,2010,99(7):467-470.

[13] Baruteau AE,Mabo P,Probst V. Quinidine therapy in children affected by Brugada syndrome:are we far from a safe alternative? Cardiol Young,2009,19(6):652-654.

[14] Kyriazis K,Bahlmann E,van der Schalk H,et al. Electrical storm in Brugada syndrome successfully treated with orciprenaline; effect of low-dose quinidine on the electrocardiogram. Europace,2009,11(5):665-666.

[15] Belhassen B,Glick A,Viskin S. Excellent long-term reproducibility of the electrophysiologic efficacy of quinidine in patients with idiopathic ventricular fibrillation and Brugada syndrome. Pacing Clin Electrophysiol,2009,32(3):294-301.

第十篇

心律失常的药物治疗

1. 抗心律失常的孤儿药物

"孤儿药"（orphan drug）在国际上的通用定义是指用于预防、诊断、治疗罕见疾病或罕见状态的药物、疫苗或试剂。世界卫生组织将罕见疾病（rare diseases）定义为患病人数占总人口0.65%~1%的疾病或病变，其中被美国国家健康研究所（NIH）认定的心血管系统罕见病就有130余种，包括长QT综合征、Brugada综合征、致心律失常性右室心肌病、儿茶酚胺敏感性多形性室性心动过速（catecholaminergic polymorphic ventricular tachycardia，CPVT）、Ebstein畸形、糖原累积症、Danon病、Fabry病、左心发育不全综合征（hypoplastic left heart syndrome）等等（https://rarediseases.info.nih.gov/gard/categories），绝大多数都是遗传性或有遗传倾向的疾病。由于"孤儿药"的商业利润极低，研发和生产成本根本无法通过销售得到回报，制药企业因无利可图而对这类药物缺乏兴趣，使得很多罕见病患者陷入无药可用的境地。这一现象在我国特别是在心血管领域表现得尤为突出。

除上述情况以外，更令人无法接受的是：一些在国外被广泛使用的并非针对罕见疾病，甚至用于治疗常见疾病的心血管系统药物，在我国却由于种种原因沦为"孤儿药"且没有合法渠道从国外携带入境使用，导致很多患者不能得到及时诊断和合理治疗。经典的"孤儿药"通常为独家生产并受专利保护，价格昂贵，而这些"有中国特色的孤儿药"在国外都是临床疗效肯定、适用人群广泛、价格非常低廉的基本用药。以下部分事实说明这种供需矛盾和中外差别已经成为一个关系到我国人群健康的亟待解决的重大问题。

氟卡尼（flecainide）是一种心脏钠通道阻滞剂，属于Ⅰc类抗心律失常药物。该药物从未被引进到中国或者在国内生产，主要是由于20世纪90年代初CAST试验（cardiac arrhythmia suppression trial）发现应用氟卡尼治疗心肌梗死后的无症状室性心律失常，不仅不能提高患者的生存率，反而增加死亡率或再发急性心肌梗死的几率。然而，对于无心肌缺血、心力衰竭或严重心肌肥厚等疾病的患者，氟卡尼迄今仍是在欧美国家广泛使用的广谱抗心律失常药物，被欧美指南推荐为不伴有器质性心脏病的心房颤动（房颤）的一线（first line）治疗药物，其转复阵发性心房颤动的效率远高于目前临床常用的胺碘酮。显然，我国庞大的阵发性心房颤动患者人群未能接受最佳药物治疗。氟卡尼也是用于Brugada综合征药物激发试验的经典药物，对该病的诊断和鉴别诊断具有重要价值，由于指南推荐的其他药物（阿义马林ajmaline、普鲁卡因胺procainamide、吡西卡尼pilsicainide）在中国也无供应，我国几乎所有疑似Brugada综合征的患者都无法通过标准的激发试验明确或排除诊断。此外，氟卡尼也可用于β受体阻滞剂治疗无效、反复发生晕厥或多形性室性心动过速的CPVT患者。这类患者即使在ICD的保护下仍有非常高的死亡率，氟卡尼可有效减少运动诱发的室性心律失常，并已被国际专家共识作为Ⅱa级推荐的CPVT治疗措施之一。

奎尼丁（quinidine）曾在我国被用于阵发性心房颤动/扑动的药物复律，药物来源包括国产普通剂型（上海信谊制药厂，"硫酸奎尼丁片"）和进口缓释剂型（法国赛诺菲药厂，"SERECOR"），该药约在20世纪90年代后期从中国市场消失。虽然奎尼丁可导致QT间期延长而使患者可能发生"奎尼丁晕厥"，现在也有其他替代药物用于转复异位房性心律，但奎尼丁的适应证近年来已有扩展。奎尼丁是目前唯一可有效预防和治疗 Brugada 综合征致死性心律失常电风暴的药物,也是唯一被证实能使短 QT 综合征患者 QT 间期正常化和心室颤动诱发率减低的药物,因而成为这些罕见病患者的"救命药"。如果按照文献报道的人群中 Brugada 综合征患病率为 1/5000、QTc<350 毫秒的发生率为 1/10 000 粗略估计,我国可能有 260 000 例 Brugada 综合征和 130 000 例短 QT 综合征患者不能得到有效的药物干预。2013 年由以色列 Sami Viskin 与荷兰 Arthur Wilde 两位教授发起,通过对 131 个国家的 273 位医生进行问卷调查发现,奎尼丁在包括中国在内的 99 个国家(76%)无供应、在 13 个国家(10%)获取困难,并收集到 22 个可能与奎尼丁短缺相关的严重心律失常事件,其中有 2 个致死性病例,该文最后将这种严峻的奎尼丁短缺形势称为"全球范围内的重大医疗风险(a serious medical hazard at the global level)"。不仅如此,当前市场上可供的只有氢化奎尼丁(hydroquinidine),其药效和安全性似乎都不及以往使用的硫酸奎尼丁(quinidine sulfate)或奎尼丁聚半乳糖醛(quinidine polygalacturonate)。与奎尼丁相似的情况还见于纳多洛尔(nadolol),其半衰期长达 17~24 小时、效力是普萘洛尔(propranolol)的 2~9 倍。β 受体阻滞剂是治疗各种长 QT 综合征的首选药物,并能在较小剂量下发挥强大抗交感神经作用,有效控制各种顽固性心律失常和心肌缺血、长 QT 综合征或 CPVT 相关的电风暴。我国未生产或进口纳多洛尔,其他曾经使用过的 β 受体阻滞剂美托洛尔(metoprolol)注射剂、阿替洛尔(atenolol)、拉贝洛尔(labetalol)等也已非常难获得,作为治疗心血管疾病的重要药物类别,国内可供选择的 β 受体阻滞剂非常少,难以满足患者个体化治疗的需求。

再如,孕产妇死亡率是评价一个国家或地区健康状况的重要指标,我国 2008 年孕产妇死亡率(31.6/10 万)仅相当于美国 1965 年的水平,2010 年降至 30.0/10 万,其中妊娠高血压是导致孕产妇死亡的第二位死因。我国妊娠高血压的发病率为孕妇的 5.6%~9.4%,适度、安全地控制血压是降低我国孕产妇死亡率的关键措施之一。遗憾的是,被欧美妇产科学会和高血压学会指南推荐、有效性与安全性最高的几种用于治疗妊娠高血压和子痫的药物甲基多巴(methyldopa)、拉贝洛尔(labetalol)和肼苯哒嗪(hydralazine)在我国都属于"孤儿药",几乎没有企业或商家生产和销售,我国绝大多数妊娠高血压患者都在使用国际指南推荐的二线或次选药物。

需特别指出的,前面提到的长 QT 综合征、短 QT 综合征、Brugada 综合征、CPVT 等都是猝死率极高的遗传性心律失常疾病,儿童和年轻患者占很大比例,即使在植入 ICD 后仍需终身服用抗心律失常药物并依赖这些药物维持生命;如果这些罕见疾病的先证者不能获得及时诊断和治疗,将直接影响到家族成员的健康和后代的延续。另一方面,类似氟卡尼、拉贝洛尔等在国外属于一线基本用药而在我国沦为"孤儿药"的事实,折射出我国居民基本健康保障体系还存在很多缺陷,与中国飞速发展的经济实力明显不符,加上我国实施计划生育政策的特殊性,"孤儿药"缺乏将带来比其他任何国家都要严重和复杂的医疗和社会问题。

我们希望全国心血管病医师通过各种渠道呼吁社会各界对我国心血管领域"孤儿药"匮乏形势予以重视,并以此抛砖引玉,促使医药管理部门制定相应法规,给予"孤儿药"的研发、生产、注册、销售和监管以倾斜政策,对在国内有生产能力的尽早复产、对短期内无法国产化的直接从国外引进,这既是患者生命健康的需要,也是我国社会文明程度提升的反映。

(白融　刘念　胡大一　马长生)

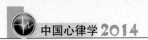

参 考 文 献

[1] 刘玉聪,董江萍.欧盟罕见病及孤儿药管理现状的研究.中国药学杂志,2012,47:395-398.

[2] European Heart Rhythm Association,European Association for Cardio-Thoracic Surgery. Guidelines for the management of atrial fibrillation:the Task Force for the Management of Atrial Fibrillation of the European Society of Cardiology. Europace,2010,12:1360-1420.

[3] Fuster V,Rydén LE,Cannom DS,et al. 2011 ACCF/AHA/HRS focused updates incorporated into the ACC/AHA/ESC 2006 Guidelines for the management of patients with atrial fibrillation:a report of the American College of Cardiology Foundation/American Heart Association Task Force on Practice Guidelines developed in partnership with the European Society of Cardiology and in collaboration with the European Heart Rhythm Association and the Heart Rhythm Society. J Am Coll Cardiol,2011,57:101-198.

[4] Priori SG,Wilde AA,Horie M,et al. HRS/EHRA/APHRS expert consensus statement on the diagnosis and management of patients with inherited primary arrhythmia syndromes. Heart Rhythm,2013,10:1932-1963.

[5] Postema PG. About Brugada syndrome and its prevalence. Europace,2012,14:925-928.

[6] Patel C,Yan GX,Antzelevitch C. Short QT syndrome:from bench to bedside. Circ Arrhythm Electrophysiol,2010,3:401-408.

[7] Viskin S,Wilde AAM,Guevara-Valdivia ME,et al. Quinidine,a life-saving medication for Brugada syndrome,is inaccessible in many countries. J Am Coll Cardiol,2013,61:2383-2387.

[8] Inama G,Durin O,Pedrinazzi C,et al. 'Orphan drugs' in cardiology:nadolol and quinidine. J Cardiovasc Med,2010,11:143-144.

[9] 中华人民共和国卫生部.中国妇幼卫生事业发展报告(2011). http://www.gov.cn/gzdt/2011-09/21/content_1952953.htm

[10] 中国医师协会高血压专业委员会.妊娠期高血压疾病血压管理中国专家共识.中华高血压杂志,2012,20:1023-1027.

[11] European Society of Gynecology (ESG);Association for European Paediatric Cardiology (AEPC);German Society for Gender Medicine (DGesGM). ESC Guidelines on the management of cardiovascular diseases during pregnancy:the Task Force on the Management of Cardiovascular Diseases during Pregnancy of the European Society of Cardiology. Eur Heart J,2011,32:3147-3197.

[12] American College of Obstetricians and Gynecologists;Task Force on Hypertension in Pregnancy. Hypertension in pregnancy. Report of the American College of Obstetricians and Gynecologists' Task Force on Hypertension in Pregnancy. Obstet Gynecol,2013,122:1122-1131.

2. 新型抗心律失常药物

　　心律失常药物治疗是研究滞后的领域。过去所熟知的一些药物,有的已经退出临床应用,目前虽几经努力研发了一些新的抗心律失常药物,但可供临床应用的寥寥无几。本文选择其中已较成熟的或有发展前途的新型抗心律失常药物略作介绍,以期正确对待心律失常治疗。

一 抗心律失常药物治疗现状

　　尽管射频消融技术和各种起搏技术在心律失常治疗上有很大发展,但药物治疗仍是抗心律失常必要的组成部分。药物治疗的不足在于抗房颤、抗室速和预防猝死的有效性和安全性不尽人意。近20~30年来在我国还保留在临床应用的抗心律失常药物(AADs)仅剩胺碘酮、利多卡因、美西律、β受体阻滞剂、腺苷(包括三磷酸腺苷)和地高辛,而普罗帕酮、索他洛尔、维拉帕米和依布利特等仅在特定条件下使用。国外常用的一些AADs如氟卡尼、多菲利特等在国内尚无供应。所有这些药物,除β受体阻滞剂外,都为离子通道阻滞剂,其共同特性为抗心律失常和促心律失常作用并存,并多带有负性肌力作用,且对心力衰竭、缺血和肥大心肌的耐受性较差,更容易诱发心律失常。此外现有的AADs既作用于心房,也作用于心室,因此抗房颤的药物有引发室性心律失常的风险。可见传统的AADs有很多不足,影响了心律失常的治疗。

二　新型抗心律失常药物特征

探索和开发新的 AADs 从未停止过。经典的Ⅰ类 AADs 快钠通道阻滞剂自 CAST（氟卡尼、恩卡尼与安慰剂对比）和 CASTⅡ（莫雷西嗪与安慰剂对比）试验后再无新的钠通道阻滞剂问世。但在开发新的Ⅲ类 AADs 上有不少进展，如阿莫兰特（almokalant）、尼非卡兰（nifekalant）和 E4031 等均为快速延迟整流性钾电流（I_{Kr}）阻滞剂，还有替地沙米（tedisamil）和阿奇利特（azimilide）虽具多种钾通道阻滞作用，但仍以 I_{Kr} 阻滞作用为主。临床应用报告显示这些药物并不优于索他洛尔、伊布利特和多非利特，并保留了传统Ⅲ类 AADs 的缺陷，可诱发尖端扭转型室速（TdP），因此这些药物难以获得 FDA 批准。

可见要开发的新 AADs 必须克服传统或经典 AADs 的不足，首先要使抗心律失常与促心律失常作用分离。即使不能分离，至少也要减少抗房颤药物诱发室性心律失常的风险，成为选择性抗房性心律失常药物，如选择性阻滞心房特有的超速延迟整流性钾流（I_{Kur}）或选择性阻滞心房钠通道。其次要开发可用于结构性心脏病和心衰患者的负性肌力作用小的 AADs。能达到以上要求的 AADs 才能成为新型抗心律失常药物。

符合上述特征的新型 AADs 已应用于临床，初见成效的药物有：①多通道阻滞剂，如胺碘酮的同类药决奈达隆（dronedarone）已被 FDA 批准用于房颤治疗；②心房选择性多通道阻滞剂，如维纳卡兰（vernakalant）被 FDA 批准用于房颤治疗。其他对心房钠通道敏感的药物如胺碘酮、决奈达隆、维纳卡兰和雷诺嗪（ranolazine）也为心房选择性钠通道阻滞剂，有较好的抗房颤效果，且促室性心律失常作用小；③晚钠电流（I_{NaL}）抑制剂如雷诺嗪被 FDA 批准用于心绞痛治疗，同时具有抗房颤和抗室速作用；④选择性起搏电流（I_f）抑制剂如伊伐布雷定（ivabradine）可用于减慢窦性心率。

还有一些尚在探索中的新型 AADs，如乙酰胆碱受体敏感钾电流（I_{KACh}）阻滞剂 Tertiapin-Q 可阻止迷走神经介导的阵发性房颤；静注钾通道开放剂腺苷终止阵发性室上性心动过速（PS 室速）应用已久，现口服药物 tecadenson 发挥与腺苷相似的作用；ATP 敏感钾电流（I_{KATP}）开放剂如尼可地尔（nicorandil）原用于心绞痛治疗，现发现可逆转药物引起的 QT 间期延长终止 TdP 发作。其他如 I_{Kur} 阻滞剂 AVE1231（AVE 0118 衍生物）、心房钠通道阻滞剂 AZD1305（AZD7009 衍生物）治疗阵发性和持续性房颤也在研究中。

三　新型抗心律失常药物的应用

（一）决奈达隆

决奈达隆（dronedarone）与胺碘酮（amiodarone）相似，同为苯呋喃衍生物，但分子结构中不含碘，也就没有与碘相关器官毒性，分子中含甲硫基团，因而降低了脂溶性，减小了分布容积。因此使用时无需负荷量，体内蓄积少，消除半衰期短。

决奈达隆保留了胺碘酮多通道阻滞的电生理特性，阻滞快、慢延迟整流性钾电流（I_{Kr} 和 I_{Ks}），也阻滞 L 型钙电流（I_{CaL}）、内向钠电流（I_{Na}）和内向整流性钾电流（I_{K1}），同样能抑制 I_{KACh} 和 I_f，还能非竞争性拮抗 α、β- 受体。因此决奈达隆能减慢窦性心律，减慢房室结传导，延长房室结不应期，延长 QT 间期。

与胺碘酮相似，决奈达隆的药代动力学复杂，口服虽能很好地吸收，但首过肝脏经 CYP3A4 代谢率很高，因此纯生物利用度仅 15% 左右，常用剂量为 400mg 一日 2 次口服，保持稳态血浓度 60~150ng/ml，稳态消除半衰期为 13~24 小时。决奈达隆不抑制 CYP2C9 或 CYP2C19，因此与华法林之间无相互作用。

决奈达隆经多项临床试验,在房颤维持窦性心律的治疗中已获大量循证依据。在欧洲的房颤治疗指南(2010年)中推荐将决奈达隆用于心脏无结构异常、高血压、左室肥大、冠心病和稳定性心衰(NYHA心功能Ⅰ/Ⅱ级)的房颤已复律患者维持窦性心律的一线治疗,只有其无效才推荐胺碘酮治疗。而美国的房颤治疗指南(2011年)仅在孤立性房颤或轻度心脏结构异常和冠心病的房颤患者推荐决奈达隆为一线治疗。因为不稳定心衰甚至心功能Ⅱ级者应用决奈达隆后死亡率增加,两个指南都不建议决奈达隆用于重症心衰(NYHA心功能Ⅲ/Ⅳ级)患者。特别是近期发布的PALLAS试验结果,这一提前终止的随机对照临床试验提示,年龄大于65岁的持续性房颤患者应用决奈达隆治疗与安慰剂相比,卒中、心梗、全身系统栓塞或心血管死亡联合终点增加了2.3倍,心血管原因住院治疗或死亡增加1.9倍。因此决奈达隆是房颤节律控制的有效抗心律失常药物,其疗效略弱于胺碘酮,安全性需进一步确定,不能用于严重心功能不全患者,也不用于永久性房颤患者作为减慢心率用药,使用时需监测肝功能。

(二)雷诺嗪

雷诺嗪(ranolazine)被FDA批准用于心绞痛治疗。其作用机制为抑制心肌细胞快钠电流和晚钠电流,由此降低细胞内Na^+浓度,减少反向Na^+/Ca^{2+}交换,降低细胞内Ca^{2+}浓度,由此降低肌张力,减少心肌耗氧,缓解心绞痛,同时减少了Ca^{2+}介导的早期后除极(EAD)和晚期后除极(DAD),发挥抗心律失常作用。

雷诺嗪的电生理作用还不是很清楚,它抑制心肌细胞(房、室)晚钠电流的IC_{50}在5~6μmol/L,而抑制心室肌细胞快钠电流的IC_{50}在294μmol/L,几乎高出抑制晚钠电流的30~38倍,因此可以看作是选择性I_{NaL}抑制剂。但对快钠电流,心房肌和心室肌反应不一致,对心室肌I_{Na},雷诺嗪仅能轻微抑制,而对心房肌I_{Na}的抑制作用强。因此它又是心房选择性钠通道阻滞剂。雷诺嗪抑制I_{Kr}的IC_{50}为11.5μmol/L,因此它能延长心房肌和心室肌的动作电位时程(APD),在临床试验中可见到QTc轻度延长。它对I_{CaL}和反向Na^+/Ca^{2+}交换电流的IC_{50}分别为296μmol/L和91μmol/L,可见抑制强度不高。对I_{Ks}的IC_{50}在30μmol/L,对I_{K1}、I_{to}基本没有作用。

雷诺嗪FDA推荐剂量为500~1000mg每日两次,所产生的血浓度分别为1.126ng/ml(2.6μmol/L)、2.477ng/ml(5.8μmol/L),能有效地降低增大的I_{NaL}和轻度延长QT间期。由于在心肌梗死和心衰心肌中I_{NaL}加大,显示出雷诺嗪有抗室性心律失常作用。在房颤中由于雷诺嗪能抑制I_{Na}、I_{NaL}和I_{Kr},因此具抗房颤作用。采用顿服2000mg雷诺嗪,房颤有效转复率可达77%。雷诺嗪可用于结构性心脏病,安全性优于I_C类AADs。

由于雷诺嗪的电生理特征,它能消除由索他洛尔和多非利特诱发的EAD,在临床应用中未见促心律失常发生。因此雷诺嗪有抗尖端扭转效应,但未见临床治疗TdP的报告。

(三)选择性心房离子通道阻滞剂

应用选择性心房离子通道阻滞药物治疗房颤,能降低促室性心律失常的危险。这类通道包括I_{Kur}和I_{KACh},它们分布于心房肌,而心室肌缺失此类通道。但目前尚无高度选择性的I_{Kur}阻滞剂。由于I_{Kur}密度随心房率增加而进行性下调,因此单纯阻滞I_{Kur}是否有效地纠治房颤,尚属疑问。现在应用的维纳卡兰,还有正在试用的AZD7009,它们均是选择性心房多通道阻滞剂,可同时抑制心房I_{Na}和I_{Kr},因此实际上起了心房混合性离子通道的阻滞作用,才能有效地纠治房颤。

I_{KACh}也是心房特有的离子通道电流。对于迷走活性参与的阵发性房颤,阻滞迷走活性有助于维持窦性心律。应用Tertiapin-Q阻滞I_{KACh}能抑制此类模型的房颤发作。

有些 AADs 对心房钠通道（Nav 1.5）的反应有别于心室，如胺碘酮的慢性作用、决奈达隆、维纳卡兰、雷诺嗪和 AZD7009 等。它们抑制心房的 I_{Na} 远比心室敏感，也就是优先抑制心房 I_{Na}，故可看作选择性心房钠通道阻滞剂，提示心房肌细胞电生理特性有别于心室肌细胞。

阻滞心房 I_{Na} 敏感的药物，对 I_{Kr} 也有阻滞作用，所以它们具较强的抗房颤作用。至于心房心室快钠通道对药物反应不同的原因，需对离子通道动力学和分子结构进一步研究，才能更好地理解心房选择性机制。

维纳卡兰（vernakalant）是选择性心房多通道阻滞剂，FDA 推荐静脉注射用于房颤复律，它的主要靶点是 I_{Kur}，也能阻滞 I_{to} 和 I_{Na}，对 I_{Kr} 和 I_{Ks} 也有轻微阻滞作用。I_{Kur} 为心房肌复极电流，在心房肌分布密度较高。心房 I_{Na} 对维纳卡兰的敏感性也比心室 I_{Na} 高，因此维拉卡兰对心房有选择性作用。小于 7 天的房颤，静注维纳卡兰的复律成功率 61%（安慰剂为 5%，$P<0.05$）。

维纳卡兰经肝脏 CYP2D6 代谢，未发现 CYP2D6 强代谢与弱代谢之间血浓度的差别，其机制并不清楚。如应用 CYP2D6 抑制剂，也未发现降低维纳卡兰的清除。肾功能、年龄、性别、种族、血压和心功能状态似乎对维纳卡兰的药代动力学都无影响。静脉注射的清除半衰期 2~5 小时。

维纳卡兰用于房颤复律推荐首剂 3mg/（kg·10min）；如 15 分钟不转复，给第二剂 2mg/（kg·10min）。转复房颤中位数时间 8 分钟。维纳卡兰对心房扑动转复无效。并禁用于以下情况：低血压（<100mmHg）；新发急性冠脉综合征小于 30 天；NYHA 心功能Ⅲ和Ⅳ级；重度主动脉瓣狭窄；QT 间期延长（未校正 QT>440 毫秒）。因此 ESC 房颤指南（2012）推荐此药用于无或轻度结构性心脏病（Ⅰ，A），对于中度结构性心脏病和 NYHA 心功能Ⅰ~Ⅱ级患者需谨慎应用（Ⅱ$_b$，B）。至于口服维纳卡兰（300~600mg 每日两次）能否用于远期维持窦性心律的治疗，有待临床试验结果。按作用机制其对室性心律失常不应该有效。维纳卡兰虽会导致 QT 间期延长，QRS 波时限增宽，但无促室性心律失常报告。

（四）腺苷 A$_1$ 受体激动剂

腺苷用于终止阵发性室上性心动过速（PSVT）应用已久。腺苷激活 A$_1$ 受体，产生暂时性房室结传导阻滞，可终止 90% 以上的 PSVT 发作。但腺苷缩短心房肌有效不应期，房颤诱发率可达 15%，另外腺苷也能激活 A$_{2A}$、A$_{2B}$、A$_3$ 受体，产生瞬间低血压和负性肌力等不良反应，因此需寻求选择性 A$_1$ 受体激动剂。

目前研究中的选择性 A$_1$ 受体激动剂有替卡地松（tecadeson）、selodenson 和 PJ-875，其中替卡地松已完成三期临床试验，它是有效的选择性 A$_1$ 受体激动剂，剂量递增显示用药 1 分钟后 AH 延长，可维持 20 分钟，对 HV 间期无影响。TEMPEST 试验（3 期临床试验）显示 PSVT 转复率为 73.5%（安慰剂为 6.7%），未见低血压和负性肌力不良反应。

（五）伊伐布雷定

伊伐布雷定（ivabradine）为 I_f 抑制剂，可抑制窦房结自发起搏活性，对心肌收缩力或血流动力学无影响。现欧洲批准伊伐布雷定用于减慢窦性心律，缓解心绞痛，也用于不恰当的窦性心动过速。它可与 β 受体阻滞剂合用，或 β 受体阻滞剂禁用时成为替代。BEAUTIFUL 试验表明：它对急性心肌梗死或心衰的一级终点（心血管死亡）和住院无影响，但能减少致死和非致死性心肌梗死，证明在心衰中与 β 受体阻滞剂联用的安全性。根据 SHIFT 试验和新近的 ESC 心力衰竭指南（2012）推荐，慢性心衰，窦性心律患者，心率≥70 次 / 分者，在优化药物治疗基础上，症状尚不缓解，可加用伊伐布雷定（Ⅱa，B）。

起搏电流是由超极化激活环核苷酸门控通道（HCN 通道）产生的非选择性阳离子内向电

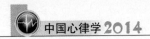

流。在窦房结和房室交界区产生的超极化激活电流称 I_f,在神经元细胞产生的超极化激活电流称 I_h。使用伊伐雷定会出现光幻视现象,是由于伊伐布雷定影响了视网膜细胞的 I_h,但无需停药。

(六) 尼可地尔

尼可地尔(nicorandil 或 NS1643)被 FDA 批准用于心绞痛治疗。它是烟酰胺的硝酸盐衍生物,产生一氧化氮,激活鸟苷酸环化酶,生成 cGMP,扩张心脏表面的大冠状动脉,也是 ATP 敏感钾通道开放剂,促进平滑肌细胞钾外流,促使膜超极化,抑制 Ca^{2+} 内流,扩张阻力性血管,增加心肌血流缓解心绞痛。

尼可地尔能促进心肌细胞 ATP 敏感钾通道开放,缩短 APD,因此它能逆转药物引起的 QT 间期延长,用于 LQTS 相关的心律失常,现仅有个别病例报告,是否能成为新型 AADs 有待更多病例积累。

四 小结

1. 经典抗心律失常药物的最大不足是抗心律失常与促心律失常作用并存。另外结构性心脏病和心功能不全者耐受性差。新型抗心律失常药物要求抗心律失常与促心律失常作用分离,能安全地用于心脏结构异常和心衰患者。

2. 已用于临床的新型 AADs 有决奈达隆、维纳卡兰、雷诺嗪等。但决奈达隆还不能用于重症心衰,维纳卡兰只推荐静脉用药,雷诺嗪还应完成抗心律失常治疗的临床试验。

3. 现开发的新型 AADs 多为选择性心房多通道阻滞剂,还缺少抗室速,预防猝死的新型 AADs。

4. 目前重点还是用好现有的 AADs,主要用在终止心律失常急性发作,减少近期内复发,远期药物防治应权衡患者得失,谨慎应用 AADs。

(蒋彬　宋建平　蒋文平)

参 考 文 献

[1] Camm AJ, Kirchhof P, Lip GY. Guidelines for the management of atrial fibrillation. Eur Heart J, 2010, 31: 2369-2429.

[2] Wann LS, Curtis AB, January CT. Guidelines focused update: Atrial fibrillation. Circulation, 2011, 123: 104-123.

[3] Kober L, Trop-Pedersen C, McMurray JJ. Increased mortality after dronedarone therapy for severe heart failure. N Engl J Med, 2008, 358: 2678-2687.

[4] Connolly SJ, Camm AJ, Halperin JL. Dronedarone in high-risk permanent atrial fibrillation. N Engl J Med, 2011, 365: 2268-2276.

[5] Antzelevitch C, Burashnikov A, Sicouri S. Electrophysiologic basis for the antiarrhythmic of ranolazine. Heart Rhythm, 2011, 8: 1281-1290.

[6] Burashnikov A, Antzelevitch C. New developments in atrial antiarrhymic drug therapy. Nat Rev Cardiol, 2010, 7: 139-148.

[7] Cheng JWM, Rybak I. Pharmacotherapy options in atrial Fibrillation: Focus on Vernakalant. Clin Med: Therapeutics, 2009, 1: 215-230.

[8] Camm AJ, Lip GY, De Caterina R. 2012 focused update of ESC guidelines for the management of atrial fibrillation. Europace, 2012, 14: 1385-1413.

[9] Swedberg K, Komajda M, Bohm M. Ivabradine and outcomes in chronic heart failure (SHIFT): A randomised placebo-controlled study. Lancet, 2010, 376: 875-885.

[10] McMurray JJ, Adamopoulos S, Anker SD. ESC guidelines for the diagnosis and treatment of acute and chronic heart failure 2012: The task force for the diagnosis and treatment of acute and chronic heart failure 2012 of the european society of cardiology. Developed in collaboration with the heart failure association (HFA) of the ESC. European J Heart Failure, 2012, 14: 803-869.

3. 钙激活剂:西洛他唑

西洛他唑(cilostazol,CLZ)是一种具有血管扩张作用的抗血小板聚集药物,其主要药理机制是选择性抑制磷酸二酯酶Ⅲ(PDEⅢ)的活性。PDEⅢ是磷酸二酯酶超家族中的一员,在人体内主要分布在血小板、血管平滑肌、心脏、肝脏、气道平滑肌、T淋巴细胞、脂肪组织中,其主要作用是降解细胞内的第二信使环磷酸腺苷(cAMP)。作为PDEⅢ的选择性抑制剂,西洛他唑主要通过抑制PDEⅢ的活性,阻碍第二信使环磷酸腺苷(cAMP)的降解,使细胞内的cAMP含量增高,进而通过蛋白激酶A(PKA)发挥其抗血小板聚集和舒张血管平滑肌的药理效应(图10-3-1)。临床上主要用于:①慢性周围动脉闭塞症,改善间歇性跛行;②预防支架内再狭窄;③缺血性脑卒中的二级预防。近年来,西洛他唑在早复极综合征、Brugada综合征等恶性心律失常疾病中的应用,备受心脏电生理学界的瞩目,本文结合相关基础、临床研究结果,针对其抗心律失常效应进行阐述。

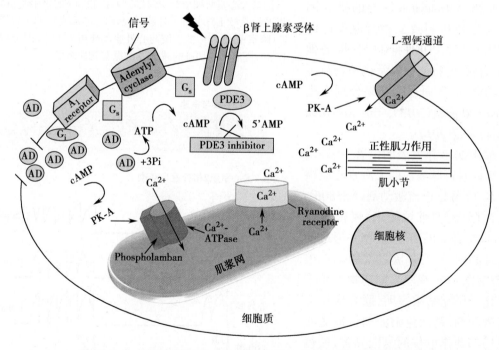

图10-3-1 PDEⅢ抑制剂——西洛他唑的作用机制(以心肌细胞为例)
PDEⅢ抑制剂通过抑制cAMP的降解,使细胞内cAMP含量增加,进而发挥其药理效应

一 抗心律失常机制

现有的研究已证实,早复极综合征、Brugada综合征的特征性ECG表现(J点抬高或显著J波),其形成机制实为动作电位复极1相切迹,即心外膜与心内膜跨室壁电压梯度所决定的(图10-3-1),其离子流基础为外向I_{to}电流与内向钙电流、钠电流失衡所致。因此,凡是可增强I_{to}电

流(低温、心率减慢),或减弱2相钙离子、钠离子内流的因素,均可使J点或J波变得更为明显,进而诱发2相折返导致多形性室速、室颤等恶性心律失常的发生(图10-3-2)。因此,目前针对上述疾病的药物治疗主要以I_{to}电流阻滞剂(如奎尼丁)、钙离子内流增强剂(异丙肾上腺素)为主(图10-3-3)。

从前述的药理机制中我们可以看出,西洛他唑同其他的PDEⅢ抑制剂(如米力农)类似,通过抑制cAMP的降解,导致细胞内cAMP含量增加,进而激活PKA,使得L型钙通道内流增加,针对心脏发挥其正性变时、变力作用。因此,西洛他唑理论上存在针对Brugada综合征、J波综合征的抗心律失常效应。

近期,Antzelevitch领导的研究团队(J波形成机制及二相折返理论的提出者)针对PDEⅢ抑制剂(西洛他唑、米力农)的抗心律失常机制进行了系统的研究,其研究结果分别发表在 *Heart Rhythm*(2013)、*Circ Arrhythm Electrophysiol*(2014)。

在其2013年发表的论著中,该研究小组针对冠脉灌注的犬右室心肌楔形标本,应用I_{to}电流激动剂(NS5806)、钙内流阻滞剂(维拉帕米)模拟重建Brugada综合征的药理模型,并通过同时记录心内膜、心外膜局部的动作电位、跨室壁ECG观察不同药物干预下的变化。研究结果表明,联合应用I_{to}电流激动剂、钙内流阻滞剂可造成心外膜局部动作电位的复极异常,使得跨室壁(不同心外膜位点之间、心外膜与心内膜之间)复极离散度增加,进而导致二相折返引发恶性室性心律失常;而应用NS5806、维拉帕米的同时,予以西洛他唑/米力农可抑制前者造成的心肌复极异常,从而发挥其抗心律失常效应(图10-3-4)。

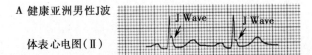
A 健康亚洲男性J波
体表心电图(Ⅱ)

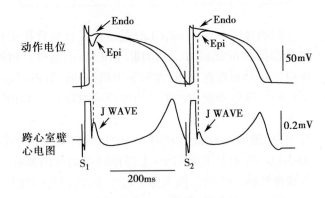
B 犬心室动作电位与心电图

图 10-3-2　J 波的形成机制

A.一位亚裔年轻男性的Ⅱ导联ECG,可见明显的J波;B.同时记录犬心室肌楔形组织块模型心内膜、心外膜的动作电位,以及跨室壁ECG:(1)心外膜可见由I_{to}电流介导的1相切迹;(2)跨室壁ECG中的J波与心外膜动作电位的1相切迹相对应;(3)随着1相切迹的减小,J波振幅相应减低

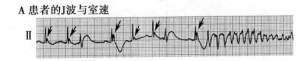
A 患者的J波与室速

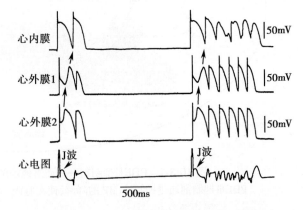
B 犬心室肌2相折返与室速

图 10-3-3　J 波相关的心律失常发生机制

A.具有明显J波患者发生的多形性室速;B.同时记录两个不同位置的心外膜电位Epi1、Epi2和心内膜电位、跨室壁ECG应用ATP敏感的K通道开放剂pinacidil后,Epi1的动作电位复极穹隆消失,而Epi2的仍存在,由此所致跨室壁电位差的增加,进而诱发2相折返导致多形性室速的发生

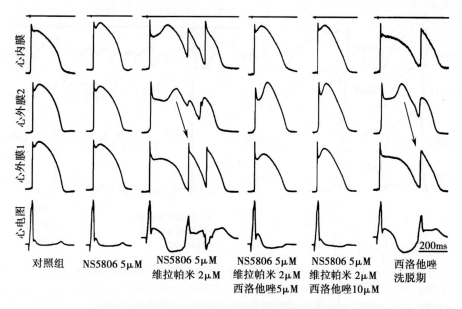

图 10-3-4　西洛他唑逆传复极异常的抗心律失常效应

A. 对照组：未应用药物干预的心内膜、心外膜 2、心外膜 1 动作电位，及跨室壁 ECG；B. NS5806 组：应用 I_{to} 电流激动剂 NS5806 后，心外膜复极 1 相切迹加深，对应的 ECG J 波振幅增高；C. NS5806+Verapamil 组：联合应用 I_{to} 电流激动剂 + 钙内流阻滞剂后，心外膜复极 1 相切迹显著加深，对应的 ECG J 波振幅增高明显、伴 ST 段抬高，进而诱发二相折返，引发室性心律失常；D、E. NS5806+Verapamil+Cilostazol 组：加用西洛他唑后，可逆转心肌复极异常，消除二相折返引发的室性心律失常；且增加西洛他唑剂量后，可进一步减轻 1 相复极切迹，并使得对应 ECG 的 J 波振幅明显减低；F. Cilostazol 洗脱组：西洛他唑洗脱之后，心室复极异常再次出现，进而诱发二相折返导致恶性室性心律失常

随后，在其 2014 年发表的论著中，该研究小组在探讨低温所致恶性心律失常机制的同时，再次证明了 PDEⅢ抑制剂可通过逆传心肌复极异常，发挥其抗心律失常效应（图 10-3-5）。

上述基础研究结果表明，PDEⅢ抑制剂主要通过逆传心肌细胞复极异常，发挥抗心律失常效应，其可能机制如下：①钙内流的增加；②正性变时作用，间接抑制慢频率依赖的 I_{to} 电流；③高浓度情况下，直接抑制 I_{to} 电流。

二　临床应用

目前西洛他唑抗心律失常临床应用相关文献，均为病例报告，尚缺乏大样本的临床研究。现有的个案报道中，针对 Brugada 综合征治疗的有 2 例，其中 Tsuchiya 等报道的 1 例，应用西洛他唑 200mg 每日一次后室颤未再发作，停药或减量后室颤再次复发，后再次予以西洛他唑 200mg 每日一次，出院后随访 13 个月未再出现室颤、ICD 电击事件（图 10-3-6）；而由 Atilio Abud 等报道的另 1 例，在应用西洛他唑 200mg 每日一次治疗期间仍有室颤事件，经 ICD 转复为窦律。此外 Iguchi 等报道 1 例 ERS 患者，植入 ICD 后反复因室颤电击，后应用西洛他唑 200mg 每日一次治疗，用药后至随访期 12 个月内未再次出现室颤、ICD 电击事件。

近期，Shinohara 等发表于 *Heart Rhythm* 的研究是目前样本量最大的 1 组病例报告，该研究共纳入 7 例 J 波综合征患者，均为植入 ICD 后反复因室颤发作行电击治疗者，其中 Brugada 综合征 5 例、ERS 2 例。入选患者均应用西洛他唑 + 苄普地尔（后者主要减轻西洛他唑引起的窦

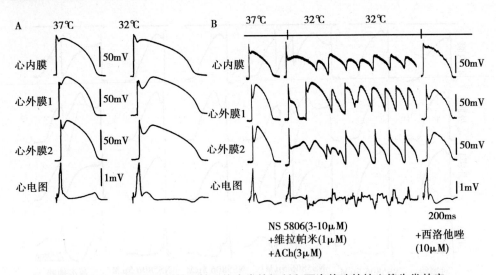

图 10-3-5　低温所致恶性室性心律失常的机制和西洛他唑的抗心律失常效应

A. 对照组：分别记录 37℃、32℃时，冠脉灌注的心肌楔形标本心内膜、心外膜 1、2 两个位点的动作电位，以及跨室壁 ECG，可以看出随着温度的降低，心外膜动作电位复极 1 相切迹加深、ECG 的 J 波振幅增高，但未诱发室性心律失常；B. 药物组（联合应用 NS5806+Verapamil+ACh 模拟重建 ERS 药理模型）：同对照组相比，药物组 37℃时，心外膜动作电位 1 相即可见明显切迹、对应的 ECG 可见明显 J 波，即模拟重建 ERS 药理模型；随着温度的降低（32℃），心外膜复极异常加剧，进而引发二相折返导致恶性室性心律失常。最右侧的图为：联合应用 NS5806+Verapamil+ACh 的同时加用西洛他唑，可逆转心肌的复极异常，即使在温度降低的情况下，J 波的幅度亦较前减少，也未再出恶性室性心律失常

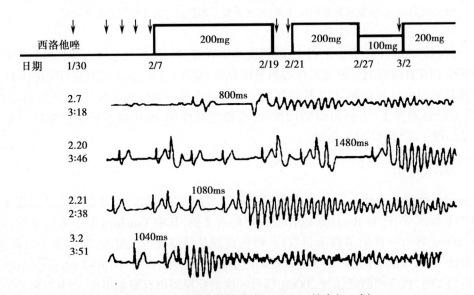

图 10-3-6　应用西洛他唑治疗 Brugada 综合征 1 例

1/30—2/7 日期间：室颤发作 5 次（箭头为室颤发作的次数）；2/7—2/19 日期间：应用西洛他唑 200mg qd，无室颤发作；2/19—2/21 日期间：停用西洛他唑，室颤发作 2 次；2/21—2/27 日期间：再次应用西洛他唑 200mg qd，无室颤发作；2/27—3/2 日期间：将西洛他唑减量至 100mg qd，室颤发作 1 次；3/2—其后 13 个月：将西洛他唑恢复至 200mg qd，无室颤发作；下面 ECG 为每次发作前窦律、及室颤发作情况

性心率增快所致心悸症状）治疗方案，其中 6 例未再出现室颤、ICD 电击治疗，证实了西洛他唑治疗 J 波综合征的有效性。

三 结语

尽管目前在 Brugada 综合征的官方网站中，异丙肾上腺素、奎尼丁为 I 类推荐药物，而西洛他唑仅作为 IIb 类推荐，但近期越来越多的基础、临床研究结果表明，西洛他唑可通过增加钙内流、直接 / 间接阻断 I_{to} 电流，逆转心室肌复极异常，抑制因 2 相折返所致的恶性室性心律失常，且相关临床研究表明，就部分 J 波综合征患者来说，西洛他唑治疗方案安全、有效，尤其是对于奎尼丁不能耐受的患者，可作为首选的替代方案。

（郭继鸿　段江波）

参 考 文 献

[1] Szél T,Koncz I,Antzelevitch C. Cellular mechanisms underlying the effects of milrinone and cilostazol to suppress arrhythmogenesis associated with Brugada syndrome. Heart Rhythm,2013,10(11):1720-1727.

[2] Gurabi Z,Koncz I,Patocskai B,et al. Cellular mechanism underlying hypothermia-induced ventricular tachycardia/ventricular fibrillation in the setting of early repolarization and the protective effect of quinidine,cilostazol,and milrinone. Circ Arrhythm Electrophysiol,2014,7(1):134-142.

[3] Tsuchiya T,Ashikaga K,Honda T,et al. Prevention of ventricular fibrillation by cilostazol,an oral phosphodiesterase inhibitor,in a patient with Brugada syndrome. J Cardiovasc Electrophysiol,2002,13(7):698-701.

[4] Abud A,Bagattin D,Goyeneche R,et al. Failure of cilostazol in the prevention of ventricular fibrillation in a patient with Brugada syndrome. J Cardiovasc Electrophysiol,2006,17(2):210-212.

[5] Iguchi K,Noda T,Kamakura S,Shimizu W.Beneficial effects of cilostazol in a patient with recurrent ventricular fibrillation associated with early repolarization syndrome. Heart Rhythm,2013,10(4):604-606.

[6] Shinohara T,Ebata Y,Ayabe R,et al. Combination therapy of cilostazol and bepridil suppresses recurrent ventricular fibrillation related to J-wave syndromes. Heart Rhythm,2014 May 6[Epub ahead of print].

4. β 受体阻滞剂:纳多洛尔

纳多洛尔（nadolol）商品名为 Corgard，是一种长效非选择性 β 受体阻滞剂。美国 FDA 批准其作为治疗高血压和心绞痛的药物。近年来其抗心律失常作用得到大家的重视，尤其是在遗传性心律失常的治疗方法取得了良好的治疗效果。 而它的长效性，使患者服药的顺应性更佳，因此纳多洛尔再次得到了大家的关注。

一 纳多洛尔的化学结构和药代动力学

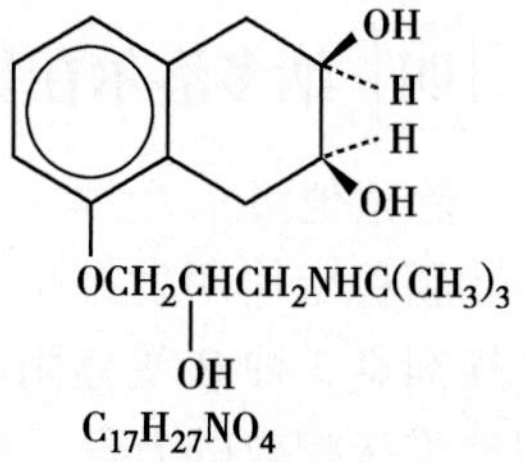

纳多洛尔是一种合成的非选择性 β 受体阻滞剂。化学结构为苯甲丁氮酮，分子式如图 10-4-1，分子量为 309.41。原药为白色结晶粉末状，极易溶于乙醇、易溶于盐酸、微溶于水和氯仿，极微溶于氢氧化钠。口服片剂中含有 20mg、40mg、80mg 的纳多洛尔。

纳多洛尔口服吸收率为 30% 左右，但个体差异性大。生物利用度为 30%。血药峰浓度出现在服药后的 3~4 小时。多数食

$$OCH_2CHCH_2NHC(CH_3)_3$$
$$OH$$
$$C_{17}H_{27}NO_4$$

图 10-4-1　纳多洛尔的分子式

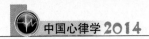
物不影响纳多洛尔吸收速率和程度。但最近的研究显示健康人每日饮用750ml的绿茶通过抑制OATP1A2介导的纳多洛尔的吸收,使纳多洛尔的血药浓度降低85%。

血浆中的纳多洛尔约30%可逆性的与血浆蛋白相结合。肾功能正常的情况下,口服药物6~9天到达稳态的治疗剂量。

纳多洛尔不通过肝脏代谢,>70%以原型由肾脏排泄。20%经胆道从粪便中排出。药物的半衰期为20~24小时。肾功能减退,纳多洛尔的半衰期增加。表10-4-1是Drugs.com提供的纳多洛尔的肾脏肌酐清除率与纳多洛尔给药时间的建议。

表10-4-1　肌酐清除率与建议的给药时间

肌酐清除率 ml/(min·1.73m²)	间隔给药时间(h)	肌酐清除率 ml/(min·1.73m²)	间隔给药时间(h)
>50	24	10~30	24~48
31~50	24~36	<10	40~60

二　纳多洛尔的药理作用

纳多洛尔竞争性地结合于β受体的位点,发挥其拮抗β₁和β₂受体的功能。β₁受体主要存在于心肌。纳多洛尔阻断心肌β₁受体,具有负性变时和变力作用。表现为心率降低、房室传导延迟、但对心功能影响较少。β₂受体主要存在于气管和血管平滑肌上。纳多洛尔阻断β₂受体,表现为血管对β肾上腺能激动反应的下降。

临床药理学研究已经表明通过阻断β受体的活性,纳多洛尔显示:①降低心率、降低静息和运动时的心排出量;②降低静息和运动时的收缩压和舒张压;③抑制异丙肾上腺素诱发的心动过速;④降低直立性体位反射性心动过速的心率。

纳多洛尔不具备内源性拟交感活性,对心肌细胞的直接抑制作用较低、常规剂量不具备麻醉样细胞膜稳定作用。β阻断强度如以普萘洛尔为1,则纳多洛尔为2~9。纳多洛尔脂溶性低,不易穿过血脑屏障,因此脑脊液中浓度低,中枢副作用少。

三　目前FDA批准的纳多洛尔的适应证为高血压和心绞痛的治疗

纳多洛尔常用初始剂量为40~80mg/d,每1~2周增加40mg,逐渐达到目标剂量。在临床对照研究中,每天40~320mg纳多洛尔显示出降低立位和卧位高血压的效果。其降低高血压作用的可能与:①竞争性外周儿茶酚胺拮抗,通过降低心率,降低心排出量发挥降低血压作用;②轻度的中枢抑制,降低中枢交感传出外周的张力;③抑制肾素分泌。

纳多洛尔阻滞儿茶酚胺释放导致心率增加、心肌收缩速度和幅度的增加、血压增高。因此纳多洛尔降低心肌耗氧量,预防心绞痛的发生。目前FDA批准纳多洛尔的适应证包括高血压病和心绞痛。

四　纳多洛尔在长QT患者和CPVT患者中的临床研究

除索他洛尔外,大多数β受体阻滞剂主要通过阻滞循环中的儿茶酚胺对心脏β受体的作用和膜稳定作用发挥抗心律失常作用。2012年Chockalingam P发表于*JACC*的研究,比较了常规剂量3种β受体阻滞剂普萘洛尔、纳多洛尔、美托洛尔对先天性LQT1和LQT2患者心电图和临床疗效的差异。研究收录328例经基因检测确定为LQT1或LQT2患者,分为3组,普萘洛尔组n=134、纳多洛尔组n=101、美托洛尔n=147。QTc<450毫秒被认为是正常QT间期,

QTc 在 451~480 毫秒为临界 QT 间期，QTc>480 毫秒被认为是 QT 间期延长。心脏事件包括晕厥、猝死生还、ICD 放电和猝死。三组的临床特点存在一定的差异性：LQT1 在普萘洛尔和纳多洛尔组较多（$P<0.001$）；普萘洛尔组 QTc 间期较其他两组长（$P=0.03$）。美托洛尔组女性和老年患者较其他两种高（$P<0.001$，$P=0.03$）。用药剂量普萘洛尔组平均 1.8mg/（kg·d），纳多洛尔组 0.9mg/（kg·d）、美托洛尔组 0.9mg/（kg·d）。治疗后 QTc 降低在普萘洛尔组最为显著。部分从普萘洛尔改为美托洛尔治疗的患者，更改后 QT 间期有轻度的延长（$P=0.004$）。入选时无症状的患者，随访中并无任何心脏事件发生。而入选时有症状的患者，随访过程中普萘洛尔组心脏事件的发生率 8%，纳多洛尔组 7%，美托洛尔组 29%（$P=0.018$）。有事件发生组 QT 缩短小于无事件组 QT 缩短（$P=0.02$）。随访开始已有症状的患者，LQT2 患者较 LQT1 患者有更多的事件发生率（24.4%，7.1%，$P=0.02$）。普萘洛尔较其他药物更能够显著降低 QTc 间期。心脏事件的发生与 QT 间期的缩短呈负相关（图 10-4-2）。LQT1 和 LQT2 患者，普萘洛尔和纳多洛尔较美托洛尔更能提供良好的心脏保护作用。

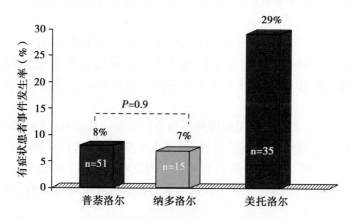

图 10-4-2　用药后有症状患者不同药物治疗组事件发生率的比较

关于纳多洛尔、普萘洛尔较美托洛尔在治疗长 QT 上表现更佳的机制仍然不清楚。普萘洛尔的膜稳定作用是公认的，但纳多洛尔一直被认为缺乏膜稳定作用。Besana A 比较了普萘洛尔、纳多洛尔和美托洛尔对钠离子通道的阻滞作用。研究选择野生或突变型钠通道（Nav1.5）与 β_1 亚单位同时表达的 tsA201 细胞。结果显示纳多洛尔呈现非使用依赖性地抑制峰钠电流，抑制的程度约为 20%（图 10-4-3）。对 LQT3 突变 A1330D 所诱发的持续性钠电流，纳多洛尔没有抑制作用（表 10-4-2）。普萘洛尔抑制 Nav1.5 电流呈现使用依赖性，同时显示出降低 A1330D 持续性钠电流的作用。而美托洛尔对峰钠电流和持续性钠电流均无抑制作用。结果部分解释了普萘洛尔、纳多洛尔与美托洛尔的不同，但仍未完全解释在临床上纳多洛尔与普萘洛尔在预防心脏事件上作用几乎相同的机制。

表 10-4-2　普萘洛尔、纳多洛尔和美托洛尔对持续性钠电流的抑制

	I_{Na} 抑制百分率		I_{Na} 抑制百分率
对照	1.56±0.3（$n=7$）	纳多洛尔	1.21±0.2（22%）（$n=7$）
普萘洛尔	0.72±0.2（$n=7$）（54%）*	美托洛尔	1.18±0.2（24%）（$n=7$）

*$P<0.05$

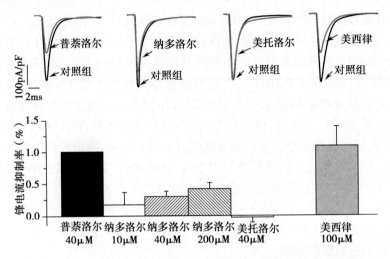

图 10-4-3　普萘洛尔、纳多洛尔、美托洛尔和美西律对峰钠电流的影响

尽管机制不清,但鉴于临床实践的结果,2013 年 HRS/EHRA/APHRS 发布的遗传性心律失常诊治专家共识中仍建议在有哮喘风险患者选择心脏选择性 β 受体阻滞剂,其他 LQTS 患者选择长效非选择性 β 受体阻滞剂例如纳多洛尔或缓释的普萘洛尔,保证血药浓度的稳定性。

纳多洛尔在 CPVT 患者中的应用也得到了指南的肯定。Hayashi 等对 CPVT 患者的研究中应用选择性 β 受体阻滞剂纳多洛尔的患者,事件再发率 19%;选择其他 β 受体阻滞剂的患者事件发生率为 35%。证明了纳多洛尔的有效性。因此对于 CPVT 的患者,指南建议应用高剂量的纳多洛尔(1~2mg/kg)。Hayashi 等的研究中我们看到患者最终应用纳多洛尔的平均剂量在 1.6±0.9mg/kg。

五　纳多洛尔的副作用

纳多洛尔的副作用包括心动过缓、房室传导阻滞、加重心力衰竭、支气管痉挛、头晕、乏力、抑郁、恶心、上腹不适、过敏等。纳多洛尔会影响糖脂代谢、掩盖甲状腺功能亢进的症状等。纳多洛尔与多种药物有协同作用。如同用降压药物,可导致血压的过度降低,同用降低心率的药物,可导致心动过缓和传导异常。与所有 β 受体阻滞剂相同,纳多洛尔不能突然撤药。突然停药会导致患者心率突然增加、震颤、出汗、心绞痛症状再发或加重等。

纳多洛尔不仅是一种降压药物和抗心绞痛的药物,在预防遗传性心律失常 LQTS 和 CPVT 的心脏恶性事件中的作用不能忽视。

(张　媛)

参 考 文 献

[1] 陈修.心血管药理学.第 3 版.北京:人民卫生出版社,2002:271.

[2] Misaka S,Yatabe J,Müller F,et al.Green tea ingestion greatly reduces plasma concentrations of nadolol in healthy subjects. Clinical Pharmacology & Therapeutics,2014,95:432-438.

[3] Chockalingam P,Crotti L,Girardengo G. Not all beta-blockers are equal in the management of long QT syndrome types 1 and 2: higher recurrence of events under metoprolol. J Am Coll Cardiol,2012,60:2092-2099.

[4] Besana A,Wang DW,George AL,et al. Nadolol block of Nav1.5 does not explain its efficacy in the long QT syndrome. Journal of cardiovascular pharmacology,2012,59:249-253.

［5］Priori SG，Wilde AA，Horie M，et al. HRS/EHRA/APHRS expert consensus statement on the diagnosis and management of patients with inherited primary arrhythmia syndromes. Europace，2013，15：1389-1406.

［6］Hayashi M，Denjoy I，Extramiana F，et al. Incidence and risk factors of arrhythmic events in catecholaminergic polymorphic ventricular tachycardia. Circulation，2009，119：2426-2434.

5. 稳心颗粒：国际研究最新进展

　　稳心颗粒作用机制与临床研究已近30年，30年中，前20年的研究集中在国内、近10年研究中心移至国外。最初，是广安门中医研究院的几位中医医生借鉴了几个著名古方："心动悸"、"脉结代"、炙甘草汤"等，以中医治疗理念为基础：调节血气、益气宁心、活血复脉等，经反复筛选，最终形成由党参、黄精、三七、琥珀、甘松五味中药组成的治疗心律失常的稳心颗粒组方。最初10年的临床研究证实了稳心颗粒治疗心律失常的有效性，并通过了国家"八五"攻关课题的验收。

　　随后10年，步长公司购买了该专利，并进行了更深层次的临床与基础研究。临床主要用于房早、室早的治疗，而心衰伴发室早的疗效与胺碘酮基本一致。基础研究中，在整体动物模型的研究证实该药能有效预防房性和室性快速性心律失常的发生，应用膜片钳技术，证实稳心颗粒兼有钠、钾、钙三种离子通道的阻滞作用，而治疗房早、室早的有效率达70%以上（图10-5-1）。

　　自2005年，稳心颗粒的研究走出国门，开始了国外研究之路。在近10年中，国外著名的Monsonic心脏电生理研究中心、美国Main Line Health心脏中心先后加盟，而世界著名的心脏电生理学家Antzelevitch及严干新教授亲自挂帅掌印，使10年中的研究进展迅猛，成果颇丰。而且，每次取得的新成果都与心律学领域的最前沿理论遥相呼应，这不仅使稳心颗粒的研究长驱直入，也极大推动了国际与国内心电生理的理论进展，开拓了国内心电生理专业医生的视野，并在多方面得到新的启迪。本文对国外研究的几项新成果做一个系统回顾。

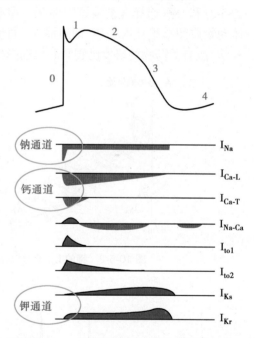

图 10-5-1　稳心颗粒兼有钠、钾、钙离子通道的阻滞作用

一　选择性阻滞心房钠通道：终止与预防房颤

　　心房颤动是继早搏之后的第2位常见的心律失常，其病人群体大，危害严重。能增加患者2倍的死亡率，增加患者5~7倍的脑卒中而致残，并能明显损害心功能。因此，房颤的防治已成为临床医学的热点之一。

（一）房颤节律治疗的新策略

　　目前，房颤的节律药物治疗有5个新策略：①改进现有的房颤治疗药物：研制胺碘酮的衍生物决奈达隆,塞利隆等;②上游靶点治疗;控制氧化应激、炎症因子、缓解解剖学重构,减少心肌的牵拉、肥厚等;③细胞内钙稳态的正常化;④缝隙连接的靶点 CX40、CX43 等;⑤心房特异性或选择性治疗:包括 I_{Kur} 阻滞剂,选择性心房钠通道阻滞剂等。

(二) 传统的节律治疗药物

房颤的发生与维持均依赖于触发和基质因素,触发因素包括房性早搏、心动过缓、心房肌缺血、急性牵张、自主神经刺激等,而基质因素包括:心房的波长较短、有效不应期缩短、心肌纤维化、心房肌炎症、肥厚,电异质性的存在等。其中最重要的中介环节是解剖学和电学重构,而这一重构又与心房不应期明显缩短相关。因此,通过药物延长心房肌的不应期至关重要。

延长心房不应期的传统药物共三种:①K^+ 通道阻滞剂:如索他洛尔、多菲利特、伊布利特等,这类药物无选择性,在有效治疗房颤的同时,也使心室肌的 QT 间期明显延长,进而能出现致心律失常作用;②Na^+ 通道阻滞剂:如普罗帕酮、氟卡胺、美西律等,其通过产生复极后不应期治疗房颤,但同时又能明显减慢传导,也有致心律失常作用;③多通道阻滞剂:胺碘酮、决奈达隆等,也有引发室性心律失常的可能性。

近年来,延长心房不应期的药物又增加了一类:即心房肌细胞特异性钾通道 I_{Kur} 阻滞剂(图10-5-2)和心房选择性钠通道阻滞剂。但心房选择性钾通道(I_{Kur})阻滞剂的研发不尽人意,整体动物应用结果让人失望,即阻滞 I_{Kur} 通道的药物在临床应用时有引发房颤的副作用(图10-5-3)。故有关药物的研发已转向心房选择性钠通道阻滞剂。

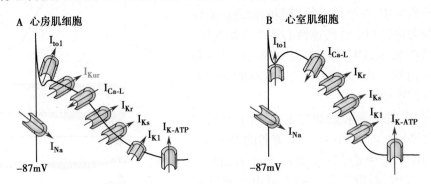

图 10-5-2　钾的 I_{Kur} 通道仅在心房肌细胞膜上存在,属于外向性钾电流

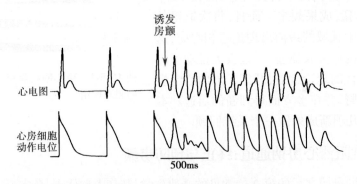

图 10-5-3　I_{Kur} 阻滞剂应用时引发房颤

(三) 心房选择性快钠通道阻滞剂

1. 定义　所谓药物的心房选择性是指同一药物进入体并均匀分布在心房与心室后,其对心房肌的作用明显强于心室肌时,称为心房选择性。不少抗心律失常药物具有心房选择性,因

心房肌细胞膜的静息电位（-82mV）与心室肌细胞膜的静息电位（-89mV）明显不同（图 10-5-2）。除此，心房肌细胞动作电位的形态比心室肌细胞更平缓，这是两者的跨膜 I_{K1}、I_{Kr}、I_{Ks} 明显不同的结果。两者之间的这些不同使心房选择性作用可能存在。

另外，心房与心室肌细胞钠通道的失活也不相同，心房肌细胞失活的斜率为 -5.3，而心室仅为 -3.6（图 10-5-4）。

2. 心房选择性钠通道阻滞药物　现已发现有心房选择性钠通道阻滞作用的药物共 8 个，其心房选择的程度各有不同（表 10-5-1）。

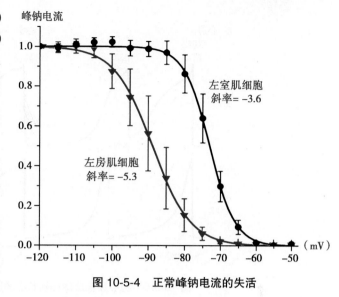

图 10-5-4　正常峰钠电流的失活

表 10-5-1　8 种选择性性钠通道阻滞剂及特征

	快速释放	延长动作电位	心房选择性
雷诺嗪	√	√	+++++
普罗帕酮	×	√	+
利多卡因	√	×	++
长期胺碘酮	√	√	+++++
决奈达隆	√	√	+++++
维那卡兰	√	√	+++++
AVE 0118	√	√	+++++
稳心颗粒	√	√	++++

从表 10-5-1 可以看出，凡能与快钠通道迅速结合、快速释放和解离，又能延长心房动作电位时程的药物都有较高的心房选择性。当一项作用缺失时，心房选择性将明显下降，心律平和利多卡因则属这种情况。上述 8 个药物中，唯一有心房选择性钠通道阻滞的中药则为稳心颗粒。

3. 稳心颗粒的心房选择性钠通道阻滞作用　Antzelevitch 等在离体冠脉灌流的心房与心室肌标本中，研究了稳心颗粒的心脏电生理作用及抗心律失常作用的机制，结果证实稳心颗粒对心肌的传导性、兴奋性及自律性作用均存在心房选择性，并产生明显的心房复极后不应期，进而能有效终止和预防房颤。

（1）选择性延长心房肌的有效不应期：在冠脉灌流的心房肌与心室肌标本上，稳心颗粒给药前后均做了基础 S_1 刺激及联律间期逐渐缩短的 S_2 刺激的电生理检查，结果在 S_1 刺激激动心肌后，S_2 刺激能引起心肌再次有效激动的最短联律间期值为有效不应期值。

如图 10-5-5 显示，给药前心房肌与心室肌的有效不应期都为 200 毫秒，但给予稳心颗粒后，心房肌的有效不应期明显延长，而心室肌的不应期无延长，甚至还略有缩短。延长心房有效不应期是稳心颗粒有效治疗房颤的最重要作用。

（2）选择性降低心房肌的传导性：在心肌传导性的研究中，稳心颗粒也有明显的心房选择性。心肌组织动作电位的最大除极速率（Vmax）决定其传导速度，而稳心颗粒对心房肌的 Vmax 降低程度明显大于心室肌，说明在减慢心肌传导性方面也有心房选择性（图 10-5-6A）。

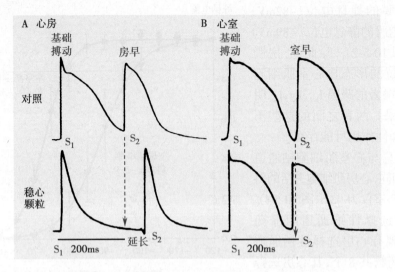

图 10-5-5 稳心颗粒选择性延长心房肌的有效不应期

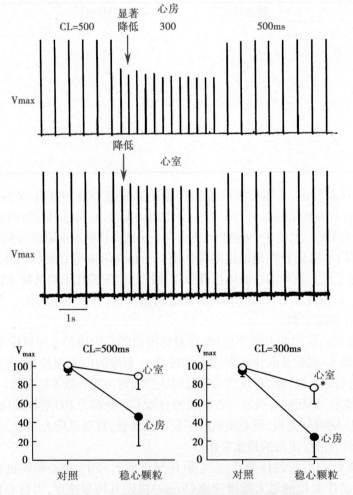

图 10-5-6 稳心颗粒选择性降低心房肌的传导性

当刺激周长 500 毫秒时,Vmax 对照值降低到 46%±31%(心房)和 89%±14%(心室),当刺激周期缩短为 300 毫秒时,分别再降低到对照值的 24%±21%(心房)和 76%±17%(心室)(图 10-5-6B),两者之间有统计学差异。结合其使用依赖性的快速发生,以及较低频率时作用迅速恢复的特点,提示稳心颗粒与钠通道有着快速结合,快速解离的药代学特点。

(3)选择性降低心房肌的兴奋性:稳心颗粒对心肌兴奋性作用的研究表明,当给予浓度 5g/L 的稳心颗粒后,再用 200 次/分的电刺激刺激心房肌与心室肌时,心室肌仍能出现 1:1 的兴奋反应,但心房肌此时已丧失了 1:1 的反应能力(图 10-5-7),证实稳心颗粒选择性降低心房肌的兴奋性。

(4)选择性缩短心房肌动作电位时程:研究表明,稳心颗粒还能选择性缩短心房肌细胞的动作电位时程(APD_{90}),而且这种缩短有明显的使用依赖性(图 10-5-8)。

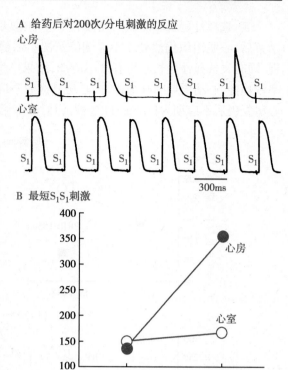

图 10-5-7 稳心颗粒选择性降低心房肌的兴奋性

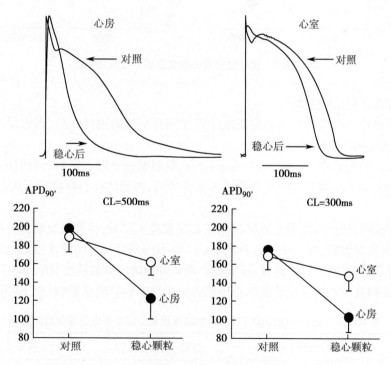

图 10-5-8 稳心颗粒选择性缩短心房肌细胞的动作电位时程

（5）选择性延长心房肌的复极后不应期：复极后不应期是指动作电位除极与复极过程全部结束后，心肌组织仍然处于不应期的情况。因稳心颗粒选择性缩短心房肌细胞的动作电位时程，同时又选择性延长心房有效不应期，结果产生了明显的心房复极后不应期。该作用也有频率依赖性，心动周期300毫秒时，心房复极后不应期为（196±38）毫秒，而心动周期500毫秒时，心房复极后不应期为（155±31）毫秒，但对心室肌几乎不产生复极后不应期（图10-5-9）。

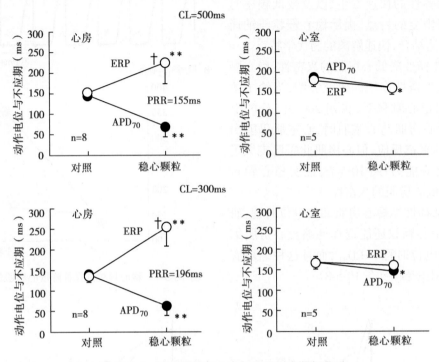

图 10-5-9 选择性引起心房复极后不应期（PRR）

（四）有效终止和预防房颤

深入了解到稳心颗粒对上述心房肌电生理作用有明显的选择性后，则容易理解其能有效终止及预防乙酰胆碱诱发房颤的作用。

Antzelevitch 的研究中，先用 0.5~1.0μmol 的乙酰胆碱预处理心房肌，再用快速心房电刺激诱发房颤（图10-5-10A），被诱发的房颤持续5~6分钟后，再滴注稳心颗粒后可成功终止房颤（图10-5-10B）。

在预防房颤的研究中，先用乙酰胆碱诱发心房肌发生房颤，待其恢复窦律并间隔一定时间后，在第2次诱发房颤前，先给予稳心颗粒（5g/L）30~60分钟后，再用原浓度的乙酰胆碱及心房快速电刺激诱发时，房颤不再被诱发，证实稳心颗粒可预防房颤被诱发（图10-5-11）。

同时，稳心颗粒对乙酰胆碱灌流的心房肌各电生理参数有明显影响（表10-5-2）。

表 10-5-2　稳心颗粒（5g/L）对乙酰胆碱灌流后心房肌各电生理参数的影响

	动作电位时程（毫秒）	有效不应期（毫秒）	最短 S_1、S_1 间期
乙酰胆碱	50±7	55±8	62±10
稳心颗粒	92±24	202±75	249±56

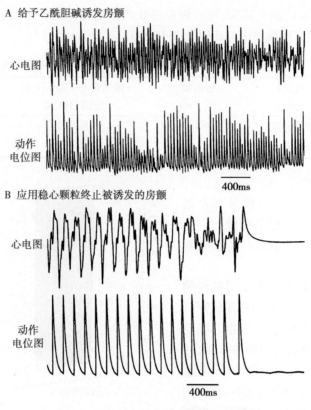

A 给予乙酰胆碱诱发房颤

心电图

动作
电位图

⊢400ms⊣

B 应用稳心颗粒终止被诱发的房颤

心电图

动作
电位图

⊢400ms⊣

图 10-5-10 稳心颗粒能有效终止房颤

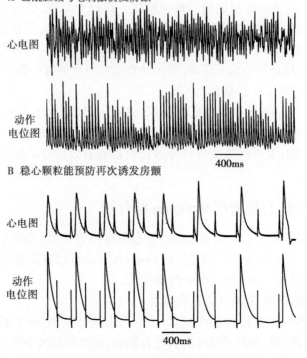

A 乙酰胆碱与电刺激诱发房颤

心电图

动作
电位图

⊢400ms⊣

B 稳心颗粒能预防再次诱发房颤

心电图

动作
电位图

⊢400ms⊣

图 10-5-11 稳心颗粒能预防房颤被诱发

因此,Antzelevitch的研究证实,稳心颗粒终止与预防房颤的作用明显(图10-5-12)。与其他抗心律失常药物治疗房颤作用的比较见表10-5-3。

表 10-5-3　各种心房选择性抑制药物终止与预防房颤的作用

	稳心颗粒 (5g/L)	雷诺嗪 (10μM)	雷诺嗪(5μM)+决奈 达隆(10UM)	长期胺碘酮 (40mg/kg 6周)
终止房颤	100%(3/3)	66%(4/6)	60%(6/10)	
预防房颤	100%(6/6)	80%(8/10)	90%(9/10)	83%(5/6)

(五) 评价与启发

Antzelevitch 的该项研究成果有着划时代意义,其不仅拓宽了稳心颗粒的心电生理作用,还为今后研发新的抗心律失常药物起了推动作用。

1. 稳心颗粒抗心律失常作用机制的重大突破　该研究是稳心颗粒作用机制研究中的又一突破性成果,其发现稳心颗粒对心房有选择性快钠电流的阻滞作用,并选择性产生心房复极后不应期,以及有着明显的终止和预防房颤作用。这一新作用的发现将大大扩展中药复方制剂稳心颗粒的应用范围,标志着中医药已进入房颤治疗这一热点领域。

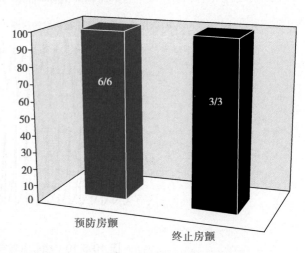

图 10-5-12　稳心颗粒终止与预防房颤的作用

2. 发现心律失常药物治疗机制的一种新模式　该研究发现,稳心颗粒与雷诺嗪、胺碘酮等都是心房选择性快钠通道抑制药物,都能产生明显的心房复极后不应期,但产生的机制全然不同,后者对心房细胞动作电位时程有延长作用,而稳心颗粒则有缩短作用,这全然打破了过去的传统观念,稳心颗粒延长心房不应期,缩短动作电位时程的这一新作用模式将为抗心律失常新药的开发与应用开启了一个新方向。

3. 提高对复极后不应期的认识　复极后不应期是一个老概念,其一直未受到充分足够的重视。该研究将使产生复极后不应期的作用成为抗心律失常药物作用的重要机制。并强调,凡能产生复极后不应期,又不过分减慢传导的药物都能有效治疗心肌的纤维性颤动,包括房颤和室颤。

二　抑制 I_{to} 电流:有望治疗 Brugada 综合征

Antzelevitch 于 2013 年在"Heart Rhythm"杂志再度发表文章,报告稳心颗粒治疗 Brugada 综合征的研究成果。其实,Monsonic 研究室对 Brugada 综合征已有颇多的研究与建树。其发现的另一个致病遗传基因 SCN10A 则是其中的佼佼者。

(一) Brugada 综合征的 SCN10A 致病基因

Brugada 综合征为一种遗传性心律失常,至今已发现相关的 16 个基因突变(图10-5-13)。这些基因突变分别对钠、钾、钙离子通道的功能有影响,而突变基因中以 SCN5A 最多见。

近时,Antzelevitch 等人发现了另一个常见的致病基因突变 SCN10A,该基因原来是神经

位点		离子通道	基因/蛋白	先证者的%
BrS1	3p21	I_{Na}	SCN5A, $Na_v1.5$	11-28%
BrS2	3p24	I_{Na}	GPD1L	Rare
BrS3	12p13.3	I_{Ca}	CACNA1C, $Ca_v1.2$	6.6%
BrS4	10p12.33	I_{Ca}	CACNB2b, $Ca_v\beta2b$	4.8%
BrS5	19q13.1	I_{Na}	SCN1B, $Na_v\beta1$	1.1%
BrS6	11q13-14	I_{to}	KCNE3, MiRP2	Rare
BrS7	11q23.3	I_{Na}	SCN3B, $Na_v\beta3$	Rare
BrS8	12p11.23	I_{K-ATP}	KCNJ8, Kir6.1	2%
BrS9	7q21.11	I_{Ca}	CACNA2D1, $Ca_v\alpha2\delta$	1.8%
BrS10	1p13.2	I_{to}	KCND3, $K_v4.3$	Rare
BrS11	17p13.1	I_{Na}	RANGRF, MOG1	Rare
BrS12	3p21.2-p14.3	I_{Na}	SLMAP, Sarcolemma Associated Protein	Rare
BrS13	12p12.1	I_{K-ATP}	ABCC9, SUR2A	Rare
BrS14	11q23	I_{Na}	SCN2B, $Na_v\beta2$	Rare
BrS15	12p11	I_{Na}	PKP2, Plakophilin-2	Rare
BrS16	3q28	I_{Na}	FGF12, FHAF1	Rare

图 10-5-13　Brugada 综合征已发现的 16 个致病基因突变

系统钠通道的相关基因,目前发现在自发的 Brugada 综合征患者,发热和药物引起的获得性 Brugada 综合征患者,以及早复极综合征,传导障碍,心动过速,特发性室颤,房颤患者都可能存在 SCN10A 的突变(图 10-5-14)。

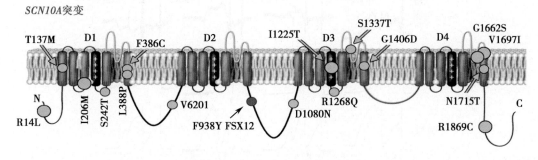

图 10-5-14　SCN10A 的基因突变

研究发现,SCN10A 是 Brugada 综合征患者仅次于 SCN5A 的第二位常见的致病基因,在一组 28 例 Brugada 综合征的先证者中,17 例确定存在 SCN10A 的基因突变。在所有 Brugada 综合征先证者中,有 SCN5A 基因突变者约 20.1%,而有 SCN10A 基因突变者约 16.7%(图 10-5-15)。目前在 Brugada 综合征家系中能确定 50%~60% 的基因异常表现,其中以 SCN5A 和 SCN10A 最多见,当患者同时存在 SCN5A 和 SCN10A 基因、蛋白联合表达时,将使钠离子通道的功能障碍将更明显,临床病情更重。

(二)Brugada 综合征是除极还是复极异常

以 Nademanee 为首的除极异常学派认为,Brugada 综合征的发生机制为除极异常,其在患者右室流出

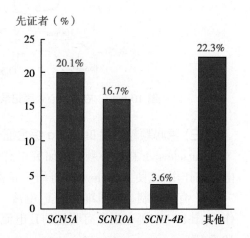

图 10-5-15　Brugada 综合征先证者致病基因突变的分布

道能记录到碎裂电位或晚电位,而在这些部位对这些低振幅的碎裂电位进行了消融(图10-5-16)。有效消融后,89%的Brugada波心电图出现了正常化,9例患者射频消融后有7例不能再诱发室速、室颤,停服抗心律失常药物(20±6)个月后,仍未复发室速或室颤,Nademanee认为Brugada综合征潜在的发病机制是右室流出道心外膜前壁的除极异常(图10-5-16)。

但Antzelevitch认为:这些碎裂电位或晚电位是因患者的复极缺陷引起。在冠脉灌流的心室楔状肌模型上,在心外膜能记录到高频的碎裂电位或晚电位,而且在这些晚电位之间可以发生隐匿性2相传导和折返(图10-5-17)。因此Antzelevitch认为:传统观点认为晚电位和碎裂电位都属于传导减缓或延迟,但Brugada综合征中,这些电位不是除极缺陷,而与复极缺陷相关。Nademanee的消融实际破坏了右室心外膜动作电位切迹最突出的细胞,即有着最强I_{to}电流的心外膜细胞,从而防止了2相折返及多形性室速的发生。

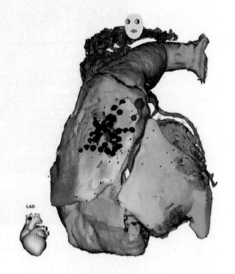

图10-5-16 Nademanee消融Brugada综合征患者右室前壁的位点

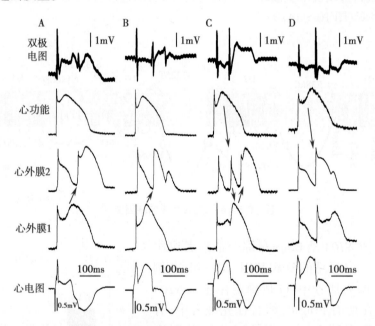

图10-5-17 在右室心外膜记录到晚电位之间的隐匿性传导和折返(箭头指示)

(三)稳心颗粒治疗Brugada综合征

Antzelevitch在稳心颗粒的研究中意外发现其有抑制I_{to}电流的作用,即有抑制瞬间外向钾电流的作用,这使Antzelevitch等研究者喜出望外,因为能抑制I_{to}电流的药物实在太少了。

1. 有效抑制心室肌细胞的I_{to}电流 应用不同浓度的稳心颗粒可对I_{to}电流有不同的抑制作用(图10-5-18)。奎尼丁有明显的I_{to}电流的阻滞作用,两者合用时降低I_{to}电流的作用更明显(图10-5-19)。

2. Brugada综合征的动物模型 在动物心室楔状肌模型上经两种方法可制作Brugada综

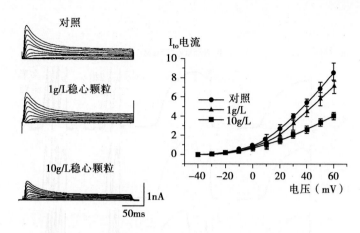

图 10-5-18 浓度不同的稳心颗粒抑制 I_{to} 电流的程度不同

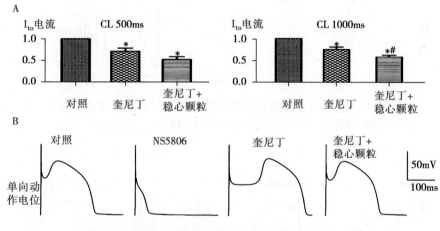

图 10-5-19 奎尼丁与稳心颗粒合用时能更强抑制 I_{to} 电流

合征的动物模型：①灌注兼有阻滞钠和钙内流作用的特非那定，同时记录各层心肌动作电位及整体心电图的变化，一直到出现 J 点抬高，并出现自然或电刺激诱发的隐匿性 2 相传导、显性传导引起的室早、反复传导引起的 2 相折返或多形性室速，甚至室颤；②静滴 I_{to} 电流的兴奋剂 NS5806，一直到出现 Brugada 波心电图，心外膜动作电位的切迹，以及能诱发 2 相折返和多形性室速（图 10-5-20）。

3. 稳心颗粒治疗 Brugada 综合征 用 NS5806 制成的 Brugada 综合征的动物模型上，在冠脉灌流液中加浓度 10g/L 的稳心颗粒后，可使 I_{to} 电流介导的心外膜动作电位的切迹明显降低，而且能 100% 的抑制 2 相折返及多形性室速（图 10-5-21）。

而低浓度 5g/L 的稳心颗粒治疗时，切迹能轻度降低，可抑制 60% 的 2 相折返及 50% 的多形性室速。如在此基础上加用小剂量奎尼丁 5μm 联合治疗时，则能 100% 的抑制 2 相折返和多形性室速。上述两种药物合用但给药的顺序相反时，合用后仅抑制 80% 的 2 相折返和 70% 的多形性室速（图 10-5-22、图 10-5-23）。

在研究中有人曾提出这种质疑：治疗 Brugada 综合征的药物应当有明显抑制 I_{to} 电流的作用（如奎尼丁），或能增加 Ca^{2+} 内流（西洛他唑、cilostazd）。而稳心颗粒可抑制 I_{to} 电流，但其抑制钙内流，两者是否相悖呢。随后的研究结果表明，稳心颗粒与胺碘酮的作用相似，当作用于整

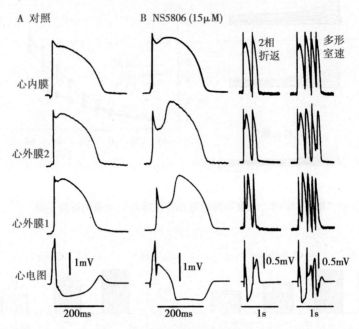

图 10-5-20 用 I_{to} 电流兴奋剂 NS5806 制成 Brugada 模型并诱
发出 2 相折返(13/19)和多形性室速(11/19)

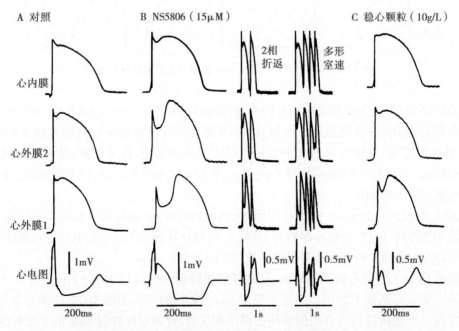

图 10-5-21 高浓度的稳心颗粒治疗 Brugada 综合征更加有效,能 100% 抑制 2 相折
返和多形性室速

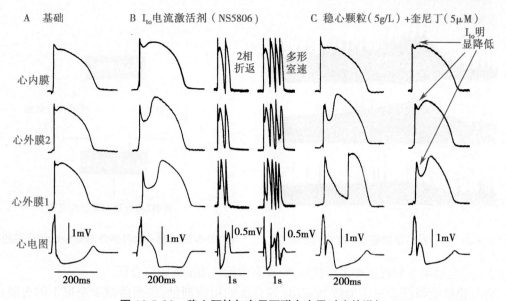

图 10-5-22 稳心颗粒与奎尼丁联合应用时疗效增加

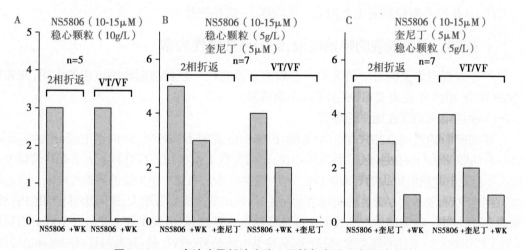

图 10-5-23 高浓度及低浓度稳心颗粒与奎尼丁合用的疗效

A. 单用高浓度稳心颗粒的疗效；B. 低浓度稳心颗粒加用奎尼丁的疗效；C. 奎尼丁加低浓度稳心颗粒的疗效。WK：稳心颗粒

体动物心脏时可增加交感神经活性，进而增加心脏收缩力（图 10-5-24）、增加钙内流，使电流的平衡内移，最终有效抑制 2 相折返和多形性室速。

（四）评价与启迪

1. Antzelevitch 的研究成果再次震惊中外学术界　Antzelevitch 的研究成果为稳心颗粒再辟新天地，再次拓宽其应用适应证：能有效抑制 I_{to} 电流，进而治疗 Brugada 综合征。

2. 稳心颗粒单独治疗有效　10g/L 的稳心颗粒可抑制 100% 的 2 相折返和多形性室速，在分离的心肌细胞中，5g/L 的稳心颗粒可减少 20% 的 I_{to} 电流和 40% 的 I_{Ca}，但其增加完整楔形心肌块的收缩力，这种正性肌力作用类似酪胺在楔形心室肌块的作用，即净效应 I_{Ca} 的增加是交感神经胺较多释放的结果。

3. 稳心颗粒与奎尼丁联合治疗时疗效增加并能减少副作用　5g/L 的稳心颗粒和奎尼丁

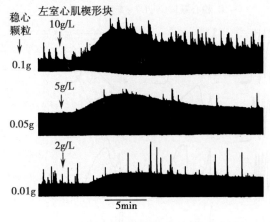

稳心颗粒

左室心肌楔形块

10g/L

0.1g

5g/L

0.05g

2g/L

0.01g

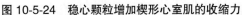

5min

图 10-5-24　稳心颗粒增加楔形心室肌的收缩力

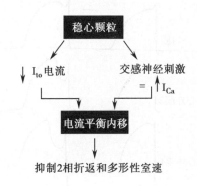

图 10-5-25　稳心颗粒治疗 Brugada 综合征的机制

(5μM) 可完全抑制 2 相折返和多形性室速,能有效治疗 Brugada 综合征。

稳心颗粒能降低奎尼丁治疗 Brugada 综合征的用药剂量,进而能减少奎尼丁的胃肠道副作用,使其能成为奎尼丁治疗的辅助药物,两者联合治疗 Brugada 综合征。

总之,这是稳心颗粒研究史上的又一里程碑、一次新突破。

三　抑制心室肌细胞的晚钠电流:防治恶性室性失常

以严干新教授为首的另一研究组一直致力于研究稳心颗粒抑制晚钠电流的作用,并先后在 2008 年及 2013 年发表文章,展示了这一新成果。

(一)晚钠电流病理性增强的危害

心肌细胞的钠通道失活并非同步完成,根据钠电流的不同特征,内向钠电流分为两部分:①几毫秒内即失活的快钠电流,又称峰钠电流;②需要数十毫秒到数百毫秒才失活并持续整个动作电位平台期的晚钠电流。近年来的研究表明,晚钠电流是引发心律失常的病理性电流。在心肌缺血、心室肥厚及复极延迟等多种病理情况存在时,晚钠电流将异常增大,进而能引起细胞内钠浓度增高,并促使钠 - 钙交换体发生反向交换造成细胞内钙超载,引发 T 波电交替及 DADs(迟后除极)等,最终引起恶性室性心律失常。最近强调,晚钠电流的另一特征是:其参与复极的频率适应性,复极的延迟常使复极的频率依赖性增强,该过程中因晚钠电流的影响而使心律失常更易发生。

(二)抑制晚钠电流的重要意义

抗心律失常药物的致心律失常作用是当今药物治疗面临的重要挑战。Ⅰ类抗心律失常药抑制心室肌的峰钠电流,减慢室内传导而使室内折返的发生率增加,并引起单形持续性室速,长期应用时可使患者全因死亡率明显增高,因此具有峰钠电流抑制作用的药物已禁用于器质性心脏病患者的心律失常。而Ⅲ类抗心律失常药物主要抑制快速激活的延迟整流钾电流(I_{Kr}),造成复极时间延长,从而延长动作电位时程(APD)和心电图 QT 间期,并造成跨室壁复极离散度增大,进而出现早后除极等触发激动,并能诱发尖端扭转型室性心动过速(TdP),使心律失常患者的病死率增加。但选择性晚钠电流阻滞剂能有效抑制室性心律失常,尤其当心室复极储备降低、复极时间延长情况下,如各种长 QT 综合征、心力衰竭和心动过缓时。晚钠电流阻滞剂显露抗心律失常作用并抑制增强的迟后除极。抑制晚钠电流还能缩短 M 细胞的 APD,降低复极中的跨室壁离散度、消除与复极延长相关的早后除极(EAD)。阻断晚钠电流引起的 APD 缩短也能使 L 型钙通道携带的总电量及钠 - 钙交换减少,使细胞内钙离子浓度降低,进而抑制钙介导的触发活动,起到抗心律失常作用。因此,研发与寻找选择性抑制晚钠电流的药物已成为该领域的新动向。

(三)稳心颗粒选择性抑制晚钠电流

1. 选择性抑制晚钠电流　在离体但保持冠脉灌流的兔心室楔形肌模型的研究表明,稳心颗粒对晚钠电流的抑制 IC50〔(3.8 ± 0.4) mg/ml〕显著高于快钠电流〔(10.6 ± 0.9) mg/ml〕的抑制作用(图 10-5-26)。IC50(half maximal 50% inhibitory concentration IC)即半抑制率或半抑制浓度,是指某种物质被抑制一半时所用的抑制剂浓度。

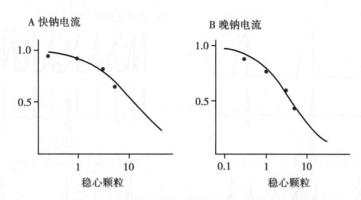

图 10-5-26　稳心颗粒对晚钠电流的抑制作用是峰钠电流的 3 倍

2. 稳心颗粒抑制 EADs　严干新等研究发现,稳心颗粒可抑制晚钠电流,可缩短 QT 间期及 Tp-Te 间期的频率依赖性,并消除 I_{Kr} 阻滞剂所诱导的 EADs。研究显示的稳心颗粒对 EADs 的影响显示在图 10-5-27:在 4 只兔左室楔形肌标本,给予 $0.03\mu m$ 的多菲利特后,在心内膜均诱发出 EADs,随后给予 1mg/ml 的稳心颗粒降低了 EAD 电位的幅度,并使 4 只标本上出现的 EADs 完全消除($P<0.01$)。

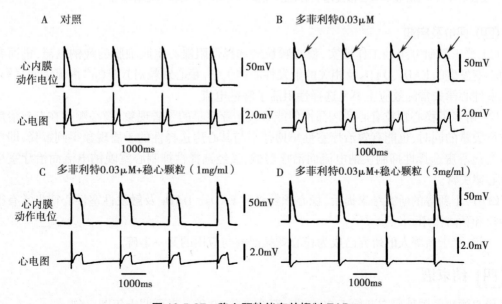

图 10-5-27　稳心颗粒能有效抑制 EADs

A. 对照;B. 多菲利特诱发了 EADs;C. 低浓度的稳心颗粒使 EAD 幅度降低;D. 高浓度的稳心颗粒使 EADs 消除

3. 稳心颗粒对 DADs 的影响　细胞内钠浓度的增加能促使钠 - 钙交换体发生反向交换而导致细胞内 Ca^{2+} 超载,进而引发 DADs 及触发性心律失常。而稳心颗粒可选择性抑制兔心室肌细胞的晚钠电流,进而可抑制细胞内 Ca^{2+} 超载及介导的 DADs 的发生。

研究中应用一定浓度的地高辛灌流时,因地高辛是 $Na^{+}-K^{+}ATP$ 酶的抑制剂,在 4 只兔左室楔形标本上使用较高浓度地高辛时,可引发频发的 DADs 以及触发性室性心律失常。研究发现应用 1mg/ml 的稳心颗粒可明显降低 DADs 数量及触发活动的发生率,而应用 3mg/ml 的稳心颗粒则完全消除 DADs 及相关的心律失常(图 10-5-28)。

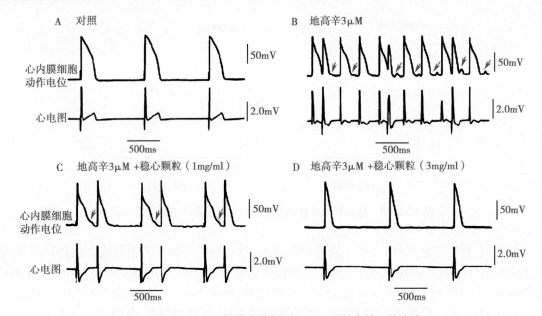

图 10-5-28　稳心颗粒能有效抑制 DADs 及触发性心律失常

A. 对照;B. 高浓度地高辛诱发 DADs 及触发性心律失常;C. 低浓度稳心颗粒减少了 DADs 和触发性心律失常;D. 稳心颗粒浓度增大后,完全消除了 DADs 及触发性心律失常

(四) 评价及启迪

(1) 严干新研究组的工作证实,稳心颗粒经选择性阻滞心室肌细胞的晚钠电流,进而有效抑制心室发生的 EADs、DADs 及相关的触发性心律失常。稳心颗粒对 L 型 Ca^{2+} 内流无明显影响,其抗室性心律失常的效应主要是选择性阻滞了晚钠电流。

(2) 解释了稳心颗粒有心房选择性但能有效治疗室早的矛盾现象:稳心颗粒在有效治疗房性心律失常的同时,也能有效治疗室性早搏似乎与其心房选择性的矛盾现象得到解释,即稳心颗粒是经心房选择性抑制快钠电流而治疗房颤,又经选择性抑制心室晚钠电流而治疗室早等室性心律失常。

(3) 严干新等的研究结果提示,稳心颗粒将对 EADs、DADs 及触发性室性心律失常有很好的治疗和预防作用。

显然,严干新等人的研究已成为稳心颗粒研究与应用的又一丰碑。

四 结束语

稳心颗粒的国外研究开始于 2005 年,至今已整 10 年。真可谓十年磨一剑。

1. 拓宽了稳心颗粒治疗心律失常的机制　10 年中,三项大的研究成果显示稳心颗粒三种新的离子通道作用:①对峰钠电流的抑制具有心房选择性;②对钾离子通道瞬间快速钾外流(I_{to}电流)有明显抑制作用;③对心室水平的晚钠电流也有选择性抑制(图 10-5-29)。

2. 拓宽了稳心颗粒治疗的适应证 三大研究成果已使稳心颗粒跳出了过去仅治疗房早、室早的范畴,进而能用于发病率高,危害大的房颤律率治疗,可用于令世界学者深感棘手的 Brugada 综合征的治疗,可用于 EADs 和 DADs 触发的室性心律失常,甚至是恶性室性心律失常的防治。

3. 推进了心脏电生理前沿知识的普及与推广 该三项国际研究成果涉及的都是心脏电生理领域最前沿的理论问题,涉及心律失常相关理论中的难点和新热点,涉及药物治疗心律失常的众多新观点、最新理论等。因此,稳心颗粒国际研究的 10 年历史,也能视为心脏电生理与抗心律失常药物领域新理论、新观点的一次大普及与大推进。

4. 将中国的中医药诊治推向世界这一领域的最高平台 中医药是一门重要的医学科学,应当属于世界人民。

(Antzelevitch 严千新 郭继鸿)

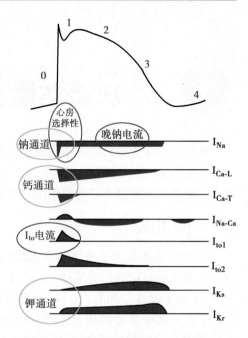

图 10-5-29 稳心颗粒国外三大研究的离子通道机制

参 考 文 献

[1] Minoura Y, Panama BK, Nesterenko VV, et al. Effect of Wenxin Keli and quinidine to suppress arrhythmo-genesis in an experimental model of Brugada syndrome. Heart Rhythm, 2013, 0(7):1054-1062.

[2] Burashnikov A, Petroski A, Hu D, et al. Atrial-selective inhibition of sodium-channel current by Wenxin Keli is effective in suppressing atrial fibrillation. Heart Rhythm, 2012, 9(1):125-131.

[3] Chen Y, Nie S, Gao H, et al. The Effects of Wenxin Keli on P-Wave Dispersion and Maintenance of Sinus Rhythm in Patients with Paroxysmal Atrial Fibrillation: A Meta-Analysis of Randomized Controlled Trials. Evid Based Complement Alternat Med, 2013, 2013:245958.

[4] Chen Y, Li Y, Guo L, et al. Effects of wenxin keli on the action potential and L-type calcium current in rats with transverse aortic constriction-induced heart failure. Evid Based Complement Alternat Med, 2013, 2013:572078.

[5] Xing Y, Gao Y, Chen J, et al. Wenxin-Keli Regulates the Calcium/Calmodulin-Dependent Protein Kinase II Signal Transduction Pathway and Inhibits Cardiac Arrhythmia in Rats with Myocardial Infarction. Evid Based Complement Alternat Med, 2013, 2013:464508.

[7] Xue X, Guo D, Sun H, Wang D, et, al. Wenxin Keli suppresses ventricular triggered arrhythmias via selective inhibition of late sodium current. Pacing Clin Electrophysiol. 2013 Jun;36(6):732-740.

[8] Wang X, Wang X, Gu Y, et al. Wenxin Keli attenuates ischemia-induced ventricular arrhythmias in rats: Involvement of L-type calcium and transient outward potassium currents. Mol Med Rep, 2013, 7(2):519-524.

[9] Xiao J, Zhao Q, Kebbati AH, et al. Wenxin Keli suppresses atrial substrate remodelling after epicardial ganglionic plexi ablation. Exp Clin Cardiol, 2013, 18(2):153-157.

[10] Kalifa J, Avula UM. The Chinese herb extract Wenxin Keli: atrial selectivity from the Far East. Heart Rhythm, 2012, 9(1):132-133.

[11] Zhou F, Hu SJ, Mu Y. Protection effect of Wenxin Keli on isoproterenol induced heart failure in rats. Zhongguo Zhong Yao Za Zhi, 2007, 32(16):1676-1679.

[12] 郭继鸿,胡大一,杨杰孚,等. 稳心颗粒作用机制的新突破. 中国心律学 2011. 北京:人民卫生出版社, 2011;579-583.

6. 决奈达隆:抑制房室结 I_f 电流

Ⅲ类抗心律失常药物决奈达隆通过作用于多种离子通道发挥其抗心律失常作用。这些离子通道包括 K^+ 离子通道、Na^+ 离子通道、L 型 Ca^{2+} 离子通道以及 I_f 离子通道。近期的研究显示,决奈达隆降低房颤患者心率的作用主要源于对心脏 I_f 电流的抑制。

一 I_f 电流

心脏的跳动是由于窦房结细胞的自发除极。目前认为这种自律的起搏活动并非由单一离子流完成。I_f 离子流、I_{ca-T} 和 I_{ca-L}、I_K 离子流均参与其中。I_f 离子流是其中重要的成分,主要在动作电位舒张早期除极起始时发挥作用(图 10-6-1)。其离子流的大小决定了窦房结细胞除极初始期动作电位上升的斜率,也就决定了心脏跳动的频率。这种自动除极的离子流最早被称为起搏电流或 I_f(funny current)电流。

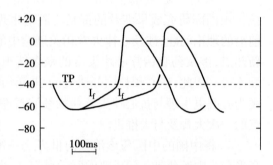

图 10-6-1　I_f 电流与窦房结动作电位

I_f 电流的激活范围于膜电位为 –45~–100mV 之间。–45mV 开始激活,–100mV 达到电流最大,–20mV 出现电位反转。I_f 电流并非只有单一离子参与,Na^+ 和 K^+ 离子流都参与其中,近期的研究表明还有极其微弱的 Ca^{2+} 离子流参与。

I_f 电流的离子通道属于超极化激活环核苷酸门控阳离子通道(HCN 通道)家族。在哺乳动物脑和心脏已发现了 HCN 通道的 4 种亚型,HCN1~4。心脏各个部位都发现 I_f 电流的存在。在各种动物的窦房结,I_f 电流强度最大,HCN 的表达也最强(图 10-6-2)。在低等的哺乳动物和人类,窦房结表达的 HCN 亚型主要为 HCN4。在一些动物也存在低到中度的 HCN1 和 HCN2 表达。未发现 HCN3 的表达。房室结中也富含 I_f 电流的细胞,以 HCN4 表达为主。浦肯野纤维中 I_f 电流的分布有极大的种系差异,在犬浦肯野纤维有较高的自律性,I_f 电流表达较高,约为窦房结的 35%

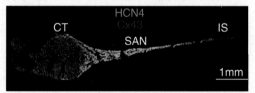

图 10-6-2　兔窦房结组织免疫荧光分析
免疫荧光分析兔窦房结组织抗 Cx43(红色)和抗 HCN4(绿色)抗体。CT:界脊,SAN:窦房结,IS:房间隔

左右,90% 以上为 HCN4,其余为 HCN2。而在兔子的浦肯野纤维,极少 I_f 电流,约为窦房结的 35% 左右。在心房肌和心室肌,I_f 电流密度极低,激活的阈电位 –60~–120mv,远低于正常的舒张期电位。在生理状态下,只有位于传导系统的 I_f 电流表现出其功能。因此,也可以说正常情况下,I_f 电流在心房和心室肌并不发挥作用。

二　决奈达隆对 I_f 离子流的作用

决奈达隆是一种无碘的苯并呋喃衍生物。与胺碘酮对心脏的作用类似,决奈达隆作用于心脏的多种离子通道发挥其抗心律失常作用。

目前针对决奈达隆的临床研究主要集中于对房颤再发率和死亡率的影响。一些临床研究得出了支持性的结果,而另一些研究则得出了相反的结论。但几乎所有研究中的共同发现是与对照组相比,用药组窦性心律或房颤心室率都显著降低。在 EURIDIS 和 ADONIS 研究中决奈达隆显示出中度的降低心率作用。在维持窦性心律的患者,静息心率平均降低 6.8% 左右。在房颤复发的患者,心室率也有显著的降低[欧洲组(102.3±24.7)次/分,(117.5±29.1)次/分,$P<0.001$;非欧洲组(104.6±27.1)次/分,(116.6±31.9)次/分,$P<0.001$]。ERATO 研究观察了决奈达隆降低永久性房颤心室率的作用。与对照组相比,口服决奈达隆 400mg 每日两次,14 天后 24 小时平均心室率降低 11.7 次/分($P<0.0001$),效果持续到 6 个月之后。与对照组相比,运动心率平均降低 24.5 次/分($P<0.0001$)。ERATO 研究中决奈达隆降低心率的幅度基本与 BEAUTIFUL 研究中伊伐布雷定降低心率的幅度相当(9% 左右)。研究提示决奈达隆应用于永久性房颤的患者有良好的控制心室率作用。

然而,决奈达隆降低心率的机制却并不明确。人们推测其作用可能通过非竞争性 β 肾上腺受体阻滞、L- 型钙通道的抑制或是心脏起搏电流 -I_f 离子流的抑制。

Bogdan R 观察了决奈达隆对 HCN4 亚型通道离子流的影响。作者应用全细胞膜片钳技术,在转染了 hHCN4 亚型离子通道的中国仓鼠卵巢细胞上观察决奈达隆对 I_f 离子流的影响。电压脉冲设定于 0.05Hz,从 –35~–110mV,持续 3 秒。如图 10-6-3 所示。在加入决奈达隆后 I_f 离子流明显减弱(a),决奈达隆抑制 I_f 离子流的 IC_{50} 为(1.0±0.1)μM(b)。结果提示决奈达隆抑制 I_f 离子流的作用与伊伐布雷定基本相同(伊伐布雷定的抑制 I_f 离子流的 IC_{50} 为 0.5~2.0μM)。

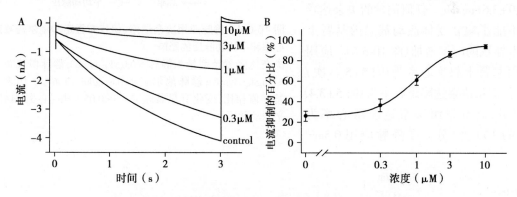

图 10-6-3　膜片钳技术记录中国仓鼠卵巢细胞 hHCN4 电流

A. 加用不同浓度的决奈达隆对 I_f 离子流的影响,电压脉冲从 –35~–110mV,持续 3 秒。Control:对照组。B. 对数曲线显示决奈达隆抑制 I_f 离子流的 IC_{50} 为(1.0±0.1)μM。每一试验点均有 5 个参数

由于决奈达隆对多种离子通道作用,究竟决奈达隆降低心率的作用中有多少成分归功于 I_f 离子流的抑制,仍然是有待回答的问题。Sobrado L 进一步探讨了决奈达隆对 I_f 离子流的抑制在其心率控制中的作用。研究比较了决奈达隆、经典的 I_f 离子流抑制剂伊伐布雷定和 L- 型钙通道拮抗剂地尔硫䓬对猪心率、平均动脉压和心脏收缩力的影响。同时观察决奈达隆对 α 受体激动剂苯肾上腺素导致的血压升高作用和 β 受体激动剂异丙基肾上腺素诱发的心率增加作

用的影响。

研究结果显示决奈达隆和伊伐布雷定降低心率但并不降低血压(图 10-6-4)。决奈达隆 0.5mg/kg 至 4.5mg/kg,低剂量下心率从(119.3±2.9)次/分降至(104.2±4.6)次/分(P<0.01),高剂量下心率从(111.8±6.4)次/分降至(91.0±3.8)次/分(P<0.02)。伊伐布雷定 0.5mg/kg,心率从(108.8±5.5)次/分降至(75.7±5.5)次/分(P<0.01)。地尔硫革 0.8mg/kg,使心率从(112.3±4.9)次/分降至(83.0±5.4)次/分(P<0.01),血压从(103.2±7.2)mmHg 降低至(69.5±4.9)mmHg。三组之间心率的下降并无明显的差异。三种药物仅地尔硫革影响了左室收缩功能,LV dp/dt 从(1962.8±225.7)mmHg/s 降至(1283.0±178.3)mmHg/s,P<0.05,如图 10-6-5 所示。无论低剂量还是高剂量的决奈达隆都能缓解苯肾上腺素诱发的血压升高,对照血压增加(48.0±3.0)mmHg,低剂量决奈达隆组血压增加(33.3±4.4)mmHg,高剂量决奈达龙组血压增加(36.9±3.6)mmHg。任何剂量的决奈达隆都不能影响 β 受体激动剂异丙基肾上腺素导致的心率增加(图 10-6-6)。应用异丙基肾上腺素心率为(92.5±5.4)次/分,低剂量决奈达隆组心率为(93.5±3.4)次/分,高剂量组决奈达隆组心率为(93.9±3.7)次/分。在静脉应用 0.5mg/

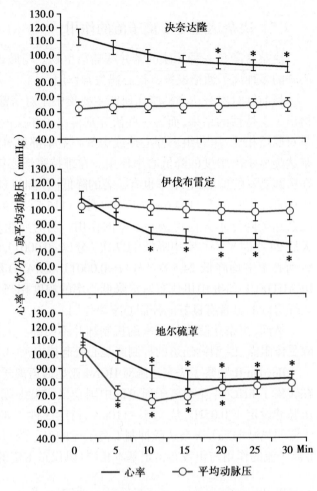

图 10-6-4 静脉应用决奈达隆、伊伐布雷定和地尔硫革对心率和平均动脉压的影响

决奈达隆累计剂量为静脉 5.0mg/kg,(n=6);静脉伊伐布雷定 0.5mg/kg,(n=6);静脉地尔硫革 0.8mg/kg,(n=6)。* 代表与基础值相比,变化有显著差异。P<0.05。HR:心率,MAP:平均动脉压

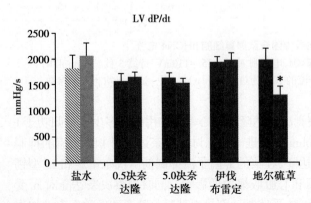

图 10-6-5 静脉应用决奈达隆、伊伐布雷定和地尔硫革对心肌收缩力的影响(LV dp/dt)

蓝色表示静脉应用药物前心肌收缩力,红色表示持续静脉应用药物 30 分钟后的心肌收缩力。决奈达隆剂量为 0.5mg/kg 或 5.0mg/kg(n=6),伊伐布雷 0.5mg/kg(n=6),地尔硫革 0.8mg/kg(n=6)。* 代表与基础值相比,变化有显著差异(P<0.05)

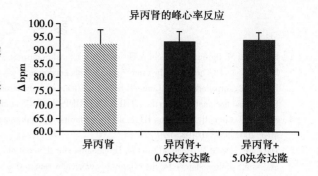

图 10-6-6　决奈达隆对异丙基肾上腺素导致的窦性心率增加的影响

决奈达隆(0.5mg/kg 蓝色或 5.0mg/kg 红色)并不降低异丙基肾上腺素 0.5μg/kg 导致的窦性心率的增加。Δbpm：每分钟心率的增加

kg 的伊伐布雷定引起心率降低后再给以 0.5mg/kg 的决奈达隆，并不能进一步降低心率和血压(图 10-6-7)。

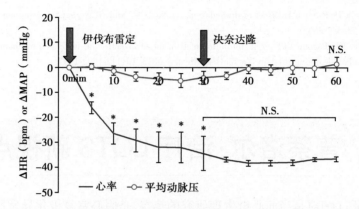

图 10-6-7　静脉应用伊伐布雷定后应用决奈达隆不进一步降低心率和血压

伊伐布雷 0.5mg/kg，决奈达隆剂量为 0.5mg/kg(n=6)。伊伐布雷定已经阻断了 I_f 离子流，因此应用决奈达隆后不能进一步降低心室率，提示了决奈达隆降低心室率的离子机制。两种药物对 MAP 都没有作用。* 代表与基础值相比，变化有显著差异(P<0.05)

上述的研究结果揭示了决奈达隆降低心率的作用机制：

1. 地尔硫草通过阻断 L- 型钙离子通道发挥降低心肌收缩力，扩张血管降低动脉压的作用。而决奈达隆并不影响心肌收缩力，不降低血压，因此决奈达隆不通过抑制 L- 型钙离子通道发挥其降低心率的作用。

2. 由于决奈达隆并不影响异丙基肾上腺素诱发的心率增快，因此决奈达隆不可能通过非竞争性 β 受体阻滞发挥降低心率的作用。

3. 伊伐布雷定是经典的 I_f 离子流抑制剂。静脉应用伊伐布雷定引起心率下降后，再静脉应用决奈达隆未发生心率的进一步下降，提示决奈达隆同样通过抑制 I_f 离子流通道发挥其降低心率作用。此时伊伐布雷定已占领 I_f 离子流通道下，决奈达隆无法进一步降低心率。

Verrier RL 的研究也进一步证实了决奈达隆降低房颤心室率的作用机制。持续房颤的动物模型中静脉应用伊伐布雷定(0.5mg/kg)房颤心室率平均降低 39.5%；应用决奈达隆(静脉推注 1.0mg/kg)房颤心室率平均降低 22.1%。在应用伊伐布雷定降低心室率之后再应用决奈达隆则房颤心室率没有进一步降低。提示决奈达隆同样通过抑制 I_f 离子流降低房颤心室率。因此，多项研究都支持决奈达隆降低房颤患者心率的主要机制是 I_f 离子流的抑制。

（张　媛）

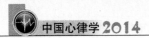
参 考 文 献

［1］Baruscotti M，Barbuti A，Bucchi A.The cardiac pacemaker current. J Mol Cell Cardiol，2010，48：55-64.

［2］Di Francesco D. The role of the funny current in pacemaker activity. Circ Res，2010，106：434-446.

［3］Duray GZ，Torp-Pedersen C，Connolly SJ，et al. Effects of dronedarone on clinical outcomes in patients with lone atrial fibrillation：Pooled post hoc analysis from the ATHENA/EURIDIS/ADONIS studies. J Cardiovasc Electrophysiol，2011，22：770-776.

［4］Singh BN，Connolly SJ，Crijns HJ，et al. Dronedarone for maintenance of sinus rhythm in atrial fibrillation or flutter. N Engl J Med，2007，357（10）：987-999.

［5］Davy JM，Herold M，Hoglund C，et al. Dronedarone for the control of ventricular rate in permanent atrial fibrillation：the Efficacy and safety of dronedarone for the cOntrol of ventricular rate during atrial fibrillation（ERATO）study. Am Heart J，2008，156（3）：527. e521-529.

［6］Fox K，Ford I，Steg PG，et al；on behalf of the BEAUTIFUL Investigators. Ivabradine for patients with stable coronary artery disease and left-ventricular systolic dysfunction（BEAUTIFUL）：A randomised，double-blind，placebo-controlled trial. Lancet，2008，372：807-816.

［7］Bogdan R，Goegelein H，Ruetten H.Effect of dronedarone on Na$^+$，Ca^{2+} and HCN channels. Naunyn Schmiedebergs Arch Pharmacol，2011，383：347-356.

［8］Verrier RL，Sobrado MF，Pagotto VPF，et al. Inhibition of If in the atrioventricular node as a mechanism for dronedarone's reduction in ventricular rate during atrial fibrillation.HeartRhythm，2013，10（11）：1692-1697.

7. 普萘洛尔：治疗 LQT3 新视点

　　长 QT 综合征（LQTs）是当前心电生理研究的热点，是因心室复极化异常所致的心律失常性疾病，也是心律失常最常见危险因素之一。临床表现为体表心电图 QT 间期延长和 T 波异常，易产生室性心律失常，尤其是尖端扭转型室速（TdP）和心室颤动。患者常在生理应激和（或）精神紧张时出现晕厥或猝死，极少数也可以在休息或睡眠中猝死。由于 LQTs 发生率较低，通常不被人们所重视。最近美国和欧洲统计有基因突变阳性的 LQTs 发生率约为（40~50）/10 万。

　　在 LQTs 患者中，已经进行了积极的分型，由 *SCN5A* 基因突变引起一种 LQTs，称为 LQT3，常引起 Na$^+$ 内流延迟，这种分型虽然在 LQTs 中只占约 10%，但却是最难处理的类型。自从基因型 - 表型研究的兴起，有报道称 LQT3 综合征患者猝死的发生率明显高于其他分型。因此，很多学者也在积极探讨关于 LQT3 的治疗方案。

一 先天性 LQT3 的鉴别及机制探讨

（一）LQTs 的类型的鉴别

　　如何准确地鉴别 LQTs 的类型对于有效预防及治疗 TdP 具有非常重要的作用，一般情况下，可以通过 T 波的形态来进行判断，更有效的方法是通过肾上腺素负荷试验。2002 年，Noda 等将 LQT1、LQT2、LQT3 及对照组分为 4 组，应用持续微泵注射肾上腺素的方法，通过在肾上腺素浓度基线期、峰值及稳定期测定 QTc 及 RR 间期，来推断 LQTs 的基因型。研究结果发现如稳定期及峰值时间△QTc>35 毫秒为 LQT1 组，如△QTc>80 毫秒则为 LQT2 组，除上述两者外则为正常或 LQT3 组。

　　当前已经有研究发现 13 个基因突变与先天性 LQTs（LQT1-13）发生相关。其中 LQT1~3 占先天性 LQTs 的 75%~80%。LQT3 约占全类型的 10%。LQT1 与 LQT2 发生心脏恶性事件主要与运动或者情绪激动有关。有研究认为 LQT3 的心脏突发事件多见于休息和睡眠中,且 β 受体阻滞剂不能有效预防猝死的发生;由于 LQT3 多发生于静息或者睡眠中,所以通常认为 β 受体阻滞剂对于治疗 LQT3 效果不如 LQT1 和 LQT2,因此针对 LQT3 的研究也一直是 LQTs 的重要内容。

(二) LQT3 的致病机制

有研究认为,副交感活性的增高能够在 LQT3 中诱发 TdP,但关于 LQT3 致病机制的分子生物学机制研究也很深入。LQT3 的遗传学基础是 *SCN5A* 基因的突变引起电压依赖性钠通道失活延迟、通道开放时间增加,使动作电位时程、跨室壁复极离散度延长,其体表心电图表现为 T 波的延迟出现。其离子通道基础是,心肌细胞膜上的电压门控钠通道(Nav1.5)的 α 亚单位由 *SCN5A* 基因编码,产生除极电流,其基因位于 3p21,大小约为 80kb 碱基对,由 28 个外显子组成。Nav1.5 通道由 4 个同源亚基组成,每个亚基包含有 6 个跨膜区,由每个亚基的 S5 和 S6 组成通道的孔区,控制着 Na^+ 的内流。从最初在 4 个家系发现的 *SCN5A* 突变致 LQTs,到现在已经发现大量的 *SCN5A* 基因突变的病例。这些基因突变主要是抑制了 Na^+ 通道失活,从而增大晚钠电流导致复极间期延长。

二　关于 LQT3 的治疗观点

(一) Na^+ 拮抗剂

LQT3 患者由于 I_{Na} 离子通道功能增加,故有研究人员认为使用 Na^+ 通道阻滞剂如利多卡因或美西律,可明显地减轻症状,缩短 QT 间期。美西律作为 Ib 类抗心律失常药物,其作用靶点是阻断 Na^+ 通道,抑制内向性 Na 电流,Ruan 等认为其可以使 QT 间期动作电位时间和跨心室壁的复极离散度(TDR)缩短,可能会降低室性心律失常事件的发生率。Gao 等认为美西律可以通过抑制晚钠电流来发挥缩短 QTc 间期的作用。Ma 等认为美西律作为 Nav1.5 阻滞剂能够逆转在特定的人类诱导多能干细胞(hiPSC)LQT3 模型中晚钠电流的升高以及动作电位时程(APD)的延长。而对于心律偏慢的患者建议采用植入式心脏复律除颤器(ICD)。

Makita 等研究发现在 *SCN5A* 中 E1784K 发生变异时,93% 人群会引起 QT 间期延长同时伴 ST 段变化,当使用 Ic 类 Na^+ 阻断剂时会诱发 Brugada 样的心电图改变,出现致死性心律失常。Priori 等通过对来自 7 个家庭的 13 位 LQT3 型患者行氟卡尼(Ic 类 Na^+ 阻断剂)静脉滴注发现其中有 6 例患者有 $V_1 \sim V_3$ 导联 ST 段抬高(大于等于 2mm),并且呈 Brugada 样的心电图表现,因此,对氟卡尼用于 LQT3 提出了挑战,同时也提出了 LQT3 合并 Brugada 综合征的可能。所以对于 LQT3 型患者应避免使用 Ic 类 Na^+ 阻断剂。对心率偏慢或有症状的 LQT3 型心动过缓病例,可安装心脏起搏器,症状严重者应采用 ICD 治疗。

(二) 心脏起搏

起搏治疗在降低心动过缓患者心脏事件发生率中具有一定的效应。心脏起搏可预防心动过缓、心脏骤停及缩短 QT 间期。在 LQT3 型患者中应用能使患者明显受益,因为在这些患者当中出现心动过缓时其复极离散度显著增加。由于单纯永久起搏器植入术并不能完全预防心脏事件的发生,因而 Dorostkar 等提出联合使用 β 受体阻滞剂及心脏起搏的治疗策略。

(三) 植入式心脏复律除颤器

在高危患者中植入 ICD 具有很高的临床获益。Zabera 等在一项平均随访 8 年的 ICD 植入术的研究中,73 例高危患者只有 1 人死亡(1.3%),而在 161 例未行 ICD 植入术患者中,死亡 26 人(16%)。ICD 联合 β 受体阻滞剂可以作为 LQTS 患者二级预防以及对有症状高危患者的

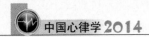

一级预防。Welde 等认为 LQT3 型患者对抗交感神经治疗不敏感,甚至有害,因而 ICD 治疗对 LQT3 型具有更多的获益。

(四) β 受体阻滞剂

自 20 世纪 70 年代至今 β 受体阻滞剂一直是治疗 LQTs 最重要的措施。β 受体阻滞剂是对有晕厥和心脏骤停事件的 LQTs 患者预防性治疗的基础,其抗心律失常效应的机制为降低或防止强烈交感刺激时发生的 TDR 的增加。这类药物的作用机制可能是促进 QT 间期对心率变化的适应性,从而避免 TdP 的发生。Moss 等指出,尽管 β 受体阻滞剂可以降低患者晕厥的发生率,但在已使用负荷剂量的人群中,β 受体阻滞剂仍不能完全预防心脏猝死的再发。亦有研究指出 β 受体阻滞剂在正常状态下能够明显地减少 TdP 的发生,对 LQT1 及 LQT2 型患者具有显著的保护效应,而对 LQT3 型则容易诱发 TdP。也有学者认为,室性心律失常在 LQT3 中通常依赖于缓慢性心律失常的发生,β 受体阻断剂可能对这种综合征的效果有限甚至是有害的,他们的理由是缓慢心室率能够促进心室复极的不均一分布以及诱发这种情况的早期后除极的触发活动。

Chinushi 等则在 LQT3 模型中,证实 β 受体阻滞剂能够抑制肾上腺素诱发的心室期前复合波和多形性室速,可能可以作为在 LQT3 患者中抑制室性心动过速的补充治疗。Nuyens 等也提出如果缓慢性心律失常在植入起搏器或者 ICD 预防的情况下,应用 β 肾上腺素能阻断剂作为辅助治疗具有抑制室性心律失常发作的潜在可能性。另外心脏电生理研究指出成年男性在使用 β 受体阻滞剂后 QT 间期缩短明显,该药在成年男性中能显著降低复极离散度,因而具有更好的疗效。

三 β - 受体阻滞剂在 LQT3 中应用的新视点

关于 β 受体阻滞剂治疗 LQT3 的疗效遭到了不断的质疑,值得注意的是,心脏病学家对 LQT3 患者经常甚至不尝试药学 - 逻辑疗法而是选择植入 ICD 作为首选疗法。然而,最近的临床数据表明 β 受体阻滞剂在治疗 LQT3 方面可能具有较好的效果。

普萘洛尔是目前为止使用经验最多、研究也最广泛的 β 受体阻滞剂。其优点是具有良好的耐受性和脂溶性使其能够透过血脑屏障。普萘洛尔的 β 肾上腺素能受体阻滞特性与非 β 肾上腺素能受体介导的作用在普萘洛尔的抗心律失常作用中都发挥着作用。Chockalingam 等研究比较了临床上常用的 3 种 β 受体阻滞剂普萘洛尔、美托洛尔、纳多洛尔对 LQT1/LQT2 患者的治疗效果。结果发现,在 QTc>480ms 的患者中,普萘洛尔缩短 QTc 效果最显著[(49±42) 毫秒、(30±40)毫秒、(27±29)毫秒,P=0.01]。尽管已知普萘洛尔有钠通道阻滞作用,最近有研究证实它的这种阻滞效应对晚期非失活态的钠电流比峰值钠电流更显著,而美托洛尔则无此效应。绝大多数 LQTs 患者在确诊后进行 β 受体滞剂治疗时,应首选普萘洛尔。Besana 等应用全细胞膜片钳来评价普萘洛尔对 tsA201 细胞的效果,指出,普萘洛尔通过功能依赖性以及减少 A1330D 持续电流来发挥阻断 Nav1.5 的作用。

Calvillo 等评价了应用 β 受体阻滞剂普萘洛尔在 LQT3 模型中的抗心律失常效果。他们采用经过表型验证的 65 只 ΔKPQ-SCN5A 敲除转基因小鼠(TG)与 32 只野生型(WT)小鼠,测试了麻醉后的 19 只 WT 和 39 只 TG 老鼠中胆碱能毒蕈碱受体激动剂氯化氨甲酰胆碱的致心律失常效果,之前在腹腔内应用或没有应用普萘洛尔进行预处理。结果在相同的心率条件下,TG 组比 WT 组伴有明显的长 QT 间期,同时氯化氨甲酰胆碱在 WT 组中具有较少的致心律失常效果,而在 20 只 TG 鼠中有 55% 导致室性心动过速和室颤。相比之下,在普萘洛尔处理的 19 只

TG 鼠中在氯化氨甲酰胆碱注射后却没有心动过速和室颤的发生。Calvillo 等的研究结论与先前的报道相反，他们的实验数据表明，β 受体阻滞剂在 LQT3 模型中能够有效地预防 VT/VF。加上最近的临床数据，为 β 受体阻滞剂对 LQT3 患者的保护治疗提供了理论依据。

这些实验结果有重要的临床意义。它们有助于彻底消除 β 受体阻滞剂对 LQT3 动物模型及 LQT3 患者中发生的 VT/VF 无保护作用的担心。此外，结合最近的临床数据，这些研究结果无疑表明了一个清晰和明确的信息，就是临床心脏病医师在治疗 LQT3 患者时，应该毫不犹豫地将 β 受体阻滞剂作为首选，尤其是普萘洛尔。当然对极少数在使用药物的基础上还有晕厥发作的患者，要考虑加上左心交感神经切除手术或起搏器、ICD 等器械治疗。

（李广平 赵志强）

参 考 文 献

［1］Schwartz PJ,Crotti L,Insolia R. Long QT syndrome:from genetics to management. Circ Arrhythm Electrophysiol,2012,5:868-877.

［2］Ackerman MJ,Priori SG,Willems S,et al. HRS/EHRA expert consensus statement on the state of genetic testing for the channelopathies and cardiomyopathies. Europace,2011,13:1077-1109.

［3］Tester DJ,Ackerman MJ. Genetic testing for potentially lethal,highly treatable inherited cardiomypathies/channelopathies in clinical practice . Circulation,2011,123:1021-1037.

［4］Fabritz L,Damke D,Emmerich M,et al. Autonomic modulation and antiarrhythmic therapy in a model of long QT syndrome type 3. Cardiovasc Res,2010,87:60-72.

［5］Gao Y,Xue X,Hu D,et al. Inhibition of late sodium current by mexiletine:a novel pharmotherapeutical approach in timothy syndrome. Circ Arrhythm Electrophysiol,2013,6:614-622.

［6］Ma D,Wei H,Zhao Y,et al. Modeling type 3 long QT syndrome with cardiomyocytes derived from patient-specific induced pluripotent stem cells. Int J Cardiol,2013,168:5277-5286.

［7］Makita N,Behr E,Shimizu W,et al. The E1784K mutation in SCN5A is associated with mixed clinical phenotype of type 3 long QT syndrome. J Chin Invest,2008,118:2219-2229.

［8］Calvillo L,Spazzolini C,Vullo E,et al. Propranolol prevents life-threatening arrhythmias in LQT3 transgenic mice:implications for the clinical management of LQT3 patients. Heart Rhythm,2014,11:126-132.

［9］Chockalingam P,Crotti L,Girardengo G,et al. Not all beta-blockers are equal in the management of long QT syndrome types 1 and 2:Higher recurrence of events under metoprolo1. J Am Coll Cardiol,2012,60:2092-2099.

［10］Besana A,Wang DW,George AL Jr,Schwartz PJ. Nadolol block of Nav1.5 does not explain its efficacy in the long QT syndrome. J Cardiovasc Pharmacol,2012,59:249-253.

8. Na⁺ 阻滞剂:在 CPVT 的应用

儿茶酚胺敏感性多形性室性心动过速（catecholaminergic polymorphic ventricular tachycardia,CPVT）是一种遗传性心律失常疾病，以运动或情绪激动诱发的双向型和(或)多形性室性心动过速为特征，多发生于无器质性心脏病、QT 间期正常的青少年。该病在人群中的发病率约为1/10 000，分为常染色体显性遗传和隐性遗传两种形式，主要与编码心肌细胞肌浆网钙通道的RyR2 基因和肌浆网内钙结合蛋白 CASQ2 基因突变有关，阳性检出率约为 60%。CPVT 恶性程度高，约 30% 未接受治疗的患者至少经历一次心脏事件，高达 80% 患者有晕厥发作，如不经过治疗其死亡率可达 30%~50%。国内虽有 CPVT 的临床报道，但相对于其他遗传性心律失常，如长 QT 综合征、Brugada 综合征和致心律失常性右室心肌病等，数量明显偏少，考虑与 CPVT

患者的静息心电图缺乏特异性表现以及心脏结构功能正常有一定关系。

一 CPVT 治疗现状

CPVT 的发生与交感兴奋密切相关,在发现 *RyR2* 和 *CASQ2* 基因突变之前,β 受体阻滞剂已被用作 CPVT 患者的一线治疗,并取得较好的效果。文献报道使用最多的是纳多洛尔和普萘洛尔,临床经验和数据较多;其他 β 受体阻滞剂亦有使用,目前尚无资料显示哪一种 β 受体阻滞剂更有效或最有效。运动试验被用来评估 β 受体阻滞剂治疗的效果和调整用药剂量,通常建议给予患者可耐受的最大剂量。服用 β 受体阻滞剂的 CPVT 患者的心脏性猝死事件,大多与服药依从性不佳有关。随后的一些研究发现正规服用足量 β 受体阻滞剂,30% 左右的患者仍有心脏事件发生,此部分患者最终需植入心脏复律除颤器(implantable cardioverter defibrillator,ICD)以预防猝死,这一治疗策略也是目前指南所建议的。然而,CPVT 患者接受 ICD 植入也存在多方面的问题。首先,CPVT 是一种十分凶险的恶性心律失常,患者在确诊后会承受巨大的精神压力;一旦植入 ICD,适当或者不适当的电击,可进一步造成患者高度紧张,儿茶酚胺释放增多,使心律失常的发生频率增加和发作程度加重,继而又触发 ICD 放电,如此恶性循环,最后导致患者死于电风暴和心源性休克,文献上已有多个病例报道。此外,CPVT 患者多为儿童、青少年,ICD 植入并发症多且不适当放电几率高,而且会给病患的成长和社会生活带来诸多不利影响。近年来也有一些新的 CPVT 治疗措施出现,如在足量 β 受体阻滞剂的基础上加以左心交感神经切除术或维拉帕米口服,目前资料显示这些新方法对整体提高 CPVT 治疗效果的作用有限,尚不足以改变临床现状。

二 钠通道阻滞剂氟卡尼治疗 CPVT

RyR2 受体功能增强所致肌浆网舒张期钙漏(calcium leak)是 CPVT 的致病分子机制。舒张期钙漏可以通过钠 - 钙交换泵向细胞外排钙,形成瞬时内向电流和延迟后除极,当达到钠通道的激活阈值,即可导致触发活动和触发性心律失常。很显然,如果药物能够直接抑制 RyR2 的功能或间接对抗 RyR2 功能增强所引起的效应,就能从病理生理机制上针对性地治疗 CPVT。丁卡因是临床上常用的具有钠通道阻滞效应的局麻药,也是基础研究中最常用的 RyR2 阻滞剂。基于此,Knollmann 小组对目前市面上的钠通道阻滞剂直接进行 RyR2 单通道功能阻滞的筛查检测,结果发现氟卡尼有直接的 RyR2 阻滞效应;随后在 CASQ2 基因敲除 CPVT 小鼠模型的心室肌细胞上,发现 $6\mu M$ 氟卡尼可有效抑制异丙肾上腺素诱发的自发性肌浆网钙漏;在体腹腔注射氟卡尼也可完全抑制异丙肾上腺素诱发的室性心动过速,但腹腔注射利多卡因却无此效果。因此 Knollman 认为氟卡尼治疗 CPVT 的机制与其 RyR2 受体直接阻滞效应有关,而不是钠通道阻滞的结果。Knollmann 首先对 2 例传统治疗不佳的 CPVT 患者使用了氟卡尼:第 1 例为携带 CASQ 突变的 12 岁男性患者,服用大剂量美托洛尔和维拉帕米,仍频发室性心动过速和 ICD 电击,加用氟卡尼并停用维拉帕米后,复查运动试验时以及 ICD 记录中均无室性心动过速发作;第 2 例为携带 RyR2 突变的 36 岁男性患者,大剂量美托洛尔和维拉帕米仍不能控制运动相关的室性心动过速,遂改服氟卡尼 150mg/d,8 周后复查运动试验,不能诱发室性心动过速发作。

鉴于氟卡尼对 CPVT 的良好疗效,Knollmann 和 Wilde 从 8 个国际中心收集了 33 例基因检测阳性的 CPVT 患者,以运动试验诱发室性心律失常为评价指标,对传统治疗(β 受体阻滞剂)与传统治疗联合氟卡尼治疗的疗效进行比较,最终有 29 例患者纳入统计分析。在传统治疗联合氟卡尼治疗组,76% 患者心律失常积分有改善,其中 48% 患者的室性心律失常完全被抑制,8% 患者室性心律失常部分被抑制,无一患者的心律失常积分恶化。传统治疗联合氟卡尼治疗组的疗效还表现在其他的方面,如明显增加运动试验中室性心律失常发生时的心率;部分患者减少 β 受体阻滞剂的使用剂量。氟卡尼的使用剂量一般为 100~300mg/d,分析显示治疗效果与氟卡尼剂量呈相关性,部分患者增加剂量后,治疗效果得到进一步改善。大多数患者对氟卡尼耐受性好,平均随访 20 个月,仅一例患者室速发作,测血清氟卡尼浓度为 0.34μg/ml,远低于患者以前所测的血清浓度(0.75~0.82μg/ml),说明患者服药依从性不好,恢复正常服药后,室速未再发。随后,Wilde 将氟卡尼应用于 12 例对传统治疗不敏感且基因检测阴性的 CPVT 患者。这些患者先前均接受了足量 β 受体阻滞剂治疗,部分患者同时服用维拉帕米,但在运动试验中有 6 例诱发了室速,5 例患者出现频发室性早搏。改服氟卡尼后复查运动试验,患者的心律失常积分明显改善,其中 7 例患者再无任何室性心律失常发生。平均随访 48 个月,仅 2 例患者发生心脏事件,且均与擅自停用氟卡尼有关。

氟卡尼治疗 CPVT 的良好疗效已是业界共识,但对该药的作用机制存在不同观点。RyR2 受体位于心肌细胞内的肌浆网上,药物要直接作用于 RyR2 受体,首先要穿透细胞脂质双层膜。氟卡尼的酸解离常数 pKa 为 9.3,这表明在血液 pH7.4 中,99% 氟卡尼为离子形式存在,而离子形式的药物是难以穿透脂质双层膜的。因此,氟卡尼是否能穿透细胞膜在心肌细胞胞浆中达到足以阻滞 RyR2 受体的有效浓度尚存疑问。此外,在 Knollmann 的研究中,为了排除氟卡尼钠通道阻滞的效应,设置了利多卡因作为阴性对照组,结果显示腹腔注射利多卡因不能抑制 CPVT 小鼠的室速发作。这种实验设计明显存在两个问题:首先是利多卡因存在首过效应使腹腔注射成为不合理的给药方式;其次利多卡因半衰期短,临床上利多卡因静脉推注后常需静脉滴注维持效应,所以单次腹腔注射利多卡因不能充分体现其钠通道阻滞的作用。笔者曾用 RyR2R4496C 转基因 CPVT 小鼠的心肌细胞测试过氟卡尼,发现该药物对 RyR2 相关的钙漏无明显抑制作用,却明显提高延迟后除极致触发活动的阈值,提示氟卡尼治疗 CPVT 的机制还是源自其钠通道阻滞效应。另外,氟卡尼的钠通道阻滞作用呈频率依赖性——心率越快钠阻滞效应越强。在交感神经作用下,CPVT 患者的室性心律失常多发生于心率增快时(110~120 次/分),氟卡尼正好可抑制快频率时的触发活动和心律失常。最近,Sikkel 报道氟卡尼还可抑制自发性钙波,其机制也与氟卡尼自身的钠通道阻滞效应有关而并非阻断 RyR2 受体所致。

氟卡尼的致心律失常作用也广为人知,如果氟卡尼治疗 CPVT 的主要机制是抑制钠通道而非 RyR2 受体,即便在心脏结构和功能正常 CPVT 患者,长期使用氟卡尼的安全性也是不容忽视的问题。一个由 NIH 资助的随机单盲观察氟卡尼治疗 CPVT 的临床研究正在进行中(ClinicalTrials.gov Identifier:NCT01117454),预计 2016 年底结束,届时我们将对这个问题有进一步的认识。

在最新版的遗传性心律失常综合征专家共识中,氟卡尼以 IIa 类适应证被推荐用于 β 受体阻滞剂治疗不佳的 CPVT 患者。氟卡尼作为主要抗心律失常药物之一,频频出现在国际通用的各类心血管疾病诊疗指南中,用于房颤转复、长 QT 综合征治疗及 Brugada 综合征诊断等。令人遗憾的是,中国市场上从未有过氟卡尼供应。与之类似,曾被广泛用于房颤转复的奎尼丁也从国内药物市场消失。尽管价格便宜、经济效益低,但是氟卡尼、奎尼丁现在已成为 CPVT、Brugada 综合征和短 QT 综合征患者的"救命药"。作为心血管病工作者,我们有责任和义务呼吁国家引进或恢复生产这些"孤儿药"。

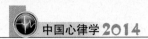

三 钠通道阻滞剂普罗帕酮治疗 CPVT

Knollmann 报道普罗帕酮可明显抑制 RyR2 通道的开放;在 CASQ2 敲除转基因 CPVT 小鼠心肌细胞上测试,普罗帕酮抑制自发性钙漏;且在体腹腔注射可抑制异丙肾上腺素诱发的室速。随后 Knollmann 对一例传统治疗无效、*RyR2* 基因突变的患者使用普罗帕酮。该患者原服用美托洛尔(200mg/d)和维拉帕米(120mg/d),并行左心交感神经切除术,但 6 个月随访中 ICD 放电 91 次。改服普罗帕酮(600~900mg/d)后,随访 1 年,ICD 仅放电 2 次,复查运动试验,室性心律失常完全被抑制。有关普罗帕酮治疗 CPVT 的临床研究报道不多,尚不足以给出明确推荐;鉴于普罗帕酮为我国常用抗心律失常药物,因此对于 β 受体阻滞剂等传统治疗效果不佳或者安装 ICD 后室速频发的 CPVT 患者,可以考虑加用普罗帕酮。

总之,儿茶酚胺敏感性多形性室性心动过速是高度恶性的遗传性心律失常,以 β 受体阻滞剂和 ICD 为代表的传统治疗虽然能减少心脏事件和预防猝死,但仍在约 30% 的 CPVT 患者中疗效不佳。在临床医师、遗传学家以及基础研究工作者的共同努力下,证实了氟卡尼、普罗帕酮等钠通道阻滞剂可用于传统治疗无效的"难治性"CPVT 并初步阐明了其作用机制,短期内即被指南采纳成为治疗 CPVT 的推荐药物。钠通道阻滞剂的应用将进一步提高 CPVT 的防治效果,也成为转化医学模式下"老药新用"的成功范例。

(刘念 白融 阮燕菲)

参 考 文 献

[1] 赵东生,沈建华,陆敬平,等.儿茶酚胺敏感性多形性室性心动过速临床特征分析.中华心血管病杂志,2012,40:844-848.

[2] Sy RW,Gollob MH,Klein GJ,et al. Arrhythmia characterization and long-term outcomes in catecholaminergic polymorphic ventricular tachycardia. Heart Rhythm,2011,8:864-871.

[3] Celiker A,Erdogan I,Karagoz T,et al. Clinical experiences of patients with catecholaminergic polymorphic ventricular tachycardia. Cardiol Young,2009,19:45-52.

[4] Laver DR,van Helden DF. Three independent mechanisms contribute to tetracaine inhibition of cardiac calcium release channels. J Mol Cell Cardiol,2011,51:357-369.

[5] Watanabe H,Chopra N,Laver D,et al. Flecainide prevents catecholaminergic polymorphic ventricular tachycardia in mice and humans. Nat Med,2009,15:380-383.

[6] van der Werf C,Kannankeril PJ,Sacher F,et al. Flecainide therapy reduces exercise-induced ventricular arrhythmias in patients with catecholaminergic polymorphic ventricular tachycardia. J Am Coll Cardiol,2011,57:2244-2254.

[7] Watanabe H,van der Werf C,Roses-Noguer F,et al. Effects of flecainide on exercise-induced ventricular arrhythmias and recurrences in genotype-negative patients with catecholaminergic polymorphic ventricular tachycardia. Heart Rhythm,2013,10:542-547.

[8] Liu N,Denegri M,Ruan Y,et al. Short communication:Flecainide exerts an antiarrhythmic effect in a mouse model of catecholaminergic polymorphic ventricular tachycardia by increasing the threshold for triggered activity. Circ Res,2011,109:291-295.

[9] Sikkel MB,Collins TP,Rowlands C,et al. Flecainide reduces Ca^{2+} spark and wave frequency via inhibition of the sarcolemmal sodium current. Cardiovasc Res,2013,98:286-296.

[10] Priori SG,Wilde AA,Horie M,et al. HRS/EHRA/APHRS Expert Consensus Statement on the diagnosis and management of patients with inherited primary arrhythmia syndromes. Heart Rhythm,2013,10:1932-1963.

[11] American College of Cardiology F,American Heart A,European Society of C,et al. Management of patients with atrial fibrillation (compilation of 2006 accf/aha/esc and 2011 accf/aha/hrs recommendations):A report of the american college of cardiology/ american heart association task force on practice guidelines. Circulation,2013,127:1916-1926.

[12] Ackerman MJ,Priori SG,Willems S,et al. Hrs/ehra expert consensus statement on the state of genetic testing for the channelopathies and cardiomyopathies this document was developed as a partnership between the heart rhythm society(hrs)and

the european heart rhythm association（ehra）. Heart Rhythm,2011,8:1308-1339.

［13］Viskin S,Wilde AA,Guevara-Valdivia ME,et al. Quinidine,a life-saving medication for brugada syndrome,is inaccessible in many countries. J Am Coll Cardiol,2013,61:2383- 2387.

［14］Viskin S,Wilde AA,Krahn A,et al. Inaccessibility to quinidine therapy is about to get worse. J Am Coll Cardiol,2013,62（4）:355.

［15］Hwang HS,Hasdemir C,Laver D,et al. Inhibition of cardiac Ca^{2+} release channels（ryr2）determines efficacy of class i antiarrhythmic drugs in catecholaminergic polymorphic ventricular tachycardia . Circ Arrhythm Electrophysiol,2011,4:128-135.

9. 达比加群酯与华法林的比较

　　房颤是最常见的一种心律失常,整体人群罹患率约为1%。房颤患者出现血栓的风险增高,后者可使卒中风险增加五倍之多。全球每年有多达三百万人罹患房颤相关卒中。

　　达比加群酯是一种新型合成的非肽类直接凝血酶抑制剂,口服经胃肠吸收后,在体内转化为具有直接抗凝血活性的达比加群,后者结合于凝血酶的纤维蛋白特异结合位点,阻止纤维蛋白原裂解为纤维蛋白,从而阻断了凝血瀑布网络的最后步骤及血栓形成。有研究显示服用达比加群酯患者的出血事件或心肌梗死增多趋势,引起大家的关注。本文就达比加群酯与华法林的有效性与安全性进行综述。

一　达比加群酯与华法林的有效性与安全性

　　RE-LY(长期抗凝治疗随机评估)研究有力证实了达比加群酯在非瓣膜性房颤患者中的疗效和安全性。 RE-LY是一项随机临床非劣效性研究,共在全球44个国家的951个临床医学中心,入选了伴有卒中风险的房颤患者18 113例,随机分组,两组患者以盲化的方式接受固定剂量的达比加群酯(110mg或150mg,每日两次)治疗,或以非盲化方式接受调整剂量的华法林治疗,主要评价三组患者的卒中或全身性栓塞以及大出血的发生率。中位随访2年,结果发现,卒中和全身性栓塞的年发生率在华法林组为1.71%,而在达比加群酯110mg组为1.54%(达比加群酯的相对风险为0.90;非劣效检验$P<0.001$),达比加群酯150mg组年发生率为1.11%;优效检验$P<0.001$)。大出血的年发生率在华法林组为3.57%,而达比加群酯110mg组为2.87%($P=0.003$),达比加群酯150mg组为3.32%($P=0.32$)。且出血性卒中年发生率在华法林组为0.38%,而达比加群酯110mg组为0.12%($P<0.001$),达比加群酯150mg组为0.10%($P<0.001$)。总之,在房颤患者中,口服达比加群酯110mg与口服华法林相比,卒中和全身性栓塞的发生率相似,而大出血发生率较低。口服达比加群酯150mg组与华法林相比,卒中和全身性栓塞的发生率低,但大出血发生率相似;提示在不同的患者人群中,可依据卒中和出血风险的分层,选择不同剂量的达比加群酯治疗。正是基于RE-LY研究结果,新近更新的指南推荐,达比加群酯可作为华法林的替代药物,用于预防非瓣膜性房颤患者的卒中和全身性血栓栓塞。

　　RE-LY研究同时对肝功能进行严格监测,结果显示,达比加群酯110mg和达比加群酯150mg组随机化后在ALT或AST>3倍正常上限的累计风险上与华法林组无显著差异;常见不良事件中达比加群酯仅胃肠不适高于华法林,其他不良事件(如呼吸困难、眩晕等)均与华法林相当。

　　RE-LY随访研究RELY-ABLE,观察了达比加群酯更长期的疗效和安全性。研究纳入在

RE-LY 研究结束后存活且仍然接受达比加群酯双盲治疗,并能继续接受随访的患者 5851 例,经过 2.3 年的随访。结果发现:达比加群酯 150mg 组的卒中和全身性栓塞的年发生率为 1.46%,达比加群酯 110mg 组为 1.60%,两者相比无显著性差异;达比加群酯 150mg 组的大出血年发生率为 3.74%,达比加群酯 110mg 组为 2.99%,也无显著性差异。将 RE-LY 和 RELY-ABLE 研究进行合并分析发现,达比加群酯 150mg 组的卒中和全身性栓塞的年发生率为 1.25%,低于达比加群酯 110mg 组(1.54%),而达比加群酯 150mg 组的大出血年发生率为 3.38%,高于达比加群酯 110mg 组(2.83%)。总之,在 RE-LY 研究后的 2.3 年继续治疗期间(平均总随访时间为 4.3 年),达比加群酯组的卒中与大出血年发生率维持在低水平,与 RE-LY 研究期间的结果一致;达比加群酯 150mg 与 110mg 相比,卒中和全身性栓塞的发生率较低但大出血发生率偏高。

达比加群酯的出血事件或心肌梗死增多,再次引发人们对达比加群酯安全性问题的担忧。为此,Larsen T.B 等在丹麦房颤患者中开展了一项临床队列研究,研究分达比加群酯组和 1:2 倾向匹配的华法林治疗组,病例分别为 4978 例及 8936 例。在 Cox 比例风险模型对倾向匹配组分层的基础上,对疗效和安全性预后进行了比较。结果显示:华法林和达比加群酯组的卒中和全身性栓塞无显著差异。与华法林相比,达比加群酯剂量调整后的死亡率明显较低(110mg 一日 2 次:倾向匹配组分层 HR(aHR):0.79,95%CI:0.65~0.95,150mg 一日 2 次:aHR:0.57,95%CI 0.40~0.80)。 两个达比加群酯剂量组(110mg 每日两次;150mg 每日两次)的肺栓塞以及颅内出血均较华法林低 0.40。两个达比加群酯剂量组的心肌梗死的发病率明显较低(110mg 每日两次,aHR:0.30,95%CI 0.18~0.49;150mg 每日两次,aHR:0.40,95%CI 0.21~0.70)。达比加群酯 110mg Bid 组的消化道出血比华法林组低(aHR:0.60,95%CI 0.37~0.93),但达比加群酯 150mg 一日 2 次组与华法林组类似。随访≥1 年(平均随访 13.9 个月)的达比加群酯亚组分析的主要研究结果大体一致。

该研究显示,使用达比加群酯(两种剂量)后卒中/全身栓塞、严重出血率与华法林类似。达比加群酯的死亡率、颅内出血,肺栓塞及心肌梗死情况较华法林低。与华法林比较的倾向匹配研究中,达比加群酯治疗患者没有发现大出血事件或心肌梗死,甚至在随访≥1 年的亚组研究中也没有发现严重心血管事件。

二　达比加群酯与华法林在房颤导管消融围术期的有效性与安全性

在一组 254 例房颤或左房房扑患者消融后的随访研究中,抗凝药物的应用分为两组:达比加群酯组 122 例,消融术前 24~30 小时停用,在止血后 4~6 小时重新启用;华法林组 135 例,消融围术期间不停用,并根据 INR 调整剂量。

评估消融术 3 个月内血栓栓塞和出血并发症。结果显示,达比加群酯组有 3 例患者(2.5%)发生晚期并发症,华法林组 1 例(0.7%),两者相比未达到显著性差异(P=0.28)。达比加群酯组轻微出血发生率(2.5% vs. 7.4%,P=0.07)、大出血发生率(1.6% vs. 0.7%,P=0.51),以及出血和血栓栓塞并发症复合发生率(6.6% vs. 8.9%,P=0.49)均与华法林组相似。两组均未出现急性血栓栓塞并发症(消融术后 24 小时内)。该结果进一步证实,在房颤或左房房扑导管消融术患者中,达比加群酯与华法林在围术期预防卒中和全身性栓塞的疗效相当。

房颤消融术后达比加群酯用于抗凝治疗同样安全有效。另一研究观察 278 例接受导管消融患者,分为三组:华法林组,低分子肝素组和达比加群酯组(110mg 每日两次),其中 142 例(51%)患者术后 22 小时接受达比加群酯治疗。主要终点为 30 天内血栓栓塞、出血和死亡。结果显示,消融治疗后 30 天,达比加群酯组无(0%)血栓栓塞或者出血并发症,而华法林组出现 4

例(2.9%)(1 例卒中,3 例出血)(*P*=0.056)。两组 30 天死亡率均为 0。研究证实术后给予达比加群酯的安全和耐受性良好,无出血,也无血栓栓塞事件,显示了达比加群酯在房颤消融后使用的安全性和有效性。

但目前为止,对于风湿性心脏瓣膜病或人工心脏瓣膜患者,达比加群酯安全性和有效性尚未进行研究,也没有任何研究数据支持达比加群酯在安装人工心脏瓣膜的患者(无论是否有心房纤颤)中具有充分的抗凝效果。因此,达比加群酯不宜用于风湿性心脏瓣膜病或人工心脏瓣膜的患者。

综上所述,在非瓣膜病房颤患者中,达比加群酯与华法林相比至少具有同等安全性和有效性,并未增加出血事件或心肌梗死事件。因而新近发布的 2014 年美国心房颤动患者管理指南建议,既往卒中、TIA 或 CHA2DS$_2$-VASc 评分≥2 分非瓣膜性房颤患者,除选用华法林抗凝治疗外,推荐可选用新型口服抗凝药达比加群酯。

(程晓曙 鲍慧慧)

参 考 文 献

［1］Hohnloser SH,Oldgren J,Yang S,et al. Myocardial ischemic events inpatients with atrial brillation treated with dabigatran or warfarin in the RE-LY (Randomized Evaluation of Long-Term Anticoagulation Therapy) trial. Circulation,2012,125:669-676.

［2］Wychowski MK,Kouides PA. Dabigatran-induced gastrointestinalbleeding in an elderly patient with moderate renal impairment. Ann Pharmacother,2012,46:246-211.

［3］Efficacy and safety of dabigatran compared with warfarin at different levels of international normalised ratio control for stroke prevention in atrial fibrillation:an analysis of the RE-LY trial. Lancet,2010,376:975-983

［4］Torben B,Hvilsted Rasmussen,et al. Efficacy and safety of Dabigatran Etexilate and Warfarinin "real-world" patients with atrial fibrillation:A prospective nationwide cohort study. J Am Coll Cardiol,2013,61:2264-2273.

［5］Kaiser DW1,Streur MM,Nagarakanti R,et.al.Continuous warfarin versus periprocedural dabigatran to reduce stroke and systemic embolism in patients undergoing catheter ablation for atrial fibrillation or left atrial flutter. J Interv Card Electrophysiol,2013,37:241-247.

［6］Providência R1,Albenque JP,Combes S,et al. Safety and efficacy of dabigatran versus warfarin in patients undergoing catheter ablation of atrial fibrillation:a systematic review and meta-analysis. J Am CollCardiol,2013,273-279.

［7］Craig T,Samuel Wann,JosephS. et al.2014 AHA-ACC-HRS guideline for the management of patients with atrial fibrillation. J Am Coll Cardiol,2014,3:22.

10. LQTS:β 受体阻滞剂的选择

先天性长 QT 综合征(congenital Long QT syndrome,cLQTS)是遗传性离子通道疾病,以 QT 间期延长,易出现恶性室性心律失常尤其是尖端扭转型室速(TdP)、晕厥及心源性猝死为特征。在美国 cLQTS 的患病率约 1:(2000~7000),每年约 3000~4000 例心脏性猝死由 LQTS 所致,且 cLQTS 发病年龄小,易累及儿童和年轻人,对家庭及社会造成很大影响,需尽早明确诊断、给予治疗。临床上 LQTS 最常用的治疗药物是 β 受体阻滞剂,但在治疗过程中仍存在诸多问题,如选择何种 β 受体阻滞剂、β 受体阻滞剂使用多大剂量、如何加量、如何判断已达靶剂量等,还需进一步得到解答。

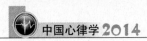

一 β受体阻滞剂是长QT综合征的一线治疗药物

依据是否伴有耳聋将cLQTS区分为：Romano-Ward综合征（RWS）和Jervell and Lange-Nielsen综合征（JLNS）。RWS是常见的一种LQTS，呈常染色体显性遗传；JLNS较罕见，为常染色体隐性遗传。目前根据基因型将LQTS分为LQTS1~13和JLNS1~2亚型。其中，常见的亚型是LQT1、LQT2和LQT3，它们占所有亚型的92%，分别是编码缓慢延迟整流钾电流（slowly delayed rectifier K$^+$ current，I_{Ks}）、快速延迟整流钾电流（rapidly delayed rectifier K$^+$ current，I_{Kr}）和钠电流（Na$^+$ current，I_{Na}）等3种电流通道蛋白α亚单位的 *KCNQ1*、*KCNH2* 和 *SCN5A* 基因突变，引起相应的离子通道功能异常，使除极钠离子内流失活延迟或复极钾离子外流减少，最终导致复极过程延长。

cLQTS的治疗包括改变生活方式、避免应用延长QT间期的药物、药物治疗，以及选择部分患者行植入式心脏复律除颤器（implantable cardioverter defibrillator，ICD）植入术或左心交感神经节切除术（left cardiac sympathetic denervation，LCSD）。其中，cLQTS的治疗基础仍是药物治疗，药物治疗可预防cLQTS患者发生恶性心律失常，临床证据最强的药物即为β受体阻滞剂。在2013年发布的HRS/EHRA/APHRS遗传性心律失常诊治专家共识中，推荐β受体阻滞剂作为LQTS的一线治疗选择，包括没有临床症状或QTc间期正常的患者，除非患者具有活动性哮喘等使用β受体的禁忌证（表10-10-1）。

表 10-10-1　长 QT 综合征（LQTS）治疗的专家共识

分级	治疗策略
I类：	1. 对于所有长QT综合征患者，建议调整以下生活方式：
	a）避免应用延长QT间期的药物；
	b）识别和纠正因腹泻、呕吐、代谢紊乱及为减肥不均衡饮食所致的电解质紊乱
	2. 以下情况的长QT综合征患者建议应用β受体阻滞剂：
	a）QTc≥470毫秒的无症状患者，和（或）
	b）有晕厥症状的或有记录到室速或室颤（VT/VF）的患者
	3. 以下情况的高危的长QT综合征患者建议行左心交感神经切除术（LCSD）：
	a）拒绝植入ICD或具备ICD植入禁忌证的患者，和（或）
	b）不能耐受、不愿接受β受体阻滞剂或对β受体阻滞剂有禁忌，β受体阻滞剂不能有效终止晕厥或心律失常的患者
	4. 对于心脏骤停幸存的长QT综合征患者建议植入ICD
	5. 对于所有想从事竞技体育的长QT综合征患者应请临床专家评估风险
IIa类：	6. 对QTc≤470毫秒的无症状的长QT综合征患者，应考虑β受体阻滞剂
	7. 长期应用β受体阻滞剂时，仍有晕厥事件发作的长QT综合征的患者，应考虑植入ICD
	8. 长期应用β受体阻滞剂或已植入ICD的长QT综合征患者，应考虑左心交感神经切除术（LCSD）
	9. 对于QTc>500毫秒的LQT3患者，可加服钠通道阻滞剂作为辅助药物治疗，在严格药物治疗后QTc可缩短>40毫秒
III类：	10. 未尝试过β受体阻滞剂的无症状性长QT综合征患者，不建议植入ICD，特殊情况下除外

二 β 受体阻滞剂治疗 cLQTS 的机制

循证医学实践证实,应用 β 受体阻滞剂可以减少 cLQTS 患者心脏事件的发生率,尤其是 LQT1 和 LQT2 的患者,但是 β 受体阻滞剂治疗 LQTS 的电生理机制尚不十分清楚,可能是多种机制的综合作用。

1. 当机体受到外源性或内源性儿茶酚胺刺激时,体内的儿茶酚胺浓度可增加 100~1000 倍,当儿茶酚胺与心肌细胞的 β 受体结合后,通过一系列的酶促反应,发生连锁的瀑布反应,使心肌细胞的 Ca^{2+}、K^+、Na^+ 等通道的构型改变、离子通道的通透性改变,最终导致 Ca^{2+}、Na^+ 向细胞内的内流增加,K^+ 的外流增多。交感神经兴奋后,这一广泛的离子通道作用可引起:①4 相自动化除极速率加快,促使各种异常自律机制的形成,心室或心房肌的自律性增强;②不应期缩短、传导性改变等使折返性心律失常容易发生;③室颤阈值降低。β 受体阻滞剂通过和儿茶酚胺竞争心脏的 β 肾上腺素能受体,阻滞交感神经引起的一系列心肌细胞的离子通道的改变,表现出广谱的离子通道阻滞作用。

2. 正常人心室三层细胞复极时间依次为:心外膜 < 心内膜 < 心中膜,电生理研究发现,中膜细胞复极时间最长主要是因其含有一组独特的 M 细胞,其电生理特性不同于心外膜和心内膜心肌细胞。与后者相比,M 细胞由于表达了更多的晚 I_{Na}(late-I_{Na}),而 I_{Ks} 的密度较小,其动作电位时程最长,从而产生了跨室壁复极离散度(TDR);并且 M 细胞更容易诱发早期后除极(EADs)。LQTS 患者由于表达钾或钠离子通道的基因发生突变,这种效应会被放大,导致 M 细胞的复极时间进一步延长、跨室壁复极离散度的增加,使得各层心肌的不应期离散度也增加,为折返的形成提供了条件,也更易导致各种触发活动,特别是 EADS,从而形成 R-ON-T 的室性期前收缩,诱发尖端扭转型室性心动过速。由于常见的 LQTS 致病的离子流基础为 I_{Kr} 和 I_{Ks},其离子通道功能受到肾上腺素和儿茶酚胺水平的影响,其中 I_{Ks} 是肾上腺素能敏感钾电流,因此在交感神经兴奋时复极时间延长、跨室壁复极离散度进一步增加,是发生恶性心律失常的基础。正因为如此,β 受体阻滞剂通过抗肾上腺素能作用,可降低 LQTS 患者心脏事件的发生率,对 LQT1 患者的治疗效果尤其显著。

3. 不少 β 受体阻滞剂为脂溶性,容易通过血脑屏障进入中枢,与中枢部位的 β 受体结合后起到中枢性抗心律失常作用。

三 β 受体阻滞剂治疗 cLQTS 具有非等效性

临床上常用的 β 受体阻滞剂有多种,根据对不同 β 受体的作用,β 受体阻滞剂可分为 3 类:①非选择性的 β 受体阻滞剂,同时阻断 $β_1$ 和 $β_2$ 受体,如普萘洛尔、纳多洛尔等;②选择性的 β 受体阻滞剂,对 $β_2$ 受体影响小或几乎无影响,如比索洛尔、美托洛尔等;③阻断 $α_1$ 和 β 受体,如卡维地洛。那么,这些 β 受体阻滞剂在治疗 cLQTS 患者时是否具有等效互换性呢?近年来,多个临床研究都给出了否定的答案,揭示出在降低 LQTS 心脏事件方面,β 受体阻滞剂并不具有等效性。

Priya Chockalingam 等在 2012 年发表在 *JACC* 上的研究指出:在 LQT1 和 LQT2 的患者中,普萘洛尔缩短 QT 间期和防止心脏事件的效果明显优于美托洛尔。该研究选择了临床上常用的 3 种 β 受体阻滞剂普萘洛尔、美托洛尔、纳多洛尔,共纳入 382 例经基因筛查证实为 LQTS 的患者,分别给予 3 种药物治疗,结果发现,普萘洛尔缩短 QTc 间期效果最显著(图 10-10-1);而美托洛尔组致命性事件的发生率高于普萘洛尔和纳多洛尔组。

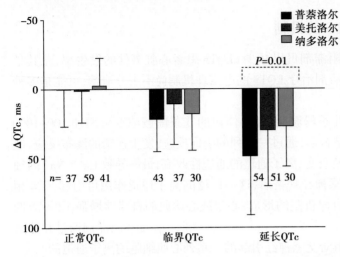

图 10-10-1　服用三种 β 受体阻滞剂后 QTc 间期的变化趋势

正常 QTc 为 QTc≤450ms，临界 QTc 即 QTc 为 451~480ms，延长 QTc 即 QTc≥480ms。在 QTc≥480ms 时，服用普萘洛尔组的 QTc 间期明显缩短，较另外两组有显著差异

不同 β 受体阻滞剂在 LQTS 的治疗中孰优孰劣，各个研究得出的结论并不完全相同。Ilan Goldenberg 等研究显示在 LQT1 型患者中，阿替洛尔和纳多洛尔预防心血管事件发生的疗效显著，优于普萘洛尔和美托洛尔；而 LQT2 型患者中只有纳多洛尔具有显著的预防心血管事件的疗效，但并未解释其具体机制。Kawakami 等评价了不同 β- 受体阻滞剂对 I_{Kr} 的影响，发现普萘洛尔和卡维地洛对 I_{Kr} 的抑制作用呈浓度依赖，高浓度的美托洛尔阻滞 I_{Kr} 通道，而阿替洛尔对 I_{Kr} 无明显抑制作用。他们认为，LQT2 患者 I_{Kr} 通道存在缺陷，而 LQT1 患者由于 I_{Ks} 通道异常使心肌复极时对 I_{Kr} 通道的依赖增加，因此，对 I_{Kr} 通道阻滞活性越小的 β- 受体阻滞剂就越适合治疗这些患者。治疗剂量的美托洛尔和阿替洛尔对 I_{Kr} 无明显抑制作用，所以两者更适合用于治疗先天性 LQT1 和 LQT2。但是，临床所见与上述观点并不一致。Chatrath 等观察到服用阿替洛尔的患者较服用普萘洛尔的患者具有更高的心脏事件发生率。而 Vincent 等研究显示在 LQT1 的患者中，在不同 β 受体阻滞剂治疗组中，心血管事件的发生率并不存在显著的差异。

四　β 受体阻滞剂非等效性的机制

关于不同 β 受体阻滞剂为何具有非等效性，Priya Chockalingam 认为，普萘洛尔与纳多洛尔具有 peak-I_{Na} 电流的阻滞作用，这是美托洛尔并不具备的；同时，普萘洛尔有独特的阻滞 late-I_{Na} 的作用。在生理状态下，late-I_{Na} 是一个缓慢失活钠电流，出现在动作电位的复极期，这时的钠内流很弱，持续时间较长（10~100ms），对 APD 和 QT 间期影响不大；但是在 LQTS 患者中，由于合并了钾离子通道的异常，钾电流被抑制，与此相关的心脏复极储备能力下降，late-I_{Na} 电流也可导致 APD 和 QT 间期的明显延长，产生致心律失常作用，并可能引起心肌细胞的收缩及舒张功能异常。普萘洛尔的阻滞 late-I_{Na} 作用可能是其可以明显缩短 QTc 间期的直接原因。

John R. Bankston 等研究也发现普萘洛尔具有阻滞 late-I_{Na} 的作用，而且明显强于其阻滞 peak-I_{Na} 电流的作用，可能对 LQT3 型患者具有一定的治疗作用。Ahrens 等重新评价了 β- 受体阻滞剂对 LQT3 的影响，发现低剂量普萘洛尔（33nmol/L）通过增加 APD 和 TDR 促进心律失常的发生，而高剂量普萘洛尔（3μmol/L）能降低 APD 和 TDR。Alessandra Besana 等研究同样证实，普萘洛尔与纳多洛尔具有阻断钠电流的作用，但是只有普萘洛尔具有频率依赖性阻滞作用（图 10-10-2），同时普萘洛尔还具有阻断 late-I_{Na} 的作用（图 10-10-3），因此普萘洛尔在 LQTS 患者的治疗中效果最好。

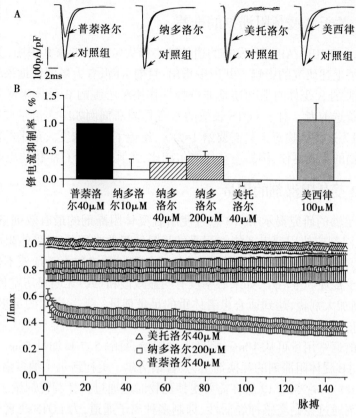

图 10-10-2 普萘洛尔、纳多洛尔及美托洛尔对钠电流的阻滞作用

A. 普萘洛尔与纳多洛尔具有阻滞钠电流的作用,美托洛尔并不具备;

B. 普萘洛尔的阻滞钠电流作用具有频率依赖性

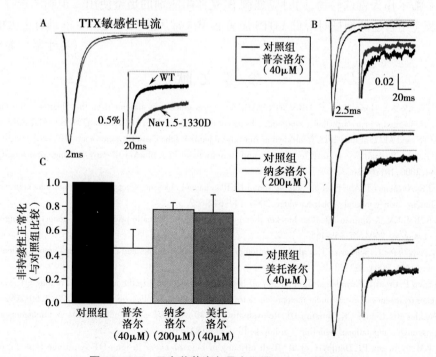

图 10-10-3 只有普萘洛尔具有阻滞 late-I_{Na} 的作用

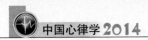

五 指南中关于β受体阻滞剂的推荐

在 2013 年 HRS/EHRA/APHRS 发布的遗传性心律失常诊治专家共识中,关于β受体阻滞剂的推荐也受到了上述研究的影响。共识中指出:目前,还没有大量的证据来证明到底该使用选择性作用于心脏的β受体阻滞剂还是非选择性作用于心脏的β受体阻滞剂;然而,对于合并有哮喘的患者首选前者。对于 LQTS 长效的β受体阻滞剂例如纳多洛尔或缓释的普萘洛尔应该作为首选,因为这类药物每天只需要给 1~2 次,避免了血药浓度大范围的波动。最近的研究显示了这类药物的疗效更佳,例如与美托洛尔相比,尤其适用于有症状的患者。

六 各种β受体阻滞剂的用量

目前尚没有足够的研究揭示 LQTS 患者使用β受体阻滞剂的最有效剂量,但目前临床一致认为β受体阻滞剂应使用到患者能够耐受的足量。目前常用的β受体阻滞剂为普萘洛尔和纳多洛尔。国内使用普遍的是普萘洛尔,美托洛尔和阿替洛尔由于疗效不佳不作为首选药物。患者开始给予常规剂量治疗,如果心率没有明显减慢和(或)无明显房室传导阻滞,患者可以耐受时,应逐渐加大剂量,达到适合患者体重的足量剂量。普萘洛尔的足量剂量为 3mg/kg,纳多洛尔为 1mg/kg。

如普萘洛尔的通常用量可从 10mg,每日 3 次起始,每隔 5~7 日加量 5mg,直至患者能耐受的最大剂量。不同β受体阻滞剂的互换剂量为:普萘洛尔:美托洛尔:纳多洛尔:阿替洛尔:卡维地洛 =80:100:60:50:12.5,在需要更换药物时应通过换算调整剂量。

β受体阻滞剂通过控制交感神经活性、抑制多种离子通道,为 LQTS 患者带来更高的生活质量,显著降低了 LQTS 患者心血管事件的发生率,为 LQTS 患者的一线治疗方法。但是,不同种类β受体阻滞剂在 LQTS 患者的治疗并不具有等效性,根据目前研究结果,应将缓释的普萘洛尔或纳多洛尔作为首选药物,同时应强调β受体阻滞剂的足量使用。正确的选择β受体阻滞剂种类及应用合适的剂量对降低 LQTS 患者心律失常风险及猝死发生率具有更大的意义。

(吴寸草　郭继鸿)

参 考 文 献

[1] Priori SG, Wilde AA, Horie M, et al. HRS/EHRA/APHRS expert consensus statement on the diagnosis and management of patients with inherited primary arrhythmia syndromes:document endorsed by HRS, EHRA, and APHRS in May 2013 and by ACCF, AHA, PACES, and AEPC in June 2013. Heart rhythm :the official journal of the Heart Rhythm Society, 2013, 10:1932-1963.

[2] Moss AJ, Zareba W, Hall WJ, et al. Effectiveness and limitations of beta-blocker therapy in congenital long-QT syndrome. Circulation, 2000, 101:616-623.

[3] Kawakami K, Nagatomo T, Abe H, et al. Comparison of HERG channel blocking effects of various beta-blockers—implication for clinical strategy. British journal of pharmacology, 2006, 147:642-652.

[4] Chatrath R, Bell CM, Ackerman MJ. Beta-blocker therapy failures in symptomatic probands with genotyped long-QT syndrome. Pediatric cardiology, 2004, 25:459-465.

[5] Priori SG, Napolitano C, Schwartz PJ, et al. Association of long QT syndrome loci and cardiac events among patients treated with β-blockers. JAMA, 2004, 292:1341.

[6] Chockalingam P, Crotti L, Girardengo G, et al. Not all beta-blockers are equal in the management of long QT syndrome types 1 and 2:higher recurrence of events under metoprolol. Journal of the American College of Cardiology, 2012, 60:2092-2099.

[7] Ahrens-Nicklas RC, Clancy CE, Christini DJ. Re-evaluating the efficacy of β-adrenergic agonists and antagonists in long QT-3 syndrome through computational modeling. Cardiovasc Res, 2009, 82:439.

[8] Vincent GM, Schwartz PJ, Denjoy I, et al. High efficacy of beta-blockers in long-QT syndrome type 1:contribution of noncompliance and QT-prolonging drugs to the occurrence of beta-blocker treatment "failures". Circulation, 2009, 119:215-221.

［9］Bankston JR，Kass RS. Molecular determinants of local anesthetic action of beta-blocking drugs：Implications for therapeutic management of long QT syndrome variant 3. Journal of molecular and cellular cardiology，2010，48：246-253.

［10］Besana A，Wang DW，George AI，et al. Nadolol block of Nav1.5 does not explain its efficacy in the long QT syndrome. Journal of cardiovascular pharmacology，2012，59：249-253.

［11］Goldenberg I，Bradley J，Moss A，et al. Beta-blocker efficacy in high-risk patients with the congenital long-QT syndrome types 1 and 2：implications for patient management. Journal of cardiovascular electrophysiology，2010，21：893-901.

［12］郭继鸿. β受体阻滞剂在心律失常治疗中的应用. 中国心脏起搏与心电生理杂志，2007，21（1）：4-6.

［13］胡英，徐蓉，杨珍珍，等. β受体阻滞剂在抗心律失常治疗中的应用优势. 中华临床医师杂志（电子版），2013，7（11）：4950-4952.

［14］彭晖，吴永全. β受体阻滞剂与先天性长QT综合征. 中华临床医师杂志：电子版，2013，7（16）：7551-7553.

［15］卫晓红，吴林. 阻滞延迟钠电流：治疗心律失常的新曙光. 心血管病学进展，2013，34（1）：18-22.

11. 卒中预防的亚洲视角

卒中是房颤最严重的并发症之一，也是房颤治疗中的重点。近年 ESC 和 AHA 的房颤治疗指南中，强调了节律治疗和频率治疗的重要性，但更为突出的是肯定了抗凝治疗即预防卒中是降低房颤患者死亡率最重要的措施。对于这一论断在世界范围内已经达成一致。但是，详细阅读指南文件就不难发现，其证据来源多为欧美国家的大型临床研究结果，而亚洲和中国的临床数据相对缺失。由此，亚洲和中国电生理医生必然会产生"房颤指南地区适用性差异"的疑问。因此，全方位讨论亚洲人群中房颤卒中预防的真实情况与特点是目前我国乃至亚洲范围内不可回避的课题。

一　流行病学

截至目前，欧洲的临床数据显示高加索人种（白人）中的 AF 发病率约为 1%~2%，而亚洲的临床资料显示 AF 发生率小于 1%，约为白色人种的一半左右。当然，不可否认亚洲的临床研究规模相对较小，覆盖的国家较为局限，而且持续的时间也较短。但是，来自美国的研究结果也显示，美国公民中，亚裔人群房颤的发病率的确低于其他人种（图 10-11-1）。以此观察，房颤的发病率确实存在人种差异，尽管相关的研究相对不足，但这一论断不应该被视作"偏颇"。

但是，不能以此推断亚洲房颤治疗的形势与欧美相比较为乐观。庞大的人口基数决定了亚洲房颤人群的总体数量十分庞大，而且随着时间的推移，患者人数的增长几乎不可逆转。综合目前世界范围内大型临床研究的结果，可以预测，在 2050 年，亚洲人群房颤的总体发生率将超越欧美（图 10-11-2）。

二　房颤的危险因素与并发症

多项研究结果表明房颤的易患因素也存在明显的种族差异。在亚洲人群中，风湿性心脏病是房颤最主要的危险因素，其次为呼吸系统疾病和肾功能不全等。高加索人群中，冠心病合并房颤的发生率明显高于亚洲。由于饮食习惯等因素，亚洲人群的体重指数与欧美人种存在较大差异，因此，冠心病的发生率也相对较低，这些因素可能是导致亚洲房颤发生率低于欧美的原因。但是，随着近二十年新兴国家生活方式的逐渐欧美化，亚洲人群的冠心病发生率也在

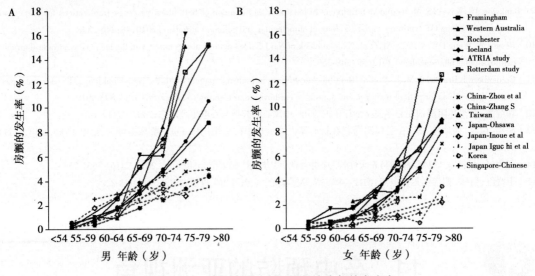

图 10-11-1 高加索及亚洲不同国家房颤的发生率

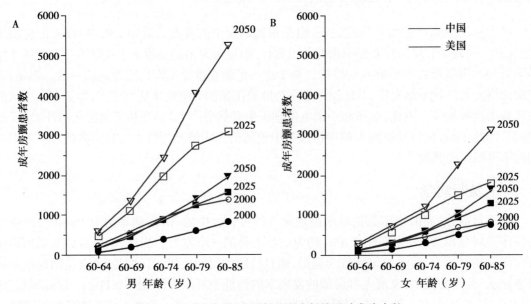

图 10-11-2 2050 年中国与美国房颤的预计发病人数

逐年增高,所以随后的临床研究结果可能显示房颤医患因素的变化。

目前,房颤的合并症以心衰、高血压、瓣膜病和糖尿病多见,而且近二十年,高血压和糖尿病合并房颤的发生率增长显著,分别达到 21%~73% 和 8%~45%。

三 危险分层与卒中

ESC 和 AHA 指南中相继推出了 CHADS$_2$ 和 CHA$_2$DS$_2$VASC 积分进行房颤卒中的危险分层。如前所述,这一积分方法同样来源于欧美国家的研究结果,就人种的多样性而言,的确存在一定的数据偏移。那么,既然房颤的发生率存在人种差异,那么危险分层是否也会存在相似的差异性呢? 换言之,这一积分方法是否适用于亚洲人群呢? 可想而知,这些疑问必然会困扰相当数量的亚洲心血管医生。其实这也是国际学术界的难题之一。尽管根据不同人种之间的生理学差异推测这种差异很可能存在,但是就目前的资料而言,我们的确无法提供精确的数据证明亚洲人群房颤危险分层的特殊性。因此,在欧美国家尤其是亚裔族群比例较高的美国也没有针对性的特殊危险分层方法,统一使用CHADS$_2$和CHA$_2$DS$_2$VASC积分。

此外,研究结果表明,日本、韩国、中国等亚洲国家中,房颤相关的死亡率与欧美国家基本相同,这一结果在一定程度上提示了目前的危险分层方式至少可以用于亚洲人群,尤其在缺乏种族相关危险因素分析结果的背景下。

四 房颤的抗凝治疗

房颤的抗凝治疗是目前亚洲国家与欧美在房颤治疗中最大的差异,也是我们亟须解决的问题。有研究显示,我国仅不到3%的房颤患者接受了华法林抗凝治疗,还有一部分患者正在使用对房颤卒中预防疗效甚微的阿司匹林等抗血小板药物。更令人担忧的是,50%以上的房颤患者处于无任何卒中预防措施保护的状态。

尽管目前华法林被推荐用于房颤相关性卒中的预防,在临床实践中,华法林在包括中国在内的亚洲国家的应用受到了限制,部分原因就在于患者对于颅内出血发生风险增高存在顾虑。我国房颤抗凝治疗开展不力的原因是多方面的,其中有医生和患者在认知上的不足与误区,也有药物本身的问题。根据最近欧美出台的房颤治疗相关指南,除一些极特殊情况,绝大多数有卒中风险的房颤患者都应该接受抗凝治疗。临床上用于预防房颤卒中的传统抗凝药物主要是华法林,但它的安全性、便捷性、剂量调整的复杂性等都存在明显的局限,影响了其临床应用。而华法林应用的不足也成为亚洲国家房颤相关卒中高发的原因(图10-11-3)。

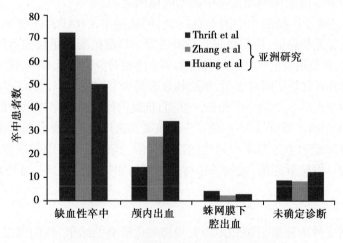

图10-11-3 房颤相关卒中的亚洲研究结果

发表于《新英格兰医学杂志》的RE-LY研究是一项房颤转归的里程碑式研究。其结果显示,新型口服抗凝药达比加群酯与传统抗凝药物华法林相比,具有相似甚至更好的疗效和安全性。在RE-LY®研究所纳入的18 113名患者中,亚洲患者占到15%。RE-LY亚组分析总共纳入了2782名房颤患者,这些患者来自十个亚洲国家,包括中国13家医院的541名患者。RE-LY亚组分析研究显示接受华法林治疗的亚洲房颤患者比非亚洲患者伴有更高的卒中和全身性栓塞的发生风险。原因可能为接受华法林的治疗亚洲房颤患者比非亚洲患者治疗范围内的时间更短(55% *vs.* 60%),且更多为抗凝不足。

五　新型药物的应用

近年来,随着以直接凝血酶抑制剂达比加群酯为代表的新型口服抗凝药物的问世,房颤抗凝治疗将得到更广泛的应用,预防效果有较大改观,使安全、有效、便捷地预防房颤并发卒中成为可能。

该亚组分析还进一步证实了新型口服抗凝药达比加群酯对亚洲房颤患者与非亚洲患者的主要终点获益一致,达比加群酯150mg 1日2次的治疗与华法林相比可显著降低卒中和全身性栓塞(SE)的风险(亚洲患者的卒中/SE年发生率在达比加群酯150mg一日2次治疗组为1.39%,在达比加群酯110mg一日2次治疗组为2.50%,在华法林治疗组则高达3.06%)。主要安全性终点,与华法林相比两种剂量方案的达比加群酯均显著降低总体出血发生率,且在亚洲患者中降低幅度更加显著。

从RE-LY、ROCKET-AF、AVERROES、ARISTOTLE等大型临床研究证实:这类口服抗凝药在预防房颤患者缺血性卒中发生中,疗效不亚于甚至优于华法林。而严重出血(主要是颅内出血)风险明显低于华法林,指南予以推荐(I类)。欧洲心脏病协会《2012心房颤动管理指南更新》中已经将达比加群酯等新型抗凝药列入首选口服抗凝药物之一。

六　阿司匹林的应用

在ESC和AHA房颤指南公布之前相当长的一段时间内,亚洲国家中阿司匹林曾长期作为华法林的替代药物。但是,欧美国家的研究结果已经表明,其预防卒中的效果明显低于华法林。这也应该作为亚洲国家房颤相关卒中高发的原因之一。

我国首部《心房颤动抗凝治疗中国专家共识》明确指出,CHADS$_2$评分≥1分的心房颤动患者,卒中风险较高,若无禁忌证,应积极进行抗凝治疗。口服抗凝药是目前预防房颤血栓栓塞并发症最有效的方法,调整剂量的华法林可使房颤卒中的相对危险降低68%,优于单用或双联抗血小板治疗。真实世界研究荟萃同时表明,华法林显著减少卒中发生率,而接受阿司匹林治疗的患者与未接受抗栓治疗人群卒中发生率相似。然而,抗凝治疗在减少卒中风险的同时伴随着出血风险,严重者如颅内出血甚可致死,权衡卒中及抗凝出血风险是个体化抗凝决策的前提。

由于阿司匹林降低房颤患者卒中风险的疗效有限,其在新指南中的推荐进一步降低,仅当患者拒绝使用任何口服抗凝药物(包括华法林或新型口服抗凝药物)时,才考虑给予阿司匹林。

七　小结

通过回顾指南文件的证据来源和多项大规模临床研究的结果,我们可以发现,目前亚洲国家房颤卒中预防仍然面临巨大挑战。同时,我们十分缺乏针对于亚洲人种的大型房颤临床研究,缺乏对于亚洲人种房颤卒中发生、发展和预后的特征性的临床资料,进而无法肯定在房颤卒中预防领域的"人种差异"。因此,应该进一步扩展亚洲和我国的房颤临床研究规模和范围。同时也应该认识到,在目前的背景下,不应该过分强调房颤卒中预防的人种差异,而应该切实的参考国际学术界的研究结果,积极开展卒中预防工作。

(周胜华)

参　考　文　献

[1]中华医学会心电生理和起搏分会心房颤动防治专家工作组.心房颤动:目前的认识和治疗建议.中华心律失常学杂志,

2010,14(5):328-369.

[2] Connolly SJ1,Ezekowitz MD,Yusuf S,et al.RE-LY Steering Committee and Investigators. Dabigatran versus warfarin in patients with atrial fibrillation. N Engl J Med,2009,361(12):1139-1151.

[3] European Heart Rhythm Association;European Association for Cardio-Thoracic Surgery,Camm AJ,Kirchhof P,Lip GY,Schotten U,Savelieva I,Ernst S,Van Gelder IC,Al-Attar N,Hindricks G,Prendergast B,Heidbuchel H,Alfieri O,Angelini A,Atar D, Colonna P,De Caterina R,De Sutter J,Goette A,Gorenek B,Heldal M,Hohloser SH,Kolh P,Le Heuzey JY,Ponikowski P, Rutten FH。Guidelines for the management of atrial fibrillation:the Task Force for the Management of Atrial Fibrillation of the European Society of Cardiology(ESC). Eur Heart J,2010,31(19):2369-2429.

[4] You JJ,Singer DE,Howard PA,et al.American College of Chest Physicians. Antithrombotic therapy for atrial fibrillation: Antithrombotic Therapy and Prevention of Thrombosis,9th ed:.American College of Chest Physicians Evidence-Based Clinical Practice Guidelines.Chest,2012,141(2 Suppl):e531S-575S.

[5] Patel MR1,Mahaffey KW,Garg J,et al.ROCKET F Investigators.Rivaroxaban versus warfarin in nonvalvular atrial fibrillation.N Engl J Med,2011,365(10):883-891.

[6] Granger CB1,Alexander JH,McMurray JJ,et al.ARISTOTLE Committees and Investigators. Apixaban versus warfarin in patients with atrial fibrillation. N Engl J Med,2011,365(11):981-992.

第十一篇

心律失常相关技术与疾病

1. 冠脉 CT 成像

一 冠状动脉 CT 成像的发展

心脏是一个搏动的器官,其细小的血管结构和搏动特性对 CT 成像提出了至高的要求。心脏运动、呼吸运动和心率的变化均可影响冠脉成像的质量。因此,要想得到完美的冠状动脉图像,CT 必须具备最好的空间分辨率、扫描时间分辨率、图像时间分辨率以及密度分辨率。自 20 世纪 80 年代末螺旋 CT 问世以来,CT 技术运用领域不断扩大。1998 年,4 层扇形束螺旋 CT 初步尝试于冠脉成像,限于时间和空间分辨率的不足,临床开展并不普及。2002 年 16 层锥形束螺旋 CT 的推出,使无创性冠脉成像真正开始服务于临床冠心病的诊断,但只有当心率 <80 次 / 分,才有可能避免运动伪影,提供具有诊断价值的影像资料。64 层螺旋 CT 的到来,在 CT 成像道路上迈出了革命性的一大步。

64 层 CT 主要通过增加探测器宽度,达到 Z 轴扫描范围的加大;通过减薄单层层厚,达到空间分辨率的提高;通过提高环周扫描速度,达到时间分辨率的改进,大大缩短了冠脉成像时间,提高了心血管三维重建的图像质量,解决了 CT 多角度成像的限制,实现了不同角度、不同方位、不同层厚 CT 心血管造影。

2005 年双源 CT 的出现引领 CT 技术从单源 CT 时代跨入双源 CT 时代,双源 CT 同步使用两套采集系统,旋转 180° 即可采集单源 64 层 CT 需要旋转 1 圈才能采集到的信息量,基于此将 CT 硬性时间分辨率(单周期重建时间分辨率)提升至 83 毫秒,不必进行多扇区采集和重建,可以对心率过快、不规则及屏气有困难的患者进行成像,而且无需使用降低心率的 β 受体阻断剂。

256 层 CT 的关键技术进步是更多的探头数量,每个探头扫描范围是 64 层 CT 的 4 倍。256 层 CT 只一次心跳间隔时间中就可完成全部成像,使对心律不齐或不规则心律患者扫描成为可能。320 层 CT 探测器范围的增宽使得心、脑、肾、胰腺、肝脏、所有关节等全身大部分脏器或部位都可以在 1 圈之内覆盖,它实现了过去任何一种 CT 都无法做到的容积灌注成像。对于心脏成像来说,时间分辨率、同步化、错层问题不需要再担心。极低的放射剂量也使得心肌灌注、小儿先天性心脏病的 CT 检查都能够常规进行。2008 年的宝石 CT 实现了探测器材料的重大突破,创造性地使用能谱分析物质组成成分,使 CT 成像进入了分子成像的新领域。在心脏成像方面,显著提高了冠脉的诊断成功率,实现了全脏器的功能成像。

二 冠状动脉 CT 成像技术及影响因素

冠脉成像技术中,关键在于扫描时的参数设定、扫描延迟时间的选择及心电门控技术的应用。

1. 心电门控技术　心脏是一个搏动的器官,在一个心动周期内,心脏的运动极其复杂,为了抑制心脏运动的伪影,多层螺旋 CT 采用心电门控技术,在一次屏气状态下完成数据采集。心电门控技术是在心脏扫描的同时,检测心电信号,利用心电信号触发扫描或根据心电标记后的心动周期时相重建图像,该技术有效避免了心脏运动伪影,使得心脏成像在选定期相进行图像重建。

2. 冠状动脉 CT 成像的其他影响因素

（1）心率：稳定的心率对 CT 成像质量是至关重要的。心率过快时，由于舒张期明显缩短，使得成像不能完全在舒张期内完成，重建后图像易呈现血管模糊、中断。

（2）重建算法：心脏图像时间分辨率是由机架的转速和图像重建算法来决定的。心脏重建算法主要可分为单扇区和多扇区重建法。随着 CT 技术的发展，扫描时间的进一步缩短，采用单扇区重建将会克服多扇区重建采用平均算法所导致的模糊伪影，提高图像质量。

（3）重建相位窗：64 层 CT 冠状动脉造影获得数据是连续的，图像可在心动周期的任意时相重建，可以在扫描后对原始数据进行多期相挑选和处理以获得更好的图像质量。

（4）呼吸运动：训练患者的屏气能力和技巧很重要，检查前要交代患者的注意事项，使患者数次扫描保持一致的呼吸频率，扫描中屏好气，这样的图像质量比较好。

（5）心律失常：心律不齐影响数据采集，造成图像锯齿样改变，影响对冠状动脉的观察，对室性早搏的患者，如有太多的室性早搏甚至二联律、三联律出现，则不宜做冠脉成像。

（6）冠状动脉钙化：冠状动脉钙化对其狭窄分析有一定影响，对轻、中度钙化经过后处理后，对狭窄能做出较正确的判断，对严重钙化，因产生伪影及对远端血管影响，就比较难以正确判断。

（7）对比剂的浓度、注射剂量和速度：目前 64 层 CT 冠状动脉造影常用的对比剂浓度为：350mgI/ml、370mgI/ml。同时，还应选择合适的对比剂剂量和注射速率，较低的对比剂注射速度和较少的剂量得到的图像较差。

三　图像后处理技术

图像的后处理是应用工作站软件对图像数据重新组合，生成新的图像。目前随着计算机成像技术的发展，各种后处理软件使得多层螺旋 CT（MSCT）在临床上的应用更加快捷，更加广泛。例如，一键式成像再现心脏全景；一键式冠脉提取，轻松显示冠脉树，全无心肌干扰；斑块分析软件可对斑块进行定性定量分析；灌注软件通过各项灌注参数，可以进行组织器官血流灌注的评价，提供定性、定量的诊断等，强大的后处理软件使得复杂的操作只需点击一两次鼠标即可完成。心血管成像常用的图像后处理技术包括以下几种。

1. 容积再现　容积再现（volume rendering，VR）可立体直观地显示冠状动脉起源、走行及大血管的相互位置关系，观察管壁钙化、管腔狭窄、冠状动脉支架形态位置、搭桥术后桥血管位置、走行，缺点是无法准确评估血管狭窄程度及血管壁病变。

2. 多平面重组　多平面重组（multiple planner reconstruction，MPR）对病灶的定位和空间关系判断有重要意义。主要用于了解解剖关系复杂的区域，如冠状动脉开口、瓣膜、瓣口、心腔、肺门、心肌等。

3. 曲面重组　曲面重组（curved planner reconstruction，CPR）既可以显示管腔内部结构也可以显示血管的邻近结构，用于反映血管全程的完整图像，评估病变阶段在血管全程中的具体部位，观察管壁增厚、钙化，判断斑块性质及管腔的狭窄程度，综合分析彼此垂直的三条曲线，更好地显示偏心病灶。

4. 最大密度投影　最大密度投影（maximum intensity projection，MIP）反映组织密度差异，可以区分严重狭窄和闭塞、血管壁钙化斑和管腔内的对比剂，即使是细小的血管，增强后也可以清楚显示。

5. CT仿真内镜　CT仿真内镜（CT virtual endoscopy,CTVE）将容积扫描得到的原始图像传送至工作站进行图像后处理,重建出各种空腔器官内表面的立体图像,类似纤维内镜所见。随着空间分辨率的提高,可以用于显示血管内支架和伴有钙化斑块的管腔。

四　MSCT冠脉成像的优势和局限性

1. MSCT冠脉成像与冠状动脉造影比较的优势　与冠状动脉造影（coronary angiography, CAG）相比,MSCT冠脉成像有以下优势:①能显示常规造影不能显示的管壁病变;②冠脉CT成像通过斑块分析软件可对斑块进行定性、定量分析,不仅可发现冠脉造影不能发现的纤维钙化斑块,还可发现密度较低的软斑块,这对明确病变性质和成因、选择介入治疗策略有较大帮助;③能清晰显示冠状动脉的起源和解剖变异,指导有创性检查操作;④冠脉造影操作不成功的病例,可用MSCT冠脉成像解决;⑤检查时间短,患者接受X线少,同一患者在短期内可以重复多次检查;⑥可以同时显示心脏、冠状动脉周围结构,如肺、胸膜、纵隔等组织;⑦心肌及其损伤的代谢性变化和组织学特征;⑧费用低、安全无创、痛苦小,患者容易接受,可用于高危人群的筛选。

2. MSCT的局限性　①MSCT采用心电门控技术进行图像重建,对心律及心率要求严格;②由于冠状动脉的走行迂曲,形态不规则以及造影剂的远端滞留现象,MSCT对于血管远端显影效果不理想;③由于扫描速度快,造影剂注射速度也快,在短时间内增加了患者的血容量,故对心功能Ⅱ级以下的患者应慎重;④由于可清晰的显示钙化,在一定程度上影响了对血管狭窄的判断;⑤肾功能不全的患者在应用造影剂时,可能导致造影剂肾病及加重其肾功能不全。

五　MSCT冠脉成像的适应证和禁忌证

1. 适应证

(1) 冠心病诊断:①原因不明胸痛或劳力后心绞痛者;②静息心电图ST-T改变,可疑心肌缺血者;③心电图、超声心动图或核素心肌灌注并负荷试验阳性或可疑阳性者;④不明原因心脏扩大、心电图异常或心力衰竭者。

(2) 冠心病早期筛查:对临床症状表现为不典型胸痛或典型缺血性心绞痛症状或心电图异常的患者可先进行MSCT冠状动脉造影进行筛选,预防猝死、急性心肌梗死等严重冠心病事件。

(3) 冠状动脉支架、搭桥及药物治疗后复查。

(4) 先天性冠状动脉异常。

(5) 心脏外科术前、心血管外科术前检查。

(6) 各种先天性心脏病的检查,主要是复杂先天性心脏病的诊断;各种心肌病及心包病变的检测;心脏各种肿瘤的检测。

(7) 心功能分析,可测量心室射血分数,收缩期心室壁厚度的变化,心瓣膜的形态与功能等。

(8) 急性胸痛三联症鉴别诊断。

2. 禁忌证

(1) 碘过敏者为绝对禁忌证。

(2) 严重肾、心、肺功能异常者为相对禁忌证。

(3) 心率控制不佳、严重心律不齐、房颤或起搏器心律的患者。

(4) 明确诊断冠心病,有严重冠状动脉钙化者。

六　冠脉 CT 检查前期的准备工作

检查前的准备、检查过程中的注意事项对保证图像质量至关重要。

1. 耐心做好解释工作，取得患者配合。

2. 适当控制心率　心率超过 70 次 / 分或心律失常者，需要在内科医师的指导下调整心率和心律后再做该检查，可适当使用 β 受体阻滞剂控制心率。

3. 呼吸训练　吸气幅度同正常呼吸的吸气幅度一样，并在检查过程中尽量保持一致，忌深吸气。

4. 建立静脉通路。

5. 选择对比剂　根据患者的个体情况选择合适的造影剂种类、浓度、剂量及注射速率。

6. 警惕造影剂过敏反应　术前详细询问过敏史，并备好急救药品，术后继续保持静脉通路 15 分钟以上，以利于及时采取措施，减少严重后果的发生。

7. 详细询问病史　有无严重心、肾、肺功能不全、甲状腺功能亢进等疾病，双胍类药物停药 48 小时以上。

七　MSCT 在心血管系统的临床应用

1. 对冠状动脉粥样硬化斑块成分的评价　长期以来，易损斑块的早期检测方法成为近年研究的重点和热点。MSCT 冠状动脉成像能清晰显示冠脉壁的斑块及管腔内的血栓，尤其能显示冠脉的软斑块，其后处理图像可以从整体上全面、立体、直观地观察冠状动脉主干及其分支是否存在斑块，管腔是否狭窄，并估计狭窄程度等。斑块分析软件以冠状动脉血管基线图像为基础，重建出 CPR 图像后进行分析。设定不同 CT 值范围代表斑块内不同成分，并加以伪彩显示，可以选择斑块横截面定量分析其血管截面积、管腔截面积、斑块负荷等指标，对斑块进行定性定量分析。

2. 对冠状动脉狭窄的评价　对冠状动脉狭窄程度的显示，是 MSCT 冠状动脉成像检查的主要目的。冠状动脉狭窄程度达 50% 以上时，冠状动脉的血液供应和心肌耗氧量之间失去平衡，供血不足，出现心肌缺血的临床表现。此时，常需临床积极的干预，以恢复缺血心肌的功能和防止缺血心肌面积的增加。因此，能否检出≥50% 的狭窄，临床意义较大（图 11-1-1）。

3. 在冠状动脉支架术中的应用

（1）在支架术前适应证选择中的应用：MSCT 可准确反映冠状动脉病变解剖特点，为临床医生提供信息，有针对性对需要且适宜支架置入的患者进行有创性的冠状动脉造影和支架植入术，提高成功率。

（2）在支架术后评价中的应用：冠状动脉 PCI 患者的术后评估，可分为冠状动脉支架及支架内的管腔评估和余血管段的评估。冠脉 CT 可显示支架的形态、直径和长度，可及时发现支架内再狭窄、新发生的冠状动脉狭窄以及心脏其他方面的病变。一般而言，支架内的密度与正常充盈对比剂的邻近冠状动脉内的密度一致、支架两端血管无变细是支架通畅的直接征象。支架远端冠状动脉充盈充分，可间接提示支架通畅。支架变形，远端冠状动脉不充盈或者充盈不良，明显变细或呈断续状，常提示存在严重的支架内再狭窄。

（3）在支架置入并发症诊断中的应用：对支架置入术后并发症诸如心包填塞、支架脱落或移位、冠状动脉夹层形成、主动脉夹层、腹膜后血肿、股动脉损伤等多层螺旋 CT 扫描均能及时发现。

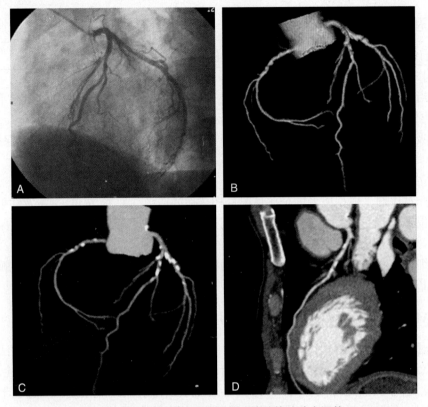

图 11-1-1 冠状动脉重度钙化斑块致管腔狭窄评估
A. DSA 显示冠状动脉前降支管腔轻、中度狭窄；图 B、C、D 为冠脉 CT 成像显示左右冠状动脉多发钙化斑块并前降支近中段中重度狭窄，与 DSA 不一致；冠脉树MIP 及前降支 CPR 图像清晰显示冠状动脉狭窄为钙化斑块所致

4. 在冠状动脉搭桥术中的应用

(1) 在冠状动脉搭桥术前的应用：可检出升主动脉病变、锁骨下动脉病变、了解桥血管的情况；可在术前以无创性方法显示冠状动脉狭窄的位置、程度及长度，观察远端血管的通畅情况，测量血管内径，还能反映术前的心功能情况，鉴别存活心肌的存在，为选择搭桥适应证提供重要信息。

(2) 在冠脉搭桥术后随访中的应用：MSCT 桥血管成像移动伪影少，容易成功，利用图像后处理软件，可观察桥血管走行、通畅程度，桥血管近端和远端吻合口的通畅情况，以及对固有冠状动脉的再评价(图 11-1-2)。

5. 冠状动脉钙化积分的检测及临床意义　目前的研究显示，冠状动脉钙化积分与冠脉狭窄的可能性及狭窄支数呈正相关，钙化积分越高，冠脉狭窄的发生率越高，累及血管支数越多，由冠脉钙化诊断冠状动脉重度狭窄的敏感性为 94%，特异性为 76%。并且冠脉钙化积分可以预测或排除冠心病事件发生的概率，尤其是糖尿病、高脂血症、高胆固醇血症的患者常规进行定期检查，对指导临床治疗方案或干预手段很有价值。如当积分为 11~400，一般意味着有冠状动脉狭窄或冠心病存在，需要临床加以重视；如钙化积分 >400 分，则提示有严重的冠状动脉狭窄，需要临床手术或介入治疗等进行进一步检查；对≤50 岁的患者，如果钙化积分≥100，则强烈提示有冠脉狭窄的可能。钙化积分诊断动脉硬化非常敏感，而对于无或中度钙化者，结合CTA 有助于提高诊断的特异性和阴性预测值。

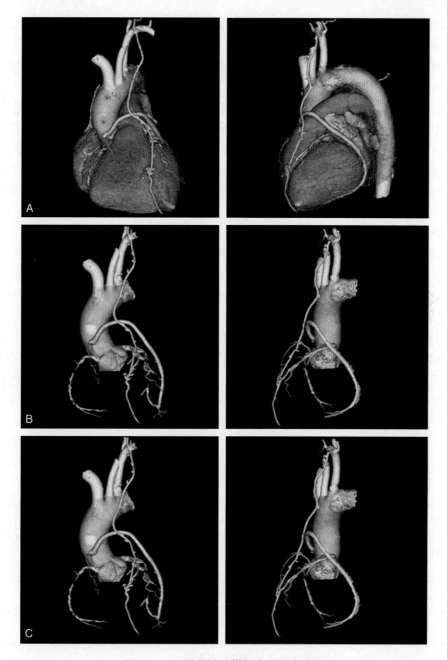

图 11-1-2　冠状动脉搭桥术后吻合通畅

A. VR 像;B. 血管树 VR 像,可见两支桥血管,一支自左锁骨下动脉至前降支中远
段,另一支自升主动脉右前方至钝缘支;C. CPR 像显示桥血管通畅,无狭窄

　　6. 对冠状动脉解剖结构和先天异常的显示　MIP、MPR、VR 重组像可良好显示冠状动脉
大部分较粗的节段,包括所有 1 级、大部分 2、3 级以及部分 4 级分支,对冠状动脉解剖变异和
畸形的诊断具有优良价值,可直观显示异常起源的冠状动脉与主动脉的连接关系及其与心脏
各房室结构的关系。MSCT 可较好显示壁冠状动脉长度和心肌桥厚度。64 层及更宽探测器范
围的 MSCT 可以替代 DSA 进行冠状动脉解剖变异和畸形的评价。

　　(1) 冠状动脉起源异常。

（2）心肌桥的诊断：MSCT 易于判断冠状动脉与心肌的关系，并且可以准确地测量壁冠状动脉的位置、长度、深度、心肌桥的长度等。

（3）冠状动脉瘤：MSCT 横断面图像结合三维重建 VR 及 MIP 显示瘤样扩张的冠状动脉全貌、走行及范围。CPR 可以显示瘤腔内有否血栓形成。

（4）先天性冠状动脉狭窄：MSCT 可以清晰显示冠状动脉狭窄的位置、程度、范围等。

7. 心功能评价　MSCT 可进行心肌灌注与心肌活性成像，对比增强成像包括首过灌注和延迟增强，可直接显示心肌灌注及梗死心肌的面积和程度。采取任意平面进行重建，如采取心室短轴位、两腔心、四腔心位进行观察。另外，不同组织有不同的 CT 值，心肌坏死组织与存活心肌的 CT 值也不同，因此根据 CT 值的不同，可较明确地把坏死心肌与存活心肌区别开来。

8. 先天性心脏病的诊断　64 层螺旋 CT 在复杂先天性心脏病诊断中也有很好的作用，二维和三维的 CTA 不仅可显示心脏的所有解剖结构，同时也显示冠状动脉和肺动脉。

9. 明确急性胸痛的病因　急性胸痛有多种病因导致，但常见有三大病因：梗阻性冠心病，肺动脉栓塞及主动脉病变（夹层、主动脉瘤破裂）。如何能够尽早的明确病因对治疗或抢救急性胸痛患者至关重要。当前实践是根据患者情况去做各项检查，确诊常需较长时间。MSCT 心胸联合血管造影（胸痛三联检查），一次检查就可清晰显示双侧肺动脉、冠状动脉主干及其主要分支及胸主动脉，同时还可进行纵隔及肺窗重组，在急性胸痛的鉴别诊断中有特殊的临床应用价值。

随着 CT 成像技术的不断提高，双源 CT、超宽检测器的多层面螺旋 CT 和平板检测器 CT、能谱 CT、反几何 CT 的发展，功能性检查将成为下一代 CT 的标志，可以实现同步观察器官增强的情况及器官运动状况来判断器官的疾病情况，实现真正意义上的容积采集和容积灌注，CT 在心血管疾病的诊断方面必将发挥越来越重要的作用。

（高传玉　葛英辉）

参 考 文 献

［1］Tomaszewska M，Czekajska-Chehab E，Olchowik G，et al. Fatty foci within the heart diagnosed with ECG- gated multi-slice computed tomography：Frequency and morphology. Med Sci Monit，2014，20：833-842.

［2］Ozdoba C，Slotboom J，Schroth G，et al. Dose reduction in standard head CT：first results from a new scanner using iterative reconstruction and a new detector type in comparison with two previous generations of multi-slice CT. Clin Neuroradiol，2014，24：23-28.

［3］Klintström E，Smedby O，Moreno R，et al. Trabecular bone structure parameters from 3D image processing of clinical multi-slice and cone-beam computed tomography data. Skeletal Radiol，2014，43：197-204.

［4］Cirillo P，Petrillo G，Piccolo R，et al. Multi-slice computed tomography assessment of stent position in a patient with acute coronary syndrome and anomalous origin of the coronary arteries. Cardiovasc JAfr，2013，24：e1-3.

［5］von Ziegler F，Schenzle J，Schiessl S，et al. Use of multi-slice computed tomography in patients with chest-pain submitted to the emergency department. Int J Cardiovasc Imaging，2014，30：145-153.

［6］Maeda K，Kuratani T，Torikai K，et al. Impact of electrocardiogram-gated multi-slice computed tomography-based aortic annular measurement in the evaluation of paravalvular leakage following transcatheter aortic valve replacement：the efficacy of the OverSized AortiC Annular ratio（OSACA ratio）in TAVR. J Card Surg，2013，28：373-379.

［7］Młynarska A，Młynarski R，Wilczek J，et al. Can multi-slice computed tomography of the heart be useful in patients with epicardial leads？Cardiol J，2013，20：87-89.

［8］André F，Korosoglou G，Hosch W，et al. Performance of dual source versus 256-slice multi-slice CT in the evaluation of 16 coronary artery stents. Eur J Radiol，2013，82：601-607.

［9］Lehmkuhl L，Foldyna B，Von Aspern K，et al. Inter-individual variance and cardiac cycle dependency of aortic root dimensions and shape as assessed by ECG-gated multi-slice computed tomography in patients with severe aortic stenosis prior to transcatheter aortic valve implantation：is it crucial for correct sizing？Int J Cardiovasc Imaging，2013，29（3）：693-703.

［10］Mizouni H，Arous Y，Hedhli M，et al. Multi slice computerized tomography of the heart and coronary arteries. Tunis Med，2012，90：201-204.

2. 脑起搏器

　　帕金森病、癫痫症、阿尔茨海默症、抑郁症、脑卒中后遗症等复杂脑病一直是世界性医学难题,现有的药物治疗及手术方法存在局限和盲点。经过多年对脑部疾病的原理探索与临床实践,专家们发现经颅磁电刺激可促进神经系统分泌并释放有积极作用的特定神经递质,为各种脑病的康复治疗提供新的手段和方法,此种治疗方法被称为"脑起搏器"。

一　脑起搏器的发展历程

　　目前世界上共有两种脑起搏器:中枢型脑起搏器和周围型脑起搏器。

　　1. 中枢型脑起搏器　1987 年,法国学者 Benabid 开创的脑深部电刺激术(deep brain stimulation),亦被称为脑起搏器。这项技术在 20 世纪 60 年代曾用于控制疼痛,从 1987 年开始进行脑深部电刺激治疗帕金森病的临床研究,20 世纪 90 年代中后期起在欧美大量应用于临床。中枢型脑起搏器现被称为是继左旋多巴后帕金森病治疗的又一里程碑,目前已是美国政府指定的帕金森病的有效治疗方案。我国自行研制生产的清华脑起搏器,研发始于 2000 年,2009 年开始临床试验,2013 年 5 月获得医疗器械注册证。研究数据显示,到 2030 年,全球一半帕金森病患者将在中国,预计将达 1500 万人。然而,受信息、经济等条件的制约,我国许多帕金森病患者并没有能够得到及时正确的治疗。以治疗 3~5 期帕金森病最主流的脑起搏器手术为例,全球有超过 60 000 人接受该治疗,而我国仅 2000 余人,所以有必要普及中枢型脑起搏器这项技术的相关知识。

　　2. 周围型脑起搏器　即迷走神经刺激治疗(vagus nerve stimulation, VNS),是目前治疗难治型癫痫的有力手段。早在 20 世纪 20~30 年代,人们就认识到 VNS 可引起脑电活动的变化,1985 年,Zabara 首次提出应用 VNS 治疗癫痫的设想,1988 年,美国 Cyberonics 公司成功地研制出迷走神经刺激装置,应用于临床。VNS 手术是将刺激器植入左侧锁骨下,刺激器电极固定于颈部迷走神经,胸壁刺激器不断发放电流,引起脑电活动及神经递质变化,达到治疗癫痫的目的。迄今为止,全世界已有超过 75 个国家的 8 万多例患者接受迷走神经刺激术治疗。目前国内已完成 300 余例手术。我国约有癫痫患者 900 万,包括活动性癫痫约 600 万,其中 20%~30% 的患者对药物治疗效果不佳,即难治性癫痫,随着功能神经外科的发展,难治性癫痫治疗取得了突破性的进展,VNS 被广泛的关注。

二　中枢型脑起搏器的组成及工作原理

　　1. 工作原理　中枢型脑起搏器在脑内特定的神经核团植入电极,释放高频电刺激,抑制了这些因多巴胺能神经元减少而过度兴奋的神经元的电冲动,减低其过度兴奋的状态,从而减轻帕金森病症状。中枢型脑起搏器治疗缓解帕金森病的 3 个主要症状:震颤、僵直和运动迟缓,尤其对中线症状有很好的改善作用,如起步和翻身困难等。

　　2. 适应证　目前认为只有原发性帕金森病患者,对左旋多巴药物敏感,发病至少 5 年,具有明显的运动功能障碍,患者精神状态评估必须是正常的,没有明显焦虑抑郁和记忆力减退,年龄应在 75 岁以下,磁共振检查显示脑萎缩不明显的患者才适合中枢型脑起搏器。由于安装中枢型脑起搏器后,部分患者的智力会有所减退,故该手术并不适合已经出现记忆力衰退的患者。正确地选择患者接受中枢型脑起搏器是术后取得较好疗效的保证。

帕金森病的中枢型脑起搏器手术适用于:①原发性帕金森病,服用左旋多巴曾经有效;②药物疗效已逐渐降低或出现副作用;③疾病已开始严重影响正常工作生活;④没有明确智力障碍,手术和随访合作良好;⑤术中或术后的测试刺激能有效控制症状。中枢型脑起搏器技术还可以治疗特发性震颤、扭转痉挛、癫痫和强迫症、严重抑郁症、严重焦虑症和恐怖症、神经性厌食症、痉挛型脑瘫等功能疾病。

3. 结构组成　中枢型脑起搏器是一套精致小巧的微电子装置,包括一个脉冲发生器、一根电极和一根延伸导线,这些部件均植入体内。植入体内的部件不会影响患者的日常生活。

(1) 可植入的部分:①神经刺激器:如同起搏器的装置,包括一个电池和一组微电路系统。将之植入于锁骨附近皮下,可经由延长线产生电子讯号而传导至脑内深层的目标部位。其规格尺寸与秒表类似(6cm×5.5cm×1cm),神经刺激器重约 42g。②脑起搏器导线:每条导线都包括 4 条薄绝缘线圈以及尖端的 4 个 1.5mm 电极。导线植于帕金森症患者脑部之丘脑下核或苍白球区,或植于帕金森病或自发性颤抖患者之腹间核。此导线利用一个电极或一个多电极组合来传递刺激。

(2) 患者使用的控制器:患者将此小巧可握式控制器置于神经刺激器上方,按压其上的按钮以可控制神经刺激器的开与关,检测系统的开关状态,以及检查电池状态。

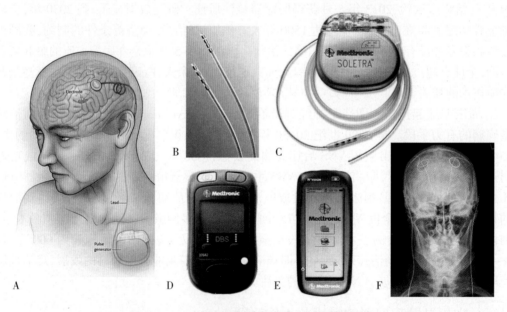

图 11-2-1　中枢型脑起搏器可置入部分及程控仪

A.脑起搏器治疗帕金森病;B.脑起搏导线;C.神经刺激器;D.患者使用的控制器;E.医生使用的程控仪;F.植入中枢型脑起搏器后影像

(3) 医生使用的程控仪:临床医生可使用此仪器,以无创伤的方式检查神经刺激器的工作状态,并根据病情和反应调整设置合适的刺激参数,还可以得知电池的使用情况。

4. 中枢型脑起搏器手术步骤

(1) 安装立体定向头架:立体定向头架帮助神经外科医生确定放入电极的位置。此过程采用局部麻醉,除轻度的受压感外,一般无明显不适。

(2) 固定头架。

(3) CT 或磁共振(MRI)检查。

(4) 仿真定位解剖。

(5) 植入电极:根据前面的定位找准刺激部位后,把电极放进大脑。

(6) 效果测试:植入电极后,医生会进行初步的测试。先让患者做一些简单的动作,如拿杯子、伸展手臂、画螺旋线等,然后根据患者的感受和症状改善程度,进一步调整电极的位置和刺激强度,以取得最佳效果。

(7) 复检核磁,查看电极植入。

(8) 植入整个系统(图 11-2-2):如果测试中症状得到控制,医生可进一步植入整个脑起搏器系统。此过程可以立刻进行,也可以观察数日后进行。

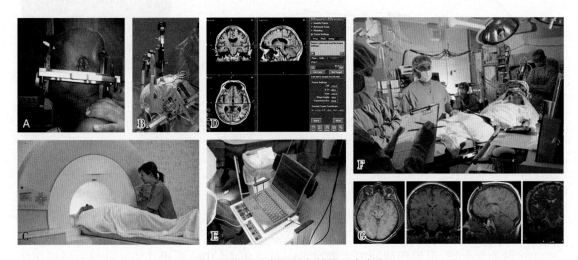

图 11-2-2　中枢型脑起搏器手术步骤

A. 安装立体定向头架;B. 固定头架;C. CT 或磁共振(MRI)检查;D. 仿真定位解剖;E. 植入电极;F. 植入电极后测试;G. 复查头颅磁共振

中枢型脑起搏器则很少出现副作用,这是患者乐于接受的重要原因。正由于上述优点,在美国、加拿大和欧洲等发达国家,已经很少人去做毁损术,接受脑起搏器治疗的帕金森病患者越来越多。在国内,上海华山医院等已经治疗了相当多的病例。但需要强调的是,放置中枢型脑起搏器后并不能完全替代药物治疗。手术仅能延缓帕金森病的进程,却不能令疾病消除。

三　周围型脑起搏器工作原理及结构组成

1. 工作原理　VNS 抗癫痫作用的机制目前尚不十分清楚。VNS 的工作原理是将刺激器植入左锁骨下的胸大肌浅层,刺激器电极固定于颈部迷走神经,胸壁刺激器不断发射电流,引起脑电活动及神经递质变化,达到治疗癫痫的目的。

2. 适应证　迷走神经电刺激术适用于不适宜作切除手术的顽固性癫痫,有部分复杂性和(或)继发性全身性癫痫发作患者,但目前适应证有扩大趋势。如可用于儿童,治疗 Lennox-Gastant 综合征或原发性全身性癫痫。以往左侧颈部有迷走神经切断史。有进展性神经系统或全身疾病。按照 FDA 的认可,VNS 适用于那些已接受 2~3 种对症的抗癫痫药物但治疗失败且

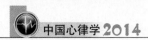
不适合癫痫手术的患者(有良好的手术适应证时,手术治疗仍为第一选择,因彻底控制癫痫发作方面,手术治疗优于 VNS)。癫痫手术失败的患者也可考虑 VNS。对 12 岁以上的青少年和成人患者,VNS 治疗只作为减少癫痫发作频率的一个辅助治疗方法。VNS 对患者的认知功能无明确的副作用,现已证明对于已服用 1 种或 1 种以上抗癫痫药物的患者有益,但对有心律失常、哮喘或活动性肺疾病、消化性溃疡、胰岛素依赖型糖尿病及妊娠者禁忌使用。

3. 结构组成　迷走神经刺激术的植入式治疗系统包括脉冲发生器、导线、掘进器、编程棒、患者工具盒、软件和掌上电脑等(图 11-2-3)。

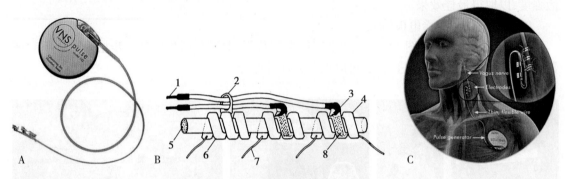

图 11-2-3　VNS 治疗系统及植入

A. 脉冲发生器,弹性细导线及双极性电极;B. VNS 的导线电极:1 为 MP35N,2 为螺旋管,3 为焊接区,4 为硅橡胶螺旋,5 为神经束,6 为锚栓,7 为缝线,8 为铂带电极;C. VNS 的植入

(1) 导线电极:Cyberonics Inc. 生产的刺激电极(Cyberonics Model 300-20,Model 300-30)呈稀疏的螺旋形,用硅橡胶制成三环螺旋圈,形状与迷走神经相一致。三环中的中间一环的内侧放铂条电极,迷走神经包围在环内,调节环的大小,使迷走神经与电极接触。由于电极的接触面积大,可使刺激阈值较低。

(2) 脉冲发生器:可编程脉冲发生器(Cyberonics Model 100)是用几块互补型金属氧化物半导体(CMOS)集成电路,包括一个微型信息处理器。装置内的天线接收编程信号,用来改变刺激参数,并通过射频信号传递遥测信息。能源系一个密封于钛壳内的锂 - 氯化亚硫酰电池。系统编程功能包括控制输出电流强度、刺激频率、脉冲宽度、刺激开启时间和关闭时间、每日治疗时间及信号起始延迟时间。一旦刺激系统编好程序,脉冲发生器即按固定程序连续工作,直至再一次编入新程序为止。

(3) 编程棒:使用编程软件(Model 250)和编程棒(Cyberonics Model 200),通过 IBM 兼容的个人计算机能对脉冲发生器编制程序。一旦脉冲发生器植入患者锁骨下的胸部皮下,编程棒可无创地与脉冲发生器进行通讯联络。

4. VNS 的手术步骤　手术时主要将一微型组件的刺激器(55mm×13mm)埋植于左锁骨下区皮下组织内的小囊袋中,并将电极经皮下隧道引入颈下部,缠绕在迷走神经上。

一般选用左侧迷走神经行刺激治疗(选用右侧迷走神经有可能导致重度心动过缓)。在手术中,医生需要在患者全麻后于其颈部和左侧胸部做两个小切口,为患者植入类似于起搏器的,厚约 6.99mm、直径为 52mm 的小型脉冲发生器——其可发送电刺激至颈部的迷走神经左支,迷走神经将电刺激传入大脑,以此来减少引起癫痫的不规则放电。

主要步骤包括:①切口:全麻后,于左锁骨上一横指半的颈下部做一横切口,潜行向上下分离皮下,牵开器牵开皮肤,垂直切开颈阔肌,分离出胸锁乳突肌、颈动脉鞘。②显露迷走神经。

③植入刺激器:于左锁骨下区胸壁上做一横切口,长 7~10cm。从胸筋膜上钝性分离锁骨下区的皮下组织,做成一囊袋状,以备能容纳刺激器,然后用分流引导器从胸部切口经皮下隧道将电极导线引至颈部切口中,将螺旋状的电极缠绕在左侧迷走神经上。将短导线在下方相衔接,长导线向上衔接,导线与刺激器相连接完好。④术中测试:将刺激器开启,持续刺激 15 分钟,观察患者反应,特别是要严密观察有无快或慢的心律失常出现。一旦出现严重心律失常等将影响患者生活质量乃至威胁生命的并发症时,则需要慎重判断患者是否能承受 VNS 治疗的副作用,再选择为其最终植入或终止手术。⑤逐层缝合:缝合术毕先不开启刺激程序,待术后伤口稳定(一般 2~3 周)再启用。⑥术后程控:脉冲发生器发出的电脉冲频率因患者而异,大约每隔 3~5 分钟向大脑发出约 30 秒的刺激,输出电流强度可根据患者的实际需要进行调整。在医生或护士对装置进行设定之后,该装置会按照程序 24 小时工作。一般情况下,电池寿命为 6~11 年。该系统的"立即开启"功能可以在患者感觉癫痫要发作时或在发作过程中,将一块磁铁擦过装置相对于体表的位置来立即启动装置,这样能终止癫痫发作、缩短发作时间或减轻发作强度。

VNS 不同于其他疗法还在于治疗的长期性。脉冲电流的各项参数,根据患者的不同发作情况,可以通过外部的程控器,随时进行调控,以便于找到最适合患者的刺激参数,达到最佳的状态。提供的外部磁铁,还可以让患者自己,根据具体的情况,简单的改变刺激形式,有助于疗效的进一步稳定。

5. 临床应用　国外的大宗病例统计结果表明,VNS 后 24 个月,癫痫发作次数平均减少 50% 左右。5%~9% 的患者发作完全停止;7% 的患者发作次数减少 90% 以上;30% 的患者减少 75% 以上;55% 的患者减少 50% 以上;13% 的患者癫痫发作次数仅减少 30%~50%;10% 的患者无效。国外另一项纳入 3822 例癫痫患者的研究显示,VNS 术后 3、6、12、18 和 24 个月,患者癫痫发作次数分别减少 47.0%、52.9%、60.0%、62.7% 和 66.7%;术后 24 个月,8.3% 的患者发作完全停止,26.8% 的患者发作次数减少 90% 以上,43.7% 的患者减少 75% 以上,62.2% 的患者减少 50% 以上。

迄今为止,我国共计完成 300 余例 VNS 手术。由于治疗成本的限制(植入装置费用十余万元),我国在 2009 年以前完成的例数较少,总计为 31 例。近年来,相关研究进展很快,仅 2009 年就完成了 47 例,超过了以往例数总和,总体效果比较理想。

是否可将 VNS 应用于治疗难治性抑郁症的患者,目前存有争论。2005 年,美国 FDA 批准将 VNS 用于抑郁症的治疗。但时至 2007 年 2 月,美国医疗保险及公共医疗补助中心颁布的初步决议未将 VNS 纳入保险服务范围,认为其治疗抑郁症的有效性缺乏科学依据。而另一家蓝十字保险公司也以相同的理由,拒绝了为 VNS 用于抑郁症治疗的患者提供保险,但这两家机构都将 VNS 用于癫痫治疗纳入了保险范围。控制癫痫的一些其他的神经刺激方式目前还在研究。包括前丘脑刺激、反应性神经刺激和三叉神经刺激。现在还没有一种被 FDA 批准。

6. 副作用　基于 VNS 的工作方式,刺激点在颈部的迷走神经左支,虽比在右侧刺激好些,但仍然不能完全避免对心脏传导的抑制作用,尤其是对房室结。术中虽有 15 分钟的刺激测试,但患者处于全麻状态,全身反应性较低,不能完全客观地反映出其对迷走神经刺激后的心脏耐受情况。且在术后的刺激程序中其刺激电压的设置会比术中测试时低,刺激时间也由测试时的持续 15 分钟转为每 5 分钟刺激 30 秒,这样刺激强度明显降低,所以即使术中测试时真的出现了迷走刺激的心律失常,既往的资料表明大多数患者在术后的治疗强度刺激时并没有再出现类似的心脏抑制。且接受 VNS 治疗的儿童和年轻患者居多,这些患者大多没有器质性心脏疾病。根据 Ardesch JJ,2007 年报道,111 名接受 VNS 治疗的患者在术中测试时 3 名出现心脏副作用,但在术后使用 VNS 时未再出现。根据 Tatum WO1999 年的报道,VNS 心脏副作用的发生在 1‰。所以一方面对于整个患者群来说,VNS 的治疗是很安全的,但另一方面也让我们清醒地看到,对于真正存在不可忽视的心脏副作用隐患的患者,我们很难早期识别。

目前,美国已经开始在临床使用应答式的迷走神经刺激治疗(response nerve stimulation, RNS),这种对脑电图有监测和判断功能的新型刺激器,会在程序中设定一个电压的上限,一旦患者脑电波中出现了超过设置上限的,也就是临床上认为会引起癫痫发作的"先兆异常高压"就会被刺激器识别,从而触发对迷走神经的刺激来预防癫痫发作。这种有针对性的刺激发放,大大减少了刺激器的工作频度,也相应减少了迷走神经刺激带来的副作用。

(林　运)

参 考 文 献

[1] Sarkar SN,Sarkar PR,Papavassiliou E,et al. Utilizing fast spin echo MRI to reduce image artifacts and improve implant/tissue interface detection in refractory Parkinson's patients with deep brain stimulators. Parkinsons Dis,2014,2014:508-576.

[2] Lee HM,Park H,Ghovanloo M. A Power-Efficient Wireless System With Adaptive Supply Control for Deep Brain Stimulation. IEEE J Solid-State Circuits,2013,48:2203-2216.

[3] Telford R,Vattoth S. MR anatomy of deep brain nuclei with special reference to specific diseases and deep brain stimulation localization. Neuroradiol J,2014,27:29-43.

[4] Beuter A,Lefaucheur JP,Modolo J. Closed-loop cortical neuromodulation in Parkinson's disease:An alternative to deep brain stimulation? Clin Neurophysiol,2014,125:874-885.

[5] Quinn DK,Deligtisch A,Rees C,et al. Differential Diagnosis of Psychiatric Symptoms After Deep Brain Stimulation for Movement Disorders. Neuromodulation,2014,DOI:10.1111/ner.12153.

[6] Aiello M,Eleopra R,Lettieri C,et al. Emotion recognition in Parkinson's disease after subthalamic deep brain stimulation: differential effects of microlesion and STN stimulation. Cortex,2014,51:35-45.

[7] Lam S,Langevin JP,Malkasian D,et al. Deep brain stimulator-induced diaphoresis in Parkinson's disease patients. J Clin Neurosci,2014,21:676-678.

[8] Bulluss KJ,Pereira EA,Joint C,et al. Pallidotomy after chronic deep brain stimulation. Neurosurg Focus,2013,35:E5.

[9] Swan BD,Grill WM,Turner DA. Investigation of Deep Brain Stimulation Mechanisms During Implantable Pulse Generator Replacement Surgery. Neuromodulation,2013,DOI:10.1111/ner.12123.

[10] Pereira EA,Green AL,Aziz TZ. Deep brain stimulation for pain. Handb Clin Neurol,2013,116:277-294.

[11] Oluigbo CO,Rezai AR. Magnetic resonance imaging safety of deep brain stimulator devices. Handb Clin Neurol,2013,116:73-76.

[12] Sung VW,Watts RL,Schrandt CJ,et al. The relationship between clinical phenotype and early staged bilateral deep brain stimulation in Parkinson disease. J Neurosurg,2013,119:1530-1536.

[13] Ramirez-Zamora A,Levine D,Sommer DB,et al. Intraparenchymal cyst development after deep brain stimulator placement. Stereotact Funct Neurosurg,2013,91:338-341.

3. 左室辅助装置

经皮左心室辅助装置(percutaneous left ventricular assist devices,pLVAD)主要用于心源性休克(cardiogenic shock)的救治,也用于某些血动力学不稳定的室性心律失常的处理、心脏骤停后休克的抢救。

心源性休克是常见的急症危重,病死率很高,需要有效处理。近年来,pLVAD 受到重视,临床应用结果表明,相对于主动脉内球囊反搏术(intra-aortic balloon pump,IABP)具有更多优越性,对提高心源性休克抢救成功率、辅助血流动力学不稳定的室性心动过速射频消融有益。

一　经皮左心室辅助装置(pLVAD)的设备和原理

基于 IABP 的局限性和开胸植入左心室辅助装置(LVAD)的手术创伤,1962 年,Dennis 等发明左心房 - 股动脉旁路技术,自 1990 年 Glassman 等报告 TandemHeart 的研制和应用结果以来,pLVAD 装置的研究及应用不断深入,主要有:①TandemHeart 装置:不仅可以作为左心室辅助,由心房间隔穿刺置管引流出左心房的血液至体外泵,再灌注至大动脉,使左心室"无负荷"地工作(图 11-3-1);也可单独或同时作为右心室辅助,经导管引流出右心房的血液至体外泵,再灌注至肺动脉,使右心室"无负荷"地工作(图 11-3-2)。②Impella 系统(图 11-3-3、图11-3-4):操作便捷,由股动脉逆行插管至左心室,传感器在导管尖段,通过导管尖部多个侧孔将左心室血液抽入导管,由导管在主动脉瓣上方的侧孔再灌注至主动脉,使左心室"无负荷"地工作(图 11-3-3);也可用于右心室辅助循环,由股静脉插管至右心室 - 肺动脉,从导管在右心房和腔静脉内的多个侧孔将右心房 - 腔静脉血液抽入导管,经肺动脉瓣上方的导管侧孔再灌注至肺动脉。使右心室"无负荷"地工作(图 11-3-4)。③A-Med®Systems pLVAD:泵在体外,可根据需要更换不同功率和心排量型号的泵,而不需重新置换导管系统。④体外膜氧合器(extracorporeal membrane oxygenation,ECMO)即体外"膜肺":将静脉系统血液送至体外膜氧合器充分氧合后再输送至动脉系统,又称为全心肺支持(full cardiopulmonary support)。特点是氧合作用很好,但不能真正直接做到心脏"无负荷"地工作,且因在外周血管建立了静脉 -ECMO-动脉通路而可能增加心脏负荷。适合于伴有严重低氧血症的心源性休克或需要进行呼吸支持者(图 11-3-5)。

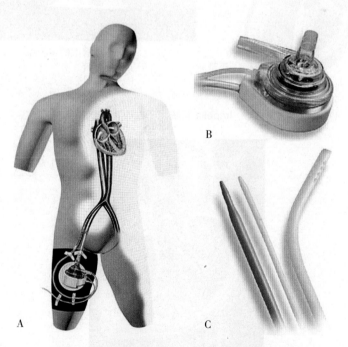

图 11-3-1　TandemHeart 用于左心室辅助循环

A.左心辅助装置示意图,经股静脉穿间隔,经主动脉与 TandemHeart
离心泵连接;B. 离心泵;C. TandemHeart 穿间隔套管

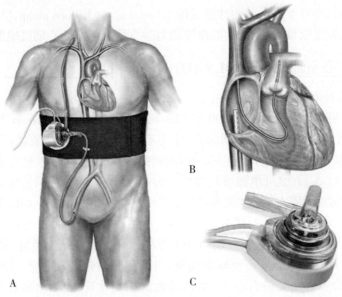

图 11-3-2　TandemHeart 用于右心室辅助循环

A. TandemHeart 右室辅助装置流出道位于右颈静脉;B. 心脏流入道和流出道分别位于股静脉;C. 离心泵

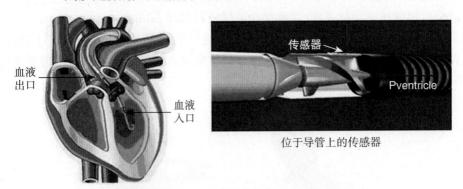

图 11-3-3　Impella 系统用于左心室辅助循环

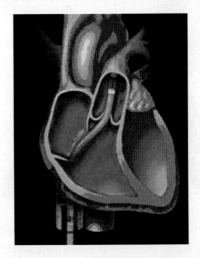

图 11-3-4　Impella 用于右心室辅助循环

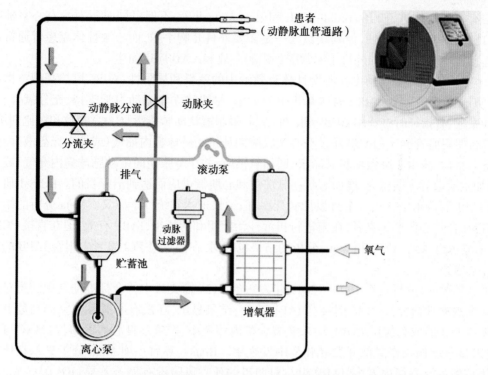

图 11-3-5　体外膜氧合器（ECMO，The LIFEBRIDGE 系统）及工作原理
A. ECMO 的体外循环路径和原理；B. ECMO 设备

二　经皮左心室辅助装置（pLVAD）临床应用及疗效

（一）用于心源性休克

1. 心源性休克的原因、危害和预后　心源性休克的主要原因有：①急性心肌梗死及其所致的泵衰竭（占 75%），特别是大面积急性心梗。有时，急性心梗面积虽较小，但先前有心力衰竭（HF），或因急性心梗延展和（或）扩展；②由于急性心梗引起的心脏机械性并发症（占 17%~20%）：右心室急性心梗，二尖瓣乳头肌功能不全导致的急性二尖瓣反流，室间隔穿孔，以及心包填塞；③其他原因：终末期心肌病，重症心肌炎，持久的心-肺旁路（体外循环）手术，主动脉瓣狭窄，二尖瓣狭窄，左心房黏液瘤，急性主动脉瓣关闭不全等。

急性心梗患者入院时 10%~15% 有心源性休克，50% 的心源性休克发生在急性心梗后 6 小时内，25% 发生在 1 天后。平均左心室射血分数（LVEF）通常 <30%。

心源性休克的预后通常很差，病死率平均在 50% 左右，其中 >75 岁者高达 60%~70%。因此，如何降低病死率成为治疗目标和努力方向。

2. 心源性休克的治疗

（1）心源性休克的主要治疗措施：包括①药物：正性肌力作用药物，一氧化氮合酶抑制剂等；②低温：特别是在体外循环手术中的心肌保护；③心肌再生疗法：自体骨髓间充质干细胞移植等；④血运重建和再灌注治疗：针对急性心梗的经皮冠状动脉介入（PCI）治疗，包括抗血小板和抗血栓治疗；⑤机械性血流动力学支持：IABP，人工心脏辅助循环、包括经皮左和（或）右心室辅助装置。

虽然现有的人工心脏辅助装置已渐趋成熟，无论是自动化程度，还是小型化和可携带的灵活性均有很好的改进,如 HeartMate XVE 和 HeartMate Ⅱ 等,不但可同时行左及右心室辅助循环,而且携戴和携带均方便,但其缺点之一是需要外科开胸手术,而心源性休克患者通常因为病情危急和严重,使传统的外科手术常受到限制。故 pLVAD 应运而生。

(2) 主动脉内球囊反搏术在心源性休克救治中的效果和局限性:对 ST 段抬高型急性心肌梗死(STEMI)患者的直接 PCI 通常基于下列考虑:尽快建立血流动力学支持、充分氧合、评价机械并发症、有指征时推荐用 GPⅡb/Ⅲa 抑制剂、限制冠状动脉造影(CAG)帧数和对比剂用量、一般仅行罪犯血管 PCI。IABP 通过在心室收缩期从主动脉球囊内抽气(或抽出充盈液)而降低左心室后负荷、减少心脏做功和氧需求、增加氧供应,并在舒张期向主动脉球囊内充气(或充盈液)增加主动脉舒张期压力、增加冠状动脉灌注和心肌氧供应而达到治疗目的。BCIS-1 研究显示,虽 IABP 可降低 PCI 后 6 个月累计病死率,但结果未达到统计学意义。Meta 分析的结果显示,STEMI 合并心源性休克者,在未进行再灌注治疗组和溶栓组,IABP 有效,但在直接 PCI 组,IABP 未显示出益处。另一项 Meta 分析的结果也表明,在高危险 PCI 患者中用否 IAPB 的结果无统计学差异。

最新的 Meta 分析收集 1990—2012 年发表的 1125 篇文章中符合标准的 7 项随机对照研究和 4 项观察性研究共 2134 例接受 IABP 治疗,结果显示,在没有心源性休克的高危 PCI 患者中无论 PCI 前或后使用 IABP,均未能减少院内病死率、严重不良心血管事件(MACE)发生率,也未显著增加操作局部并发症和卒中发生率。Romeo 等另一项 Meta 分析显示在伴有心源性休克的急性心梗患者中,IABP 组与对照组的死亡风险没有显著差异(RR 0.95,$P=0.52$;RD 0.04,$P=0.28$),但 IABP 显著降低溶栓再灌注治疗亚组的死亡风险(RR 0.77,$P<0.0001$;RD 0.16,$P<0.0001$),而显著增加直接 PCI 亚组的院内死亡风险(RR 1.18,$P=0.01$;RD 0.07,$P=0.01$)。认为该 Meta 分析结果的关键作用是可以避免临床最初治疗的系统错误。可能与直接 PCI 亚组存在血流动力学恶化、多器官功能不全、全身炎症反应等因素而影响 30 天全因死亡;而 IABP 操作是否延误直接 PCI 开始的时间尚不清楚。此外,不同作者报告的结果亦不尽一致。

3. 心脏周期的压力 - 容量环和 pLVAD 的原理及优越性

(1) 心脏周期的压力 - 容量环:心脏周期的压力 - 容量环(pressure-volume loops,P-VL)见图 11-3-6。心脏做功 = 压力 × 容量,也即压力 - 容量环(P-VL)面积。倘若要使心室"无负荷"或低负荷地做功,则需要使该 P-VL 面积显著减小。

(2) 不同治疗方法对心室 P-VL 面积的影响:①正性肌力药物增加收缩压(SBP)峰值、增加每搏量(SV),增大 P-VL 面积(图 11-3-7A)使心室做功增加;②IABP 降低收缩期主动脉压力(S-AoP),增加 SV,而 SV 的增加抵消了 S-AoP 降低,结果 P-VL 面积不变(图 11-3-7B),最终使心室做功不变;③pLVAD 则在维持 S-AoP 不变的情况下,通过减少心室容量,使 PV-L 面积减小(图 11-3-7C),使心室做功减少。优越性在于使心室"无负荷"地做功,获得最佳的血动力学效果。pLVAD 使被辅助的心室如左心室既无压力负荷、也无容量负荷,使跳动、但不做功的心脏代谢降低,增加心排出量(CO)

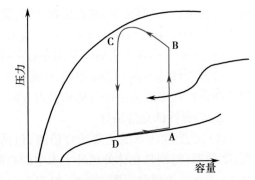

图 11-3-6 心脏周期的压力 - 容量环

A 点是心室舒张末期,二尖瓣关闭;B 点系主动脉瓣开放;C 点为心室收缩末期主动脉瓣关闭;D 点为心室舒张期开始,二尖瓣开放

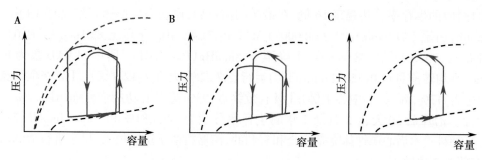

图 11-3-7　不同治疗方法对心室压力 - 容量环（P-VL）面积的影响
A. 正性肌力药物；B. IABP；C. pLVAD

和心脏指数（CI），降低心室壁张力、改善心内膜面血流，增加 O_2 供应、减少 O_2 需求，改善心室重塑，提高、增强心脏细胞对缺血的耐受性和修复及生存能力。

4. pLVAD 在心源性休克治疗中的应用及效果　Thiele 等报告采用 TandemHeart 进行的双盲对照研究对 41 例心源性休克者分别采用 IABP（$n=20$）与 TandemHeart（$n=21$）治疗，结果，治疗后 CI 由治疗前（pLVAD 组 1.7 *vs* IABP 组 1.5，$P=0.4$）增加至（2.3 *vs* 1.7，$P<0.005$），但 pLVAD 组需要输血和肢体缺血并发症显著多于 IABP 组（$P=0.002$，$P=0.009$），主要因为与 TandemHeart 系统的导管较粗（F15~F21）有关；两组治疗后 30 天的病死率无显著差异（pLVAD 组 43% *vs* IABP 组 45%，$P=0.8$）。

一项随机对照研究比较 TandemHeart 与 IABP 对心源性休克的疗效和安全性，结果显示 TandemHeart 组获得的 CI、平均主动脉压（MAP）显著高于 IABP 组，肺毛细血管楔嵌压（PCWP）则显著低于 IABP 组。

采用 Impella 进行的 ISAR Shock 研究表明，在 pLVAD 治疗后 30 分钟，即有显著的血流动力学效果。MAP 和 CI 的升高显著优于 IABP 组（$P=0.09$，$P=0.02$），30 天的病死率组间无显著差异（$P=0.97$）。O'Neill 在 2010 年 TCT 会议上报告 Impella 对合并心源性休克的急性心梗患者，可显著提高 MAP 和 CI（$P<0.0001$，$P=0.002$），降低体循环阻力［（SVR）$P=0.04$］和 PCWP（$P=0.04$）。

在 USPella Registry（$n=175$）、PROTECT Trial（$n=16$）和 2 Italian Ctrs Study（$n=10$）三项研究中，观察了 pLVAD 对高危 PCI 患者循环支持的效果。治疗后，左心室射血分数（LVEF）增加 17%~32%。PROTECT II MAE Outcome 研究的意向集分析（$n=448$）显示 30 天和 90 天的主要不良心血管事件（MACE）较 IABP 组有减少趋势，但尚无统计学显著意义（$P=0.277$，$P=0.066$）；而分析集（$n=427$）90 天的 MACE 率则显著低于 IABP 组（$P=0.023$）。影像学结果表明，两组在 PCI 后心肌缺血范围均显著减小。该研究结果表明，严重左心功能障碍和冠状动脉复杂解剖状况的患者，Impella 辅助 PCI 可较 IABP 显著减少 MACE、减少重复血运重建和再入院费用、缩短住院时间。

pLVAD 可以显著改善严重的难治性心源性休克患者血流动力学状态：显著升高 SBP、DBP 和 MAP，增加 CI、LVEF，显著降低 PCWP、平均肺动脉压（mPAP），改善组织器官灌注和氧合，从而使其得以保护和恢复。研究还发现，pLVAD 作为心脏移植前和（或）康复的过渡期治疗，能够获得最佳的转归，提高远期生存率。

最近，Griffith 等报告在 RECOVER I 研究中获得的结果认为，pLVAD 可改善心脏外科手术后心源性休克患者的转归。该研究的 I 级安全终点是 30 天或出院时（取天数最长的）MACE（死亡、卒中）的发生率，I 级疗效终点是进行下一疗法（包括去除器械后 30 天的恢复和过渡至其他治疗)时的生存率。共观察16例,在最初的治疗后,血动力学指标立刻改善:CI由1.65L/$(\min\cdot m^2)$增加至2.7L/$(\min\cdot m^2)$$(P=0.0001)$,MAP由71.4mmHg升高至83.1mmHg$(P=0.01)$,肺动脉舒张压(PADP)则由28.0mmHg下降至19.8mmHg$(P<0.0001)$。所用pLVAD泵为Impella 5.0L/min,平均转流量(4.0 ± 0.6) L/min,平均运行(3.7 ± 2.9)天(1.7~12.6天)。I级安全终点发生于2例患者(13%,死亡、卒中各1例);I级有效终点:93%患者心功能恢复而出院,7%过渡至其他治疗。治疗后30天、3个月及1年的生存率分别为94%、81%和75%。Impella 5.0L/min对于心脏外科手术后心源性休克是安全和有利的,该器材便于迅速植入、尽早进行血动力学支持,能有效改善预后。

迄今,尚缺少临床应用pLVAD的大型随机、多中心对照研究结果和相关Meta分析资料。

(二) 用于心脏骤停后休克患者的抢救

鉴于心脏骤停患者因为急性或一过性左心功能不全所致的心脏骤停后综合征的早期病死率很高,Manzo-Silberman等在一项回顾性单中心注册研究中比较了pLVAD(Impella系统)与IABP在心脏骤停后休克患者中应用的可行性、安全性和转归。用pLVAD(Impella LP 2.5)对最严重的患者进行左心室辅助。对所有心脏骤停幸存者预测有发生复苏后休克者,在CAG后立刻使用pLVAD(n=35)或IABP(n=43)。入院时两组无血流(no flow)和低血流(low flow)者的中位数相似。pLVAD植入的可行性很好(97%)。28天生存率:Impella组23.0%,IABP组为29.5%$(P=0.61)$;两组的血管径路并发症相似(3例 vs 2例,P=0.9);严重出血并发症:Impella组26%,IABP组9%$(P=0.06)$。认为复苏后休克患者,早期使用pLVAD(Impella系统)是可行的。除Impella组的出血并发症有增加趋势外,两组的并发症发生率实际无显著差异。这些令人鼓舞的发现有待于在大型临床研究中被证实。

动物试验也证实,pLVAD可以预防心室颤动过程中的脑缺血。在实验性动物心脏骤停中,pLVAD能够改善心肌灌注、维持脑灌注和体循环,获得与心脏按压类似的心室颤动除颤成功率。

(三) 作为血动力学不稳定的室性心动过速射频消融术中机械循环支持

1. 背景　室性心动过速(VT)显著增加器质性心脏病患者的病死率。与器质性心脏病有关的心肌病变患者VT所致的心脏性猝死风险虽然通过植入式心脏复律除颤器(ICD)而显著降低,但随着时间的推移,心室肌仍在继续重塑,心肌瘢痕相关的VT成为更频繁的表现。由于抗心律失常药物可能增加促心律失常的风险和终末器官损害,经皮导管消融VT的方法备受关注,并成为标准疗法而预防和减少反复的ICD放电。

器质性心脏病患者VT消融操作的临床预后通常受限于血动力学不稳定的VT(uVT)。受血动力学不稳定而不能耐受的限制,心力衰竭患者在全身麻醉下操作,以及心室标测操作时引起的低血压和液体负荷通常给成功的消融带来困难。为了避免这些限制,患者往往被在适度的镇静和窦性心律下仅能进行基质标测和起搏标测确定可能的消融靶点。尽管基本的起搏标测技术用于VT消融已被广泛采用,且常可以多次进行,但有可能诱导不出与临床一致的VT而被错判乃至影响消融效果。

大多数器质性心脏病患者瘢痕相关的VT频率快、血流动力学不稳定。约20%的患者为uVT,妨碍详细的诱发和拖带标测。此外,即使那些耐受性良好的VT,成功的消融操作后可以因急性心力衰竭、延长诱发VT发作的时间和血管内容量扩张而使情况变得复杂;急性失代偿性心力衰竭显著增加消融操作的短期内病死率。

诱发和拖带标测则有助于操作者精确确定VT激动起源或折返环路部位、最大限度地减少

成功消融所需的射频消融次数。但诱发和拖带标测中,通常诱发出心动周期很短的 VT,并由此导致心源性休克和低血压而影响脑及重要器官灌注,在器质性心脏病、特别是伴心力衰竭者难以承受和施行。克服上述困难的策略是在机械循环支持下维持器官灌注,以便在严重的心肌病变部位诱发和复制 VT。采用 pLVAD 维持循环和器官灌注,保持血流动力学稳定,从而允许对严重心肌病变和 uVT 者进行反复详细的标测(图 11-3-8),通过左心室(LV)无负荷地工作,为成功消融创造条件,使操作后急性心衰发生率降至最低。

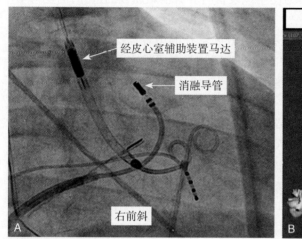
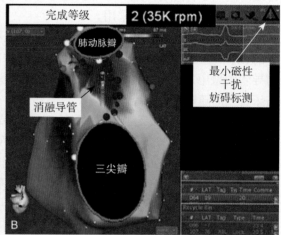

图 11-3-8　pLVAD 用于 VT 标测

A. 右前斜位,pLVAD 越过主动脉瓣口达左心室,消融导管在右心室,其尖端位于肺动脉 - 三尖瓣之间的峡部;
B. 三维标测图

2. 不同的循环支持设备用于 VT 消融的特点和注意事项　如前所述,进行循环支持的最常用设备是:①IABP;②心肺支持(CPS)转流泵;③各种经皮心室辅助装置(pLVAD)或循环轴向血流泵。这些设备都被证明对促进高危患者的 VT 消融是安全的。现有的相关设备可以由经验丰富的操作者 30 分钟内在心导管室或电生理实验室为患者置入。选择这些设备的主要根据是基于血流动力学支持需要的程度(指征)、有效性、操作者的经验、技术对消融操作过程的干扰及患者的特征。

(1) IABP:IABP 的优势是易于安置,有常规使用经验,仅需较小的血管通路、没有对 VT 标测的机械或电干扰,在心外膜 VT 消融的病例所需抗凝的强度较小。IABP 的主要限制是在 VT 时提供的血流动力学支持程度不可预测,显著低于 pLVAD。股动脉插入途径妨碍 VT 的逆行 LV 消融。应小心注意同步触发器用于球囊膨胀。默认的触发器是一个“模式”触发,通过采用体表导联心电图 QRS 综合波的高度、宽度和斜率选择。在 VT 时由于快速的心室率和 QRS 综合波形态异常,可能使触发不精确导致不同步而致使血流动力学恶化。故推荐改用体表心电图“QRS 综合波峰值触发”或使用来自装置尖端传感器的动脉压力波的上升支的“动脉脉搏波触发”。

(2) TandemHeart:主要优势是提供高水平的血流动力学支持,所提供的设备能够达到心排出量 5L/min。主要的限制是需要通过大静脉,经房间隔与动脉途径,鞘管最粗为 21F,增加血管并发症的风险。静脉插管和粗的经房间隔套管可能干扰电生理导管的操控性及在 LV 内的定位,故需要进行逆向或心外膜途径消融。逆向股动脉方法使用大鞘管,也不适合中度和严重的周围血管(动脉)疾病者。

(3) Impella 2.5：优点是相对地易于置入，并提供比 IABP 更高水平的血流动力学支持，且独立于患者的心律，不需要股静脉和经房间隔途径。然而，输出流量比 TandemHeart 小。同样，器官灌注的替代标记如脑的血氧测量应该用于评估患者的稳定性。此外，该设备能导致对心内膜的机械刺激及由此产生的异位搏动和 VT，也可机械性地干扰导管在 LV 内的操作，以及在标测时因为电磁干扰往往需要降低 Impella 泵的转速或关闭该设备，从而影响血流动力学支持的持续时间。尽管经房间隔和心外膜途径可作为使用该设备时导管消融途径的选择，而逆行 LV 径路不能在使用该设备时采用。

关于 Impella 2.5 的大量报道是用于高危冠状动脉介入治疗的患者，已经证明该装置是安全的、易于置入，且具有显著的血流动力学效果。数据表明该设备可能在心肌瘢痕相关性 VT 的导管消融中发挥有益的作用，但迄今关于这些装置比传统治疗策略改善消融的长期预后和临床转归的随机对照研究较少。

(4) ECMO 或经皮心肺支持系统：ECMO 或经皮心肺支持(percutaneous cardiopulmonary support, pCPS)的优势是可以支持呼吸系统，并可提供 4.1~6.0L/min 的循环支持，而不像其他的 pLVAD。因为右心室(RV)也可以被支持，使用该设备时，持续较久的 VT 对 RV 功能和肺灌注的影响则无大虑。在有严重 RV 疾病者选择该系统也是可以的。使用此系统仍然允许行逆行和经房间隔途径消融。

该系统的缺点是出血和血栓栓塞并发症，伴随较高水平支持的 LV 容量减少能引起标测和消融困难，并可能使优势较少。ECMO/pCPS 独特的并发症是对通气的影响。伴随 ECMO 支持和 VT，心脏组织循环仍流入 LV，但 LV 不泵出血液。这种情况需要由定期心脏复律而避免。

ECMO 能够采用静脉-静脉、或静脉-动脉循环环路方式。静脉-静脉仅用于呼吸支持，因为它不提供血流动力学的支持，不能用于心力衰竭或 VT 消融；静脉-动脉方式则从大型中央静脉引出血液，经过 ECMO 氧合后通常返回至股动脉。这项技术可以适用于各种体格大小和年龄的患者；凭静脉引流导管的大小限制转流的血流量，通常是：小儿 $100cm^3/(kg \cdot min^2)$；青少年 $60cm^3/(kg \cdot min^2)$；大多数成人 5.0L/min。实际应用中需要根据具体情况确定和调整转流量。

在上述所有设备的操作中均需用大的动脉鞘。拔鞘后可以采用各种动脉穿刺封堵装置帮助止血。Miller 等报道的双"Perclose"(血管缝合器)技术用于所有 TandemHeart 拔管后的闭合血管径路穿刺处的操作，采用两个血管密封圈彼此正交放置，最大限度地减少并发症，有助于拔管后早活动。此方法极大地改善了拔鞘后患者的恢复，避免患者需要手术切开缝合血管。

3. pLVAD 辅助 VT 消融的临床路径　任何 pLVAD 的使用必须根据左心室功能障碍的程度，预期患者在 VT 过程中的稳定性，预期需要诱发和消融的 VTs 的数量，并存疾病的状态。需确定临床益处大于放置 pLVAD 增加的风险。

除了稳定性以外，必须评估患者是否存在具有临床意义的周围血管疾病。当患者有显著的周围动脉疾病(PAD)时，Impella 是禁忌的，并且经主动脉逆行消融也可能是困难的。对于这种病例有 3 种选择：首先，采用左心室基质消融，采用经房间隔和心外膜途径，而不是诱发和拖带标测；其次是用 ECMO 经房间隔途径；在一些病例，因 PAD 可能导致血管弯曲而妨碍 Impella 的使用，也可采用 TandemHeart；再次则需要根据 VT 的形态和频率决定由什么类型和途径抵达 LV。此外，很严重的左心室功能障碍者，应采用高流量 pLVAD 支持系统直到器官灌注的替代指标更好。目前推荐的临床路径见图 11-3-9。

4. pLVAD 辅助 VT 消融的麻醉和操作监护　pLVAD 置入操作应该在全身麻醉与足够的麻醉机械通气支持条件下进行。它不仅使多血管途径插管时患者更舒适，也有利于在可能需要紧急体外除颤时的抢救，还有助于进行长时程的 VT 消融相关电生理学标测操作。

在 VT 消融中 pLVAD 支持的整体目的是在 VT 诱导过程中提供足够的终末器官灌注。各种用于连续监测终末器官灌注的工具及（或）方法有：脉搏血氧仪监测、动脉血压、脑电图、双光谱指数（bi-spectral index，BIS），经颅多普勒超声和近红外光谱测量脑血氧定量。遗憾的是，没有单一工具和方法能够测量 VT 消融过程中终末器官的充足灌注，特别是当 pLVAD

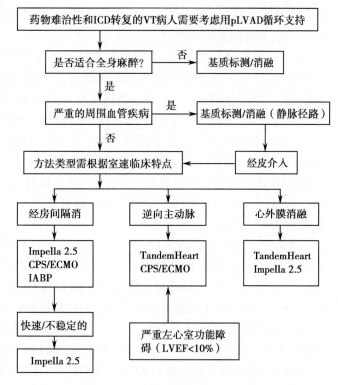

图 11-3-9　推荐的 VT 消融临床路径

被设置为脉动血流时。常规的脉搏血氧定量法和自动血压测量依赖于脉动的血流，而在使用 pLVAD 的 VT 患者不可靠，而且，脉搏血氧变化发生在低灌注以后。

尽管连续动脉血压监测能准确测量中心动脉压，但不反映急性的组织灌注和氧合。因此，基于平均血压不能判断何时终止 VT。提示需要附加组织血流灌注的辅助工具。

虽然脑电图可提供早期脑缺血的信号，但实时解释是困难的，而且受 VT 标测干扰。连续 BIS 监测相对比较容易，更多的是麻醉深度的反映，但对于不太严重的低灌注不是很敏感。连续经皮的多普勒反映脑低灌注，但单调并有显著操作者依赖性。脑血氧定量法对于准确地反映脑灌注不足是有价值的，在颈动脉和心脏手术中已有评估。

在最近的 1 项使用 pLVAD 的 uVT 消融研究评估中，除其他常规血动力学测量评估外，脑血氧定量法的使用是有效的。此外，脑血氧定量法预测诱发的 VT 者脑灌注不足与平均动脉压下降之间具有很强的相关性。但在一般情况下，脑血氧从基线显著降低的截点仍不甚清楚。几项研究提出从基线下降 12%~20%，或绝对氧饱和度（$SctO_2$）低于 55% 是考虑终止室速的合理截点值。

操作后处理：移出 pLVAD 之前应考虑窦性心律时血压是否稳定？脑 $SctO_2$ 与基线值比较；左心房充盈压；血清乳酸水平；尿量。此外，还需注意：在最近 1 次 VT 发作后或之前维持 pLVAD 完全支持 20 分钟，要求：①脑 $SctO_2$ 和平均左心房充盈压力回到或接近基线值；②血清乳酸水平稳定或在下降；③达到适当水平的尿量。可适当予以正性变力药物的支持（如多巴酚丁胺），适度的利尿剂（如呋塞米，弹丸式给药）。如果需要，可考虑延迟拔除 pLVAD，直至次日。

5. pLVAD 辅助 VT 消融的临床应用效果、经验和指征

（1）临床应用效果和经验：Friedman 等首次报告在血流动力学不稳定的 VT 患者电生理研究

中使用 TandemHeart 能够允许耐受心外膜及心内膜消融,在此例报告中,允许长时间进行 VT 成功消融,患者随后不需要诱发。

迄今,关于 pLVAD 对 uVT 消融操作行循环支持的研究和评估仍然有限,多为样本量较小的单中心和多中心观察性研究和病例报告。然而,这些研究对于完整和准确地评估诱发的 uVT 进行导管消融时采用 pLVAD 提供血流动力学支持的可能益处提供了有价值的经验。最初的研究是采用 pLVAD 对 uVT 患者在消融前进行辅助使之暂时稳定,直到消融治疗开始,即用于术前的病情稳定。在取得这些经验后,pLVAD 已经在 uVT 消融时被实时使用。最近,Bunch 等报道一组连续 13 例 uVT 患者接受 pLVAD 辅助下消融。与对照组比较,作者发现接受 pLVAD 辅助消融的患者能够耐受更多的 VT 标测、且消融成功的机会更多。两组之间免于 ICD 转律者和 VT 的长期转归是类似的。此研究显示了在病情严重的需要 VT 消融的患者使用 pLVAD 的可行性。

越来越多的研究将 pLVAD 用于不稳定的 VT 射频消融中作为机械循环支持(mechanical circulatory support, M 心源性休克)。Miller 等在连续 22 例(23 次)uVT 射频消融操作中比较使用 pLVAD($n=10$),或者不用 pLVAD 支持[用 IABP($n=6$),未用任何 M 心源性休克($n=7$)]的结果,发现 pLVAD 组 VT 时患者能耐受维持的时间显著长于非 pLVAD 组(66.7 分钟 *vs.* 27.5 分钟,$P<0.03$),需要提前终止的 uVT(1 *vs* 4,$P<0.001$),pLVAD 组在消融过程中比非 pLVAD 组有更多患者有至少 1 次 VT 被终止[(9/10 次,90%)*vs*(5/13 次,38%),$P<0.03$]。两组间术中检测的脑氧合、低血压、围术期左心房压(LAP)、血浆脑钠肽(BNP)、乳酸水平和肾功能无显著差别。提示在器质性心脏病瘢痕相关的 uVT 射频消融中使用 pLVAD 作为 M 心源性休克,可以对此种 VT 持续较长时间的耐受,安全地维持终末器官灌注。该作用是否能够将有利于 VT 激动顺序的标测而转化为消融临床成功率的提高,尚需待临床随机对照研究证实,作者还对具体操作方法进行了探索。

Carbucicchio 等报告用 pCPS 为 19 例严重 LV 功能障碍和复发性 uVT 患者导管消融的经验。其中 12 例系急性血流动力学衰竭的危重患者。19 例中,13 例(68%)的 VT 被稳定,其他大多数患者 VT 减少。随访 42 个月,其中 28% 的患者无 VT 复发,1 例有持续的顽固 VT 在心脏移植后短期内死亡,没有与 pCPS 使用相关的并发症。

在美国进行的多中心前瞻性注册研究,包括 6 个中心连续 66 例 VT 消融,用 pLVAD($n=66$,Impella 或 TandemHeart 装置)支持与用 IABP 组($n=22$)比较。两组之间的基线特征没有显著差异。与 IABP 组比,pLVAD 组具有:①更多的患者可以接受诱发及(或)拖带标测(82% *vs* 59%,$P=0.046$);②每个患者有更多数量的 uVT 可被标测和消融(1.05±0.78 *vs* 0.32±0.48,$P<0.001$);③更多数量的 VT 能被消融终止(1.59±1.0 *vs* 0.91±0.81,$P=0.007$);④更少 VT 需要用抢救性电复律终止(1.9±2.2 *vs* 3.0±1.5,$P=0.049$)。但 pLVAD 组操作并发症比 IABP 组有更多的趋势(32% *vs* 14%,$P=0.143$),主要与 pLVAD 的导管直径较粗引起的血管径路并发症有关。随访(12±5)个月,组间的患者死亡数和 VT 复发无差别。LVEF≤15% 是住院病死率(53% *vs* 4%,$P<0.001$)的一个强烈的独立预测因素。且 pLVAD 比 IABP 能够更多地耐受多次 uVT 的诱发标测,而减少抢救性电复律。

Lü F 等对连续 16 例 uVT(63 岁 ±11 岁,LVEF 20%±9%)进行了射频消融。血流动力学支持包括 pLVAD(Impella 2.5,$n=5$),开胸手术植入的左心室辅助装置(LVAD,$n=6$),和体外心肺支持(CPS,$n=5$)。结果:大多数患者的血流动力学支持是充足的(持续的平均动脉压 >60mmHg),允许足够的作为射频消融的诱发标测。在 Impella 和 CPB 组,血流动力学支持的平均时间是

(185±86) 分钟，VT 时间是 (78±36) 分钟。除 1 例 Impella 由于血流动力学不稳定外，所有患者临床 VT 均可以由至少一次消融而终止。围操作期并发症包括：溶血 1 例（Impella 组），另 2 例需手术干预经皮 Impella 的血管径路。需除颤器治疗的 VT 中位数由 VT 消融前当月的 6 次显著减少至消融后当月的 0 次（P=0.001）。此数据表明，体外 CPS 和植入式 Impella 的使用能为成功消融 uVT 提供足够的血流动力学支持。但 Impella 可能有增加并发症的风险。

pLVAD 在快速（心动周期长度 300 毫秒）的模拟 VT（siVT）中比单独的药物支持具有更有利的血流动力学效果，在快速 siVT 没有机械支持，一半以上（53%）的患者经历了显著脑低氧（SctO$_2$≤55%），而在完全的 pLVAD 支持（1.9~2.5L/min）患者中只有 6%。此外，在 pLVAD 维持完全支持时，在 400 毫秒和 300 毫秒起搏周期长度时的平均脑低 SctO$_2$ 患者（分别为 4.9%±3.5%，6.3%±4.3%）显著少于没有 pLVAD 支持组（分别为 6.9%±7.1%，14.1%±6.1%）。

pLVAD 是否具有减轻快速 siVT 时脑低 SctO$_2$ 的作用，而相当于真实自发的 VT 时？有待行系统研究，因为起搏部位（VT 的起源点）能够影响血流动力学稳定性。令人欣慰的是，pLVAD 显著降低深部脑低 SctO$_2$ 发生率。

（2）pLVAD 辅助 VT 消融的潜在益处：①维持在 VT 持续期间和进行诱发及（或）拖带标测时血动力学的稳定和终末器官灌注；②在窦性心律状态下 LV 无负荷地工作，使操作前后心力衰竭恶化的风险降到最低，适用于许多心肌瘢痕相关性 VT 接受导管消融的严重 LV 功能障碍患者。有报告在消融过程中至少 1 次 VT 终止者占 67%，每次诱发 VT 的平均持续时间近约 1 小时，操作围术期左心房压力无差异。

（3）决定是否 pLVAD 辅助 VT 消融需要考虑的问题：基于下列情况决定是否使用 pLVAD 支持：①当前的心脏状态［纽约心脏协会心功能分级和左心室射血分数（LVEF）］；②作为 VT 的心肌基质；③血流动力学状态与临床和诱发的 VT 周期长度及特征（晕厥，≥170~180bpm）；④器官基线功能；⑤以往导管消融结果，包括以往消融失败的原因；⑥麻醉深度。

（4）指征：有作者建议为下列 VT 消融患者使用 pLVAD，并且可能有益：①LVEF ≤40%；②NYHA 心功能 Ⅱ~Ⅳ级的心力衰竭患者；③非缺血性扩张型心肌病患者使用 pLVAD 可能特别有益，因为以往没有心肌梗死的患者基质的改变相对较轻或缺乏；④发生 VT 时有晕厥；⑤诱发出的多形性 VT，频率快、伴有低血压，uVT 消融中用大功率 pLVAD 支持有益于延长详细拖带标测的时间；⑥慢性肾脏疾病患者：因为在持续 VT 时长时间暴露于低心输出量过程可以进一步损害肾功能，pLVAD 支持是有益的；⑦既往消融失败：不耐受恰当的诱发和拖带标测者，以前失败的消融通常是由于患者不能耐受诱发和拖带标测，是另一个考虑要 pLVAD 支持的理由；⑧pLVAD 过程中，全麻状态下，交感神经刺激反应迟钝者：因为麻醉的深度可能减弱在 VT 消融中的交感神经反应，导致血流动力学不稳定。

可能不能从 pLVAD 获益的情况：左心室大小（舒张末期容积）正常或较小者；肥厚性心肌病；伴向心性肥厚的高血压心脏病；晚期肺动脉高压（中~重度）；伴右心室功能不全的右心室心肌病；以及致心律失常性右心室心肌病（ARVC/D）。

6. pLVAD 辅助 VT 消融的血流动力学和终末器官灌注监测　在 pLVAD 辅助 VT 期间，平均血管内和脑灌注压需要维持器官灌注和耐受的功能可能不同于脉动流，而脑自动调整的下限大约是 50~60mmHg，不同患者有较大异质性和耐受差异（例如麻醉深度和升压药的影响），现在已经从传统的在 VT 时保持血动力学稳定变为关注终末器官灌注的监测。因为大脑是对低灌注最敏感的终末器官，大脑组织 SctO$_2$ 是间接测量相关脑组织血流量，故在瘢痕相关性 VT 消融中常规使用脑血氧定量法监测。采用安全阈值下限为脑 SctO$_2$ 55%。然而，有几个重要的问题需要考虑：$SctO_2$ 测量受多个系统和颅内变量影响；$SctO_2$ 的个体和个人间基线的变化和差异较大；麻醉的水平影响大脑自动调节的 ScO_2 值，且是最重要的；目前发表的前瞻性研究数据证实这种推荐值的安全性资料尚少。

(1) 在 VT 消融中脑氧饱和度监测：脑氧饱和度（cerebral oxygen saturation，CerOS）监测正在越来越多地用于严重临床状态中检测大脑组织灌注，如在短暂可控的室性心律失常发作后的神经认知功能研究，例如在 ICD 的测试中，然而，在 VT 诱发及（或）拖带标测（长时间暴露于 VT）中的价值研究尚少。Murkin 首先在 VT 标测和消融患者中探索了这种监测方式的预期意义。

Miller 等最近完成了一项前瞻性研究："PERMIT 1"，旨在评价 uVT 诱发和拖带标测中脑 $SctO_2$ 监测方法的实用性和安全性。结果证明，在严重的左心室功能障碍患者的系列连续研究中，pLVAD 支持瘢痕相关性 VT 消融术是安全可行的。在快速的 siVT 时，pLVAD 比单独用药物具有更好的血流动力学作用。脑 $SctO_2$ 是心肌瘢痕相关性 VT 消融期间值得称赞的监测方法，避免脑 $SctO_2$ 低于 55% 的阈值可以安全地引导 uVT 的标测。

PERMIT 1 研究基于 pLVAD 越来越多地被用于辅助 uVT 射频消融，而这些设备的安全性和血流动力学益处没有被系统的、前瞻性研究方式证实过。共对 20 例瘢痕相关性 VT 患者用 pLVAD 辅助进行 VT 消融治疗。神经监测使用脑血氧定量法进行评估脑 $SctO_2$ 阈值来指导诱发及（或）拖带标测可持续的时间。pLVAD 支持的有效性是用 siVT 控制方式进行测试。在 50%（$n=8$）的患者中获得完整的操作成功，37%（$n=6$）获得部分操作成功。用脑 $SctO_2$ 55% 的水平作为安全下限来指导确定诱发及（或）拖带标测时 VT 可持续时间。其中 3 例（15%）发生了轻度急性肾损伤（均恢复）和 1 例（5%）出现轻度认知功能障碍。在快速 siVT（心动周期长度 300 毫秒）时，没有 pLVAD 支持的患者中超过半数（53%）的脑 $SctO_2 \leqslant 55\%$，而用 pLVAD 完全支持组中仅 5%（$P=0.003$）。

PERMIT 1 的结果表明，严重的左心室功能障碍患者，pLVAD 支持瘢痕相关性 VT 消融是安全可行的。在频率快速的 siVT 时，避免脑 $SctO_2$ 低于 55% 的阈值可以安全指导 uVT 标测的持续时间。

由诱发及（或）拖带标测出的 siVT 中，pLVAD 对脑氧合和血压的作用：在 siVT 周期长度 500 毫秒时，无论 pLVAD 是完全支持或不支持，没有患者出现脑低 $SctO_2$（$\leqslant 55\%$）。同样，无论 pLVAD 是完全支持或不支持，$SctO_2$ 从基线减少的百分比没有显著差异（$P=0.43$）。然而，以更快的频率、即更短的周期长度为 400 毫秒时的 siVT，在没有 pLVAD 支持时，有 3 例（15%）出现大脑 $SctO_2 \leqslant 55\%$，而在 pLVAD 全支持时则没有患者出现（$P=0.25$）。在 siVT 中，$SctO_2$ 值从基线的降低伴随 pLVAD 全支持较不支持组显著减轻［平均减少 $=4.9\% \pm 3.5\%$（全支持）vs $6.9\% \pm 7.1\%$（不支持），$P=0.01$］。在最快的 siVT（周期长度 $=300$ 毫秒），没有 pLVAD 支持则脑 $SctO_2$ 出现最显著的降低，脑 $SctO_2 \leqslant 55\%$ 者超过测试者（$n=19$）的半数（53%，$n=10$），而 pLVAD 全支持者仅 5%（$n=1$），显著低于（$P=0.008$）不支持组。此外，没有 pLVAD 支持的脑 $SctO_2$ 下降 $\geqslant 2$ 倍患者显著多于 pLVAD 全支持时（$14.1\% \pm 6.1\%$ vs $6.3\% \pm 4.3\%$，$P<0.001$）。当动脉血压视为评估血流液动力学稳定的替代方法时，与 pLVAD 全支持比，起搏周期 300 毫秒时，无 pLVAD 支持组有更多的患者 $MAP \leqslant 50$ mmHg ［16（84.2%）vs 7（39%），$P=0.007$］。

在 VT 消融中的神经认知是备受关注的重要问题，因为①血流动力学显著不稳定的 VT 时需要维持终末器官灌注的最佳 MAP 尚不清楚；②对接受心脏手术患者的研究提示，脑 $SctO_2$ 值 $<50\% \sim 55\%$ 似乎可预测患者的短期和长期病死率；③CerOS 监测能早于其他无创监测方法发现氧合异常改变。该研究没有患者发生 $\geqslant 2$ 期急性肾损伤及显著的肝损伤。Heringlake 等的研

究结果提示，在瘢痕相关性 VT 消融时，CerOS 监测是重要的方式。

使用脑 $SctO_2$ 作为稳定性的标志，而不是 MAP 标准（<50mmHg），平均每次 VT 发作持续时间（17.4 分钟 *vs* 10.7 分钟，*P*=0.028）和每例 VT 的总时间（58.0 分钟 *vs* 35.7 分钟，*P*=0.047）均比以 MAP 标准显著延长，使诱发及（或）拖带标测持续时间可延长近 40%。该方法的安全性得到了验证。仅 1 例经历了认知功能轻微下降（MMSE 从基线减少≥2 分），3 例（15%）发生急性肾损伤（Ⅰ期）。

（2）脑 $SctO_2$ 监测的获益：Miller 对所有持续 >3min 的 VT 进行连续的动脉压和无创 $SctO_2$ 监测，设定当 uVT 者 MAP<50mmHg 时，仅仅脑 $SctO_2$<55% 才提前将 uVT 终止，否则继续标测和消融。结果，50 次至少持续 3 分钟的 VT，有 15 例需要提前终止。用 CerOS 作为血流动力学稳定的标准，VT 能维持的时间显著长于以 MAP 作为标准时。将 $SctO_2 \leqslant 55\%$ 作为阈值判断血流动力学稳定性，而不是 MAP<50mmHg，平均每次 siVT 可持续时间（17.4 分钟 ±21.1 分钟 *vs* 10.7 分钟 ±27.4 分钟，*P*=0.028）和每个患者消融中 siVT 可耐受维持的总时间（58.0 分钟 ±60.2 分钟 *vs* 35.7 分钟 ±42.6 分钟，*P*=0.047）也显著更长。

用 MAP<50mmHg 评估血动力学稳定性，有 2/3 的患者（*n*=10/15）有至少 1 次 siVT 被过早地终止，而只有 27%（*n*=4/15）的患者达到低 CerOS 阈值（$SctO_2 \leqslant 55\%$）。图 11-3-10 是 1 例 uVT，受益于由 pLVAD 和由脑低 $SctO_2$（而不仅仅是动脉血压的标准）确定的血流动力学稳定性提供的额外增加的拖带标测时间。

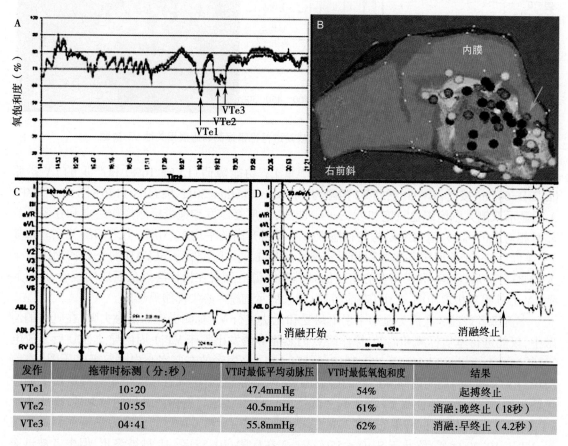

发作	拖带时标测（分：秒）	VT时最低平均动脉压	VT时最低氧饱和度	结果
VTe1	10:20	47.4mmHg	54%	起搏终止
VTe2	10:55	40.5mmHg	61%	消融：晚终止（18秒）
VTe3	04:41	55.8mmHg	62%	消融：早终止（4.2秒）

图 11-3-10　pLVAD 辅助 VT 消融过程中脑 $SctO_2$ 与平均左心房压（mLAP）的关系

PERMIT 1 研究是：①第一个评估心肌瘢痕相关的 VT 消融期间使用 pLVAD 的前瞻性和系统性研究；②以脑低 $SctO_2$ 阈值≤55% 作为使用微型轴向血流泵 pLVAD 时 uVT 标测可耐受时间终末器官灌注的安全性评估为独特指标；③显示在裁定 VT 不稳定需被迫终止时，与标准的血压标准（MAP≤50mmHg）相比，使用 CerOS 的额外效益在于使患者可承受更长 VT 标测时间，特别是对于那些短周期长度的 VT。

此外，有报告在 VT 期间脑血氧监测对于估计窦性心律和操作终点的心脏做功具有潜在作用。心输出量的减少或中心静脉压力增加会导致基线 $SctO_2$ 值降低。在窦性心律时低 $SctO_2$ 值与操作终点左心房压（LAP）成反比关系（图 11-3-11）。因此，采用操作终点的 $SctO_2$ 值与开始观察到的值相比，指导：①pLVAD 终止前的持续时间；②帮助确定正性肌力药物支持和利尿剂的添加；③气管拔管时机的选择。

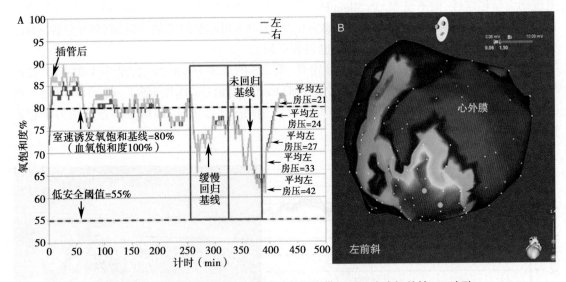

图 11-3-11　pLVAD 辅助支持而成功进行拖带标测和瘢痕相关性 VT 消融

患者，61 岁，男性，非缺血型心肌病、严重 LV 功能障碍（LVEF 16%）和严重的 LV 扩张（LVDD=64mm）接受 pLVAD 辅助 VT 消融（引自 Heart Rhythm, 2012, 9：1168-1176）；图 11-3-11 中，A 图显示双侧大脑组织血氧饱和度（$SctO_2$）曲线，在反复诱发和拖带标测操作终点和在窦性心律时相对低的 $SctO_2$ 值与反复诱发和拖带标测终点升高的平均左心房压力之间的关系。每随 VT 事件后 $SctO_2$ 值回至基线过程相对较慢。最后 1 次 VT 事件后，pLVAD 的充分辅助维持了大约 30 分钟后，$SctO_2$ 和平均左心房压回到其基线值。患者在操作终点最后成功拔管；B 图显示 LV 心外膜双极电压图［LAO（左前斜）投照］，展示前壁 - 心尖部瘢痕形成。

本例患者曾经 3 次因为血动力学不耐受和无法进行 VT 标测操作而消融失败，在既往的消融中，仅能进行基质标测和消融，操作终点仍然能够诱发出临床 VT，1 周内导致 ICD 反复放电（引自 Circ Arrhythm Electrophysiol, 2013, 6：151-159）；该患者的左心室心内膜双极电压图［右前斜位（RAO）投照］证明前间隔广泛的瘢痕形成；拖带标测（消融导管远端位于双极电压上的绿色箭头处）始终如一地证明 VT 源于同一部位（出口）；在该出口射频消融早期（4.2 秒）即终止了 VT；在拖带标测期间，同样形态 VT 3 次发作（VTe1，VTe2，和 VTe3）的血动力学特征和最终结果；VTe1（10：20 标测）终止于 $SctO_2$≤55%；VTe2 在标测（10：55）后 18 秒被终止，但患者被迅速地诱发出 VTe3（04：41）且在 4.2 秒内被消融终止。

7. pLVAD 辅助 VT 消融时的电磁干扰　当同时使用基于磁的标测系统和基于磁体的 pLVAD 时,电磁干扰(electromagnetic interference,EMI)则可能发生(图 11-3-12)。假设 pLVAD 正确地位于 LV,则环绕于 pLVAD 的永久磁场位于升主动脉。EMI 可能在窦性心律(基质标测)和拖带标测期间发生。

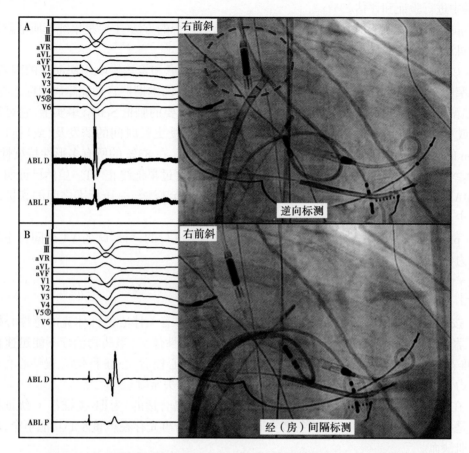

图 11-3-12　经主动脉瓣逆向 LV 间隔标测时高频噪声对电标测频道的干扰
A. 经主动脉瓣逆向左心室间隔标测时干扰明显,红色虚线环显示 pLVAD 马达与消融导管毗邻;B. 经过房间隔左心室间隔标测时则无干扰(引自 Heart Rhythm,2012,9:1168-1176);RAO(right anterior oblique)= 右前斜位;retrograde mapping= 逆向标测;transseptal mapping= 经(房)间隔标测

　　EMI 的频率和强度是相对可预测的,似乎是一个"剂量"相关现象(pLVAD 的性能水平,即 P2 *vs* P8)和距离相关现象(旋转磁铁与标测导管磁敏元件之间的距离)。①pLVAD 和电解剖标测系统之间的磁干扰可以抑制精确的导管定位;②电解剖点的获取;和③呼吸系统补偿算法融合(呼吸系统的集成补偿算法)。虽然 EMI 能发生在心内膜和心外膜标测时,并有某种程度可辨别的 EMI,但大多数病例可被抑制而不出现。多数 EMI 病例需要降低 pLVAD 辅助水平,通常从 P8(50 000rpm,1.9~2.5L/min)减少至 P2(35 000rpm,0.4~1.0L/min)。EMI 最有可能发生在导管位于流出道标测(心内膜标测)或心脏的前基底部(心外膜标测)时。也有作者注意到在逆向法标测过程中消融导管毗邻 pLVAD 马达时对记录系统电标测频道的干扰(持续高频率电信号)。

8. pLVAD 辅助 VT 消融的局限性

(1) Impella 2.5 对个别病例可能不能提供足够的血动力学支持。尽管 pLVAD 是一种良好的血流动力学支持装置,但某些患者可能还是需要其他的循环支持设备。新一代的 Impella pLVAD 可提供更高水平(3.5~5.0L/min)的循环支持,但直到最近才用于临床,尚没有系统地在 VT 消融中进行验证和评估。

(2) pLVAD 对瘢痕相关性 VT 消融转归的影响,与传统的方法(主要是单纯基质消融)比较,因为随机试验太少而难以确定。

(3) CerOS 被全球作为组织灌注的标志,但它没有考虑和聚焦影响组织灌注的因素,如肾动脉狭窄等。因此,有作者提出应监测患者的尿量和操作围术期器官功能障碍的标志物(乳酸水平、肌酐和肝酶)。现行使用一个单一的截断值定义重要的脑低 $SctO_2$,事实上,它可能更高(60%)、或更低(50%),将影响同样的安全截点,也容许耐受更长时间的诱发及(或)拖带标测。2.5L/min 的 pLVAD 系列设备能保持足够的脑灌注和氧合,在 83% 的所有多形性持续性 VT 者脑 $SctO_2 \geqslant 55\%$,但是 17% 的患者由于脑低 $SctO_2$ 仍然需要过早地终止 VT。虽然已证明与血压标准(MAP<50mmHg)相比,脑灌注监护的益处显著,但脑灌注与血压标准之间的直接比较研究尚较少。

(4) pLVAD 和 VT 消融的所有操作是在全身麻醉下进行的,可以减弱 VT 期间自主反射和血流动力学反应。

三 经皮左心室辅助装置(pLVAD)的适应证

1. 按照 2011 年 ACCF/AHA/SCAI 关于 PCI 的指南中有关伴心源性休克的急性心梗者血流动力学支持推荐和现有临床应用证据,STEME 伴心源性休克,当药物治疗不能迅速稳定者为 I 类推荐、B 级证据。所指心源性休克的原因包括急性心梗后、心脏手术后、慢性心衰发生急性血动力学障碍、急性心肌炎、心肌挫伤、顽固性室性心律失常等。

2. 在仔细选择的高危 PCI 患者中使用 pLVAD 可能是合适的,为 Ⅱb 类推荐、C 级证据。高危 PCI 是指复杂的 PCI(左主干病变,多支冠状动脉病变),事先存在严重左心功能不全,急性进行性心肌缺血。

3. 2013 年 ACCF/AHA 关于心力衰竭诊断与处理的指南指出,在经过仔细选择的心力衰竭 D 阶段患者,下列情况为心源性休克的 Ⅱa 类推荐(证据水平:B);拟行确定性处理如心脏移植或计划、预期进行心脏恢复者,心源性休克是可以获益的;伴急性或严重血动力学障碍者,作为恢复前的过渡性治疗,非永久性心源性休克(包括 pLVAD)是合理的;为了延长其生存,则可行永久性心源性休克。

4. 用于某些血流动力学不稳定的室性心律失常的复杂射频消融,以保持脑及重要终末器官的灌注,为心律失常的精细标测提供血流动力学支持,提高射频消融成功率。

5. 心脏外科手术前为稳定血动力学而应用　急性心肌缺血;急性心梗的机械并发症:急性二尖瓣反流、室间隔穿孔;严重的术前左心室功能障碍。

6. 恢复期的过渡性治疗　急性心梗后;心脏手术后的心肌"震荡"(stunning)。

7. 永久治疗的过渡　为手术植入永久 LVAD 前准备;心脏移植患者。

四　经皮左心室辅助装置（pLVAD）的并发症和禁忌证

（一）并发症

主要并发症有：①血管径路并发症：所有这些支持设备主要是通过股动脉及同时有或没有股静脉途径放置的。严重的外周动脉疾病或在径路附近有血管"搭桥"史是绝对禁忌证。径路相关的出血、血肿及由此所致的肢体缺血及（或）需要输血、感染，主要与 TandemHeart 系统的导管直径较粗（F15~F21）有关，而采用 Impella 则因其导管直径仅 F9，故很少有此类并发症；②由心房间隔穿刺引起的反常栓塞；卒中、栓塞（气栓、血栓）并发症。与任何侵入性血管植入装置一样，除了感染外，pLVAD 具有显著的出血和血栓栓塞并发症，主要是严重出血和肢体缺血。也可发生心室内血栓形成。血栓栓塞并发症可以通过维持推荐的抗凝水平而使之最少化；③冠状窦、右心房后壁穿破和心包填塞；④pLVAD 导管移位（或）脱位可导致灾难性后果。TandemHeart 除增加了房间隔穿刺的额外风险外，也可以因为套管脱落滑入右心房而导致心源性休克和死亡。有报告使用 TandemHeart 后发生大的持久的医源性房间隔缺损，为了获得稳定的氧合，需要经皮封堵这种 ASD；⑤主动脉瓣损伤；⑥由于 Impella 设备位移所致的弦齿断裂和严重的急性二尖瓣反流；⑦右至左分流引起的低氧血症；⑧低血压、容量负荷过重、心律失常、凝血障碍和严重溶血等；⑨另一个需要注意的风险是操作后患者摆脱不了这些辅助支持设备，而需要植入永久性的 LVAD。

虽然尚无继发于 pLVAD 的严重主动脉瓣关闭不全（aortic insufficiency，AI）的报告，但 Parikh 等报告的 5 例心源性休克患者接受开胸植入的 LVAD（4 例系 HeartMate Ⅱ，1 例为 HeartWare）连续转流过程中，继发严重 AI，值得借鉴和重视。经采用 AGA Medical 的 Amplatzer 多孔筛状室间隔封堵器经导管将主动脉瓣成功关闭，而靠 LVAD 维持循环，使血流动力学指标和临床状况显著改善。Russo 等也报告了类似的处理结果。认为对那些在使用 LVAD 后的严重 AI 而不适合外科手术修复者，可采用此方法。关闭主动脉瓣后，可保证 LVAD 的效果、延长 LVAD 使用期限，但后续对 AI 的处理可能还需要进行外科手术或经皮导管主动脉瓣置换/植入。也有作者报告用 CoreValve（Medtronic，Minneapolis，Minnesota）治疗 LVAD 后严重 AI 获得成功。

至于继发于 LVAD 后的 AI 的发生机制尚不十分清楚，可能与 LVAD 长时间使血流"改道"、主动脉瓣的机械活动和完整性被破坏有关，特别是当心室过于"疲软"（weak）即转流量较大时，缺乏足够使主动脉瓣开放的左心室腔内压。主动脉瓣的间歇开放可导致左、右冠瓣肉芽样组织增生；暴露于主动脉插管的高速血流中的瓣叶可以退化和脱垂。事实上，脉动式的 LVAD 血流允许主动脉瓣的生理性开放。所以，连续性的 LVAD 血流模式较脉动式更多地发生 AI，很可能继发于不同的主动脉内血流模式和较小的流出道套管。

（二）禁忌证

主要的禁忌证包括严重主动脉瓣反流（AoV-R）者可引起左心室扩张和心内膜下心肌缺血；严重钙化性主动脉瓣病变；胸、腹主动脉瘤；主动脉夹层等；严重周围动脉疾病和股动脉有移植物不能体循环抗凝者；安置有下腔静脉滤器者，用 TandemHeart 而需作房间隔穿刺时；如果存在室间隔缺损，可致心室水平"右向左"分流和继发性低氧血症；当右心室心肌梗死（RVMI）伴心力衰竭或以 RVMI 为主时，需行 pRVAD，而非 pLVAD，但必要时可以 pRVAD+pLVAD。

五　展望

迄今，pLVAD 临床应用的长期随访资料尚不十分丰富，现有结果表明，其血流动力学效果显著,能够使被辅助的心室"无负荷"地工作,多数情况下优于 IABP。但与 IABP 类似,降低病死率、提高远期生存率的益处尚不甚清楚。进一步的证据有待大型多中心临床随机对照研究和随访的结果证实。

然而,哪些器质性心脏病和 LV 功能障碍患者从 pLVAD 辅助 VT 消融中获得的最大益处迄今仍不甚清楚。未来的研究将需要临床相关参数支持 pLVAD 在瘢痕相关性 VT 消融过程中的使用,尤其是对心脏功能如左心室射血分数(LVEF)的作用。一些重要终点包括 pLVAD 辅助 VT 消融与传统的治疗方法相比,对急性和慢性成功率、安全性、全部费用/效益比(重症监护室停留的时间、心衰再入院等)的影响。

此外,重视 pLVAD 的围术期准备和评估,部分器材的更新和操作方法的改进,对血动力学支持后心肌修复机制的研究等,均将有助于 pLVAD 的合理和广泛应用。

(何国祥)

参 考 文 献

[1] Sharma AB,Kovacic JC,Kini AS. Percutaneous left ventricular assist devices. Intervent Cardiol Clin,2012,1:609-622.

[2] Iliodromitis KE,Kahlert P,Plicht B,et al. High-risk PCI in acute coronary syndromes with Impella LP 2.5 device support. Int J Cardio,2011,153:59-63.

[3] Kim H,Lim SH,Hong J,et al. Efficacy of veno-arterial extracorporeal membrane oxygenation in acute myocardial infarction with cardiogenic shock. Resuscit,2012,83:971-975.

[4] Kunadian V,Coats L,Kini AS,et al. Cardiogenic shock in women. Intervent Cardiol Clin,2012,1:231-243.

[5] Klein T,Ramani GV. Assessment and management of cardiogenic shock in the emergency department. Cardiol Clin,2012,30:651-664.

[6] Kar B,Gregoric ID,Basra SS,et al. Percutaneous ventricular assist device in severe refractory cardiogenic shock. J Am Coll Cardiol,2011,57:688-696.

[7] Romeo F,Acconcia MC,Sergi D,et al. Lack of intra-aortic balloon pump effectiveness in high-risk percutaneous coronary interventions without cardiogenic shock:A comprehensive meta-analysis of randomised trials and observational studies. Int J Cardiol,2013,167:1783-1793.

[8] Romeo F,Acconcia MC,Sergi D,et al. The outcome of intra-aortic balloon pump support in acute myocardial infarction complicated by cardiogenic shock according to the type of revascularization:A comprehensive meta-analysis. Am Heart J,2013,165:679-692.

[9] Velez-Martinez M,Rao K,Warner J,et al. Successful use of the tandemHeart percutaneous ventricular assist device as a bridge to recovery for acute cellular rejection in a cardiac transplant patient. Transplant Proc,2011,43:3882-3884.

[10] Griffith BP,Anderson MB,Samuels LE,et al. The RECOVER I:A multicenter prospective study of Impella 5.0/LD for postcardiotomy circulatory support. The J Thorac Cardiovasc Surg,2013,145:548-554.

[11] Manzo-Silberman S,Fichet J,Mathonnet A,et al. Percutaneous left ventricular assistance in post cardiac arrest shock:Comparison of intra aortic blood pump and IMPELLA recover LP2.5. Resuscit,2013,84:609-615.

[12] Miller MA,Dukkipati SR,Mittnacht AJ,et al. Activation and entrainment mapping of hemodynamically unstable ventricular tachycardia using a percutaneous left ventricular assist device. J Am Coll Cardiol,2011,58:1363-1371.

[13] Miller MA,Dukkipati SR,Koruth JS,et al. How to perform ventricular tachycardia ablation with a percutaneous left ventricular assist device. Heart Rhythm,2012,9:1168-1176.

[14] Bunch TJ,Mahapatra S,Reddy YM,et al. The role of percutaneous left ventricular assist devices during ventricular tachycardia ablation. Europace,2012,14(Suppl 2):ii26-ii32.

[15] Reddy YM,Chinitz L,Mansour M,et al. Percutaneous left ventricular assist devices in ventricular tachycardia ablation:A multicenter experience. Circ Arrhythm Electrophysiol,2014,7:244-250.

4. 二尖瓣夹合术

随着社会老年龄化的加重,二尖瓣关闭不全(MR)的发病率逐渐上升。有报道显示,65岁和75岁人群的MR发病率分别为6.4%和9.3%。目前严重MR的首选治疗是外科换瓣术或修复术,但对于高龄、心功能差且合并多脏器功能不全的患者,外科手术风险大,甚至部分患者不能耐受手术。

2003年Block PC首先在动物实验中成功应用导管将二尖瓣缘对缘瓣膜夹合成形,此后这种经导管二尖瓣夹合术(MitraClip system)逐渐应用于临床,并显示出良好的治疗效果。MitraClip无需开胸、创伤小、手术时间短、无需体外循环支持,手术安全性高,而且患者术后的康复时间一般较短,可以说是MR患者非常理想的治疗方法。至今为止,全球共完成近10 000例MitraClip手术,但国内尚处于起步阶段。

一 基本原理

20世纪90年代由意大利外科医师Otavio Alfieri在修复二尖瓣过程中,首先采用把二尖瓣前叶中部与后叶中部缝合的手术方法,将二尖瓣形成一个有双口的瓣膜,使二尖瓣在收缩期由大的单孔变成小的双孔,有助于瓣叶闭合,消除局部瓣叶过度运动,从而减少二尖瓣反流。MitraClip系统(图11-4-1)采用类似的机制,使用一个高分子材料包裹形成的二尖瓣夹合器,夹合二尖瓣前、后瓣叶的游离缘,使二尖瓣形成双孔,减少二尖瓣反流量。

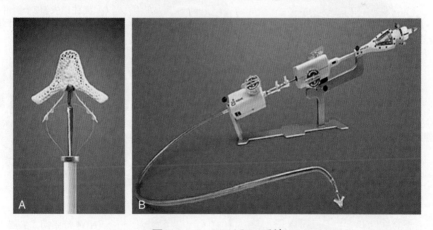

图11-4-1 MitraClip 系统
A. 二尖瓣夹合器;B. 二尖瓣夹合器及传送系统

二 临床适应证

MitraClip适应证主要包括:①功能性或者器质性中、重度二尖瓣反流;②患者具有症状,或者有心脏扩大,房颤或肺动脉高压等并发症;③左室收缩末内径≤55mm,左室射血分数(LVEF>25%),心功能稳定,可以平卧耐受心导管手术;④二尖瓣开放面积>4.0mm²;⑤二尖瓣初级腱索不能断裂;⑥前后瓣叶A2,P2无钙化,无严重瓣中裂;⑦二尖瓣反流主要来源于A2与

P2之间,而不是其他位置;⑧瓣膜解剖结构合适,对于功能性二尖瓣反流患者,二尖瓣关闭时瓣尖接合长度>2mm,瓣尖接合处相对于瓣环深度<11mm,对于二尖瓣脱垂呈连枷样改变者,连枷间隙<10mm,连枷宽度<15mm。

三 手术步骤

MitraClip的具体手术步骤如下:患者全身麻醉,气管插管后插入食管超声(TEE);经右侧股静脉途径穿刺房间隔置入鞘管,在TEE辅助下尽量将穿刺点选择在房间隔中点以方便MitraClip操作。MitraClip系统通过鞘管将二尖瓣夹子送入左心系统(图11-4-2);在超声及X

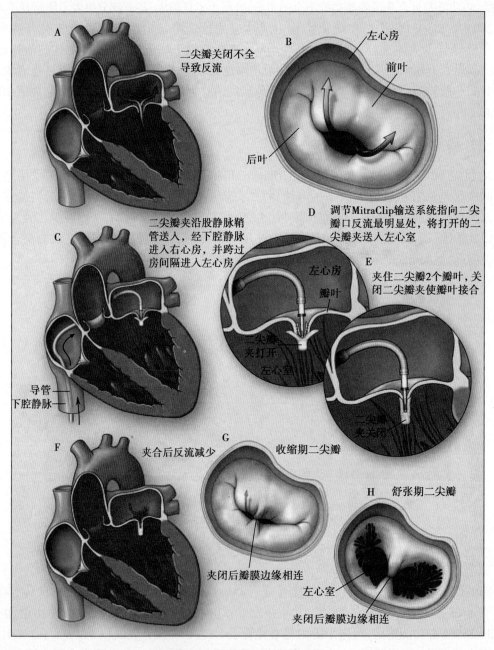

图 11-4-2　MitraClip 具体步骤

线引导下，打开 MitraClip 的双臂至 120°，再经超声指导下调整 MitraClip 使之位于二尖瓣前后瓣叶的中间，并使两臂位于 6 点和 12 点，于心脏舒张期送入心室腔，缓慢回撤 MitraClip，使两个瓣叶均落在 MitraClip 的两个臂上，操作 MitraClip 使之夹住两个瓣尖，经食管超声反复确认二尖瓣反流明显减轻，二尖瓣跨瓣压差 <5mmHg，最终释放 MitraClip（图 11-4-2 和图 11-4-3）；手术后，须留院观察 1~3 天，并最少 30 天内避免剧烈活动。完成 MitraClip 治疗后，大部分患者除了其他疾病的持续护理外，一般都无须特殊护理。术后需服用抗凝药物。

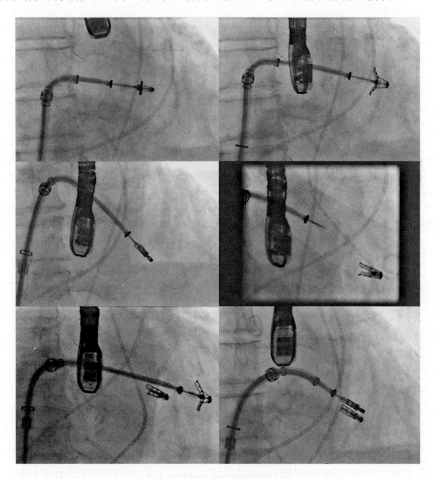

图 11-4-3 MitraClip 术影像

四 临床评价

EVEREST Ⅱ是经导管二尖瓣夹合术的里程碑式研究，其前瞻性、多中心地随机对照比较了 MitraClip 系统与外科手术的有效性和安全性，证实在一级有效终点上 MitraClip 稍劣于外科手术，但在安全性方面更高，而在改善临床终点方面两者效果类似；亚组分析显示在年龄≥70岁、LVEF<60% 和功能性反流的人群中，MitraClip 不劣于外科手术。EVEREST Ⅱ高危组研究发现，MitraClip 治疗组较传统治疗具有较高的安全性，12 个月生存率明显升高。

除了 EVEREST 系列研究，许多"真实世界"的注册研究如 ACCESS-EU、PERMIT-CARE、TRAMI、GRASP、MitraSwiss 等均进一步证实了 MitraClip 手术的安全性和有效性，为 MitraClip 的广泛临床应用奠定了基础。2014 年 Lim DS 等人报道，MitraClip 植入成功率 95.3%，平均手术时间 2.5 小时。

因此,经导管二尖瓣夹合术(MitraClip)为外科手术高危患者提供了一种新的治疗手段。

(赵笑春)

参考文献

[1] Guarracino F,Baldassarri R,Ferro B,et al. Transesophageal Echocardiography During MitraClip® Procedure. Anesth Analg, 2014,118(6):1188-1196.

[2] Melisurgo G,Ajello S,Pappalardo F,et al. Afterload Mismatch After MitraClip Insertion for Functional Mitral Regurgitation. Am J Cardiol,2014,113(11):1844-1850.

[3] Boerlage-van Dijk K,Yamawaki M,Wiegerinck EM,et al. Mitral valve anatomy predicts outcome of MitraClip implantation. Int J Cardiol,2014,pii:S0167-5273(14)00717.

[4] Lim DS,Reynolds MR,Feldman T,et al. Improved Functional Status and Quality of Life in Prohibitive Surgical Risk Patients With Degenerative Mitral Regurgitation Following Transcatheter Mitral Valve Repair with the MitraClip® System. J Am Coll Cardiol,2013,pii:S0735-1097(13)05864-6.

[5] Mealing S,Feldman T,Eaton J,et al. EVEREST II high risk study based UK cost-effectiveness analysis of MitraClip® in patients with severe mitral regurgitation ineligible for conventional repair/replacement surgery. J Med Econ,2013,16(11):1317-1326.

[6] Herrmann HC,Gertz ZM,Silvestry FE,et al. Effects of atrial fibrillation on treatment of mitral regurgitation in the EVEREST II (Endovascular Valve Edge-to-Edge Repair Study)randomized trial. J Am Coll Cardiol,2012,59(14):1312-1319.

[7] Whitlow PL,Feldman T,Pedersen WR,et al. Acute and 12-month results with catheter-based mitral valve leaflet repair:the EVEREST II(Endovascular Valve Edge-to-Edge Repair)High Risk Study. J Am Coll Cardiol,2012,59(2):130-139.

5. 结节性心脏病与心律失常

结节病(sarcoidosis)是一种多系统受累,以器官和组织肉芽肿样病变为特征的疾病,其发病受基因、种族、地区、环境、职业等多种因素影响,具体病因尚不完全清楚。目前认为,结节病是机体对性质不明的抗原物质产生细胞免疫反应所致。结节病是一种世界范围性疾病,其发生率为 4.7/100 000~64/100 000,北欧居民、非裔美国人为高发人群,常见于女性;70% 的患者发病年龄为 25~45 岁。结节病主要发生于肺组织和淋巴结,也可累及心脏、脾脏、肝脏、腮腺等器官,累及心脏者称之为结节性心脏病(cardiac sarcoidosis,CS),主要表现为由进行性肉芽肿浸润心肌所致的心脏功能紊乱,临床上主要表现为房室阻滞、室性心律失常、心衰,甚至以猝死为首发表现。CS 临床经过较为隐匿,以北美数据为例,尸检发现,25% 的结节病患者存在心脏受累,但仅有 5% 的患者生前有心脏相关的临床症状。因 CS 发病隐匿、预后差,近年来已引起医学界极大的关注。

CS 属于浸润型心肌病中的一种,其病理变化包括炎症、水肿、肉芽肿浸润、纤维化和瘢痕形成。病变可累及心脏的任何部位,包括心包、心肌和心内膜,以心肌最为常见,其中左室游离壁和室间隔最常被累及,右室和心房也较常被累及,少见的被累及部位为瓣叶和冠状动脉(图 11-5-1)。CS 受累部位决定了其临床表现:①由于 CS 多累及室间隔,故其临床上多表现为房室阻滞,如二度房室阻滞、三度房室阻滞(异常的肉芽肿组织破坏、替代室间隔局部心肌、传导系统所致);②心室受累占了 95% 以上,故可表现为室速,心脏扩大、心力衰竭;③心房受累,可表现为以房颤为主的房性心律失常。

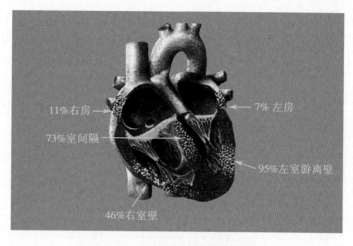

图 11-5-1　CS 最常见受累部位分布图

目前文献中推荐的 CS 诊断流程图如下(图 11-5-2),下面将分别举例说明 CS 诊断过程:

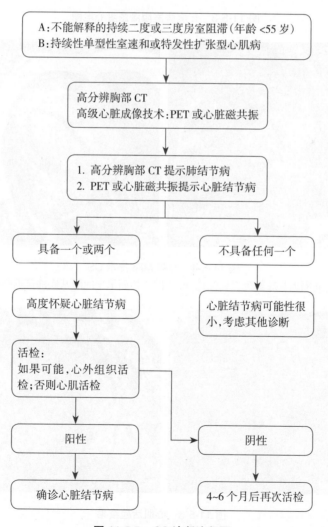

图 11-5-2　CS 诊断流程图

病例1：图11-5-3是一位48岁男性三度房室阻滞患者心电图（图11-5-3），其主诉为乏力，头晕，恶心。查体未发现特殊，甲状腺功能正常，实验室检查已排除Lyme病可能。行心脏MRI提示CS（图11-5-4），最终此患者进行了心肌活检，证实为CS（图11-5-5）。

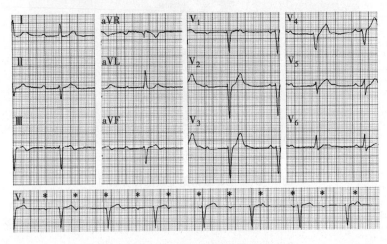

图11-5-3　三度房室阻滞患者心电图

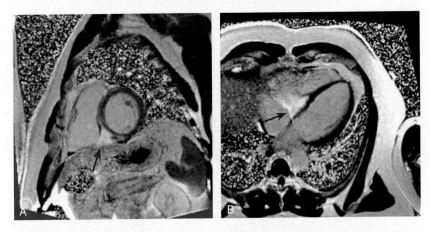

图11-5-4　心脏MRI提示CS
A. 心脏短轴示室间隔近基底部延迟钆强化；B. 四腔心切面示室间隔基底部延迟强化延伸至右心室

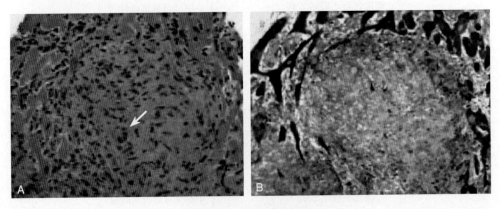

图11-5-5　心肌活检结果
A. HE染色；B. 六胺银染色

本病例提示,如果临床上遇到完全性房室阻滞的中青年患者,不要满足于心律失常本身的诊断,应该努力寻找房室阻滞的病因,如 CS 及 Lyme 病是最重要的两个病因。此患者完全性房室阻滞符合永久起搏器植入术适应证,但如果对病因诊断没有认识,以此 CS 患者为例,错过糖皮质激素治疗的最佳时机,最终会进展为扩张型心肌病。

病例2:一位54岁女性因阵发心悸就诊,心电图示室速(图11-5-6A),临床病史阴性。超声心电图提示,室间隔基底部变薄并且运动不良,合并心包积液。冠脉造影及胸片未见异常发现。心脏 MRI T2 加强相提示室间隔基底部及前壁水肿(图11-5-6 C~E);钆延迟强化成像提示,室间隔右侧面及左室前壁斑片状强化。同时 PET/CT 成像提示室间隔高代谢(图11-5-6B),与心脏 MRI 成像室间隔钆延迟强化成像相对应。心肌活检表明,肉芽肿广泛分布于心肌间(图11-5-6F~H)。

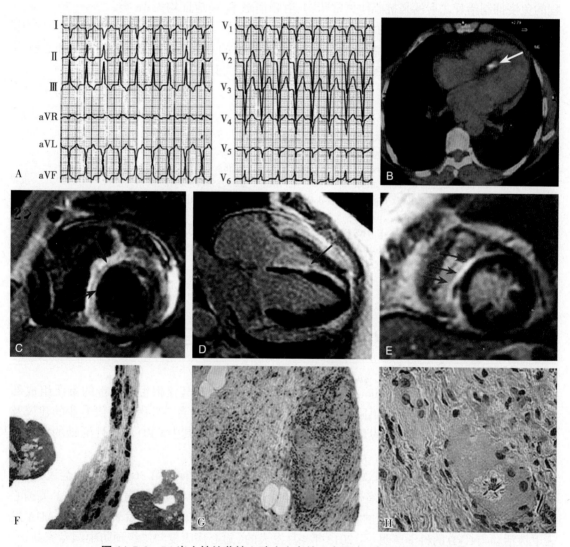

图 11-5-6　54 岁女性结节性心脏病患者的心电图、心脏 MRI 及病理结果

本例提示,对于室速合并有室间隔基底部变薄的患者,应高度怀疑 CS。心脏 MRI 及 PET检查有助于结节病的诊断。

由于 CS 的临床表现主要以心律失常为主（房室阻滞、室速等），因此近年来越来越多的心脏电生理医生开始关注这一领域，2014 在美国心律学会年会召开之际，*Heart Rhythm* 杂志于 5 月 9 日在线发表了《CS 相关心律失常的诊断和治疗 HRS 专家共识》，详尽阐述了 CS 诊断流程、各种影像技术在 CS 诊断中的价值（大致同图 11-5-2），以及心律置入装置、免疫抑制治疗、抗心律失常药物、射频消融在 CS 相关心律失常治疗中的应用。针对 CS 的治疗，共识中目前主要倾向于心律置入装置治疗，对于存在自发持续性室速、射血分数≤35% 者，推荐植入 ICD（Ⅰ类适应证），对于存在永久起搏器植入适应证者，推荐植入 ICD（Ⅱa 类适应证）；其次为免疫抑制治疗（主要指糖皮质激素），但鉴于其存在增加心律置入装置感染发生率、可能与室壁瘤的形成相关、恶化部分患者的室速，因此免疫抑制治疗仅适用于疾病的早期（左室形态、功能正常者）、存在明确活动性炎症者（Ⅱa 类适应证）；最后排在预防猝死的心律置入装置、改善疾病进程的免疫抑制治疗之后的是抗心律失常药物、射频消融术，适应证均为Ⅱa 类。

总的来说，按照目前文献的流行病学资料，CS 并不是一个少见病，心脏电生理医生及临床医生应该了解、熟悉 CS 的临床特点，结合目前快速进展的心脏影像学技术（如 PET 和心脏磁共振），对潜在的 CS 患者进行准确的识别和诊断，并及时为其提供相应的治疗。

（赵运涛　郭继鸿）

参 考 文 献

［1］ Smith G, Brownell I, Sanchez M, et al. Advances in the genetics of sarcoidosis. Clin Genet, 2008, 73(5): 401-412.

［2］ Doughan AR, Williams BR. Cardiac sarcoidosis. Heart, 2006, 92(2): 282-288.

［3］ Kim JS, Judson MA, Donnino R, et al. Cardiac sarcoidosis. Am Heart J, 2009, 157(1): 9-21.

［4］ Halushka MK, Yuh DD, Russell SD. Right ventricle-dominant cardiac sarcoidosis with sparing of the left ventricle. J Heart Lung Transplant, 2006, 25(4): 479-482.

［5］ Birnie DH, Sauer WH, Bogun F, et al. HRS Expert Consensus Statement on the Diagnosis and Management of Arrhythmias Associated With Cardiac Sarcoidosis. Heart Rhythm, 2014, pii: S1547-5271(14)00335-X.

6. 心血管病与性生活

性活动是心血管疾病（cardiovascular disease, CVD）患者及其伴侣生活质量的重要组成部分。性活动的减少和性功能的下降在 CVD 患者中常见，因此患者需要医生提供专业的建议及帮助。医生也同样面临性医学发展所带来的新的机遇与挑战，其中 CVD 患者性活动的安全性等相关问题受到更多的关注。

自 1999 年普林斯顿会议首次制定性活动与 CVD 风险的指南，第 36 届塞斯达会议，欧洲心脏病学会（ESC）对于 CVD 患者体力活动和体育运动的建议，美国心脏病学会（ACC）/ 美国心脏协会（AHA）等其他学会组织的实践指南及更多的循证医学证据逐渐发表，2012 年 AHA 发表了性活动与 CVD 的科学声明。于 2013 年 4 月发表的《冠心病康复与二级预防中国专家共识》中也涉及性活动与 CVD 的相关内容。本文基于上述指南及共识，旨在为医护人员与患者在有关性活动问题上的沟通提供建议与依据。

一　性活动与 CVD 风险

1. **性活动与心绞痛**　性交心绞痛,指在性活动后几分钟或几小时内发生的心绞痛,占所有心绞痛发作的比率不到 5%。若患者在剧烈体力活动时不发作心绞痛,则其不易发生性交心绞痛;具有严重的冠状动脉疾病(coronary artery disease,CAD)的久坐不动的患者,若在最小活动量时即可发生心绞痛,性交心绞痛亦更易发生。如果患者可以耐受超过 3~5METs(代谢当量)的活动量,且运动试验未见缺血表现时,性活动过程中发生缺血的风险非常低。

2. **性活动与心肌梗死**　性活动在所有急性心肌梗死(A 心肌梗死)的诱因中所占比例不到 1%。Meta 分析结果表明,与没有进行性活动相比,性活动使心肌梗死发生的相对危险度增加 2.70。久坐不动的人性活动时发生心肌梗死的相对危险度为 3.0,而体力活动者的相对危险度为 1.2。相似的,在心肌梗死后患者(50% 为女性)中进行的斯德哥尔摩心脏流行病学计划(SHEEP)研究发现,与体力活动者相比(相对危险度 0.7),惯于久坐的人性活动中发生心肌梗死的风险较高(相对危险度 4.4)。

3. **性活动与室性心律失常及猝死**　多项尸检研究均报告了性活动过程中猝死的低发生率(0.6%~1.7%)。在性交过程中死亡者,男性占 82%~93%,多数(75%)为婚外性行为,多与年轻的伴侣在陌生的环境和(或)过量的饮食和饮酒后发生。性活动对室性心律失常患者或高危人群的影响,目前研究很少。

二　性活动与心血管疾病的关系

AHA 科学声明中对性活动与 CVD 的一般建议,女性 CVD 患者应在适当的时机被告知避孕方法及妊娠的安全性。CVD 患者应在恢复性活动前进行全面的病史和体格检查评估。若临床评估为心血管并发症低风险的 CVD 患者,可进行性活动。对于非低危 CVD 患者或风险未知者,应行运动负荷试验评估。运动量超过 3~5METs 时没有心绞痛、严重呼吸困难、缺血性 ST 段改变、发绀、低血压或心律失常发作的患者,可进行性活动。CVD 患者进行心脏康复和定期锻炼可以有效降低性活动所致的心脑血管事件的风险。由性活动诱发心血管症状,病情不稳定或处于失代偿期,症状严重的 CVD 患者,若不能使其病情稳定和优化管理,则应推迟性活动。常规活动时无症状或症状轻微的稳定性 CVD 患者,可以进行性活动。这些患者包括:①加拿大分级Ⅰ级或 2 型心绞痛;②纽约心脏病协会(NYHA)心功能不全分级Ⅰ级或Ⅱ级;③轻度至中度瓣膜病;④心肌梗死后无症状者;⑤成功的冠脉血运重建;⑥多数类型的先天性心脏病;⑦运动负荷试验 3~5METs 时无心绞痛、缺血性心电图改变、低血压、发绀、心律失常或严重呼吸困难。对于不稳定或失代偿期心脏病[即不稳定型心绞痛,心力衰竭失代偿期,无法控制的心律失常,症状明显和(或)严重心脏瓣膜病]患者,若不能使其病情稳定和优化管理,则应推迟性活动。对运动能力或 CVD 风险未知的患者,可行运动负荷试验评估运动能力和出现症状、缺血、发绀、低血压或心律失常的风险。心脏康复中的运动训练已被证实可提高最大运动耐量并降低性交的最高心率。规律锻炼可降低性活动所致心肌梗死的风险。因此,稳定性 CVD 患者若计划进行性活动,心脏康复治疗和规律锻炼是合理的策略。

1. **性活动与冠状动脉疾病**　以下患者可以恢复性活动:无或轻度症状的心绞痛患者;无并发症的心肌梗死患者 1 周或数周后,若轻度至中度的体力活动时没有心脏症状;已行完全的冠脉血运重建者,经皮冠状动脉介入治疗(PCI)后的几天,如果血管穿刺部位无并发症或标准的冠状动脉旁路移植术(CABG)后 6~8 周,且胸骨愈合良好。对于不完全的冠脉血运重建患者,

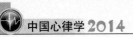

运动负荷试验可以评估残余缺血的程度和严重性。病情不稳定或顽固性心绞痛患者,若不能使其病情稳定和优化管理,则应推迟性活动。

(1) 稳定性缺血性心脏病:对于稳定性缺血性心脏病患者,在开始或恢复性活动之前应进行心血管风险评估。轻度、稳定型心绞痛患者发生心血管事件的风险低,而不稳定型或顽固性心绞痛患者风险较高。对症状中度或最初评估不能确定风险者,运动试验可客观评估运动耐受性、确定是否在劳累情况下(及何种劳累强度)发生心绞痛,并评估体力活动与缺血严重程度的相关性。

(2) 既往心肌梗死:既往心肌梗死患者,若无症状或负荷试验没有缺血,或接受完全的冠脉血运重建者,性活动发生心肌梗死的风险低。2005年普林斯顿会议建议心肌梗死后患者,若已成功进行冠脉血运重建或运动试验无缺血者,3~4周后可以恢复性活动。而2004年《ACC/AHA ST段抬高心肌梗死患者管理指南》提出,若病情稳定,在心肌梗死1周后,可开始恢复性活动。因为心肌梗死1周后病情稳定的患者进行心脏康复锻炼计划已被证明是安全的,病情稳定的在轻、中度体力活动(如3~5METs)时无症状的患者,心肌梗死后若无并发症,立即恢复性活动似乎也是合理的。

(3) PCI 术后:PCI 术后性活动所致心血管风险,可能与冠脉血运重建的充分程度有关。完全血运重建者,只要没有与股动脉穿刺部位相关的并发症,可以在 PCI 术后数天之内恢复性活动。怀疑有血管并发症的患者,应在恢复性活动前进行适当的评估。经桡动脉行 PCI 术者较经股动脉者应该能够尽早恢复性活动。对非完全冠脉血运重建者,运动负荷试验评估残余缺血的范围和严重程度可能有益。

(4) CABG 术后:CABG 及多数其他心脏手术(例如瓣膜修补或置换术)通常经胸骨正中,胸骨在术后8周左右接近或完全愈合。因为性活动可能对胸部产生一定的压力,引起胸内压增加,可能会影响胸骨伤口愈合,所以一般建议性活动被推迟至 CABG 术后6~8周。应劝告术后患者,特别是在术后早期的数月内,避免导致不适的体位或在手术部位施加过大的压力。CABG 术后若成功恢复,许多患者通常保持性活动和性满意度。

2. 性活动与心力衰竭　(以下简称心衰)代偿期心衰和(或)轻度心衰(NYHA Ⅰ级或Ⅱ级)患者,可进行性活动。心功能失代偿期或进展期心衰(NYHA Ⅲ级或Ⅳ级)患者,若不能使其病情稳定和优化管理,则应推迟性活动。可以合理地假设性活动的安全性与心衰症状的严重程度(即 NYHA 分级)及是否为失代偿期(如容量超负荷)相关。研究显示稳定性心衰的患者进行性活动是安全的。血流动力学、血管、内分泌、神经激素异常可能会导致性功能障碍,这在心衰患者中很常见。心衰患者60%~87%存在性问题,包括性兴趣和性活动的显著减少,近25%患者甚至停止性活动。性功能与症状状态(NYHA 心功能分级,6分钟步行试验)有关,而与射血分数无关。有趣的是,许多心衰患者更加重视提高生活质量(包括性活动),而不是提高生存率。对心衰患者进行最佳的药物治疗可增加性活动的安全度和满意度。运动训练可提高心衰患者的生活质量。在性活动中,若心衰患者感到呼吸急促或疲劳,建议采取减少体力消耗的体位,如果发生呼吸困难,则应休息。

3. 心脏瓣膜病　轻、中度心脏瓣膜病、无或症状轻微患者及人工心脏瓣膜功能正常、瓣膜成功修复、成功的经导管瓣膜介入治疗的患者,可进行性活动。严重或症状明显的瓣膜病患者不建议性活动,直至其病情稳定和优化管理。虽然目前已经制定了心脏瓣膜疾病患者体力活动的建议,但对性活动的研究目前尚缺乏。因为轻或中度瓣膜病患者,参加轻或中度劳累的体力活动是安全的,因此,若不引起明显的心血管症状,这些患者进行性活动也是合理的。症状明显的严重瓣膜疾病(或症状轻微但伴严重的主动脉瓣狭窄)的患者,若未行药物或手术治疗,则应推迟性活动。患者的症状或瓣膜病的严重程度不确定,或无症状的严重瓣膜病患者,运动负荷试验可对体力活动所致症状和血流动力学反应及可能的心律失常进行评估,尤其对无症状的中度或重度主动脉瓣狭窄患者和无症状的严重瓣膜功能不全患者意义更大。

4. 心律失常 如前所述,猝死在人群性活动过程中极其罕见。既往有明确心律失常病史者,性活动诱发的心律失常相关的数据有限。与运动试验或同等的体力消耗相比,CVD[包括植入式心脏复律除颤器(ICD)]患者性活动中发生室性心律失常的风险并不明显增加。因此,有理由认为心律失常患者如果参与休闲(或强度更大的)体育活动是安全的,则其能够进行性活动。AHA声明中建议以下患者可进行性活动:心房颤动或心房扑动且心室率控制良好;房室结折返性心动过速,房室折返性心动过速,房性心动过速及可控性心律失常病史;装有心脏起搏器;为一级预防植入ICD;为二级预防植入ICD,若中度的体力活动(3~5METs)不会导致室性心动过速或室颤且不频繁接受放电。房颤患者心室率控制不佳、未控制或有症状的室上性心律失常,自发或运动诱发的室性心动过速,多次经除颤的植入ICD者,若不能使其病性心律失常达到稳定和优化管理,则应推迟性活动。植入ICD的患者,性活动中伴侣的过度保护及对除颤的恐惧感是患者及其伴侣考虑的重要问题,因此,ICD植入后性活动通常减少。但如前所述,植入ICD不是性活动的禁忌,性活动时ICD除颤对性伴侣不造成危险。医疗专家为植入ICD患者及其伴侣提供了一个很好的"心脏病患者页面"(http://circ.ahajournals.org/content/122/13/e465.long)解决患者及其伴侣关注的问题。

5. 先天性心脏病 除失代偿期或进展期心力衰竭,严重和(或)症状明显的瓣膜病,或无法控制的心律失常的先天性心脏病患者,性活动是合理的。对于无症状的先心病患者,存在以下情况时,已发表的指南未限制体力活动:小的或已经封闭的房间隔或室间隔缺损,主动脉轻度狭窄,封闭的动脉导管未闭,及其他右心容量正常、无肺动脉高压、无明显左心或右心流出道梗阻等轻度先天性缺陷。基于上述建议,多数先心病患者性活动似乎是合理的。但对如下情况,性活动的安全性尚不清楚:显著的肺动脉高压、发绀型心脏疾病、严重的左侧心脏流出道梗阻、未控制的心律失常、肺动脉和主动脉之间走行异常的冠状动脉。对先心病女性,避孕和怀孕的问题尤其重要。

6. 肥厚型心肌病 肥厚型心肌病(hypertrophic cardiomyopathy,HCM)HCM是一种异质性遗传性心脏疾病,是包括运动员在内的年轻人心律失常相关性心源性猝死最常见原因。然而HCM患者中与性活动相关的心脏骤停尚未有记录。AHA指南建议,大多数HCM患者,可进行性活动。症状严重的HCM患者,若病情不稳定,则应推迟性活动。

三 心血管药物和性功能

可改善症状和生存率的心血管药物,不应因为对性功能的潜在影响而禁用。许多心血管药物,特别是利尿剂和β受体阻滞剂,可造成勃起功能障碍(erectile dysfunction,ED),但是,最近的研究和综述尚未发现心血管药物和ED的明确的关系。如果正在接受心血管药物治疗的患者出现性功能障碍,应采取措施评估性功能障碍是否可能与潜在的CVD、焦虑或抑郁相关。目前尚缺乏充足的数据支持哪一类心血管药物对CVD患者改善性功能有益。明确由噻嗪类利尿剂引起ED的患者,可改为祥利尿剂。螺内酯可能对男性患者产生抗雄激素的副反应(如ED、性欲减退、男性乳房发育症),影响性功能和性活动,在这种情况下,可选用依普利酮。明确由β受体阻滞剂引起ED的男性,当β受体阻滞剂并非用于改善MI后收缩性心功能不全时,奈必洛尔(具有一氧化氮介导的血管舒张功能和较其他 β 受体阻滞剂更低的 ED 发病率)及 5 磷酸二酯酶(PDE5)抑制剂(下面讨论)可能是更合理的治疗 ED 的替代策略。

四 性功能障碍的药物治疗

1. PDE5 抑制剂　PDE5 抑制剂可用于治疗稳定性 CVD 患者的 ED,对严重主动脉瓣狭窄或 HCM 的安全性未知。PDE5 抑制剂在应用硝酸酯类药物治疗的患者中禁用,在应用西地那非或伐地那非 24 小时内或他达拉非 48 小时内,不应给予硝酸酯类药物。女性 CVD 患者应用 PDE5 抑制剂的安全性尚未证实。

2. 局部和外用雌激素治疗　经阴道应用雌激素是美国食品与药品监督管理局(FDA)批准的有效缓解围绝经期和绝经后女性阴道萎缩症状的治疗。几个大规模的女性接受口服雌激素和孕激素联合治疗的试验结果使雌激素治疗与 CVD 的风险增加被更多的关注,然而,临床试验没有发现单用雌激素治疗可使心血管风险增加。这是因为经阴道给药时全身吸收是最小的,局部外阴用药吸收更少,局部雌激素治疗不会对 CVD 女性患者造成心脏风险。

五 中草药

许多中草药广告声称可治疗性功能障碍,因为草药含有的不明成分,应提醒 CVD 患者使用草药治疗性功能障碍可致潜在的不良事件。一些草药可能包含以下成分:PDE5 抑制剂(或化学性质相似的物质)、育亨宾、L-精氨酸。这些药物与心血管药物相互作用,有血管活性或拟交感神经功能,可以影响血压,或与 CAD 患者预后不良有关。

六 性活动相关的心理问题

性功能或性活动的下降引起的心理困扰在 CVD 患者中很常见。CVD、心衰、CHD、近期心肌梗死、CABG、ICD 植入术或心脏移植的患者,因为患者或伴侣担心性活动使基础心脏病病情恶化或引起死亡而产生焦虑,性活动的频率和满意度常下降。心脏事件发生后,性活动的变化可能会影响患者的生活质量,使婚姻关系变得紧张,可能导致抑郁和焦虑。抑郁可能引起男性 ED 和女性的性问题,包括性欲减退及性交疼痛。

七 患者和伴侣的咨询

CVD 患者及伴侣的性咨询是康复的一项重要内容,随机试验表明,CVD 患者进行性咨询有助于恢复性活动,提高性欲和满意度,并对恢复性活动增加信心、减少恐惧,遗憾的是,相关咨询很少被提供。潜在的原因包括:提供咨询者讨论性问题时缺乏经验或感到不舒服,对性活动和 CVD 认识不足,时间有限。研究表明大多数 CVD 患者(及其伴侣)认为医务人员在这个问题上未提供给他们足够的教育,并希望得到如何恢复正常的性活动的更多信息。CVD 患者的伴侣往往对性活动有更多的焦虑,这可能会对性活动产生不良影响。性活动相关的信息更多以书面形式提供给男性,并且很少提供给伴侣。AHA 及 ESC 心血管护理及相关专业委员会(CCNAP)针对 CVD 患者及其伴侣的性咨询于 2013 年 7 月发表共识。综上,目前国内对性活动与 CVD 的关注十分有限,临床研究尚未充分开展。期待更多的研究进一步明确特定的 CVD 与性活动的关系,特别是性活动对女性和中老年人的影响,且应尽可能包括功能上的数据。改善 CVD 患者性活动干预措施的研究,包括性咨询仍是值得深入探索的问题。

(金元哲　韩硕)

参 考 文 献

[1] Levine GN,Steinke EE,Bakaeen FG,et al. American Heart Association Council on Clinical Cardiology；Council on Cardiovascular Nursing；Council on Cardiovasculm Surgery and Anesthesia；Council on Quality of Care and Outcomes Research Sexual activity and cardiovascular disease a scientific statement from the American Heart Association. Circulation,2012,125：1058-1072.

[2] 中华医学会心血管病学分会,中国康复医学会心血管病专业委员会,中国老年学学会心脑血管病专业委员会 . 冠心病康复与二级预防中国专家共识 . 中华心血管病杂志,2013,41：267-275.

[3] DeBusk RF. Sexual activity in patients with angina. JAIVlA,2003,290：3129-3132.

[4] Muller JE,Mittleman MA,Macluere M,et al. Determinants of myocardial infarction onset study investigators triggering myocardial infarction by sexual activity：low absolute risk and prevention by regular physical exertion. JAMA,1996,275：1405-1409.

[5] Dahabreh IJ,Paulus JK. Association of episodic physical and sexual activity with triggering of acute cardiac events：systematic review and meat-analysis. JAMA,2011,305：1225-1233.

[6] Parzeller M,Raschka C,Bratzke H. Sudden cardiovascular death during sexual intercourse：results of a legal medicine autopsy study［in German］. Z Kardiol,1999,88：44-48.

[7] Stein RA. The effect of exercise training on heart rate during coitus in the post myocardial infarction patient. Circulation,1977,55：738-740.

[8] Debusk R,Drory Y,Goldstein l,et al. Management of sexual dysfunction in patients with cardiovascular disease：recommendations of The Princeton Consensus Panel. Am J Cardiol,2000,86：175-181.

[9] Steinke EE,Jaarsma,Barnason SA,et al. On behalf of the Council on Cardiovascular and Stroke nursing of the American Heart Association and the ESC council on Cardiovascular Nursing and Allied Professions（CCNAP）. Sexual counseling for individuals with cardiovascular disease and their partners：A consensus documents from the American Heart Association and the ESC council on cardiovascular nursing and allied professions（CCNAP）. Eur Heart J,2013,128（18）：2075-2096.

[10] Clak AM,Scott J,Schopflocher D,et al. A meta-analysis of the effects of exercise training on left ventricular remodeling following myocardial infarction：start early and go longer for greatest exercise benefits on mortality. Eur J Cardiovasc Prev Rehabil,2011,18（suppll）：Sl.

7. 运动相关性心脏猝死

运动可降低心脏性猝死风险,同时也可以诱发原有心脏疾病患者发生心脏性猝死。运动员发生心脏性猝死的概率明显高于普通人群。86% 非外伤性猝死与运动相关,其主要原因是心脏相关疾病。

由于运动相关心脏猝死常常发生于青少年,部分是体育明星,因此一旦发生对家庭和社会影响通常比较大。目前体育运动在全国各地广泛开展,运动相关的心脏性猝死进一步受到关注。故有必要对运动相关的心脏性猝死流行病学特点、病因、发病机制以及筛查方法进行回顾和梳理。

一 运动相关性猝死的定义

猝死的定义不统一。世界卫生组织的定义为"症状发生后 24 小时内发生的意外死亡"。有学者将猝死定义为"在原本稳定的临床状况下,症状出现后 6 小时内的非创伤、非预料死亡"。

关于心脏性猝死,欧洲心脏病学会的定义是:"心脏相关疾病导致的,非创伤性,非药物导致的,在急性症状出现后 1 小时内发生的死亡"。国际奥委会医疗委员会运动员猝死工作组的

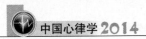

心脏性猝死定义是："既往未发现致死性心脏疾病,在症状发生后 1 小时内的死亡,并排除脑血管、呼吸系统疾病、创伤及药物相关的原因"。也有定义为"症状发生即刻或 6 小时内的非预料之中的死亡"。运动相关性猝死的主要原因是心脏病。

二 运动相关性猝死的流行病学

1998 年对美国明尼苏达州高校运动员的运动相关的心脏性猝死调查提示其发病率为每年 0.46/10 万,每参与 500 000 次运动即有 1 次猝死发生。从 1979 年到 1999 年在意大利 Veneto 区进行的一项前瞻性队列研究发现,年轻(12~35 岁)运动员心脏性猝死的发病率为每年 2.1/10 万,是非运动员人群心脏性猝死发病率的 2.8 倍。国内对运动相关的心脏性猝死的发病率尚未完整统计,各家研究的统计方法不一,病例数差别较大。其中包括高原等对华中地区的问卷及实地调查发现,从 1949 年至 2004 年共有运动相关的心脏性猝死 38 例。周德铨等通过文献资料法统计从 2001 年到 2007 年有报道的大学生运动相关的心脏性猝死共 19 例。林俊统计 1993 年至 2007 年大学生运动相关的心脏性猝死共 20 例。

国内外研究均表明,运动相关的心脏性猝死以男性运动员为主,男女比例(6.6~10):1。这可能和女性参与运动较男性少、女性参与运动激烈程度较轻、女性较少参与容易诱发猝死的运动和女性基础心脏疾病发病率较男性低有关。

运动相关的心脏性猝死研究大多针对青年运动员。一项对 134 例患者的分析发现中位数年龄为 17 岁(12~40 岁)。国内相关研究发现运动相关性猝死者平均年龄(28.8±16.7)岁,40 岁以下病例占 68.42%。

运动相关的心脏性猝死和种族相关,一项研究发现在 102 例肥厚型心肌病导致的运动相关的心脏性猝死病例中,56 例(占 55%)为非洲裔美国人,而一般人群肥厚型心肌病患者中,非洲裔美国人只占 8%。

三 运动相关性猝死的病因学

多种心血管疾病可以造成运动相关的心脏性猝死,包括冠状动脉畸形和冠心病、心肌病、瓣膜病、先天性心脏病、离子通道病及系统性疾病心脏受累等。

美国的研究显示,运动相关心脏性猝死的最常见病因是肥厚型心肌病和先天性冠状动脉开口异常。对美国 Minneapolis 心脏基金会 1980 年至 2005 年 1435 例青年运动员心脏性猝死的原因分析,肥厚型心肌病占 36%,可疑肥厚型心肌病占 8%,先天性冠状动脉开口异常占 17%,其他病因包括心肌炎占 6%,致心律失常性右室心肌病、二尖瓣脱垂各占 4%,冠状动脉粥样硬化性心脏病、冠状动脉前降支隧道、主动脉瓣狭窄、离子通道病各占 3%,扩张型心肌病、主动脉破裂各占 2%,结节病心脏受累占 1%。Maron 等报道 286 例运动员心脏性猝死中,肥厚型心肌病和先天性冠状动脉开口异常为最常见病因,分别占 36% 和 13%,可疑肥厚型心肌病占 10%,心肌炎占 7%,其他病因包括主动脉瘤破裂和致心律失常右室心肌病各占 4%,冠状动脉粥样硬化性心脏病占 3%,而长 QT 综合征有 3 例占 1%。

在意大利 Veneto 地区,致心律失常右室心肌病是青年运动员猝死的首要原因。1979 年到 1999 年对意大利 Veneto 区的运动员心脏性猝死的研究结果表明,51 例运动员心脏性猝死中,12 例为致心律失常右室心肌病,占 23.5%。第二位病因是冠状动脉粥样硬化性心脏病,共 10 例,占 19.6%。先天性冠状动脉开口异常占 13.7%,而肥厚型心肌病仅 1 例。其和美国的首要病因不一致,其原因可能与种族差异和运动前筛查有关。

国内高原等统计了 30 例运动相关心脏性猝死病例,其中前三位原因为冠状动脉粥样硬化性心脏病、先天性心脏病及心肌炎,分别占 33.33%、26.67% 及 23.33%。

对中年运动员而言,未发现的冠状动脉粥样硬化性心脏病是运动相关猝死的首要原因。超过 35 岁的运动员猝死的最常见原因为冠状动脉粥样硬化性心脏病。一项对爱尔兰 1987 至 1996 年 51 例中位年龄为 48 岁运动员运动过程中发生的猝死的尸检调查发现,最主要的原因是冠状动脉粥样硬化性疾病,共 42 例,占 82.3%。

大约 2% 青年运动员猝死尸检未发现心脏结构异常,猝死原因可能为无明显心脏结构异常的疾病,例如离子通道病。有文献报道心脏震击综合征是 6~17 岁棒球运动员中第二大猝死原因。心脏震击综合征是指无任何心血管疾病基础的运动员胸壁受到钝性非穿透性撞击后出现瞬间心脏停搏,而没有胸骨、肋骨及心脏的结构性损伤。

四　运动相关性猝死的发病机制

超过 80% 青年运动员心脏性猝死在运动中或剧烈运动后即刻发生,提示运动可能是原有基础心脏疾病患者心脏性猝死的诱发因素。有研究表明剧烈运动中猝死的发病率是非剧烈运动的 16.9 倍,提示剧烈运动是猝死的诱发因素。文献报道运动相关的心脏性猝死的发病机制包括以下几点。

1. 自主神经功能失衡　剧烈运动令交感神经兴奋性增加,副交感神经兴奋性下降,从而缩短心室不应期,增加心肌兴奋性,诱发后除极,导致心室颤动阈值下降,在心脏基础疾病基础上,此改变可导致心电不稳定和恶性心律失常的发生。

2. 冠状动脉粥样硬化斑块破裂　1 项对 141 例冠心病猝死男性患者的尸检发现,与静息情况下猝死患者相比,剧烈运动中猝死的患者的斑块破裂比例显著升高(68% vs 23%,$P<0.01$),提示冠状动脉粥样硬化性心脏病患者在剧烈运动时可诱发冠脉斑块破裂导致猝死。

3. 运动过程中心肌缺血　例如先天性冠状动脉开口异常的患者,行进于主动脉和肺动脉之间的异常冠脉在运动中受到扩张的主动脉和肺动脉主干压迫。

4. 心肌重构和心电折返通路形成　心肌反复慢性缺血和(或)急性缺血,或各种原因造成的心肌退行性变,造成局灶心肌坏死和纤维化和瘢痕替代,可导致心电不稳定,形成心电折返的基础,可诱发恶性心律失常导致猝死。

5. 各种原因造成的凝血及纤溶系统失衡,血小板黏附聚集增强。

6. 主动脉破裂　见于各种原因造成的主动脉管壁病和薄弱,例如 Manfan 综合征、主动脉瘤患者。

7. 胸壁受冲击导致的心室颤动　在心动周期的易损期(T 波波峰前 10~30 毫秒),胸壁受到外力打击,打击能量传导致心脏,可导致室颤。

五　运动相关性猝死的筛查方法

由于运动相关心脏性猝死危害大、影响深,所以预防很重要。美国心脏病学会(ACC)、美国心脏协会(AHA)、欧洲心脏病学会(ESC)、国际奥林匹克委员会(IOC)均发布了相关预防指南,部分国家也发布了各自的指南,提出对参加对抗性运动的运动员进行检查筛查。1996 年 AHA 发布参加对抗性运动前的运动员筛查指南,2007 年进行更新。筛查包括病史采集和体格检查。前者包括猝死家族史、晕厥、胸痛史等,后者包括心脏杂音、股动脉搏动、血压测量等,共 12 项筛查。只要其中 1 项阳性,则需要行进一步心脏疾病评估。2006 年国际奥委会洛桑建议的筛查分两步,首先根据详细的问题列表对家族史、个人史进行筛查,同时行体格检查及心电图,若有阳性结果,则进一步查超声心动图、运动负荷试验和 24 小时动态心电图等。2005 年 ESC 发布欧洲指南和洛桑建议基本一致,均强调心电图的地位,认为在病史和体格检查的基础上进行心电图检查能显著提高筛查的敏感性,有助于筛查出肥厚型心肌病、致心律失常右室心肌病、长 QT 综合征、Brugada 综合征等多种疾病。针对已经怀疑或确诊心血管疾病的运动员,有相应的指南评估是否能继续进行比赛。

心电图是否应作为常规筛查项目欧洲和美国一直存在争议。一项对 1005 例青年运动员(24 岁 ±6 岁,75% 为男性)的研究发现,心电图明显异常、轻度异常和基本正常分别占 14%、26% 和 60%,而超声心动图发现的心血管结构异常仅有 5%,有 5% 的运动员存在显著异常的心电图表现,但超声心动图未能发现心脏结构异常,心电图诊断心血管异常的敏感性、特异性分别只有 51% 和 61%,作者认为运动员心电图异常可能和运动导致的心脏生理改变相关,心电图作为常规筛查手段的作用存在局限性。有学者对 335 例 24 小时动态心电图提示频发室性早搏的运动员进行心脏疾病筛查,其中仅 7% 存在心脏疾病,此后平均随访 8 年,仅 1 例猝死,认为心电图提示室性早搏和潜在心脏疾病无关。由于上述原因以及出于对社会经济因素的考虑,美国 AHA 一直未将心电图列入常规筛查指南。鉴于另有研究显示,22 例因肥厚型心肌病退役的运动员中心电图异常的高达 18 例(82%),病史和(或)体征阳性的仅有 5 例(23%)。2005 年 ESC 发布欧洲指南强调心电图的地位,认为在病史和体格检查的基础上进行心电图检查能显著提高筛查的敏感性。对于大于 40 岁的运动员,应该推荐标准 12 导联心电图作为常规筛查。

一般认为应用运动负荷试验对无症状人群是否存在运动相关的心脏性猝死风险进行筛查不敏感。但 AHA 推荐对于大于 40 岁男性或大于 55 岁女性,存在两个以上冠心病危险因素(年龄、性别除外),在参加剧烈运动前行运动负荷筛查。有中到高危冠状动脉疾病危险因素的老年运动员在参加剧烈运动前筛查运动负荷心电图。此外,有指南提出对运动员进行教育,以提高其自我识别异常情况的能力。

总之,运动相关的心脏性猝死虽然发病率不高,但其发生突然,患者常常是青少年或有社会知名度,因此对社会影响大。提高对高危患者的筛查和预防,在人流集中的公共场所放置自动体外除颤仪,我们任重道远。

(方全　杨德彦)

参 考 文 献

[1] Maron BJ,Araújo CG,Thompson PD,et al. Recommendations for preparticipation screening and the assessment of cardiovascular disease in masters athletes:an advisory for healthcare professionals from the working groups of the World Heart Federation,the International Federation of Sports Medicine,and the American Heart Association Committee on Exercise,Cardiac Rehabilitation,and Prevention. Circulation,2001,103:327-334.

[2] Corrado D,Basso C,Rizzoli G,et al. Does sport activity enhance the risk of sudden death in adolescents and young adults. J Am Coll Cardiol,2003,42:1959-1963.

[3] RE Eckart,SL Scoville,CL Campbell,et al. Sudden death in young adults:a 25-years review of autopsies in military recruits. Ann intern Med,2004,141:829-834.

[4] Virmani R,Burke AP,Farb A. Sudden cardiac death. Cardiovascular Pathology,2001,10:275-282.

[5] Priori SG,Aliot E,Blomstrom-Lundqvist C,et al. Task force on sudden cardiac death of the European Society of Cardiology. Eur Heart J,2001,22:1374-1450.

[6] Bille K,Figueiras D,Schamasch P,et al. Sudden cardiac death in athletes:the Lausanne recommendations. Eur J Cardiovasc Prev Rehabil,2006,13:859-875.

[7] 高原,郝英,朱明. 华中地区运动猝死调查研究. 湖北体育科技,2006,25:651-656.

［8］周德铨,史晓红.对大学生运动性猝死的分析与对策.南京师大学报(自然科学版),2007,30:114-118.

［9］林俊.探索高校学生运动性猝死原因与对策.内蒙古师范大学学报(教育科学版),2008,21:142-145.

［10］Corrado D,Basso C,Pavei A,et al. Trends in sudden cardiovascular death in young competitive athletes after implementation of a preparticipation screening program. JAMA,2006,296:1593-1601.

［11］Maron BJ,Carney KP,Lever HM,et al. Relationship of race to sudden cardiac death in competitive athletes with hypertrophic cardiomyopathy. J Am Coll Cardiol,2003,41:974-980.

［12］Maron BJ,Thompson PD,Ackerman MJ,et al. Recommendations and considerations related to preparticipation screening for cardiovascular abnormalities in competitive athletes:2007 Update:A scientific statement from the american heart association council on nutrition,physical activity,and metabolism:endorsed by the american college of cardiology foundation. Circulation,2007,115:1643-1655.

［13］Maron BJ. Sudden death in young athletes. N Engl J Med,2003,349:1064-1075.

［14］Link MS,Maron BJ,Wang PJ,et al. Reduced risk of sudden death from chest wall blows(commotion cordis)with safety baseballs. Pediatrics,2002,109:873-877.

［15］Maron BJ,Cohman TE,Kyle SB,et al. Clinical profile and spectrum of commotion cordis. JAMA,2002,287:1142-1146.

［16］Montagnana M,Lippi G,Franchini M,et al. Sudden cardiac death in young athletes. Inter Med,2008,47:1373-1378.

［17］Corrado D,Pelliccia A,Bjornstad HH,et al. Cardiovascular pre-participation screening of young competitive athletes for prevention of sudden death:proposal for a common European protocol. Eur Heart J,2005,26:516-524.

［18］Pelliccia A,Fagard R,Bjornstad HH,et al. Recommendations for competitive sports participation in athletes with cardiovascular disease. Eur Heart J,2005,26:1422-1445.

［19］Maron BJ,Chaitman BR,Ackerman MJ,et al. Recommendations for physical activity and recreational sports participation for young patients with genetic cardiovascular diseases. Circulation,2004,109:2807-2816.

［20］Biffi A,Pelliccia A,Verdile L,et al. Long-term clinical significance of frequent and complex ventricular tachyarrhythmias in trained athletes. J Am Coll Cardiol,2002,40:446-452.

8. MRI 评估心肌纤维化

　　导管消融术的发展使心房颤动患者生活质量明显改善,通过减少再住院率显著降低长期的医疗费用。然而尽管技术飞速发展,目前导管消融治疗的长期有效性仍然低于人们的预期。如何筛选适于导管消融术的患者及决定消融策略是目前亟待解决的问题。

　　磁共振显像是一种影像学诊断工具,目前的研究发现延迟钆增强心血管磁共振成像(late gadolinium-enhancement cardiovascular MRI,LGE-CMR)可有效识别房颤患者心房组织纤维化程度,协助判断心房的结构重构,对房颤患者导管消融术的选择、术式决策以及患者预后判断等均具有重要的临床意义。

一　磁共振显像与心肌纤维化

　　核磁共振成像已被广泛地应用于临床超过 20 年,因为对人体无创伤性,是检查中枢神经系统、肌肉骨骼系统、循环系统、腹腔内器官的理想影像技术。在过去,利用核磁共振成像技术进行心脏造影时,要面对两项难以解决的困难:心脏不停地急速跳动和呼吸令器官移动。近年来科技飞跃发展,利用心电门控、快速成像技术和屏气等方法,解决了呼吸和心跳引起的成像困难。心血管磁共振成像(cardiovascular MRI,CMR)技术渐趋成熟,可以仔细全面地检查患者心脏的结构、功能、心肌灌注、心肌存活力、冠状动脉和外周血管等状况,并能够为心脏做电影成像。

　　心血管磁共振成像对于心血管系统的评价主要包括:大血管形态学检查;心肌组织的显示;对心脏功能的评价以及磁共振波谱对心肌代谢状况的评估。磁共振成像对于心肌组织的显示主要通过两种技术手段:①不使用造影剂显示心肌瘢痕或脂肪:此应用通常会使用快速自旋回波序列,此技术会产生静止、高分辨率、有黑血效果的图像。在某些情况下,通过这些图像内不同组织之间的内在对比度可以识别异常心肌。②对比成像:在注射造影剂后5~10分钟,心肌的瘢痕能得到清晰的呈现。MRI所采用的造影剂通常是包含钆的螯合物。钆螯合物对比剂具有典型的"延迟强化"和"晚期延迟强化"效应,利用特殊的技术——翻转恢复梯度回波序列,正常的心脏肌肉表现为黑色,而梗死区域呈现明亮的白色。利用各种不同的延迟增强技术,可以对心肌疾病的病因进行分析和确定。延迟增强显像可精确描述心肌瘢痕,同时对非缺血性心肌病纤维化及射频消融造成的瘢痕也有良好的评估效果。

　　近年来的研究显示,LGE-CMR可通过一系列技术处理有效识别房颤患者心房组织的纤维化程度。LGE-CMR显示心肌纤维化的生理基础是造影剂分布容积的增加和心肌纤维化组织内由于毛细血管密度下降导致造影剂清除的相对延长相结合的。纤维化组织内钆浓度的增加导致$T1$的缩短从而显示为明亮的信号强度,因此瘢痕/纤维化的心肌和正常心肌之间的区别依靠于对比剂浓度的差异和设置的反转恢复序列参数,在最终图像中正常心肌信号显示为暗信号,而瘢痕/心肌纤维化组织显示为明亮信号。Marrouche教授等采用一定的技术处理可以使房颤患者心房纤维化组织实现可视化,而且可以进行半定量评估(图11-8-1)。首先获得左

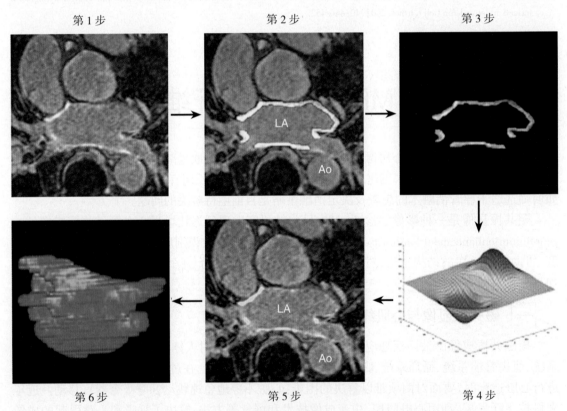

图 11-8-1　LGE-CMR 对射频消融前左房纤维化／结构重构的定量评估

第1步:获取左房组织延迟强化MRI图像;第2步:标记左房壁;第3步:分离左房壁;第4步:分析MRI像素强度分布;第5步:标记左房壁强化组织;第6步:三维重建左心房强化影像(引自:Journal of cardiovascular Electrophysiology,2011,22:481-487)

房组织的延迟强化 MRI 图像(步骤 1),对心内膜和心外膜的边界进行手动勾画(步骤 2 和 3),然后采用像素强度分布量化钆对比剂晚期延迟强化的程度(步骤 4),接着进行定性确认,采用不同颜色更好地区分强化和非强化组织(步骤 5),最后采用计算机软件绘制三维左心房影像,从而使延迟强化的纤维化组织实现更好的可视化和空间定位(步骤 6)。近来的研究显示,与 CARTO 三维标测对照,经过三维重建后 LGE-CMR 显示的左房纤维化部位与 CARTO 三维标测的低电压部位一致。因此,LGE-CMR 是一种评估心房纤维化行之有效的工具,并可帮助判断心房的结构重构程度,从而对房颤患者的治疗策略选择和预后判断提供了新的方法。

二　磁共振显像在房颤消融术中的指导作用和预后价值

在过去十年中,导管消融术与药物治疗相比大大提高了房颤患者的转复率,改善患者生活质量,减少了长期医疗保健费用。尽管消融技术和手术方式逐步发展,目前的导管消融治疗成功率仍然低于预期。因此,如何筛选导管消融术的房颤患者以及评估其预后情况成为电生理医生的当务之急。如前所述,LGE-CMR 是显示心肌组织和评估左心房行之有效的工具,其独特的成像技术能够评估左心房结构重构和纤维化,对患者筛选、手术指导和预后判断具有重要意义。

1. 房颤消融术患者筛选和预后判断　最近,美国盐湖城犹他州立大学综合性心律失常研究和管理(CARMA)中心 Marrouche 教授做了系列研究,在房颤消融前使用 LGE-CMR 对左房纤维化进行定量评估,对房颤患者进行分层,观察手术效果和患者预后。144 例房颤患者依据左房纤维化定量 / 左房壁体积百分比分为 4 组:第一组(Utah stage 1)<5%;第二组(Utah stage 2)5%~20%;第三组(Utah stage 3)20%~35%;第四组(Utah stage 4)>35%。四组患者间基本临床情况无明显差异,但是纤维化程度越高组,持续性房颤患者比例越高。所有患者均接受肺静脉隔离(pulmonary vein isolation,PVI)和左房后壁及间隔部消融。平均随访(283±167)天后 31% 患者有房性心律失常复发,第一组患者无复发病例,其余三组左房纤维化程度越高复发率越高,第四组复发率高达 56.3%。因此,作者认为消融前使用 LGE-CMR 对左房纤维化程度定量评估对房颤消融患者的筛选和预后判断具有重要临床意义。

2. 房颤消融术手术指导　从 20 世纪 90 年代开始房颤消融术式经历了从简单到复杂的发展过程,目前常用术式主要包括环肺静脉隔离术和心房复杂碎裂电位(complex fractionated atrial electrograms,CFAEs)消融术,同时可以结合各种线性消融和神经节消融术。然而对于各种术式的选择各中心往往根据自己的经验和习惯,目前尚缺乏规范的流程。Marrouche 教授认为 LGE-CMR 可以定量评估房颤患者左房纤维化程度,不仅可以帮助筛选患者,同时对房颤消融术式和策略的选择也有指导意义。左房轻度纤维化的患者可以选择单纯的环肺静脉隔离术,然而对于左房中度纤维化的患者除了环肺静脉隔离术之外,左房后壁及间隔部的消融也是必要的,是否进行左房后壁及间隔部消融对预测患者房颤复发具有重要价值。Garot 教授等应用 LGE-CMR 对房颤患者进行消融前左房纤维化定量,采用 CFAEs 术式进行消融,结果发现左房纤维化程度高的患者手术至房颤终止时间及房颤终止前消融时间显著延长,CFAEs 消融面积 / 左房面积指数明显增加,提示这些患者采用 CFAEs 术式消融难度显著提高。

此外,房颤消融术中常常以肺静脉电位的隔离作为可以接受的终点指标,双侧肺静脉是否完全隔离与房颤消融术后患者复发率的高低密切相关。目前评价肺静脉电位是否隔离的方法是采用电激动标测法,电激动标测确认为完全隔离的肺静脉电位在消融术后仍然可能会恢复传导而出现漏点(GAP),GAP 的存在是患者心律失常复发的重要因素。射频消融术后采用

LGE-CMR 或 Real time-MRI 对患者重新进行评估可以定量测定左房瘢痕形成情况,从解剖层面确定肺静脉是否完全隔离,使 GAP 完全可视化,对于指导房颤消融患者的再次补点消融具有重要意义。

综合前述,延迟钆增强心血管磁共振成像(LGE-CMR)这种先进的影像学工具可以对房颤患者左房纤维化和左房结构重构程度进行精确定量评估,对导管消融术房颤患者的筛选和预后判断具有重要意义。房颤患者导管消融术前常规进行 LGE-CMR 评估左房纤维化程度可以预测消融手术难度,对房颤患者消融策略的选择不失为一种良好的评估手段。

(刘书旺　何榕)

参 考 文 献

[1] Nilsson B,Chen X,Pehrson S,et al. Recurrence of pulmonary vein conduction and atrial fibrillation after pulmonary vein isolation for atrial fibrillation:a randomized trial of the ostial versus the extraostial ablation strategy. Am Heart J,2006,152:537.e1-8.

[2] Hudsmith LE,Neubauer S. Detection of myocardial disorders by magnetic resonance spectroscopy. Nat Clin Pract Cardiovasc Med,2008,5(Suppl 2):S49-56.

[3] Hunold P,Schlosser T,Vogt FM,et al. Myocardial late enhancement in contrast-enhanced cardiac MRI:distinction between infarction scar and non-infarction-related disease. Am J Roentgenol,2005,184:1420-1426.

[4] Vergara GR,Marrouche NF. Tailored management of atrial fibrillation using a LGE-MRI based model:from the clinic to the electrophysiology laboratory. J Cardiovasc Electrophysiol,2011,22:481-487.

[5] Mewton N,Liu CY,Croisille P,et al. Assessment of myocardial fibrosis with cardiovascular magnetic resonance. J Am Coll Cardiol,2011,57:891-903.

[6] Vergara G,Marrouche NF. Tailored Management of Atrial fibrillation using a LGE-MRI based model:from the clinic to the electrophysiology laboratory. J Cardiovasc Electrophysiol,2011,22:481-487.

[7] Daccarett M,McGann CJ,Akoum NW,et al. MRI of the left atrium:predicting clinical outcomes in patients with atrial fibrillation. Expert Rev Cardiovasc Ther,2011,9:105-111.

[8] Oakes RS,Badger TJ,Kholmovski EG,et al. Detection and quantification of left atrial structural remodeling with delayed-enhancement magnetic resonance imaging in patients with atrial fibrillation. Circulation,2009,119:1758-1767.

[9] Akoum N,Daccarett M,Mcgann C,et al. Atrial fibrosis helps select the appropriate patient and strategy in catheter ablation of atrial fibrillation:A DE-MRI guided approach. J Cardiovasc Electrophysiol,2011,22:16-22.

[10] Seitz J,Horvilleur J,Lacotte J,et al. Correlation between AF substrate ablation difficulty and left atrial fibrosis quantified by delayed-enhancement cardiac magnetic resonance. PACE,2011,34:1267-1277.

[11] Ranjan R,Kato R,Zviman MM,et al. Gaps in the ablation line as a potential cause of recovery from electrical isolation and their visualization using MRI. Circ Arrhythm Electrophysiol,2011,4:279-286.

[12] Ranjan R,Kholmovski EG,Blauer J,et al. Identification and acute targeting of gaps in atrial ablation lesion sets using a real-time magnetic resonance imaging system. Circulation:Arrhythmia and Electrophysiology,2012,5:1130-1135.

9. 房颤的无症状卒中

一　无症状卒中的临床情况

1. 无症状卒中的定义　1988 年,Chodosh 等首先提出了无症状卒中(silent stroke)的概念,即无临床短暂性脑缺血发作(transient ischemic attack,TIA)或卒中病史,CT 和 MRI 等影像学检查发现卒中病灶,或者虽有临床卒中病史,但 CT 和 MRI 发现了与神经症状和体征无关的病灶。无症状卒中主要是指无症状脑梗死(silence cerebral infarction),也包括少数无症状脑出血。

2. 无症状卒中的临床表现　患者无明显症状可能归咎于临床症状轻和小病灶不被重视或未被发现。Saini 等认为"无症状"是因为症状和体征较轻或被忽视,特别是有认知功能障碍或社交孤立的老年患者人群中。无症状卒中的轻微症状包括脑功能受损症状和精神心理问题,如头痛、头昏、注意力不集中、健忘、反应迟钝、抑郁、焦虑、性格改变,认知功能减退等。

3. 无症状卒中诊断及鉴别诊断　无症状卒中诊断依靠头颅 MRI 或头颅 CT 检查,目前一般用 MRI 作为诊断标准,但 MRI 诊断标准尚未统一,一般采用的诊断标准为:病灶直径≥3mm,T1 加权像(T1 weighted imaging,T1WI) 呈低信号,T2 加权像(T2 weighted imaging,T2WI)呈高信号,液体衰减反转恢复系列像(fluid-attenuated inversion recovery,FLAIR)上为低信号,并用 FLAIR 像与血管周间隙鉴别。血管周间隙 MRI 显示为类脑脊液信号,呈圆形、椭圆形或线形,最大直径 <3mm,轮廓平滑,位于穿通动脉的供应区域内。在无症状卒中的评估中,一般不考虑直径 <3mm 的病灶,因为在老年人群中腔隙性脑梗死(特别是直径 <5mm 的病灶)与扩大的血管周围腔隙极为相似,极易与扩大的血管周隙混淆。另外,MRI 显示的点状或片状的无症状卒中病灶应与轻度深部白质病变及脑白质疏松症相鉴别,深部白质病变在 T2WI 像中等高信号,T1WI 像等信号或低信号,FLAIR 像明显高信号,脑白质疏松症为在脑室周围或深部白质的脑白质病变,T2WI 和 FLAIR 图像高信号,T1WI 为表现明显的低信号,边界不清,不累及上皮层。

4. 危险因素　Framingham 研究显示,瓣膜性心脏病患者中,房颤组比非房颤组的脑卒中危险增加 17.6 倍;而非瓣膜性心脏病患者中,房颤组比非房颤组的脑卒中危险增加 5.6 倍。

一项关于无症状卒中的"Framingham 第 2 代研究"发现 10% 健康中年人有"无症状卒中"。研究还发现,无症状卒中的危险因素与临床有症状的卒中相同,即高血压、血同型半胱氨酸、颈动脉病。该研究结果与过去社区研究结果相似,即无症状卒中发生率大约为 5.8%~17.7%,因受检人群的年龄、种族、有无并存疾病及检测手段略有高低不同。

"Framingham 第 2 代研究"收治 2040 人,平均年龄 62 岁。在 1996—1998 年间做了 6 次检查,2001 年做了脑 MRI,其中没有临床脑卒中。这些人群还按 Framingham 危险因素检查表(FSRP),检查年龄、SBP、降压治疗、糖尿病、吸烟、心血管病、房颤与左心室肥厚、血胆固醇、颈动脉壁超声检查、血浆同型半胱氨酸。MRI 检查发现 10.7% 受检"健康"人群有无症状卒中。84% 为单发病灶,大多局限于基底结(52%),1/3 病变在皮质下,10% 为皮质病变。我国研究也表明,无症状卒中的梗死灶分布于基底节区放射冠、侧脑室旁、丘脑和小脑等,大多数位于基底节区和放射冠区。FSRP 的危险因子与无症状卒中密切相关,其中房颤、高血压、SBP 与无症状卒中危险性增高相关。血浆同型半胱氨酸、颈动脉狭窄≥25%、颈动脉内膜中膜增厚与无症状卒中发生相关。危险因子对无症状卒中影响在各年龄段、性别区别不大。

二　房颤与无症状卒中

房颤与无症状卒中密切相关,Gaita 等对 290 名研究对象,其中包括 180 名房颤患者(50%为阵发性,50% 为持续性)和 90 名对照组患者进行研究,结果表明 89% 的阵发性发颤患者和 92% 持续性房颤患者发生至少 1 个区域的无症状卒中,显著高于对照组(46%)。持续性房颤患者发生无症状卒中的数量显著高于阵发性房颤患者,且两者均显著高于对照组。认知功能依据 RBANS(包括瞬时记忆、视觉空间能力、语言、注意力、延迟记忆)进行评分,结果表明房颤患者认知功能显著低于正常对照者,而持续性房颤患者和阵发性房颤患者之间无显著差异。房颤患者无症状卒中发生率增加两倍以上,有研究者认为无症状性脑缺血灶可能由高血压引起小出血性梗死导致,也有可能是由于房颤栓子脱落或脑血管中斑块破裂栓塞引起。但也有研究者认为房颤时虽然可能有小栓子脱落引起无症状卒中,但影响无症状卒中的危险因子与影响房颤的危险因子相同,因此房颤还可能是无症状卒中的一个表现,不一定是无症状卒中的原因。无症状卒中与房颤常同在一个患者身上发生。研究者强调早期诊断高血压,发现亚临床动脉硬化(颈动脉超声)及其他危险因子的重要性,强调遵照指南诊治患者的重要性。

对于房颤患者射频消融治疗术前抗凝治疗对术后SCI发生情况,已有相关报道房颤患者射频消融术前停用华法林,术后SCI的发生率为14%。为了研究房颤患者术前抗凝治疗对术后SCI发生率影响,Di Biase等进行了一项前瞻性多中心研究,共纳入428名研究对象,I组,消融前未停用华法林且导管穿刺房间隔前给予肝素注射(n=146);II组,抗凝治疗依从性差,INR低于治疗范围值或未进行肝素注射或连续两次ACT<300秒(n=134);III组,射频消融术前停用华法林改用低分子肝素(n=148)。所有患者进行术前和术后(24小时)dMRI检查。消融前各组之间SCI发生无差异,术后SCI发生率各组之间具有显著统计学差异,I组发生率最低(2%),III组发生率最高(14%)。对患者临床资料进行回归分析,"治疗INR"和ACT>300秒与术前停用华法林和抗凝依从性差的患者相比显著降低房颤患者术后SCI发生,且此项研究发现SCI发生与术中电复律无关,且华法林治疗依从性好的患者发生SCI多呈单发且直径小于5mm。因此,房颤患者射频消融术前严格进行华法林抗凝治疗显著降低SCI发生。

总之,随着影像学的发展,无症状卒中引起更多的关注。无症状卒中在老年人群中常见,我国目前还缺少大样本的研究,无症状卒中是缺血性脑卒中的危险因素,像症状性卒中一样,房颤患者不管是阵发性还是持续性发生无症状卒中都显著高于正常节律患者,且无症状卒中部位多发,认知功能较差。对于房颤患者射频消融术前应严格抗凝治疗,提高依从性,控制INR达到有效水平,做好术前准备。SCI是缺血性卒中的危险因素,应早期发现、早期预防。

(陈琪　朱超)

参 考 文 献

[1] Yatsu FM, Shaltoni HM. Implications of silent strokes. Curr Atheroscler Rep, 2004, 6: 307-313.

[2] Saini M, Ikram K, Hilal S, et al. Silent stroke: not listened to rather than silent. Stroke, 2012, 43: 3102-3104.

[3] Vermeer SE, Longstreth WJ, Koudstaal PJ. Silent brain infarcts: a systematic review. Lancet Neurology, 2007, 6: 611-619.

[4] Shea S, Di Tullio M. Atrial fibrillation, silent cerebral ischemia, and cognitive function. Journal of the American College of Cardiology, 2013, 62: 1998-1999.

[5] Putaala J, Haapaniemi E, Kurkinen M, et al. Silent brain infarcts, leukoaraiosis, and long-term prognosis in young ischemic stroke patients. Neurology, 2011, 76: 1742-1749.

[6] Zhu YC, Dufouil C, Tzourio C, et al. Silent brain infarcts: a review of MRI diagnostic criteria. Stroke, 2011, 42: 1140-1145.

[7] Kim SJ, Shin HY, Ha YS, et al. Paradoxical embolism as a cause of silent brain infarctions in healthy subjects: the ICONS study (identification of the cause of silent cerebral infarction in healthy subjects). European Journal of Neurology, 2013, 20: 353-360.

[8] Wolf PA, Dawber TR, Thomas HJ, et al. Epidemiologic assessment of chronic atrial fibrillation and risk of stroke: the Framingham study. Neurology, 1978, 28: 973-977.

[9] Das RR, Seshadri S, Beiser AS, et al. Prevalence and correlates of silent cerebral infarcts in the Framingham offspring study. Stroke, 2008, 39: 2929-2935.

[10] Zhao J, Tang H, Sun J, et al. Analysis of cognitive dysfunction with silent cerebral infarction: a prospective study in Chinese patients. Metabolic Brain Disease, 2012, 27: 17-22.

[11] Gaita F, Corsinovi L, Anselmino M, et al. Prevalence of silent cerebral ischemia in paroxysmal and persistent atrial fibrillation and correlation with cognitive function. Journal Of The American College Of Cardiology, 2013, 62: 1990-1997.

[12] Di Biase L,Gaita F,Toso E,et al. Does periprocedural anticoagulation management of atrial fibrillation affect the prevalence of silent thromboembolic lesion detected by diffusion cerebral magnetic resonance imaging in patients undergoing radiofrequency atrial fibrillation ablation with open irrigated catheters? :Results from a prospective multicenter study. Heart Rhythm,2014 11 (5):791-798.

10. 植入装置记录房颤的价值

　　房颤是最常见的心律失常之一。临床表现通常为心悸、乏力、气短,部分患者无症状,以致临床实践中低估房颤的发生率。血栓形成是房颤最常见的并发症,心房血栓所致的血栓栓塞可引起程度不一的临床后果。持续性房颤、永久性房颤服用抗凝药物华法林已经成为共识。但是对于间断发作、持续时间较短的房颤其发生血栓事件的风险以及评估方法还不明了。在北美和全球,植入起搏器(PMs)、ICD、CRT(有或无除颤功能)的患者人数正逐年增加。这些有心脏植入电子装置(CIEDs)的患者逐渐构成了一个特殊的群体。目前多数 CIEDs 具有检测心律失常的功能,监测结果以无症状性房颤最常见。已有多个研究对 CIEDs 检测房颤进行观察,以了解 CIEDs 与房颤的关系及在指导临床抗凝治疗的意义。

一　心律植入装置和房颤的发生率

　　多个研究显示,CIEDs 植入后 3 个月房颤的发生率为 10%,30 个月后可达 35%。表 11-10-1 列举了几项心脏植入电子装置监测房颤(CDAF)的研究情况(入组患者伴或不伴有临床房颤病史)。

表 11-10-1　根据临床房颤病史和在装置监测情况下的 CDAF 的发生率和(或)患病率的比较

	装置类型	人群限定条件	人群数	房颤病史	CDAF 持续时间	CDAF 发生率	随访时间
Healey	PPM/ICD	年龄 >65,高血压	2580	否	>6 分钟	35%	2.5 年
Mittal	PPM	CHADS$_2$ 非限定	1482	否	>5 分钟	10%	6 个月
Cheung	PPM	CHADS$_2$ 非限定	262	否	>5 分钟	29%	2 年
Jons	ILR	CHADS$_2$ 非限定,心梗后,EF<40%	271	否	>16 次心搏	39%	2 年
Ziegler	PPM/ICD/CRT	年龄 >65,CHADS$_2$>1	1368	否	>5 分钟	30%	1.1 年
Glotzer	PPM/ICD/CRT	年龄 >65,CHADS$_2$>1	1988	否	>20 秒	45%	17 个月
			498	有		N/A	
Glotzer	PPM/ICD/CRT	年龄 >65	124	否	>5 分钟	25%	27 个月
		CHADS$_2$ 非限定	188	是			
Botto	PPM	CHADS$_2$ 非限定	568	是	N/A	79%	1 年
Capucci	PPM	CHADS$_2$ 非限定	725	是	N/A	74%	22 个月

　　注:ICD:植入式心律转复除颤器;CRT:心脏再同步治疗;ILR:植入式心脏事件循环记录器;PPM:永久性心脏起搏器;N/A:指这一研究使用装置的 CDAF 监测算法,因此 CDAF 的监测独立于 AHRE 的持续时间

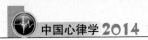

从上表的研究可见,CDAF 的检出率很高,用传统方式评估充血性心力衰竭患者的初发房颤发生率,大概是每年 0.1%~2%,3 年后增加至 10%,而 CDAF 的发生率显著高于此。这个差别可能有两种解释:一是 CIEDs 人群有特殊性,其房颤发生率高于一般人群,二是植入前就有房颤,而 CIED 比传统方式更有效的检测出房颤。心腔内植入装置和房室不同步起搏也有致心律失常作用。不同的起搏模式(单腔、双腔、CRT)的致心律失常作用似乎不足以解释那么高的房颤发生率。

二　CIED 人群

接受 CIEDs 的患者 CDAF 发生率高可能与自身存在房颤易患因素有关。CIEDs 的患者常为病态窦房结综合征或房室阻滞或两者都有,且常伴明显的合并症。上文所列的关于 CIEDs 的各项研究中,入组患者 42%~100% 为病态窦房结综合征,17%~53% 为房室阻滞,1%~60% 伴有心力衰竭,38%~100% 患者患有高血压,15%~32% 患者有糖尿病。这些疾病的患者都有较高的房颤发生率。有关的临床试验表明,心衰患者房颤发生率 >10%,心功能Ⅲ、Ⅳ级患者的房颤发生率达 50%。

三　CIEDs 检测房颤的准确性和敏感性

与传统方式相比,CIEDs 检测房颤的敏感性及特异性均高。CIEDs 可以连续追踪心房的激动,如果感知心房率超过了设定值、偏离了动态平均值或感知的生理频率就可以认为是一次房颤发作。记录心房高频率发作(AHREs)判断房颤的阳性预测值视设定值以及房颤发作持续时间不同而有差别。

1. 准确性(阳性预测值)　在 ASSERT 研究中,分别利用 AHREs 和心电图来判断房颤。如果设定感知心房率 >190 次 / 分,发作时间分三档 <6 分钟、>6 分钟、>6 小时,则 AHREs 阳性预测值分别为 48%、83%、97%。如果把设定的感知心房率从 >190 次 / 分增加至 >250 次 / 分,对发作时间 >6 分钟的房颤阳性预测值则从 82.7% 增加至 89.9%。AHREs 对持续时间短的房颤判断不准确的原因部分由于不适当的记录房颤,如感知非折返性室房同步。如果房颤发作持续时间短或者频率较慢可因 CIEDs 设置的原因而未能检出。有些心律植入装置利用特殊算法来提高准确性,如非竞争性心房起搏。利用这些算法能使诊断的敏感性和特异性均 >95%。因此 CIEDs 比传统方法更能准确诊断房颤。CIEDs 诊断的准确率超过 85%。

2. 敏感性(阴性预测值)　临床医生诊断房颤的传统手段包括体检、心电图、心电无线远程监测,但这些方法都可能漏诊。Botto 比较 CIEDs 监测的房颤和传统方法对检出房颤的敏感性,连续监测心梗后患者 1 年,利用装置特殊算法诊断房颤并和间断 Holter 对比。结果发现,对持续时间 >5 分钟的房颤发作,Holter 监测 24 小时、1 周、1 个月的敏感性分别为 44%、50%、和 65%。对持续时间超过 48 小时的房颤,1 个月的 Holter 监测也仅有 73% 的阴性预测值。CIEDs 诊断房颤的敏感性明显高于传统的方法。

四　CIEDs 与卒中

房颤可以增加 5 倍卒中风险,15% 卒中归因于房颤。因此,及时诊断房颤并给予抗凝治疗非常重要。虽说房颤可能导致心悸、胸痛、气喘、头晕等临床症状,但无症状的房颤更常见。大多数 CDAF 也是无症状的。假设 CDAF 引起卒中的风险与一般房颤相似,CIEDs 早期检出房颤的优势在于理论上可以更早开始抗凝治疗。

ASSERT 研究显示,无症状房颤可增加卒中风险。该研究共纳入 23 个国家的 2580 例患者。所有患者的年龄≥65 岁,均患有高血压,并且近期曾植入双腔起搏器或植入式心律转复除颤器。入组时无 1 例患者有房颤史。在随访的最初 3 个月内,10.1% 患者发生亚临床 CDAF(定义为心房率超过 190 次 / 分,并持续 >6 分钟)。该亚组患者被检出这种无症状 CDAF 的中位时间为 36 天,因此提示 Holter 连续数天的监测结果阴性可能是假阴性。最初 3 个月内出现无症状 CDAF 的患者在平均 2.5 年的前瞻性随访期间发生临床房颤的风险增加 5.6 倍。而缺血性卒中或全身性栓塞发生率为 1.7%/ 年,其余患者的发生率为 0.69%/ 年。在最初 3 个月内,无症状房颤相关卒中或全身性栓塞的人群归因风险(PAR)13%。这与 Framingham 心脏研究观察到的临床房颤相关卒中 PAR 相似。校正卒中标准预测因素的多因素分析显示,最初 3 个月内装置检出的无症状 CDAF 与此后卒中风险增加 2.5 倍独立相关,但这可能低估了风险的程度,因为该研究中半数以上的患者基线时接受了阿司匹林治疗,并且 18% 出现早期无症状房颤的患者在随访期间接受华法林治疗,这两种药物能够有效降低临床房颤患者的卒中风险,但尚不清楚它们是否同样对无症状 CDAF 患者有益。在 CHADS$_2$ 评分 >2 且最初 3 个月内检出无症状 CDAF 的患者中,缺血性卒中或全身性栓塞发生率为 3.7%/ 年,而在 CHADS$_2$ 评分同样较高但无早期无症状 CDAF 的患者卒中为 0.97%/ 年。除 10% 患者在随访最初 3 个月内发生无症状 CDAF 之外,还有另外 24% 患者在此后发生无症状 CDAF。该研究未对持续时间不足 6 分钟的无症状 CDAF 发作进行分类,因此不知道这些发作是否也与此后卒中风险增加有关。在随刊述评中 Lamas 博士指出,尽管该研究明确表明装置检出的无症状 CDAF 与卒中或外周栓塞年发生率增加两倍以上有关,但还不能确定这些无症状 CDAF 发作是否能确实引发心脏栓塞性卒中,或者它们仅可能是心肌纤维化或结构性心脏病等易发卒中风险的危险因素。值得注意的是,在该研究的最初 3 个月内,最长无症状 CDAF 发作的时间越长,此后的卒中风险越大。在最长发作持续 17.7 小时以上的患者中,卒中或全身性栓塞的风险增加了近 5 倍。Lamas 博士表示,除非进一步随机临床研究明确证实对装置检出的短阵 CDAF 的患者进行抗凝治疗是合理的,否则其仍将继续依赖于 CHADS$_2$ 评分来决定是否对无症状 CDAF 发作持续数小时的患者实施预防性抗凝治疗。

TRENDS 研究在 116 个中心入选 2486 例患者,分析所记录的数据。研究入选标准包括患者植入可以记录房颤的装置并且至少合并一项卒中风险因子(心力衰竭、高血压、年龄大于 65 岁、糖尿病、既往卒中病史)。入选患者平均年龄 71 岁,患者根据 CHADS$_2$ 危险积分(平均 2.2)分为中、高危。21% 患者服用华法林,62% 患者接受阿司匹林治疗。研究中房颤负荷定义为在发生血栓事件和随访期结束前,30 天观察窗内以某天发生的最长房颤时间为准。依据房颤负荷时间将患者分为 3 组:无负荷、低负荷[<5.5 小时 /(天·窗口期)]、高负荷[≥5.5 小时 /(天·窗口期)]。研究平均随访 1.4 年,每 3 个月装置所记录的数据导出一次。研究发现,12% 患者为高负荷、12% 患者为低负荷、76% 患者无负荷。随访期内发生 40 例血栓事件。无负荷组中血栓事件发生率为每年 1.1%,房颤负荷组(低负荷和高负荷)发生率为每年 1.7%;高负荷组发生率为每年 2.4%,低负荷组每年 1.1%;房颤低负荷和高负荷危害比分别为 0.98 (P=0.97)、2.20(P=0.06)。TRENDS 研究结果表明应用植入装置后,如果发现 30 天内有任一天房颤持续时间超过 5.5 小时,患者发生血栓事件风险加倍,此种风险不依赖已知风险因子及抗栓治疗独立存在。研究者认为还需要进一步研究房颤负荷,明确需要药物干预的负荷阈值。

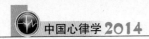

五 CDAF 患者口服抗凝药的临床获益

植入心脏装置的患者人数日益增加,CDAF 伴随的卒中风险是对临床医师的新挑战。房颤患者口服抗凝药的有效性已被证实,但在 CDAF 的抗凝治疗策略尚缺乏证据。到目前为止,仅有一个涉及这个问题的前瞻性随机试验—IMPACT 研究。此项研究按照 1:1 比例将植入 ICD 或 CRT-D 的慢性心衰患者随机分入远程监测快速性房性心律失常(AT)组或诊室评估组。远程监测组基于 CHADS$_2$ 评分与 CIED 对 AT 监测情况决定抗凝药应用情况:CHADS$_2$ 评分为 1 或 2 的患者,如果 AT 持续≥48 小时则抗凝开始,如果观察期中持续 30 天内无再发 AT 则停止抗凝;CHADS$_2$ 评分为 3 和 4 的患者,如果 AT 在 2 天内持续 >24 小时则抗凝开始,观察期中持续 90 天内无再发 AT 则停止抗凝。诊室评估组则基于 CHADS$_2$ 评分与诊室评估 AT,由临床医师决定抗凝药物的使用。试验因两组间结果无差异而提前终止。终止时远程监测组和对照组分别纳入 1357 例和 1361 例患者。远程监测组和对照组分别有 36.3% 和 33.2% 患者伴有 AT。远程监测组口服抗凝药应用率和随后停用率分别为 13.4% 和 7.1%,对照组则分别为 11.6% 和 5.2%。在随访 5 年时,两组患者的主要转归(血栓栓子或出血事件)发生率基本相似,血栓栓塞、出血性卒中和其他大出血的发生率亦相似。两组患者的死亡率无显著差异。2014 年美国心脏病学会年会最终公布 IMPACT 研究的结果,在植入 ICD/CRT-D 的慢性心衰患者中,远程监测指导抗凝治疗不优于诊室评估指导治疗。ASSERT 研究和 TRENDS 研究都显示无症状 CDAF 可增加卒中风险但未对 CDAF 的患者抗凝治疗是否获益进行对照研究。三个研究入选的人群也不同,IMPACT 研究仅入选植入 ICD/CRT-D 的慢性心衰患者,而 ASSERT 研究和 TRENDS 研究都包含了植入普通起搏器的患者,且 IMPACT 研究的抗凝方案是否是 CDAF 患者的最佳方案尚不确定,CDAF 患者的抗凝治疗策略有待进一步的研究,CDAF 也有其特殊性,临床医师需要对 CDAF 患者危险因素进行分层,再决定合适的抗凝治疗。

六 CDAF 持续时间、负荷与卒中

CDAF 各参数与卒中风险的关系,包括 CDAF 持续时间、总负荷、个体危险因素。房颤持续时间与卒中的关系尚未明确。2006 年 ACC/AHA/ESC 指南推荐如果房颤发作超过 48 小时,进行电转复前需进行食道超声评价心房内有无血栓或抗凝 3~4 周。之前的研究认为房颤时间 <48 小时较少出现血栓,但这些数据均来源于有症状的房颤。选择这个时间切点的证据说服力不足(证据为 C 级),另外一些临床数据也与之相悖。

最近发表的 2 个不同的研究,研究者诱发房颤并直接取左房血液送检,结果促凝的标志物显著增加,这种变化在房颤发生后 15 分钟就可出现。其他研究应用经食管超声检查发现 14% 急性房颤患者存在左房血栓,(平均持续时间 1.6 天,均不超过 3 天)。持续性房颤患者 27% 存在左房血栓(平均持续时间 890 天,均超过 3 天)。这些资料说明在房颤发作的早期就可以形成左房血栓,并且总血栓的发生率与房颤持续时间有关。

对 CIED 患者的研究提供了房颤负荷与卒中风险的证据。在 TRENDS 研究中,0 或低 CDAF 负荷的患者血栓事件没有增加,在超过 5.5 小时 / 天的高 CDAF 负荷患者血栓事件有轻度增加。房颤和血栓事件的关系在时间上不确切。在 ASSERT 研究中,CDAF 根据发作的时间长短进行四分位分层时,仅 CDAF>17.72 小时的患者卒中或体循环栓塞有显著增加。Capucci 的研究显示,发作时间 >5 分钟不增加,而发作持续时间 >24 小时增加栓塞风险(危险比 3.1)。

七　CDAF 个体危险因素和卒中

Capucci 报道,应用 $CHADS_2$ 积分评估(缺血性卒中、TIA、周围栓塞),当危险因素从 0 增加到 4,动脉血栓风险从 0 增加到 11.66%。

在 ASSERT 研究中,$CHADS_2$ 积分 1 分,年血栓发生率 0.56%,2 分血栓发生率 1.29%,≥3 分时,年发生率 3.78%。TRENDS 研究没有分析 $CHADS_2$ 积分与卒中的关系,$CHADS_2$ 积分 2.2 的患者年血栓发生率为 1.8%,与 ASSERT 研究以及 Capucci 的报道相似。

综合分析 CDAF 持续时间及负荷与 $CHADS_2$ 积分的关系。Botto 等在 PM 植入后的第 1 年对 568 位患者进行随访分析。所有患者均有阵发性房颤病史,各个的房颤负荷不同,1/3 没有 CDAF,1/3CDAF<24 小时,1/3CDAF>24 小时。随访 1 年后,$CHADS_2$ 积分 1 分且 CDAF>24 小时的患者,和 $CHADS_2$≥2 且 CDAF>5 分钟的患者,卒中的风险显著增加(为 5%/年),而 $CHADS_2$ 积分低且低 CDAF 负荷的患者风险为 1%/年。

CIEDs 患者是特殊人群,存在致房颤的多种因素。连续监测增加早期检出 CDAF 的机会。几项前瞻性研究表明,CDAF 是血栓栓塞,包括缺血性卒中的预测因子,其准确性与敏感性亦较高,但对 CDAF 患者的抗凝治疗策略及临床获益需进一步研究探讨。虽然 CDAF 引起卒中的风险没有普通的房颤患者高,但在一些特定的高危患者,需根据 CDAF 的持续时间和负荷以及并存危险因素来综合判断,且 $CHADS_2$ 评分仍然是房颤抗凝治疗的重要指导工具。评定血栓风险要高于严重出血和颅内出血风险时,应给予抗凝治疗,并需要进一步的研究评估其安全性和有效性。

(林荣　吴兵)

参 考 文 献

[1] Healey JS,Connolly SJ,Gold MR,et al. Subclinical atrial fibrillation and the risk of stroke. N Engl J Med,2012,366:120-129.

[2] Faroogi FM,Talsania S,Hamid S,et al. Extraction of cardiac rhythm devices:indications,techniques,and outcomes for the removal of pacemaker and defibrillator leads. Int J Clin Pract,2010,64:1140-1147.

[3] Jons C,Jacobsen UG,Joergensen RM,et al. The incidence and prognostic significance of new-onset atrial fibrillation in patients with acute myocardial infarction and left ventricular systolic dysfunction:a CARISMA substudy. Heart Rhythm,2011,8:342-348.

[4] Ziegler PD,Glotzer TV,Daoud EG,et al. Detection of previously undiagnosed atrial fibrillation in patients with stroke risk factors and usefulness of continuous monitoring in primary stroke prevention. Am J Cardiol,2012,110:1309-1314.

[5] Kaufman ES,Israel CW,Nair GM,et al. Positive predictive value of device- detected atrial high-rate episodes at different rates and durations:analysis from ASSERT. Heart Rhythm,2012,9:1241-1246.

[6] Glotzer TV. To the editor is manual adjudication of AF episodes detected by implanted devices required? Heart Rhythm,2012,9:e17-e18.

[7] Friberg L,Rosenqvist M,Lip GYH. Net clinical benefit of warfarin in patients with atrial fibrillation:a report from the Swedish Atrial Fibrillation Cohort Study. Circulation,2012,125:2298-2307.

[8] Kumbhani DJ. Randomized Trial of Anticoagulation Guided by Remote Rhythm Monitoring in Patients With Implanted Cardioverter-Defibrillator and Resynchronization Devices. ACC 03/29/2014.

[9] Camm AJ,Lip GY,Caterina De,et al. For the ESC Committee for Practice Guidelines-CPG. 2012 Focused update of the ESC guidelines for the management of atrial fibrillation:an update of the 2010 ESC guidelines for the management of atrial fibrillation-developed with the special contribution of the European Heart Rhythm Association. Europace,2012,14:1385-1413.

[10] Fuster V,Chinitz JS. Net clinical benefit of warfarin:extending the reach of antithrombotic therapy for atrial fibrillation. Circulation,2012,125:2285-2287.

[11] Lim HS,Willoughby SR,Schultz C,et al. Effect of atrial fibrillation on atrial thrombogenesis in humans:impact of rate an drhythm. J Am Coll Cardiol,2013,61:852-860.

[12] Daoud EG,Glotzer TV,Wyse DG,et al. Temporal relationship of atrial tachyarrhythmias,cerebrovascular events,and systemic emboli based on stored device data:a subgroup analysis of TRENDS. Heart Rhythm,2011,8:1416-1423.

11. 站立体位不耐受导致的晕厥

晕厥具有特点是由于脑部供血不足而引起的短暂意识丧失:症状发生迅速、持续时间短、同时伴有肌张力丧失而不能维持自主体位、能迅速自主恢复意识。晕厥是一种症状的表现,本身并非是一个诊断。在过去20年间,神经中枢介导的血压下降引起的晕厥引起了很大的关注;起初将其称为血管迷走性晕厥(后称为神经心源性晕厥)。随后的研究表明其包含了很多种自主神经系统紊乱导致的疾病,每种疾病都可以导致人体对站立(直立)体位或者体位改变不能耐受,从而会出现低血压,最终发生晕厥。直立体位不耐受的晕厥包括自主神经衰竭性晕厥和神经介导性晕厥,后者又称为反射性晕厥,本文重点讨论其病因,临床表现,诊断和治疗。

一 站立体位与自主神经系统

正常人平卧时大约25%~30%的血容量位于胸腔内;站立时,由于重力,500~1000ml血会转移到膈肌以下的腹部及下肢血管,导致静脉回心血量下降。这意味着25%~30%血容量的下降,其中一半出现在站立的最初几分钟内。每搏输出量下降高达40%以及动脉压的下降。这些变化会被心肺和血管的压力感受器感受到,从而导致交感神经兴奋、副交感神经抑制,以维持血压。如果继续站立,站立时身体低的部位跨毛细血管压增加,从而引起体液从血管内向组织间液移动,可以导致中心血容量下降约15%,而心排出量下降约20%,这个过程在直立30分钟后达到平衡状态。快速的循环系统的调整是由自主神经系统来主导的,长时间直立体位时循环系统的稳定是由神经内分泌机制完成的,比如肾素血管紧张素系统。肌肉泵的作用对于维持血压也非常重要。站立是一个更加主动的过程,伴有腿部和腹部肌肉的收缩,从而挤压容量血管和阻力血管而导致下肢血液回流增加及外周血管阻力增加。这个增加足以引起短暂的右房压和心排出量的增加。以上任何反射系统功能紊乱都会造成直立体位时血压短暂或者长时间的下降。站立后血压下降的出现可以是在站立后的早期、中期或者晚期,这导致晕厥发生在站立后的时间长短不一,从几秒钟至几十分钟。

如上所述,在站立后会有动脉压的下降、回心血量的下降和心脏充盈的减少,将激活2组不同的压力感受器,颈动脉窦和主动脉弓的高压感受器和心肺的低压感受器。心脏所有4个腔内都有压力感受器,这些压力感受器产生持续的张力性抑制信号。除以上的自主神经调节机制外,局部轴突反射(静脉动脉轴突反射)也可引起皮肤肌肉和脂肪组织的血流减少;另外,直立时肢体血管阻力的增加的一部分原因可以是由于轴突反射引起的(可占高达50%的比例)。另外值得一提的是人体血液的分布,大约5%的血液分布于毛细血管,8%在心脏,12%在肺血管床,15%在动脉系统,60%在静脉血管床。

二 站立体位不耐受而导致的疾病

(一) 站立体位不耐受而导致的疾病的分类

我们发现越来越多的自主神经系统紊乱性疾病能导致人体对直立体位不能耐受。虽然它们在许多方面很相似,但是每一种紊乱都有它独特之处。图11-11-1所示的分类系统是由美国

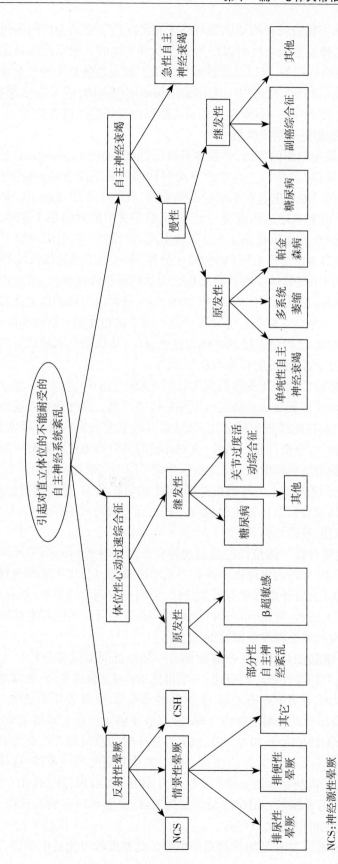

图 11-11-1 自主神经系统紊乱导致的对站立体位不能耐受疾病的分类

NCS：神经源性晕厥
CSH：颈动脉窦敏感性增高

自主神经协会提出的,基于我们现有的知识和对临床有实际指导意义为目的所进行的分类方法。一方面,所有的自主神经系统紊乱可以归为原发和继发性的。原发性的自主神经系统紊乱趋于特发性的,与其他疾病无关,可以是急性或慢性的。继发性的自主神经系统紊乱是由器质性疾病(如糖尿病和淀粉样变),或者由于生化或结构缺陷引起的,或者由于毒素(如酒精和重金属)引起的。以下简要介绍每一种亚型及相关文献以供有兴趣的读者参考。

(二)对站立体位不能耐受的常见类型

1. 体位性低血压 根据最新的指南,体位性低血压(orthostatic hypotension)是指患者自主站立或直立倾斜试验时倾斜 60° 角以上直立后,3 分钟内收缩压下降 20mmHg 并持续,或者舒张压下降 10mmHg 并持续。如果患者在平卧位是高血压,收缩压下降 30mmHg 是更为恰当的诊断标准,因为血压的下降和基础血压有关。另外,虽然定义中的时间是 3 分钟,但是实际上还有一些变异。根据体位性低血压在站立/直立后出现时间的早晚,可以将其分为早期体位性低血压(0 至 30 秒)、经典体位性低血压(30 秒至 3 分钟)和延迟出现的体位性低血压(3 分钟至 45 分钟)。站立 30 秒内出现的体位性低血压称之为早期体位性低血压,其致病机制被认为是短暂的心输出量和外周血管阻力不匹配;站立 30 秒至 3 分钟内出现的称之为经典的体位性低血压,其致病机制被认为是自主神经系统衰竭导致心率变化和外周血管收缩障碍;在站立后3 分钟至 45 分钟内出现的称之为延迟出现的体位性低血压,其致病机制被认为是进行性的静脉血液回流下降,由进行性的代偿机制功能不良导致的。

一些因素可以导致体位性低血压更容易发生,比如晨起、热的环境、发热、脱水、用餐后、长时间站立、年龄、药物。体位性低血压在晨起时更常见也更严重。这种现象可能由于患者在平卧位时血压高,高血压引起夜间睡眠时排尿增加,从而导致血管内血容量下降明显,所以晨起时更容易发生体位性低血压,也更严重。另外,夜间体液的再分布也可能起到一定作用。体位性低血压发生率随着年龄的增加而增加。抗高血压药物可以引起或加重体位性低血压。另外,α 受体阻滞剂(如治疗前列腺肥大)、三环类抗抑郁药物、血管扩张剂、抗交感神经药物、抗帕金森病药物等也可以增加体位性低血压发生的风险。其他有关的因素还有脱水、长期卧床、引起胸内压增加的活动(如排便、咳嗽)等。

2. 体位性心动过速综合征 体位性心动过速综合征是一种较轻的自主神经系统紊乱性疾病,诊断标准为站立后 10 分钟内出现症状并有心率增加 30 次/分以上而没有体位性低血压(血压下降 20/10mmHg 以上);另外患者没有长期卧床、影响自主调节的药物(如利尿剂、血管扩张剂、抗交感神经药物等)、脱水、贫血、甲亢等;持续时间在 6 个月以上。没有体位性低血压及直立倾斜实验有助于与神经或心源性晕厥鉴别。

至今已经发现两种原发性 POTS,其中最常见的一种是外周型或部分性自主神经系统紊乱,其特点是患者直立时有持续性的心动过速,心率可达 160 次/分或更高,通常患者有严重的疲劳感,而且不能耐受锻炼,患者同时有心悸、头重脚轻和头晕,严重者几乎晕厥。许多患者也抱怨认知功能受损、视力异常以及耐热能力下降,并有畏寒感。在直立倾斜试验时,患者在直立后的最初 10 分钟内心率增加大于 30 次/分,或者在这一时间段内最大心率大于 120 次/分。发生的机制可能是由于外周血管阻力无法在直立时升高或升高的程度不够,这导致过多的血液向下蓄积,而身体的代偿机制是增加心率和正性肌力作用。也有报道称 POTS 可以是自主神经系统紊乱的最早表现,患者偶尔(≤10%)会进展为 PAF,患者可以在病毒感染、创伤或手术后发病,关节过伸综合征也可以诱发 POTS。

第二种类型的 POTS 常称为 β 超敏感型或中枢型。此型患者可能是由于压力反射水平以上的反馈机制功能不全所致。虽然初始时患者的心率对直立体位有足够的反应,但大脑不知道什么时候停止这个反应,所以患者心率继续增加。这一类型的患者有一些会有体位性高血压以及体位性心动过速。

虽然两组疾病的临床表现相似,但第二种类型(高肾上腺素型)的患者经常有偏头痛、过度出汗和震颤,患者的血清儿茶酚胺水平通常很高(血清去甲肾上腺素经常超过 600ng/dl),且患者对异丙肾上腺素静脉输注会有过度反应(对于 1μg/min 的输液心率增加大于 30 次 / 分)。Shannon 等的研究表明 β 超敏感型或中枢型 POTS(体位性心动过速综合征)有遗传基础。

3. 反射性晕厥　反射性晕厥是因自主神经系统紊乱的发生在体位改变时发生得非常突然而快速,无法维持站立或直立时的血管张力,导致低血压,从而导致脑部低灌注和意识丧失。两种最常见的反射性晕厥是神经心源性晕厥(又称为血管迷走性晕厥)和颈动脉窦高敏综合征。其他类型的反射性晕厥有情景性晕厥,因为这一类型的晕厥经常和特定的行为或情景有关。Sutton 和 Peterson 等注意到神经心源性晕厥时的血液动力学不稳定和颈动脉窦综合征时的血液动力学不稳定有着惊人的相似之处,这说明两者的致病机制可能相同而临床表现不同。实际上,已经有人提出所有的反射性晕厥都出现于易患的个体,出现于当机械刺激感受器被突然激活时,无论具体是身体的哪个有这些感受器的部位被激活(比如直肠、食管,膀胱,或者咳嗽时)。将反射性晕厥区别于其他晕厥的鉴别点是在晕厥发作时,反射性晕厥的患者几乎没有任何其他的自主神经系统紊乱的症状(如汗液分泌功能、大小便功能、体温调节功能、性功能等)。

4. 慢性原发性自主神经衰竭

(1) 慢性原发性自主神经衰竭的分类:包括单纯性自主神经衰竭、帕金森病并有自主神经紊乱和多系统萎缩。单纯性自主神经衰竭主要只累及外周自主神经系统而不累及中枢神经系统和体神经系统。外周性自主神经衰竭(如 PAF、帕金森病)和中枢性自主神经衰竭(如多系统萎缩)有很多共同点,如体位性低血压、平卧位高血压、夜尿增多、汗液分泌功能下降、血浆去甲肾上腺素水平在体位变化时不改变或者改变很小。二者的鉴别点见表 11-11-1。

表 11-11-1　外周性自主神经衰竭和中枢性自主神经衰竭的鉴别点

	中枢性自主神经衰竭 (如多系统萎缩、帕金森病)	外周性自主神经衰竭 (如单纯性自主神经衰竭)
嗅觉功能	正常	下降
平卧位血浆去甲肾上腺素	正常	低
直立位血浆去甲肾上腺素	低	低
体位改变时血浆去甲肾上腺素变化	无变化或很小变化	无变化或很小变化
心脏交感神经支配(^{123}I-MIBG* 扫描实验)	正常	下降
定量催汗轴突反射 **	可以正常	异常
体温调节汗液测试	异常	异常

注:*^{123}I-MIBG:iodine-131-meta-iodobenzylguanidine,^{123}I- 间碘苄胍

** 定量催汗轴突反射:quantitative sudomotor axonal reflex test,是特异性反映汗腺分泌的自主神经末端轴索功能的检查方法

(2) 继发性自主神经紊乱或衰竭:有很多疾病可以影响自主神经功能,一些影响多个系统的全身疾病(如癌症、糖尿病、淀粉样变、自体免疫性疾病、先天性疾病、维生素 B_{12} 缺乏和肾衰)可导致自主神经紊乱从而引起体位性低血压和晕厥。糖尿病外周神经病是最常见的继发性自

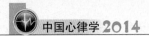

主神经紊乱或衰竭的原因,可表现为体位性低血压或者心率缺乏变化而无体位性低血压。

(3)急性自主神经紊乱:此型不常见,起病突然,以广泛的副交感和交感神经衰竭为前哨表现。患者经常有严重的体位性低血压,以至患者即使从床上坐起时也会发生晕厥。患者完全丧失出汗能力,严重者常有大小便功能紊乱,而致患者恶心、腹痛、腹胀和呕吐。患者心率可降至45~55次/分,可有完全的心脏变时性功能不全。最近的研究发现很多患者在自主神经节内有乙酰胆碱受体的抗体,表明许多患者和自身免疫有关。有些患者可以有体神经受累的表现。

三 站立体位不能耐受引起晕厥的临床表现

体位性低血压的定义是站立后3分钟内收缩压下降20mmHg以上或舒张压下降10mmHg以上;或者平卧位高血压患者收缩压下降30mmHg以上。如患者血压下降即使没有达到这个数值(20/10mmHg),但只要有症状也具有同等重要的意义。通常情况下,患者在站立后更长的时间内(10~15分钟),会有逐渐的进行性血压下降从而会导致症状出现,症状出现与否取决于血压下降的速度与程度。反射性晕厥时血压突然下降并且经常有前驱症状。体位性(自主神经紊乱性)晕厥时意识丧失的发生要慢并逐渐发生。但老年人对这种血压渐进性下降经常不能感知,所以会出现没有任何征兆的"突然摔倒伴有意识丧失"。

那些有前驱症状患者的会主诉头重脚轻、视力模糊、管状视野、视力障碍。反射性晕厥和自主神经紊乱性晕厥的鉴别点是后者通常没有出汗和心动过缓。自主神经紊乱性晕厥更常见于早晨起床,任何加重外周静脉血液蓄积的因素(热、酒精、劳累)会加重病情。PAF 和 MSA 的患者可以有严重的心脏变时性功能不全,及相对固定的心率(50~70次/分)。

一些有严重的自主神经紊乱(特别是糖尿病)的患者可以有直立性低血压和平卧位高血压,可能原因为患者直立时不能有效收缩血管,平卧时不能有效地舒张血管。有时,这些疾病难以鉴别,因为这些疾病之间会有重叠。

四 诊断

评估的最重要方面是详细的病史与体检。患者首发症状的时间及发生时的情形?患者是否以晕厥、头晕或是疲乏为首发症状?症状多出现于什么时候,症状加重与缓解的因素是什么?有无其他系统的伴随症状(如其他自主神经系统受损的表现,或明显的器质性心脏病病史及症状)。患者的家族史(如家族性自主神经病,Riley-Day 综合征,血管迷走性晕厥常有家族史),患者的用药史及毒素化学物质接触史。一个详细认真的病史比不分情况地做各种检查要更有价值。实际上做各种实验检查都要先根据病史与体检,来有选择性地做检查以帮助诊断。例如 Horner 综合征可以是肺尖肿瘤引起的或者是自主神经病的早期表现。味觉性出汗可以是腮腺切除术后造成的 Frey 综合征或者是糖尿病自主神经病变。糖尿病自主神经病患者通常有长期的糖尿病病史并有体神经病变的表现。另外,尤其需要注意的是患者是否在用可以引起或加重低血压的处方药和非处方药,以及识别毒品或酒精滥用的可能性。

临床的第一步是确定患者的症状是否确实是晕厥,因为有多种原因可以引起短暂的意识丧失,所以这些情况要和晕厥相鉴别。另外,还要区分晕厥与心脏骤停,请参见本综述前面有关论述;在确定是晕厥后,第一步是排除一些明显的有紧迫危险的诱因,如出血、脱水等以立即纠正;评估晕厥患者的首要目的是确定患者是否有增加的死亡率的风险。排除患有器质性心脏病、心肌缺血、WPW 综合征、长 QT 综合征、Brugada 综合征,及儿茶酚胺敏感性多形性室速等疾病的患者。超声心动图、负荷试验、植入性心律失常记录仪等对于心源性晕厥患者的诊断有重要作用。对于没有心脏病的晕厥患者,晕厥不会增加患者的死亡率,但是可以严重影响患者的生活质量及工作能力。下一步是根据病史和体检来确定晕厥的病因以增加生活质量;是自主神经紊乱性晕厥还是非神经介导性晕厥,如药物、心排出量下降、内分泌疾病及过度血管扩张造成的。在有晕厥专长经验的医学中心,详细的病史和体检、体位变化时血压心率的测量及心电图等常规检查可以确诊大约 50% 的病例。

体位变化时血压心率的测量称为心脏自主神经功能试验,记录平卧位及站立 3 分钟时的血压和心率。虽然在站立时的人体反应和被动的直立倾斜试验时的人体反应有不同,但经常还是要做直立倾斜试验。另外可以通过功能试验来评估副交感和交感神经系统的功能。在深呼吸时和 Valsalva 动作时心率的变化可反映副交感功能,而 Valsalva 动作和直立抬高时血压的变化可反映交感神经的功能。交感肾上腺能神经衰竭导致体位性低血压和男性不能射精,交感胆碱能神经衰竭导致不能出汗,副交感衰竭导致固定心率、瞳孔增大、膀胱排尿无力、肠蠕动下降及男性不能勃起。另外可以做一些增加血压的测试,如等长锻炼、冷激试验(将手放冰水中 90 秒)和智力算术试验等,可以用这些测试来评估不同的传入神经功能或中枢神经通路功能。另外,动态心电图监测及 24 小时血压监测并同时记录活动日记可以帮助我们寻找诱发因素。

目前,直立倾斜试验是唯一的被详细研究的对神经心源性晕厥具有诊断意义的实验。直立倾斜试验(没有药物挑战的)的特异性接近 90%,有药物挑战的直立倾斜试验的特异性要低于没有药物挑战的。假阳性率是 10%;短期内(几天至几周)结果的重复性大约是 80% 至 90%,长期的(1 年以上)可重复性是 60%。因为没有金标准来比较,所以直立倾斜试验的确切敏感性还无法知道。患者在直立倾斜试验时接受到的应激与临床上经历的并不一样。"国际不明原因晕厥的研究(International Study of Syncope of Uncertain Etiology,ISSUE)"比较了直立倾斜试验诱导的晕厥与植入性心律失常记录仪记录到的自发性晕厥,发现自发性的晕厥更可能与显著的心动过缓有关。最近的第三次国际不明原因晕厥的研究(the Third International Study on Syncope of Uncertain Etiology,ISSUE-3)研究调查了神经介导性晕厥诊断的准确性。按照欧洲心脏病学会指南,如果病史与神经介导性晕厥一致而又排除了其他可能造成晕厥的病因,就可以诊断为神经介导性晕厥。187 例诊断为神经介导性晕厥的患者接受植入性心律失常记录仪,随访 15 个月,发现 87% 患者确实是神经介导性晕厥,另外 13% 患者是心源性晕厥。这次研究也表明,神经介导性晕厥患者如果直立倾斜试验阴性,则患者会从起搏器植入治疗中获益,降低晕厥发作;但是如果患者直立倾斜试验阳性,则没有足够的证据表明起搏器治疗有益。2009 年欧洲心脏病学会制定晕厥指南中给出了直立倾斜试验的适应证和禁忌证(表 11-11-2)。

表 11-11-2　直立倾斜试验的适应证及禁忌证

适 应 证
• 高危的无法解释的单次晕厥患者,如有明显受伤危险或者高危职业(飞机驾驶员等)或者无器质性心脏病的反复性晕厥,或者有器质性心脏病但除外了心源性晕厥的可能
• 临床有需要检测患者对反射性晕厥的易患性
• 需要鉴别反射性晕厥和体位性低血压造成的晕厥
• 鉴别伴有肢体抽动的晕厥与癫痫
• 反复无法解释的摔倒患者的评估
• 评估频繁晕厥并有精神病的患者
禁 忌 证
• 缺血性心脏病患者不能用异丙基去甲肾上腺素直立倾斜试验

　　直立倾斜试验的异常反应可以归为5种基本类型。第一种是经典的神经心源性(或称为血管迷走性)反应,特点是血压的迅速下降(伴有或不伴有心动过缓);第二种是自主神经紊乱型,表现为血压的逐渐下降(心率改变很小),最终导致晕厥(通常见于自主神经衰竭综合征);第三种是体位性心动过速反应,包括心率增加30次/分以上(或者在倾斜的初始10分钟内心率大于120次/分);第四种称为大脑性晕厥,此型患者在没有低血压的情况下发生晕厥,这与剧烈的大脑血管收缩(由经颅超声多普勒或脑电图测得)有关,这些患者常患有精神病,从转换障碍到焦虑症到抑郁症。转换障碍病患者对他们的病情没有清醒的认识;第五种,是有心理性晕厥的年轻人(特别是女性)是性虐待的受害者,心理性晕厥在受虐待的孩子和青少年表现为哭泣(以寻求帮助),我们绝不能对这些哭泣置之不理或装聋作哑。

五　治疗

(一)鼓励非药物治疗

　　中度的有氧运动和等长锻炼可以加强外周肌肉的力量,所以帮助肌肉的泵能力来加强静脉血向心脏的回流。倾斜训练对神经心源性晕厥有帮助;但长期坚持很难。睡觉时床头抬高6英寸(15cm)对自主神经衰竭综合征有帮助,齐腰弹性裤子也有帮助,可以提供至少30mmHg的脚踝部对抗压力。等长性对抗动作,比如腿部和上肢肌肉绷紧,在晕厥最早的前驱症状时使用;对于防止神经心源性晕厥有帮助。生物反馈治疗对于各种心理刺激引起的神经心源性晕厥有预防作用。

(二)药物治疗

　　尽管使用以上各种办法,但一些患者的症状仍会持续存在。对于有反复晕厥或近似晕厥发作并且造成受伤或高危受伤的患者(自己受伤或造成别人受伤),需要预防性药物治疗。对于经常发作或严重晕厥发作(特别是那些已经有晕厥造成创伤的)患者,需要尽早开始药物治疗来控制发作,同时等待更保守的办法来起效。要小心选取适合不同患者需要的药物,选取的药物不但是针对晕厥的治疗,还要考虑同时存在的其他疾病以及患者正在服用的其他药物。任何治疗自主神经紊乱的药物有时偶尔会加重症状而非减轻晕厥症状。

　　许多药物被用于临床试验来证明其效果,但是大部分结果是令人失望的。但是,因为不同的临床试验所用的研究方法和所研究的患者群体是不相同的,所以很多随机临床实验的结果是混合性的,很难比较不同的临床实验。因为在反射性晕厥发生时,没有有效的外周血管收缩,所以很多血管收缩性药物被用于治疗。

　　最早的是麻黄碱类药物右旋苯异丙胺和派醋甲酯,这些药物导致血管收缩,因为它们有α受体激动剂的作用。α1受体激动剂米多君也有血管收缩作用,而无刺激中枢神经系统的作用,已经被美国药监局批准用于体位性低血压的治疗,也被两个随机临床试验证明对于神经心源性晕厥有效。另外,在需要反复做引起晕厥的行为或者长期站立1小时前,可以服用一剂米多君。但是另外一个α受体激动剂依替福林在两个临床试验中被证明无效。育亨宾碱、麻黄碱、茶碱也有被用于治疗神经心源性晕厥,但其耐受性差而限制了它们的使用。

　　β受体阻滞剂是首先用于预防神经心源性晕厥的药物之一,机制是其负性肌力作用会减轻静脉回心血量减少时对心脏压力感受受体的激活。但是临床试验的结果并不支持这一理论。六个长期随访试验中5个表明β受体阻滞剂没有疗效。

　　α2受体激动剂可乐定(clonidine)可以引起一些患者血压过度增高,尤其那些有显著的节后交感神经紊乱的自主神经衰竭的患者。虽然可乐定可引起交感神经系统的输出降低,在正常人可引起血压降低,但在自主神经衰竭的患者反而血管收缩成为其主要作用,而只有很少或没有外周交感神经刺激;在使用这一药物时一定要谨慎。

氟氢可的松是盐皮质激素,可以增加液体在人体内的蓄积,增加外周 α 受体的敏感性,这样促进血管收缩。虽然氟氢可的松对于体位性低血压的治疗有效,但是对于神经心源性晕厥的治疗还有待于更多的研究,因为它在一个小的随机双盲试验中没有疗效。

有证据表明,5 羟色胺或称为血清素在中枢神经系统内对于心率和血压的调节起重要作用。几个临床试验包括一个双盲随机对照的试验表明 5 羟色胺再摄取抑制剂能够有效地治疗反射性晕厥和体位性低血压。

很长时间以来,我们注意到许多自主神经衰竭的患者也患有贫血。Hoeldtke 和 Streeten 的研究表明,皮下注射促红细胞生成素可引起血压显著升高并增加血细胞,用于治疗体位性低血压。随后的研究表明促红素有直接的血管收缩作用,与其对外周血液 / 组织一氧化氮的影响有关(表 11-11-3)。

表 11-11-3 治疗措施

治疗措施	方法或剂量	常见问题
床头抬高倾斜	床头抬高并倾斜 45° 角,常需要整个床倾斜	低血压、从床上滑下去、腿痉挛
弹力长筒袜子	需要至少产生 30~40mmHg 的脚踝部对抗弹力,长度及腰部最好	不舒服、热、难以穿上
饮食调整 *	每天液体摄入至少 2~2.5L;钠摄入至少 150~250mmol(8.8~14.6g 食盐)	平卧位高血压,外周水肿
锻炼	轻度有氧锻炼可以帮助静脉血回流,水中的锻炼尤其有帮助	如果锻炼过于猛烈会导致血压降低
氟氢可的松	初始剂量 0.1~0.2mg/d;可以增加剂量最大至 1.0mg/d	低钾、低镁、外周水肿、体重增加、充血性心衰
哌醋甲酯	5~10mg,口服,3 次 / 日,和饭同时服用,最后一剂在晚上 6 点以前	兴奋、震颤、失眠、平卧位高血压
甲氧胺福林(又称为称甲氧胺林或米多君)*	每次 2.5~10mg,每 2~4 小时 1 次,最大剂量可以 40mg/d	恶心、平卧位高血压
可乐宁(又称为压泰生、血压得平、氯压定、催压降)	每次 0.1~0.3mg,口服,2 次 / 日,或者用皮肤贴膏 1 次 / 日	口干、心动过速、低血压
育亨宾碱	8mg/ 次,口服,2~3 次 / 日	腹泻、焦虑、紧张
麻黄碱(麻黄碱硫酸盐)	每次 12.5~25mg,口服,3 次 / 日	心动过速、震颤、平卧位高血压
氟西汀(或称为百忧解)	每次 10~20mg,口服,1 次 / 日,需要 4~6 周	恶心、厌食、腹泻、兴奋
文拉法辛	每次缓释剂型 75mg,口服,1~2/ 日	恶心、厌食、高血压
帕罗西汀 *	每次 10mg,口服,1 次 / 日	恶心、震颤、腹泻、兴奋
促红细胞生成素	每次 8000 单位,皮下,1 次 / 周	需要注射使用,注射部位有烧灼感,红细胞增加,脑中风
酒石酸美托洛尔 *	每次 25~50mg,口服,2~3 次 / 日	低血压、心衰、心动过缓(对于年轻患者无效)
吡斯的明	每次 60mg,口服,2 次 / 日	恶心、腹泻、腹部绞痛
去氨加压素	血管加压素拟似物,鼻喷雾剂,或口服片剂每次 0.2 mg/ 晚	低钠血症
生长抑素(奥曲肽)	每次 25μg 皮下注射,每日两次,可以增加到每次 100~200μg,3 次 / 日	恶心、腹痛、肌肉痉挛、高血压

* 经过随机对照的临床试验评估过

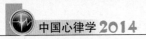

(三)心脏起搏治疗

传统永久起搏器对神经心源性晕厥的治疗具有很大的争议性。最近的荟萃分析(meta-analysis)对9个传统永久起搏器治疗神经心源性晕厥的临床试验进行综合分析,表明传统永久起搏器对于神经心源性晕厥的治疗没有明显效果。

心脏起搏治疗在近来有很大的进展,因为闭环刺激(CLS)起搏器的诞生。多个临床研究包括前瞻性随机单盲研究表明闭环刺激(CLS)起搏器对于治疗神经心源性晕厥的治疗非常有效。这些临床研究表明可以显著地降低晕厥的发作频率。闭环刺激系统能够感知血压的变化,在血压降低时快速起搏心脏,或者升高血压。起搏器除了可以降低晕厥的频率外,还可以增加从症状出现至意识丧失的时间,这可以给患者一个足够长的反应时间来采取自我保护的措施(比如躺下,采取卧位)。另外可感知体动,而且能感知情绪精神变化而引起相应心率变化。

六 小结

自主神经系统紊乱即复杂又多样化,并在每一个器官系统和大部分疾病中起作用。自主神经系统紊乱的表现可以有很多种,经常最终进展到无法维持正常恒定血压的程度,以至于发生近似晕厥或晕厥。只有对这些疾病有足够的认识与掌握才能识别、诊断和恰当地处理。进一步的研究会帮助我们理解这一表现多样的疾病,同时找到更好的诊断与治疗措施。

(于诗鹏)

参 考 文 献

[1] Sutton R, et al. Clinical classification of syncope. Prog Cardiovasc Dis, 2013, 55:339-444.

[2] Henry TR, Ezzeddine MA. Approach to the patient with transient alteration of consciousness. Neurol Clin Pract, 2012, 2:179-186.

[3] Smith BA, Clayton EW, Robertson D, et al. Experimental arrest of cerebral blood flow in human subjects: the red wing studies revisited. Perspect Biol Med, 2011. 54:121-131.

[4] Fedorowski A, Melander O, et al. Syndromes of orthostatic intolerance: a hidden danger. J Intern Med, 2013, 273:322-335.

[5] Perlmuter LC, et al. A review of the etiology, asssociated comorbidities, and treatment of orthostatic hypotension. Am J Ther, 2013, 20:279-291.

[6] Poda R, et al. Standing worsens cognitive functions in patients with neurogenic orthostatic hypotension. Neurol Sci, 2012, 33:469-473.

[7] Metzler M, et al. Neurogenic orthostatic hypotension: pathophysiology, evaluation, and management. J Neurol, 2013, 260:2212-2219.

[8] Freeman R, et al. Consensus statement on the definition of orthostatic hypotension, neurally mediated syncope and the postural tachycardia syndrome. Clin Auton Res, 2011, 21:69-72.

[9] Nwazue VC, et al. Confounders of vasovagal syncope: orthostatic hypotension. Cardiol Clin, 2013, 31:89-100.

[10] Iodice V, et al. Cardiovascular autonomic dysfunction in MSA and Parkinson's disease: similarities and differences. J Neurol Sci, 2011. 310:133-138.

[11] Shibao C, Okamoto L, Biaggioni I, et al. Pharmacotherapy of autonomic failure. Pharmacol Ther, 2012, 134:279-286.

[12] Kimpinski K, et al. A case of acute reversible pure adrenergic failure. Auton Neurosci, 2013, 179:163-165.

[13] Ohyama K, et al., Differential recovery in cardiac and vasomotor sympathetic functional markers in a patient with acute autonomic sensory and motor neuropathy. Intern Med, 2013, 52:497-502.

[14] Blanc JJ. Clinical laboratory testing: what is the role of tilt-table testing, active standing test, carotid massage, electrophysiological testing and ATP test in the syncope evaluation? Prog Cardiovasc Dis, 2013, 55:418-424.

[15] Ungar A, Sgobino P, Russo V, et al. Diagnosis of neurally mediated syncope at initial evaluation and with tilt table testing compared with that revealed by prolonged ECG monitoring. An analysis from the Third International Study on Syncope of Uncertain Etiology (ISSUE-3). Heart, 2013, 99:1825-1831.

[16] Russo V, Rago A, Papa AA, et al., The effect of dual-chamber closed-loop stimulation on syncope recurrence in healthy patients with tilt-induced vasovagal cardioinhibitory syncope: a prospective, randomised, single-blind, crossover study. Heart, 2013, 99:1609-1613.

［17］Palmisano P,Zaccaria M,Luzzi G,Nacci F,et al. Closed-loop cardiac pacing vs. conventional dual-chamber pacing with specialized sensing and pacing algorithms for syncope prevention in patients with refractory vasovagal syncope:results of a long-term follow-up. Europace,2012,14:1038-1043.

［18］Bortnik M,Occhetta E,Dell'Era G,et al. Long-term follow-up of DDDR closed-loop cardiac pacing for the prevention of recurrent vasovagal syncope. J Cardiovasc Med(Hagerstown),2012,13:242-245.

［19］Kanjwal K,Karabin B,Kanjwal Y,et al. Preliminary observations on the use of closed-loop cardiac pacing in patients with refractory neurocardiogenic syncope. J Interv Card Electrophysiol,2010,27:69-73.

12. 肥厚型心肌病伴房颤的治疗

肥厚型心肌病是一种常见的具有明显遗传倾向的心血管疾病,其人群发病率约为 0.2%,约 60% 的肥厚型心肌病患者其编码肌节蛋白的基因发生突变。目前已经证实有 19 个基因的 900 多个位点突变与肥厚型心肌病相关,主要为编码 β- 肌球蛋白重链、心肌肌钙蛋白 T 和肌球结合蛋白 C 的基因突变。肥厚型心肌病患者常易于并发各种心律失常,其中以心房颤动(房颤)较为常见。在肥厚型心肌病人群中房颤的患病率为 20%~25%,年发病率为 2%;这远高于房颤在普通人群中的患病率及年发病率。诸多因素的存在导致肥厚型心肌病患者易于发生房颤,主要与肥厚型心肌病患病者年龄、心房结构异常、P 波时限、呼吸睡眠障碍、遗传因素等有关。房颤可使肥厚型心肌病患者的临床症状恶化,房颤可降低肥厚型心肌病患者心功能、运动耐量及生活质量,增加其远期死亡率和卒中发生率。

一 肥厚型心肌病患者并发房颤的危险因素

1. 年龄　房颤可以发生在任何年龄的肥厚型心肌病人群中,但随着年龄的增加,肥厚型心肌病人群中房颤的患病率也逐渐增加,即肥厚型心肌病患者年龄与房颤的发生率呈正相关,在 60 岁以上人群中房颤发生率尤为显著。同时在长期临床随访研究中也发现,合并房颤的肥厚型心肌病患者年龄显著高于无房颤患者。

2. 左房内径　左房增大在肥厚型心肌病患者中较为常见,同时在房颤人群中左房也有不同程度的扩张。Olivotto 等证实在肥厚型心肌病人群中左房体积的增加是其发生房颤的有效预测因子,这独立于患者的年龄及 NYHA 心功能分级。肥厚型心肌病患者左房内径 >45mm 是其发生房颤的有效预测因子,左房内径 >45mm 的肥厚型心肌病患者发生房颤的风险是左房内径 <45mm 者的 8~9 倍。这可能与肥厚型心肌病患者心室早期舒张功能障碍,左室被动排空能力下降,左室灌注更多依赖于左房主动收缩,进而促进左房的扩张。左房扩张导致左房结构及电重构,进而使得心房有效不应期缩短、动作电位局部传导延迟,从而易于房颤的诱发和维持。

3. 心肌纤维化　心肌纤维化也是肥厚型心肌病患者发生房颤的一个重要危险因素。Chen 等在心脏外科手术时发现肥厚型心肌病患者心肌纤维化程度较非肥厚型心肌病患者明显增加,Yamaji 等对肥厚型心肌病患者尸检时发现合并房颤的患者其心肌纤维化程度较无房颤患者明显增加。此外对肥厚型心肌病患者行 CMR 扫描发现,合并房颤者其左室心肌纤维化程度以及左房体积均显著高于未合并房颤者,提示左室心肌纤维化的存在可能导致左室舒张功能

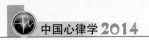

障碍,进而继发左房扩张诱发房颤。

4. 基因突变 基因突变也与肥厚型心肌病患者发生房颤有关。β-肌球蛋白重链的 *Arg663His* 基因发生错义突变可增加肥厚型心肌病患者发生房颤的风险,Gruver 等对 24 例 *Arg663His* 基因突变的肥厚型心肌病患者为期 7 年的临床随访研究发现 47% 的患者发生了房颤。晚近 Ogimoto 等和 Nagai 等分别证实血管紧张素受体基因插入 / 缺失多态性以及编码内皮素 -2 的基因 *A985G* 多态性均可增加肥厚型心肌病患者并发房颤的风险。

5. P 波时限 P 波时限可用于评价心房内是否存在传导不同步,而 P 波离散度可用于反映心房不均一性传导程度。Ozdemir 等证实肥厚型心肌病患者 P 波时限及 P 波离散度均显著增加,这可能与房颤所致心房扩张进而使得心房电活动顺序发生改变有关。通过测量肥厚型心肌病患者心电图上的 P 波时限和 P 波离散度,可及时发现房颤高危人群。

6. 呼吸睡眠障碍 呼吸睡眠障碍在肥厚型心肌病人群中较为常见,其发生率为 32%~71%,这至少是普通人群的 2 倍。Pedrosa 等证实合并呼吸睡眠暂停(obstructive sleep apnea,OSA)的肥厚型心肌病患者其房颤的发生率是无 OSA 者的 5 倍,合并 OSA 的人群中左房内径也显著高于无 OSA 人群,多因素回归分析证实左房内径及 OSA 程度是肥厚型心肌病患者发生房颤的独立预测因子。这可能是由于 OSA 增加肥厚型心肌病患者的心脏负担,使其心房负荷过重,进而造成心房结构重构,导致房颤的发生。

二 肥厚型心肌病并发房颤的临床处理

房颤的发生是肥厚型心肌病患者临床症状的一个重要转折,往往标志着患者心功能恶化的开始,提示患者预后均不佳。尽管部分患者可能没有较为严重的临床症状,但房颤发作时心律不齐,将损害患者心脏功能,导致患者运动耐量及生活质量不同程度下降。Olivotto 等证实合并房颤的肥厚型心肌病患者其进展为严重心功能障碍(NYHA Ⅲ~Ⅳ级)的风险是维持窦性心律者 3 倍。此外在肥厚型心肌病患者中房颤与卒中及周围血管栓塞事件的发生独立相关,合并房颤的肥厚型心肌病患者其卒中发生风险明显高于窦性心律者。临床中对合并房颤的肥厚型心肌病患者首要的治疗措施是有效抗凝、预防卒中。在有效抗凝治疗的基础上可考虑给予患者转复窦性心律或控制心室率治疗以改善患者临床症状和预后。

(一)药物治疗

1. 抗凝治疗 肥厚型心肌病合并房颤的患者其发生血栓栓塞事件的风险较高,相关研究证实肥厚型心肌病合并房颤的患者中,未接受抗凝治疗的患者发生体循环血栓栓塞事件的风险是应用华法林抗凝治疗患者的两倍。这与大多数非肥厚型心肌病房颤患者的临床研究结论相似,可见对于**此类患者抗凝治疗须更为积极**。目前的指南中均将华法林作为 I 类推荐(证据级别:B 级)应用于肥厚型心肌病患者房颤抗凝治疗,并建议将 INR 控制在 2.0~3.0 之间。尽管在肥厚型心肌病合并**房颤者中暂无**关于抗凝治疗的临床随机试验,但其他关于房颤抗凝治疗的研究均证实持续 48 小时以上的房颤或可能复发的房颤患者口服华法林 / 抗血小板药物可有效预防血栓栓塞事件的发生。因此肥厚型心肌病患者无论合并阵发性房颤、持续性房颤还是持久性房颤均需口服华法林抗凝治疗,但应当具体情况具体分析,要评估出血风险及患者依从性。阿司匹林可应用于那些不能或不愿接受华法林抗凝治疗的患者,但其临床疗效尚不清楚。此外,尽管目前尚无直接凝血酶抑制剂(达比加群酯)和直接凝血因子 Xa 抑制剂(利伐沙班和阿哌沙班)用于肥厚型心肌病患者房颤抗凝的相关研究,但一些临床试验研究已证实达比加群抗凝疗效优于华法林,利伐沙班和阿哌沙班抗凝疗效不亚于华法林。可见对于合并房颤的肥厚型心肌病患者可考虑予以新型抗凝药物抗凝治疗。

2. 控制频率　大多数情况下持续性房颤患者因窦性心律较难转复或转复后难以维持,常退而求其次选择控制心室率治疗。频率控制是通过给予患者 β- 受体阻滞剂或钙通道拮抗剂抑制房室结的传导来实现的。肥厚型心肌病合并快心室率房颤时常选择控制心室率治疗,推荐应用高于常规剂量的 β- 受体阻滞剂以及非二氢吡啶类钙通道拮抗剂联合治疗,但需注意监测患者的心率和血压。胺碘酮可作为二线药物用于肥厚型心肌病合并房颤控制心室率治疗,特别适用于合并有室性心律失常的患者。洋地黄类药物也常用于房颤控制心室率治疗,但因其为正性肌力药物,在肥厚型心肌病患者中应慎用。

3. 控制节律　肥厚型心肌病患者并发房颤时,由于临床症状患者难以耐受,并且患者发生血栓栓塞及恶性心律失常事件的风险较高,故需积极转律治疗。诸多房颤及肥厚型心肌病相关治疗指南中均将胺碘酮列为Ⅱa推荐(证据级别:C 级)应用于肥厚型心肌病合并房颤的节律控制治疗中。相关研究证实,合并肥厚型心肌病的房颤患者应用胺碘酮后血流动力学障碍得以改善,并且胺碘酮可有效预防房颤的复发,并且胺碘酮的疗效优于传统抗心律失常药物(如普罗帕酮、β- 受体阻滞剂、维拉帕米、地高辛等)。此外,索他洛尔、多菲利特和决奈达隆均可用于肥厚型心肌病患者房颤的节律控制治疗,但需强调的是上述药物最好在 ICD 的保护下使用。

(二) 导管射频消融治疗

抗心律失常药物虽可用于此类患者维持窦性心律治疗,但疗效甚微且常伴有相关药物副作用,尤其不适用于年轻患者。经过近 20 年的研究和发展,房颤导管射频消融术安全性及有效性已逐步改善,使得导管射频消融术在房颤治疗中的地位也逐步攀升。目前诸多研究均证实,导管射频消融术在房颤节律控制中优于抗心律失常药物。同时根据最新的房颤导管射频消融治疗指南的建议,房颤导管射频消融术已成熟运用于非器质性心脏病房颤患者的治疗。此外,基于其他器质性心脏病房颤患者消融成功的经验,相关指南也推荐药物难治性房颤或不能接受抗凝药物治疗的患者行导管射频消融术,目前国外诸多中心已开展了肥厚型心肌病合并房颤导管消融治疗的研究,其研究结果表明导管射频消融术在这一人群中安全、有效,其消融成功率在 45%~92% 之间,初次消融术后房颤复发率较高,39%~72% 的患者需接受再次消融治疗。

合并阵发性房颤的肥厚型心肌病患者经导管射频消融治疗后窦性心律维持情况相对较为理想。经多次消融及必要的额外线性消融后,其消融成功率可接近于无器质性心脏病房颤患者。然而对于持续性房颤患者来说,即使经过多次消融后其窦性心律维持率仍偏低,这也不足为奇,持续性房颤患者左房结构重塑及基质改变情况均较为显著,增加了折返机制,利于房颤的发生和维持,不利于术后窦性心律的维持。此外对于肥厚型心肌病患者来说,消融术后房颤复发还与患者年龄、左房内径及 NYHA 心功能分级等有关。可见对于这一类患者术前评估尤为重要,年龄相对较大、心房扩张明显的持续性房颤患者消融术后可能获益不大。相反,年龄相对较轻、左房结构改变不明显的阵发性房颤患者消融术后维持窦性心律的可能性较大。

事实上,肥厚型心肌病本身即可影响房颤消融的成功率,随着肥厚型心肌病病程的进展,术后患者心肌纤维肥厚程度进行性加重,其左房结构重塑也就越发严重,进而导致左房基质改变越发明显,房颤复发风险就越大。此外,心肌肥厚较为严重的患者常可因冠状动脉功能障碍并发缺血性心肌病,进而导致左室功能障碍,进而增加左房充盈压使得左房扩张和左房纤维化;同时由于左室功能障碍导致二尖瓣收缩期前向运动(SAM 征),进而导致二尖瓣反流,这均增加了消融术后房颤复发的风险。

对于此类房颤患者额外的线性消融是安全的,并且对于那些左房扩张比较严重、左室舒张功能较差的患者来说额外的线性消融可能获益,但总体上并没有提高患者术后成功率。任何情况下,患者的安全均是影响筛选房颤患者进行消融以及选择消融策略的重要因素。在一项关于房颤患者消融术后预后的研究中指出消融手术相关的死亡率仅为0.05%,但消融相关的严重并发症的发生率却高达6%,包括心包填塞、肺静脉狭窄、心源性栓塞等。尽管目前的报道在此类房颤消融术中并未发生严重的消融相关并发症,但对于此类患者消融相关并发症的发生率及是否会并发新的并发症等尚需更多的研究以明确。

(三) 外科手术治疗

外科迷宫消融术导致左房重塑进而阻断多子波折返达到治疗房颤的目的。但目前关于肥厚型心肌病合并房颤时针对房颤外科治疗的临床研究相对较少,Chen等对10例左室流出道梗阻性肥厚型心肌病合并房颤患者同时行室间隔切除术 + 房颤迷宫消融术,术后15个月的随访期内发现1例患者死于室颤,2例患者术后转变为房扑,余下7例患者均维持窦性心律。Ommen等发现梗阻性肥厚型心肌病患者行室间隔切除术后房颤的发生率较未行手术治疗的患者显著降低。对于肥厚型心肌病合并房颤的患者经外科行室间隔切除术 + 迷宫消融术是否可使患者获得较大的临床获益需进行更多的临床研究。目前的指南中建议可在行室间隔切除术的患者中针对药物难治性房颤予以迷宫消融术治疗(IIa,C)。

三 结论

心房颤动是肥厚型心肌病患者较为常见的心律失常,并且房颤的发生可导致肥厚型心肌病患者临床症状的进一步恶化,卒中、心力衰竭及死亡风险均增加。目前认为,年龄、左房结构及基质改变、某系特定的基因突变、P波时限及离散度的增加、呼吸睡眠暂停等是肥厚型心肌病患者并发房颤的危险因素。此外,对于肥厚型心肌病患者并发房颤时需积极抗凝治疗预防卒中的同时,给予节律控制和频率控制,缓解症状、改善预后、提高生存率和生活质量。

(夏云龙 王忠振)

参 考 文 献

[1] Maron BJ. The 2009 international hypertrophic cardiomyopathy summit.Am J Cardiol,2010,105(8):1164-1168.

[2] Keren A,Syrris P,McKenna WJ. Hypertrophic cardiomyopathy:the genetic determinants of clinical disease expression. Nat Clin Pract Cardiovasc Med,2008,5(3):158-168.

[3] Bos JM,Towbin JA,Ackerman MJ. Diagnostic,prognostic,and therapeutic implications of genetic testing for hypertrophic cardiomyopathy. J Am Coll Cardiol,2009,54(3):201-211.

[4] Maron BJ. Hypertrophic cardiomyopathy:a systematic review. Jama,2002,287(10):1308-1320.

[5] Elliott P,McKenna WJ. Hypertrophic cardiomyopathy. The Lancet,2004,363(9424):1881-1891.

[6] Olivotto I,Cecchi F,Casey SA,et al. Impact of atrial fibrillation on the clinical course of hypertrophic cardiomyopathy. Circulation,2001,104(21):2517-2524.

[7] Kubo T,Kitaoka H,Okawa M,et al. Clinical impact of atrial fibrillation in patients with hypertrophic cardiomyopathy. Results from Kochi RYOMA Study. Circ J,2009,73(9):1599-1605.

[8] Sciagra R,Sotgia B,Olivotto I,et al. Relation between atrial fibrillation and blunted hyperermic myocardial blood flow in patients with hypertrophic cardiomyopathy. Nulear Cardiol,2005,16:92-96.

[9] DoI Y,Kitak H. Hypertrophic cardiomyopathy in the elderly:significance of atrial fibrillation. J Cardiol,2001,37:133-138.

[10] Nistri S,Olivotto I,Betocchi S,et al. Prognostic significance of left atrial size in patients with hypertrophic cardiomyopathy(from the Italian Registry for Hypertrophic Cardiomyopathy). Am J Cardiol,2006,98(7):960-965.

[11] Parkash R,Green MS,Kerr CR,et al. The association of left atrial size and occurrence of atrial fibrillation:a prospective cohort study from the Canadian Registry of Atrial Fibrillation. Am Heart J,2004,148(4):649-654.

[12] Chen MS,McCarthy PM,Lever HM,et al. Effectiveness of atrial fibrillation surgery in patients with hypertrophic cardiomyopathy. Am J Cardiol,2004,93(3):373-375.

[13] Yamaji K,Fujimoto S,Yutani C,et al. Does the progression of myocardial fibrosis lead to atrial fibrillation in patients with hypertrophic cardiomyopathy? . Cardiovasc Pathol,2001,10(6):297-303.

[14] Pujadas S,Vidal-Perez R,Hidalgo A,et al. Correlation between myocardial fibrosis and the occurrence of atrial fibrillation in hypertrophic cardiomyopathy:a cardiac magnetic resonance imaging study. Eur J Radiol,2010,75(2):88-91.

[15] Theano P,Tjeerd G,Stephan F,et al. CMR findings in patients with hypertrophic cardiomyopathy and atrial fibrillation.J Cardiovasc Magn Reson,2009,11(1):34-42.

第十二篇

指南解读与其他

1. 2013 美国心衰指南解读

2013 年美国 ACCF/AHA 发表了心衰治疗指南,最重要的理念是推广和落实"指南导向的药物 / 装置治疗"。提出:心衰治疗应遵从凝聚了循证医学精粹和专家共识及临床经验的指南,合理配置医疗资源给获益最大的患者群,确保每个心衰患者得到最合理和最理想的治疗方案,即优化的治疗流程。为了落实这一理念,强调心衰患者的系统管理,本文拟从如下几方面解读该心衰指南。

一 心衰定义和分期的新界定

在 2009 年美国成人心衰指南中,心力衰竭分为射血分数下降和射血分数正常的心衰,没有给出具体的 LVEF 的数值。2013 版的新指南中关于心衰的定义更加具体。定义射血分数下降的心衰(HFrEF)LVEF≤40%;射血分数代偿的心衰(HFpEF)为 LVEF≥50%;对于 LVEF 在 41%~49% 的中间患者可以细分为 HFrEF 临界和 HFpEF 改善两亚类。HFpEF 临界意味着患者介于 HFrEF 和 HFpEF 的中间阶段,HFpEF 改善见于 HFrEF 的患者经过治疗 LVEF 得到提高。为什么不用收缩性心衰和舒张性心衰这两个术语? 鉴于绝大多数心衰患者同时存在收缩和舒张功能的异常,无法用某个指标表示单纯的收缩或舒张功能障碍。另外,在循证医学的时代,大部分心衰的临床研究采用的是 LVEF 界定的入选标准。由于目前证实心衰有效治疗的临床研究多数采用 LVEF≤35% 或 40%,美国新指南选用了 LVEF≤40% 作为标准。对于 HFpEF 既往的定义较为混乱,LVEF 从≥40%~55% 不等。新的指南采用 LVEF≥50% 是较好的选择。虽然没有直接回答 HFpEF 和 HFrEF 是一个综合征的前后两个阶段还是独立的两个综合征的问题,但是提出动态看待 LVEF 变化的新理念。

慢性心衰是一个发生发展的过程,心衰 4 个阶段的提法依然保留。即心脏损伤高危期(A阶段),无症状心衰期(B 阶段),有症状心衰期(C 阶段),心衰进展期(D 阶段)。

二 心衰生物标志物的价值提升

尽管心衰的诊断是一个临床综合判断的过程,不依赖于某一个指标的检测。但是心衰生物标志物的检测仍有一定临床价值。利钠肽类(主要是 BNP 和 NT pro-BNP)的检测在急性心衰或慢性心衰可走动的患者中的诊断和排除诊断中的重要性获得肯定,从原来的 IIa 级推荐上升到 I 级推荐。同时肯定了该类标志物提供心衰患者预后的信息,尤其是小于 75 岁以下的患者。对于慢性心衰可走动的患者检测利钠肽有助于达到理想的药物治疗的目的。对急性心衰的患者系列检测利钠肽指导心衰的治疗的价值依然不肯定(IIb,原来是III)。BNP 和 NT pro-BNP 的升高不仅见于心衰,也见于很多心血管疾病和其他非心脏病情形。

心衰患者出现心肌损伤标志物肌钙蛋白 T 或肌钙蛋白 I 的升高预示着死亡或致残风险的加大,此类标志物的检测有助于危险分层。其他的生物标志物如 ST2 和 Gelactin 3 与心肌纤维化有关,目前是 IIb 级推荐,不仅能够预测心衰死亡和再住院,而且能够提供预后的信息,特别是与利尿肽系统联合,增加了多重生物标志物预测的可信度。

三　影像学检查的新推荐

随着心脏影像学的进展,2013 年 ACCF 发表了心衰患者心脏影像学应用的共识。新的心衰指南与其保持一致,除了常规的心脏 X 线检查、超声心动图作为一级推荐外,新增内容包括:对冠心病合并心衰的患者采用非创伤性影像评估心肌缺血或心肌存活;在血运重建之前采用非创伤性影像评估心肌存活率;放射性核素心室显影和心脏磁共振可以用于评估 LVEF 和心室容积;心脏磁共振评估心肌纤维化或瘢痕。这 4 项均为Ⅱa 级推荐。可以看出评价心肌存活有助于更合理的治疗选择,评估心肌纤维化或瘢痕对提高心脏再同步化治疗的疗效具有重要意义。

四　心衰治疗学新理念

新版指南反复强调"指南导向药物 / 装置治疗"的重要性。

A 阶段:心衰预防的策略不变,降低发生心衰的危险因素。积极治疗高血压、糖尿病、动脉粥样硬化、代谢综合征、甲状腺疾病、睡眠呼吸暂停综合征等。

B 阶段:ACEl 和 β 受体阻滞剂逆转心脏重构的地位依然保留,ARB 可作为不能耐受 ACEl 患者的替代。有循证医学证据的 β 受体阻滞剂是Ⅰ级推荐 B 级证据,其他的 β 受体阻滞剂也可以预防心衰的发生(Ⅰc 级)。个人认为最好选择无内在拟交感活性的 β 受体阻滞剂。对心肌梗死或急性冠脉综合征的患者推荐他汀类药物预防心衰的发生和降低心血管事件。对无心衰症状的缺血性心脏病患者,心肌梗死后至少 40 天以上,LVEF≤30%,可能存活一年以上的患者,在理想药物治疗的基础上,安置 ICD 预防猝死是合理的(Ⅱa)。非缺血性心脏病:ICD 预防猝死老版指南是Ⅱb 级,新指南去掉了。有负性肌力作用的非二氢吡啶类钙拮抗剂对心肌梗死后低 LVEF 的患者(尽管无心衰的症状)是有害的,作为禁忌。但是临床上有些医生忽视这一点,对心肌梗死后 PCI 患者常规应用地尔硫䓬,不管其是否存在 LVEF 降低。

C 阶段:ACEl/ARB 和 β 受体阻滞剂(3 种循证医学证实降低心衰死亡率的药物)依然是治疗心衰的基石,提法和推荐级别不变,利尿剂用于存在液体潴留的心衰患者(Ⅰc 级)。醛固酮受体拮抗剂应用的范围有所扩大,第一,选择性用于 NHYAⅡ~Ⅳ级的心衰患者,LVEF≤35%,男性肌酐≤2.5mg/dl,女性肌酐≤2.0mg/dl 或估算肾小球滤过率 >30ml/(min·1.73m^2),血钾 <5.0mmol/L。对 NYHA Ⅱ级的患者要求有心血管疾病住院史或利钠肽水平增高史。强调初始应用和追踪期间均应密切监测肾功能,电解质和利尿剂的剂量,将高钾血症和肾功能异常的风险降到最低(ⅠA)。第二,急性心肌梗死后:LVEF≤40%,或存在心衰症状,或有糖尿病的患者,除非存在禁忌证,推荐应用醛固酮受体拮抗剂(ⅠB)。明确提出对存在肾功能异常或血钾异常的患者,不恰当的应用醛固酮受体拮抗剂反而是有害的(Ⅲ)。由此可见合理应用醛固酮受体拮抗剂的重要性,限定在一部分选择性患者中,并非是所有心衰患者常规治疗的药物。不推荐将 ACEI 和 ARB 与醛固酮受体拮抗剂三重联合,不能耐受醛固酮受体拮抗剂的患者 ACEI 与 ARB 的二重联合是Ⅱb 级推荐。地高辛依然作为Ⅱa 级推荐,强调可以使 HFrEF 的患者获益,主要是降低心衰的住院率,与欧洲 ESC 心衰指南明显不同。2013 年 ACC 年会上,公布了 DIG 研究的亚组分析,证实地高辛能够降低老年心衰患者 30 天全因住院率。肼屈嗪和硝酸酯类的联合推荐给非洲裔的美国人。心衰合并房颤的患者同时存在其他发生卒中的危险因素推荐抗凝治疗;心衰合并房颤无其他危险因素Ⅱa 级推荐抗凝治疗。单纯心衰不推荐抗凝治疗。不推荐他汀用于心衰患者。多不饱和脂肪酸(PuFA)可以考虑作为心衰患者的辅助治疗(Ⅱa 级),

是新增的内容。主要依据 GISSl 和 GISSI-HF 研究的结果,欧洲心衰指南仅给予Ⅱb 级推荐,认为 OMEGA 研究未能证实 GISSl 的结论。钙拮抗剂不推荐用于 HFrEF。纵观药物治疗部分,对 HFrEF 的心衰患者,靶心率是多少没有提及,单纯减慢心率的伊伐布雷定如何评价没有回答,可能与美国没有该药有关。对存在睡眠呼吸暂停综合征的患者推荐连续气道正压通气,能够提高 LVEF(Ⅱa 级)。心衰患者的运动康复治疗作为Ⅰ A 级推荐。

C 阶段 HFpEF 的治疗:存在容量负荷过重的患者应用利尿剂作为Ⅰ级推荐。针对心衰的病因进行相应的治疗:高血压的患者降压治疗;冠心病患者的血运重建;房颤患者遵从相应的指南;糖尿病患者控制血糖等。高血压合并 HFpEF 应用 ACEI/ARB 及 β 受体阻滞剂均为Ⅱa 级。

C 阶段装置治疗的指征与 2012 年美国心脏病学院基金会(ACCF)、美国心脏学会(AHA)和美国心律学会(HRS)联合推出心脏节律异常器械治疗指南相一致。扩张性心肌病或缺血性心脏病心肌梗死后至少 40 天、LVEF≤35%、NYHA Ⅱ~Ⅲ级,指南导向药物治疗的基础上估计存活一年以上的患者推荐:ICD 用于预防猝死,降低死亡率(Ⅰa)。心肌梗死后至少 40 天、LVEF≤30%、NYHA Ⅰ级,指南导向药物治疗的基础上估计存活一年以上的患者推荐 ICD 作为猝死的一级预防,降低死亡率(Ⅰb)。NYHA Ⅳ级的患者不推荐 ICD,在器械治疗指南中非常明确。ICD 本身并不影响心功能,主要是降低猝死的发生率,有安置 ICD 指征的患者同时存在心衰(NYHA Ⅱ~Ⅲ级)和宽 QRS 波群,选择 ICD 联合 CRT 能够改善心功能,降低死亡率和心衰住院复合终点,PAFT 研究证实了这一点。MADIT-RIT 研究表明,优化室速监控程序,采用高频率或延迟治疗的方式比常规方式能够降低不适宜的放电率,降低死亡率。

心脏再同步化的指征强调心电图 QRS 波群宽度和 LBBB 图形的重要性。窦性心律、LBBB、NYHA Ⅱ~Ⅳa 级、LVEF≤35%,指南导向药物治疗基础上:QRS≥150 毫秒,Ⅰ级推荐 CRT;QRS 120~149 毫秒,Ⅱa 级。窦性心律、非 LBBB 图形、LVEF≤35%,指南导向药物治疗基础上:QRS≥150 毫秒,NYHA Ⅲ~Ⅳa 级,Ⅱa 级;QRS 120~149 毫秒 NYHA Ⅲ~Ⅳa 级,Ⅱb 级;QRS≥150 毫秒,NYHA Ⅱ级,Ⅱb 级;QRS<150 毫秒,NYHA Ⅰ~Ⅱ级,不推荐,Ⅲ级。房颤依赖心室起搏、LVEF≤35%,Ⅱa 级推荐 CRT。有安置或更换起搏器的指征,预期心室起搏达 40% 以上、LVEF≤35%,Ⅱa 级推荐 CRT。单纯右心室起搏尤其是右室心尖部容易诱发心衰,双心室起搏比单纯右心起搏更有利改善收缩功能异常,BLOCK-HF 研究证实这一点,918 例存在房室传导阻滞有安置起搏器指征的患者,随机 CRT 或右心室起搏,结果表明,双心室起搏组死亡和心衰住院及左室收缩功能恶化率(左室收缩末容积指数增加≥15%)明显低于对照组。对存在并发症和身体虚弱的患者预计存活不到一年的心衰患者不推荐 CRT,即顽固的终末期心衰患者无法从 CRT 中获益。重点强调装置治疗应选择最可能获益的患者群,优化的药物治疗即指南导向药物治疗至少 3~6 个月。虽然美国指南 CRT 指征延展到 NYHA Ⅱ级的患者,但是强调 QRS≥150 毫秒、LBBB,与欧洲指南相比 QRS 宽度更为严格。

D 阶段:对如何判断患者是否进入心衰进展期,新指南给出了 11 条临床评估指标,包括 NYHA 分级Ⅳ级,低血压,不能耐受 ACEl 或 β 受体阻滞剂,肾功能恶化,恶病质,持续低钠血症,反复心衰住院,频繁 ICD 放电等。关于正性肌力药的应用:对心源性休克的患者,临时经静脉给予正性肌力药的治疗是Ⅰ级推荐,用于维持体循环灌注,保护终末器官的功能,以便完成某些目标治疗(如冠脉血运重建,机械辅助循环装置,心脏移植)和纠正诱发因素;对等待心脏移植或机械辅助循环(MCS)的心衰患者,指南指导药物治疗无效,持续经静脉给予正性肌力药作为"过渡治疗"(Ⅱa 级);对严重收缩功能异常,低血压,低心排出量的心衰患者为了维持体循环灌注,保护终末器官的功能短期持续地经静脉给予正性肌力药也是合理的(Ⅱb 级);对无法接受心脏移植或机械辅助循环装置（McS）的顽固性心衰患者可以考虑长期持续地经静脉给予正性肌力药作为姑息治疗控制症状（Ⅱb级）；除了作为姑息治疗，如果没有特殊的指征或原因，长期给予正性肌力药对心衰患者是有害的（Ⅲ级）。对没有低血压、低灌注和低心排出量的心衰患者经静脉给予正性肌力药有潜在害处（Ⅲ级）。

机械辅助循环装置（Mcs）总体是Ⅱa级推荐。选择性D阶段的心衰患者准备接受心脏移植或心脏损伤可以预期恢复时，MCS是有益的；急性心衰的患者存在血流动力学紊乱临时安置MCS，包括经皮或体外心室辅助装置，作为恢复的桥梁；选择性D阶段的心衰患者安置永久性MCS有助于延长存活期。选择性D阶段的心衰患者符合心脏移植指征时心脏移植是一级推荐。

心衰患者是否应该限盐？这是一个有争议的问题。心衰A阶段和B阶段的患者，应遵从AHA的推荐，限制钠的摄取 <1500mg/d，每天约小于4g盐。鉴于现阶段大多数人盐的摄取远远高于此数值，中国人的盐摄取多在6~8g/d，限盐将降低心血管事件和卒中的风险高达20%，高钠摄入有独立于血压之外对血管、心脏和肾脏的损害，限盐本身可以逆转左室肥厚。限盐的重要性在预防心衰方面不言而喻。C阶段和D阶段的患者：限盐有助于缓解充血相关的症状，作为Ⅱa级推荐，现有的研究结果无法推荐特殊水平的钠的摄取为最佳，每天摄取盐小于3g是依据整体人群每日小于4g大致的一个推荐。对于D阶段的患者，限水可能更为重要，每天液体限制在1500~2000ml。有低钠血症存在时，放松限盐。特殊情况，高温闷热时，应防止心衰患者中暑，不必太限盐。

五　急性心衰早期治疗的特点

因心衰住院的患者多数是急性失代偿性心衰，分类有两种，一种是病因加病理生理分类，另一种是血流动力学分类。前者分为急性冠脉缺血、严重高血压、慢性心衰急性失代偿、心源性休克和单纯右心衰5个亚型。后者根据是否存在淤血（干或湿）及是否存在低灌注（暖或冷）的组合分为4种类型。

急性心衰治疗的一大特点是根据不同的病因或诱因进行不同的干预，常见的病因或诱因包括急性心肌缺血、高血压急症、新发心律失常（房颤）、急性肺栓塞、心衰治疗依从性下降（未限盐，漏服药物）、反复感染、联用药物不当、内分泌异常及新发急性心血管疾病等。

根据血流动力学分类的特点选择相应的药物。对存在明显液体潴留的心衰患者（湿暖型），静脉注射袢利尿剂，剂量大于常用剂量；同时强调关注生命体征，系列监测电解质和肾功能，并依此滴定药物包括利尿剂（Ⅰ级），对如何正确使用利尿剂及利尿剂抵抗时的策略指南进行了详细地论述。优化利尿剂的使用应包括保护肾小球滤过率，维持足够的肾灌注压；避免过度后负荷的降低；ACEI、ARB的剂量不宜过大；袢利尿剂的应用每天至少2~3次；与小剂量多巴胺联合；多种利尿剂组合等。肾脏替代疗法超滤可以考虑用于顽固性水肿，药物治疗无反应的心衰患者，或明显容量负荷过重的患者，缓解充血症状和降低体重（Ⅱb级）。容量负荷过重同时存在低钠血症的患者可以考虑血管加压素受体拮抗剂的使用（Ⅱb级）。近期发表的CARRESS-HF是一个前瞻性随机的研究，在急性心衰伴心肾综合征的患者中，证实超滤疗法与利尿剂比较并无优越，反而劣于药物治疗，肌酐水平增高，副作用明显增多，降低体重方面两组相当。

呼吸困难的患者，如果血压不低（湿暖型），静脉给予血管扩张剂硝酸甘油，硝普钠或奈西利肽可以用于缓解气促（Ⅱb级）。如果血压低（冷湿型或冷干型），处于心源性休克，应用正性肌力药（只提及多巴胺、多巴酚丁胺和米力农，未提及左西孟旦）。急性心衰患者住院期间推荐预防血栓栓塞的发生。

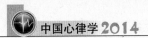

慢性心衰的患者接受指南导向药物治疗,发生急性失代偿,除非血流动力学状态不稳定,心衰的基础治疗仍应继续。在患者的容量状态理想化后,β 受体阻滞剂应从小剂量开始或恢复。出院前应对患者进行心衰的教育,自我监测,建立随访机制;开始滴定指南指导的药物治疗并达到理想化;利用多种形式和机构宣传心衰的常规治疗以降低心衰的再住院率。建议出院后 7~14 天内完成首次回访。早期的电话追踪可以在 3 天内。随访期间,可以通过预测表或生物标志物发现高危的患者。

六 心衰外科及介入治疗指征新提法

冠心病患者血运重建的重要性在美国和欧洲指南中得到一致的肯定。不同的是美国指南细分了几种情况:CABG 或 PCI 推荐心衰合并心绞痛,冠脉解剖适合的患者,明显的左主干或左主干等同的病变(Ⅰ级);轻中度收缩功能下降,有存活心肌,多支血管病变或左前降支近端病变,CABG 能改善存活率(Ⅱa 级);严重左室射血分数下降(EF<35%),明确的冠心病心衰患者,采用 CABG 或者药物治疗均是合理的(Ⅱa 级)。

纵观这部分治疗指征,不难看出强调选择最佳获益的患者,有存活心肌的患者,积极血运重建;严重心衰,无存活心肌,药物治疗。

外科主动脉瓣置换推荐于明确主动脉瓣狭窄,预测手术风险较低(<10%)的患者(Ⅱa 级);不适合手术的患者推荐经导管主动脉瓣瓣膜置换。相对二尖瓣关闭不全的心衰患者,经导管二尖瓣修复或二尖瓣手术能否获益尚不清楚(Ⅱb 级)。外科左心室减容术或左室室壁瘤切除术可以考虑用于某些存在难治性心衰或顽固性室性心律失常 HFrEF 的患者。心脏移植推荐用于终末期顽固性心衰的患者。

七 关注心衰并发症

与欧洲心衰指南不同,美国指南仅列出 3 个重要的并存疾病:房颤、贫血和抑郁。虽然心衰患者常常合并多种疾病,但是现有循证医学研究多数将有并发症的患者排除在外,因此没有依据指导特殊并发症时药物的治疗该如何调整。对阵发性房颤合并心衰的患者,指南推荐首选抗凝和药物控制房颤心室率。持续有症状的患者,可以选用抗心律失常药物,药物治疗无效者可以考虑射频消融。首次持续房颤患者,抗凝和药物控制房颤心室率;次选抗心律失常药物转复窦性心律并维持治疗。心衰患者约 26%~40% 伴有贫血,但纠正贫血能否改善预后尚不明确。近期,RED-HF 研究在 2600 名 HFrEF 合并贫血患者中随机双盲评估了促红细胞生成素(Darbepoetin alfa)的疗效,证实该药可以升高血红蛋白,但是死亡和心衰住院的复合终点并无改善,同时关注到药物治疗组缺血性脑血管病变和血栓栓塞事件的发生率高于对照组。鉴于现有的循证医学结果,新指南没有特别的推荐。心衰住院患者中一部分伴有抑郁,相关的病理生理机制并不十分清楚,干预是否获益均无定论,有待进一步探索。

八 心衰系统管理

以患者为中心,利用多种行之有效的途径教育和辅导心衰患者,为每个心衰患者制定合理的治疗计划,落实每个患者都得到循证医学证实有效的治疗,具体的计划细化到"指南导向的药物和装置治疗"的落实状况;并发症的处理;患者及家属教育(饮食和液体的限制、体重监测、危险识别及心肺复苏等);运动和心脏康复;心理状况;临床医生追踪时间和社区治疗,社会经济状况和受教育程度等项目。根据心血管疾病二级预防指南的更新的内容,实时修改治疗方案。同时即使是对终末期心衰患者,采用姑息或支持疗法也能够改善生活质量。与患者和家属讨论各种治疗的利弊,包括对终末期心衰患者,临终治疗的选择,评估患者整体状况,包括有无神经系统疾病如老年痴呆、衰弱等。

(卢永昕)

参 考 文 献

[1] Yancy CW,Jessup M,Bozkurt B,et al. 2013 ACCF/AHA guideline for the management of heart failure:a report of the American College of Cardiology Foundation/American Heart Association Task Force on practice guidelines. Circulation,2013,62(16):e147-239.

[2] Patel MR,White RD,Abbara S,et al. 2013 ACCF/ACR/ASE/ASNC/SCCT/SCMR appropriate utilization of cardiovascular imaging in heart failure:a joint report of the American College of Radiology Appropriateness Criteria Committee and the American College of Cardiology Foundation Appropriate Use Criteria Task Force. J Am Coll Cardiol,2013,61(21):2207-2231.

[3] McMurray JJ,Adamopoulos S,Anker SD,et al. ESC Guidelines for the diagnosis and treatment of acute and chronic heart failure 2012:The Task Force for the Diagnosis and Treatment of Acute and Chronic Heart Failure 2012 of the European Society of Cardiology. Developed in collaboration with the Heart Failure Association (HFA) of the ESC. Eur Heart J,2012,33(14):1787-1847.

[4] Epstein AE,DiMarco JP,Ellenbogen KA,et al. 2012 ACCF/AHA/HRS focused update incorporated into the ACCF/AHA/HRS 2008 guidelines for device-based therapy of cardiac rhythm abnormalities:a report of the American College of Cardiology Foundation/American Heart Association Task Force on Practice Guidelines and the Heart Rhythm Society. Circulation,2013,61(3):e6-75.

[5] Moss AJ,Schuger C,Beck CA,et al. Reduction in inappropriate therapy and mortality through ICD programming. N Engl J Med,2012,367(24):2275-2283.

[6] Curtis AB,Worley SJ,Adamson PB,et al. Biventricular pacing for atrioventricular block and systolic dysfunction. N Engl J Med,2013,368(17):1585-1593.

[7] Bart BA,Goldsmith SR,Lee KL,et al. Ultrafiltration in decompensated heart failure with cardiorenal syndrome. N Engl J Med,2012,367(24):2296-2304.

[8] Swedberg K,Young JB,Anand IS,et al. Treatment of anemia with darbepoetin alfa in systolic heart failure. N Engl J Med,2013,368(13):1210-1219.

2. 2014 美国房颤指南解读

　　美国心脏协会(AHA)、美国心脏病学会(ACC)、心律学会(HRS)联合胸外科学会(STS)发布了最新版心房颤动患者管理指南,这是继 2012 年欧洲房颤指南之后推出的再次更新。指南全文于 2014 年 3 月 28 日同时在线发表于《美国心脏病学杂志》、《循环》和《心律》杂志。

　　美国成人中有 270 万 ~360 万名房颤患者,这一数字在未来 25 年中将翻一番。房颤可使卒中风险增加 5 倍、心衰风险增加 3 倍、痴呆和死亡风险增加 2 倍。房颤可以无症状到症状严重,病情通常比较复杂和难以管理。

　　房颤的治疗目标包括寻找和纠正诱因与病因,预防血栓栓塞并发症、室率控制和恢复窦性心律(节律控制)。本文旨在对新指南的亮点进行解读。

一　房颤的临床特征

　　1. 房颤的机制　房颤是由于心房结构和(或)电生理的改变,导致异常脉冲的形成和

(或)传播。其病理生理机制如下图所示,可针对其机制,对房颤进行病因方面的预防和治疗(图 12-2-1)。

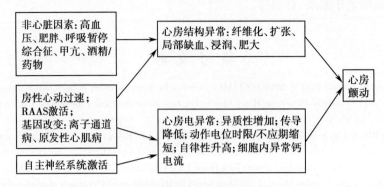

图 12-2-1　房颤的机制

2. 房颤的危险因素　指南指出了房颤的危险因素,包括年龄增长、高血压、糖尿病、心肌梗死、心脏瓣膜病、心衰、肥胖、呼吸睡眠暂停综合征、心脏外科手术、吸烟、运动、饮酒、甲亢、心率增加、欧洲血统、家族史及基因改变等。

3. 临床评估　心电图(I 级推荐,C 类证据)。

二　房颤的抗凝治疗

无论是室率控制还是节律控制,均必须高度关注患者的血栓栓塞风险,抗栓/抗凝治疗是预防房颤患者发生卒中的最佳方法。

(一) 药物治疗

1. 房颤抗凝治疗推荐详见表 12-2-1,在很多方面比欧洲指南更加细化。

表 12-2-1　房颤抗凝治疗推荐

指 南 推 荐	推荐等级	证据等级
抗凝治疗应个性化,综合评估血栓与出血风险、患者意愿等	I	C
抗凝治疗的选择依赖于血栓栓塞风险的评估	I	B
推荐 CHA_2DS_2-VASc 评分用于脑卒中风险评估	I	B
心脏机械瓣膜患者推荐华法林抗凝,具体的 INR 目标值因瓣膜位置、类型而异	I	B
既往卒中、TIA 或 CHA_2DS_2-VASc 评分≥2 分的非瓣膜性房颤患者,口服:		
华法林(INR 2.0~3.0)	I	A
达比加群、利伐沙班、阿哌沙班	I	B
服用华法林的患者,开始时应每周监测 INR,稳定后可每月监测 1 次	I	A
如果不能维持有效 INR,推荐用直接凝血酶或 Xa 因子抑制剂等新型口服抗凝药	I	C
定期评估抗凝治疗的必要性	I	C
心脏机械瓣膜的患者需中止华法林治疗,可用低分子肝素或肝素过渡,但应平衡出血和血栓风险	I	C
非机械心脏瓣膜的患者,若需中止华法林治疗,过渡治疗需平衡中止抗凝治疗期间的血栓和出血风险	I	C

续表

指 南 推 荐	推荐等级	证据等级
在应用直接凝血酶或Xa因子抑制剂之前应评估肾功能,临床证实后应至少每年重新评估一次	I	B
房扑患者的抗凝治疗同房颤	I	C
非瓣膜病性房颤,CHA_2DS_2-VASc 评分 =0 的患者,可以不行抗凝治疗	IIa	B
CHA_2DS_2-VASc 评分≥2 分的终末期 CKD 患者(CrCl<15ml/min)或血液透析患者,使用华法林口服抗凝治疗是合理的	IIa	B
CHA_2DS_2-VASc 评分 =1 分的非瓣膜病房颤患者,不抗凝、口服抗凝治疗或阿司匹林均可考虑	IIb	C
CHA_2DS_2-VASc 评分≥2 分的中重度 CKD 患者,可考虑减量使用直接凝血酶或 Xa 因子抑制剂	IIb	C
对于行 PCI 的 AF 患者,应考虑使用金属裸支架来使双联抗血小板治疗疗程最短化	IIb	C
对于 CHA_2DS_2-VASc 评分≥2 分的房颤患者,冠脉血管重建术后可使用氯吡格雷联合口服抗凝药(但不能为阿司匹林)	IIb	B
由于缺乏证据支持,直接凝血酶抑制剂、达比加群、Xa 因子抑制剂、利伐沙班均不推荐用于终末期 CKD 患者或血液透析患者	III:无益	C
直接凝血酶抑制剂、达比加群禁用于装有机械心脏瓣膜的房颤患者	III:有害	B

TIA:短暂脑缺血发作;CKD:慢性肾脏病;AF:心房颤动

2. 抗凝治疗方面新指南的变化

(1) 房颤危险评分量表:CHA_2DS_2-VASc 取代 $CHADS_2$,为评估非瓣膜性房颤患者的卒中风险,新指南推荐了更全面的 CHA_2DS_2-VASc 评分代替 $CHADS_2$ 评分,与欧洲指南达成了共识。其中,充血性心力衰竭(CHF)、高血压、糖尿病、血管病变(心肌梗死、周围血管病和动脉斑块病史)、年龄 65~74 岁和女性分别为 1 分,年龄≥75 岁、既往卒中 / 短暂性脑缺血发作(TIA)/ 血栓栓塞分别为 2 分。

与 $CHADS_2$ 评分相比,CHA_2DS_2-VASc 评分分数范围更广(0~9 分),包含了更多的危险因素(女性、年龄 65~74 岁和血管病变)。CHA_2DS_2-VASc 评分有助于更好的评估风险,尤其是对原来评分的低危人群进行了细分。

(2) 阿司匹林地位下降:在减少卒中风险方面,许多试验显示房颤患者应用阿司匹林没有获益或获益较少,且有出血风险(虽然很小但可确定),因此新指南中阿司匹林地位明显下降。

(3) 新型抗凝药成为治疗新选择:在过去两年中,治疗非瓣膜性房颤的新型抗凝药已进入市场,因此新版指南将新型抗凝药也列入了推荐范围内。指南推荐,既往卒中、TIA 或 CHA_2DS_2-VASc 评分≥2 分的非瓣膜性房颤患者均可应用新型口服抗凝药。

成本是新型口服抗凝药广泛使用的障碍。达比加群和利伐沙班禁用于终末期肾病或透析患者。阿哌沙班近期已获准用于透析患者,但还没有关于该药在这类患者中应用的临床经验。新指南对非瓣膜病性房颤及慢性肾脏病抗凝药的剂量选择进行了细化指导(表 12-2-2)。

表 12-2-2 非瓣膜病性房颤及慢性肾脏病(CKD)抗凝药的剂量选择

肾功能	华法林	达比加群	利伐沙班	阿哌沙班
正常 / 轻度损害	剂量调整使 INR 2~3	150mg,2 次 / 日(CrCl>30ml/min)	20mg,HS(CrCl>50ml/min)	5.0/2.5mg,2 次 / 日 ***

续表

肾功能	华法林	达比加群	利伐沙班	阿哌沙班
中度损害	剂量调整使 INR 2~3	150mg,2 次 / 日 或 75mg,2 次 / 日 ** (CrCl>30ml/min)	15mg,HS (CrCl 30~50ml/min)	5.0/2.5mg,2 次 / 日 ***
重度损害	剂量调整使 INR 2~3*	75mg 2 次 / 日 ** (CrCl 15~30ml/min)	15mg,HS (CrCl 15~30ml/min)	不推荐使用
终末期 CKD 但未透析	剂量调整使 INR2~3*	不推荐使用 (CrCl<15ml/min)	不推荐使用 (CrCl<15ml/min)	不推荐使用
终末期 CKD 并行透析	剂量调整使 INR 2~3*	不推荐使用 (CrCl<15ml/min)	不推荐使用 (CrCl<15ml/min)	不推荐使用

* 正在使用,但现有证据针对其有效性和安全性未有一致意见

** 75mg,2 次 / 日的达比加群在建模研究中被证实对于 CrCl 15~30ml/min 的患者是安全的,但尚缺乏前瞻性研究结论,另外有其他国家使用 110mg,2 次 / 日

*** 具备以下条件中的任意两条者使用 2.5mg,2 次 / 日的剂量:Cr≥1.5mg/dl;≥80 岁;体重≤60kg。对于严重肝损害的患者不推荐使用阿哌沙班

(二) 手术治疗

对于需行其他心脏手术的患者可考虑行左心耳切除术(Ⅱb 级推荐,C 类证据)。

三　房颤的心室率控制

1. 房颤心室率控制推荐(表 12-2-3)

表 12-2-3　房颤心室率控制推荐

指 南 推 荐	推荐等级	证据等级
对于阵发性、持续性、永久性 AF 患者,推荐使用 β 受体阻滞剂、非二氢吡啶类钙拮抗剂控制心室率	I	B
对于无预激综合征的新发 AF 患者推荐静脉使用 β 受体阻滞剂、非二氢吡啶类钙拮抗剂控制心室率,对于血流动力学不稳定的患者推荐电复律	I	B
对于 AF 发作时有症状的患者,在 AF 发作时应对心室率控制情况进行评估,必要时调整药物治疗使心室率控制在生理范围内	I	C
为改善 AF 症状,心室率控制(静息心率 <80 次 / 分)是合理的	Ⅱa	B
对于无预激综合征的危重患者,可静脉应用胺碘酮控制心率	Ⅱa	B
当药物效果差且无复律可能的患者,可在永久心室起搏情况下行房室结消融术	Ⅱa	B
对于无症状及左室收缩功能正常的患者可放宽心率控制标准(静息心率 <110 次 / 分)	Ⅱb	B
当其他方法无效或禁忌时,口服胺碘酮控制心室率可能有效	Ⅱb	C
在未尝试使用药物控制心室率时,禁止行房室结消融术	Ⅲ:有害	C
非二氢吡啶类钙拮抗剂禁止用于失代偿期心衰患者	Ⅲ:有害	C
对合并预激综合征的 AF 患者,地高辛、非二氢吡啶类钙拮抗剂、胺碘酮均禁用	Ⅲ:有害	B
决奈达隆禁用于永久性 AF 控制心室率	Ⅲ:有害	B

2. 药物控制房颤心室率常用剂量(表 12-2-4)

表 12-2-4　药物控制房颤心室率常用剂量

药物	静脉给药	口服给药
β 受体阻滞剂		
(酒石酸)美托洛尔	2.5~5.0mg,静脉推注;直至 3 倍剂量	25~100mg,2 次 / 日
(琥珀酸)美托洛尔	–	50~400mg,1 次 / 日
阿替洛尔	–	25~100mg,1 次 / 日
艾司洛尔	负荷量:500μg/kg 静脉推注 >1 分钟;维持量:50~300μg/(kg·min),静脉输注	–
普萘洛尔	1mg,静脉输注 >1 分钟,直至 3 倍剂量(间隔 2 分钟)	10~40mg,TID/QID
纳多洛尔	–	10~240mg,1 次 / 日
卡维地洛	–	3.125~25mg,2 次 / 日
比索洛尔	–	2.5~10mg,1 次 / 日
非二氢吡啶类钙通道阻滞剂		
维拉帕米	0.075~0.15mg/kg,静脉推注 >2 分钟(若 30 分钟后无反应,可另予 10.0mg);后 0.005mg/(kg·min),静脉输液维持	180~480mg,1 次 / 日(缓释)
地尔硫䓬	0.25mg/kg,静脉推注 >2 分钟,后 5~15 mg/h 维持	120~360mg,1 次 / 日(缓释)
洋地黄类		
地高辛	0.25mg,静脉输液,重复给药直至达最大剂量 1.5mg(给药时间 >24h)	0.125~0.25mg,1 次 / 日
其他		
胺碘酮	300mg,静脉输液 >1h,后 10~50mg/h 应用 >24h	100~200mg,1 次 / 日

四　节律控制

1. 复律(表 12-2-5)

表 12-2-5　房颤 / 房扑电复律 / 药物复律推荐

指南推荐	推荐等级	证据等级
血栓栓塞的预防		
若房颤 / 房扑≥48 小时或持续时间未知,应在复律前 3 周及复律后 4 周使用华法林抗凝	I	B
若房颤 / 房扑 >48 小时或持续时间未知需立即复律,应尽快抗凝,并持续抗凝至少 4 周	I	C
若房颤 / 房扑 <48 小时且卒中发生风险高,推荐复律前 / 后立即静脉用肝素或低分子肝素、Xa 因子或直接凝血酶抑制剂,后续以长期抗凝治疗	I	C
AF 复律后是否应用长期抗凝治疗应根据血栓栓塞风险评估而决定	I	C
若房颤 / 房扑≥48 小时或持续时间未知的患者,在复律前未提前 3 周行抗凝治疗,则应在复律前行 TEE,若 TEE 显示左房(包括左心耳)无血栓,则可行复律,若 TEE 之前有过抗凝治疗,仍应在复律后持续抗凝治疗 4 周	IIa	B

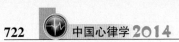

续表

指南推荐	推荐等级	证据等级
若房颤/房扑≥48小时或持续时间未知,可在复律前3周及复律后4周使用达比加群、利伐沙班、阿哌沙班抗凝	Ⅱa	C
若房颤/房扑<48小时且卒中发生风险低的患者,抗凝(静脉用肝素或低分子肝素、新型口服抗凝药)或不抗凝均可,且复律后不需抗凝治疗	Ⅱb	C
直流电复律		
推荐电复律用于房颤和房扑患者维持窦性心律,若一次不成功,可调整后重试仍可成功	Ⅰ	B
推荐电复律用于药物复律无效的房颤和房扑患者	Ⅰ	C
推荐电复律用于血流动力学不稳定的房颤/房扑合并预激综合征的患者	Ⅰ	C
若电复律间隔期间维持窦性心律有临床意义,则重复行电复律是合理的	Ⅱa	C
药物复律		
若没有相应的禁忌证,推荐氟卡尼、多非利特、普罗帕酮、静脉用伊布利特用于房颤/房扑的复律	Ⅰ	A
胺碘酮可用于AF的药物复律	Ⅱa	A
若氟卡尼、普罗帕酮曾在监护下应用于某患者被证明是安全的,该患者可在医院外使用该两种药物来终止AF	Ⅱa	B
多非利特禁止在医院外自行使用	Ⅲ:有害	B

2. 维持窦性心律——抗心律失常药物(表12-2-6)

表 12-2-6　维持窦性心律的抗心律失常药物

指南推荐	推荐等级	证据等级
在应用抗心律失常药物之前,推荐针对AF急性、可逆性病因的治疗	Ⅰ	C
推荐用于维持AF窦性心律的抗心律失常药物有:胺碘酮、多非利特、决奈达隆、氟卡尼、普罗帕酮、索他洛尔;具体用药选择应参考患者的心脏疾病基础和合并症情况	Ⅰ	A
在应用抗心律失常药物之前,应考虑到其致心律失常的风险	Ⅰ	C
因为胺碘酮潜在的毒性作用,因此仅在其他方法无效或禁忌且充分考虑风险的情况下使用	Ⅰ	C
AF患者使用药物控制心脏节律对心动过速性心肌病的治疗亦有益	Ⅱa	C
对于发作频率少、耐受良好的AF患者,若应用药物可减少AF发作频率和症状,则应继续目前的抗心律失常药物治疗	Ⅱb	C
对于永久性房颤,不应再继续应用抗心律失常药物(C类证据),包括决奈达隆(B类证据)	Ⅲ:有害	B/C
对于合并心功能NYHA Ⅲ/Ⅳ级的心衰或4周内出现过心衰失代偿的AF患者,禁用决奈达隆	Ⅲ:有害	B

3. 其他房颤上游药物治疗（表 12-2-7）

表 12-2-7　房颤上游治疗药物

指 南 推 荐	推荐等级	证据等级
对于心衰和 LVEF 减少的患者,应用 ACEI/ARB 进行新发 AF 的一级预防是合理的	Ⅱa	B
对于高血压患者,可考虑应用 ACEI/ARB 进行新发 AF 的一级预防	Ⅱb	B
对于冠脉术后的患者,应用他汀类药物进行新发 AF 的一级预防可能是合理的	Ⅱb	A
对于不合并心脏疾病的 AF 患者,应用 ACEI/ARB、他汀类药物无获益	Ⅲ:无益	B

LVEF:左室射血分数;ACEI:血管紧张素转换酶抑制;ARB:血管紧张素受体拮抗剂

4. 维持窦性心律——导管消融　新指南另一重大变化是,射频消融在房颤治疗中发挥着越来越重要的作用,特别是在症状非常明显的患者中可作为主要治疗方法。在有症状的阵发性房颤患者(Ⅰ类推荐,A 类证据)及持续性房颤患者(Ⅱa 类推荐,A 类证据)中,若至少一种Ⅰ/Ⅲ类抗心律失常药无效或不能耐受,则推荐考虑行射频消融术。对于症状反复发作的阵发性房颤患者,临床医生在权衡药物和导管消融治疗利弊后,在抗心律失常药治疗前进行导管消融是一个合理的初始心律控制策略(Ⅱa 类推荐,B 类证据)。指南中写道,在维持窦性节律方面导管射频消融术优于当前的抗心律失常药物;有证据支持在经验丰富的中心为年轻、无结构性心脏病的阵发性房颤患者行射频消融效果最好。

Ⅰ类推荐

(1) 对至少 1 种Ⅰ类或Ⅲ类抗心律失常药物无效或不耐受的有症状阵发性房颤患者,可以使用经导管消融(证据水平:A)。

(2) 行导管消融术之前评估手术风险和临床转归(证据水平:C)。

Ⅱa 类推荐

(1) 对至少 1 种Ⅰ类或Ⅲ类抗心律失常药物无效或不耐受的有症状的持续性房颤患者,可以使用经导管消融(证据水平:A)。

(2) 对于复发有症状阵发性房颤患者,权衡利弊及药物和消融治疗临床转归之后,优先考虑经导管消融(证据水平:B)。

Ⅱb 类推荐

(1) 对至少 1 种Ⅰ类或Ⅲ类抗心律失常药物无效或不耐受的有症状且持续时间长(>12 个月)的房颤,可以考虑消融(证据水平:B)。

(2) 对于有症状持续型房颤,经导管消融可能优于Ⅰ类或Ⅲ类抗心律失常药物(证据水平:C)。

Ⅲ类推荐:有害

(1) 对于术中和术后不能接受抗凝治疗的患者不可以行经导管消融术(证据水平:C)。

(2) 仅仅为了避免服用抗凝药的不可以使用经导管消融维持窦性心律(证据水平:C)。

5. 外科迷宫术　1985 年,考克斯(Cox)提出并创立了治疗房颤的外科迷宫术(Maze)。他通过动物试验发现,房颤时的折返波主要环绕在心房腔内的各种解剖学开口部位,通过手术切割将这些部位解剖学的完整性破坏后,能够预防房颤发生。因此,在心房的多个部位、多个方向,用手术刀做线性切割,把整个心房用切割线隔离成大小不等、互相连通的区域,形成一个迷宫样的阵式,这使房颤发生后的 f 波只能在一个小的局部运行而传播不到其他区域,可达到房颤波在心房局部区域自生自灭的效果。Cox 创立的迷宫术使房颤的外科治疗发生了质的突破。2000 年公布的一组 346 例房颤迷宫术治疗结果表明,手术总成功率达 99%,长期随访结果也

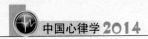

令人鼓舞。

　　新指南也就该手术进行了推荐:①对于需行其他外科手术的房颤患者,行迷宫术是合理的(Ⅱa级推荐,C类证据);②对于症状明显、其他方法控制效果欠佳的 AF 患者,亦可单独行迷宫术(Ⅱb类推荐,B类证据)。

　　6. 特殊情况的房颤处理(表 12-2-8)

表 12-2-8　特殊情况的房颤处理

指 南 推 荐	推荐等级	证据水平
肥厚型心肌病(HCM)		
启动抗凝治疗,不依赖 CHA_2DS_2-VASc 评分	Ⅰ	B
抗心律失常药物对 HCM 复发性房颤有效,可以胺碘酮或丙吡胺与 β 阻滞剂或非二氢吡啶类钙拮抗剂联用	Ⅱa	C
抗心律失常药物无效或不耐受情况下可以采用经导管消融	Ⅱa	B
索他洛尔、多非利特、决奈达龙或许可以作为 HCM 房颤节律控制药物	Ⅱb	C
房颤合并急性冠脉综合征(ACS)		
因 ACS 新发房颤且血流动力学复杂、持续缺血或心率控制不当情况下,推荐紧急复律	Ⅰ	C
ACS 患者无心衰、血流动力学不稳定或支气管痉挛情况下,推荐静脉用 β 阻滞剂减慢反应性心动过速	Ⅰ	C
ACS 合并房颤且 CHA_2DS_2-VASc 评分≥2,推荐华法林抗凝(除非存在禁忌)	Ⅰ	C
ACS 合并房颤且左室重度功能不全、心衰或血流动力学不稳定可以考虑使用胺碘酮或地高辛减慢反应性心动过速	Ⅱb	C
无明显心衰或血流动力学不稳定情况下,ACS 合并房颤可以考虑使用非二氢吡啶类钙拮抗剂	Ⅱb	C
甲状腺功能亢进		
推荐使用 β 阻滞剂控制房颤合并甲亢患者心率(除非存在禁忌)	Ⅰ	C
不能使用 β 阻滞剂的情况下,推荐非二氢吡啶类钙拮抗剂控制房颤合并甲亢患者心室率	Ⅰ	C
肺部疾病		
推荐非二氢吡啶类钙拮抗剂控制 COPD 合并房颤患者心室率	Ⅰ	C
肺部疾病患者新发房颤且血流动力学不稳定情况下可以尝试复律	Ⅰ	C
预激综合征		
推荐血流动力学复杂合并 WPW 预激和反应性心动过速房颤进行复律	Ⅰ	C
推荐血流动力学不复杂的预激房颤患者静脉用普鲁卡因胺或依布利特恢复窦性心律或减慢心室率	Ⅰ	C
推荐经导管消融治疗有症状预激房颤	Ⅰ	C
对于预激房颤患者,静脉用胺碘酮、腺苷、地高辛或非二氢吡啶类钙拮抗剂可能是有害的	Ⅲ:有害	B
心衰		
对于射血分数保留心衰合并持续性或永久性房颤患者,推荐 β 阻滞剂或非二氢吡啶类钙拮抗剂	Ⅰ	B

续表

指　南　推　荐	推荐等级	证据水平
无预激情况下,推荐 β 阻滞剂用于房颤急性期减慢心室律,但需注意低血压、射血分数减少的心衰等	I	B
无预激情况下,推荐静脉用地高辛或胺碘酮紧急控制心率	I	B
评估运动时心率,调整运动时出现症状患者的药物治疗	I	C
地高辛有效控制 HFrEF 患者静息心率	I	C
地高辛和 β 阻滞剂联用(在 HFpEF 中非二氢吡啶类钙拮抗剂)可以控制房颤休息和运动状态下的心率	IIa	B
药物治疗不理想或不耐受情况下可以行房室结消融术	IIa	B
其他治疗不成功或存在禁忌情况下可以静脉用胺碘酮控制房颤心率	IIa	C
房颤合并反应性心动过速,导致或怀疑导致心动过速诱导心肌病情况下,可以采用房室结消融或复律治疗控制心率	IIa	B
慢性心衰患者控制心率后仍有症状,可以考虑复律	IIa	C
β 阻滞剂(在 HFpEF 中非二氢吡啶类钙拮抗剂)和地高辛单用或联用不能控制房颤休息或运动心率情况下,可以使用胺碘酮	IIb	C
心率不能控制且怀疑出现心动过速导致心肌病的情况下可以考虑房室结消融	IIb	C
未尝试药物控制心率之前不能行房室结消融术	III:有害	C
静脉用非二氢吡啶类钙拮抗剂、β 阻滞剂或决奈达龙不能用于失代偿心衰心率控制	III;有害	C
家族性房颤		
可以考虑遗传咨询和基因检查	IIb	C
心胸手术之后		
推荐 β 阻滞剂治疗手术后房颤(除非存在禁忌)	I	A
β 阻滞剂不适用于术后房颤心率控制的情况下推荐非二氢吡啶类钙拮抗剂	I	B
术前使用胺碘酮减少心脏手术房颤发生,可以作为术后房颤高危患者预防用药	IIa	A
可以使用依布利特或直流电复律恢复术后房颤窦性心律	IIa	A
可以使用抗心律失常药物维持复发或难治性术后房颤窦性心律	IIa	B
术后房颤患者可以使用抗栓药物	IIa	B
术后新发房颤在观察期间不能自行停止情况下,可行复律治疗	IIa	C
索他洛尔可用于心脏手术后房颤预防用药	IIb	B
术后可以考虑使用秋水仙碱减少心脏手术后房颤发生	IIb	B

　　美国 2014 新指南推荐采用 CHA_2DS_2-VASc 评分取代 $CHADS_2$ 评分对房颤患者进行危险分层;推荐新型口服抗凝药物作为华法林的替代选择并对用法、剂量等做了细化说明;强调对药物治疗无效的有症状阵发房颤患者,导管消融提升至一类推荐(A 类证据);强调节律控制的重要性,至少鼓励医生在心率控制前仔细考虑节律控制问题;降低了阿司匹林的应用地位,仅限用于极低危者,对大多数房颤患者均应推荐新型口服抗凝药物或华法林,而不是阿司匹林。2013 欧洲版指南优先推荐新型口服抗凝药物,美国新指南未作优先推荐,仍将其作为替代之选,随着证据不断增多,今后可能会再做更强推荐。

(张海澄　李晓)

参 考 文 献

［1］Wann LS,Curtis AB,January CT,et al. 2011 ACCF/AHA/HRS Focused Update on the Management of Patients With Atrial Fibrillation(Updating the 2006 Guideline). Circulation,2011,123：104-123.

［2］Wann LS,Curtis AB,Ellenbogen KA,et al. 2011 ACCF/AHA/HRS focused update on the management of patients with atrial fibrillation(update on dabigatran)：a report of the American College of Cardiology Foundation/American Heart Association Task Force on Practice Guidelines. Circulation,2011,123：1144-1150.

［3］Fuster V,Rydén LE,Cannom DS,et al. ACC/AHA/ESC 2006 guidelines for the management of patients with atrial fibrillation—executive summary：a report of the American College of Cardiology/American Heart Association Task Force and the European Society of Cardiology Committee for Practice Guidelines(Writing Committee to Revise the 2001 Guidelines for the Management of Patients With Atrial Fibrillation). J Am Coll Cardiol,2006,48：854-906.

［4］张海澄,孙玉杰. 2011 美版与 2010 欧版心房颤动指南更新：共识与分歧. 中国心脏起搏与电生理杂志,2011,25：177-179.

［5］Camm AJ,Kirchhof P,Lip GY,et al. Guidelines for the management of atrial fibrillation：The Task Force for the Management of Atrial Fibrillation of the European Society of Cardiology(ESC). Eur Heart J,2010,31：2369-2429.

［6］Camm AJ,Lip GY,De Caterina R,et al. 2012 focused update of the ESC Guidelines for the management of atrial fibrillation：an update of the 2010 ESC Guidelines for the management of atrial fibrillation—developed with the special contribution of the European Heart Rhythm Association. Europace,2012,14：1385-1413.

［7］张海澄,孙玉杰. 美国心房颤动指南的最新更新：聚焦达比加群酯. 中国心脏起搏与电生理杂志,2011,25：278-279.

［8］Brignole M,Auricchio A,Baron-Esquivias G,et al. 2013 ESC Guidelines on cardiac pacing and cardiac resynchronization therapy. The Task Force on cardiac pacing and resynchronization therapy of the European Society of Cardiology(ESC). Developed in collaboration with the European Heart Rhythm Association(EHRA). Europace,2013,1：1070-118.

［9］Calkins H,Kuck H,Cappato R,et al. 2012 HRS/EHRA/ECAS Expert Consensus Statement on Catheter and Surgical Ablation of Atrial Fibrillation：Recommendations for Patient Selection,Procedural Techniques,Patient Management and Follow-up, Definitions,Endpoints,and Research Trial Design. Heart Rhythm,2012,9：632-696.

［10］张海澄,孙玉杰. 欧洲心脏病协会 2010 心房颤动治疗指南：究竟更新了什么？中国心脏起搏与电生理杂志,2011,25：1-11.

3. 2014 中国心衰诊治指南解读

　　2014 年 2 月 24 日中华医学会心血管分会公布了中国心力衰竭(心衰)诊断和治疗指南，这是自 2007 年以来首次对该指南进行更新和修订。新指南根据国内外循证医学的新证据、近几年发表的欧洲心脏病协会(ESC)、英国国家临床最优化研究所(NICE)以及美国心脏病学会基金会(ACCF)和美国心脏协会(AHA)的心衰指南，对心衰定义、分类、评估、药物和非药物治疗、心衰病因及合并临床情况的处理、病人的管理等内容均作了相应的更新和更清晰的全面阐述。现将其慢性心衰方面的主要亮点介绍如下。

　　新指南仍采用原来的心衰定义，再次肯定了 LVEF 在心衰分类中的价值，建议采用射血分数降低性心衰(HFrEF)和射血分数保留性心衰(HFpEF)代替收缩性心衰和舒张性心衰的传统名称，并给出了射血分数保留性心衰(HFrEF)的新诊断标准。

　　慢性心衰患者的临床评估是治疗的前提和基础,贯穿于心衰的诊断、治疗、预后评价。BNP 和 NT-pro BNP 在心衰的诊断和鉴别诊断、危险分层和预后评估上的意义已得到肯定。慢性心衰的排除标准：BNP<35pg/ml、NT-proBNP<125pg/ml。而 BNP<100ng/L、NT-proBNP<300ng/L 为排除急性心衰的切点(Ⅰ类,A 级)。但应注意测定值与年龄、性别和体质量等有关,老龄、女

性、肾功能不全时升高,肥胖者降低。指南新推荐动态监测 BNP 和 NT-pro BNP 可作为评估心衰疗效评估的辅助手段。研究报道心衰患者住院期间 BNP/NT-proBNP 水平显著升高或居高不降,或降幅 <30%,均预示再住院和死亡风险增加。BNP/NT-proBNP 水平降幅≥30% 可作为治疗有效的标准。

新指南更新了慢性心衰药物治疗流程:伴液体潴留的患者先应用利尿剂,继以 ACEI 或 β 受体阻滞剂,并尽快使两药联用,形成"黄金搭档",无禁忌证者可再加用醛固酮拮抗剂,形成"金三角"。如果这 3 种药已达循证剂量,患者仍有症状或效果不满意,且窦性心律,静息心率 ≥70 次 / 分,LVEF<35%,可再加用伊伐布雷定(Ⅱa 类、B 级)。指南对困扰临床大夫的问题给予了具体建议:①ACEI 和 β 受体阻滞剂开始应用的时间:过去强调必须应用利尿剂使液体潴留消除后才开始加用。新指南去掉此要求。对轻中度水肿,尤其住院患者,ACEI 和 β 受体阻滞剂可与利尿剂同时使用。②ACEI 与 β 受体阻断剂谁先谁后的问题。两药孰先孰后并不重要,关键是尽早合用,才能发挥最大的益处。③强调尽早联合改善射血分数降低性心衰预后的三种药物:ARB/ACEI、β 受体阻滞剂、醛固酮受体拮抗剂,提出标准治疗的金三角概念。

所有 EF 值下降的心衰患者,必须且终身使用 ACEI,除非有禁忌证(Ⅰ类、A 级)。心衰高发危险人群(阶段 A),应该考虑用 ACEI 来预防心衰(Ⅱa 类、A 级)。不能耐受 ACEI 的患者使用 ARB(Ⅰ类、A 级)。所有慢性收缩性心衰患者均必须终身应用 β 受体阻滞剂,除非有禁忌证或不能耐受(Ⅰ类、A 级)。β 受体阻滞剂推荐美托洛尔、比索洛尔、卡维地洛。

醛固酮受体拮抗剂的应用范围从 NYHA Ⅲ~Ⅳ级扩大至Ⅱ~Ⅳ级,适用于所有 EF≤35%,已用 ACEI/ARB 和 β 受体阻滞剂,仍持续有症状患者(NYHA Ⅱ~Ⅳ级)(Ⅰ类、A 级)。AMI 后、LVEF≤40%,有心衰症状或既往有糖尿病史,也推荐使用(Ⅰ类、B 级)。醛固酮受体拮抗剂与 β 受体阻滞剂一样,具有降低心衰患者心源性猝死发生率的有益作用。但应避免发生低血压、高钾血症、肾功能损害。

有液体潴留证据或曾有过液体潴留的所有心衰患者均应给予利尿剂(Ⅰ类,C 级)。新型利尿剂托伐普坦是血管加压素 V_2 受体拮抗剂,排水不利钠,可用于伴顽固性水肿或低钠血症者。已用利尿剂、ACEI(或 ARB)、β 受体阻滞剂和醛固酮受体拮抗剂,而仍持续有症状、LVEF≤45% 的患者可加用地高辛,伴有快速心室率的房颤患者尤为适合(Ⅱa 类、B 级)。

伊伐布雷定是慢性心力衰竭的治疗新进展,伊伐布雷定以剂量依赖性方式抑制 If 电流,降低窦房结节律,减慢心率。SHIFT 研究提示在现有指南推荐的基础上加用伊伐布雷定,进一步改善心衰患者的预后。新指南对伊伐布雷定的适应证进行了规定。

心脏再同步化治疗(CRT)治疗在标准药物治疗基础上进一步改善心衰的预后是近年来心衰治疗的重要进展之一。近来对轻到中度(主要为 NYHAⅡ级)心衰患者所做的研究(MADIT-CRT、REVERSE 和 RAFT 试验)及对这 3 项研究所做的荟萃分析显示轻到中度心衰,应用 CRT 延缓心室重构和病情的进展。新指南对 CRT 适应证进行了扩展又加以严格限制。心功能条件放宽由 NYHA Ⅲ~Ⅳ及扩大到 NYHA Ⅱ级,EF≤35%。对 QRS 宽度及形态有更严格的限制,强调 LBBB 图形和 QRS 时限(LBBB 图形:QRS 时限≥130 毫秒,非 LBBB 图形:QRS≥150 毫秒)。还要求临床决策前有 3~6 个月的标准的药物治疗期。

既往的中国心衰指南,慢性心衰和急性心衰是分别编写的。新指南包括了急性心衰的内容,并与 2010 急性心衰指南基本一致,但更强调实用性。急性心衰的治疗目标是改善症状、稳定血流动力学状态、维护重要脏器功能、避免急性心衰复发、改善远期预后。

急性左心衰的处理流程中,首先给予吸氧、镇静,毛花苷丙适用于房颤患者伴有快速心室率、严重收缩功能不全者(Ⅱa,C)。静脉袢利尿剂(Ⅰ,B)应作为一线治疗及早应用,尤其是伴肺循环和(或)体循环明显淤血的急性心衰患者。对常规利尿剂治疗效果不佳、有低钠血症或有肾功能损害倾向患者,可用托伐普坦。当存在利尿剂抵抗,可采用增加利尿剂剂量、静脉推注联合静脉滴注、联合使用两种以上的利尿剂、小剂量输注多巴胺或奈西立肽(Ⅱb,B)。

根据血压水平和肺部淤血状态选择应用血管活性药物。扩血管药物可应用于急性心衰早期阶段,但收缩压 <90mmHg 禁忌使用。常用药物有硝酸酯类药物(Ⅱa 类,B 级)、硝普钠(Ⅱb 类,B 级)、奈西立肽(重组人 BNP)(Ⅱa 类,B 级)。奈西立肽通过扩张动脉、静脉、冠状动脉、排水排钠、抑制 RAAS 和交感神经,可改善血流动力学,应用安全,但不改善预后。ACEI 在急性心衰中的应用仍有争议,急性期、病情尚未稳定的患者不宜应用(Ⅱb 类,C 级)。 AMI 后的急性心衰可以试用(Ⅱa 类,C 级),口服起始剂量宜小。在急性期病情稳定 48 h 后逐渐加量(Ⅰ类,A 级),不能耐受 ACEI 者可应用 ARB。

正性肌力药物适用于低心排血量综合征,血压较低和对血管扩张药物及利尿剂不耐受或反应不佳的患者尤其有效。正性肌力药物包括多巴胺(Ⅱa 类,C 级)、多巴酚丁胺(Ⅱa 类,C 级)磷酸二酯酶抑制剂(Ⅱb 类,C 级)、左西孟旦(Ⅱa 类,B 级)。左西孟旦是钙增敏剂,有促进心肌收缩和扩血管作用,可用于正接受 β 受体阻滞剂的患者,冠心病患者应用不增加病死率。

血管收缩药物可用于应用了正性肌力药物仍出现心源性休克或合并显著低血压状态的患者。对存在深静脉血栓和肺栓塞高危风险,且无抗凝禁忌患者,建议低分子肝素抗凝治疗。射血分数降低性心衰患者出现失代偿和心衰恶化,如无血流动力学不稳定或禁忌证,可继续原有的可改善预后的优化药物治疗方案。

新指南对重症患者需应用的各种器械治疗进行了介绍,如超滤(Ⅱa 类,B 级)、无创呼吸机辅助通气(Ⅱa 类,B 级)、主动脉球囊反搏(IABP)用于 AMI 并发心源性休克(Ⅰ类,B 级)、左心室辅助装置(Ⅱa 类,B 级)等器械治疗大多用于改善临床症状或作为外科手术和心脏移植前过渡。

新指南体现了心衰治疗的新理念——整体防治、重在预防。在治疗上强调整体处理的观念,要将医师和患者(及其家属),医院、社区和家庭的作用,药物治疗和康复训练结合起来。规律的有氧运动可改善心功能状态和症状(Ⅰ,A),临床稳定的心衰患者进行心脏康复治疗是有益的(Ⅱa,B),应对患者进行整体(包括身体、心理、社会和精神方面)治疗,加强随访管理,以显著提高防治效果。新指南对规范我国心衰的防治工作,建立中国特色的心衰管理体制产生深远的意义。

(杨杰孚　王华)

参 考 文 献

[1] 中华医学会心血管病学分会,中华心血管病杂志编辑委员会. 慢性心力衰竭诊断治疗指南. 中华心血管病杂志,2014,42:1-25.

[2] 中华医学会心血管病学分会,中华心血管病杂志编辑委员会. 慢性心力衰竭诊断治疗指南. 中华心血管病杂志,2007,35:1076-1095.

[3] McMurray JJ, Adamopoulps S, Anker SD, et al. ESC guidelines for the diagnosis and treatment of acute and chronic heart failure 2012: the task force for the diagnosis and treatment of acute and chronic heart failure 2012 of the European Society of Cardiology. Developed in collaboration with the Heart Failure Association (HFA) of the ESC. Eur J Heart Fail, 2012, 14:803-869.

[4] Yancy CW, Jessup M, Bozkurt B, et al. 2013 ACCF/AHA guideline for the management of heart failure: a report of the American College of Cardiology Foundation/American Heart Association Task Force on Practice Guidelines. J Am Coll Cardiol, 62:e147-e239.

[5] Swedberg K,Komajda M,Böhm M,et al. Ivabradine and outcomes in chronic heart failure (SHIFT):a randomised placebo-controlled study. Lancet,2010,376:875-885.

[6] Zareba W,Klein H,Cygankiewicz I,et al. Effectiveness of cardiac resynchronization therapy by QRS morphology in the multicenter automatic defibrillator implantation trial-cardiac resynchronization therapy (MADIT-CRT). Circulation,2011,123:1061-1072.

[7] Hohnloser SH,Kuck KH,Dorian P,et al. Prophylactic use of an implantable cardioverter-defibrillator after acute myocardial infarction. New England Journal of Medicine,2004,351:2481-2488.

[8] McKelvie RS,Moe GW,Ezekowitz JA,et al. The 2012 Canadian Cardiovascular Society Heart Failure Management Guidelines Update:Focus on Acute and Chronic Heart Failure. Canadian Journal of Cardiology,2013,29:168-181.

[9] Chen HH,Anstrom KJ,Givertz MM,et al. Low-dose dopamine or low-dose nesiritide in acute heart failure with renal dysfunction:The rose acute heart failure randomized trial. JAMA,2013,310(23):2533-2543.

[10] Costanzo MR,Guglin ME,Saltzberg MT,et al. Ultrafiltration versus intravenous diuretics for patients hospitalized for acute decompensated heart failure. Journal of the American College of Cardiology,2007,49:675-683.

[11] Bart BA,Goldsmith SR,Lee KL,et al. Ultrafiltration in decompensated heart failure with cardiorenal syndrome. New England Journal of Medicine,2012,367:2296-2304.

[12] O'Connor CM,Whellan DJ,Lee KL,et al. Efficacy and safety of exercise training in patients with chronic heart failure:HF-ACTION randomized controlled trial. JAMA,2009,301:1439-1450.

[13] Jaarsma T,Beattie JM,Ryder M,et al. Palliative care in heart failure:a position statement from the palliative care workshop of the Heart Failure Association of the European Society of Cardiology. European journal of heart failure,2009,11:433-443.

4. 2013 国际原发性遗传心律失常共识解读

临床医生面对遗传原发性心律失常多有 4 大难点:①患者发生致命性心律失常事件的几率高,医生责任大;②患者多为儿童或青少年,内科医生对儿科患者的很多特征不熟悉,如患儿正常窦性心率的范围,药物服用的适当剂量等;③多种遗传性心律失常的临床表现极为相似:都有晕厥、猝死的发生,而发生的诱因、环境特征、影响因素有时也很相近、相互交叉或合并存在;④该领域的理论进展、各病症的诊断标准和治疗理念进展迅速,做到与时俱进实属不易。

结合 2013 国际原发性遗传心律失常诊治专家共识,本文对这一领域的最新进展与诊治精要做一扼要复习。

一　LQTS 的三种诊断模式

LQTS(长 QT 综合征)的诊断模式包括积分法、基因法和心电图 3 大方式。

1. 积分标准　积分标准模式相当于临床诊断标准,即 LQTS 的积分≥3.5 分,又排除了各种继发原因后诊断(表 12-4-1)。

2. 基因诊断　目前已发现 13 种与先天性 LQTS 相关的基因突变,分别是钾、钠、钙离子通道的相关基因及膜连接蛋白编码基因的变异。当已知 LQTS 的某基因有明确致病突变时则可诊断。基因学检查结果的假阴性率约 15%~20%,即真性 LQTS 患者中,约 15%-20% 患者的基因学检测结果为阴性,实质为假阴性。此外,前 3 型 LQTS 患者人群占全部 LQTS 患者的 92%。

3. 心电图诊断　心电图诊断 LQTS 的三条标准如下。

(1) 多次心电图 QTc≥500 毫秒,并能排除继发原因引起 QTc 延长。

表 12-4-1　诊断 LQTS 的 Schwartz 积分表

项目		积分	项目		积分
心电图标准 *			临床病史		
A	QTc**>0.48	3	A	晕厥 *** 与体力或精神压力有关	2
	QTc**>0.46~0.47	2		晕厥 *** 与体力或精神压力无关	1
	QTc**>0.45（男性）	1	B	先天性耳聋	0.5
B	尖端扭转型室速 ***	2	家族史 +		
C	T 波电交替	1	A	家族中有确诊的 LQTS 患者 #	1
D	3 个导联有切迹型 T 波	1	B	一级亲属有 30 岁以下发生心脏性	0.5
E	心率低于同龄预计值的 2 个百分点	0.5		猝死	

* 排除药物或其他疾病对心电图各指标的影响;** QTc 采用 Bazett's 公式得到 QTc 值,即 QTc=QT/R–R$^{1/2}$;*** 若尖端扭转型室速与晕厥同时存在,积分只取两者之一;+ 如家族某成员同时具备 A、B 两项,积分只取两者之一;# LQTS 积分≥4 分

（2）不明原因的晕厥及多次心电图 QTc 为 480~499 毫秒,又排除继发性原因引起 QTc 延长。应当注意,心电图诊断的假阴性率约 20%~25%,即患者基因学检查结果为阳性,但心电图 QTc 却正常（LQT1 为 37%,LQT3 为 10%）。对这种患者的诱发试验十分重要,包括体位改变、观察运动后恢复期的 QTc 值、静滴异丙肾上腺素等。

（3）心电图不仅能确诊 LQTS,还能为 LQTS 患者进行分型,使心电图对 LQTS 患者既有确诊价值,还有分型意义。

当充分掌握了各型 LQTS 的心电图特征时,凭借心电图做出患者的基因分型与基因学检查诊断的符合率高达 95%。前 3 型 LQTS 心电图的分型特征（图 12-4-1）,1 型:T 波高大;2 型:T 波低平或切迹;3 型:ST 段延长。

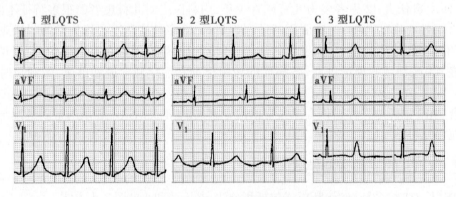

图 12-4-1　1~3 型 LQTS 患者的心电图特征

中国 LQTS 患者以 2 型居多,多数患者心电图 T 波有切迹或双峰。与正常对照组相比,LQTS 患者 T 波切迹、双峰的特征如下:①发生率高:(62% vs.15%);②出现的导联更广泛:常在 V_2~V_5 导联,并以 V_3~V_4 导联明显(对照组仅在 V_2、V_3 导联);③伴心脏骤停更常见(81% vs 19%);④运动后恢复期 T 波异常明显增多(85% vs. 39%),可作为激发试验的诊断标准。

体表心电图存在明显 T 波切迹、双峰、双向改变可视为 LQTS 患者最具特色的心电图改变,同时也是心电不稳定的重要标志。其不仅有助于诊断(是 LQT2 的典型表现),而且比单纯的 QTc 延长更能预警患者容易发生高风险的心律失常事件,因此还有重要的预后价值。

二 β受体阻滞剂在LQTS治疗中的非等效性

LQTS患者的诊断一旦确定,积极有效的综合治疗对患者预后有着举足轻重的作用。图12-4-2是一组233例遗传性LQTS患者首次晕厥事件后,有效治疗对患者生存率的影响。

从图12-4-2看出,β受体阻滞剂和左侧星状神经节切除术对提高患者生存率的作用十分明显,抗肾上腺治疗组首次晕厥后3年的生存率与未治疗组分别为94%和74%。而15年随访时,两组生存率的差别更大,分别为91%和47%。言外之意,坚持有效治疗的时间越长,患者的获益程度越大(图12-4-2)。

2013专家共识明确指出,LQTS患者的治疗中,β受体阻滞剂作为一线治疗的地位不可动摇。其应用的适应证包括:①QTc≥470毫秒的无症状患者(Ⅰ类);②有晕厥或室速、室颤者(Ⅰ类);③经基因学检查确诊,QTc正常者(Ⅰ类);④QTc≤470毫秒的无症状患者(Ⅱa类)。而用药的禁忌证仍为活动性哮喘。

众所周知,β受体阻滞剂在心衰、高血压的治疗中存在明显的非等效性,实际上,在遗传性LQTS的治疗中也有同样明显的非等效性。

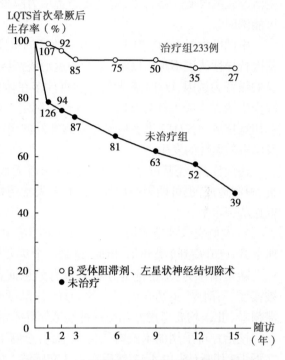

图12-4-2 LQTS患者的有效治疗对预后的影响

因此,为LQTS患者选择β受体阻滞剂治疗时,对有哮喘的患者需选用有高度β_1受体选择性的药物。本次专家共识认为,选择β受体阻滞剂治疗时,可首选长效的纳多洛尔和缓释的普萘洛尔,资料表明,这些药物除有抗肾上腺作用外,还兼有钾通道的阻滞作用,更有益于心律失常的治疗与预防(图12-4-3)。此外,因每日服用药物的次数较少,除能提高患者的依从性外,还可避免血药浓度的较大波动。

对于β受体阻滞剂治疗的剂量问题,有人曾提出,普萘洛尔的每日剂量应达到2~3mg/kg,而其他药物以此类推。但本次2013年专家共识中认为尚无药物最有效剂量的循证资料,应当使用患者能够耐受的全量。

应用β受体阻滞剂时,应避免药物骤停,

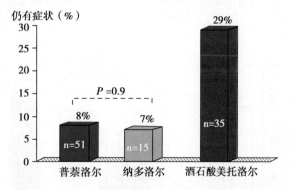

图12-4-3 β受体阻滞剂治疗遗传性心律失常的非等效性

防止病情出现反跳。对于β受体阻滞剂无效的高危LQTS患者,或已植入ICD及左侧星状神经节切除术后仍有心律失常发作者,可行基因特异性的药物治疗:包括LQTS3患者试用Ⅰ类药物:美心律、氟卡尼、雷诺嗪等。

三 LQTS 非药物治疗的地位迅速上升

LQTS 患者的非药物治疗包括改变生活方式、植入 ICD 和左侧星状神经节切除术 3 种。

1. 生活方式的改变　遗传性心律失常与其他心律失常治疗的一个明显不同是十分强调生活方式的改变。换言之,就是要患者尽力减少或避开诱发恶性心律失常的环境、场景及其他可能诱因。

中国医生对 LQTS 患者生活方式改变的重要性常重视不够,对 LQTS 患者恶性事件诱因的基因特异性认识不足。LQT1 患者的运动或情绪激动常为诱因,LQT2 患者多为休息、睡眠时突发的噪音为诱因,LQT3 患者的恶性事件多在休息或睡眠时发生(图 12-4-4)。因此,LQTS 患者改变生活方式应当针对基因的特异性而制定。如 LQT1 患者应严格避免剧烈运动(如游泳)或一切竞技运动,LQT2 患者应避免暴露突发的噪音等。此外,还要避免服用延长 QT 间期的药物及电解质紊乱的发生。

还应注意,经基因学诊断的 LQTS 患者无症状时,其潜在的危险因素主要是低钾,可因饮食、腹泻造成,也可能因服用Ⅲ类抗心律失常药物引起,该类药物不仅能阻滞钾离子外流,还降低血清钾水平。

2. 左侧交感神经节切除术　2013 年专家共识中,左侧交感神经切除术治疗的推荐指征有所上升,已升高到Ⅰ类和Ⅱa 指征,这是一个重大变化。

新指南认为:①拒绝 ICD 植入或有禁忌证者(例如极高危婴儿、儿童患者);②ICD 治疗不被接受、不耐受、不适合或无效的 LQTS 伴晕厥或心律失常者;③已长期应用 ICD 或 β 受体阻滞剂者(Ⅱa),均要考虑左侧交感神经节切除术治疗。

该治疗可采用的术式有①传统术式:全麻下不开胸,经锁骨下入路分离左侧星状神经节,在下 1/3 切断(图 12-4-5),然后在胸 3 交感链 1 的部位切除,手术时间约 30~40 分钟;②胸腔镜术式:暴露 $T_4 \sim T_1$ 的左侧交感链,离断主要分支及支配心脏的更细分支。成功有效的手术,能明显减少 LQTS 患者的心律失常事件。

3. ICD 治疗不可替代　对于 LQTS 患者,有很多情况下 ICD 的治疗不可替代。

LQTS 的猝死极高危者是指:①QTc>600 毫秒(>500 毫秒为高危);②有两个明确的基因突变;

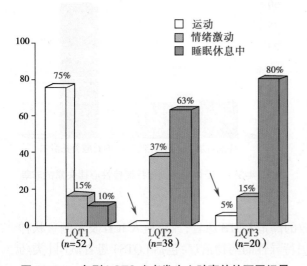

图 12-4-4　各型 LQTS 患者发生心脏事件的不同场景

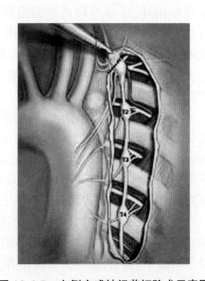

图 12-4-5　左侧交感神经节切除术示意图

③QTc>500毫秒伴耳聋;④<1岁的幼儿晕厥或心脏骤停者;⑤药物充分治疗后仍有心律失常事件者。对这些LQTS患者可植入ICD进行2级或1级预防。但选择ICD治疗时应权衡患者猝死风险和ICD植入后其他风险,应在β受体阻滞剂充分应用后再选择。ICD植入后为防止不恰当放电,应当细致程控ICD各项参数,通常仅设置220~240次/分的室颤诊断区(图12-4-6)。

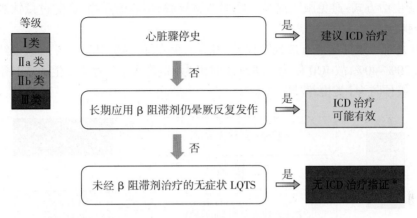

图12-4-6　LQTS患者ICD治疗的建议
*:除特殊情况外,ICD治疗不适合用于未经β受体阻滞剂治疗的无症状患者

四　Brugada综合征的诊断再添新意

2013年新专家共识中,对能诊断Brugada综合征的心律失常种类有新补充。

1. 亚裔发病高　现已明确,亚洲人Brugada综合征的发病率高达0.5%~1%,是一些地区<50岁的男性自然死亡的最常见原因,其与亚洲人*SCNA5A*基因启动子区域的基因序列的特异有关。

2. 男性高　Brugada综合征的男女发病比约为10:1,其与男性心肌细胞I_{to}电流较强及雄性激素水平较高有关(长期暴露在睾丸素时可增加心肌细胞的I_{to}电流表达)。

3. Brugada波仍分成3型　尽管有些国际学术会议已将原Brugada 2型与3型合并为新2型,但本专家共识仍坚持3型分型法:穹隆型、高马鞍型、低马鞍型。

4. 致病基因　目前,已发现12个相关致病基因,分别减少钠、钙内流,增加钾外流,这为药物治疗开拓了新思路,即能增加钠、钙内流或减少I_{to}电流的药物都有治疗Brugada综合征的作用。

5. 发作的诱因　Brugada综合征伴发的恶性室性心律失常,常发生在静息或睡眠等迷走神经张力较高或发热、饮酒后等情况。

6. 支持诊断的其他心律指标　2013年专家共识补充了支持Brugada诊断的几项指标:①运动后恢复期的ST段抬高幅度减少(激发试验);②I度房室阻滞,电轴左偏;③房颤;④心室晚电位阳性;⑤碎裂QRS波;⑥类左束支阻滞的室早;⑦有效不应期<200毫秒,希浦系传导间期>60毫秒;⑧无器质性心脏病。

五　治疗Brugada综合征的药物仍然匮乏

1. 药物治疗　Brugada综合征的药物治疗仍是薄弱环节,因此药物治疗仅被列为IIa类推荐而无I类推荐的药物。就理论而言,凡能抑制I_{to}电流,促进钠、钙内流的药物都有治疗作用。

(1) 急性期治疗:静注异丙肾上腺素并使基础心率提高到100次/分时,能有效控制电风暴,治疗机制为减弱 I_{to} 电流,增加 L 型钙离子的内流。

(2) 长期慢性治疗:大剂量口服奎尼丁每日 600~2000mg,可明显减少室速、室颤的复发,其治疗机制为抑制 I_{to} 及 I_{Kr} 电流。凡有 ICD 植入指征但未植入而伴室速者都可应用。

2. 非药物治疗

(1) 改变生活方式:避免服用提高心电图右胸导联 ST 段的药物,避免过量饮酒,出现发热时应尽快控制。

(2) ICD 是唯一被证实能有效预防猝死的治疗,但在随访期,其适宜性放电率约 10%,不适宜放电率约 20%~40%,故 ICD 作为一级预防时仍为Ⅱb 类推荐。对猝死生还或有室速、室颤的患者,ICD 二级预防为Ⅰ类推荐(图 12-4-7)。

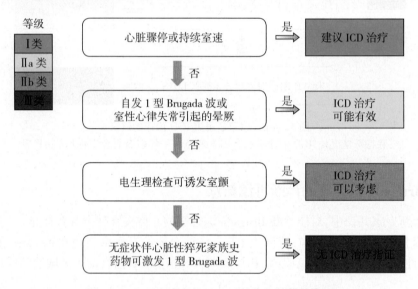

图 12-4-7　ICD 治疗 Brugada 综合征的推荐意见

(3) 射频消融:主要治疗电风暴患者,消融可以诱发室颤的单形态室早,推荐级别为Ⅱb 类,直至目前有效治疗的病例尚少。

应当注意,电生理检查在 Brugada 综合征患者危险分层中的价值一直意见不一。本次专家共识认为,心电生理检查诱发持续性室性心律失常时,提示患者在短期内可能复发室性心律失常。因此,电生理检查对患者预后的预警价值再度受到重视,这一转变对 Brugada 综合征 ICD 的植入适应证将有一定影响(Ⅱb)。

六　CPVT 的治疗与 LQTS 相似

儿茶酚胺敏感性多形性室速(CPVT)是另一种少见而严重的遗传性心律失常,以交感神经兴奋时发生双向性、多形性室速、猝死等为临床特征。

1. 诊断　CPVT 的诊断包括基因学与临床诊断两种方法,患者心电图多为正常而不具诊断能力。

(1) 基因诊断:有两种致病基因突变。CPVT-1 型:RyR_2 基因突变;CPVT-2 型:$CASQ2$(编码信息钙蛋白)

(2) 临床诊断:患者常无器质性心脏病,但运动、情绪应激、儿茶酚胺增加时可诱发双向、多形性室早或室速,而静息心电图多为正常;①多数在 20 岁前发病,30% 的患者发生猝死,常有家族史；②可伴有缓慢性心律失常；③Holter、运动试验、植入式 Holter 检查有一定的诊断价值；④运动中，室性心律失常逐渐加重与恶化：从最初的单形室早逐步发展为多形、双向及多形性室早或室速，且重复性强，并有引发室性心律失常的临界心率；⑤运动诱发的房性心律失常，也是 CPVT 的表型之一。

2. 治疗

(1) 改变生活方式：同 LQTS 患者，限制及避免竞技或剧烈运动，避免有精神压力的环境。

(2) β 受体阻滞剂治疗：治疗时应选用无拟交感活性的 β 受体阻滞剂为一线药物，药物选择的顺序为：①纳多洛尔：因长效优势而优于其他 β 受体阻滞剂，剂量 1~2mg/kg；②非选择性 β 受体阻滞剂：普萘洛尔；③其他的 β 受体阻滞剂。

服药后需评价平均窦性心率，因窦性心率增快常是恶性心律失常发生的先兆，服药后运动时仍有室早、连发室早则预警再发恶性事件的可能性大，需要调整药物剂量。除 β 受体阻滞剂外，还可服用氟卡尼或维拉帕米治疗（Ⅱa 推荐）

(3) 非药物治疗：①ICD 治疗：经药物治疗仍有心脏性猝死、晕厥、双向多形性室速发作时，应给予 ICD 治疗。但在 ICD 治疗中不设置 ATP 治疗，ICD 的诊断与放电治疗适当延长。②左侧交感神经节切除术：当 β 受体阻滞剂治疗后仍有晕厥、仍有双向或多向室早或 ICD 适宜性放电者，可行左侧交感神经节切除术治疗（Ⅱb）。③射频消融：消融能触发室颤的双向性室早是一个可考虑选择的治疗。

七　短 QT 综合征逐渐预热

1. 诊断　短 QT 综合征（SQTS）的诊断模式为心电图加临床病史或基因学检查。当心电图 QTc≤330 毫秒或≤360 毫秒，并伴致病基因突变，SQTS 家族史，≤40 岁家族成员猝死史，非器质性室速，室颤生还者，均能确诊，而且 QTc 越短猝死风险越大。

已发现的 SQTS 致病基因突变有 3 种：*KCNH2*、*KCNQ1* 及 *KCNJ2*。这些基因突变能够导致 QTc 的延长或缩短，只是 LQTS 患者的基因突变引起蛋白功能的丧失，而 SQTS 患者的蛋白功能却增强。

2. 治疗

(1) ICD 治疗能用于 SQTS 患者的二级预防，而 ICD 作为 SQTS 患者的一级预防时推荐指征仅为Ⅱb 类，即 SQTS 患者无症状，但有心脏性猝死家族史时，植入 ICD 与一级预防。

(2) 药物治疗：主要为奎尼丁，可显著延长 QT 间期而达到 SQTS 的治疗目的（Ⅱb 推荐），尤其对 SQT1 型患者的疗效显著。此外，索他洛尔适合治疗无症状、但有猝死家族史者，也属于Ⅱb 类推荐。

八　早复极综合征的诊治渐有雏形

目前，对早复极综合征还处于认识与研究的起始阶段，很多问题尚在探讨中。

1. 诊断

(1) 早复极波的诊断：属于单纯的心电图诊断，即连续≥2 个下壁或前侧壁导联存在 J 点或 J 波幅度≥1mm 时则可诊断：①传统的心电图概念中，仅 V$_3$、V$_4$ 的中胸导联存在的早复极波已不在此例；②早复极波的检出率 1%~13%，伴自发性室颤高达 15%~70%；③男性患者占 70%，中年后逐渐降低，说明男性激素对其有一定影响；④与迷走亢进、低温、高血钙相关；⑤可与 Brugada 综合征、SQTS 重叠发生；⑥有早复极波者，室颤与猝死的发生率增加了 3 倍，而伴 ST 段水平或下斜形态者高出了10倍;⑦J波幅度越高(≥0.2mV)、出现的导联越多、短时间J波振幅变化大,这些都预警患者发生室颤的风险高;⑧激发试验的方法尚无更多经验,但瓦氏动作可以诱发;⑨其他有诊断价值的心电图表现包括:心动过缓、QRS波时限延长、QTc缩短、左室肥厚等。

(2) 早复极综合征的诊断:当患者有心电图早复极波改变,又伴有不能解释的室颤、多形性室速发作时则可诊断。此外,当猝死患者排除了其他原因,而生前心电图又有早复极波时,也可诊断。

2. 治疗

(1) ICD适合有早复极综合征并伴以下情况患者的治疗:①诊断明确及猝死生还者(I);②仅有晕厥及心电图诊断、家族史阳性(IIb);③高危但无症状的患者,心电图有高危早复极波(J波幅度高、ST段呈水平或下斜形态),以及有青少年猝死家族史(IIb)等。

(2) 药物治疗适合:①急性期(电风暴期)可选用异丙肾上腺素治疗(IIa),初始剂量为1.0μg/min,使心率升高20%或90次/分以上时可奏效,治疗目标为血流动力学改善,室速有效抑制;②预防室颤的治疗为奎尼丁加ICD治疗(IIa)。

九 特发性室颤的治疗仍在摸索

特发性室颤的诊治意见也在深入认识中。

1. 诊断 属于排他性诊断,即心脏性猝死生还者,各种检查结果提示无心血管系统的器质性改变,而又排除了其他原因后诊断。

诊断时需要注意:①进行候选基因的检查,47%的患者有基因突变,但候选基因检测需宽泛;②激发试验:包括运动试验及肾上腺素、普鲁卡因胺等药物激发试验;③心肌活检及有创电生理检查:有人认为,在详尽的心电生理标测(低电压区)指导下的心肌活检,可发现多数特发性室颤患者实际有不同程度的心肌病变;④需进行各种心电检测及影像学检查。

2. 治疗 有以下几种治疗方法:①确诊者可植入ICD(I类),一级亲属伴不明原因晕厥时也要植入ICD治疗(IIb);②药物治疗:可服用奎尼丁(IIb);③消融:可行希浦系统的消融治疗(IIb)。

十 进行性心脏传导疾病的诊治要点

在原发性遗传性心律失常中,唯有进行性心脏传导疾病属于缓慢性心律失常,其确切病因尚不清楚,严重时有致命风险。

年龄增长在本病发病中有重要作用,故发病机制属于退行性病变或老化过程加速引起,属于一种心脏结构正常的家族性传导系统疾病。

1. 诊断 当<50岁的年轻患者发生无法解释的亚急性传导系统的异常而不伴骨骼肌肉疾病,且心脏结构正常者可诊断。

(1) 基因学检查可发现*SCN5A*、*LaminA/C*基因突变。进行性纤维化改变是常见的组织学异常。

(2) 有*LaminA/C*基因突变时,房室结和特殊传导系统可逐渐被纤维、脂肪组织替代,并在较早期发生心源性猝死。

(3) 心电图可能有P波时限、PR间期、QRS波时限的延长及电轴偏移,并呈进行性加重。

(4) 患者可同时合并LQTS和Brugada综合征。

2. 治疗

(1) 起搏器可治疗患者存在的间歇或持续性III度或高度房室阻滞(I),莫氏I或II型的房室阻滞伴症状者（Ⅰ），双束支阻滞合并或不合并Ⅰ度房室阻滞（Ⅱa）。

（2）ICD 治疗：适合存在 *LaminA/C* 基因突变的成年患者，当合并左室功能不全及非持续性室速时也需要 ICD 治疗（Ⅱa）。

结束语：2013 美国原发性遗传心律失常诊治专家共识针对 8 种遗传性心律失常进行了以诊断和治疗为主线的阐述。其中有些诊断与治疗意见十分成熟，例如 LQTS 及 Brugada 综合征的治疗，有些仍在探索中，如早复极综合征与特发性室颤。

临床医师治疗遗传性心律失常时，应注意患者生活方式需做相应改变，还要注意各种危险分层的策略，针对个体化情况采取个体化治疗。

应当看到，遗传性心律失常不仅与先证者有关联，还与其他家族成员有关，不仅涉及临床诊断与治疗，还涉及家族基因的筛查。多数遗传性心律失常患者需要给予细致、长期的随访观察及治疗药物的不断调整。总之，这是一个工作浩繁、任务巨大的长期工作，单独一个医生有时不能完全胜任，需要一个分工细、责任心强、业务水平高的专家组或多位医生的精诚合作，才能给患者提供系统、长期、有效的治疗。

（郭继鸿）

参 考 文 献

［1］ Ackerman MJ，Prior iSG，Willems S，et al. HRS/EHRA expert consensus statement on the state Of genetic testing for the channelopathies and cardiomyopathies this document was developed as a partnership between the Heart Rhythm Society（HRS）and the European Heart Rhythm Association（EHRA）. Heart Rhythm，2011，8：1308-1339.

［2］ Schwartz PJ，Crotti L. QTc behavior during exercise and genetic testing for the long-QT syndrome. Circulation，2011，124：2181-2184.

［3］ Goldenberg I，Horr S，Moss AJ，et al. Risk for life-threatening cardiac events in patients with genotype-confirmed long-QT syndrome and normal-range corrected QT intervals. J Am Coll Cardiol，2011，57：51-59.

［4］ Viskin S，Postema PG，Bhuiyan ZA，et al. The response of the QT interval to the brief tachycardia provoked by standing：a bedside test for diagnosing long QT syndrome. J Am Coll Cardiol，2010，55：1955-1961.

［5］ Sy RW，van der Werf C，Chattha IS，et al. Derivation and validation of a simple exercise-based algorithm for prediction of genetic testing in relatives of LQTS probands. Circulation，2011，124：2187-2194.

［6］ Goldenberg I，Horr S，Moss AJ，et al. Risk for life-threatening cardiac events in patients with genotype-confirmed long-QT syndrome and normal-range corrected QT intervals. J Am Coll Cardiol，2011，57：51-59.

［7］ Viskin S，Postema PG，Bhuiyan ZA，et al. The response of the QT interval to the brief tachycardia provoked by standing：a bedside test for diagnosing long QT syndrome. J Am Coll Cardiol，2010，55：1955-1961.

［8］ Sy RW，vander Werf C，Chattha IS，et al. Derivation and validation of a simple exercise-based algorithm for prediction of genetic testing in relatives of LQTS probands. Circulation，2011，124：2187-2194.

［9］ Horner JM，Horner MM，Ackerman MJ. The diagnostic utility of recovery phase QTc during treadmill exercise stress testing in the evaluation of long QT syndrome. Heart Rhythm，2011，8：1698-1704.

［10］ Barsheshet A，Goldenberg I，O-Uchi J，et al. Mutations in cytoplasmic loops of the KCNQ1 channel and the risk of life-threatening events：implications for mutation-specific response to beta-blocker therapy in type1 long-QT syndrome. Circulation，2012，125：1988-1996.

［11］ Migdalovich D，Moss AJ，Lopes CM，et al. Mutation and gender-specific risk in type 2 long QT syndrome：implications for risk stratification for life-threatening cardiac events in patients with long QT syndrome. Heart Rhythm，2011，8：1537-1543.

［12］ Johnson JN，Ackerman MJ. Competitive sports participation in athletes with congenital long QT syndrome. JAMA，2012，308：764-765.

［13］ Chockalingam P，Crotti L，Girardengo G，et al. Not all beta-blockers are equal in the management of long QT syndrome types1 and 2：higher recurrence of events under metoprolol. J Am Coll Cardiol，2012，60：2092-2099.

［14］ Jons C，Moss AJ，Goldenberg I，et al. Risk of fatal arrhythmic events in long QT syndrome patients after syncope. J Am Coll Cardiol，2010，55：783-788.

［15］ Schwartz PJ，Spazzolini C，Priori SG，et al. Who are the long-QT syndrome patients who receive an implantable cardioverter-defibrillator and what happens to them? :data from the European Long-QT Syndrome Implantable Cardioverter-Defibrillator (LQTSICD) Registry. Circulation, 2010, 122: 1272-1282.

5. 心房去自主神经治疗

心房颤动是临床上最常见的心律失常之一。尽管目前房颤的治疗已取得了很大的进展，但房颤的发生机制仍存在较大争议。近年来研究表明，自主神经系统异常是房颤发生和维持过程中的一个重要机制。通过神经消融或刺激达到直接破坏或间接调控自主神经可以有效地治疗房颤。本文将从心脏自主神经系统解剖，自主神经系统参与房颤的证据和机制，以及自主神经干预治疗房颤这三个方面做一概述。

一 心脏自主神经系统解剖概述

心脏自主神经系统主要由外源性自主神经系统和内源性自主神经系统所构成。连接大脑与心脏表面神经丛之间的神经纤维构成外源性自主神经系统，而位于心房表面、大血管附近的神经丛以及连接这些神经丛的神经纤维构成了内源性自主神经系统。

1. 外源性自主神经系统　外源性自主神经系统由交感成分和副交感成分组成（图 12-5-1A）。交感神经起源于下丘脑后外侧，发出节前纤维并终止于颈上、颈胸（星状）、和胸神经节。颈上

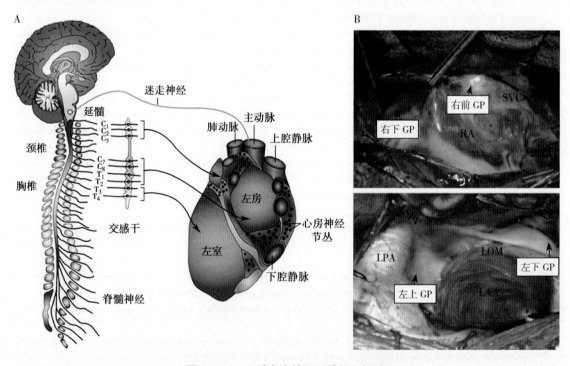

图 12-5-1　心脏自主神经系统解剖概述

A. 外源性自主神经系统；B. 内源性自主神经系统；SVC：上腔静脉；RA：右心房；RAA：右心耳；LSPV：左上肺静脉；LIPV：左下肺静脉；LOM：Marshall 韧带；LAA：左心耳

神经节与 C_1~C_3 连接；颈胸神经节与 C_7~C_8 和 T_1~T_2 连接；胸神经节与 T_3~T_4 连接。这些神经节发出上、中、下心支（节后纤维），沿着头臂干、颈总动脉和锁骨下动脉支配心脏。副交感神经起源于延髓内测，由迷走神经干、迷走神经丛和迷走神经节后神经元组成。大部分迷走神经纤维都会在上腔静脉和主动脉之间的脂肪垫（即第三脂肪垫）聚集，支配窦房结和房室结。

2. 内源性自主神经系统 双侧心脏自主神经在支配心房前，常会在心房表面一定位置聚集，形成神经丛。Armour 等详细描绘了人类心脏自主神经分布情况。他们发现心脏有多个主要的神经丛，分布于心脏和大血管附近，组成了一个复杂的神经网络。Scherlag 等按照解剖位置总结了 4 个主要神经丛（图 12-5-1B）：①右前神经丛，位于右上肺静脉与右心房连接处，主要支配窦房结及周围心房的活动；②右下神经丛，位于下腔静脉与心房的连接处，主要支配房室结及周围心房的活动；③左上神经丛，位于左上肺静脉与左房连接处；④左下神经丛，位于左下肺静脉与左房的连接处。这些神经丛可能作为"集成中心"（integration centers）调控外源性自主神经系统和内源性自主神经系统之间错综复杂的交互作用。

二 自主神经系统与房颤

早在 1978 年，Coumel 等就提出自主神经系统激活在阵发性房颤的发生中起着重要的作用。他们发现心脏结构正常的年轻房颤患者很多伴有迷走神经激活的表现，而合并器质性心脏病的房颤患者主要伴有交感神经激活的表现。这一发现后来通过分析心率变异性得到进一步证实。2003 年，Barrett 等首次成功地对活体兔进行了连续 7 天的肾交感神经活性记录。随后，在体神经活性记录被广泛用于房颤的机制研究，为自主神经激活参与房颤发生提供了直接证据。

1. 自主神经激活参与房颤的间接证据——心率变异性分析 心率变异性分析是一种可以评估心脏自主神经活动的方法，由于其无创的优点，在临床应用比较广泛。20 世纪末，大量的临床研究对房颤患者进行了心率变异性分析。研究发现，手术后出现阵发性房颤的患者在房颤发生前常会伴有交感活性的增加或者迷走活性的降低；孤立性和夜间发生房颤的年轻患者主要表现为迷走活性的增加。然而，进一步研究提示，房颤的发生不是单独迷走激活或者单独交感激活所致，而是与迷走、交感的失衡有关。一项源于欧洲心脏调查的研究共纳入 1500例阵发性房颤患者，该研究根据房颤触发因素将其分为交感性、迷走性和混合性（兼有迷走和交感）房颤。

然而，这些研究大多是对患者的长程心电图进行心率变异性分析所得出的结论，不能直接地反应自主神经活性。再者，心率变异性分析需要完好的窦房结来协调心脏对自主神经活性的反应。Piccirillo 等研究发现起搏诱发的慢性心力衰竭多伴有窦房结功能障碍，心率变异性分析的结果就无法准确的评估交感神经活性。同样，对于伴有窦房结功能障碍的房颤患者，心率变异性分析的应用也受到限制。因此，直接神经活性记录对房颤自主神经机制研究显得十分重要。

2. 自主神经激活参与房颤的直接证据——神经活性记录 Jung 等利用无线发射装置植入技术连续记录健康犬的星状神经节活性，平均记录时间长达 41.5 天（±16.6 天），结果显示心脏交感神经活性具有昼夜变化的规律。为了证明自主神经激活是房颤的一个触发因素，Tan 等对犬心房进行间断快速起搏并在每次起搏停止后利用无线发射装置同时记录体表心电图、左侧星状神经节和左侧迷走神经的神经活性，实验持续数周。该研究发现交感、迷走的同时放电是阵发性房速/房颤最常见的触发因素（图 12-5-2A）。后来，Choi 等用同样的方法同时记录了包括左侧星状神经节、左侧迷走神经以及内源性自主神经(左上神经丛和Marshall韧带)的活性。结果显示左上神经丛和Marshall韧带是阵发性房速/房颤最常见的触发因素(图12-5-2B)。Po教授研究小组通过对右前神经丛和左上神经丛高频电刺激诱发内源性自主神经系统高活性状态,结果显著缩短了心房有效不应期,增加了有效不应期的离散度,提示内源性自主神经系统激活能够导致心房电重构,增加心房的易颤性。他们还在快速心房起搏和睡眠呼吸暂停相关的急性房颤模型中进一步证实神经丛高活性是房颤主要的触发因素。这些研究共同为自主神经激活参与房颤的发生和维持提供了直接证据。

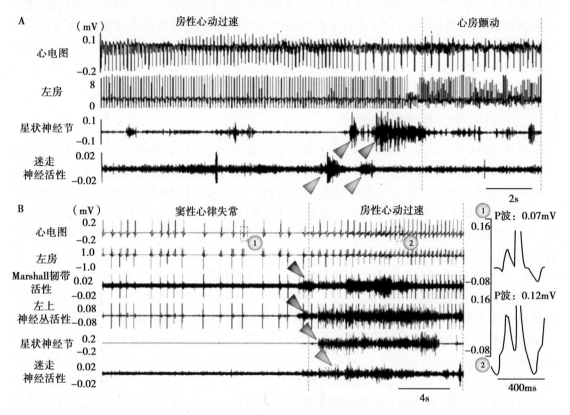

图 12-5-2　自主神经激活触发房性心律失常

A. 交感(蓝色箭头)、迷走(绿色箭头)同时激活触发房性心动过速转为房颤;B. 在一次房性心动过速发生前,内源性心脏自主神经(左上神经丛和Marshall韧带,红色箭头)激活先于外源性心脏自主神经(星状神经节和迷走神经)激活,提示内源性自主神经激活是房速的主要触发因素;右下角放大图显示窦性心律失常和房性心律失常时P波形态不同

3. 自主神经激活参与房颤的机制　自主神经激活通过复杂的机制参与房颤的发生和维持。最近,Linz等将自主神经激活参与房颤的机制总结成3个环路:电环路、触发环路和结构环路。交感神经激活引起交感神经元末梢释放去甲肾上腺素,作用于β肾上腺素能受体,激活心肌膜上的钙通道,使钙离子内流增加,细胞内肌浆网释放的钙离子也增加,导致心房异位起搏点增加(触发环路)。迷走神经激活诱发心肌膜上离子电流的变化,缩短心房ERP和动作电位时程,促进折返电路形成(电环路)。充血性心衰、高血压或睡眠呼吸暂停等引起心房牵张,激活众多纤维化通路,导致心房结构改变和传导异常,同样促进折返电路形成(结构环路)。三个环路互相促进,形成正反馈加强这些病理生理变化,最终促进房颤的发生和维持。

4."心-心反射"与房颤　虽然自主神经激活在房颤的发生和维持过程中的作用已得到证实,但目前对心房表面神经丛的作用所知甚少。传统的观点认为,心房表面神经丛不过是中枢神经系统通向心脏的中继站。然而,近来 Lu 等研究发现神经丛不仅仅是上传下达的中继站,还是心脏局部反射网络中的核心。当心脏局部的自主神经末梢兴奋时,刺激信号经传入纤维激活神经丛,神经丛兴奋后又通过传出纤维释放大量的神经递质(乙酰胆碱和去甲肾上腺素)到邻近的肺静脉、心房和远端的心耳,后三者再将兴奋信号传回神经丛,这种快速的神经传导最终导致神经丛充分激活,邻近的肺静脉对神经丛的驱使成为触发和驱动房颤最活跃的因素。因此,心脏局部神经兴奋能在短时间内通过快速的神经传导使神经丛充分激活,这种神经传导模式被称为"心-心反射"(图 12-5-3)。Lu 等和 Scherlag 等通过一系列的实验研究发现心-心反射在房颤的发生和维持机制中起着重要的作用。

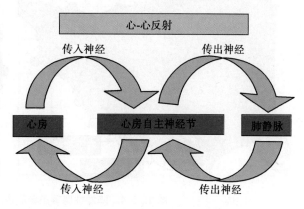

图 12-5-3　心-心反射示意图

三　自主神经干预治疗房颤

1998 年,Haissaguerre 等首次提出用肺静脉电隔离治疗房颤,大量临床研究已经证实这一术式对大部分房颤有效,然而部分患者需要进行 2~3 次甚至更多次消融,增加肺静脉狭窄的风险。近年来,越来越多的基础和临床研究发现可以通过自主神经干预(消融或刺激)达到治疗房颤的效果。

1. 神经消融

(1) 神经丛消融:如上所述,心房表面神经丛不仅是中枢神经系统通向心脏的中继站,还可以通过"心-心反射"机制在房颤的发生和维持过程中发挥着重要的作用。Po 等通过大体动物研究发现神经丛消融可以抑制心房和肺静脉的局灶快速电激动(rapid firing),减少或消除心房碎裂电位,逆转和阻止快速起搏诱发的心房急性电重构,从而达到抑制房颤的效果。他们还发现消融肺静脉与主动脉之间的第三脂肪垫可以显著抑制上腔静脉起源的快速电激动,而且能够改善与睡眠呼吸暂停相关的房颤。随后 Po 等通过高频刺激在房颤患者心内膜标记出四个主要的神经丛(图 12-5-4)。临床研究发现单独神经丛消融术或联合肺静脉电隔离(PVI)能够成功地治疗房颤患者,尤其是对阵发性房颤患者的成功率更高。Katritsis 等在一个随机对照试验中比较了神经丛消融联合 PVI 术式与单独 PVI 术式治疗房颤的效果,结果显示与单独 PVI 相比联合神经丛消融能够显著提高手术的成功率。尽管神经丛消融能够降低房颤术后的复发率,但近来 He 等报道的一项研究结果显示与正常心脏相比,对急性心梗犬行神经丛消融会显著增加室性心律失常的风险。因此,将来的研究需要评估神经丛消融潜在的导致室性心律失常的风险。

(2) LSG 消融:LSG 消融已被证实可以减少长 QT 综合征患者室速的发生,然而还未有临床研究报道 LSG 消融对房性心律失常的影响。Tan 等在间断 RAP 的房颤模型中发现,LSG 和迷走神经心支消融可以有效地抑制阵发性房速/房颤的发生。他们还发现同样的术式在起搏诱发的心衰模型上也有类似的抗房性心律失常的效果。这些发现提示,消融外源性自主神经系

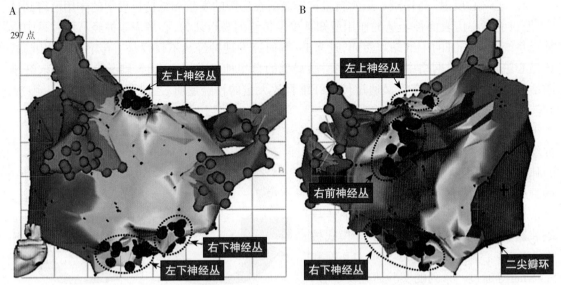

图 12-5-4　阵发性房颤患者心内膜标记的 4 个主要神经丛

统可能是治疗房颤的另一个选择。

（3）肾交感神经消融：近几年出现的经皮导管去肾交感神经治疗顽固性高血压受到国内外同行的重视。SymplicityHTN 和其他临床研究初步证明了去肾交感神经的有效性和安全性。近来，也有基础和临床研究开始关注去肾交感神经对房性心律失常的影响。Linz 等在睡眠呼吸暂停的动物模型中发现，与 β 受体阻滞剂相比去肾交感神经能够更有效的抑制心房 ERP 的缩短，提示去肾交感神经有着更优越的抗房性心律失常的效果。而在快速起搏诱发的房颤动物模型中他们发现去肾交感神经可以降低心室率，抑制房颤的发生，但对房颤导致的心房电重构没有改善作用。Hou 等通过 LSG 刺激和 RAP 建立高交感活性的房颤模型，发现去肾交感神经可以逆转该模型诱发的心房电生理性质改变，抑制心房的易颤性。一个小样本的临床研究发现，与单独 PVI 相比，联合去肾交感神经可以显著降低房颤患者的血压。而且随访一年结果显示 PVI 联合去肾交感神经的房颤复发率仅为 31%，而单独 PVI 的复发率高达 71%。另一个病例报告发现，单独去肾交感神经同样可以降低患者血压和阵发性房颤的发作。去肾交感神经的这种潜在的抗房性心律失常的机制可能非常复杂。目前的研究表明，去肾交感神经能够调节自主神经系统活性来降低血压，也有研究亦报道了去肾交感神经在治疗顽固性高血压时对患者糖耐量异常、睡眠呼吸暂停综合征、左室肥厚和心功能不全等交感神经过度激活的病症也有益。这些结果提示，去肾交感神经抗房性心律失常的作用可能与调节心房自主神经活性以及心房的结构重构有关。

2. 神经刺激

（1）低强度迷走神经刺激：早期研究表明，刺激迷走神经可以引起显著的心脏电生理变化，诱发房颤。然而，近年来的研究显示低于阈电压强度（能引起心率减慢或房室传导阻滞的最低刺激电压）的迷走神经刺激（LL-VNS）能够有效地抑制或逆转房颤的发生。神经活性记录证据显示，LL-VNS 的抗房颤作用机制可能与抑制内源性（神经丛）或外源性（LSG）自主神经系统活性有关（图 12-5-6）。Yu 等经上腔静脉途径或采用无创的方法刺激迷走神经同样可以达到 LL-VNS，这种微创或无创的方法为 LL-VNS 进一步的临床应用提供了新思路。

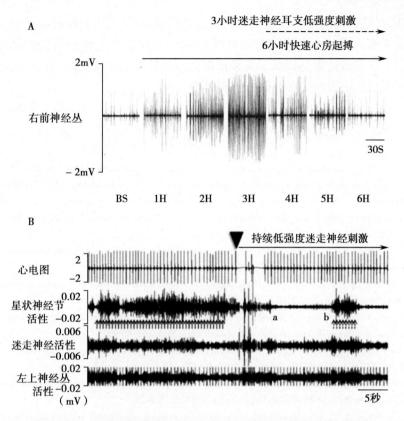

图 12-5-5 低强度迷走神经刺激(LL-VNS)抑制心脏自主神经活性
A. 对迷走神经耳支低强度刺激(LL-TS)能够逆转快速心房起搏(RAP)诱发的右前神经丛(AR 神经丛)高活性状态;B.LL-VNS 显著抑制星状神经节活性(SGNA)

(2) 脊髓神经刺激:目前在临床主要用于治疗各种慢性顽固性疼痛。在心血管领域,临床研究显示,T_1~T_4 节段脊髓神经刺激能够缓解顽固性心绞痛的临床症状;动物研究发现脊髓神经刺激能够稳定心室缺血区局部的电活动,减少心梗后的梗死面积和室性心律失常,改善慢性心梗和心衰的心功能。然而,脊髓神经刺激的这些保护作用的具体机制尚不清楚,但已有证据表明脊髓神经刺激能够降低交感神经活性,而且具有一定的迷走神经样效应(降低心室率,延长房室结传导时间等)。这些研究提示,脊髓神经刺激这种调节自主神经活性的作用对房颤的治疗可能亦有利。已有动物研究发现,脊髓神经刺激可以延长心房 ERP,对快速起搏诱发的房颤具有抑制作用。目前正在开展脊髓神经刺激治疗慢性心衰的多中心临床试验(DEFEAT-HF),评估脊髓神经刺激对严重心衰患者症状的改善作用。将来的临床研究可以关注脊髓神经刺激对房性心律失常的影响。

(3) 针灸:针灸用于治疗高血压、冠脉疾病、心律失常以及心梗等疾病已有数千年的历史。针灸具有调节自主神经的效应。比如针刺前臂(内关穴)具有类似迷走神经刺激效应和抗交感效应。Li 等发现刺激正中传入神经(与内关穴对应)可以改善交感激活引起的心肌缺血。他们推测针灸的治疗作用可能与其抗交感效应以及增强迷走效应有关。近来,一个小范围的临床研究评估了房颤患者电转复后经针灸治疗的疗效。结果显示与假针灸治疗组或未治疗对照组相比,针灸组房颤复发率明显较低,与胺碘酮治疗组相似。尽管如此,针灸用于临床治疗房颤还需要进一步的机制研究。

综上所述,尽管目前房颤的发生机制仍未完全清楚,但早期研究通过心律变异性分析已经发现交感迷走失衡是房颤一个重要的触发因素,而近几年的自主神经活性记录为自主神经激活参与房颤的发生和维持更是提供了直接证据。通过神经消融或刺激来直接损坏或间接调控自主神经在将来可能成为治疗房颤的一种有效的手段。

(江洪　黄兵　鲁志兵)

参 考 文 献

［1］Yu L,Scherlag BJ,Li S,et al. Low-level vagosympathetic nerve stimulation inhibits atrial fibrillation inducibility:Direct evidence by neural recordings from intrinsic cardiac ganglia. Journal of cardiovascular electrophysiology,2011,22:455-463.

［2］Yu L,Scherlag BJ,Li S,et al. Low-level transcutaneous electrical stimulation of the auricular branch of the vagus nerve:A noninvasive approach to treat the initial phase of atrial fibrillation. Heart rhythm:the official journal of the Heart Rhythm Society,2013,10:428-435.

［3］Linz D,Ukena C,Mahfoud F,et al. Atrial autonomic innervation:A target for interventional antiarrhythmic therapy? Journal of the American College of Cardiology,2014,63:215-224.

［4］Katritsis DG,Giazitzoglou E,Zografos T,et al. Rapid pulmonary vein isolation combined with autonomic ganglia modification:A randomized study. Heart rhythm:the official journal of the Heart Rhythm Society,2011,8:672-678.

［5］He B,Lu Z,He W,et al. Effects of ganglionated plexi ablation on ventricular electrophysiological properties in normal hearts and after acute myocardial ischemia. International journal of cardiology,2013,168:86-93.

［6］Linz D,Mahfoud F,Schotten U,et al. Renal sympathetic denervation suppresses postapneic blood pressure rises and atrial fibrillation in a model for sleep apnea. Hypertension. 2012,60:172-178.

［7］Linz D,Mahfoud F,Schotten U,et al. Renal sympathetic denervation provides ventricular rate control but does not prevent atrial electrical remodeling during atrial fibrillation. Hypertension,2013,61:225-231.

［8］Hou Y,Hu J,Po SS,et al. Catheter-based renal sympathetic denervation significantly inhibits atrial fibrillation induced by electrical stimulation of the left stellate ganglion and rapid atrial pacing. PloS one,2013,8:e78218.

［9］Pokushalov E,Romanov A,Corbucci G,et al. A randomized comparison of pulmonary vein isolation with versus without concomitant renal artery denervation in patients with refractory symptomatic atrial fibrillation and resistant hypertension. Journal of the American College of Cardiology,2012,60:1163-1170.

［10］Vollmann D,Sossalla S,Schroeter MR,et al. Renal artery ablation instead of pulmonary vein ablation in a hypertensive patient with symptomatic,drug-resistant,persistent atrial fibrillation. Clinical research in cardiology:official journal of the German Cardiac Society,2013,102:315-318.

［11］Brandt MC,Mahfoud F,Reda S,et al. Renal sympathetic denervation reduces left ventricular hypertrophy and improves cardiac function in patients with resistant hypertension. Journal of the American College of Cardiology,2012,59:901-909.

［12］Yu L,Scherlag BJ,Sha Y,et al. Interactions between atrial electrical remodeling and autonomic remodeling:How to break the vicious cycle. Heart rhythm:the official journal of the Heart Rhythm Society,2012,9:804-809.

［13］Bernstein SA,Wong B,Vasquez C,et al. Spinal cord stimulation protects against atrial fibrillation induced by tachypacing. Heart rhythm:the official journal of the Heart Rhythm Society,2012,9:1426-1433.

6. 晚钠电流与收缩舒张功能

慢性心力衰竭在发生、发展过程中伴有显著的心电活动和收缩-舒张功能异常。晚钠电流(I_{Na-L})因其失活缓慢的特点,可增加Na^+流入细胞和增强心室复极的频率依赖性,影响平台期多种离子通道和离子交换体的活动过程,引起动作电位后除极,通过增强的反向Na^+-Ca^{2+}交换活动,进一步引起细胞内Na^+和Ca^{2+}平衡紊乱及心脏舒缩活动异常。多种因素调节晚钠通道的功能重构。使用高选择性阻断 I_{Na-L} 的药物如雷诺嗪可减少后除极所诱发的触发活动,减轻衰竭心脏的收缩和舒张功能障碍,可作为心力衰竭辅助治疗的药物。

慢性心力衰竭(简称心衰)的心脏因离子通道重构导致动作电位平台期异常延长,不仅可增加心室复极异质性,诱发早期后除极,触发恶性室性心律失常,同时因离子通道的表达和功能改变而影响心脏的收缩 - 舒张活动,因此一直以来是基础研究和临床治疗高度关注的问题。

研究证实,众多离子通道如瞬时外向钾电流(I_{to})、延迟整流钾电流(I_K)、内向整流钾电流(I_{K1})等均参与了心衰发展过程中心脏的电重构过程,延缓动作电位复极,同时伴有细胞内 Na^+ 和 Ca^{2+} 平衡紊乱。晚钠电流(I_{Na-L})因其失活缓慢的特点,增加 Na^+ 向细胞内流动,进一步延缓复极过程。继之,通过细胞膜 Na^+/Ca^{2+} 交换体活动增加细胞内 Ca^{2+},引起心脏电活动及舒缩活动异常。因此,认识 I_{Na-L} 对心肌收缩 - 舒张功能的影响,以及干预 I_{Na-L} 作为改善心脏功能的新靶点是非常重要的。

一　I_{Na-L} 的主要特征以及在衰竭心脏中的改变

心肌细胞钠通道具有电压门控特性,在动作电位静息状态下被激活,绝大部分快速开放并呈电压依赖性迅速关闭失活,被称为快钠通道,产生非常强大的瞬间峰钠电流(I_{Na-T}),形成动作电位的上升支,主要的功能是产生细胞兴奋和传导兴奋。另有部分钠通道在动作电位平台期处于持续的延迟开放状态,被称为持久性或 I_{Na-L}。晚钠通道主要表现为缓慢散在开放方式(late scattered mode)和丛状爆发性开放方式(burst mode)。研究表明,心肌细胞 I_{Na-L} 的生物物理学和药理学特性包括:①钠通道的 α 亚基是由基因 *SCN5A* 异源性表达,与 β 亚基共同构成并产生 I_{Na-L},正常人类心肌细胞晚钠通道的开放方式与表达通道相似;②呈现缓慢的时间依赖性失活,失活时间常数约为 600 毫秒,在平台期持续开放,其中散在开放方式是 I_{Na-L} 的主要来源;③与 I_{Na-L} 相比对特异性通道阻滞剂河豚毒素(TIX)及抗心律失常药利多卡因敏感性较高。

膜片钳研究发现,正常状态下 I_{Na-T} 幅度约为 5nA,而 I_{Na-L} 幅度约为 5pA,即 I_{Na-T} 约为 I_{Na-L} 的 1000 倍。但是,由于 I_{Na-T} 仅持续约 2 毫秒,I_{Na-L} 可持续长达 2 秒,因此,经 I_{Na-T} 和 I_{Na-L} 跨壁转运 Na^+ 所携带的正电荷却几乎是相同的。但是衰竭心脏心室肌细胞因钠通道失活功能受损,导致通道开放提前、开放时程延长,以及失活延缓,I_{Na-L} 密度明显增加,Na^+ 流入细胞的量较正常心肌明显增多,总电荷数从 28.5pC 增至 45pC,与正常心肌细胞相比增加约 58%。由此明显增加衰竭心脏细胞 Na^+ 向细胞内转移,进一步干扰细胞 Na^+ 平衡,延缓 I_{Na-L} 的失活和恢复过程,从而增强心室复极的频率依赖性,影响平台期多种离子通道和离子交换体的活动过程,引起动作电位早期后除极(EAD)和晚期后除极(DAD),改变心肌收缩力并使静息张力升高(图 12-6-1)。

二　I_{Na-L} 与心肌收缩力的关系

I_{Na-L} 影响心肌收缩力主要与细胞膜 Na^+-Ca^{2+} 交换体有关。Na^+/Ca^{2+} 交换体转运 3 个 Na^+ 与 1 个 Ca^{2+} 进行交换,因此具有产电特性,并随细胞内 Na^+ 浓度及电压变化产生正向(forward mode)和反向(reverse mode)Na^+/Ca^{2+} 交换过程。正向 Na^+-Ca^{2+} 交换是细胞舒张期 Ca^{2+} 外流的主要途径,而反向 Na^+/Ca^{2+} 交换过程与细胞膜 L 型 Ca^{2+} 通道产生协同作用,是生理状态下 Ca^{2+} 自膜外进入细胞并触发肌浆网释放 Ca^{2+},引起心肌收缩的重要机制。

心衰的最主要表现之一是由于细胞肌浆网 Ca^{2+} 储量减小和 Ca^{2+} 瞬变减低所致的收缩功能障碍。衰竭心脏细胞内晚钠通道持续开放,致细胞内 Na^+ 异常增多,加之 Na^+-Ca^{2+} 交换体表

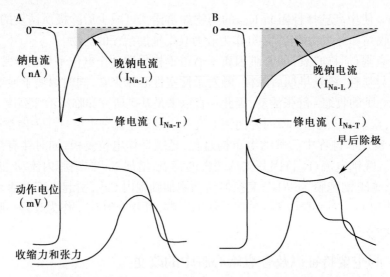

图 12-6-1　I_{Na-T} 和 I_{Na-L} 与动作电位及收缩力相关关系模式图

I_{Na-L} 是钠电流中复极缓慢的成分；A. 正常的相关关系；B. Na-L 增大，引起动作电位 EAD 及异常的舒缩活动

达增加，以及在正常状态时正向 Na^+/Ca^{2+} 交换为主的模式转变为以反向交换为主，致 Ca^{2+} 和 Na^+-Ca^{2+} 交换流入细胞明显增强，同时 I_{Na-L} 可以间接地延缓细胞膜 L 型 Ca^{2+} 通道失活，进一步显著加强 Ca^{2+} 内流。在心衰发展过程中上述综合作用可一定程度的缓解衰竭心脏收缩功能障碍。但是，过度增强的 I_{Na-L} 可以加剧细胞钙循环障碍。由于衰竭心脏肌浆网释放和储存 Ca^{2+} 功能障碍，舒张期细胞内钙浓度增加而表现为舒张功能障碍。当心率较慢时，表现为峰 - 圆顶状的收缩活动和钙瞬变特点，其中收缩力峰和圆顶高度的比值可作为反映心衰严重程度的指标（图 12-6-2A）；而当心率较快时，不仅心肌收缩力随频率加快而增强的特点（即正阶梯效应）发生反转，而且表现为舒张期心肌张力增高（图 12-6-2B）。

三　晚钠通道微环境改变对 I_{Na-L} 的调节和影响

钠通道功能不仅取决于自身的蛋白结构，而且受到周围环境变化的影响，多种因素参与调节衰竭心脏晚钠通道的门控特性。细胞 Ca^{2+} 信号传导通路对 I_{Na-L} 的调节起非常重要的作用，同时细胞骨架、调节激酶（regulatory kinases）和磷酸酶（phosphatases）、转运蛋白（trafficking protein）以及镶嵌于双层质膜细胞外基质蛋白亦对通道功能重要影响。

研究发现，钠通道羧基端含有 Ca^{2+} 和 Ca^{2+}- 结合蛋白钙调蛋白（CaM）的结合位点，这是细胞内 Ca^{2+} 的感受器，当细胞内 Ca^{2+} 浓度发生变化时作出相应的反应。细胞内 Ca^{2+} 浓度升高可明显增加正常和心衰犬心肌细胞的 I_{Na-L}，表现在最大电流密度增加、衰减减慢，而且稳态失活曲线向正的膜电位方向移动，表明有更多的钠通道开放产生 I_{Na-L}。细胞内钙升高通过 Ca^{2+}- 钙调蛋白激活蛋白激酶 Ⅱ 所引起的钠通道磷酸化也可改变通道的失活过程和增强 I_{Na-L}，并对 Ca^{2+} 内流产生正反馈作用，增强 Na^+/Ca^{2+} 交换体活动，但是此结果可能进一步恶化衰竭心脏细胞的钙调控，影响心电活动和收缩功能。

电压敏感性钠通道 α 亚基与 β 亚基共同完成功能，作为辅助型调节亚基，β 亚基不参与通道的孔道部分构成，但调节钠通道的表达、通道在细胞膜的固定以及通道的功能。研究发现，用反义核苷酸技术特异性抑制正常犬心室肌细胞的 $β_1$ 亚基，可明显加快 I_{Na-L} 的衰减，而衰竭

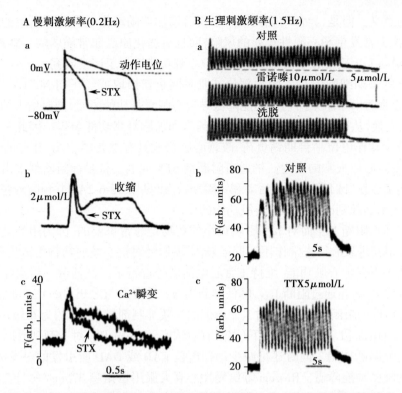

图 12-6-2　不同频率刺激下钠通道阻断剂对慢性心衰犬心室肌细胞动作电位、收缩力及 Ca^{2+} 的影响

A. 特异性钠通道阻断剂石房蛤毒素(STX)使动作电位缩短,收缩力和 Ca^{2+} 瞬变得以改善;B. 心率较快时,心肌收缩力的正阶梯效应发生反转,心肌舒张期张力增高;晚钠通道阻滞剂雷诺嗪和 TTX 可降低舒张期张力;图中 F 表示荧光强度

心脏的钠通道 α 亚基 Nav1.5 蛋白水平下调,但 β_1 亚基水平保持不变,即后者水平相对提高时可延缓晚钠通道的失活。

细胞骨架及其相关联的蛋白对维持细胞形态、胞膜完整以及膜蛋白如离子通道和交换体的分布位置都是十分重要的。研究发现,钠通道 α 亚基通过衔接蛋白 Ankyrin-B 与细胞骨架相连,多种病理状态下破坏细胞膜的这种多蛋白复合体均可改变晚钠通道的特性。此外,胞衬蛋白和管状骨架蛋白等在心衰发展过程中影响钠通道的稳态激活和失活过程,对通道门控特性亦有调节作用。

溶血磷脂酰胆碱(LPC)是细胞膜磷脂代谢物,心肌缺血时 LPC 可快速聚集在心肌细胞,明显延长动作电位时程,引起心肌电活动的不稳定。LPC 可明显降低 I_{Na-T},增加晚钠通道的丛状同步开放,增加持续性的 I_{Na-L},其机制可能与增加细胞膜流动性、增强膜蛋白相互作用有关,并且 LPC 可通过蛋白激酶 A 和蛋白激酶 C 激活等神经调节信号系统,影响钠通道的缓慢失活过程。

四　适应干预 I_{Na-L} 有助于改善衰竭心脏舒张功能

I_{Na-L} 直接或间接的参与了心衰发生、发展过程中电生理改变和离子平衡。研究发现,在一定程度上增加 Na^+ 内流可延长动作电位时程,是一种适应性反应,具有抗折返性心律失常发生的作用,而与此同时产生的 Ca^{2+} 进入增加也是一种内在适应性的洋地黄样作用,从而缓解了心衰发生过程中收缩功能的减弱。因此,可以认为适应的 I_{Na-L} 增大对维持心肌电活动和收缩活动具有积极的意义。但是,异常增强的 I_{Na-L} 不仅可增加伴随动作电位延长所致的复极时空异质性,增加心律失常发生和心源性猝死的风险,而且可恶化原已非常脆弱的心脏舒缩功能,因此,学者们对阻断 I_{Na-L} 改善心电活动状态和保护心脏功能进行了广泛研究。

正常心脏舒张期细胞内 Ca^{2+} 因大部分被肌浆网重新摄取或经正向 Na^+-Ca^{2+} 交换外流而降低。但是,心衰时由于肌浆网钙泵功能降低导致心脏舒张功能障碍,同时增大的 I_{Na-L} 可加强反向 Na^+-Ca^{2+} 交换,从而进一步减少 Ca^{2+} 排出细胞和加剧舒张功能障碍。因此一定程度阻断晚钠通道对减少动作电位平台期钙负荷、改善心脏功能具有重要的作用,并有助于预防 EAD 和 DAD 及触发性心律失常的发生。钠通道阻断剂 STX 或 I_{Na-L} 特异性阻断剂雷诺嗪部分阻断 I_{Na-L},可改善衰竭心脏"圆顶"状收缩活动和钙瞬变特点(见图 12-6-2A),并预防舒张期张力升高(见图 12-6-2B),从而起到改善和保护心脏功能的作用。

使用高选择性阻断 I_{Na-L} 而对 I_{Na-T} 影响很小的药物是非常重要的,因为阻断 I_{Na-T} 具有致传导减慢或传导阻滞等致心律失常作用。近年来,学者们针对抗心绞痛药物雷诺嗪在心肌缺血、心衰等病理状态下保护心脏功能、维持正常心电活动等进行了广泛研究。雷诺嗪的治疗作用与心率和血压无关,而是通过阻断 I_{Na-L},降低细胞内 Na^+ 浓度及与之相关的 Ca^{2+} 负荷发挥作用。雷诺嗪可高选择性的阻断晚钠通道,对 I_{Na-L} 电流的半效抑制剂量(IC_{50})约为 $6.5\mu mol/L$,而阻断 I_{Na-T} 的 IC_{50} 为 $294\mu mol/L$,在治疗浓度下(血浆有效浓度≤$10\mu mol/L$)对 L 型钙通道、Na^+/Ca^{2+} 交换体等均无明显阻断作用。同时还可减少动作电位 EAD 或 DAD 所引发的触发活动,并减轻了衰竭心脏的舒张功能障碍。Rosrogi 等给慢性心衰犬服用雷诺嗪375mg(每日 2 次,3 个月),发现左室舒张末期压力明显降低:左室舒张末期容积和收缩末期容积无明显改变,而心脏射血分数、每搏心输出量以及心脏指数均明显增加。因此认为雷诺嗪可作为心衰治疗的辅助药物。

学者们还研究了临床上最常用的抗心律失常药物胺碘酮对 I_{Na-L} 的作用特点。胺碘酮在治疗剂量的血浆浓度下即可有效地阻断 I_{Na-L}。对人衰竭心肌细胞 I_{Na-L} 的半数抑制浓度 IC_{50} 为 $6.7\mu mol/L$,表现有较高的选择性时还明显的加快晚钠通道的关闭。此外,用 KB-R7943 部分阻断 Na^+-Ca^{2+} 交换体可改善衰竭心脏的兴奋 - 收缩耦联,减少 EAD 和 DAD 的发生,因此干预 Na^+-Ca^{2+} 交换体可能也是心衰治疗的新靶点。

(杨　琳)

参 考 文 献

[1] Tomaselli GF,Zipes DP. What Causes Sudden Death in Heart Failure? Circ Res,2004,95:754.

[2] Undrovinas AI,Belardinelli L,Undrovinas NA,et al. Ranolazine improves abnormal repolarization and contraction in left ventricular myocytes of dogs with heart failure by inhibiting late sodium current. J Cardiovasc Electrophysiol,2006,17(Suppl1):S169.

[3] Noble D,Noble PJ. Late sodium current in the pathophysiology of cardiovascular disease:consequences of sodium - calcium overload. Heart,2006,92:iv1.

[4] Maltsev VA,Silverman N,Sabbah HN,et al. Chronic heart failure slows late sodium current in human and canine ventricular myocytes:Implications for repolarization variability. Eur J Heart Fail,2007,9:219.

[5] Belardinelli L,Antzelevitch C,Fraserc H. Inhibition of late(sustained/persistent)sodium current:a potential drug target to reduce intracellular sodium-dependent calcium overload and its detrimental effects on cardiomyocyte function. Eur Heart J,2004,6(Suppl I):13.

[6] Nash DT,Nash SD. Ranolazine for chronic stable angina. Lancet,2008,372:1335.

[7] Larbig R,Torres N,Bridge JHB,et al. Activation of reverse Na^+/Ca^{2+} exchange by the Na^+ current augments the cardiac Ca^{2+} transient:evidence from NCX knockout mice. J Physiol,2010,588:3267

[8] Maltsev VA,Undrovinas A. Late sodium current in failing heart:Friend or foe? Prog Biophys Mol Biol,2008,96:421.

[9] Baartscheer A, Schumacher CA, Belterman CNW, et al. [Na$^+$] and the driving force of the Na$^+$/Ca^{2+}-exchanger in heart failure. Cardiovasc Res, 2003, 57: 986.

[10] Maier LS, Bers DM. Role of Ca^{2+}/calmodulin-dependent protein kinase (CaMK) in excitation-contraction coupling in the heart. Cardiovasc Res, 2007, 73: 631.

[11] Hale SL, Shryock JC, Belardinelli L, et al. Late sodium current inhibition as a new cardioprotective approach. J Mol Cell Cardiol, 2008, 44: 954.

[12] Song Y, Shryock JC, Belardinelli L. An increase of late sodium current induces delayed afterdepolarizations and sustained triggered activity in atrial myocytes. Am J Physiol Heart Circ Physiol, 2008, 294: H2031.

[13] Rastogi S, Sharov VG, Mishra S, et al. Ranolazine combined with enalapril or metoprolol prevents progressive LV dysfunction and remodeling in dogs with moderate heart failure. Am J Physiol Heart Circ Physiol, 2008, 295: H2149.

7. 心脏成纤维细胞与心律失常

　　心肌组织中数量最多的是成纤维细胞,此类细胞可以合成和维持细胞外基质,具有自分泌和旁分泌功能,对维持心脏正常功能起着重要的作用。当发生各种原因的心肌损害时,成纤维细胞增生,转化为肌成纤维细胞,增加细胞外基质沉积,导致心脏纤维化。以往研究认为,心肌纤维化致心律失常的成因与增生的胶原纤维束破坏心肌细胞间连接,导致传导减慢或产生不连续性传导有关。但近年研究发现,心脏成纤维细胞和肌成纤维细胞与心肌细胞之间可形成缝隙连接和紧密连接。由于心肌细胞和成纤维细胞的静息膜电位水平不同,两类细胞间形成的电偶联可降低心肌细胞除极速率和电活动传导速度。缝隙连接电流还直接参与心肌细胞早期后除极和动作电位时程电交替的发生,而肌成纤维细胞的紧张性收缩活动可通过细胞间的紧密连接,作用于心肌细胞的机械牵张敏感性离子通道,影响心脏的电生理功能。

　　研究证实,心肌缺血、心力衰竭等状态下发生心脏结构重构,成纤维细胞(fibroblasts)可增殖分化成肌成纤维细胞(myofibroblasts),增加分泌细胞外基质蛋白,此过程虽具有一定程度的修复功能,如心肌梗死边界区的纤维化过程中,取代损伤坏死的心肌组织,强化和减小瘢痕区域,以维持心脏的收缩功能。但心脏明显纤维化不仅引起收缩 - 舒张功能障碍,还可引起心电活动异质性传导增强,增加心律失常发生甚至猝死的危险性。

　　曾有研究认为,心肌纤维化致心律失常的成因与增生的胶原纤维束破坏了心肌细胞间连接,导致传导减慢或产生不连续性传导有关。但是近年研究发现,由于心脏损伤促使成纤维细胞分化为肌成纤维细胞,并与相邻的心肌细胞形成缝隙连接和紧密连接。成纤维细胞和肌成纤维细胞是不可兴奋细胞,可通过旁分泌和自分泌产生多种生长因子和细胞因子,增加合成细胞外基质,并通过与心肌细胞电 - 机械偶联,参与致心律失常的作用。笔者就成纤维细胞、肌成纤维细胞与心肌细胞偶联致心律失常相关特点进行概要综述。

一 心脏成纤维细胞和肌成纤维细胞

　　心脏是由心肌细胞和多种间质细胞所构成,虽然整个心脏中心肌细胞占总重量的 75% 左右,但数量仅约为心脏细胞总数的 30%。心脏间质细胞包括成纤维细胞、内皮细胞、血管平滑肌细胞等,其中心肌成纤维细胞是心肌组织中数量最多的细胞,约占心脏细胞总数的 60%。心肌细胞间通过缝隙连接形成密切的电偶联,以保证心脏动作电位的正常传导。

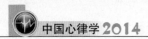

　　成纤维细胞具有广泛的功能,对维持正常的心脏功能以及心脏重构过程均起着重要的作用,除合成和维持细胞外基质外,还具有自分泌和旁分泌功能,能分泌多种生长因子、细胞因子以及炎症介质,调节成纤维细胞与相邻心肌细胞的功能活动。心脏重构是心肌损伤或在缩血管神经内分泌激素作用下所发生的常见改变,心肌细胞和成纤维细胞间有广泛的交互作用。心肌细胞发生结构重构和电重构,致心肌肥大并诱发心律失常。而成纤维细胞被局部免疫反应启动,增生、转化成为肌成纤维细胞,增加细胞外基质沉积,导致心脏纤维化,进一步损害心脏的舒缩功能,改变细胞膜离子通道和交换体活动,促进心律失常的发生。

　　在正常的心肌组织中,肌成纤维细胞主要分布于心瓣膜部位。但发生各种心肌损害时,肌成纤维细胞也广泛分布于受损的心肌组织中,在生长因子的作用下参与心肌纤维化的形成。与成纤维细胞相似,肌成纤维细胞也具有增生、迁移以及自分泌/旁分泌多种功能,但此类细胞可分泌和表达更多的胶原蛋白和收缩蛋白,如平滑肌 α 肌动蛋白,也称为平滑肌样细胞,因此较成纤维细胞具有更强的收缩功能,可作用于心肌细胞牵张敏感性离子通道和细胞间连接蛋白,影响心肌细胞电生理功能。

　　Chilton 的研究发现,肌成纤维细胞表达有内向整流 K^+ 电流和时间和电压门控 K^+ 电流,调解细胞的增殖和收缩功能。实验证实,细胞膜表达有多种 K^+ 通道 α 亚基,而内向整流 K^+ 电流是维持膜静息电位的重要电流,当细胞外 K^+ 浓度升高时可使膜电位去极化,同时减少肌成纤维细胞的数量;反之,降低细胞外 K^+ 可使膜电位超极化,同时增加肌成纤维细胞的数量。

二　肌成纤维细胞与心肌细胞间的电 - 机械偶联与对电活动传导速度的影响

　　以往观念认为成纤维细胞、肌成纤维细胞通过形成胶原间隔,减慢传导而间接地影响心脏电生理活动,但近年来多项研究发现成纤维细胞、肌成纤维细胞与心肌细胞之间所形成的缝隙连接和紧密连接,对心电活动兴奋和传导过程产生明显的直接影响。

　　Chilton 等用荧光染料 Calcein 预先处理的兔心室肌细胞,并与心脏肌成纤维细胞层共培养,发现 Calcein 通过细胞间连接蛋白 Connexin43(Cx43)移动并进入肌成纤维细胞内;对心室肌细胞施加刺激可增加肌成纤维细胞内的 Ca^{2+} 浓度。研究还发现,肌成纤维细胞的电活动改变也可影响心肌细胞。由于成纤维细胞和肌成纤维细胞与心肌细胞的电生理特征不同,两类细胞间形成缝隙连接,产生电紧张偶联则会影响心肌细胞的电活动。采用对心肌细胞无直接作用的激素 Splingosine-1-phosphste 观察发现,刺激肌成纤维细胞,可使心肌细胞膜电位去极化约 –20mV。肌成纤维细胞与心肌细胞之间所形成的电紧张偶联可明显改变心电活动,在多个环节上参与心律失常的发生和折返激动的维持。

　　成纤维细胞和肌成纤维细胞与心肌细胞的电紧张偶联对心肌细胞传导速度产生直接影响。Miragoli 等发现两类细胞偶联比例达一定数量时,电活动传导速度可逐渐增加,但偶联比例达 20：100 时则传导速度明显减慢。这一特点与肌成纤维细胞或成纤维细胞的静息膜电位水平明显高于心肌细胞有关。当偶联密度达一定程度时,肌成纤维细胞可作为电流池(current sink)升高心肌细胞的静息电位,减小心肌细胞 0 相除极 Na^+ 电流和除极速率,减慢兴奋传导,同时延缓心肌细胞 Na^+ 通道失活后的恢复,延长复极后有效不应期。此外,在不同的细胞间偶联状态和组织结构模式下可对电活动传导速度产生复杂的影响,产生明显的细胞间电信号扩布传导延缓或不连续性传导,易于发生折返激动和传导阻滞。

　　正常心肌细胞膜分布有牵张敏感性离子通道,当细胞受到牵张时通道开放。心肌梗死损伤修复时或发生心力衰竭,通道的牵张敏感性增强。肌成纤维细胞和心肌细胞之间亦可形成紧密连接,提供了细胞间通讯的又一通路。肌成纤维细胞的紧张性收缩力作用于心肌细胞,通过作用于心肌细胞的机械牵张敏感性离子通道,增强心肌细胞的机械-电反馈机制,明显减慢和阻断电活动纵向和横向传导速度,从而影响心脏的电生理功能。Thompson等研究发现,给予兴奋-收缩偶联剂blebbistatin或机械牵张通道阻断剂gadolinium均可有效改善纤维化组织的传导速度,提出抑制机械-电相互作用可能成为减少心律失常发生的靶点。

三　肌成纤维细胞与心肌细胞间偶联的致心律失常作用

成纤维细胞、肌成纤维细胞与心肌细胞具有不同的生物物理特性,与成纤维细胞、肌成纤维细胞异常增强的电偶联可以动态改变心肌细胞动作电位的形态、复极化过程以及细胞内Ca^{2+}循环,有助于引起电交替,诱发心肌细胞早期后除极(EAD),尤其在心肌细胞复极储备降低的情况下更易发生,成为触发心律失常的重要原因。

成纤维细胞与心肌细胞偶联不仅因静息膜电位水平不同而成为无源负载(passive load),改变心肌细胞的膜电位,而且成纤维细胞如同一渗漏电容,在两类细胞之间产生缝隙连接电流(I_{gap}),对心肌细胞的电活动也产生重要影响(图12-7-1)。该电流包括早期的短暂外向钾电流(I_{to})样电流和晚期持续电流。早期I_{to}样电流可使成纤维细胞膜电容充电,与心肌细胞发生EAD并诱发心律失常有关,并且由于可促进动作电位复极1期的Ca^{2+}内流,从而对细胞内Ca^{2+}浓度交替的发生起关键作用;晚期的持续电流是成纤维细胞膜非选择性漏电流所致,其幅度与电容渗漏的程度相关,参与了心肌细胞动作电位

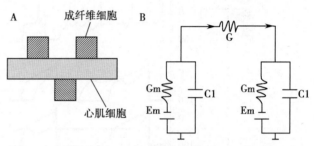

图12-7-1　成纤维细胞与心肌细胞偶联示意图
Gm=心肌细胞膜电导;Em=心肌细胞静息电位;Cm=心肌细胞膜电容;Gj=缝隙连接电导;Gf=成纤维细胞膜电导;Ef=成纤维细胞静息电位;Cf=成纤维细胞膜电容

时程(API)的电交替活动。当成纤维细胞膜电位较低,如为-50mV,该电流为外向电流并缩短APD;而成纤维细胞膜电位较高,如为-10mV,该电流在复极晚期为内向并延长APD。成纤维细胞与心肌细胞偶联可影响APD恢复性质,并加重随APD改变所引起的电交替现象。

有学者采用MacCannell Aclive心肌成纤维细胞模型,通过改变模型细胞的膜电容(Cf)、静息膜电位(Ef)、缝隙连接电导(Gj)以及心肌细胞与肌成纤维细胞偶联的比例(1:1;1:2;1:3;1:4),观察肌成纤维细胞与心肌细胞形成偶联后,在氧化应激和细胞外低钾情况下对心肌细胞动作电位及EAD形成的影响。对照状态下(基础刺激周长为1秒)(图12-7-2A),心肌细胞无论是处于非偶联状态或与静息膜电位为-50mV/-25mV的肌成纤维细胞相偶联,均无EAD产生。偶联状态仅使心肌细胞膜电位轻度抬高,时程轻微缩短,但是,处于氧化应激(H_2O_2 0.1~1.0mmol/L)或细胞外低钾(2.7mmol/L)状态时,肌成纤维细胞与心肌细胞相偶联,在相同刺激频率下可引起EAD(如图12-7-2B,C),明显增强了致心律失常的易损性,并且随着肌成纤维细胞膜电位的升高,EAD持续时间延长,易于发生触发激动和诱发心律失常。

进一步分析发现,诱发EAD的原因是心肌细胞与肌成纤维细胞之间形成的缝隙连接电流的早期成分,与肌成纤维细胞的膜电容放电有关,可注入心肌细胞导致平台期膜电位快速降低(<0mV)使L型Ca电流(I_{Ca-L})被再次激活并诱发EAD。因此可以认为心肌细胞复极1期膜电位的快速下降较膜电位复极延长的致心律失常作用更为明显。

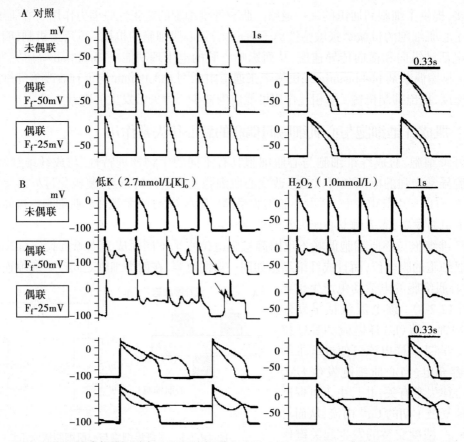

图 12-7-2　肌成纤维细胞与心肌细胞偶联有助于 EADs 发生通过膜片钳实验方法将心室肌细胞与模拟成纤维细胞偶联

A. 在正常台氏液中未引出 EAD，但使 APD 轻度缩短，膜电位轻度去极化（右侧加快扫描速度）；B. 上图为低钾或 H_2O_2 处理引出 EADs，下图为低钾或 H_2O_2 条件下，偶联前后加快扫描速度的重叠图

　　肌成纤维细胞是心肌受损和纤维化重构过程活化的成纤维细胞形式，与心肌细胞形成耦联后从多个环节参与致心律失常过程。有学者通过培养实验研究发现，肌成纤维细胞中的 α 肌动蛋白中含有应力纤维有助于心肌膜电位去极化，给予特异作用于肌动蛋白的药物进行药理学消融，如 Cytochalasin D、Latrunculin B、Jasplakinolide，使肌成纤维细胞膜电位超极化，并消除与心肌细胞间耦联，一定程度预防心脏纤维化重构过程中心律失常的发生。

（杨琳　熊英）

参 考 文 献

［1］Zlochiver S，Munoz V，Vikstrom KL，et al. Electrotonic myofibroblast-to myocyte coupling increases propensity to reentrant arrhythmias in two-dimensional cardiac monolayers. Biophys J，2008，95：469.

［2］Powell DW，Mifflin R C，Valentich JD，et al. Myofibroblasts. I.Paracrine cells important in health and disease. Am J Physiol Cell Physiol，1999，277：C1.

［3］Nguyen TP，Xie Y，Garfinkel A，et al. Arrhythmogenic consequences of myofibroblast-myocyte coupling. Cardiovasc Res，2012，93：242.

［4］Emily L，Ongstad L，Robert G. Gourdie myocyte-fibroblast electrical coupling：the basis of a stable relationship. Cardiovasc Res，2012，93：215.

[5] Camelliti P, Devlin GP, Matthews KG, et al. Spatially and temporally distinct expression of fibroblast connexins after sheep ventricular infarction. Cardiovasc Res, 2004, 62: 415.

8. 镁与心律失常

Mg^{2+} 是人体内重要的电解质离子,是人体细胞内含量第二丰富的阳离子,具有复杂的调节机制,对维持机体新陈代谢及其他生理功能具有极其重要的作用。目前已发现,人体内超过300种酶的作用离不开其参与,其中包括 Na^+-K^+-ATP 酶、Ca^{2+}-ATP 酶等。临床上利用 Mg^{2+} 调节这些酶的活性等特点,将 Mg^{2+} 作为一种预防和治疗心律失常的药物在很多方面得到运用,但其规范化运用仍有待进一步明确。现将 Mg^{2+} 在心律失常中的运用综述如下。

一 Mg^{2+} 在人体内的分布及调节概况

Mg^{2+} 是人生命活动必需的宏量元素,具有极其重要的作用,人体每个细胞内 Mg^{2+} 含量为 16~20mmol/L,主要储存于线粒体、细胞核和内质网中,总 Mg^{2+} 含量的 20% 存在于细胞质中,其中以 Mg^{2+}-ATP 结合形式的 Mg^{2+} 是 4~5mmol/L,另有部分的 Mg^{2+} 以与二磷酸核苷酸、胞质蛋白结合的形式存在,剩下 5% 左右的以游离 Mg^{2+}($[Mg^{2+}]_i$)形式存在,量约为 0.7mmol/L,那么人体细胞内外 Mg^{2+} 是如何调节的呢?

Andrea 等经试验推测细胞膜水平存在 Mg^{2+} 跨膜转运机制。洪炳哲等研究发现在细胞外无 Mg^{2+} 时,碱性成纤维细胞生长因子(bFGF)剂量依赖性地增加细胞内 $[Mg^{2+}]_i$,且与细胞外 $[Na^+]_i$ 及细胞内 $[Ca^{2+}]_i$ 无关,据此推测细胞内存在 Mg^{2+} 库,并参与 Mg^{2+} 调节。围绕 Mg^{2+} 跨膜转运调节,最新的研究发现细胞膜内外 Mg^{2+} 稳态调节与跨膜转运 Na^+-Mg^{2+} 交换、Ca^{2+}-Mg^{2+} 交换,以及通道 TRPM7、TRPM6 有关,同时也与细胞内线粒体、内质网等细胞器以及三磷酸腺苷(ATP)、二磷酸腺苷(ADP)、基质蛋白密度等相关。但由于细胞内 Mg^{2+} 测定技术以及实验设备条件受到限制,细胞器对细胞内 $[Mg^{2+}]_i$ 的调节机制仍模糊不清,有待进一步明确。

二 Mg^{2+} 缺乏可引起的心律失常

Mg^{2+} 是机体重要的金属阳离子,一旦机体内 Mg^{2+} 缺乏,将导致心脏电生理功能受损,在有基础心脏病的患者身上表现更为明显。美国农业部的科学家在两项随机双盲实验中研究发现,减少食物中镁的摄入,33%~50% 的绝经后妇女可诱发心律失常。常见因镁缺乏导致的心律失常有多发性房性及室性早搏、心房颤动、心室颤动、阵发性室上性及室性心动过速、尖端扭转型心律失常、心脏停搏等。典型低镁血症的心电图改变有:早期 T 波尖、QRS 增宽;严重者 PR 间期延长、ST 段下降、U 波形成、T 波低平。

三 Mg^{2+} 在治疗心律失常方面的可能机制

1. Mg^{2+} 影响 Na^+-K^+-ATP 酶功能　现已明确,Mg^{2+} 是心肌细胞内 Na^+-K^+-ATP 酶的金属辅酶必需的激活因子,一旦 Mg^{2+} 缺乏,会使该酶无法激活,导致钠钾泵功能受损,从而引起心肌细胞内缺钾,影响细胞内外 Na^+、K^+ 平衡,而 Na^+、K^+ 在心肌的电生理活动中具有重要作用。

Mg^{2+} 的缺乏会降低心肌细胞内 K^+ 浓度,造成心肌静息膜电位的负值减少,从而增加脆弱性室性心律失常的发生(细胞内低钾引起心律失常机制在此不予赘述)。补镁后恢复钠钾泵功能,使心肌细胞 4 期处于正常极化状态,防止了因心室的复极困难、触发活动、折返等原因的动作电位时限延长以及早期后去极化。补镁后,Mg^{2+} 兴奋钠钾泵而促使 K^+ 内流,同时 Mg^{2+} 还可降低细胞膜 K^+ 外流的通透性而减少细胞失钾,这样就可有效地治疗细胞内低钾性心律失常,且效果显著。

2. Mg^{2+} 起到钙拮抗剂样作用 Mg^{2+} 影响心肌细胞膜对各种离子的选择性,对 Ca^{2+} 内流及 Na^+ 外流有阻断作用,进而影响心肌细胞动作电位的一些时相。Mg^{2+} 与 Ca^{2+} 在细胞内外存在竞争结合部位,Mg^{2+} 被认为是一种天然的生理性钙拮抗剂。当心肌细胞缺镁时,Ca^{2+} 经慢通道进入心肌细胞速度加快,使动作电位的平台期缩短,对应的有效不应期也缩短,这些有利于折返形成,而使异位心律失常发生。在静脉输注镁剂后,激活 Ca^{2+}-ATP 酶,可促进 Ca^{2+} 进入肌浆网,使心肌细胞内 Ca^{2+} 浓度下降,从而使跨膜的内向离子流减少,减少了折返机制的心律失常的发生,同时还可抑制异位起搏点的兴奋性,故镁对部分折返机制的心律失常能起到钙拮抗剂样抗心律失常作用。

3. Mg^{2+} 降低缺血再灌注后的心肌损伤 钙超载是缺血再灌注损伤的重要机制,在心肌再灌注心律失常中起重要作用,当细胞内过度的钙蓄积时,Na^+/Ca^{2+} 交换会形成一过性内向离子流,在心肌动作电位后形成短暂除极,引起心律失常。在缺血性递质溶血磷脂酰胆碱酶(LPC)使心肌细胞应激时,镁可对抗心肌细胞内过度的钙蓄积,从而发挥其抗心律失常作用。在离体心脏灌注实验中发现,高浓度的镁灌注液(15mmol/L)可部分扭转心肌再灌注损伤。故镁对心肌缺血引起的相关心律失常具有肯定的疗效。

4. Mg^{2+} 改善心肌能量代谢 研究还发现,Mg^{2+} 作为心肌细胞的辅助因子,可帮助心肌重建氧化代谢以及补充高能磷酸化合物的储存。Mg^{2+} 有直接扩张冠状动脉的作用,同时可稳定纤维蛋白原,抑制血小板聚集,增加心肌能量的产生,扩张血管降低心脏后负荷,增加冠状动脉血流。这些作用有利于心功能的恢复,改善疾病状态下心肌缺氧,改善心肌能量代谢,减少 ATP 分解,减少自由基生成,可减轻心肌缺血时氧自由基的损害。镁缺乏时内源性抗氧化剂的生成明显减少,使氧自由基的产生增多,从而加重心肌细胞氧自由基损伤和再灌注损伤。Mg^{2+} 是氧化磷酸化的重要辅助因子,可使心肌细胞线粒体氧化磷酸化增强,ATP 生成增多,从而改善线粒体功能减轻钙超载损伤。Mg^{2+} 在心肌细胞及线粒体内,大部分与 ATP 及内膜和基质蛋白质结合,在再灌注钙超载损伤时,主要使细胞膜结构损伤,抑制了氧化磷酸化途径,使 ATP 下降,线粒体功能障碍。给予镁可使氧化磷酸化增强,ATP 生成增多,改善了线粒体功能,从而改善线粒体膜 ATP 敏感性钾通道(mito K_{ATP})功能,而 mito K_{ATP} 对缺血性心律失常具有重要保护作用。Sovari 等研究表明,在肾素 - 血管紧张素系统激活的情况下,针对线粒体的抗氧化剂可成为有效的抗心律失常药物。同时 ATP 增多还可改善心肌能量代谢,从而增加心肌电活动稳定性,使异位心律不易产生,并可抑制异位起搏点兴奋性,有良好的抗心律失常作用。

5. 其他作用 Mg^{2+} 治疗心律失常的作用越来越引起重视,其机制复杂,除上述原因外,Mg^{2+} 还可通过抑制心肌细胞内信号传递系统的三磷酸肌醇(IP3)释放,IP3 与内质网等受体结合,促进内贮钙释放,对心肌钙超载有一定的保护作用,从而减少心律失常的发生;另外,Mg^{2+} 能使静息膜电位增加,延长传导系统的不应期,增加 QRS 波时间,增加心房 - 希氏束间期长度,引发 PR 间期延长,降低自律性和应激性,因而能治疗一部分心律失常。由于目前对 Mg^{2+} 抗心律失常方面的机制研究有限,也可能存在其他更深层次的抗心律失常机制,有待进一步发现。

四 Mg²⁺ 在治疗心律失常中的临床应用及进展

1. 应用镁剂协同治疗心律失常　追溯 Mg²⁺ 在心律失常治疗中的历史,最早在 1935 年,Zwillinger 首次用镁成功将一例阵发性心动过速转变为窦性心律,从而发现了其抗心律失常的作用。近年来,随着对 Mg²⁺ 治疗心律失常研究的深入,临床上应用加镁液治疗心律失常越来越多,主要常见于在急性心肌梗死、慢性心力衰竭、风湿性心脏病、高血压性心脏病等心脏疾病基础上产生的心律失常,相比单用常规抗心律失常药物,加用含镁液后,治疗效果更加明显,原因可能是这些疾病合并有低血镁。事实上临床上有很多患者存在低镁血症,低镁血症者发生心律失常的概率要远大于血镁正常的患者。delGobbo 等发现低镁血症者(血清镁≤0.70mmol/L),室性心动过速的发病率是血镁正常者的两倍以上,且血清镁浓度与室性心律失常发生率成反比,特别是在合并有 2 型糖尿病的患者中。研究发现,人体血液中的镁占人体内总镁的比例 <1%,而血清中的镁所占比例更小,大约仅占 0.3%,因此临床上许多患者可能存在细胞内缺镁而未被发现。

Entsua-Mensah 等研究发现,硫酸镁可单独或与胺碘酮以及直流电复律联合运用,治疗术后交界性异位性心动过速。低镁血症被认为是尖端扭转型室性心动过速的一个重要危险因素,目前 ACC、AHA、ESC 指南都指出,静脉运用镁是伴有长 QT 间期的尖端扭转型室性心动过速的一线治疗。国际研究发现,血清镁浓度升高还能显著降低室性心律失常、心脏猝死和心血管疾病的总病死率。因此,在某些由基础疾病引起的心律失常中,运用镁剂协同治疗效果是肯定的,甚至起到其他药物难以达到的疗效。

除此之外,在抢救急诊患者中,运用硫酸镁也可大大提高临床救治成功率。张翠萍等对 13 例猝死患者(心电图示粗大的心室颤动)给予电除颤数次无效后,加用硫酸镁静脉注射再次用电除颤,结果 13 例患者中 10 例患者成功转复窦性心律,提高了心脏复苏的成功率。这个报道说明 Mg²⁺ 为电除颤、心肺复苏成功提供了有利的生化和生理条件,对于恶性心律失常的治疗同样有重要作用,单纯除颤无效时可以试用。

2. 应用镁剂预防心律失常

(1) 基础心脏病的心律失常预防:基础心脏疾病患者,特别是在疾病加重等应激期,预防性给予镁治疗,能明显减少心律失常发生。Li 等经过多年的研究发现,对于急性心肌梗死患者,静脉运用 Mg²⁺ 能减少心肌梗死后发生的心律失常。术后交界性异位性心动过速的原因也被认为可能与低镁血症有关。这些说明了不仅在出现某些心律失常后加用含镁液能起到较好的治疗效果,在某些心律失常高危人群未出现心律失常之前,预防性加用含镁液,对预防心律失常的发生也是有效的,值得临床推广,当然,应用时需注意监测血镁,防止高镁血症。

但是,近两年来也有些学者经过多项荟萃分析认为,Mg²⁺ 在预防心律失常上的效应有被放大趋势,其疗效没有报道中的那么明显。Shrier 等在一项荟萃研究中发现,对于急性心肌梗死患者早期静脉运用镁剂,其对急性心肌梗死后包括预防心律失常在内的总的有益性值得怀疑,不建议将镁作为急性心肌梗死后的预防用药,而且运用后有无不良反应现在还不明确。

(2) 心脏手术前运用镁预防术后心律失常:有报道认为,心脏手术后血浆镁含量常常减少,低镁血症的发生率术中可达 19.2%,而术后则可升到 71%,术后 24 小时降到 65.6%,而在低镁血症时,常诱发严重心律失常。所以心脏手术中,Mg²⁺ 应用对心脏手术后预防低镁血症,减少术后低镁血症相关心律失常具有重要意义。Zangrillo 在对 160 例非停跳性冠状动脉搭桥手术患者的观察后发现,镁剂可减少约 23% 室上性心律失常,可减少约 47% 室性心律失常。同样,小儿心脏手术后也会出现低镁血症,预防性应用镁剂疗效显著,可明显减少心律失常的发生。在 Dorman 等的一项研究中,术后未用镁剂的儿童中有 27% 发生了交界性心动过速,但在接受镁剂治疗组则未出现心律失常。Mitchell 等认为预防术后心房颤动和心房扑动,当 β 受体阻滞剂、胺碘酮存在治疗禁忌时,镁可以作为替补用药。Shepherd 等系统审查发现,静脉运用镁剂对冠状动脉旁路移植术后心房颤动具有预防作用。这些众多学者的研究说明,不管是儿童或是成人,在心脏手术前预防性应用镁剂,对术后心律失常的发生具有较好的预防作用,在其他药物存在禁忌时,可以考虑运用镁剂,比如含镁极化液。

但近两年也有学者提出了不同的声音,Cook 等在一项大型荟萃研究后发现,由于既往的研究只是简单的随机效应模型,收集资料偏小,且存在过分强调正面影响的现象,因此认为镁在术后预防心房颤动上有被放大的迹象。de Oliveira 等在一项大型荟萃研究中也发现,在大样本、高质量的研究中,镁降低术后心律失常的发生并不明显,建议使用更有效的方法来预防术后心律失常的发生。

追究以往报道与近年荟萃分析不太一致的原因,本人认为可能是镁剂运用后减轻了心肌受损的程度,进而减少了因心肌受损增加而导致的心律失常,可能以往报道的结果确实存在研究样本偏少、质量不高、正面效果被过分强调等情况。Caputo 等研究就发现,增加镁剂不降低接受冠状动脉搭桥术的患者术后心房颤动发生率,但可能会降低心脏损伤。Saran 等的前瞻性随机双盲研究也发现,预防性运用镁剂并没有减少开胸手术术后发生室上性心律失常的发病率,但降低了高风险性的室上性心律失常的发病率。这些分析也支持运用镁剂后减轻了心脏损伤,但同时也否认了预防性运用镁的抗心律失常疗效。

综上所述,Mg^{2+} 抗心律失常作用机制众多,主导机制是:患者在疾病期心肌细胞内血镁浓度偏低,镁离子影响 Na^+-K^+-ATP 酶、Ca^{2+}-ATP 酶等功能,静脉运用镁剂后恢复 Na^+-K^+-ATP 酶的功能,起到钙拮抗剂样作用,减轻心肌钙超载损伤,稳定心肌电活动。在临床运用上,对于伴有长 QT 间期的尖端扭转型室性心动过速及心肌急性受损导致的室性心律失常,其疗效肯定,在血流动力学稳定的情况下,可单独用于治疗或作为替代治疗;对于因长期使用利尿剂导致低镁血症和(或)低钾血症患者,可考虑使用镁剂预防心律失常;作为预防术后心律失常的应用,还需要有更高质量的研究确定疗效后再使用,在镁剂无禁忌而其他抗心律失常药物不能运用时,可尝试替代使用;对于危重患者,尤其需要控制液体入量的患者,不建议使用;同时在应用中应当掌握禁忌证,了解高镁血症时临床表现,特别是早期临床表现,掌握高镁血症的抢救治疗。展望未来,随着对镁研究的深入,包括治疗心律失常在内的有益作用的机制可能会更加明了,临床使用指征更明确,将起到其他药物或者离子难以取代的作用,而且硫酸镁、氯化镁等价格便宜,用法简单,安全性相对较好,在临床上运用会得到推广。

(洪炳哲　唐光能　徐明菊)

参 考 文 献

[1] Dalal P,Romani A. Cellular magnesium homeostasis. Arch Biochen biopl,2011,51:1-23.

[2] 洪炳哲,李胜范,王江宁,等.bFGF 诱导血管形成 Mg^{2+} 重要作用的研究.中国药理学通报,2007,23:629-634.

[3] 洪炳哲,王丽萍,谢同杰,等.bFGF 激活 tyiosine kinasr/P13K/PIC 增加血管内皮细胞[Mg^{2+}]i 的研究.中国药理学通报,2008,24:50-53.

[4] Miller BA,Zhang W. TRP channels as mediators 0f oxdative stress. AdvExp Med Biol,2011,704:531-544.

[5] Zhang YH,Sun HY,Chen KH,et al. Evidence for functional expression of TR-PM7 channels in human atrial myocytes. Basic Res cardiol,2012,107:282.

9. 迷走神经电刺激与心脏保护

迷走神经刺激的心肌保护作用是近年心血管研究领域的热点,目前部分研究已应用于临床,主要包括心力衰竭、心律失常及心肌缺血。

一 迷走神经刺激在心力衰竭中的应用

随着人口老龄化发展,心衰发病率逐渐增高,心衰导致患者生活质量显著下降,个人及社会医疗负担加重,对当今社会造成相当大的影响,加大对心衰研究的投入迫在眉睫。研究发现,迷走神经活性减弱是心衰的一种重要病理改变。VNS 能够增强迷走神经活性,改善自主神经紊乱对心衰患者的不利影响。在心衰动物实验模型中,VNS 能够提高左室收缩功能、延缓左室心肌重构、抑制室性心律失常、减少心源性猝死等,在一定程度上纠正心衰、改善心衰预后。迷走神经电刺激改善心衰的可能机制包括降低心率,减弱交感神经活性,恢复动脉压力感受器敏感性,抑制炎症因子表达与释放,使 NO 信号通路正常化,阻止恶性心律失常发生,抑制细胞缝隙连接重构等。随着更多临床数据的出现,我们必将更深入的了解 VNS,进而开创一个治疗慢性心衰的全新领域。

1. 迷走神经刺激在治疗心力衰竭中的临床应用 心力衰竭(心衰)时机体通常会出现自主神经功能紊乱,心脏自主神经对心脏的调控出现不同程度的异常,交感神经与副交感神经之间的协调性被打破,大多表现为交感神经活性增强和迷走神经活性降低。交感神经系统活性增加可激活肾素 - 血管紧张素系统,并通过增加血管张力及加重水钠潴留导致心衰发生发展。此外交感神经活性增加还可通过心肌重塑来影响心肌的生物学特性,并通过直接刺激心肌细胞和成纤维细胞上的肾上腺素能受体从而导致心肌细胞的肥大和凋亡,出现心肌退行性变化及细胞外基质的变化,心肌生物学功能退化,导致心衰加重。而纠正交感神经与副交感神经之间的失衡,甚至使迷走神经占优势则可在一定程度上纠正心衰。在传统的纠正心衰治疗中,β 受体阻滞剂因抑制交感神经活性而发挥着基石般的作用,它可以延缓及逆转心肌重构,极大的改善心衰患者的预后。近年来,增强迷走神经活性成为心衰治疗中一个新的方向,而迷走神经电刺激作为增强迷走神经活性最直观、简便的措施之一,不断被人们重视,迷走神经电刺激被认为是一种新的治疗心力衰竭的方法。

2. 迷走神经刺激治疗心衰的可能机制

(1) 迷走神经刺激对左室功能及心肌重构的影响:在慢性心衰犬模型中,长期给予迷走神经刺激单一治疗能减少左室收缩末及舒张末容积,显著改善左室射血功能及舒张功能,对心衰的长期治疗尤为重要。在已经应用 β 受体阻滞剂治疗的心衰犬模型中,给予迷走神经刺激可进一步改善左室收缩功能,同时使心衰过程中最大心率降低,提示迷走神经刺激可能通过缩短心肌超负荷工作的持续时间来减少心肌做功、逆转心肌重构及改善心功能,并且这一作用可能独立于 β 受体阻滞剂对于心衰的治疗作用。

(2) 迷走神经刺激与炎症反应:炎症反应作为机体的一种代偿性的反应,在某些情况下对机体有一定的益处,例如心肌梗死恢复期、感染好转过程中等,炎症因子均发挥重要的作用,以维持机体处于最佳状态,但是不适当的炎症反应则可能带来不良后果。有研究证明,血液中炎症因子水平是晚期心衰患者死亡率的独立预测因子。炎症因子可能会增强交感神经活性,多方面共同作用影响心肌细胞的收缩力,引起心肌细胞肥大,促进细胞凋亡,从而促进心肌重构,影响心功能。

迷走神经电刺激兴奋迷走神经,可以通过反射性的抑制细胞因子从而减少肿瘤坏死因子-α(TNF-α)、白细胞介素-6(IL-6)等多种炎症因子的释放,起到抗炎、保护心肌细胞的作用。在心衰犬模型中可见左心室组织及血浆中 TNF-α 和 IL-6 水平显著升高,而经长期单一迷走神经电刺激治疗后 TNF-α 和 IL-6 水平有所下降,提示迷走神经电刺激治疗心衰可能通过炎症因子如 TNF-α 和 IL-6 的释放减少而发挥作用。

(3) 迷走神经刺激与一氧化氮:一氧化氮(NO)是一种重要的血管舒张因子,在心脏中由一氧化碳合酶(nitric oxide synthases,NOS)参与合成,NOS 有 3 种同工酶:血管内皮一氧化氮合酶(endothelin NOS,eNOS),在血流增加、心脏负荷加重和缓激肽的作用下生成;诱导型一氧化氮合酶(inducible NOS,iNOS),在疾病状态下,由心肌细胞合成;神经型一氧化氮合酶(neuronal NOS,nNOS),可由迷走神经末梢合成。NO 在调节细胞生长与凋亡、血管舒张、抗血栓形成等生理过程中起着重要作用。心肌细胞产生的 NO 能够改善心肌收缩及舒张功能,增加冠脉血流,改善心功能。

长期 VNS 能够显著增加心肌 nNOS 的表达。Brack 等在刺激兔子迷走神经同时应用免疫荧光标记心脏 NO 分布密度,发现 NO 在心室的分布密度与刺激强度相关,这种效应能被选择性 nNOS 或非选择性 NOS 抑制剂所消除。因此认为 VNS 能够调节 NO 释放,进而影响心衰的发生与发展。迷走神经刺激引起的 NO 释放与冠状动脉的灌注压无关,因此推测 VNS 刺激时 eNOS 可能不是心室内 NO 增加的原因。

(4) 迷走神经刺激与心律失常:房颤可加重心衰患者的症状,同时在心衰患者中,自主神经活性失衡亦可能参与房颤发生及发展,提示通过增强迷走神经效应可能能够减少房颤发生,进一步改善心衰。

心衰患者室性心律失常如室早、室速及心源性猝死发生率较高,研究显示迷走神经活性增加可增加心室肌有效不应期,提高室速、室颤阈值,降低死亡率,改善心衰患者预后。

(5) 迷走神经刺激与缝隙连接蛋白:缝隙连接蛋白是形成心室肌细胞间通讯和电偶联的主要成分。成年哺乳类动物的心室中,只存在缝隙连接蛋白43(connexin-43,Cx43),研究发现在动物心衰模型中,Cx43 表达减少。在人类,心衰患者 Cx43 减少导致心肌的传导减慢,动作电位离散度增加,容易引起室性心律失常。有报道长期的 VNS 能够显著增加心衰犬模型 Cx43 的表达,改善心室肌细胞间信号转导,减少室性心律失常发生。

二　迷走神经刺激在心律失常中的应用

随着年龄增长,心律失常尤其是心房颤动(房颤)发病率逐渐增高,危害日益严重,而目前对于房颤机制的认识仍不全面,常规抗心律失常药物常不能达到满意效果,并且任何抗心律失常药物均有致心律失常作用,临床应用中可能导致原有心律失常加重或诱发新的心律失常。目前尽管房颤导管消融取得了突破性的进展,使得房颤的根治成为可能,但仍存在术后房颤的复发率较高等问题,因此,深入了解房颤机制及探讨房颤新的治疗方法成为房颤领域新的挑战。近年来随着研究的深入,越来越多的证据提示自主神经与房颤关系密切,研究提示迷走神经介导的房颤并不少见,相应的通过心房去迷走神经效应治疗房颤的研究越来越受到人们的重视。

此外,迷走神经刺激在阵发性室上性心动过速、室性心动过速等治疗中亦逐渐体现出日益明显的临床应用价值。

1. 迷走神经刺激与房颤　房颤是目前最常见的慢性心律失常,房颤可导致慢性心力衰竭、血栓栓塞和死亡的风险明显增加,是致死和致残的主要原因之一,随着人口的老龄化及心肌梗死后和慢性心力衰竭患者生存率的改善,房颤患病率增高,已成为影响公共健康的主要问题,因此针对房颤的治疗面临着重大的挑战。应用抗心律失常药物往往难以达到满意的治疗效果,并且可能导致原有心律失常加重或诱发新的心律失常,有些抗心律失常药物如胺碘酮等因其对肝脏、甲状腺及肺的不良反应而进一步限制其应用。尽管近些年导管消融有了一些突破,但仍存在复发率高等弊端。因此人们投入大量的人力物力旨在深入研究房颤的机制及新的治疗方法。研究发现自主神经调节在房颤发生过程中发挥重要的作用,迷走神经活性增强可增加房颤的发生,而通过去迷走神经效应则可以在一定程度上减少房颤复发。尽管如此,目前对于房颤的机制仍未完全明确,仍需进一步的研究。

快速心房起搏制作房颤动物模型发现,急性心房电重构的基础是离子通道的变化,其中钙超载可能起主要作用。当迷走神经活性增加时释放乙酰胆碱(ACh)并作用于 M_2 毒蕈碱受体和 G 蛋白,激活 $I_{k,ACh}$,抑制肌苷酸环化酶和环磷酸腺苷(cAMP)合成,从而抑制 $Ca^{2+}ATP$ 酶,细胞胞质内钙含量增加,细胞内外电化学梯度降低,L 型钙通道电流减少,后者可缩短心房 ERP,增加房颤易感性。同时,细胞质内增加的 Ca^{2+} 作用于肌浆网兰尼碱受体,通过 Ca^{2+} 诱发 Ca^{2+} 机制,使更多的 Ca^{2+} 从肌浆网释放,造成钙超载,缩短心房有效不应期,增加房颤易感性。交感神经活性增加释放去甲肾上腺素增加 Ca^{2+} 释放,动作电位 3 相 Ca^{2+} 升高,激活 Na^+-Ca^{2+} 交换,诱发早期后除极。而早期后除极导致局灶放电和房颤发生。因此,刺激自主神经可引起钙超载和诱发早期后除极,加重心房电重构和诱发房颤发生。

因此,自主神经在心房电重构和房颤中起着重要作用。去神经效应可减少乙酰胆碱和去甲肾上腺素释放,抑制 $I_{k,ACh}$,抑制钙超载和 Na^+-Ca^{2+} 交换,细胞内外电化学梯度增加,L 型钙通道电流增加,从而延长心房 ERP;减少 3 相后除极,防止房颤触发。自主神经与房颤发生和维持密切相关,去自主神经效应有望成为房颤治疗的有效手段之一。

2. 迷走神经电刺激与阵发性室上性心动过速　在阵发性室上性心动过速中,针对迷走神经刺激参与的作用机制,Chuen-Wang 等发现迷走神经刺激能使得房室结快径前传不应期明显延长,快径逆传及慢径前传的不应期无明显变化,此时较易诱发房室结折返性心动过速。在心动过速终止上,有些情况下迷走神经刺激的确能够延长房室传导,终止心动过速。研究提示,迷走神经对房室传导的作用与刺激强度有关,一定强度的刺激可增加传导的纵向分离,使得折返易于形成,而过强的刺激可能导致房室传导不应期明显延长,心动过速终止。在房室折返性心动过速中,折返环路由房室结和房室旁路组成,旁路表现为"全或无"的特点,受自主神经影响较少,而房室结则受到自主神经尤其是迷走神经的影响,迷走神经活性增加可使得不应期延长,甚至传导阻断,进而终止心动过速。

3. 迷走神经刺激与室性心律失常　与心房相比,迷走神经在心室分布较少,但迷走神经电刺激在室性心律失常治疗中同样发挥着重要作用。研究显示,VNS 可以增加心室肌有效不应期,提高室颤的阈值。也有报道认为,迷走神经对心室的影响是间接的,依赖于交感神经的活性,只有在交感神经活性增强的前提下,VNS 才会提高室颤的阈值。迷走神经活性降低时可能使室性心律失常易于发生。Osman 等在对房颤患者行肺静脉口消融时出现了严重的窦性心

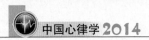

动过缓。在此后的心室程序刺激时诱发了多形性室速及室颤。作者推测,心房去迷走神经化可能损害了下游支配心室的迷走神经,因此导致室性心律失常。

三 迷走神经电刺激在冠心病中的应用

当今社会生活水平提高、人口老龄化发展、工作压力增大等日益明显,高血压、糖尿病、脂代谢紊乱等患病率增高,人们工作压力大、强度高,并且受不健康生活习惯的影响,冠心病发病率明显增加且发病年龄呈年轻化发展趋势,为改善这一不良现状,针对冠心病更深入的研究不容忽视,而目前已有一些新的发现,针对冠心病需要更全面的认识及更多的治疗策略。研究发现,冠心病不只是因为冠状动脉粥样硬化病变所引起,自主神经功能失衡亦在冠心病的发生中起到重要的作用,大部分冠心病患者出现自主神经调节的失衡,甚至先于冠状动脉本身病变而出现,主要表现为交感神经活性增加而迷走神经活性降低,因此针对冠心病的治疗中,纠正自主神经调节失衡起着举足轻重的作用。通过迷走神经电刺激增强迷走神经活性,从而使得迷走神经和交感神经作用再度平衡甚至迷走神经占优势将在冠心病的治疗中起到显著的成效。

1. 迷走神经电刺激在治疗冠心病中的临床应用　传统观点认为,心肌缺血的发生只与冠状动脉本身病变相关,事实上,尚存在独立于冠状动脉病变的其他危险因素导致心肌缺血,如自主神经功能的调节。迷走神经和交感神经是自主神经系统的两个重要组成部分,两者相互协调及平衡共同维持心血管系统正常功能,大量研究发现自主神经功能紊乱在冠心病的发生、发展和预后中发挥重要的影响,主要表现为迷走神经活性显著降低,而交感神经活性增强,这种不平衡将导致缺血性心脏病的发生和进展,加速心肌重构,甚至增加恶性室性心律失常风险,增加死亡率。刺激迷走神经可以通过减慢心率来降低心肌氧耗,并且可延长心室肌不应期,提高室颤阈值,从而增加心电稳定性。

2. 迷走神经刺激对心肌缺血保护的可能机制

(1) 迷走神经刺激对心肌的直接抑制作用:迷走神经兴奋时,神经末梢释放神经递质乙酰胆碱,乙酰胆碱与心房细胞膜毒蕈碱受体(MR)相结合,通过偶联 G 蛋白,直接导致 ACh 激活的内向整流钾通道开放,对心房肌产生直接抑制作用。研究表明,心室肌上也有少量 MR 分布,有 K_{ACh} 电流,并且该电流具有衰减现象,考虑迷走神经刺激可通过 ACh 对心室肌亦有直接抑制作用,从而抑制心肌收缩,改善心肌氧耗,保护缺血心肌。

(2) 迷走神经刺激与 ATP 敏感性钾通道:刺激迷走神经释放递质乙酰胆碱可以模拟缺血预适应,通过细胞膜 ATP 敏感性钾通道(K_{ATP})开放,使 K^+ 外流增加,加速心肌细胞复极,动作电位平台期缩短,电压依赖型 Ca^{2+} 通道活性下降,Ca^{2+} 内流减少,心肌收缩力减弱,从而保护缺血再灌注心肌细胞,发挥对缺血心肌的保护作用。同时还可以通过线粒体 ATP 敏感性钾通道(K_{ATP})发挥对缺血心肌的保护作用,激活 Gi 偶联的一些受体使线粒体 K_{ATP} 开放,产生氧自由基,进一步激活蛋白激酶 C(PKC)和丝裂素活化蛋白激酶(MAPK),再由这两者作用于某个"终末因子"而产生对缺血心肌的保护作用,其中活化的 MAPK 通过转位入细胞核引起转录因子磷酸化,提高应激蛋白转录水平,合成相关的蛋白质,最后发挥心肌保护作用。

(3) 迷走神经电刺激与舒张因子:迷走神经活性增加时神经末梢释放乙酰胆碱等神经递质,乙酰胆碱可促使血管内皮细胞产生内皮源性舒张因子如 NO、PGI_2、cGRP 等,从而扩张冠状动脉,增加冠状动脉血流量,改善心肌细胞氧供,对心脏产生保护作用。

（4）迷走神经电刺激与炎症因子：心肌缺血发生时迷走神经活性降低，研究表明迷走神经活性降低与免疫炎症反应相关。刺激迷走神经可降低肿瘤坏死因子 -α（TNF-α），进一步减轻相关的炎症反应。迷走神经刺激后释放的 ACh 还可在基因水平阻断炎症因子如 IL-6、C- 反应蛋白等的合成，通过增强抗炎效应保护心肌，改善心功能。

（5）迷走神经电刺激与心肌缺血相关的心律失常：心肌梗死后坏死区域会出现去神经改变，局部神经分布异常，心律失常发生率增加。继发于心肌梗死的心脏结构及心肌功能改变成为心律失常发生的物质基础，并且随后在梗死区域及非梗死区域心肌均出现神经再生，以交感神经再生为主，甚至出现过度再生，心脏自主神经出现不均一重构，交感神经和迷走神经功能协调性被打破。出现内源性儿茶酚胺增高，降低心脏室颤阈值，去甲肾上腺素能增加钙内流引起心肌细胞"钙超载"，进而可加速心肌细胞坏死，并能促发早后除极和迟后除极，自主神经调节的失衡还可引起心脏传导和不应期的不均一性改变，使得室性折返性心律失常发生率增加，交感神经兴奋可引起急性冠脉综合征加重心肌低灌注，上述作用均可导致心肌细胞膜电位不稳定，可导致致命性室性心律失常。因此通过刺激迷走神经，增强迷走神经活性，维持自主神经调节的平衡可降低心肌缺血相关的心律失常的发生率，从而保护心脏，降低死亡率。

（张树龙　林治湖）

参 考 文 献

［1］Howland RH. Vagus Nerve Stimulation. Curr Behav Neurosci Rep,2014,1(2):64-73.

［2］Howland RH. New developments with vagus nerve stimulation therapy. J Psychosoc Nurs Ment Health Serv,2014,52(3):11-14.

［3］Kusunose K,Zhang Y,Mazgalev TN,et,al. Impact of vagal nerve stimulation on left atrial structure and function in a canine high-rate pacing model. Circ Heart Fail,2014,7(2):320-326.

［4］Ben-Menachem E,Rydenhag B,Silander H. Preliminary experience with a new system for vagus nerve stimulation for the treatment of refractory focal onset seizures. Epilepsy Behav,2013,29(2):416-419.

［5］Hamann JJ,Ruble SB,Stolen C,et,al. Vagus nerve stimulation improves left ventricular function in a canine model of chronic heart failure. Eur J Heart Fail,2013,15(12):1319-1326.

［6］Kobayashi M,Massiello A,Karimov JH,et,al. Cardiac autonomic nerve stimulation in the treatment of heart failure. Ann Thorac Surg,2013,96(1):339-345.

［7］Kong SS,Liu JJ,Hwang TC,et,al. Optimizing the parameters of vagus nerve stimulation by uniform design in rats with acute myocardial infarction. PLoS One,2012,7(11):e42799.

［8］Schwartz PJ. Vagal stimulation for the treatment of heart failure:a translational success story. Heart,2012,98(23):1687-1689.

10. 静息心率与猝死

目前流行病学和临床研究显示，静息状态心率(静息心率)是全因死亡和心血管死亡率的预测因子，静息心率升高与预后不良有关。其实早期的 Framingham 研究就发现，静息心率与心血管事件和死亡相关。虽然静息心率仍未被纳入主要心血管危险因素队伍中，但后续有多项研究均显示，心率加快与高血压、冠心病、急性心肌梗死及慢性心力衰竭等疾病的发病率和死亡率相关，其具体机制尚需进一步研究。

一　静息心率

静息心率是指在清醒、不活动的安静状态下,每分钟心跳次数。具体测量方法有:所有观察者均在安静 10 分钟后,平卧位做心电图,观察Ⅱ导联 10 个心动周期的 RR 间期,计算静息心率。而最客观的平均静息心率则为动态心电图检查报告的结果,动态心电图检查报告中,除最低和最高心率外,还包括平均心率,这是客观的 24 小时范围内,包括白天与夜间,包括静息与活动时心率的均值。近年来,有关静息心率增快在心血管疾病及心血管事件发生中的意义已越来越受重视。目前流行病学和临床研究显示,静息心率是全因死亡和心血管死亡率的预测因子,静息心率升高与预后不良有关。

二　静息心率与全因死亡

虽然目前多数研究表明静息心率是心血管死亡率的预测因子,包括冠心病、高血压、心衰等。但近期英国一项研究表明,童年期静息心率的增加以及成年后静息心率更大的变化会增加全因死亡。该研究入选 4638 例英国健康与发展随访档案中的人群,静息心率分别在童年 6 岁、7 岁、11 岁以及中年 36 岁和 43 岁进行评估,然后进行多因素回归分析。结果得出 11 岁时的静息心率≥97 次 / 分的分布在顶部区域的 50% 人群校正后的全因死亡风险为 1.42。年龄在 43 岁时静息心率≥81 次 / 分的分布在顶部区域的 50% 人群校正后的全因死亡风险为 2.17。而且在 36 岁至 43 岁的 7 年期间,如果静息心率增加 >25 次 / 分,校正后的全因死亡风险为 3.26。故研究得出童年、成年静息心率的增加以及成年期间静息心率较大的变化会增加全因死亡风险。

三　静息心率或可预测左心功能不全和心力衰竭

既往许多流行病学研究和冠心病患者人群研究中,静息心率与左心功能不全和(或)心力衰竭有关。但尚未有研究评估在大规模无症状人群中静息心率与心力衰竭和心功能不全的关系。近期约翰霍普金斯大学医学院的 Opdahl 等对 MESA 研究(动脉粥样硬化多民族研究)6814 名参与者进行了分析,以评估基线静息心率与心力衰竭和全心或左心功能不全的关系。研究者测量了 MESA 研究中参与者纳入时的基础心率。排除部分患者后,在接受心脏磁共振的 5000 名患者中,经过 7 年的随访,心力衰竭事件发生 176 起。共 1056 名参与者基线期和第 5 年的射血分数(ΔEF)和环向应变峰值改变($\Delta \varepsilon cc$)作为全心或左心功能障碍的标志。研究发现,静息心率每增加 1 次 / 分,心力衰竭事件校正后的相对风险就增加 4%。校正多元回归分析模型中显示,静息心率与 $\Delta \varepsilon cc$ 和 ΔEF 的下降呈正相关,即使在排除所有的冠心病事件后仍然如此。研究者认为,无心衰症状参与者静息心率的加快与心衰事件风险增加相关,心率加快与全心或左心功能障碍进展相关,并且这种关系独立于亚临床动脉粥样硬化和冠心病。

四　静息心率升高是心血管疾病的危险标志

流行病学研究显示,静息状态心率是全因死亡和心血管死亡率的预测因子。心率升高与预后不良有关。近期哥本哈根大学的一项研究以尚未出现明显心脏病症状的人群为研究对象,结果显示心率升高与死亡率增加、心血管疾病发生率密切相关,其中夜间心率最为重要。本研究受试者为哥本哈根动态心电图研究项目中的 653 位不同性别的患者,年龄在 55 岁到 75 岁之间。研究对象并接受了 48 小时门诊心电图监控,并在静息至少 10 分钟后检测静息心率。24 小时平均心率根据正常的 RR 间隔的平均时间来计算。夜间心率根据上午 2:00 至 2:15 的 15 分钟平均心率计算。随访时间中位数是 76 个月,评价指标为全因死亡率和心血管疾病死亡、急性心肌梗死和血管重建。即使在调整传统危险因素后,三种心率检测数值与全因死亡率显著相关。三种心率测量值与性别年龄调整后的心血管症状有相关性。然而,当调整心血管危险因素后,静息心率和 24 小时效率的相关性消失。所有因素纠正后,仅夜间心率有相关性,危险比 =1.17(1.05~1.30),P=0.05。研究者由此得出结论,在尚未出现明显心脏病症状的中年人当中,心率升高与死亡率增加和心血管疾病危险因素有关。其中,夜间心率最为重要,是多变量调整后与患者预后相关的唯一因素。

五 静息心率的升高与缺血性心脏病死亡风险的增加有关

长久以来,静息心率被视为心血管事件的危险因子和独立预测因子。然而,在一般人群中,静息心率随时间的变化是否影响缺血性心脏病的死亡风险目前还未明确。挪威的 Nord-Trendelag County 健康研究纳入了 29 325 例来自挪威的没有已知心血管疾病的受试者进行前瞻性队列研究,静息心率相隔 10 年测了 2 次。1995 年 8 月至 1997 年 6 月完成了静息心率的第二次测量,随后进行了相应的死亡率随访。使用 Cox 回归分析和校正危险比来估计静息心率随时间的变化和因缺血性心脏病死亡的相关程度。在平均 12 年(标准差为 2 年)的随访中,有 3088 例参试者死亡,其中 388 例死于缺血性心脏病。静息心率的增加与缺血性心脏病死亡风险的增加相关。与两次测量静息心率都低于 70 次 / 分的参试者(每年 8.2 死亡人数 /10 000 人)相比,第一次测量静息心率 <70 次 / 分而第二次测量静息心率 >85 次 / 分的参试者(每年 17.2 死亡人数 /10 000 人)校正危险比为 1.9,而第一次测量静息心率介于 70~85 次 / 分之间而第二次测量静息心率 >85 次 / 分的参试者(每年 17.4 死亡人数 /10 000 人),校正危险比为 1.8。静息心率的变化和缺血性心脏病死亡率并非呈线性关系,提示整体死亡率不随静息心率的降低而降低。没有已知心血管疾病的男性和女性人群中,10 年期间静息心率的增加与缺血性心脏病死亡风险的增加和全因死亡率的增加相关。

六 静息心率的升高与心源性猝死

已有研究表明,静息心率增快不仅会增加心血管全因死亡率,而且会增加心源性猝死发生率。正在进行的俄勒冈州突发意外死亡研究(Oregon Sudden Unexpected Death Study)为在 16 家医院中进行的综合性心脏死亡研究分析。该研究采用病例对照的研究方法,对比分析了 378 例≥35 岁的心源性猝死患者,并与之配对分析了 378 例冠心病患者,心电图记录两组患者的静息心率,采用多因素回归分析,研究发现,静息心率加快和心源性猝死显著相关。在校正了左心功能不全和应用心率调节药后等因素后,静息心率加快仍与心源性猝死显著相关。这个结论引发新的认识:静息心率对于心源性猝死的影响可能存在额外的机制,干预静息心率对心源性猝死可产生有益作用。

总之,静息心率是全因死亡和心血管死亡率的预测因子,在健康的中年人和特定的人群中均发现静息心率升高与预后不良有关。静息心率的加快不仅与心血管疾病的死亡率增加有关,同时也与非心血管疾病的死亡率相关。提高对静息心率增快的认识,提出对静息心率增快干预治疗的心率标准、药物选择,提高目标心率的治疗水平具有重要的临床意义。

(李学文 高宇平 张志军)

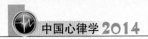

参 考 文 献

［1］Opdahl A，Ambale VB，Fernandes VR，et al. Resting heart rate as predictor for left ventricular dysfunction and heart failure：MESA（Multi-Ethnic Study of Atherosclerosis）. J Am Coll Cardiol，2014，63：1182-1189.

［2］Teodorescu C，Reinier K，Uy-Evanado A，et al. Resting heart rate and risk of sudden cardiac death in the general population：influence of left ventricular systolic dysfunction and heart rate-modulating drugs. Heart Rhythm，2013，10：1153-1158.

［3］Nauman J，Janszky I，Vatten LJ，et al. Temporal changes in resting heart rate and deaths from ischemic heart disease. JAMA，2011，306：2579-2587.

［4］Hartaigh BO，Gill TM，Shah I，et al. Association between resting heart rate across the life course and all-cause mortality：longitudinal findings from the Medical Research Council（MRC）National Survey of Health and Development（NSHD）. J Epidemiol Community Health，2014，pii：jech-2014-203940.

［5］Johansen CD，Olsen RH，Pedersen LR，et al. Resting，night-time，and 24 h heart rate as markers of cardiovascular risk in middle-aged and elderly men and women with no apparent heart disease. Eur Heart J，2013，34：1732-1739.

［6］Fox K，Borer JS，Camm AJ，et al. Resting heart rate in cardiovascular disease. J Am Coll Cardiol，2007，50：823-830.

［7］Kannel WB，Kannel C，Paffenbarger RJ，et al. Heart rate and cardiovascular mortality：the Framingham Study. Am Heart J，1987，113：1489-1494.

［8］Whelton SP，Blankstein R，Al-Mallah MH，et al. Association of resting heart rate with carotid and aortic arterial stiffness：multi-ethnic study of atherosclerosis. Hypertension，2013，62：477-484.

［9］Cooney MT，Vartiainen E，Laatikainen T，et al. Elevated resting heart rate is an independent risk factor for cardiovascular disease in healthy men and women. Am Heart J，2010，159：612-619.

11. QT 间期与房颤

　　心房颤动（atrial fibrillation，房颤）是临床上常见的心律失常，总发病率约为 1%。房颤导致脑卒中和心力衰竭的发生风险增加，增加患者的致残率和死亡率。计算机模型、动物模型以及小规模的人体研究发现，心房的复极和折返在房颤的发生机制中起重要作用。Moe 的多发子波折返学说认为，心房不应期越短，越容易形成房颤。心房和心室的不应期取决于几种相同的钠离子和钾离子电流，提示了两者之间可能存在内在联系。QT 间期反映心室的复极，复极电流的异常在心电图 QT 间期可有相应的表现。新近的研究发现，QT 间期时限与房颤有关，本文概述 QT 间期与房颤的研究新进展。

一 　QT 间期及其临床意义

　　1. QT 间期的测量及校正　　QT 间期是 QRS 波群起点至 T 波终点的时限，代表心室除极与复极的总时间。由于 T 波变异较多，T 波的终点不易确定。根据不同的 T 波形态，常用的 T 波终点确定法有：①T 波与等电位线的交点；②T 波与 U 波之间的切迹；③T 波下降支切线（延长线）与等电位线的交点。正常 QT 间期与心率成反比，心率在 60~100 次 / 分时，其对应 QT 间期为 460~340 毫秒。用校正的 QT 间期（QTc）来衡量 QT 间期可部分消除心率对 QT 间期的影响。QT 间期的校正方法常用的有：①Bazett 公式：$QTc=QT/\sqrt{RR}$，该方法的准确性受过快和过慢心率的影响。②Framingham 公式：$QTc=QT +154× [1-60/ 心率]$，该方法采用线性回归模型对 QT 间期进行校正，心率对其影响较小，目前被 AHA/ACC/HRS 指南推荐。

　　2. QT 间期的临床意义　　QT 间期异常可引起心室肌传导性和自律性异常，诱发各种心律失常。QTc≥450毫秒（室内阻滞者≥370毫秒）为QT间期延长，QT间期延长可见于心室肥大、各种心肌病变、某些药物影响（奎尼丁、胺碘酮、洋地黄等）、低温麻醉、电解质异常及遗传性长QT综合征等。QT间期延长与室性心律失常的发生、冠心病猝死和正常人群的死亡率正相关。遗传性短QT综合征则表现为QT间期明显缩短，也可伴有各种房性、室性心律失常，存在高猝死风险。

二　QT间期与房颤

长QT综合征、短QT综合征与房颤：遗传性长QT综合征和短QT综合征均为家族性离子通道疾病，主要与编码钠离子和钾离子通道的基因功能性突变，导致心肌复极异常有关。遗传性短QT综合征和长QT综合征患者发生房颤的风险均较高。按照Moe的多发子波折返学说，有效不应期越短，越容易形成房颤。很多药物通过延长动作电位时程，进而QTc延长，可中止房颤。遗传性短QT综合征发生房颤的风险增加支持上述学说。但是，多发子波折返学说难以解释长QT综合征增加房颤风险的现象。QTc延长可发生多型房性心动过速，其P波形态呈尖端扭转型，即所谓尖端扭转性房速，易于发生房颤。其机制可能与晚期钠离子电流增加有关。增加细胞内钙浓度和自律性也促进房颤的发生。一项在3型长QT综合征小鼠模型中进行的研究证实，动作电位时程延长和早期后除极均可以促进房颤发生。长QT综合征患者不但动作电位时程延长，并且具有更高的早发型孤立性房颤发病率，孤立性房颤的总发病率为0.1%，长QT综合征患者孤立性房颤的发病率可达到2%。此外，早发型孤立性房颤患者具有更高的与3型长QT综合征相关的基因突变比例，提示长QT综合征与房颤可能存在内在的遗传学联系。

三　一般人QT间期与房颤

1. Copenhagen研究　一项丹麦的Copenhagen临床研究显示，QT间期与房颤风险呈J型相关，即较长和较短的QTc间期均与房颤风险增加相关，其中与孤立性房颤的相关性尤为显著。该研究共纳入了281 277例具有数字化心电图记录的受试者，并收集了相关用药情况、合并疾病和转归的资料。结果显示，中位随访5.7年后，共有10 766例受试者发生了房颤，其中1467例（14%）为孤立性房颤。与参照人群（QTc：411~419毫秒）相比，QTc≤1%位数（≤372毫秒）的受试者，在多变量校正之后，房颤的风险比（OR）为1.45，95% CI：1.14~1.84（$P=0.002$），QTc≥99%位数（≥464毫秒）的受试者，房颤发生风险随QTc延长而升高，其OR=1.44，95% CI：1.52~3.54，（$P<0.001$）。QTc与孤立性房颤的相关性更显著，QTc≥99百分位数（≥458毫秒）的患者，OR=2.32（$P<0.001$）。提示QT间期与房颤的关系并不仅仅与传统的心血管疾病危险因素有关，可能还与患者心电生理重构和遗传特质有关。Framingham公式和Bazett公式校正的QTc分析的结果一致。经多变量校正后，房颤、孤立性房颤、伴有相关心血管疾病房颤（Post-CVD房颤）发生风险的QTc间期危险分层见表12-11-1。

2. ARIC/CHS/ABC研究　需要指出的是，Copenhagen研究存在局限性：①心电图的采集并不是同步12导联心电图，可能会存在受试者心电图选择偏倚；②缺乏基线人体测量数据，例如体重指数、高血压的患病情况等；③限于北欧人群。

基于ARIC（Atherosclerosis Risk in Communities）、CHS（Cardiovascular Health Study）和健康ABC（Health, Aging and Body Composition）研究人群的一项QT间期与房颤发生风险的研究突破了上述局限性。该研究采集的是同步12导联心电图，避免了选择偏倚；ARIC、CHS和ABC研究的人群均具有详尽的基线资料，有利于校正重要的基线变量；纳入了非裔美国人、白人、亚洲

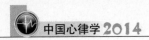

表 12-11-1　房颤、孤立性房颤、伴有相关心血管疾病房颤发生风险 QTc 间期危险分层

百分位	房颤		孤立性房颤		Post-CVD 房颤	
	范围（毫秒）	OR（95%CI）	范围（毫秒）	OR（95%CI）	范围（毫秒）	OR（95%CI）
QTc Fram						
<1	≤372	1.45（1.14~1.84）	≤370	1.68（1.03~2.73）	≤378	1.46（1.07~1.99）
1~<5	373~385	1.02（0.89~1.16）	371~383	1.23（0.91~1.67）	379~391	1.16（0.97~1.38）
5~<20	386~399	1.03（0.95~1.11）	384~397	1.00	392~405	1.6（0.94~1.18）
20~<40	400~410	1.01（0.95~1.08）	398~407	1.11（0.92~1.35）	406~416	1.00
40~<60	411~419	1.00	408~416	1.17（0.97~1.42）	417~425	1.10（1.00~1.22）
60~<80	420~430	1.11（1.05~1.18）	417~427	1.35（1.12~1.63）	426-437	1.09（0.99~1.21）
80~<95	431~446	1.21（1.14~1.29）	428~443	1.42（1.16~1.73）	438~454	1.22（1.09~1.35）
95~<99	447~463	1.43（1.32~1.56）	444~457	2.28（1.76-2.94）	455-471	2.28（1.17-1.61）
≥99	≥464	1.44（1.24~1.66）	≥458	2.32（1.52~3.54）	≥472	2.32（1.01~1.82）
QTc Baz						
<1	≤370	1.40（1.04~1.87）	≤367	1.52（0.90~2.57）	≤379	1.12（0.79~1.59）
1~<5	371~386	1.00	368~383	1.05（0.77~1.45）	380~394	1.12（0.94~1.35）
5~<20	387~405	1.04（0.90~1.19）	384~401	1.00	395~413	1.07（0.96~1.19）
20~<40	406~418	1.05（0.92~1.20）	402~415	1.13（0.94~1.37）	414~427	1.00
40~<60	419~430	1.11（0.97~1.28）	416~426	1.17（0.97~1.42）	428~439	1.06（0.96~1.17）
60~<80	431~445	1.18（1.03~1.35）	427~440	1.42（1.18~1.71）	440~452	1.05（0.95~1.16）
80~<95	446~464	1.29（1.13~1.48）	441~460	1.71（1.41~2.07）	453~472	1.23（1.11~1.36）
95~<99	465~482	1.53（1.32~1.77）	461~447	1.93（1.46~2.55）	473~490	1.20（1.02~1.42）
≥99	≥483	1.74（1.45~2.09）	≥478	3.56（2.43~5.23）	≥491	1.31（0.96~1.79）

注：QTc Fram 为 Framingham 公式校正的 QTc；QTc Baz 为 Bazett 公式校正的 QTc

人等,丰富了研究人群的人种。结果显示,ARIC 研究的 14 538 例受试者,Framingham 公式校正的 QTc 延长增加房颤的风险（OR=2.05,95%CI:1.42~32.96,$P<0.001$）。经过校正年龄、种族、性别、体重指数、高血压、糖尿病、冠心病、心力衰竭等因素,房颤的风险无明显降低,说明 QTc 延长与房颤风险增加独立相关。上述结果在 CHS 和健康 ABC 研究人群中均得到证实,并且不同 QT 间期校正方法所得的 QTc 结果一致（表 12-11-2）。

REGARDS（卒中的地理和种族差异原因研究）显示了 QT 间期延长增加卒中的风险,并且为独立的危险因素。QT 间期延长增加房颤的发生风险,或许可以部分解释 QT 间期与卒中之间的关系。尽管不同的 QT 间期校正方法所得的短 QTc 和房颤发生风险在上述 3 个研究人群中的结果不一致,但仍为今后研究不同人群的房颤发生机制提供了有价值的方向。

总之,QT 间期延长增加房颤的风险,这种现象不但存在于遗传性长 QT 综合征患者,也存在于一般人群,提示动作电位时程延长可能是房颤风险增加的电生理机制,这与心房和心室心肌细胞复极电流异常有关。常规 12 导联心电图测量的 QT 间期是预测房颤发生的新因子。

表 12-11-2 QT 间期延长与房颤风险

变量	ARIC 研究		CHS 研究		健康 ABC 研究	
	未校正	校正	未校正	校正	未校正	校正
Bazett 公式						
OR	2.07	1.56	1.45	1.29	1.38	1.30
95%CI	1.62~2.64	1.22~2.01	1.13~1.86	1.01~1.66	1.06~1.78	1.002~1.69
P 值	<0.001	<0.001	0.003	0.045	0.02	0.048
Fridericia 公式						
OR	1.94	1.82	1.79	1.48	1.63	1.57
95%CI	1.39~2.72	1.29~2.57	1.40~2.32	1.15~1.91	1.18~2.24	1.14~2.18
P 值	<0.001	<0.001	<0.001	0.003	0.003	0.006
Hodge 公式						
OR	1.92	1.67	1.51	1.22	1.70	1.58
95%CI	1.44~2.57	1.24~2.25	1.20~1.89	0.97~1.54	1.27~2.27	1.18~2.12
P 值	<0.001	<0.001	<0.001	0.09	<0.001	0.002

QT 间期延长的房颤患者是否代表了一种新的房颤亚型,值得进一步的研究,这将有利于对房颤患者选择合理的治疗方案。

(谭学瑞 禤婉玲)

参 考 文 献

[1] Mandyam MC, Soliman EZ, Alonso A, et al. The QT interval and risk of incident atrial fibrillation. Heart Rhythm, 2013, 10:1562-1568.

[2] Soliman EZ, Howard G, Cushman M, et al. Prolongation of QTc and risk of stroke: The regards (reasons for geographic and racial differences in stroke) study. J Am Coll Cardiol, 2012, 59:1460-1467.

[3] Nielsen JB, Graff C, Pietersen A, et al. J-shaped association between QTc interval duration and the risk of atrial fibrillation: Results from the copenhagen ECG study. J Am Coll Cardiol, 2013, 61:2557-2564

[4] Kannel WB, Benjamin EJ. Current perceptions of the epidemiology of atrial fibrillation. Cardiol Clin, 2009, 27:13-24

[5] Greener ID, Monfredi O, Inada S, et al. Molecular architecture of the human specialised atrioventricular conduction axis. J Mol Cell Cardiol, 2011, 50:642-651.

[6] Giustetto C, Schimpf R, Mazzanti A, et al. Long-term follow-up of patients with short QT syndrome. J Am Coll Cardiol, 2011, 58:587-595.

[7] Lemoine MD, Duverger JE, Naud P, et al. Arrhythmogenic left atrial cellular electrophysiology in a murine genetic long QT syndrome model. Cardiovasc Res, 2011, 92:67-74.

[8] Olesen MS, Yuan L, Liang B, et al. High prevalence of long QT syndrome-associated SCN5a variants in patients with early-onset lone atrial fibrillation. Circulation. Cardiovasc Genet, 2012, 5:450-459.

[9] Voigt N, Li N, Wang Q, et al. Enhanced sarcoplasmic reticulum Ca^{2+} leak and increased Na^+-Ca^{2+} exchanger function underlie delayed afterdepolarizations in patients with chronic atrial fibrillation. Circulation, 2012, 125:2059-2070.

[10] Song Y, Shryock JC, Belardinelli L. An increase of late sodium current induces delayed after depolarizations and sustained triggered activity in atrial myocytes. Am J Physiol, 2008, 294:H2031-H2039.

[11] Rautaharju PM, Surawicz B, Gettes LS, et al. AHA/ACCF/HRS recommendations for the standardization and interpretation of the electrocardiogram: Part IV: The ST segment, T and U waves, and the QT interval: A scientific statement from the American Heart Association Electrocardiography and Arrhythmias Committee, Council on Clinical Cardiology; the American College of Cardiology Foundation; and the Heart Rhythm Society. Endorsed by the International Society for Computerized Electrocardiology. J Am Coll Cardiol, 2009, 53:982-991.

12. 复极储备与心律失常

恶性室性心律失常是指可直接导致患者死亡的室性心律失常,主要表现形式为单形持续性室性心动过速(室速)、多形性或尖端扭转性室性心动过速(torsade de pointes,TdP)和心室颤动(室颤)。TdP 的发生与心脏复极异常有关,可见于先天性离子通道病或药物的致心律失常作用,也可见于器质性心脏病如心肌缺血、心肌肥厚或心力衰竭的患者。

预测恶性心律失常的发生极为困难,体表心电图 QT 间期的延长多用于预测随后发生的多形性室速,但预测价值低,特别对一些低危的致心律失常因素或低危的可延长 QT 间期的药物的致心律失常作用,而且 QT 间期延长也是药物抗心律失常作用的基础,因此 QT 间期的改变具有抗心律失常和致心律失常两面性的特征,作为恶性心律失常预测因子的局限性较大。

心脏复极储备(repolarization reserve)可能作为预测患者心律失常发生易感性的指标,也可解释不同个人 QT 间期延长反应程度差异的可能机制。因为多种机制参与了维持心脏复极各指标的正常,单一复极指标的轻微改变并不会明显改变心脏复极的状态。如单一复极电流轻微的减小并不会引起不良后果,其他复极机制发挥补偿作用以维持 QT 间期的大致正常。但是,当影响复极的其他因素共同存在时,各因素之间可能发生叠加(additive)或协同(synergistic)作用,复极储备的降低将会变得很明显,从而为恶性心律失常的发生创造了条件。

一 心脏复极储备

心脏复极储备是指心脏内在的对抗心律失常发生的一种保护机制,是指心肌细胞或心肌组织具有复极的代偿能力,表现在心率增快或有延长复极时间的病理因素存在时,该储备功能将被激活,并在一定的范围内提高心肌的复极速度,保障正常有序,持续时间适合的复极,使整体心脏的复极时间不发生过度延长。近年来的研究表明,心脏复极储备降低可用来解释复极异常相关心律失常发生的基础和部分患者恶性心律失常的高发、猝死率高的原因,因此具有重要的临床意义。

心脏复极储备与复极电流的复杂性有关,理论上讲,任何一种外向电流的减少或内向电流的增加均可导致心肌复极储备降低,但单纯一种复极电流(如晚钠电流、I_{Kr} 或 I_{Ks},甚至 I_{Ca})发生异常时可以不发生复极改变(即存在 QT 间期延长的基础,但心电图上 QT 间期无明显延长)。在这种情况下,如同时出现其他一种或多种复极电流的改变,这些改变可能来自于离子通道的亚临床突变,或是心力衰竭,心室肥大等器质性心脏病等,就可能出现明显的 QT 间期改变,甚至发生 TdP。

二 引起心脏复极储备降低的原因与机制

1. 引起复极储备降低的因素　在过去 10 年里,大量基础和临床研究帮助我们对复极储备的性质有了更为深入的理解,并且明确了可能会发生复极储备降低的生理或病理状况。心脏复极储备是以心肌复极过程中的各种内外向电流为基础的,当这些内外向电流发生异常改变时,会导致心脏复极储备的能力降低,减弱心脏抵抗心律失常发生的能力。所以影响心脏复极各离子电流的因素,均会导致心脏复极储备的异常。这些危险因素主要包括以下几个方面(主要机制见表12-12-1):①基因因素:如心肌细胞离子通道蛋白基因多型性或突变引起的亚临床或临床型长QT间期综合征,可使QT间期延长导致心脏复极储备降低;②某些生理情况:如成年女性,老年,竞技性运动或过度锻炼;③心血管疾病:如器质性心脏病引起的慢性心衰、心肌肥厚或心肌缺血时离子通道发生上调或下调;④非心血管疾病的其他病理因素:如体温改变,甲状腺功能减退,慢性肾衰竭和交感神经活性增强等;⑤药物或毒物:临床中很多药物可引起复极的延长,较为常见的是Ⅲ类抗心律失常药物,同时一些非心脏用药,如大环内酯类和喹诺酮类抗生素、非甾体抗炎药、抗组胺类药物以及抗抑郁抗精神病药物以及抗肿瘤药物等均有报道可引起患者复极的延长;某些毒物如ATX-Ⅱ,蜂毒明肽等也可引起心室复极储备降低(见表12-12-1)。这些因素通过改变一种或同时多种离子通道,特别是增大内向离子电流(如钠和钙电流)和(或)减小外向离子电流(如各种钾电流)起降低心脏复极储备的作用。

表 12-12-1　影响复极储备的因素及其机制

影响复极储备的因素		机　　制
基因因素		心肌细胞离子通道基因发生突变,引起离子通道电流的改变
生理状态	成年女性 老年	相较于男性,女性的 I_{Kr}, I_{Ks} 幅度小, I_{Ca-L} 较大,同时伴有雌激素的影响增龄引起心脏结构和功能发生退行性改变,同时心肌细胞 I_{Kr} 和 I_{Ks} 通道的数量下调,老年人交感神经的数量也在减少,靶器官对交感神经调节的反应性降低
	竞技性运动和过度锻炼	心血管系统发生生理性适应,出现可逆性心肌肥伴有钾通道基因的表达下调
器质性心脏病	心力衰竭	钾离子通道,包括 I_{K1}, I_{Ks}, I_{to} 以及 I_{Kr} 的表达下调;延迟钠电流增大,钠钙交换电流增加
	急慢性心肌缺血	I_{Kr} 降低, I_{KATP} 通道激活以及延迟钠电流增大,同时心肌细胞膜电位下降
其他病理因素	体温改变	体温升高 1~3℃增加内向和外向电流;低体温可延长 APD,造成不同心肌复极不同步
	糖尿病	轻微的 QT 间期延长,QT 间期离散度增加
	慢性肾衰竭	QT 间期离散度,QT 间期变异指数增大,常合并电解质紊乱
	低 K^+	I_{Ks} 和 I_{K1} 增大, I_{Kr} 降低
	甲状腺功能减退	K^+ 电流及起搏电流幅度降低
	交感神经活性增加	I_{Ks}, I_{Ca}, I_{Kr} 及延迟钠电流增大; I_f 增大及肌浆网 Ca^{2+} 自发性释放
药物或毒物		主要是通过抑制一种或多种外向钾电流而延长复极过程,降低复极储备

2. 复极储备降低所致心律失常的机制　心脏复极储备降低,可导致 QT 间期延长,形成折返的基质以及诱发早期后去极(EAD),诱发 TdP 的产生。这一过程发生的主要机制包括以下两方面:

(1) 复极不同步:在正常情况下,心脏动作电位的传导速度 1~2m/s,心肌细胞的动作电位时程(APD)是 200~300 毫秒。相邻心肌细胞 APD 和有效不应期的差别很小,具有很小的复极不同步。当复极过程以及不应期以一种不同步的方式延长,也就是原有的跨膜/局部复极不同步会因细胞/局部不同程度的复极储备损伤而进一步加重,从而为心律失常的形成提供了折返的可能性。

（2）心肌细胞易损期的期前收缩传播至复极不同步引发的折返路径:在一个正常窦性刺激之后,心肌细胞易损期形成的期前收缩可以在APD较短的细胞进行传播,当其遇到APD较长的细胞时,其传播被阻滞。因此,期前刺激以减慢的传导速度沿着复杂的传导路线传播至发生期前收缩的起始部位,或是传播至兴奋性恢复的部位,导致TdP,甚至是室颤的发生。

期前收缩触发TdP的发生,而复极不同步为TdP发生提供了条件,两者共同作用,促进TdP的形成。另外,增加的复极不同步导致更长的易损期以及产生更多的期前收缩,产生恶性室性心律失常的可能性也就越大。

三 复极储备降低与恶性心律失常和心源性猝死的相关性

自1988年,Roden首次提出"心脏复极储备"这一概念后,人们便开始对心脏复极储备降低与室性心律失常之间的关系展开大量的研究,发现复极储备降低与恶性心律失常以及心源性猝死有着密切的相关性。复极储备下降时,心脏对弱致心律失常因子及低危药物的敏感性增高,因此可发生TdP等恶性室性心律失常。影响心脏复极的弱致心律失常因子及低危药物对复极储备下降的心脏具有增大致心律失常作用(图12-12-1)。某些QTc间期正常的患者可能对影响复极的药物高度敏感,可引起复极过程过度延长,导致心律失常的发生,甚至发生心脏猝死。如年轻运动员的猝死人数可能与上述病理状态相关。这些猝死事件主要是由室颤引起的心脏性猝死,幸运的是年轻运动员心脏性猝死的发生率相当低,大约为(1~2):1 000 000,但这类人群的猝死发病率是不参加竞技比赛的同龄人2~4倍。在药物的致心律失常作用中,可以观察到同样剂量的药物在相同浓度下在正常人不影响或仅轻度延长心脏动作电位时程(action potential duration,APD)且不发生TdP,而在本身存在轻度复极异常(离子通道基因多型性、器质性心脏病或低危药物)的患者却可能引起严重的复极延长及高的TdP发生率,两种情况下对药物的不同反应是可能是由于两者复极储备存在的差异造成的。

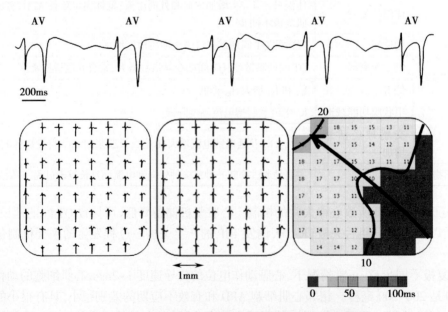

图12-12-1　危险因素对复极储备正常和降低心脏的影响

四 复极相关性心律失常治疗新策略

复极储备降低会加大发生恶性心律失常的风险,而增加复极储备则可将此风险缩小,故而可以保证患者的生命安全。在各类心律失常治疗中,抗心律失常药物的最常见副作用之一就是致心律失常作用,多项循证医学的结果表明,抗心律失常药物在治疗有效的基础上,却增加了服药者的死亡率,这与药物的致心律失常作用密切相关,这些原因使抗心律失常药物的应用一直是一个临床难点。针对不同患者服用同种药物,有些患者发生 TdP,而其他患者则不会。故而,增加复极储备可以提高抗心律失常药物的治疗水平,防止 TdP 的发生。

增加复极储备可降低复极异常引起心律失常的风险,可通过抑制内向钠电流和钙电流来实现。胺碘酮是对增加复极储备有很好作用的一个药物。它不仅能抑制 I_{Na} 还能抑制 I_{Ca},故而胺碘酮虽可以因为抑制 I_{Kr} 而显著延长复极,使其致心律失常作用较其他Ⅲ类药物小很多。在治疗浓度范围内,雷诺嗪可以通过抑制晚钠电流,以及部分竞争性抑制 I_{Kr} 抑制作用于心肌细胞的结合部位,抵消其因为 I_{Kr} 抑制降低导致的复极储备下降,逆转 TdP 的发生,也就是说雷诺嗪因为抑制晚钠电流,从而纠正了自身因为抑制 I_{Kr} 而可能发生的致心律失常作用。因此在大型临床试验中未发现致心律失常作用,反而具有抗心律失常的效果。具有增大复极储备作用的多离子通道活性药物可能具有更好的抗心律失常作用而较低甚至没有致心律失常作用,因此可能成为抗心律失常药物发展的新方向。

外向钾电流的增加也可增加复极储备。理想的药物是 I_{Ks} 激动剂,I_{Ks} 激动剂在 APD 处于正常值范围内时不会显著缩短复极时间,I_{Ks} 电流增加将可对抗具有致心律失常作用的复极时间延长。苯二氮䓬类衍生物 L-364、373 可能增加 I_{Ks},阿米洛利可通过直接调节 KCNQ1 促进 I_{Ks} 的表达。现也研究表明,可以通过对抑制 I_{Ks} 的 microRNA 进行靶向调节,促进 I_{Ks} 离子通道的表达,增加 I_{Ks} 电流从而增加复极储备。

I_{KATP} 激动剂也能增加复极储备,但对其他器官 I_{KATP} 的作用可引起低血压和糖代谢的改变,而且 I_{KATP} 的过度激活可缩短 APD 而促进折返性心律失常发生。

总之,复极储备异常是一个新概念,可用来解释与复极异常相关的心律失常的发生,以及一些生理、病理和药物影响下心律失常发生的可能性。复极储备异常也可用来解释为何有些病理情况下心律失常易发、同样延长 QT 间期的药物致心律失常危险性存在的差异。尽管临床复极储备降低很常见,目前还无定量估价复极储备异常的指标,需要结合从细胞及分子水平到计算机模型量化复极储备的研究。临床上对患者的复极储备状况进行评估从而估测心律失常发生的可能性,通过药物干预增加心脏的复极储备,对新型抗心律失常药物应注意其对心脏复极储备的影响,这些方面的细致工作对预防心脏性猝死可能有作用,也是我们需要解决的新课题。

(吴林 杨巧梅)

参 考 文 献

［1］Ben-David J,Zipes DP. Torsades de pointes and proarrhythmia. Lancet,1993,341:1578-1582.

［2］Roden DM. Taking the "idio" out of "idiosyncratic":predicting torsades de pointes. Pacing Clin Electrophysiol,1998,21:1029-1034.

［3］Silva J,Rudy Y. Subunit interaction determines I_{Ks} participation in cardiac repolarization and repolarization reserve. Circulation,2005,112:1384-1391.

［4］Kristóf A,Husti Z,Koncz I,et al. Diclofenac prolongs repolarization in ventricular muscle with impaired repolarization reserve.

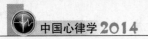
PLoS One,2012,7:e53255.

[5] Roden DM. Drug-induced prolongation of the QT interval. N Engl J Med,2004,350:1013-1022.

[6] Viskin S,Justo D,Halkin A,et al. Long QT syndrome caused by noncardiac drugs. Prog Cardiovasc Dis,2003,45:415-427.

[7] Milberg P,Fleischer D,Stypmann J,et al. Reduced repolarization reserve due to anthracycline therapy facilitates torsade de pointes induced by I_{Kr} blockers. Basic Res Cardiol,2007,102:42-51.

[8] Guo X,Gao X,Wang Y,et al. I_{Ks} protects from ventricular arrhythmia during cardiac ischemia and reperfusion in rabbits by preserving the repolarization reserve. PLoS One,2012,7:e31545.

[9] Han W,Chartier D,Li D,et al. Ionic remodeling of cardiac Purkinje cells by congestive heart failure. Circulation,2001,104:2095-2100.

[10] Hofmann F,Fabritz L,Stieber J,et al. Ventricular HCN channels decrease the repolarization reserve in the hypertrophic heart. Cardiovasc Res,2012,95:317-326.

[11] Zhu Y,Ai X,Oster RA,et al. Sex differences in repolarization and slow delayed rectifier potassium current and their regulation by sympathetic stimulation in rabbits. Pflugers Arch,2013,465(6):805-818.

[12] Ackerman MJ,Tester DJ,Jones GS,et al. Ethnic differences in cardiac potassium channel variants:implications for genetic susceptibility to sudden cardiac death and genetic testing for congenital long QT syndrome. Mayo Clin Proc,2003,78:1479-1487.

[13] Varro A,Baczko I. Cardiac ventricular repolarization reserve:a principle for understanding drug-related proarrhythmic risk. Br J Pharmacol,2011,164:14-36.

[14] The Cardiac Arrhythmia Suppression Trial (CAST) Investigators. Preliminary report:effect of encainide and flecainide on mortality in a randomized trial of arrhythmia suppression after myocardial infarction. N Engl J Med,1989,321:406-412.

[15] Wu L,Rajamani S,Li H,et al. Reduction of repolarization reserve unmasks the proarrhythmic role of endogenous late Na(+) current in the heart. Am J Physiol Heart Circ Physiol,2009,297:H1048-H1057.